WALSH & HOYT

Neurooftalmología clínica
Fundamentos

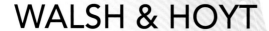

WALSH & HOYT

Neurooftalmología clínica
Fundamentos

4.ª edición

Neil R. Miller, MD

Frank B. Walsh Professor of Neuro-Ophthalmology
Professor of Ophthalmology, Neurology, and Neurosurgery
Wilmer Eye Institute
Johns Hopkins Hospital
Baltimore, Maryland

Prem S. Subramanian, MD, PhD

Professor of Ophthalmology, Neurology, and Neurosurgery
University of Colorado School of Medicine
Vice Chair for Academic Affairs
Division Head, Neuro-Ophthalmology
Sue Anschutz-Rodgers UCHealth Eye Center
Aurora, Colorado

Vivek R. Patel, MD

Associate Professor
Director, Neuro-Ophthalmology & Adult Strabismus
Director of Education
USC Roski Eye Institute, Keck School of Medicine
Los Angeles, California

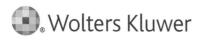

Philadelphia • Baltimore • New York • London
Buenos Aires • Hong Kong • Sydney • Tokyo

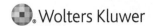

Philadelphia • Baltimore • New York • London
Buenos Aires • Hong Kong • Sydney • Tokyo

Av. Carrilet, 3, 9.ª planta – Edificio D
Ciutat de la Justícia
08902 L'Hospitalet de Llobregat
Barcelona (España)
Tel.: 93 344 47 18
Fax: 93 344 47 16
e-mail: lwwespanol@wolterskluwer.com

Traducción
Wolters Kluwer

Revisión científica
Dr. Israel Luna, cirujano oftalmólogo.

Dirección editorial: Carlos Mendoza
Editora de desarrollo: Núria Llavina
Gerente de mercadotecnia: Simon Kears
Cuidado de la edición: Alfonso Romero
Maquetación: Laura Romero / S. Wendy Chávez N.
Adaptación de portada: Jesús Esteban Mendoza
Impresión: C&C Offset Printing Co. Ltd. / Impreso en China

Se han adoptado las medidas oportunas para confirmar la exactitud de la información presentada y describir la práctica más aceptada. No obstante, los autores, redactores y el editor no son responsables de los errores u omisiones del texto ni de las consecuencias que se deriven de la aplicación de la información que incluye, y no dan ninguna garantía, explícita o implícita, sobre la actualidad, integridad o exactitud del contenido de la publicación. Esta publicación contiene información general relacionada con tratamientos y asistencia médica que no debería utilizarse en pacientes individuales sin antes contar con el consejo de un profesional médico, ya que los tratamientos clínicos que se describen no pueden considerarse recomendaciones absolutas y universales.

El editor ha hecho todo lo posible para confirmar y respetar la procedencia del material que se reproduce en este libro y su copyright. En caso de error u omisión, se enmendará en cuanto sea posible. Algunos fármacos y productos sanitarios que se presentan en esta publicación solo tienen la aprobación de la *Food and Drug Administration* (FDA) para un uso limitado al ámbito experimental. Compete al profesional sanitario averiguar la situación de cada fármaco o producto sanitario que pretenda utilizar en su práctica clínica, por lo que aconsejamos la consulta con las autoridades sanitarias competentes.

Edición en español de la obra original en lengua inglesa *Walsh and Hoyt's Clinical Neuro-Ophthalmology: The Essentials, 4th edition*, editada por Neil Miller, Prem Subramaniam y Vivek Patel, publicada por Wolters Kluwer.

Copyright © 2021 Wolters Kluwer
Two Commerce Square
2001 Market Street
Philadelphia, PA 19103
ISBN edición original: 978-1-9751-1891-4

CCS0322

A nuestros pacientes: pasado, presente y futuro

La 4.ª edición de *Walsh & Hoyt. Neurooftalmología clínica. Fundamentos* nace de la misma necesidad que motivó el desarrollo de su 1.ª edición hace 21 años: proporcionar un complemento exhaustivo, pero mucho más conciso, a la 6.ª edición en 3 volúmenes del exhaustivo texto madre, *Walsh & Hoyt's Clinical Neuro-Ophthalmology*. Seguimos alentados por el entusiasmo que nuestros lectores han mostrado por las tres ediciones anteriores. Dados los continuos avances que se han producido desde que se publicó la última edición hace años, creemos que ha llegado el momento de una versión actualizada que siga conservando su brevedad y legibilidad. En particular, hemos hecho mayor hincapié en el papel de las técnicas contemporáneas de imagen, como la TCO, la TC/RM de alta resolución y la electrofisiología en pacientes con trastornos neurooftalmológicos conocidos y presuntos. Se han revisado los diagramas y las tablas cuando ha sido oportuno y la gran mayoría de las fotografías siguen siendo en color. También se han añadido más vídeos sobre trastornos de los movimientos oculares, respuestas pupilares anómalas a los estímulos de luz y de cerca, y técnicas de exploración.

En esta nueva edición hemos incorporado nueva información, tanto en el texto como en las ilustraciones, dentro de la organización y el contenido preexistentes de sus predecesores. Distribuido en cinco secciones (sistemas visuales aferente y eferente, trastornos de la pupila, trastornos de los párpados y trastornos no orgánicos) todo el contenido se organiza en 24 capítulos, incluyendo un nuevo capítulo sobre técnicas de neuroimagen. Dado que somos conscientes de que la forma en que adquirimos la información está en constante evolución y de que la velocidad a la que esta avanza también va en aumento, no hemos incluido ninguna referencia, pero confiamos en que el lector interesado en información más detallada la encuentre en línea. No obstante, creemos que sigue siendo necesario conocer los fundamentos de la neurooftalmología, lo que permitirá al lector integrar más eficazmente estos conocimientos con la información adquirida en la multitud de fuentes disponibles.

Esperamos sinceramente haber cumplido nuestro objetivo de mejorar la comprensión y la apreciación de nuestros lectores con respecto al fascinante mundo de la neurooftalmología.

CONTENIDO

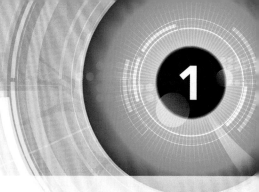

Exploración del sistema sensorial visual

A pesar de los continuos avances en neuroimagen y otras nuevas técnicas, la exploración del sistema sensorial visual aferente sigue siendo el núcleo de la exploración neurooftalmológica. En este capítulo se describen los parámetros de valoración subjetivos y objetivos más comunes utilizados en la exploración del sistema visual aferente.

La evaluación comienza con una historia clínica completa, seguida de una exploración oftalmológica, que incluye la evaluación de la agudeza visual mejor corregida, o al menos estenopeica, de lejos y de cerca, la visión de los colores, los campos visuales, los segmentos anteriores (incluyendo los medios), el vítreo, la presión intraocular (PIO) y la apariencia de las papilas ópticas, las retinas (especialmente la mácula) y los vasos retinianos.

Al finalizar la exploración, debería obtenerse una idea de la estructura implicada en las dificultades sensoriales visuales de la persona examinada o, al menos, un diagnóstico diferencial. Si el diagnóstico sigue sin estar claro, se dispone de una serie de pruebas adicionales, como la imagenología ocular y los procedimientos electrofisiológicos, que deberían conducir al diagnóstico correcto.

Historia

La anamnesis es una de las partes más importantes de la evaluación, porque determina la estrategia inicial para la evaluación diagnóstica diferencial. Por ejemplo, a una persona con síntomas de pérdida visual debe preguntársele si la pérdida de visión se da en uno o en ambos ojos, si tuvo un inicio repentino o insidioso, y si la pérdida visual es estable o progresiva.

También es importante preguntar por posibles fosfenos y fotopsias, como destellos de luz, distorsiones de la visión, incluidas la metamorfopsia y la micropsia, y escotomas positivos. Un escotoma positivo es el que ve la persona afectada, como la mancha púrpura que suele verse después de un destello, mientras que un escotoma negativo se refiere a una zona del campo visual que no se ve. La metamorfopsia, la micropsia y los escotomas positivos suelen desarrollarse en pacientes con maculopatías o, en ocasiones, con migraña, mientras que los fosfenos y las fotopsias pueden aparecer en pacientes con enfermedad vítrea o retiniana generalizada, disfunción del nervio óptico o disfunción cerebral por migraña.

Exploración clínica

La evaluación clínica del sistema visual aferente de cada ojo incorpora los elementos que se describen a continuación, todos los cuales pueden realizarse en la consulta. El primer objetivo de la exploración neurooftalmológica es determinar si la pérdida visual está causada por un trastorno de los medios oculares (es decir, la córnea, el cristalino, el vítreo), de la retina, del nervio óptico, del quiasma óptico, de la vía retroquiasmática, o si no es orgánica. El segundo objetivo es establecer un diagnóstico diferencial. Con frecuencia, la exploración de los diversos parámetros de la función visual aferente permite determinar el lugar anatómico de la anomalía del sistema aferente y la causa o causas más probables.

Agudeza visual

La medida más común de la función visual en un entorno clínico es la agudeza visual. Es el principal método de evaluación de la integridad del sistema óptico del ojo y de los mecanismos neurales que sirven a la fóvea. La agudeza visual se utiliza para monitorizar la función visual central de los pacientes, es una parte esencial de los procedimientos de refracción clínica y es importante para la lectura, el reconocimiento de caras y otras tareas que implican detalles visuales finos.

La agudeza visual se especifica en términos del ángulo visual subtendido por el detalle espacial más fino que puede identificarse por el observador. El tamaño físico de un objeto y su distancia al observador determinan su ángulo visual.

La forma más habitual de notificar sobre la agudeza visual es la «notación Snellen» o cartilla optométrica, que consiste en una fracción en la que el numerador es la distancia de evaluación (normalmente 6 m) y el denominador es la distancia a la que un observador «normal» es capaz de leer la letra. El estándar de 20/20 para la visión «normal» se desarrolló hace más de 100 años, y con las cartillas optométricas actuales de alto contraste y mejores fuentes de luz, la mayoría de las personas sin afecciones visuales de menos de 50 años pueden ser corregidas a más de 20/20.

La medición de la agudeza visual en poblaciones especiales (p. ej., infancia y personas con discapacidades físicas) no siempre es posible con una cartilla de letras estándar (fig. 1-1). Por ejemplo, las pruebas de la función visual central en la infancia comienzan con una evaluación de la capacidad del niño para fijar y seguir la cara del examinador, un pequeño juguete o algún otro objeto de interés. En el caso de los niños pequeños (así como en algunos pacientes con afasia u otros trastornos neurológicos que afectan el habla), la medición

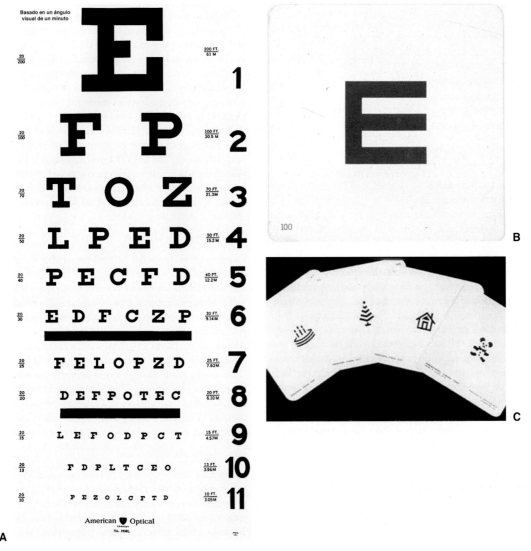

Figura 1-1 Objetos utilizados para evaluar la visión. **A:** Ejemplo de una cartilla optométrica estándar para evaluar la agudeza visual a distancia. **B:** «E direccional» que puede utilizarse para evaluar la agudeza en la infancia, en personas analfabetas y en pacientes con discapacidades cognitivas. Obsérvese que la E puede girarse para que se parezca a una «W» o a una «M». **C:** Tarjetas Allen. Estas tarjetas, diseñadas por el Dr. Henry Allen, pueden utilizarse para evaluar la agudeza en niños y adultos que aún no han aprendido, no saben o, por razones neurológicas, han olvidado o no pueden identificar las letras.

de la agudeza visual puede llevarse a cabo con el cubo E direccional (*tumbling E cube*). Consiste en un bloque blanco con letras E negras de diferentes tamaños que apuntan a cada uno de sus lados. Al girar el cubo, cada una de las E se muestran en cuatro orientaciones diferentes, y el niño o niña debe distinguir la dirección de la E, normalmente indicando la dirección con los dedos apuntando en la misma dirección. El cubo puede colocarse a distintas distancias de la persona examinada. También puede realizarse el «juego de la E» con una cartilla de agudeza de la E proyectada. Otra prueba, la prueba «HOTV», consiste en hacer coincidir cada letra de la prueba con una de las cuatro letras (H, O, T o V) impresas en una tarjeta que sostiene el niño. Algunas pruebas de agudeza visual utilizan imágenes o símbolos. Las pruebas de agudeza visual con imágenes más populares son las tarjetas de Allen, disponibles en forma de tarjetas de mano con imágenes o imágenes proyectadas. Los objetos incluyen un pastel de cumpleaños fácilmente identificable, un pájaro, una casa y un coche (si bien una tarjeta antigua contenía la imagen de un teléfono tradicional que la mayoría de los niños nunca han visto). Se ha constatado que la agudeza visual se sobreestima cuando se utilizan símbolos en lugar de letras, aparentemente porque la forma de los símbolos proporciona información visual adicional.

Para estimar la agudeza visual pueden utilizarse técnicas de «mirada preferente», respuestas motoras oculares como el nistagmo optocinético y medidas electrofisiológicas como el potencial visual evocado (PVE) (*v.* la sección «Pruebas electrofisiológicas», más adelante). Además, para evaluar la agudeza visual en pacientes no verbales o con problemas físicos pueden utilizarse una serie de gráficos oculares y procedimientos de pruebas de comportamiento.

Las mediciones de la agudeza visual en la infancia presentan problemas especiales, en parte porque el niño quiere hacerlo bien y complacer al examinador. Por tanto, es importante que quien examina se asegure de que el ojo que no se explora está correctamente ocluido, para evitar que se mire a través de este. Quien examina debe trabajar con rapidez, es posible que tenga que utilizar más de un procedimiento para establecer las capacidades de agudeza visual y debe proporcionar retroalimentación positiva continua al niño para mantener la cooperación.

En los pacientes en los que se sospecha una pérdida visual no orgánica, pueden ser útiles varios métodos adicionales de evaluación de la agudeza visual. Estos métodos se analizan en el capítulo 24.

En los observadores sin afección, la agudeza visual es máxima en la región foveal y disminuye rápidamente al aumentar la excentricidad del campo visual. En muchos casos, la pérdida del campo visual central y la reducción de la agudeza visual parecen estar íntimamente relacionadas. Sin embargo, la agudeza visual también puede ser menor cuando existe una depresión generalizada del campo visual central. En estos casos, no existe escotoma central. También hay varias afecciones en las que el campo visual puede tener una sensibilidad normal o cercana a la normal, pero la agudeza visual puede estar muy reducida. Entre estas alteraciones se incluyen errores de refracción, irregularidades en la superficie de la córnea, cataratas, edema de retina o desprendimiento seroso y ambliopía.

Sensibilidad al contraste

La agudeza visual define el detalle espacial más pequeño que puede definirse para los estímulos de alto contraste, pero no especifica las respuestas del sistema visual a objetos de diferentes tamaños y contrastes. Sin embargo, también puede evaluarse la función visual aferente mediante la observación del comportamiento del sistema visual en niveles de contraste **umbral**.

Hay una serie de factores que influyen en la medición de la sensibilidad al contraste, como la luminancia de adaptación del fondo, el tamaño del estímulo, la excentricidad del campo visual, el tamaño de la pupila, las características temporales, la orientación del estímulo y diversos factores ópticos como el desenfoque, el desenfoque dióptrico, el desenfoque difusivo y el astigmatismo. Desde el punto de vista neurooftalmológico, la medición de la sensibilidad al contraste puede revelar déficits leves en pacientes con una variedad de neuropatías ópticas, así como en otras afecciones neurológicas como la enfermedad de Alzheimer y la enfermedad de Parkinson.

En general, la evaluación de la sensibilidad al contraste es clínicamente útil para detectar pérdidas visuales leves o en fases iniciales (especialmente cuando la agudeza visual es normal), para hacer comparaciones entre los dos ojos y para controlar la progresión o la mejora de la función visual. La evaluación de la sensibilidad al contraste también puede ser útil para predecir el rendimiento en varias tareas cotidianas, como la identificación de objetos distantes, la lectura de señales de tráfico y libros, el reconocimiento de caras y la movilidad. Por tanto, puede ser útil no solo para revelar déficits visuales leves asociados a trastornos oculares y neurooftalmológicos, sino también para identificar problemas que una persona puede encontrarse durante las actividades cotidianas.

La sensibilidad al contraste puede medirse de varias maneras. Una de ellas es el gráfico de Pelli-Robson (fig. 1-2), que consiste en letras de un tamaño fijo, pero de contraste variable. Cada línea consta de seis letras, con las tres de la izquierda y las de la derecha con la misma cantidad de contraste. La persona examinada lee la tabla de forma similar a una cartilla de agudeza visual estándar, y se registra el contraste mínimo al que pueden detectarse las letras. Este método de evaluación de la sensibilidad al contraste es altamente reproducible y permite detectar alteraciones de la función visual que no son evidentes con las pruebas de agudeza visual habituales.

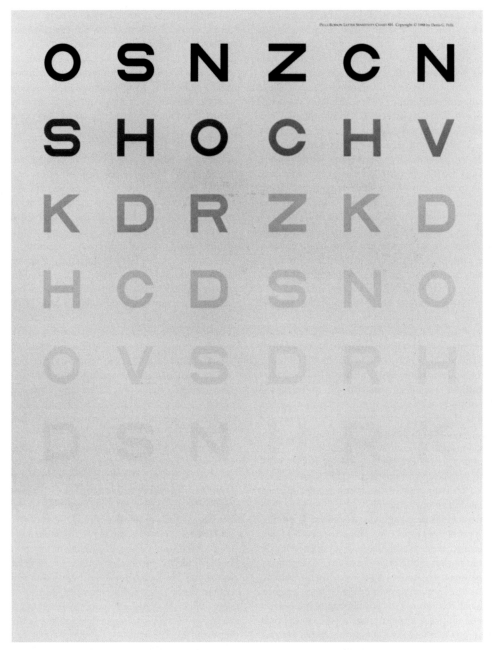

Figura 1-2 Cartilla de sensibilidad al contraste de Pelli-Robson.

La sensibilidad al contraste también puede medirse con gráficos de letras de Sloan de bajo contraste. Estas cartillas contienen letras grises de tamaño progresivamente más pequeño sobre un fondo blanco (fig. 1-3). Cada cartilla del conjunto corresponde a un nivel de contraste diferente, que oscila desde un nivel alto (100 %, aproximadamente el mismo contraste que las cartillas de agudeza visual habituales) a niveles de contraste medio (5 %) y bajo (1.25 %, 0.6 %). Se solicita a las personas bajo examen que lean cada una de las cuatro cartillas a una distancia de 2 m bajo una iluminación constante mientras llevan su corrección refractiva habitual para la distancia. Las cartillas son fáciles de conseguir y proporcionan un método práctico, cuantitativo y estandarizado de evaluación de la función visual. Se ha constatado que son especialmente útiles para identificar disfunciones visuales leves en pacientes con antecedentes de neuritis óptica recuperada, así como en pacientes con esclerosis múltiple pero sin ninguna otra evidencia de disfunción del nervio óptico.

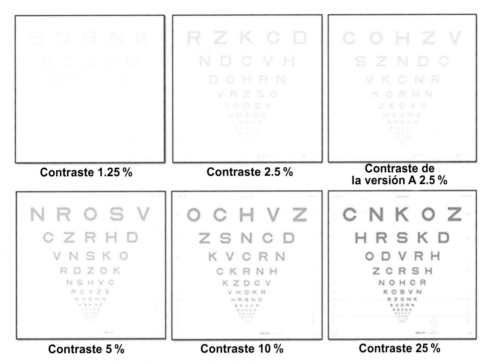

Contraste 1.25 %   **Contraste 2.5 %**   **Contraste de la versión A 2.5 %**

Contraste 5 %   **Contraste 10 %**   **Contraste 25 %**

Figura 1-3 Letras de Sloan de bajo contraste. Obsérvese que el contraste varía.

Estereoagudeza

La estereoagudeza requiere una buena agudeza visual en ambos ojos y un desarrollo cortical normal. Como tal, la estereoagudeza puede ser útil para establecer si hay pérdida visual por ambliopía congénita o síndrome de monofijación, así como para verificar la extensión de cualquier pérdida de agudeza visual monocular. Mediante el uso de las pruebas estereoscópicas de Titmus o Randot Stereo, la estereoagudeza en observadores normales con buena función binocular y agudeza visual debe ser de al menos 40 s de arco o mejor cuando ambos ojos tienen una agudeza visual de 20/20.

Visión de color (visión cromática)

Desde el punto de vista del diagnóstico clínico, es importante distinguir si una deficiencia de la visión de color es congénita o adquirida. Los déficits congénitos de la visión de color suelen ser fáciles de clasificar mediante las pruebas clínicas habituales de la visión de color porque la discriminación del color está alterada para una región específica del espectro visual, y los déficits son de larga duración, estables, simétricos en los dos ojos y no están asociados a otros síntomas visuales. Sin embargo, en los pacientes con pérdida adquirida de la visión de color, puede haber discriminación del color en todo el espectro visual o a lo largo de un eje específico, y los déficits pueden ser leves o graves, de aparición repentina o insidiosa, simétricos o asimétricos, y a menudo asociados a otros síntomas visuales. En las deficiencias adquiridas de la visión de color, las deficiencias «tritán» (azul) y azul-amarillo suelen asociarse a enfermedades que afectan los fotorreceptores y la capa plexiforme externa, mientras que las deficiencias rojo-verde se asocian con mayor frecuencia a enfermedades que afectan el nervio óptico y a las vías visuales posteriores. Algunas excepciones notables son el glaucoma, la atrofia óptica hereditaria dominante y el papiledema crónico, que pueden mostrar déficits azul-amarillo, y las degeneraciones maculares juveniles como la enfermedad de Stargardt y la enfermedad de Best, que suelen producir déficits rojo-verdes. La neuritis óptica produce una mezcla de déficits rojo-verde y azul-amarillo, aunque suele haber un eje más afectado que el otro.

Hay una gran variedad de pruebas de visión de color en el ámbito clínico. Debido a que la mayoría fueron diseñadas para evaluar las deficiencias congénitas de la visión de color rojo-verde, muchas no permiten una prueba adecuada de los déficits de azul-amarillo o una caracterización óptima de las pérdidas adquiridas de la visión de color. Al igual que con cualquier prueba de la función visual, es importante que las condiciones de la prueba estén estandarizadas y se realicen de forma adecuada. Un factor especialmente importante para todos los procedimientos de pruebas clínicas de visión de color es la iluminación adecuada, tanto en términos de tener una cantidad de luz adecuada para la prueba como de tener una fuente de luz con la distribución espectral apropiada.

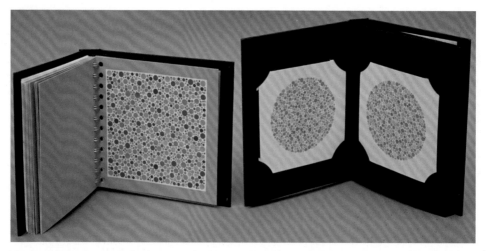

Figura 1-4 Apariencia de las figuras en las láminas de color seudoisocromáticas de Hardy-Rand-Rittler e Ishihara.

Láminas seudoisocromáticas

Las láminas seudoisocromáticas son el tipo más común de pruebas de visión de color empleadas en la práctica clínica. Existen varias pruebas de este tipo, aunque las versiones más utilizadas son la de Ishihara y la de Hardy-Rand-Rittler (fig. 1-4). Ambas pruebas consisten en una serie de láminas que contienen puntos de color de tamaño y brillo variables. Están diseñadas para que las personas con visión cromática normal vean números, formas o letras al agrupar determinados puntos de color para formar una figura sobre el fondo de otros puntos. En función del diseño de la prueba, las personas con deficiencias cromáticas no pueden ver la figura porque los puntos de la figura se confunden con los puntos del fondo, o ven una figura diferente a la que ven las personas con visión cromática normal porque los puntos de la figura y los del fondo están agrupados en un patrón anómalo. La variación en el tamaño y el brillo de los puntos se utiliza para garantizar que el reconocimiento de las figuras se realiza con base únicamente en la discriminación del color. Sin embargo, no cabe duda de que la sensibilidad al contraste desempeña un papel en los resultados de la prueba. No obstante, estas láminas son extremadamente útiles. Incluso los niños tímidos o que no conocen los colores pueden ser capaces de trazar las formas de las figuras que ven. Otras variaciones de las láminas seudoisocromáticas incluyen recorridos sinuosos de puntos de colores que la persona examinada puede trazar. Son útiles en niños pequeños, personas analfabetas y algunos pacientes con enfermedades neurológicas que no pueden identificar letras, números o formas.

Las pruebas de visión de color con láminas seudoisocromáticas son rápidas y fáciles de realizar y, por tanto, pueden ser un excelente procedimiento de detección para distinguir la visión de color normal de los déficits de visión de color congénitos o adquiridos.

Aplicaciones para teléfonos inteligentes

Con el avance de la tecnología de los teléfonos inteligentes y la proliferación de aplicaciones de *software* médico, los médicos están incorporando cada vez más los teléfonos inteligentes en su práctica diaria. Varias aplicaciones para estos dispositivos ofrecen un método asequible y accesible para evaluar la visión de color. Sin embargo, pueden subestimar la pérdida de la misma, especialmente en pacientes con sensibilidad al contraste normal.

Prueba de color Farnsworth D-15

La prueba de color Farnsworth D-15 es una prueba de disposición de colores que consiste en 15 tapas de distintos colores que forman un círculo cromático que cubre el espectro visual. Se fija una tapa de referencia de forma permanente en la bandeja de ordenamiento. Las otras 15 se colocan en orden aleatorio delante de la persona examinada. La tarea consiste en seleccionar la tapa que más se acerque al tono de la tapa de referencia y colocarla junto a esta en la bandeja. A continuación, se le dice a la persona que siga colocando las tapas en la bandeja, de una en una, de forma que queden dispuestas en una transición ordenada de tonalidad. Los pacientes con déficits moderados o graves de visión de color protán, deután o tritán confundirán los colores a través del círculo cromático, de modo que el paciente colocará, en la bandeja, tapas en posiciones inadecuadas. En la parte posterior de cada tapa hay un número que ayuda a puntuar la prueba. En la tabla de puntuación del D-15, las tapas a lo largo del círculo cromático están conectadas de punto a punto en el orden representado en la bandeja, y la disposición específica indica el tipo de deficiencia cromática. Esta prueba no indica el grado de deficiencia del color, salvo para poder clasificar a aquellas personas con visión de color normal y tricromatismo anómalo leve de aquellas con deficiencias de visión de color de moderadas a graves. No obstante, en

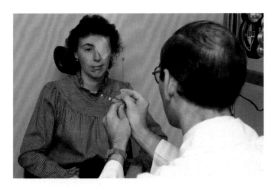

Figura 1-5 Método de evaluación del campo visual mediante un objeto de prueba de color rojo. Este método puede utilizarse para detectar un escotoma central o paracentral leve o una hemianopsia.

la actualidad se dispone de una prueba D-15 desaturada que puede ser más sensible en la detección de anomalías leves de la visión de color.

Prueba de 100 tonos de Farnsworth-Munsell

La prueba Farnsworth-Munsell de 100 tonos permite clasificar tanto el tipo de deficiencia de la visión de color como su gravedad. A pesar de su nombre, consiste en **85 tapas** de colores que se distribuyen en pequeños pasos aproximadamente del mismo espacio, alrededor del círculo cromático. Las tapas se dividen en cuatro bandejas, y la disposición de las tapas se realiza una bandeja a la vez. En cada bandeja hay dos tapas de referencia, una en cada extremo, que están fijadas permanentemente a la bandeja. Las demás tapas se extraen de la bandeja, se revuelven y se colocan delante de la persona examinada. A continuación, se le dice que coloque las tapas de manera que haya una transición ordenada en el tono de una tapa de referencia a otra. Al igual que la prueba D-15, esta prueba está diseñada para que las personas con deficiencias cromáticas congénitas o adquiridas se confundan con ciertas tapas del círculo cromático. Las tapas están numeradas en el reverso, y la puntuación se determina por la disposición de estas en la bandeja. En función del tipo de deficiencia cromática, se confundirán determinadas tapas a lo largo del círculo cromático, lo que dará lugar a mayores errores de disposición en esos lugares. De este modo, puede clasificarse el tipo de déficit de visión de color. Además, puede cuantificarse la gravedad de la deficiencia cromática mediante la determinación de una puntuación global de los errores de disposición. Esta prueba rara vez se utiliza en la práctica clínica.

Las **pruebas de comparación de colores,** aunque solo son de naturaleza cualitativa, pueden proporcionar información valiosa sobre las anomalías visuales leves. En general, el mejor color para comparar es el rojo. Con el uso de páginas de las láminas seudoisocromáticas, tapones de botellas de color rojo u otros objetos de colores brillantes, las comparaciones de la aparien-

cia del color pueden ser muy eficaces para detectar diferencias sutiles entre los dos ojos. El brillo o la saturación de los objetos de color puede ser menor en un ojo, lo que hace que el color del objeto parezca tenue o descolorido. Del mismo modo, las comparaciones en el mismo ojo a través de la línea media vertical y horizontal o entre la visión central y la periferia media pueden detectar diferencias sutiles en la apariencia del color que son indicativas de daños en las vías visuales. Por ejemplo, el rojo puede parecer rosa, naranja o marrón, o el color puede desaparecer por completo (fig. 1-5).

Exploración del campo visual

La exploración del campo visual es una de las partes esenciales de la evaluación del sistema aferente. Pueden emplearse diversos procedimientos, como la confrontación, la rejilla de Amsler, la perimetría cinética y la perimetría estática. Cada uno de estos procedimientos tiene ventajas e inconvenientes.

Principios generales

La perimetría y las pruebas del campo visual se han utilizado durante más de 150 años como procedimientos diagnósticos en el ámbito clínico. Aunque la instrumentación y las estrategias de las pruebas han cambiado drásticamente a lo largo de este tiempo, el principio básico en el que se basa la perimetría convencional sigue siendo el mismo. La sensibilidad de la detección se determina para una serie de puntos en todo el campo visual con el uso de un pequeño objetivo presentado contra un fondo uniforme, y la pérdida de sensibilidad en varios puntos del campo visual es un marcador para identificar la afección o disfunción de las vías visuales. La gran cantidad de información clínica útil que proporciona la perimetría es el principal motivo de su uso a largo plazo como procedimiento de diagnóstico. Dado que puede proporcionar información tanto sobre la probable localización anatómica como sobre el proceso de la enfermedad que afecta la vía sensorial visual aferente, sigue siendo una parte vital de la evaluación neurooftalmológica.

La perimetría y las pruebas del campo visual cumplen varias funciones diagnósticas importantes:

1 **Detección temprana de anomalías.** Dado que muchos trastornos oculares y neurológicos se manifiestan inicialmente como una pérdida de sensibilidad en el campo visual periférico, la perimetría es un factor importante para identificar los primeros signos de disfunción del sistema aferente. De hecho, suele ser el único procedimiento clínico que evalúa el estado de la vía visual aferente para localizaciones fuera de la región macular.

2 **Diagnóstico diferencial.** El patrón espacial de los déficits del campo visual y la comparación de los patrones de pérdida del campo visual entre los dos ojos también proporcionan información valiosa para el

diagnóstico diferencial. Esta información no solo puede ser útil para definir la localización del daño a lo largo de la vía visual, sino que también puede ayudar a identificar el tipo específico de enfermedad que ha causado el daño.

3 **Seguimiento de la progresión y la remisión.** La capacidad de monitorizar el campo visual de un paciente a lo largo del tiempo es importante para verificar un diagnóstico provisional o de sospecha, establecer si una afección es estable o progresiva y evaluar la eficacia de las intervenciones terapéuticas.

4 **Revelar una posible pérdida visual oculta.** Quizá la función más importante de la perimetría es la capacidad de detectar un posible déficit en la vía visual aferente que puede no ser evidente para quien lo padece. Los cambios en la función visual central suelen ser sintomáticos. En cambio, la pérdida de visión periférica puede pasar desapercibida, especialmente si es gradual y monocular. Paradójicamente, aunque la persona afectada no sea consciente de la pérdida del campo visual periférico, esta puede afectar significativamente la realización de actividades cotidianas como la conducción, la orientación y la movilidad.

Todos los pacientes deben ser sometidos a alguno de los tipos de prueba de campo visual, con independencia de los síntomas visuales que presenten. No es factible ni necesario realizar un largo examen cuantitativo del campo visual en todos los pacientes, pero debe realizarse un examen de confrontación del campo visual como parte de un examen neurooftalmológico habitual. Cuando se necesitan mediciones más sensibles del campo visual, puede realizarse una perimetría estática automatizada o cinética manual.

La perimetría cinética manual con el perímetro de Goldmann tiene muchas ventajas. Dado que la presentación del estímulo perimétrico la realiza una persona, puede «engañarse» a los sujetos durante la realización de la prueba. Cuando el perimetrista detecta la fatiga del paciente, puede proporcionarle un descanso. A diferencia de la cuadrícula fija de 6 grados de la perimetría automatizada convencional, la perimetría con Goldmann o un aparato similar permite la localización de puntos de prueba personalizados junto con la improvisación de estrategias basadas en hallazgos coexistentes. Pueden utilizarse estrategias de exploración específicas para problemas individuales. Esto permite un cartografiado mucho más preciso de la forma del defecto, y puede ser inestimable para la localización topográfica de los defectos del campo visual. Sin embargo, la perimetría manual es menos sensible que la perimetría automatizada convencional, y además puede requerir más tiempo. Sin embargo, su limitación más grave es que las piezas de repuesto para el perímetro son cada vez más difíciles de encontrar y, lo que es aún más importante, que muchos técnicos no tienen la formación suficiente (o directamente ni la tienen) para realizar el procedimiento de forma manual.

La perimetría estática automatizada ha tenido un impacto espectacular en la mejora de la calidad de la atención a pacientes con trastornos oculares. La calibración automática de los instrumentos, los procedimientos de prueba estandarizados, la alta sensibilidad y especificidad, los controles de fiabilidad («pruebas de captura») y los procedimientos de análisis estadístico cuantitativo son algunas de las muchas ventajas de este método. Sin embargo, también tiene inconvenientes, como la necesidad de más tiempo para realizarla, el aumento de las demandas cognitivas, la fatiga de los sujetos y la falta de flexibilidad para evaluar poblaciones de pacientes difíciles.

Creemos que no existe un único método de prueba del campo visual que sea el mejor para todas las circunstancias y todos los pacientes. La perimetría automatizada no es más que una de las muchas herramientas que pueden utilizarse en el ámbito clínico para evaluar la función visual periférica, y las distintas formas de pruebas del campo visual deben considerarse técnicas **complementarias**, cuya utilidad y adecuación vienen determinadas por las circunstancias clínicas y la cuestión que se esté tratando. No existe un único método de representación de datos, procedimiento de análisis, índice de campo visual u otro método de evaluación de los datos del campo visual que proporcione toda la información clínica esencial. Por tanto, es importante considerar toda la información disponible, incluidas las características de fiabilidad y la interpretación clínica subjetiva del campo visual. Además, hay que tener en cuenta que, aunque la prueba esté automatizada, la persona examinada no lo está.

No es adecuado comenzar una prueba de campo visual automatizada, dejar a la persona sola en una habitación oscura y esperar que permanezca alerta, enérgica, atenta, interesada y que mantenga una alineación y fijación adecuadas durante todo el procedimiento de la prueba. Algunas personas necesitan descansos periódicos, estímulo y contacto personal para realizar los

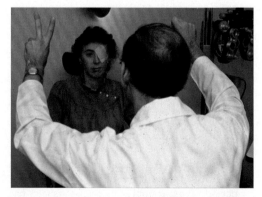

Figura 1-6 Método de evaluación del campo visual mediante el cual la persona examinada debe contar los dedos en las regiones superior izquierda, superior derecha, izquierda, derecha, inferior izquierda e inferior derecha de cada campo.

exámenes de campo visual de forma fiable. También es importante asegurarse, antes de iniciar la exploración, del establecimiento adecuado de las condiciones de la prueba, las características refractivas y otros factores.

Técnicas específicas para evaluar los campos visuales

Prueba de confrontación. Los campos visuales por confrontación suelen realizarse con la persona examinada sentada en la silla de exploración y el examinador sentado frente a ella a una distancia de 2 a 3 pies. Se ocluye uno de los ojos de la persona examinada con una palma de su mano, una pala oclusora o un parche, y se le dice que fije la mirada del ojo descubierto en el ojo opuesto del examinador (lo que le permite a este último evaluar la estabilidad de la fijación). El concepto básico es utilizar un objetivo pequeño y localizado,

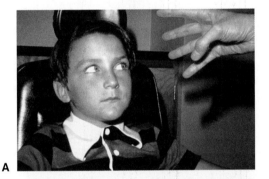

A

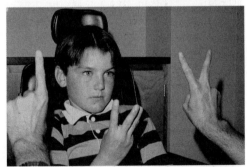

B

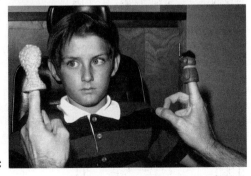

C

Figura 1-7 Ejemplos de pruebas de confrontación del campo visual en niños. **A:** Respuesta de sobresalto. **B:** Recuento de dedos. **C:** Marionetas de dedo.

cuya presencia o ausencia en el campo visual pueda ser determinada fácilmente por la persona examinada. Un campo visual por confrontación debe incluir un examen de cada uno de los cuatro cuadrantes del campo visual (temporal superior, nasal superior, temporal inferior, nasal inferior), así como la porción central del campo y los campos temporal y nasal a ambos lados de la fijación. La mayoría de los examinadores realizan la exploración contando con los dedos para examinar el campo visual en busca de cualquier defecto cuadrangular denso (fig. 1-6), aunque algunos autores recomiendan mover los dedos, en lugar de contar. El recuento o el movimiento de los dedos va seguido de una prueba del campo central. Una de estas pruebas, como se ha señalado anteriormente, consiste en utilizar un objeto rojo y comparar la percepción del color entre los dos ojos o entre partes del campo visual de cada ojo (fig. 1-5). La combinación de varias pruebas del campo visual por confrontación permite identificar alrededor del 70 % de los defectos neurológicos de campo, aunque la perimetría formal sigue siendo necesaria cuando hay pérdida visual que no puede explicarse por los resultados de un examen oftalmológico general.

Las técnicas de confrontación del campo visual para lactantes y niños pueden ser un reto (fig. 1-7). En el caso de los lactantes y los niños pequeños, lo mejor que se puede hacer es simplemente levantar una mano y observar si el niño la mira o no.

Otra opción es sostener ambas manos a ambos lados de la fijación del niño y luego agitar una o mover un dedo y ver si este mira la mano / dedo que se mueve. En el caso de los niños mayores, puede utilizarse la técnica de imitación de los dedos para evaluar el campo visual periférico. El niño imita al examinador levantando el mismo número de dedos que ve.

En muchos casos, la comparación simultánea de la saturación del color o el brillo de los estímulos entre los hemicampos o entre los dos ojos es útil para distinguir anomalías leves. Cuando los estímulos se presentan dos veces simultáneamente a la derecha y a la izquierda de la fijación, es posible detectar defectos homónimos. Los déficits leves a través de la línea media vertical pueden detectarse solicitando a la persona examinada que indique cuál de los dos objetos de prueba es más claro o brillante. Ademas, puede utilizarse la presentación simultánea doble para detectar el fenómeno de la extinción visual, es decir, la falta de conciencia de un objeto en un área de visión del campo visual cuando se estimulan simultáneamente otras áreas de visión del campo visual.

Las ventajas obvias de las pruebas de confrontación del campo visual incluyen su simplicidad, flexibilidad, rapidez de administración y capacidad de realizarse en cualquier entorno, incluso en la cabecera de un paciente hospitalizado. Los inconvenientes incluyen la falta de estandarización, la naturaleza cualitativa de los resultados y la capacidad limitada para detectar déficits leves o para controlar la progresión o la resolución de

TABLA DE REGISTRO DE AMSLER
*Réplica de la rejilla núm. 1 impresa en negro
sobre blanco para facilitar el registro*

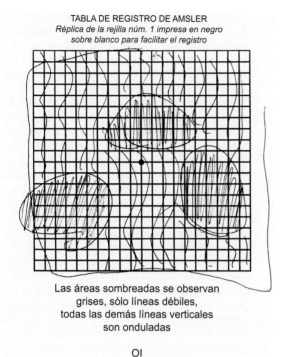

Las áreas sombreadas se observan
grises, sólo líneas débiles,
todas las demás líneas verticales
son onduladas

A   OI

Figura 1-8 Defectos de la rejilla de Amsler. **A:**
Metamorfopsia y escotomas paracentrales en un paciente con una maculopatía. **B:** Pequeño escotoma
central en un paciente con neuritis óptica.

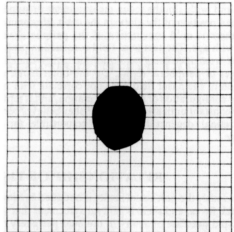

B

la pérdida visual. No obstante, debido a su rapidez y facilidad de realización, la prueba de confrontación del campo visual debería realizarse a todos los pacientes, con independencia de sus problemas visuales.

Rejilla de Amsler. La rejilla de Amsler es una tabla diseñada específicamente para el análisis cualitativo de las alteraciones de la función visual que acompañan el inicio y la evolución de las maculopatías. Consiste en un simple cuadro con patrón de rejilla y un punto en el centro que permite analizar el campo visual central dentro de los 10 grados de fijación cuando las láminas se mantienen a 1/3 de un metro de los ojos. Cada cuadrado de la rejilla subtiende 1 grado de ángulo visual, lo que permite definir fácilmente la localización de pequeños defectos. La tabla más utilizada tiene una cuadrícula negra sobre fondo blanco, aunque también puede utilizarse una cuadrícula blanca sobre fondo negro e incluso una cuadrícula roja sobre fondo negro.

La prueba de la rejilla de Amsler es rápida y fácil de administrar. Se indica a la persona examinada que mire el punto central y se le pregunta si lo ve. Si no lo ve, es posible que la persona tenga un escotoma central, y el examinador debe preguntarle qué es exactamente lo que ve. Si ve el punto, el examinador le pregunta si es consciente de que a su alrededor hay numerosos cuadrados. A continuación, el examinador le pregunta si alguno de los cuadrados está distorsionado, ausente, etc. Se anima a la persona a que dibuje directamente las zonas de alteración en la cuadrícula. Esta técnica de prueba es bien conocida por los oftalmólogos que

examinan habitualmente a pacientes con maculopatías conocidas o sospechosas, ya que la rejilla de Amsler puede utilizarse para detectar metamorfopsias o identificar y trazar pequeños escotomas y otros defectos del campo visual que se producen con las cicatrices maculares, la degeneración macular leve, la coriorretinopatía serosa central y otros trastornos relacionados. Aunque quizá no es de conocimiento general, los pequeños escotomas centrales o paracentrales que se producen con la enfermedad del nervio óptico también pueden identificarse con la rejilla de Amsler (fig. 1-8). De hecho, la rejilla es especialmente útil para identificar pequeños escotomas centrales y otras alteraciones visuales centrales leves que son difíciles de detectar con dispositivos de perimetría automatizados y manuales más sofisticados. Sus principales inconvenientes están relacionados con la naturaleza cualitativa y subjetiva de la información derivada de la prueba.

Perimetría estática. La perimetría estática utiliza un objetivo estático, cuya luminancia se ajusta para variar su visibilidad. La mayoría de las veces se realiza con un perímetro automatizado como el analizador de campo visual de Humphrey o el perímetro Octopus (el primero es, con diferencia, el más utilizado). Las mediciones del umbral de incremento se obtienen en una variedad de ubicaciones del campo visual que suelen estar dispuestas en un patrón de cuadrícula o a lo largo de meridianos (fig. 1-9).

La cantidad de tiempo que se necesita para la perimetría estática depende de varios factores, como el

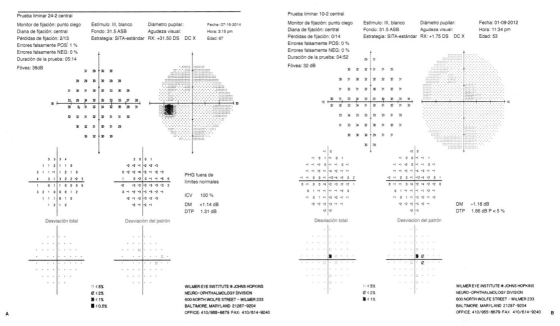

Figura 1-9 Perimetría estática con un analizador de campo visual de Humphrey. **A:** Campo completo utilizando una prueba de umbral 24-2 y la estrategia SITA-estándar. **B:** Pequeño escotoma central en un paciente diferente identificado utilizando una prueba de umbral 10-2 y la estrategia SITA-estándar. Este defecto del campo no se habría identificado con una prueba de umbral 24-2.

estado de alerta y la cooperación de la persona examinada, la estrategia de umbral utilizada y el tamaño del campo que se examina. Por ejemplo, con el analizador de campo visual de Humphrey, una prueba de umbral completo suele durar entre 10 min y 12 min por ojo, mientras que el uso del algoritmo de umbral interactivo sueco (SITA, *Swedish Interactive Threshold Algorithm*), que emplea umbrales que son de 1 dB a 2 dB más altos que el método de umbral completo, reduce de un 50 % (estrategia SITA-estándar) a un 70 % (SITA-rápido) el tiempo de la prueba (entre 4-6 min para SITA-estándar y entre 2-4 min para SITA-rápido). El tamaño del objetivo utilizado suele ser un Goldmann de tamaño III, un estímulo luminoso con un diámetro de 0.5 grados. Sin embargo, para aquellas personas con mala agudeza (p. ej., < 20/200), un estímulo Goldmann de tamaño V con un diámetro de unos 2 grados proporciona un resultado más fiable y reproducible. En cuanto al tamaño del campo examinado, la mayoría de los neuroftalmólogos utilizan una prueba 24-2, lo que significa que los 24° centrales se examinan superior, inferior y temporalmente (el campo nasal se examina hasta 30 grados porque el desarrollador del programa, Anders Heijl, quería estar seguro de que la prueba captaría alguna señal inicial nasal del glaucoma) (fig. 1-9A), mientras que otros prefieren una prueba 30-2 en la que todo el campo se examina hasta 30 grados. Para los pacientes cuyos antecedentes sugieren uno o más defectos centrales o paracentrales pequeños, existe una prueba de campo 10-2 (es decir, de 10 grados) (fig. 1-9B).

Perimetría cinética. El perímetro de Goldmann es una cúpula hemisférica blanca de luminancia uniforme (31.5 asb) sobre el que se proyecta un pequeño estímulo brillante. Suele utilizarse para la perimetría cinética, aunque también puede funcionar para la perimetría estática y la estática supraumbral. A diferencia de la rejilla de Amsler y de la mayoría de los perímetros automatizados, el perímetro de Goldmann puede utilizarse para evaluar todo el campo visual y es especialmente útil cuando existe un defecto generalizado o periférico (fig. 1-10). Con un ojo ocluido, la persona examinada fija la mirada del ojo descubierto en un pequeño objetivo en el centro de la cúpula, y el perimetrista controla la posición del ojo mediante un telescopio. En la cúpula se proyecta un estímulo de un tamaño y una luminancia determinados, se mueve el objetivo desde la periferia lejana hacia la fijación a una velocidad constante, normalmente de 4 a 5 grados/s, y se indica a la persona que pulse un botón de respuesta cuando detecte el estímulo por primera vez. La ubicación de la detección del objetivo se anota en un gráfico, y el proceso se repite para diferentes meridianos alrededor del campo visual. Los isópteros y los escotomas se trazan de forma similar a la descrita para la exploración de la pantalla tangente, salvo que tanto el tamaño del objetivo como la luminancia pueden ajustarse para variar la detectabilidad del estímulo. Este proceso produce una representación bidimensional de la colina de visión, que es básicamente un mapa de contorno topográfico de la sensibilidad del ojo a la luz. La prueba cinética (al menos 1 o 2 isópteros)

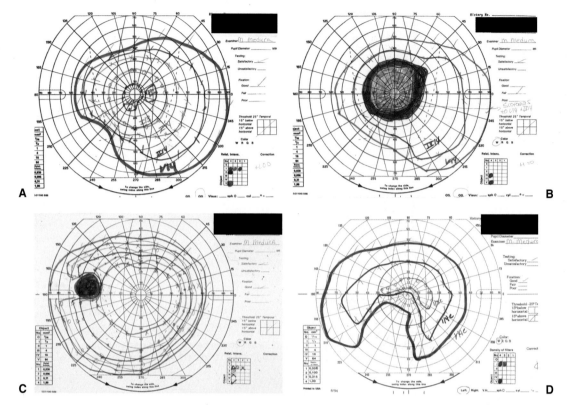

Figura 1-10 Perimetría cinética con un perímetro de Goldmann. **A:** Campo visual completo. **B:** Gran escotoma central asociado a un campo periférico completo. La perimetría estática utilizando un umbral de 10-2, 24-2 o 30-2 no proporcionaría ninguna información útil, ya que todo el campo estaría ausente. **C:** Escotoma periférico en visión lejana. La perimetría estática utilizando un umbral de 10-2, 24-2, o 30-2 no identificaría este escotoma, ya que está demasiado lejos periféricamente. **D:** Conservación parcial del campo periférico temporal (media luna temporal) en un paciente con un defecto cuadrántico homónimo inferior izquierdo (solo se muestra el campo del ojo izquierdo). La perimetría estática no habría mostrado el área de campo periférico conservada.

en el perímetro de Goldmann puede realizarse en niños cooperativos de tan solo 5 o 6 años.

Interpretación de la información procedente de las pruebas (automatizadas) del campo visual

Existe una gran cantidad de información sobre el campo visual derivada de las pruebas perimétricas, especialmente de la perimetría automatizada. Las condiciones de la prueba y los parámetros de los estímulos utilizados, los indicadores de fiabilidad y cooperación de la persona examinada, los factores fisiológicos (tamaño de la pupila, estado refractivo, agudeza visual, etc.), las estadísticas resumidas y los índices del campo visual, así como otros elementos, se presentan junto con los valores de sensibilidad para diversas ubicaciones en el campo visual. La sensibilidad del campo visual también puede representarse de muchas formas diferentes (valores numéricos, desviaciones de la normalidad, representaciones en escala de grises, gráficos de probabilidad, etc.). A continuación, se presenta un breve resumen de los distintos tipos de información disponible en los resultados finales impresos. Debido a su popularidad

actual y a su uso generalizado, este análisis, así como la mayoría de los ejemplos mostrados, derivan de la perimetría estática automatizada con máquina Humphrey. También se presentan otros pocos ejemplos de pruebas cinéticas utilizando el perímetro de Goldmann para ciertos escenarios clínicos, especialmente para situaciones en las que las pruebas cinéticas proporcionan más información sobre el estado del campo visual.

Algunos datos importantes que deben comprobarse en cada exploración del campo visual son la posición de los párpados, la corrección refractiva utilizada para la prueba, el tamaño de la pupila y la agudeza visual. La ptosis puede producir un defecto del campo visual superior que puede ser mínimo o significativo (fig. 1-11A). Las correcciones refractivas elevadas (superiores al equivalente esférico de 6 dioptrías) pueden producir, en ocasiones, artefactos del borde de la lente de prueba (fig. 1-11B). Cuando la corrección de equivalente esférico de un paciente dado para la prueba perimétrica supera las 6 dioptrías, es aconsejable utilizar una corrección de lente de contacto blanda que sea apropiada para la distancia de prueba, a fin de evitar los artefactos del borde

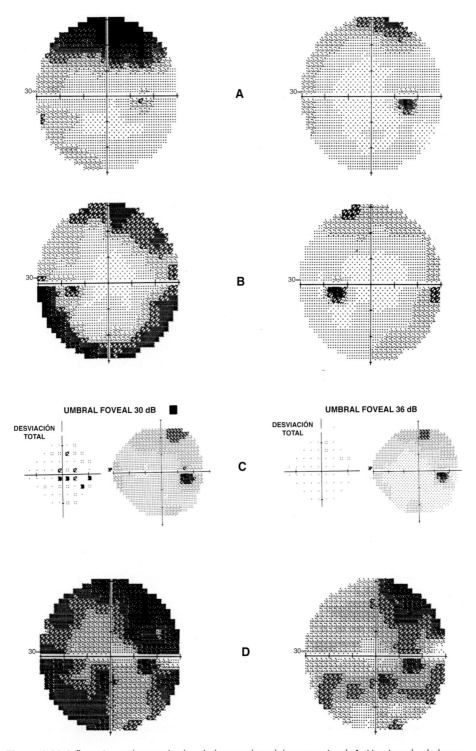

Figura 1-11 Influencias en los resultados de las pruebas del campo visual. **A:** Un ejemplo de los resultados del campo visual para la ptosis antes (**izquierda**) y después (**derecha**) de tapar el párpado superior y la ceja. **B:** Ejemplo de artefacto del borde de la lente de prueba (**izquierda**) y su desaparición (**derecha**) después de realinear a la persona examinada. **C:** Error de refracción introducido por una corrección inadecuada de la lente (**izquierda**) y resultados después de emplear la lente adecuada (**derecha**). **D:** Resultados del campo visual obtenidos en el mismo ojo con un diámetro pupilar de 1 mm (**izquierda**) y de 3 mm (**derecha**).

Prueba de umbral central 24-2

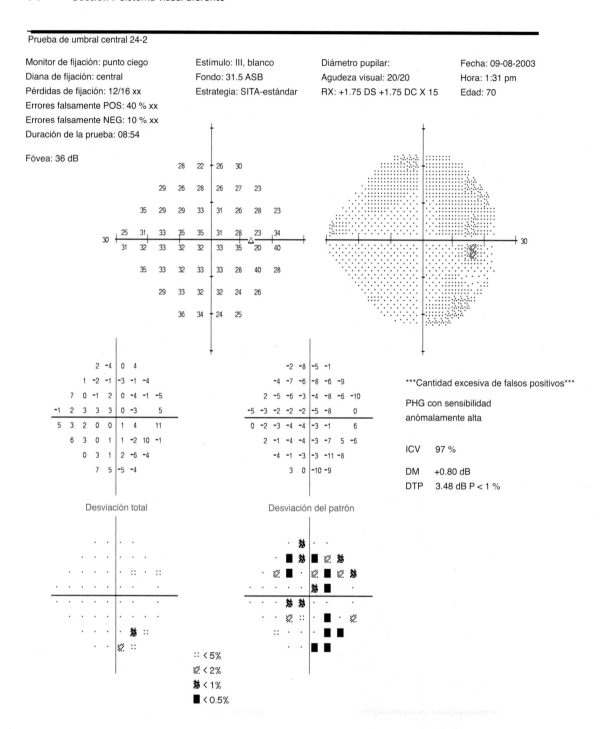

Monitor de fijación: punto ciego
Diana de fijación: central
Pérdidas de fijación: 12/16 xx
Errores falsamente POS: 40 % xx
Errores falsamente NEG: 10 % xx
Duración de la prueba: 08:54

Fóvea: 36 dB

Estímulo: III, blanco
Fondo: 31.5 ASB
Estrategia: SITA-estándar

Diámetro pupilar:
Agudeza visual: 20/20
RX: +1.75 DS +1.75 DC X 15

Fecha: 09-08-2003
Hora: 1:31 pm
Edad: 70

Desviación total

Desviación del patrón

Cantidad excesiva de falsos positivos

PHG con sensibilidad
anómalamente alta

ICV   97 %

DM   +0.80 dB
DTP   3.48 dB P < 1 %

:: < 5%
⁒ < 2%
⊠ < 1%
■ < 0.5%

Figura 1-12 Índices de fiabilidad marcadamente anómalos en un paciente en el que se intentó realizar una prueba con perimetría estática con un analizador de campo visual de Humphrey. Obsérvese que el paciente tiene múltiples pérdidas de fijación, respuestas falsas positivas y respuestas falsas negativas. Ante este problema, el profesional debe decidir si repetir la prueba en otro momento con la esperanza de que los problemas se deban a que el paciente nunca se ha sometido a una prueba de campo visual, utilizar una estrategia diferente que requiera menos tiempo (p. ej., SITA-rápido en lugar de SITA-estándar), o abandonar esta técnica y utilizar otra, como la prueba de confrontación o la perimetría cinética.

de la lente. Deben utilizarse correcciones de refracción de cerca que sean adecuadas para la distancia de prueba de cerca de la cúpula perimétrica y para la edad del paciente, a fin de minimizar la probabilidad de escotomas de refracción y de reducciones de la sensibilidad por desenfoque (fig. 1-11C). Las pupilas pequeñas (de menos de 2 mm de diámetro) pueden producir resultados falsos de la prueba, especialmente en personas mayores que puedan tener cambios lenticulares en fases iniciales. Si el tamaño de la pupila es pequeño, esta debe dilatarse a 3 mm o más (fig. 1-11D). Por último, la agudeza visual también puede proporcionar información útil a la hora de evaluar la pérdida generalizada de sensibilidad del campo visual, así como las posibles fuentes responsables de la pérdida.

Índices de fiabilidad. La calidad de la información obtenida en las pruebas de perimetría y del campo visual depende de la cooperación, la voluntad y la capacidad de la persona examinada para responder de forma fiable y mantener un criterio de respuesta coherente. Por tanto, es importante contar con una valoración de la fiabilidad y la consistencia de la persona examinada para la evaluación adecuada de la significancia de la información del campo visual. Con la perimetría manual, es posible controlar directamente el comportamiento de fijación de la persona examinada mediante un visor telescópico (*v.* anteriormente). Los errores falsos positivos (respuestas cuando no se presenta ningún estímulo) y los errores falsos negativos (ausencia de respuesta a

un estímulo presentado en una región previamente determinada como capaz de detectar objetivos iguales o menos detectables) pueden ser monitorizados durante todo el procedimiento de la prueba.

Con los procedimientos de prueba automatizados no solo se pueden controlar los errores falsos positivos, los errores falsos negativos y el comportamiento de la fijación de la misma manera que se ha descrito anteriormente, sino que también puede evaluarse la fluctuación de la respuesta volviendo a probar una muestra de ubicaciones del campo visual. Además, pueden monitorizarse indicadores indirectos de la precisión de la fijación (p. ej., si una persona responde o no a un objetivo presentado en el punto ciego fisiológico). Una ventaja adicional de los procedimientos de prueba automatizados es que estos **índices de fiabilidad** (falsos positivos, falsos negativos, pérdidas de fijación, fluctuaciones a corto plazo) pueden compararse inmediatamente con los de sujetos de control normales ajustados por edad, lo que proporciona una indicación clara de si los parámetros de fiabilidad de la persona examinada están dentro de las características normales de la población (fig. 1-12).

Algunos de los índices de fiabilidad de la perimetría automatizada no siempre son indicadores precisos del verdadero rendimiento de un paciente. Por ejemplo, los índices de falsos negativos están correlacionados con los déficits del campo visual, es decir, hay un aumento de las respuestas falsas negativas con el aumento de la pérdida de campo visual. Por tanto, los altos índices de

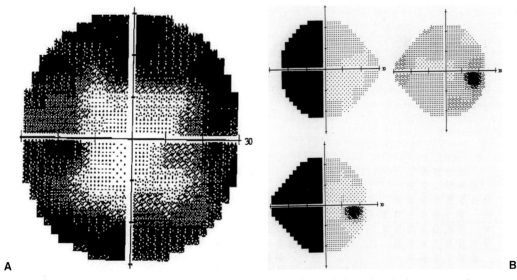

A **B**

Figura 1-13 Defectos no orgánicos del campo visual. **A:** «Patrón en forma de hoja de trébol». Este tipo de campo visual estrecho se produce porque el programa automatizado del analizador de campo visual de Humphrey está diseñado para que inicialmente se comprueben cuatro puntos en círculo, y desde estos puntos la prueba en cada cuadrante procede hacia afuera. Si la persona examinada deja de responder después de que se hayan comprobado unos pocos puntos, el resultado es alguna variación del campo visual en forma de hoja de trébol. **B:** La hemianopsia nasal monocular está presente no solo cuando se examina el ojo izquierdo, sino también cuando se examinan ambos ojos simultáneamente. Si el defecto del campo fuera orgánico, desaparecería cuando se examinaran ambos ojos simultáneamente porque el campo temporal del ojo derecho se superpondría al campo nasal del ojo izquierdo (con la hemianopsia).

falsos negativos pueden ser más indicativos de la gravedad de la enfermedad que de la falta de fiabilidad de las respuestas de la persona examinada. Las pérdidas de fijación excesivas pueden deberse a factores tales como la localización errónea del punto ciego durante las fases iniciales de la prueba, la desalineación o la inclinación de la cabeza de la persona examinada a mitad de la prueba, o la falta de atención por parte del técnico que realiza la exploración. Además, hay que tener cuidado de no considerar los índices de fiabilidad como un sustituto de la interacción del técnico y la supervisión de las personas bajo examen. Algunas personas se sienten incómodas cuando se las deja solas en una habitación oscura durante la prueba de perimetría automática. Además, la desalineación del paciente, la somnolencia y otros factores relacionados pueden producirse durante la prue-

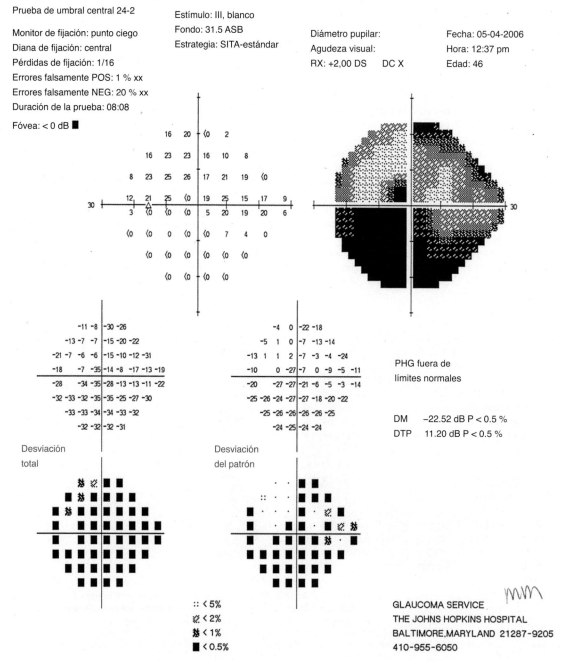

Figura 1-14 Perimetría estática con un analizador de campo visual de Humphrey. Obsérvese la buena correlación entre la escala de grises (**arriba a la derecha**) y el gráfico de desviación del patrón (**abajo a la derecha**).

ba y pasar desapercibidos sin una supervisión adecuada. Como se ha destacado anteriormente, es importante recordar que es el procedimiento de la prueba el que está automatizado, no la persona examinada.

Aunque los índices de fiabilidad son útiles para determinar si los resultados de las pruebas del campo visual son precisos, no son suficientes para eliminar la posibilidad de que un defecto del campo visual sea de naturaleza no orgánica. Tanto los pacientes como los sujetos por lo demás normales pueden «engañar» al perímetro automatizado y producir una variedad de campos anómalos a pesar de mantener índices de fiabilidad que están dentro de los límites normales (fig. 1-13).

Índices de campo visual. Una clara ventaja que ofrecen los perímetros automatizados es la capacidad de proporcionar estadísticas resumidas, normalmente denominadas **índices de campo visual**. La desviación media (DM) en el analizador de campo visual de Humphrey se refiere a la desviación promedio de la sensibilidad en cada localización de la prueba con respecto a los valores normales de la población ajustados por edad. La DM proporciona una indicación del grado de pérdida generalizada en el campo visual. La desviación estándar del patrón (DEP) en el analizador de campo visual de Humphrey presenta una medida resumida de la desviación promedio de los valores individuales de sensibilidad del campo visual con respecto a la pendiente normal después de corregir cualquier diferencia de sensibilidad general, es decir, la DM. Representa el grado de irregularidad de la sensibilidad del campo visual con respecto a la pendiente normal y, por tanto, indica la cantidad de pérdida localizada del campo visual, ya que los escotomas producen desviaciones significativas de la pendiente normal del campo visual.

Gráficos de probabilidad. Aunque los perímetros automatizados proporcionan una evaluación general del campo visual y muestran áreas cada vez más oscuras que se correlacionan con la disminución de la sensibilidad (la escala de grises) (fig. 1-14), una ventaja importante de la perimetría estática automatizada es que los resultados de la prueba de una persona determinada se comparan con los valores de la población normal ajustados por edad. Así, es posible determinar, para todas las localizaciones del campo visual probadas y punto por punto, la cantidad de desviación con respecto a los valores normales de sensibilidad de la población. Un medio útil de expresar esta información es mediante **gráficos de probabilidad**. El analizador de campo visual de Humphrey ofrece dos en este sentido. Uno se denomina «gráfico de desviación total» y el otro, «gráfico de desviación del patrón». Para el primero, cada localización del campo visual tiene uno de un grupo de diferentes símbolos que indican si la sensibilidad está dentro de los límites normales o está por debajo del 5 %, el 2 %, el 1 % o el 0.5 % de los límites normales, respectivamente. En otras palabras, las localizaciones o índices del campo

visual que tienen una probabilidad correspondiente a p < 1 % indican que este valor se observa menos del 1 % de las veces en una población normal de la misma edad. Esto proporciona una representación gráfica inmediata de las localizaciones que son anómalas y del grado de variación con respecto a los niveles normales.

El gráfico de desviación del patrón es similar al primero, excepto que las determinaciones se realizan después de restar la pérdida de sensibilidad media o global, lo que revela lugares específicos con desviaciones **localizadas** con respecto a los valores normales de sensibilidad. El valor de estas representaciones es doble. En primer lugar, proporcionan una indicación inmediata de los lugares con pérdida de sensibilidad. En segundo lugar, la comparación de los gráficos de desviación total y del patrón proporciona una clara indicación del grado en que la pérdida es difusa o localizada. Si la pérdida es predominantemente difusa, las localizaciones anómalas aparecerán en el gráfico de desviación total, pero todas o la mayoría de estas localizaciones estarán dentro de los límites normales en el gráfico de desviación del patrón (fig. 1-15A). Si el déficit es predominantemente localizado, los gráficos de desviación total y del patrón serán casi idénticos (fig. 1-15B). El grado de similitud entre ambos gráficos es indicativo de la proporción de la pérdida que es difusa y de la que es localizada. En algunos casos, el gráfico de desviación total puede parecer normal, pero el del patrón revela un número de localizaciones anómalas. Esto ocurre cuando la sensibilidad medida de la persona examinada es mejor que la normal (fig. 1-15C) o cuando esta presiona el botón de respuesta con demasiada frecuencia (*trigger happy* o «gatillo fácil») (fig. 1-15D). En general, el gráfico de desviación del patrón es el más importante a visualizar cuando se evalúan los resultados de las pruebas de campo automatizadas, ya que a menudo mostrará áreas sutiles de anomalía que pueden no ser aparentes en la escala de grises o que pueden estar ocultas, por la pérdida general de sensibilidad mostrada, en el gráfico de desviación total.

Progresión de la pérdida del campo visual. La determinación de si el campo visual mejora, empeora o permanece estable con el tiempo, es uno de los aspectos más difíciles de la interpretación del campo visual. Existen varios procedimientos de análisis cuantitativo para evaluar la progresión del campo visual, que son especialmente útiles para el seguimiento de los pacientes con glaucoma. Sin embargo, ninguno goza de una aceptación completa por parte de la comunidad clínica neurooftálmica. No obstante, el uso de procedimientos de análisis estadístico cuantitativo puede ser útil para controlar el estado del campo visual de un paciente determinado.

A la hora de evaluar el estado del campo visual de un paciente a lo largo del tiempo, hay que tener en cuenta varios factores importantes. En primer lugar, es necesario examinar las condiciones de prueba que se dieron en cada examen del campo visual. Si las estrategias de

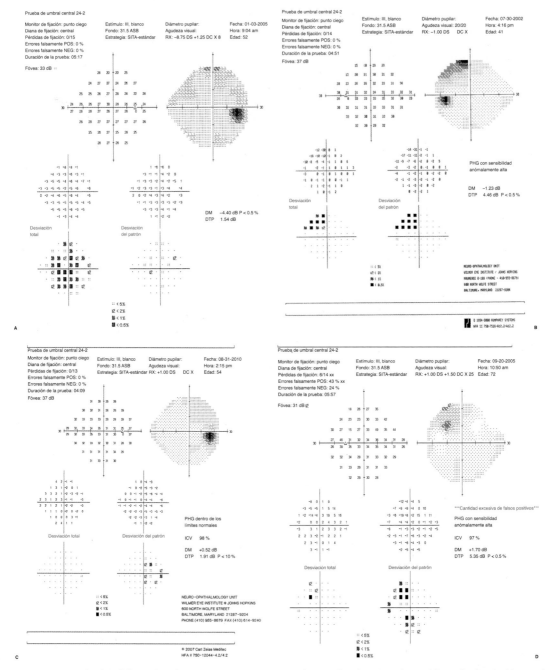

Figura 1-15 Resultados del patrón tal y como se representan en las escalas de grises, los gráficos de desviación total y los gráficos de desviación del patrón. **A:** Pérdida difusa. **B:** Pérdida localizada densa. **C:** Pérdida localizada muy leve. **D:** Paciente trigger-happy o «gatillo fácil» (término acuñado a aquellos pacientes que presionan el botón repetidamente sin presencia de estímulo, con el consecuente elevado porcentaje de resultados falsos positivos).

la prueba, los tamaños de los objetivos u otros factores son diferentes de un examen a otro, es difícil comparar los resultados, porque el tipo de procedimiento y el tamaño (y las características) del estímulo pueden alterar significativamente la apariencia del campo visual. En segundo lugar, es importante determinar si existen diferencias en las condiciones de la persona examinada de un campo visual a otro. Como se ha señalado anteriormente, las diferencias significativas en el tamaño de la pupila, las correcciones refractivas, la agudeza visual, la hora del día u otros factores (p. ej., el párpado superior está pegado en una ocasión y no en otra), pueden tener un efecto muy negativo en los resultados del campo visual obtenidos en diferentes visitas (fig. 1-11). En tercer lugar, a menos que los cambios en el campo visual sean muy importantes, es sustancial basar los juicios sobre la progresión o la estabilidad del campo visual en la serie completa de campos visuales disponibles. A menudo no es posible distinguir cambios sutiles del campo visual, a partir de una variación a largo plazo, sobre la base de

dos campos visuales (p. ej., comparando el campo visual actual con el anterior). En particular, aquellas personas con una pérdida de campo visual de moderada a avanzada pueden presentar a veces variaciones considerables de un campo visual a otro. Además, factores como la fatiga y la experiencia pueden producir diferencias

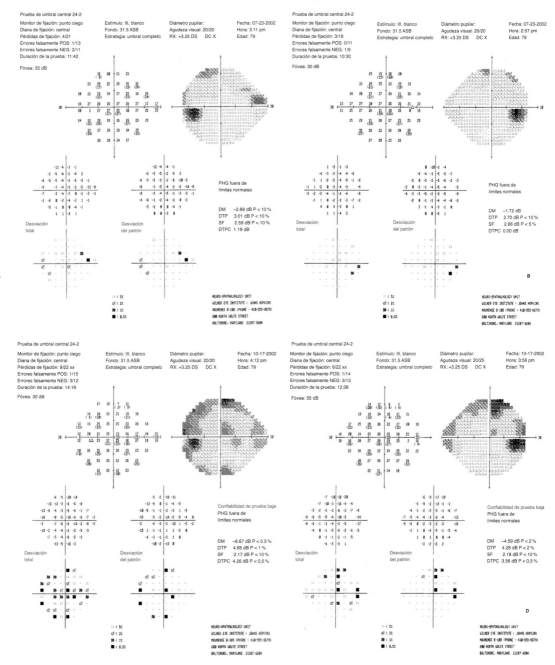

Figura 1-16 Defecto del campo falso en un paciente con un adenoma hipofisario. **A:** El 7/03/02, el paciente solo presenta algunos defectos inespecíficos en ambos ojos. **B:** El 17/10/02, 3 meses después, el paciente parece haber desarrollado defectos significativos del campo en ambos ojos; sin embargo, obsérvese que el paciente tiene 79 años, y los campos se obtuvieron más o menos a las 16:00. Antes de recomendar el tratamiento del adenoma, solicitamos al paciente que volviera 5 días después para repetir las pruebas.

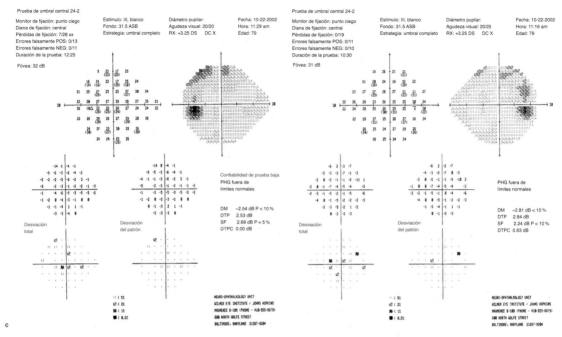

Figura 1-16 (*continuación*) **C:** La repetición realizada a primera hora del día (alrededor de las 11:15 de la mañana) del 22/10/02 muestra que el aparente empeoramiento de los campos fue falso y probablemente relacionado con la fatiga.

significativas en las características del campo visual. Si se sospecha que se ha producido un cambio en la pérdida del campo visual, es mejor repetir la exploración en otra visita para confirmar el cambio sospechado. En función de la parte de la secuencia y del ojo que se examine, dos campos visuales sucesivos pueden reflejar una aparente mejora, progresión o estabilidad del campo visual (fig. 1-16).

Como se ha indicado anteriormente, para aquellas personas con una agudeza visual deficiente (p. ej., < 20/200), el uso de un estímulo de Goldmann de tamaño V (diámetro de 2 grados) en lugar de un estímulo de Goldmann de tamaño III (diámetro de 0.5 grados) proporciona resultados más fiables.

Abordaje de cinco pasos para la interpretación del campo visual

Uno de los errores comunes que se producen en la interpretación del campo visual es la falta de atención a los detalles y a los patrones específicos de pérdida de campo visual visual antes de obtener una evaluación global. Para evitar esta tendencia, sugerimos un sencillo abordaje de cinco pasos:

1 Determinar si el campo visual es normal o anómalo para cada ojo por separado. Los resultados de la perimetría automatizada ayudan a realizar esta tarea, ya que muestran comparaciones punto por punto y resumidas de los resultados de la prueba de la persona examinada con respecto a los valores de la población normal de la misma edad. Si ambos ojos

son normales, tanto en términos de comparación estadística como de evaluación clínica, no es necesario realizar más evaluaciones.

2 Si uno o ambos campos visuales son anómalos, deberá examinarse la información adicional para determinar si se emplearon las condiciones de prueba adecuadas, si se utilizó la corrección de cerca apropiada y si el tamaño de la pupila era suficientemente grande. Asimismo, deberá comprobarse si los patrones de pérdida de campo visual son indicativos de un artefacto del borde de la lente de prueba, un párpado superior caído u otras condiciones no patológicas que puedan explicar la pérdida de campo visual. La fatiga, la somnolencia y otras condiciones relacionadas también pueden producir una pérdida aparente del campo visual. Es crucial que la persona que realiza las pruebas perimétricas, especialmente con las pruebas perimétricas automatizadas, esté atenta a estos factores. Un número sorprendente de defectos del campo visual puede atribuirse a situaciones no patológicas. En algunos casos, puede ser necesario interrogar al técnico sobre el estado de la persona examinada cuando se sometió a la prueba.

3 Determinar si el campo visual es anómalo en ambos ojos o en uno solo. Si lo es en un solo ojo, el defecto casi siempre está causado por un trastorno anterior al quiasma óptico (fig. 1-17), mientras que si los campos son anómalos en ambos ojos, el déficit está en el quiasma (fig. 1-18), posterior al quiasma (fig. 1-19) o el paciente tiene una enfermedad intraocular o del nervio óptico bilateral.

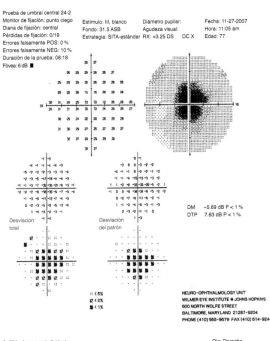

Prueba de umbral central 24-2
Monitor de fijación: punto ciego
Diana de fijación: central
Pérdidas de fijación: 0/19
Errores falsamente POS: 0 %
Errores falsamente NEG: 10 %
Duración de la prueba: 08:18
Fóvea: 6 dB ■

Estímulo: III, blanco
Fondo: 31.5 ASB
Estrategia: SITA-estándar

Diámetro pupilar:
Agudeza visual:
RX: +3.25 DS   DC X

Fecha: 11-27-2007
Hora: 11:05 am
Edad: 77

Desviación
total

Desviación
del patrón

DM   −5.69 dB P < 1 %
DTP   7.63 dB P < 1 %

:: < 5%
▨ < 2%
▩ < 1%

NEURO-OPHTHALMOLOGY UNIT
WILMER EYE INSTITUTE @ JOHNS HOPKINS
600 NORTH WOLFE STREET
BALTIMORE, MARYLAND 21287-9204
PHONE (410) 955-8679 FAX (410) 614-924

A

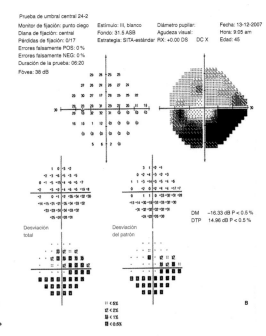

Prueba de umbral central 24-2
Monitor de fijación: punto ciego
Diana de fijación: central
Pérdidas de fijación: 0/17
Errores falsamente POS: 0 %
Errores falsamente NEG: 0 %
Duración de la prueba: 06:20
Fóvea: 38 dB

Estímulo: III, blanco
Fondo: 31.5 ASB
Estrategia: SITA-estándar

Diámetro pupilar:
Agudeza visual:
RX: +0.00 DS   DC X

Fecha: 13-12-2007
Hora: 9:05 am
Edad: 45

Desviación
total

Desviación
del patrón

DM   −16.33 dB P < 0.5 %
DTP   14.96 dB P < 0.5 %

:: < 5%
▨ < 2%
▩ < 1%
■ < 0.5%

B

Análisis de campo individual   Ojo: Derecho

Prueba de umbral central 24-2
Monitor de fijación: punto ciego
Diana de fijación: central
Pérdidas de fijación: 1/17
Errores falsamente POS: 5 %
Errores falsamente NEG: 0 %
Duración de la prueba: 5:51

Estímulo: III, blanco
Fondo: 31.5 ASB
Estrategia: SITA-estándar

Diámetro pupilar:
Agudeza visual:
RX: +0.00 DS +1.25 DC X 7

Fecha: 11-18-2005
Hora: 2:31 pm
Edad: 57

Fóvea: 35 dB

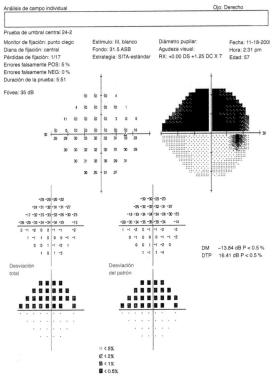

Desviación
total

Desviación
del patrón

DM   −13.84 dB P < 0.5 %
DTP   16.41 dB P < 0.5 %

:: < 5%
▨ < 2%
▩ < 1%
■ < 0.5%

C

© 2005 Carl Zeiss Meditec
HFA II 750-10154-3.5/4.0

Figura 1-17 Ejemplos de defectos del campo monocular detectados con un analizador de campo visual de Humphrey. **A:** Escotoma central. **B:** Defecto arqueado inferior. **C:** Defecto altitudinal superior.

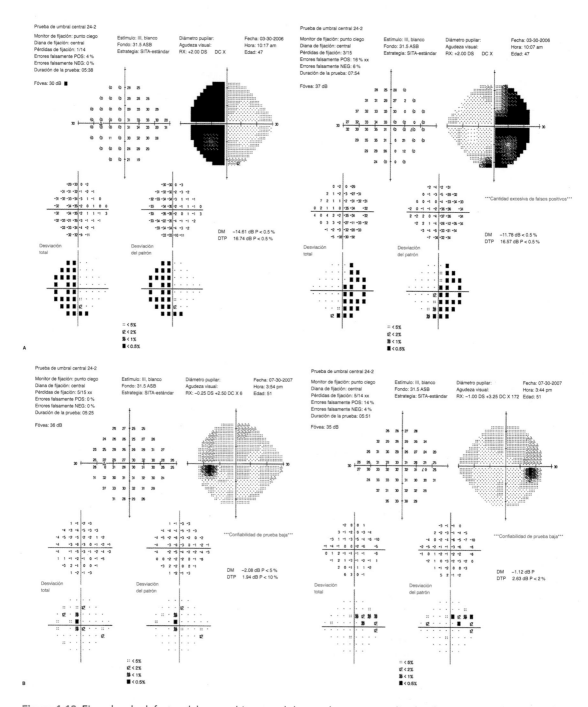

Figura 1-18 Ejemplos de defectos del campo bitemporal detectados con un analizador de campo visual de Humphrey. **A:** Hemianopsia bitemporal grave. Obsérvese la correlación entre la escala de grises (**arriba a la derecha**) y los gráficos de desviación total (**abajo a la izquierda**) y del patrón (**abajo a la derecha**). **B:** Defecto cuadrántico bitemporal superior muy leve. Obsérvese que la escala de grises no identifica claramente el defecto, mientras que es obvio cuando se observan los gráficos de desviación total y del patrón.

4 Determinar la localización general de la pérdida de campo visual visual para cada ojo por separado. En concreto, determinar si la pérdida de campo visual se produce en el hemicampo superior o el inferior, en el hemicampo nasal o el temporal, o en la parte central del campo. Esto es especialmente importante para la evaluación de los hemicampos nasal y temporal. Si la pérdida es generalizada, determinar dónde se produce la mayor pérdida de campo visual. Si dicha pérdida es bitemporal y respeta la línea media

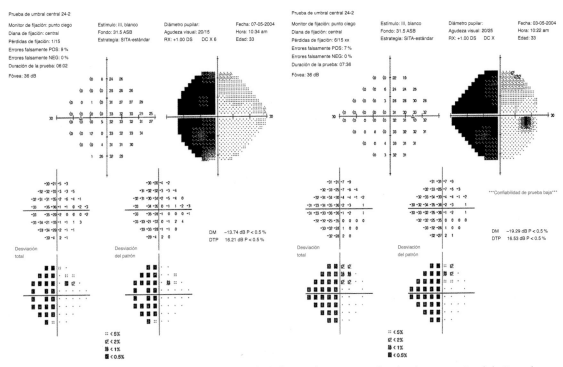

Figura 1-19 Hemianopsia izquierda homónima completa detectada con un analizador de campo visual de Humphrey. Obsérvese la correlación entre la escala de grises (**arriba a la derecha**) y los gráficos de desviación total (**abajo a la izquierda**) y del patrón (**abajo a la derecha**).

vertical, debe sospecharse una localización quiasmática (fig. 1-18). Si la pérdida de campo visual es nasal en un ojo y temporal en el otro (es decir, homónima), debe sospecharse una localización retroquiasmática (fig. 1-19). Los defectos binasales o un déficit nasal en un solo ojo deben hacer sospechar un glaucoma, diversas neuropatías ópticas no glaucomatosas o ciertos tipos de trastornos retinianos. Un defecto central en uno o ambos ojos puede indicar un trastorno macular. Con este sencillo paso, se obtiene una visión global de las propiedades del campo visual y se hipotetiza una jerarquía de posibles localizaciones del daño a lo largo de la vía visual, así como de probables entidades patológicas.

5 Obsérvense las formas, patrones y características específicas de la pérdida del campo visual (figs. 1-17 a 1-19). ¿Respeta este defecto los meridianos horizontales o verticales? ¿Cuál es la forma del defecto (arqueada, ovalada, circular, en forma de pastel, irregular)? Si hay pérdida de campo visual en ambos ojos, ¿es congruente (simétrica en los dos ojos) o incongruente (pérdida de campo visual más generalizada en un ojo que en el otro) (fig. 1-20)? ¿tienen los bordes del defecto un perfil escarpado o gradual? Estas y otras características específicas del campo visual deben proporcionar información que confirme la localización del daño determinado en el paso 4 o que permita diferenciar entre varias

localizaciones alternativas posibles. Sin embargo, no deben utilizarse como base inicial para hipotetizar sobre la localización del daño. Prestar atención a características específicas del campo visual antes de obtener una visión global del campo a partir del paso 4 puede llevar a una interpretación errónea de la información del campo visual.

El abordaje de la interpretación del campo visual descrito anteriormente no pretende abarcar todas las situaciones posibles, sino que pretende guiar la identificación de la mayoría de los tipos de defectos del campo visual y evitar muchos de los errores comunes en la evaluación. Una vez establecido el patrón y el grado de pérdida de campo visual, es necesario determinar un diagnóstico diferencial. Si hay dudas sobre la validez de los resultados del campo visual, la prueba debe repetirse cuando la persona esté bien descansada y alerta (fig. 1-16). Los cambios patológicos del campo visual suelen ser reproducibles, mientras que los cambios no patológicos no suelen serlo. Si se teme que la fatiga afecte los resultados, debe emplearse un procedimiento de prueba más corto.

Exploración pupilar

La exploración de las pupilas es una parte esencial de la evaluación del sistema aferente. Debe anotarse el tamaño de la pupila de cada ojo, así como la magnitud y la latencia de las respuestas directas y consensuales a la

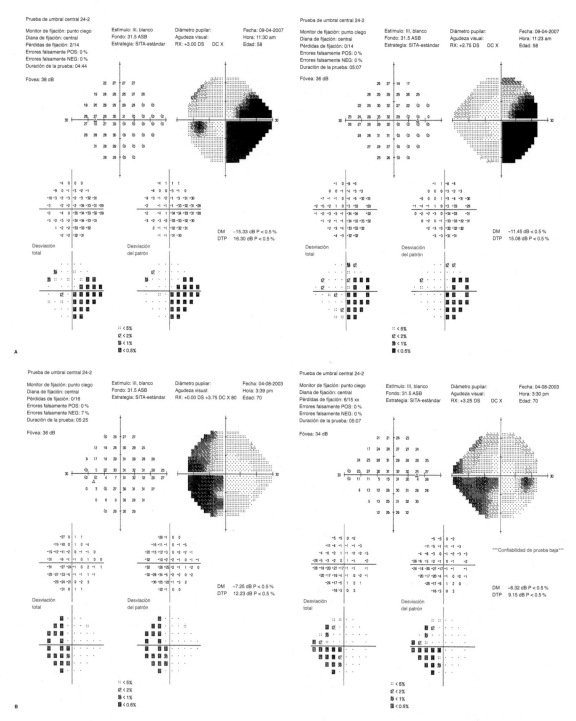

Figura 1-20 Defectos del campo homónimos congruentes e incongruentes. **A:** Hemianopsia homónima derecha congruente incompleta por un infarto del lóbulo occipital del lado izquierdo. **B:** Hemianopsia homónima izquierda incongruente incompleta por un tumor en el lóbulo parietal derecho.

luz y a la estimulación con la visión cercana. Un defecto pupilar aferente relativo (DPAR) es el sello de una anomalía sensorial aferente unilateral o de una pérdida visual asimétrica bilateral. La etiología suele ser una neuropatía óptica, si bien otras anomalías, como una oclusión de la arteria central de la retina, un desprendimiento de retina o una gran cicatriz macular, pueden ser responsables (*v.* cap. 2). Además, los pacientes con hemianopsias homónimas completas o casi completas por daño en el tracto óptico contralateral casi siempre tienen un DPAR en el lado de la hemianopsia (contralateral a la lesión) debido a la interrupción de las fibras pupilomotoras aferentes en el tracto óptico destinadas a la porción dorsal del mesencéfalo. Aunque se ha constatado que los pacientes con hemianopsias homónimas posgeniculares pueden tener un DPAR, presumiblemente por degeneración transináptica a través del núcleo geniculado lateral, esta es siempre **subclínica** y solo puede identificarse con pupilometría. Así, la observación de un DPAR evidente en el lado de una hemianopsia homónima no asociada a la pérdida de agudeza es indicativa de un daño en el tracto óptico contralateral. Por último, en casos muy raros, una lesión del braquio del colículo superior, por donde viajan las fibras pupilomotoras aferentes para llegar a los núcleos de Edinger-Westphal, puede causar un DPAR no asociado a NINGUNA alteración sensorial visual. En este caso, la persona afectada no es consciente de ninguna alteración sensorial visual, y no hay disminución de la agudeza visual, déficit de la visión de color o defecto del campo visual. La presencia o ausencia de un DPAR es una de las cuestiones más cruciales a la hora de tratar a pacientes que se presentan con pérdida visual monocular o binocular pero asimétrica, ya que, en este contexto, **un DPAR puede ser el único signo objetivo de una disfunción orgánica y grave de la vía visual anterior.** Las cataratas, los errores de refracción y la pérdida visual no orgánica NUNCA causan un DPAR. Por tanto, un DPAR en una persona con cataratas, con independencia de la densidad de esta, indica que hay algo más (o además de la catarata) que es responsable de la disminución de su visión. En general, una hemorragia vítrea, por muy densa que sea, no provoca un DPAR. Por tanto, la observación de un DPAR junto con una hemorragia vítrea indica daño en la retina, en el nervio óptico o en ambos. Dicho esto, dado que se ha informado de algunos pacientes con hemorragias vítreas muy densas que causan un electrorretinograma (ERG) plano con restablecimiento de la forma de onda tras la vitrectomía, es concebible que una hemorragia generalizada y extremadamente densa pueda causar un DPAR. Los pacientes con una ambliopía estrábica o anisometrópica puede presentar, en ocasiones, un DPAR, situación en la que uno debe preocuparse por algún otro proceso subyacente tal como una neuropatía óptica. La cuantificación de un DPAR puede establecerse con la colocación de filtros de densidad neutra graduados sobre el ojo normal, o el menos afectado, hasta que el DPAR ya no pueda apreciarse. Los DPAR leves pueden evidenciarse con filtros de densidad neutra de 0.3 unidades logarítmicas, primero sobre un ojo y luego sobre el otro, mientras se realiza una prueba de luz oscilante (*v.* cap. 15).

Comparación de la luminosidad

La comparación de la luminosidad entre los dos ojos puede permitir, en ocasiones, la detección de una leve disfunción unilateral del nervio óptico. La prueba se realiza haciendo brillar una luz brillante y enfocada, como la de un transiluminador, primero en un ojo y diciéndole a la persona examinada: «Esto es el valor, en brillo, de un dólar (se puede elegir una moneda u otra, según el país)». A continuación, se proyecta la luz en el ojo contralateral y se le pregunta: «¿Cuánto me daría por este nivel de luminosidad?». La persona puede responder que la luminosidad es la misma en ese ojo (es decir, «un dólar»); que es menor (es decir, «50 céntimos»); o que es mayor (es decir, «un dólar y 20 céntimos»). Si la respuesta es coherente con los antecedentes de la persona examinada y otros hallazgos, puede apoyar el diagnóstico de un proceso orgánico que afecta el ojo en el que hay una disminución de la luminosidad. Sin embargo, aunque la prueba puede utilizarse para corroborar otras evidencias de neuropatía óptica, las diferencias subjetivas de luminosidad entre los dos ojos como hallazgo aislado con un examen por lo demás normal no suelen tener significancia clínica.

Prueba de recuperación después del deslumbramiento (estrés lumínico)

La diferenciación entre la enfermedad unilateral de la retina y la neuropatía óptica retrobulbar puede determinarse con la **prueba de recuperación después del deslumbramiento (estrés lumínico)**. Esta prueba se basa en el principio de que los pigmentos visuales se blanquean cuando se exponen a una fuente de luz intensa, lo que provoca un estado transitorio de pérdida de sensibilidad y una reducción de la agudeza visual central. La recuperación de la sensibilidad de la retina depende de la regeneración de los pigmentos visuales que, a su vez, está determinada por la aposición anatómica y fisiológica de los fotorreceptores y del epitelio pigmentario de la retina (EPR). Es independiente de los mecanismos neuronales. Las enfermedades que producen pérdida visual al dañar los fotorreceptores o el EPR adyacente provocan un retraso en la regeneración del pigmento, lo que se traduce en un retraso en la recuperación visual tras el estrés lumínico.

La prueba se lleva a cabo mediante la determinación de la agudeza visual mejor corregida, con un ojo protegido y la persona examinada mirando directamente a una fuente de luz focal brillante situada a 2 cm o 3 cm del ojo durante unos 10 s. El tiempo necesario para volver a estar a una línea de diferencia de la mejor agudeza visual corregida se denomina tiempo de recuperación al deslumbramiento (TRD). El TRD en los ojos normales tiene un promedio de 27 s ± 11 s. El 99 % de los ojos normales tienen un TRD de ≤ 50 s. En los ojos con enfermedad macular, el TRD suele prolongarse significativamente, incluso cuando la retina parece ser relativamente normal, mientras que el TRD es normal en los ojos con neuropatías ópticas. La prueba es especialmente útil para diferenciar la enfermedad macular leve de las neuropatías ópticas también leves.

Nervios craneales, exploración externa, exploración del segmento anterior y exoftalmometría

Además del nervio craneal II (es decir, el nervio óptico), los nervios craneales III, IV, V, VI, VII, VIII (y ocasionalmente el I) deben examinarse como parte de una exploración de rutina del sistema visual aferente, porque las lesiones en la órbita, el seno cavernoso, la cisterna supraselar y el tronco del encéfalo pueden producir, directa o indirectamente, una disfunción del sistema aferente. La exploración externa del ojo y la evaluación del segmento anterior pueden sugerir varias causas de pérdida visual aferente, como una fístula carótido-cavernosa o una enfermedad ocular tiroidea. Un examen con lámpara de hendidura establecerá si los problemas de la córnea o del segmento anterior son o no la causa de la pérdida visual. También puede constatar anomalías del iris, como defectos de transiluminación característicos del albinismo o los nódulos de Lisch observados en la neurofibromatosis de tipo 1. También debe realizarse una oftalmotonometría. La oftalmotonometría de aplanación no solo establecerá la PIO, sino que también detectará cualquier asimetría significativa de esta y de la amplitud del pulso ocular entre los dos ojos, como ocurre en los pacientes con estenosis grave unilateral de la arteria carótida o con fístula carótido-cavernosa. Es esencial realizar una exoftalmometría en un paciente con exoftalmos (proptosis) por una masa orbitaria, una orbitopatía distiroidea, una fístula carótido-cavernosa de drenaje anterior o un enoftalmos por un carcinoma escirroso metastásico o un síndrome del seno silente.

Examen del fondo de ojo

La exploración del fondo de ojo es esencial para evaluar la mácula, la retina, la capa de fibras nerviosas y el nervio óptico. Puede realizarse mediante varios métodos, como la oftalmoscopía directa o la oftalmoscopía indirecta con una lente de mano de 20 dioptrías.

La exploración de la mácula con una lente manual de 78 o 90 dioptrías o con una lente de contacto corneal vista a través de una lámpara de hendidura puede identificar la causa de la pérdida visual como una disfunción de la retina más que una enfermedad neurooftalmológica.

Realizar un examen del fondo de ojo en lactantes y niños pequeños puede ser un reto. Es mejor salir de la habitación después de realizar las evaluaciones del sistema aferente y de la motilidad, y permitir que un miembro del personal de enfermería o un técnico administren gotas dilatadoras para preservar su relación con el niño. En el caso de los lactantes, es mejor pedir a los padres y madres que no les de el biberón hasta que usted vuelva a la sala. La mayoría de los niños aceptan fácilmente el biberón en este momento y se muestran cooperativos durante la refracción cicloplégica y la exploración del fondo de ojo bajo dilatación. El efecto soporífero de las gotas cicloplégicas también puede hacer que se duerman.

Después de completar la refracción cicloplégica, debe realizarse un examen de fondo de ojo con dilatación con un oftalmoscopio directo de mano y una lente de 20 dioptrías junto con un oftalmoscopio indirecto, con un nivel bajo de iluminación para ambas evaluaciones. El espéculo del párpado no es necesario para la mayoría de

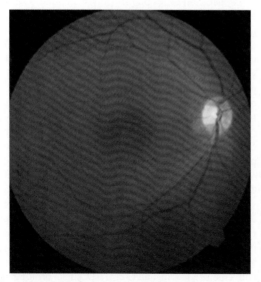 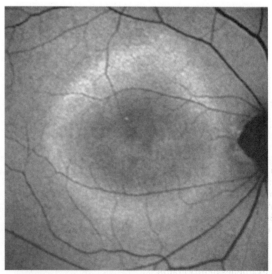

Figura 1-21 Autofluorescencia del fondo de ojo en un niño de 12 años con disminución de la agudeza visual, defectos inespecíficos del campo central y reacciones pupilares normales en ambos ojos. Se pensó que el niño estaba fingiendo. **Izquierda:** La fotografía de fondo de ojo en color muestra una papila óptica derecha ligeramente pálida; la región macular parece normal excepto por la pérdida del reflejo de la fóvea. **Derecha:** La autofluorescencia muestra un anillo hiperfluorescente en la mácula con atrofia temprana del epitelio pigmentario de la retina en el centro. El diagnóstico fue retinosquisis juvenil ligada al cromosoma X.

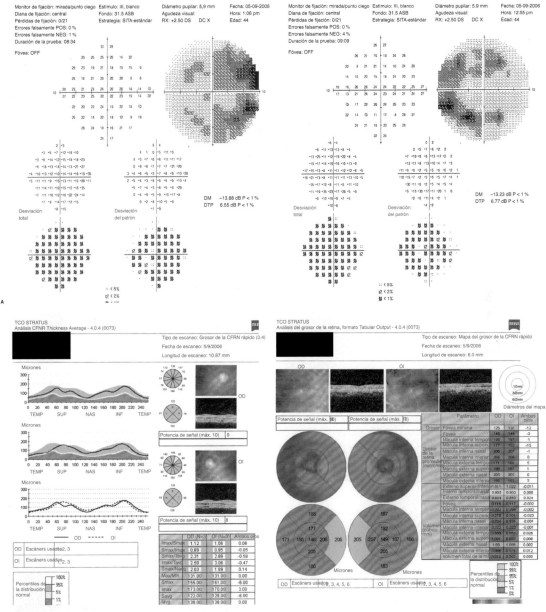

Figura 1-22 Diferenciación de la enfermedad de la retina de la del nervio óptico basada en la tomografía de coherencia óptica (TCO). El paciente era un hombre de 56 años con antecedentes de 1 año de pérdida visual progresiva en ambos ojos. La agudeza visual era de 20/50 en ambos ojos. Las pupilas reaccionaban con normalidad a la estimulación lumínica y el fondo de ojo parecía normal. **A:** Defectos del campo visual. **B:** La TCO de la capa de fibras nerviosas de la retina peripapilar (CFNRP) no muestra adelgazamiento en ninguno de los dos ojos, lo que concuerda con una función normal del nervio óptico. **C:** La TCO de la mácula muestra un marcado adelgazamiento bilateral. Posteriormente se estableció el diagnóstico de distrofia macular.

los exámenes neurooftalmológicos pediátricos porque la mácula y la papila óptica son las principales áreas de interés. Si el niño no coopera, puede ser necesario que los padres y madres o un asistente lo sostengan en una posición de «bloqueo» (una persona que sostiene los brazos extendidos sobre las orejas y la otra que sostiene los pies)

para completar la exploración. Esta es una situación estresante y difícil para todas las personas implicadas, y, cuando esto ocurre, toda la relación con el niño desaparece. Si no es posible realizar un examen bajo dilatación adecuado del lactante o del niño, puede ser necesario realizar una evaluación con el niño bajo sedación.

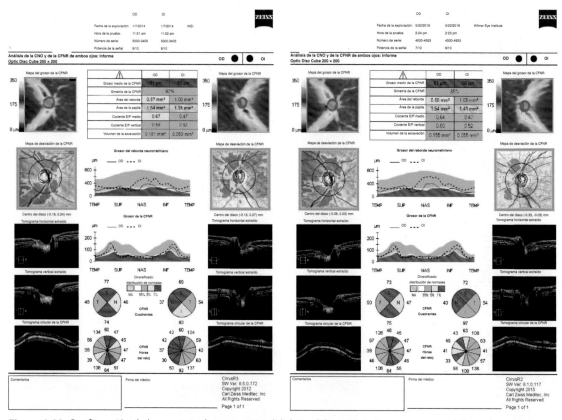

Figura 1-23 Confirmación de la ausencia de progresión del daño del nervio óptico tras ataques bilaterales secuenciales de neuritis óptica retrobulbar en un paciente con esclerosis múltiple mediante tomografía de coherencia óptica (TCO). **Izquierda:** La TCO de la capa de fibras nerviosas de la retina peripapilar (CFNRP) realizada en 1/14 muestra un adelgazamiento bilateral de la CFNRP, con espesores medios de 61 μm en el ojo derecho y 63 μm en el ojo izquierdo. **Derecha:** La TCO de la CFNRP en 5/18, 4 años después, revela que las medidas de la CFNRP no han cambiado, con un grosor medio de 61-μm en el ojo derecho y 66-μm en el ojo izquierdo.

Pruebas adicionales

A pesar de realizar una anamnesis y una exploración completas, es posible que no pueda determinarse con exactitud la causa de los síntomas visuales de la persona examinada. En este contexto, la fotografía simple del fondo de ojo en color, la angiografía con fluoresceína, la angiografía con verde de indocianina (VIC) y la evaluación de la autofluorescencia del fondo de ojo (AFF) pueden ser útiles para detectar lesiones retinianas leves (v. cap. 2). La angiografía con fluoresceína o VIC son procedimientos bien establecidos y no se analizarán en este texto. Sin embargo, la AFF es una técnica relativamente nueva y se analiza a continuación, al igual que las pruebas adicionales que probablemente sean útiles para distinguir la enfermedad de la retina de la del nervio óptico: la tomografía de coherencia óptica (TCO) y los estudios electrofisiológicos.

Imagenología ocular

Tomografía de coherencia óptica

La TCO es una técnica de imagen transpupilar no invasiva y sin contacto que puede proporcionar una resolución *in vivo* de alta calidad (5-10 μm) de la retina y el nervio óptico. La TCO crea una imagen transversal por medio del principio de retrodispersión óptica de la luz. Puede utilizarse para medir el grosor medio de la capa de fibras nerviosas de la retina peripapilar (CFNRP), así como su grosor en varios sectores, el volumen macular y el grosor de las células ganglionares de la retina/capa plexiforme interna (CGR/CPI) de la retina. Estas mediciones pueden permitir diferenciar entre la enfermedad de la retina y la del nervio óptico (fig. 1-21) y a menudo pueden utilizarse para proporcionar información sobre la estabilidad o la progresión de la enfermedad (fig. 1-22). En muchos casos, el grosor de la CFNRP es suficiente para diagnosticar el daño permanente del nervio óptico. Sin embargo, en otros casos, la medición del grosor de CGR/CPI proporciona más información sobre el daño permanente y puede ser útil para orientar el tratamiento. Por ejemplo, en pacientes con papiledema, la medición de CGR/CPI puede identificar el daño permanente mientras la CFNRP está todavía tumefacta (fig. 1-24). Además, se ha constatado que el análisis del grosor de CGR/CPI es más sensible para detectar daños permanentes en pacientes

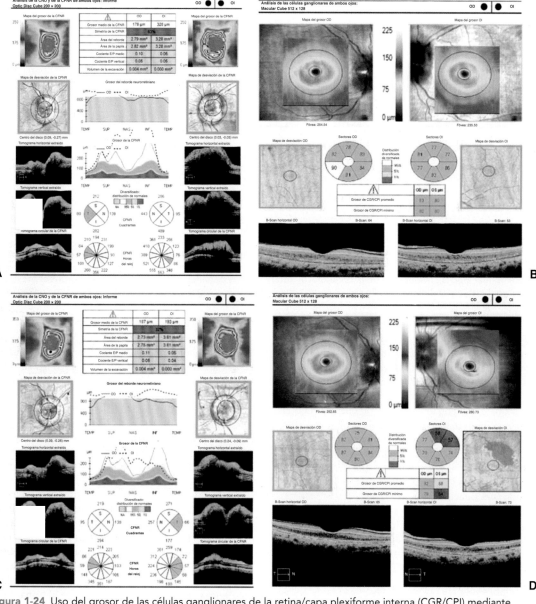

Figura 1-24 Uso del grosor de las células ganglionares de la retina/capa plexiforme interna (CGR/CPI) mediante tomografía de coherencia óptica (TCO) para evaluar el daño permanente del nervio óptico en un paciente con papiledema en el contexto de un seudotumor cerebral. **A:** La evaluación inicial de la capa de fibras nerviosas de la retina peripapilar (CFNRP) revela un marcado engrosamiento consistente con papiledema. **B:** La capa de fibras nerviosas de la retina tiene un grosor normal. **C:** Varias semanas más tarde, las mediciones repetidas muestran que el grosor está disminuyendo a medida que se resuelve la inflamación de la papila. Sin embargo, ahora hay un adelgazamiento de CGR/CPI en dos sectores de la retina en el ojo izquierdo (**D**). Por tanto, este paciente puede requerir un tratamiento más agresivo.

con esclerosis múltiple, incluso en pacientes sin antecedentes de neuritis óptica, que la evaluación del grosor de la CFNRP porque el adelgazamiento de CGR/CPI se produce antes que el de la CFNRP. De hecho, el grosor de CGR/CPI se correlaciona mejor con la agudeza visual, el campo visual y los hallazgos de la resonancia magnética que el de la CFNRP en pacientes con esclerosis múltiple.

A pesar de sus aportaciones al diagnóstico y al tratamiento de los trastornos neurooftalmológicos, es importante reconocer que, aunque la TCO puede utilizarse para evaluar la **estructura**, no proporciona necesariamente ninguna información sobre la **función**. Para ello, hay que recurrir a las pruebas electrofisiológicas (*v.* más adelante). No obstante, en el entorno adecuado, la TCO puede (1) proporcionar información que puede

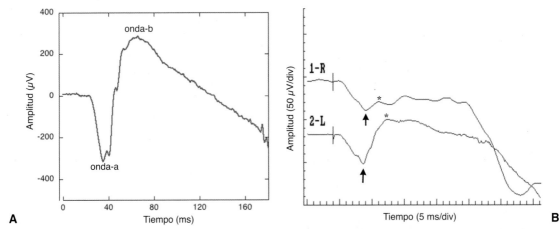

Figura 1-25 Electrorretinograma (ERG) de campo completo (Ganzfeld). **A:** ERG normal que muestra la onda a, negativa, y la onda b, positiva. **B:** En un paciente con pérdida visual en el ojo derecho varios años antes, asociada ahora a una palidez de la papila óptica y a un cierto estrechamiento de las arterias retinianas, el ERG del ojo izquierdo (L) tiene una onda a normal (*flecha*) y una onda b normal (*asterisco*). Sin embargo, aunque el ERG del ojo derecho (R) tiene una onda a normal (*flecha*), la amplitud de la onda b está notablemente disminuida. Esto indica que los fotorreceptores funcionan, pero que se han producido daños en las células de Müller y bipolares de la retina interna. Estos hallazgos son consistentes con una oclusión previa de la arteria central de la retina. (Ambas figuras son cortesía de la Dra. Mary A. Johnson).

ayudar a distinguir la enfermedad de la retina de la del nervio óptico (fig. 1-21), (2) permitir la monitorización objetiva de los daños en los axones del nervio óptico y/o en las células ganglionares de la retina en pacientes con trastornos neurológicos como la esclerosis múltiple (fig. 1-22), (3) proporcionar datos que pueden guiar las decisiones de tratamiento en pacientes con neuropatías compresivas y otras neuropatías ópticas (fig. 1-23), y (4) predecir la posible recuperación o la ausencia de la misma después del tratamiento. En el ámbito clínico se dispone de varios instrumentos de TCO, y la calidad de las imágenes sigue mejorando.

La angiografía por TCO es un método no invasivo para evaluar la vasculatura retiniana y coroidea y puede ser útil para diferenciar entre distintas neuropatías ópticas. Sin embargo, su valor actual en los trastornos neurooftalmológicos no está claro.

Autofluorescencia

La imagen de AFF es un método de imagen *in vivo* para el cartografiado metabólico de fluoróforos naturales o patológicos del fondo de ojo. Las fuentes dominantes son los fluoróforos como A2E (N-retinilidén-N-retiniletanolamina) en los gránulos de lipofuscina, que se acumulan en el EPR como subproducto de la degradación incompleta de los segmentos externos de los fotorreceptores. Otros fluoróforos intrínsecos pueden aparecer con la enfermedad en las distintas capas de la retina o en el espacio subretiniano. Los fluoróforos menores, como el colágeno y la elastina de las paredes de los vasos sanguíneos coroideos, pueden hacerse visibles en ausencia o atrofia de las células del EPR. Los fenómenos de blanqueamiento y la pérdida de fotopigmento pueden dar lugar a un aumento de la AFF por

la reducción de la absorción de la luz de excitación. Por último, las alteraciones patológicas en la retina interna en la mácula central, donde la señal de AFF suele estar parcialmente enmascarada por el pigmento lúteo (luteína y zeaxantina), pueden dar lugar a variaciones manifiestas en las intensidades de AFF.

Las imágenes de AFF proporcionan información que no puede obtenerse con otras modalidades de imagen, como la fotografía de fondo de ojo estándar o la angiografía con fluoresceína. Aunque la AFF puede evaluarse con una cámara de fondo de ojo convencional con el uso de los filtros de excitación y emisión aplicados para la angiografía con fluoresceína (pero sin inyección de colorante de fluoresceína), este método produce imágenes con bajo contraste y alto ruido de fondo. En consecuencia, la mejor forma de obtener la AFF es mediante la tecnología del oftalmoscopio con láser de barrido (SLO, *scanning laser ophthalmoscope*), que aborda de forma óptima las limitaciones de la baja intensidad de la señal de autofluorescencia y la interferencia del cristalino. Los instrumentos más comunes utilizados clínicamente para evaluar la AFF son ciertas cámaras de fondo de ojo modificadas (p. ej., Optos) y máquinas de TCO (p. ej., Heidelberg Spectralis). Las imágenes de AFF han demostrado ser útiles en un amplio espectro de enfermedades de la retina (fig. 1-24).

Pruebas electrofisiológicas

En el ámbito clínico es frecuente encontrarse con pacientes que presentan una pérdida de visión inexplicable y un examen del fondo de ojo aparentemente normal. Dado que las pruebas electrofisiológicas a menudo proporcionan pistas diagnósticas sobre la etiología de la pérdida visual inexplicable, deberían ser parte de la exploración neurooftalmológica en pacientes seleccionados. La electrofisiología proporciona un método relativamente objetivo para evaluar la función del sistema visual desde la retina hasta la corteza visual. Pueden utilizarse varios métodos de electrodiagnóstico para evaluar el estado de los componentes individuales de las vías visuales aferentes, incluyendo la electrorretinografía de campo completo (Ganzfeld), de patrón y multifocal, así como los PVE estándar y multifocales.

Electrorretinograma de campo completo (Ganzfeld)

Los ERG de campo completo miden las respuestas globales de la retina a un estímulo luminoso (destello) de campo completo, que surgen en gran medida en las capas fotorreceptoras y nuclear interna de la retina. La modificación de los parámetros del estímulo y el estado adaptativo del ojo permiten separar la función de los sistemas de bastones y conos y de las capas interna y externa de la retina. La estimulación se realiza mediante un estimulador Ganzfeld, una esfera integradora que proporciona una iluminación uniforme de la retina.

Hay dos componentes principales del ERG: una onda a, negativa, y una onda b, positiva (fig. 1-25A). Los fotorreceptores son responsables de la generación de la parte delantera de la onda a, mientras que el origen celular de la onda b es una combinación de células en las capas de células de Müller y de células bipolares (fig. 1-25B).

Los componentes de los bastones y de los conos del ERG pueden separarse en función de sus respectivas sensibilidades espectrales por medio de alterar el estado de adaptación de la retina o con el uso de diferentes velocidades de parpadeo para el estímulo. Los ERG suelen describirse como respuestas fotópicas (adaptadas a la luz) y escotópicas (adaptadas a la oscuridad). La longitud de onda, la intensidad y las propiedades temporales del estímulo, así como el estado de adaptación de la retina, son importantes para separar las contribuciones del sistema de bastones y de conos.

El ERG se describe por las características temporales y las amplitudes de la forma de onda registrada. Los aspectos temporales de la forma de onda pueden describirse mediante la latencia y los tiempos implícitos. La latencia se refiere al tiempo entre el inicio del estímulo y el inicio de la respuesta, mientras que el tiempo implícito se refiere al tiempo necesario para que la respuesta alcance la máxima amplitud. Las amplitudes de las formas de onda se miden a partir de un valor inicial (lo que es habitual para la onda a) o como una comparación valor máximo a valor máximo (lo que es habitual para la onda b). La relación de la onda b/a puede utilizarse como índice de la función de la retina interna y la externa.

El ERG puede verse afectado por varios factores. El tiempo implícito de la forma de onda no madura hasta los 4 o 6 meses de edad, y la amplitud puede reducirse hasta el año de edad. El ERG puede ser mayor en las mujeres que en los hombres y puede reducirse en las personas con miopía con más de 6 dioptrías de error refractivo. Puede haber hasta un 13 % de reducción en la amplitud del ERG por la mañana, que corresponde al momento de descamación máxima de los discos de los fotorreceptores. Los fármacos sistémicos y los anestésicos también pueden alterar el ERG. Además, el ERG puede mostrar alteraciones si el sujeto parpadea, mueve el ojo durante la estimulación o no se concentra en el estímulo.

Una ERG de campo completo puede proporcionar información importante sobre una serie de trastornos de la retina que pueden simular problemas neurooftalmológicos. Entre estos se encuentran la ceguera nocturna estacionaria congénita, la acromatopsia congénita, la retinosis pigmentaria (distrofia bastón-cono), la retinosis pigmentaria sin pigmento, la distrofia de conos y bastones, la distrofia de conos, la retinopatía asociada al cáncer, la retinopatía asociada al melanoma y las retinopatías tóxicas.

Electrorretinograma de patrón

El electrorretinograma de patrón (ERGP) es la respuesta de la retina a un tablero de ajedrez reversible blanco y negro visto desde el centro. El ERGP transitorio tiene una onda negativa inicial en torno a los 35 ms (N35), seguida de una onda positiva en torno a los 50 ms (P50), y una gran onda negativa tardía en torno a los 95 ms (N95) (fig. 1-26). El componente N95 surge en las CGR, mientras que el P50, aunque surge principalmente en las CGR, tiene contribuciones significativas

Figura 1-26 Electrorretinograma de patrón (ERGP) en un paciente con una neuritis retrobulbar derecha desmielinizante grave. La agudeza visual con el ojo derecho era de 20/200. El ojo izquierdo tenía una función visual normal. El ERGP del ojo derecho (OD) muestra un componente P50 normal pero una reducción significativa de la amplitud del componente N95. Los hallazgos del ojo izquierdo son normales. Los hallazgos en el ojo derecho son consistentes con una función macular normal (P50), pero hay una marcada reducción en la función de las células ganglionares de la retina (N95) debido a una degeneración retrógrada. (Cortesía del Dr. Graham Holder).

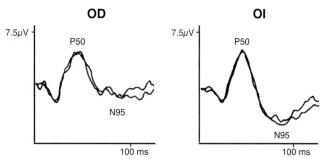

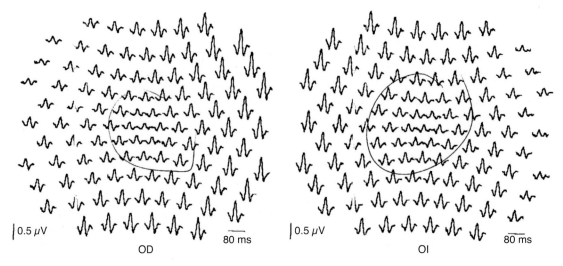

OD

OI

Figura 1-27 Electrorretinograma multifocal (ERGmf) en el paciente cuya tomografía de coherencia óptica se muestra en la figura 1-22. El ERGmf muestra una marcada reducción central en ambos ojos, consistente con una distrofia macular.

de otras estructuras de la retina, como las células bipolares. Un componente P50 normal depende de la integridad de los conos maculares y, por tanto, actúa como una medida objetiva de la función macular.

Las personas sanas tienen una excelente simetría en las formas de onda entre los dos ojos, con relaciones de amplitud típicamente de 0.8 a 0.9 en cada ojo. Dado que el N95 refleja la actividad de las CGR, el ERGP puede utilizarse para determinar la función de las CGR en pacientes con enfermedades primarias de dichas células, así como con enfermedades del nervio óptico (es decir, de los axones). Esto puede ser crucial para determinar las ventanas de tratamiento y el pronóstico visual en pacientes con diversas neuropatías ópticas, incluidas las inflamatorias (es decir, neuritis óptica), isquémicas, compresivas y tóxicas.

Electrorretinograma multifocal

El ERG humano registrado en la córnea en respuesta a un estímulo de campo completo es una respuesta masiva generada por las células de toda la retina. La pérdida de la mitad de los fotorreceptores de la retina se asocia a una reducción del 50 % de la amplitud del ERG. Dado que la población total de conos en la retina humana es de unos siete millones, y el número de conos en la mácula es como máximo de 440 000, la mácula contiene solo un 7 % de la población total de conos de la retina. Por tanto, un ERG de campo completo no puede detectar anomalías limitadas a pequeñas regiones de la retina, incluidas la fóvea y la mácula. Afortunadamente, es posible evaluar la función macular, así como la función de la retina, en el polo posterior utilizando ERG multifocal (ERGmf).

Los ERGmf se generan normalmente con una matriz de 61 o 102 elementos hexagonales que subtienden un ángulo total de 55 grados. Cada elemento de estímulo se ilumina de acuerdo con una secuencia binaria seudoaleatoria. Las técnicas de correlación cruzada permiten la construcción de respuestas múltiples a partir de un único electrodo. El ERGmf, similar al ERGP, puede ser un complemento útil de las pruebas PVE (v. más adelante), pero depende en gran medida de una fijación precisa.

Sin embargo, puede ser excepcionalmente útil en pacientes con pequeños defectos del campo, incluyendo escotomas centrales o paracentrales y fondos de ojo de apariencia normal, en los que no está claro si la causa es retiniana, se debe a una disfunción del nervio óptico o es inorgánica (figs. 1-27 y 1.28).

Potencial visual evocado

Si se registra el electroencefalograma (EEG) occipital espontáneo mientras se presentan breves destellos de luz o un patrón alternante de tablero de ajedrez en blanco

Figura 1-28 Uso de una combinación de tomografía de coherencia óptica (TCO) y electrorretinograma multifocal (ERGmf) para diagnosticar la causa de la pérdida visual en una mujer de 47 años que se queja de visión borrosa en el ojo derecho. La agudeza visual de la paciente era de 20/40 en el ojo derecho y de 20/15 en el ojo izquierdo. No había ningún defecto pupilar aferente relativo. Los campos visuales mostraban un punto ciego ampliado en el derecho. El fondo de ojo parecía normal. **A:** La TCO de la capa de fibras nerviosas de la retina peripapilar (CFNRP) no muestra adelgazamiento. Por tanto, no hay evidencia de enfermedad del nervio óptico. **B:** El ERGmf muestra una marcada reducción central de la función de los conos en el ojo derecho. Se diagnosticó una retinopatía aguda zonal oculta externa.

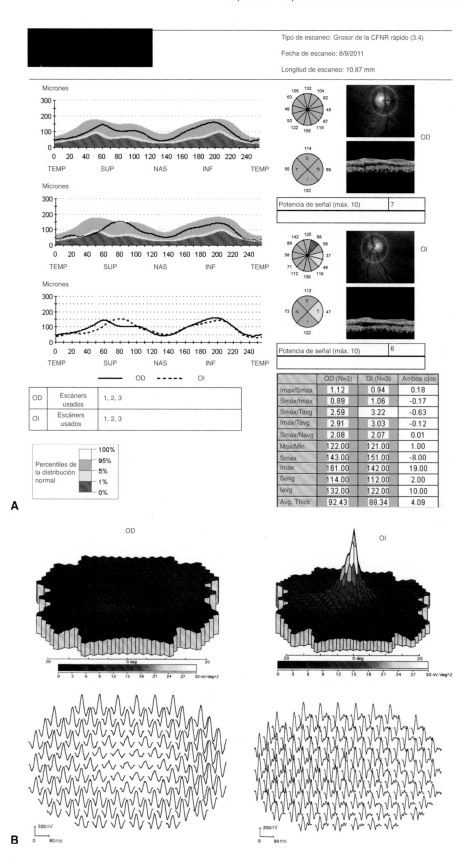

Tipo de escaneo: Grosor de la CFNR rápido (3.4)

Fecha de escaneo: 8/9/2011

Longitud de escaneo: 10.87 mm

OD

Potencia de señal (máx. 10) | 7

OI

Potencia de señal (máx. 10) | 6

| OD | Escáners usados | 1, 2, 3 |
| OI | Escáners usados | 1, 2, 3 |

Percentiles de la distribución normal: 100%, 95%, 5%, 1%, 0%

	OD (N=3)	OI (N=3)	Ambos ojos
Imax/Smax	1.12	0.94	0.18
Smax/Imax	0.89	1.06	-0.17
Smax/Tavg	2.59	3.22	-0.63
Imax/Tavg	2.91	3.03	-0.12
Smax/Navg	2.08	2.07	0.01
Max/Min	122.00	121.00	1.00
Smax	143.00	151.00	-8.00
Imax	161.00	142.00	19.00
Savg	114.00	112.00	2.00
Iavg	132.00	122.00	10.00
Avg. Thick	92.43	88.34	4.09

A

OD   OI

B

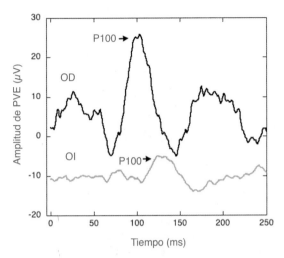

Figura 1-29 Potencial visual evocado (PVE) en un paciente con una neuritis óptica retrobulbar izquierda. El PVE muestra una marcada reducción de la amplitud y un aumento de la latencia del pico P100 en el ojo izquierdo. La forma de onda P100 de la derecha tiene una amplitud y una latencia normales. (Cortesía de Mary A. Johnson, PhD.)

y negro a un ojo, se producen cambios en el potencial occipital. Estos cambios se denominan PVE, respuesta visual evocada (RVE) o potencial visual evocado cortical (PVEC). Así pues, el PVE es un potencial eléctrico bruto de la corteza visual en respuesta a la estimulación visual. El PVE se limita principalmente a la región occipital del cerebro, con una amplitud de entre 1 μV y 20 μV. El PVE depende de la integridad de toda la vía visual, aunque queda por determinar si sus componentes pueden separarse realmente en correlatos anatómicos.

El PVE se mide colocando electrodos en el cuero cabelludo sobre la región occipital (O_z) de ambos hemisferios, con electrodos de referencia colocados en el oído. A continuación, la persona examinada mira la pantalla, normalmente un fotoestimulador de arco de xenón para los PVE de destello y una pantalla de televisión con patrones de estímulo para los PVE de patrón. Los registros de los PVE pueden realizarse desde cualquier hemisferio con uno o ambos ojos fijados. Por lo general, se generan entre 100 y 150 presentaciones de estímulos y se utiliza el promedio de señales en función del tiempo para extraer la forma de onda del PVE de la actividad espontánea del EEG. A continuación, se mide la amplitud y la latencia de la forma de onda. Se utiliza un estímulo de destello cuando no se produce ninguna respuesta con un patrón de estímulo. Por tanto, los bebés y los pacientes con una agudeza extremadamente

deficiente, opacidades de medio densas o una mala fijación, suelen someterse a pruebas con PVE de destello. Sin embargo, en la mayoría de los pacientes, se prefiere un patrón de estímulo debido a la mayor utilidad clínica y a la forma de onda más fiable que se genera con este estímulo.

Un patrón repetitivo de áreas claras y oscuras (tableros de ajedrez, rejillas de barras) se invierte en fase cada 1 s o 2 s. El patrón de PVE se genera principalmente a partir de los 5 grados centrales del campo visual, lo que concuerda con las correlaciones anatómicas de que los 10 grados centrales del campo visual están representados por al menos del 50 % al 60 % de la corteza estriada posterior y de que los 30 grados centrales están representados por aproximadamente el 80 % de la corteza (v. cap. 13).

La amplitud del patrón PVE se ve afectada por una serie de diferentes factores. El tamaño del patrón de estímulo puede afectar la amplitud de la señal PVE, al igual que la tasa de alternancia del patrón. El PVE también varía con el tamaño y la frecuencia del estímulo, la atención, la actividad mental, el tamaño de la pupila, la fatiga, el estado de adaptación a la oscuridad, el color del estímulo y la iluminación de fondo. Todos estos factores subrayan la importancia de utilizar condiciones de prueba estandarizadas y optimizadas (incluida la mejor corrección refractiva) para las pruebas clínicas de PVE, así como de establecer estándares normativos relacionados con la edad para los procedimientos empleados para cada laboratorio. Además, es crucial una muy buena formación de aquella persona que administre la prueba.

Aunque el PVE se caracteriza por varias formas de onda, la principal utilizada en la práctica clínica es la onda positiva que se produce a unos 100 ms, denominada P100 (fig. 1-28). Se evalúan tanto la latencia como la amplitud de la P100. La latencia aumenta en la mayoría de las neuropatías ópticas, especialmente las inflamatorias (p. ej., la neuritis óptica) y las compresivas (fig. 1-29). Los pacientes con neuropatía óptica isquémica pueden mostrar P100 con latencias relativamente normales, pero amplitudes reducidas.

Un desarrollo más reciente es el uso de potenciales evocados para cartografiar la función del campo visual, el **PVE multifocal**. Las respuestas eléctricas a los estímulos de inversión de patrones presentados de forma seudoaleatoria en el campo visual central pueden extraerse de los registros del cuero cabelludo occipital. La utilidad clínica de esta prueba en pacientes con pérdida visual del nervio óptico, cerebral y no orgánica sigue siendo objeto de investigación, y se utiliza principalmente como herramienta de investigación.

Anatomía y fisiología de la retina y el nervio óptico

Cómo distinguir las enfermedades de la retina de las del nervio óptico

Conocer la anatomía y la fisiología de la retina y del nervio óptico es crucial para comprender las similitudes y las diferencias de los hallazgos en los pacientes con enfermedades de la retina y del nervio óptico.

Anatomía y fisiología de la retina

La retina es una parte única del sistema nervioso porque puede visualizarse, lo que permite observar directamente los efectos de una amplia variedad de enfermedades, como un infarto en evolución, la deposición de productos de almacenamiento metabólico o la ralentización del transporte axónico. La retina también es uno de los tejidos favoritos para el estudio de los neurocientíficos porque es delgada y puede diseccionarse fácilmente del ojo, sus células están segregadas en capas y existe al menos una apreciación fundamental de su organización anatómica y fisiológica.

La estructura celular de la retina es enormemente compleja. En los seres humanos, contiene más de 100 millones de neuronas, entre las cuales hay unos 30 tipos de células diferentes que utilizan al menos 10 neurotransmisores distintos. La mayoría de los esquemas arquitectónicos subestiman la complejidad de la retina porque el grado en que se comparte la información entre las distintas células depende de una serie de factores, como la región de la retina que se ilumina, las características del estímulo luminoso y el estado de adaptación de la retina a la luz. Dada esta complejidad, cabría imaginar que la disfunción de estos numerosos tipos de células debería desencadenar una gran cantidad de síntomas. De hecho, la mayoría de las retinopatías reconocidas clínicamente están causadas por una disfunción de los fotorreceptores o de las células ganglionares de la retina (CGR).

La retina humana cubre un área de aproximadamente 2 500 mm² y se extiende desde la ora serrata hasta la papila óptica. La retina contiene seis clases de neuronas (fotorreceptores, células horizontales, células bipolares, células amacrinas, células interplexiformes y CGR) y dos tipos de células neurogliales (astrocitos y células de Müller) que se disponen en tres capas paralelas, excepto en la zona perifoveal, donde la retina se adelgaza hasta formar una sola capa (tabla 2-1; figs. 2-1 y 2-2). La retina humana tiene un grosor aproximado de 120 μm en la mayor parte de su superficie, con un grosor máximo de 230 μm en la mácula y un grosor mínimo de 100 μm en la fosa foveal.

Tipos de células y capas de la retina

El **epitelio pigmentario de la retina** (EPR) es una monocapa de células derivadas de la pared externa de la vesícula óptica. Está íntimamente asociado a los segmentos externos de los fotorreceptores (figs. 2-1 y 2-2). El EPR es responsable de varias funciones esenciales. Las más significativas son: (a) participa integralmente en la cascada de fototransducción mediante la regeneración del cromóforo; (b) proporciona apoyo trófico a los fotorreceptores; (c) es una barrera de transporte entre la coriocapilar y la retina sensorial; (d) participa en las respuestas inmunitarias oculares; (e) fija especies reactivas de oxígeno; y (f) absorbe el exceso de radiación con sus gránulos de melanina.

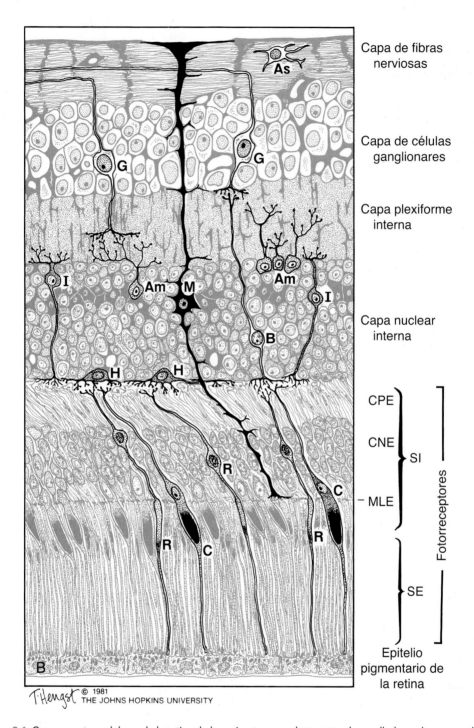

Capa de fibras
nerviosas

Capa de células
ganglionares

Capa plexiforme
interna

Capa nuclear
interna

Fotorreceptores

CPE

CNE

MLE

SI

SE

Epitelio
pigmentario de
la retina

© 1981
THE JOHNS HOPKINS UNIVERSITY

Figura 2-1 Componentes celulares de la retina de los primates completamente desarrollada, en la que se observan las relaciones celulares y las principales interacciones sinápticas. *CPE,* capa plexiforme externa; *CNE,* capa nuclear externa; *MLE,* membrana limitante externa; *SE,* segmento externo; *SI,* segmento interno; *As,* astrocito; *G,* célula ganglionar; *Am,* célula amacrina; *I,* célula interplexiforme; *H,* célula horizontal; *B,* célula bipolar; *C,* cono; *R,* bastón; *M,* célula de Müller. Los núcleos de los fotorreceptores se encuentran en la CNE, y una gran parte de los fotorreceptores está formada por sus segmentos externos, que se encuentran en posición proximal (es decir, más cerca del epitelio pigmentario de la retina) con respecto a sus núcleos. Los segmentos externos contienen cromóforos, que captan la energía de la luz entrante e inician el intercambio iónico que hiperpolariza los fotorreceptores. Los segmentos internos de los fotorreceptores (no etiquetados) son los segmentos situados entre los segmentos externos y el núcleo que contienen una alta concentración de mitocondrias y retículo endoplásmico.

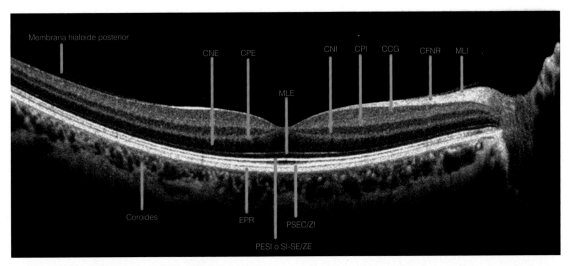

Figura 2-2 Corte transversal de las capas de la retina humana tal y como aparecen cuando se utiliza tomografía de coherencia óptica (TCO) de dominio espectral. CCG, capa de células ganglionares; CFNR, capa de fibras nerviosas de la retina; CNE, capa nuclear externa; CNI, capa nuclear interna; CPE, capa plexiforme externa; CPI, capa plexiforme interna; EPR, epitelio pigmentario de la retina; MLE, membrana limitante externa; MLI, membrana limitante externa; PESI, porción elipsoidea de los segmentos interiores; PSEC, puntas de los segmentos externos de los conos; SI-SE, línea de unión de los segmentos internos y externos; ZE, zona elipsoidea; ZI, zona de interdigitación.

El ciclo visual comienza cuando el segmento externo de un fotorreceptor absorbe un fotón, lo que provoca la isomerización del 11-*cis*-retinol, la forma de la rodopsina adaptada a la oscuridad, en todo-*trans*-retinol. Esta reacción inicia la cascada de fototransducción que, en última instancia, influye en la propagación de los impulsos nerviosos a través de la retina (fig. 2-3). El 11-*cis*-retinol debe regenerarse continuamente para mantener la capacidad de los fotorreceptores de responder a la luz, y esta regeneración la realiza el EPR. Los pacientes en los que la regeneración del fotopigmento es demasiado lenta tienen una recuperación prolongada de la visión central tras la exposición de la retina a la luz brillante. Este fenómeno se da en pacientes con diversas distrofias maculares, degeneración macular asociada a la edad y coriorretinopatía serosa central, pero también en pacientes con estenosis grave de la arteria carótida interna (ACI) ipsolateral, que provoca una marcada reducción del aporte de oxígeno a los fotorreceptores.

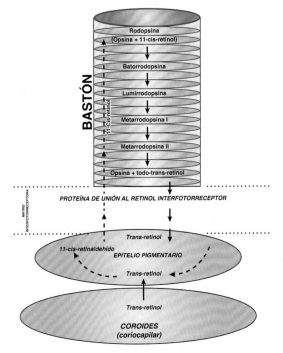

Figura 2-3 Cascada de fototransducción. Dibujo esquemático de la unión del bastón, el epitelio pigmentario de la retina y la coroides para mostrar la interrelación entre esas estructuras necesarias para regenerar el fotopigmento. El todo-*trans*-retinol es transportado por la sangre hasta la coriocapilar, donde puede entrar en el epitelio pigmentario de la retina y contribuir al ciclo.

Tabla 2-1 Organización celular de la retina	
Capa de células	**Núcleos neuronales y neurogliales**
Capa nuclear externa	Fotorreceptores
Capa nuclear interna	Celdas horizontales
	Células bipolares
	Células interplexiformes
	Células amacrinas
	Células de Müller
Capa de células ganglionares	Células ganglionares
	Células amacrinas desplazadas
	Astrocitos

Puede detectarse clínicamente mediante la realización de una prueba de recuperación después del deslumbramiento (estrés lumínico; v. cap.1).

La segunda función principal del EPR (la renovación de las membranas) es tan importante como su papel en la fototransducción. Los segmentos externos de los bastones y conos (v. más adelante) se descaman diariamente. Todo el segmento externo de un bastón humano se sustituye en un período de 10 días y, aunque el momento de la renovación de los conos es más variable, la participación del EPR en este proceso de cambio y renovación es integral. La interrupción de la interacción entre el EPR y los fotorreceptores puede conducir a la degeneración de la retina, como ocurre en la toxicidad por hidroxicloroquina.

Los **fotorreceptores** de la retina son los transductores sensoriales del sistema visual. Convierten la energía electromagnética (es decir, la luz) en una señal neuronal. Los fotorreceptores contienen pigmentos visuales que, al absorber fotones de luz, inician el proceso de fototransducción. Estos pigmentos absorben dentro del intervalo de longitudes de onda electromagnéticas que atraviesan la córnea y el cristalino, generalmente entre 400 nm y 700 nm. Los dos tipos de fotorreceptores son los **bastones** y los **conos**.

Tanto los bastones como los conos tienen segmentos internos y externos que se encuentran fuera del límite de la membrana limitante externa (fig. 2-4). Los segmentos internos de ambos tipos de fotorreceptores contienen el **elipsoide,** una estructura rica en mitocondrias. El elipsoide es responsable del alto nivel de metabolismo oxidativo que se produce en los fotorreceptores. El **mioide** es la región situada entre el elipsoide y el núcleo del fotorreceptor. Esta región contiene numerosos orgánulos celulares. El segmento externo está conectado al segmento interno por un cilio que contiene nueve pares de microtúbulos dispuestos en un patrón característico de cilios fijos.

Los bastones contienen rodopsina, una molécula compuesta por apoproteína, opsina y 11-*cis*-retinol. La rodopsina está presente en concentraciones muy altas dentro de las membranas de los discos del segmento externo, que están orientados verticalmente para maximizar la captura de los fotones incidentes. La activación de la cascada de fototransducción provoca un descenso intracelular de la concentración de monofosfato de guanosina cíclico (GMPc) en el segmento externo del bastón, seguido del cierre del canal de cationes activado por el GMPc y el cese del flujo de cationes extracelulares que normalmente generan la corriente oscura. El bastón se hiperpolariza al exponerse a la luz, lo que disminuye la cantidad de neurotransmisor liberado en la terminación sináptica.

La vitamina A se utiliza en el proceso de fototransducción y regeneración del fotopigmento. Esta vitamina debe reponerse a partir de la circulación. Si esta reposición no tiene lugar, puede producirse una retinopatía

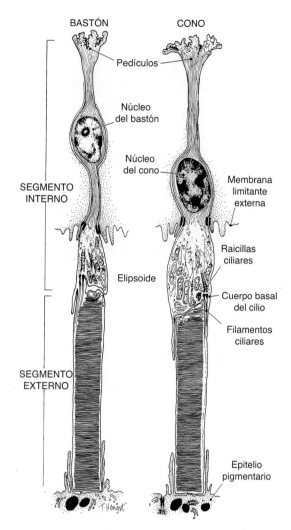

Figura 2-4 Ultraestructura de los fotorreceptores. Dibujo esquemático de las células fotorreceptoras que muestra la relación de los segmentos interno y externo. El elipsoide está situado en el vértice del segmento interno. (Reimpreso de Hogan MJ, Alvarado JA, Weddell JC. *Histology of the Human Eye: An Atlas and Textbook.* Philadelphia, PA: WB Saunders; 1971. Copyright © 1971 Elsevier. Con permiso.)

bilateral que clínicamente puede simular una neuropatía óptica bilateral. Sin embargo, dada la afectación predominante de los bastones en la retinopatía causada por la insuficiencia de vitamina A (hipovitaminosis A), la **nictalopía** (ceguera nocturna) suele ser la manifestación inicial de este trastorno. Este síntoma ayuda a distinguir la retinopatía de una neuropatía óptica. La hipovitaminosis A es un problema muy importante en los países en vías de desarrollo, pero también se da en personas que viven en países desarrollados y que padecen síndromes de malabsorción o hepatopatías, que siguen dietas restrictivas o que siguen una dieta inadecuada debido al abuso crónico de alcohol.

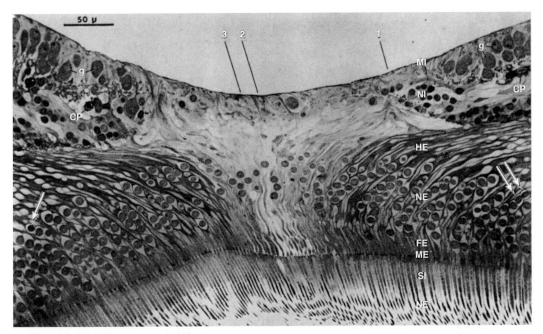

Figura 2-5 Corte a través del centro de la fóvea. Los núcleos de las células receptoras de los bastones se indican con *flechas*. El resto de las células receptoras son células retinianas de la fóvea. *SE,* segmento externo; *FE,* fibra de cono externa; *HE,* capa de fibra externa de Henle; *NI,* capa nuclear interna; *g,* célula ganglionar; *CP,* capilar; *MI, membrana limitante* interna; *SI,* segmento interno; *ME,* membrana limitante externa; *NE,* capa nuclear externa. (Reducción: ×400.) (De Yamada E. Some structural features of the fovea centralis in the human retina. *Arch Ophthalmol* 1969;82(2):151-159. Copyright © 1969 American Medical Association. Todos los derechos reservados.)

Los conos también contienen 11-*cis*-retinol, pero tienen apoproteínas diferentes a las de los bastones. La variación de las moléculas de opsina produce tres curvas de respuesta espectral distintas que se corresponden a los conos azules, verdes y rojos, más correctamente denominados conos de longitud de onda corta (S), media (M) y larga (L), respectivamente, para destacar que su capacidad de respuesta no se limita a un solo color, sino que se extiende a lo largo de una parte del espectro visible. El daltonismo congénito suele ser consecuencia de defectos en el gen del fotopigmento rojo o verde, ambos situados en el cromosoma X.

Los seres humanos tienen una relación cono/bastón de aproximadamente 1:20, y cada retina contiene 140 millones de bastones y 7 millones de conos. Alrededor del 50 % de los conos se encuentran en los 30° centrales del campo visual, una zona que se corresponde aproximadamente con el tamaño de la mácula. La fóvea no contiene bastones, y estos se encuentran en mayor densidad en un anillo elíptico, cuyo centro es la cabeza del nervio óptico. El número de bastones en la retina humana disminuye en función de la edad, con una pérdida anual de entre el 0.2 % y el 0.4 %.

La densidad de los conos de la fóvea plantea un problema en lo que respecta a sus conexiones hacia adelante, ya que sus terminaciones sinápticas (denominadas pedículos de los conos) y las CGR a las que se

conectan tienen diámetros mayores que los propios segmentos internos de los conos. Por tanto, cada soma de la CGR de la fóvea se aleja del sitio del cono que inicia su respuesta visual (fig. 2-5). Esta realineación se lleva a cabo mediante la capa de fibras nerviosas (CFN) de Henle, una elongación de conos y bastones entre sus núcleos y terminaciones sinápticos (fig. 2-5).

El sistema «**enano**» se refiere al patrón anatómico del flujo de salida de los conos dentro de la retina más central, si bien no existe un límite específico más allá del cual no pueda encontrarse la vía enana. Este sistema proporciona la comunicación más directa de los detalles espaciales desde la retina externa a la interna. En este sistema, el flujo de salida de un cono pasa a una célula bipolar centro *ON* (encendido) y a una centro *OFF* (apagado), y cada célula bipolar se conecta a su vez a una única CGR centro de encencido (*ON*) o centro de apagado (*OFF*) (fig. 2-6). Así, la divergencia de la señal de un cono de la fóvea a una CGR es de 1:2. Para fines comparativos, en la retina periférica hay una marcada convergencia de información desde la retina externa a la interna, con quizá hasta 1500 bastones que influyen en la función de una CGR.

La **capa plexiforme externa** (CPE) es la zona de conexión sináptica entre las células cuyos núcleos se encuentran en la capa nuclear externa (CNE) y la capa nuclear interna (CNI) (figs. 2-1 y 2-2). Los pedículos de

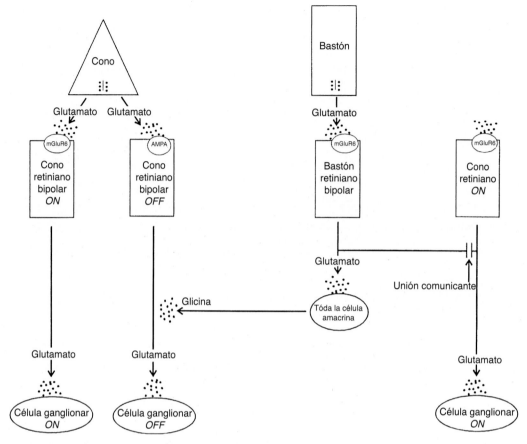

Figura 2-6 Ilustración esquemática del sistema de transmisión «enano» dentro de la retina, con los neurotransmisores utilizados por las células de las vías de los bastones y los conos incluidos. Obsérvese que el flujo de salida de un cono pasa a una célula bipolar de centro *ON* (encendido) y a una de centro *OFF* (apagado), y que cada célula bipolar se conecta a su vez a una única CGR de centro *ON* o de centro *OFF*. Así, la divergencia de la señal de un cono de la fóvea a una CGR es de 1:2. Los neurotransmisores se liberan dentro de las capas plexiformes externa e interna. También se muestran los receptores mGluR6 y AMPA de las células bipolares. El primero utiliza una proteína G para controlar la concentración intracelular de GMPc que, a su vez, regula el canal iónico Na^+-Ca^{2+}-GMPc.

los conos y las esférulas de los bastones, las especializaciones sinápticas de estas células fotorreceptoras, respectivamente, tienen varias invaginaciones en las que se extienden procesos de células horizontales y bipolares y a través de las cuales se crean «tríadas» de una célula bipolar y dos células horizontales.

La retina contiene dos tipos de **células horizontales** (fig. 2-1). La célula horizontal de tipo II (HII), la más pequeña de los dos tipos, hace contacto dendrítico con los conos y contacto axónico con los bastones, mientras que ambos extremos de la célula HII hacen sinapsis solo con los conos. Las células horizontales parecen proporcionar el sustrato anatómico para las características de la respuesta centro-periferia observadas en los registros fisiológicos realizados a partir de las CGR y otras neuronas de la retina interna. Específicamente, la respuesta de una CGR a la luz que incide en el centro de su campo receptivo es opuesta a la que se produce a la luz que incide en la periferia (es decir, la porción del

campo receptivo más allá del centro). La organización antagónica centro-periferia destaca el contraste dentro de la escena visual, lo que mejora la resolución espacial.

Las **células bipolares** reciben las aferencias (flujos de entrada) de los fotorreceptores y proporcionan el flujo de salida a las células amacrinas y a las CGR (fig. 2-1). Existen dos tipos fisiológicos de células bipolares: hiperpolarizantes (células centro *OFF* o de apagado) y despolarizantes (células centro *ON* o de encendido); ambas responden a los cambios en la concentración ambiental de glutamato, el principal neurotransmisor excitador de la retina, dentro de la CPE. En concreto, la liberación de glutamato por parte de los fotorreceptores inicia dos señales opuestas, pero paralelas, hacia la retina interna (fig. 2-6).

Las células bipolares de los bastones son el blanco de un aparente ataque inmunitario paraneoplásico en algunos pacientes con melanoma maligno cutáneo: la retinopatía asociada a melanoma (RAM). La consecuencia fisiológica de la destrucción de estas células es la pérdida de la onda b escotópica en el electrorretinograma (ERG; *v.* cap. 1).

Las **células amacrinas** se denominan así porque carecen de axones (del latín, que significa «sin fibra larga»). Sus cuerpos celulares se localizan principalmente en la CNI de la retina (figs. 2-1 y 2-2). Algunas células amacrinas son interneuronas entre las bipolares y las CGR. Otras se conectan con otras células amacrinas y, así, forman una vía lateral dentro de la capa plexiforme interna (CPI) similar a la formada por las células horizontales en la CPE. Existen numerosos subtipos de células amacrinas.

Los cuerpos celulares de las **células interplexiformes** residen en la CPI (figs. 2-1 y 2-2). Estas células son postsinápticas con respecto a las células amacrinas y bipolares de la CPI y presinápticas con respecto a las células horizontales y bipolares. Por tanto, parecen ser únicas en el sentido de que parecen transmitir información de la CPI a la CPE, al contrario de la dirección estándar de la transmisión neuronal dentro de la retina.

Además de sus células neuronales, la retina contiene varios tipos de **células neurogliales** que tienen diversas funciones. Las más importantes son las células de Müller y los astrocitos. Los somas de las **células de Müller** se encuentran en la CNI, pero los procesos de estas células se extienden por toda la retina (fig. 2-1). Los procesos apicales de las células de Müller forman la membrana limitante externa y forman, de este modo, complejos de unión entre sí y con los fotorreceptores. En el lado en dirección al cuerpo vítreo, los extremos apicales de las células de Müller forman la membrana limitante interna. Las extensiones laterales de las células de Müller entran en contacto con las neuronas dentro de las capas celulares, las sinapsis dentro de las capas plexiformes, los axones dentro de la CFN y los vasos sanguíneos.

A pesar de todas sus conexiones, las células de Müller no forman parte de la vía directa de transferencia de las señales neuronales. En cambio, ejercen una influencia sustancial sobre la transmisión de señales mediante (1) el mantenimiento del entorno extracelular local necesario para una función neuronal adecuada, en particular con respecto a la concentración extracelular de potasio; (2) el ajuste de las concentraciones de neurotransmisores extracelulares; y (3) la posible amortiguación de los niveles de pH.

Los **astrocitos** solo se encuentran en la parte vítrea de la retina, dentro de las capas de fibras nerviosas y células ganglionares. Hay dos tipos morfológicos de astrocitos que se desarrollan a partir de células madre en el nervio óptico. Cada tipo de célula contacta preferentemente con los haces de fibras nerviosas o con los vasos sanguíneos. Los oligodendrocitos no están presentes en la retina de los primates, lo que coincide con la ausencia de mielina en estas retinas. Sin embargo, la observación de fibras nerviosas mielinizadas en las retinas de aproximadamente el 0.5 % de las personas sanas sugiere que dicha migración puede producirse durante, e incluso después, del desarrollo (*v.* cap. 4).

La **CPI** es la zona de conexión sináptica de las células bipolares y amacrinas con las células ganglionares, y es mucho más gruesa que la CPE (figs. 2-1 y 2-2). La CPI puede dividirse en las subcapas a y b. La subcapa a es la capa más proximal. Está más cerca de la CNI y es la zona dentro de la cual hacen sinapsis las células bipolares, amacrinas y ganglionares de la vía centro *OFF*. La subcapa b es la capa más distal. Está más cerca de la capa CGR y es el lugar de las conexiones sinápticas para la vía de las células centro *ON*.

En realidad, la **capa de CGR** está compuesta no solo por este tipo de células, sino también por células amacrinas «desplazadas», astrocitos, células endoteliales y pericitos (figs. 2-1 y 2-2). La retina humana contiene alrededor de 1.2 millones de CGR, aunque existe una gran variabilidad interindividual. Alrededor del 69 % de las CGR de la retina humana permanecen en los 30° centrales del campo visual y se encuentran adyacentes a la fóvea.

Las dendritas de las CGR se ramifican en estratos bien definidos dentro de la CPI, y la región específica de estratificación varía según el tipo de célula. Las células centro *ON* y centro *OFF* tienen dendritas que terminan en las subcapas b o a de la CPI, respectivamente. Los axones de las CGR terminan en la capa magnocelular o parvocelular del núcleo geniculado lateral (NGL), y esto también depende del tipo de célula. En la retina de los primates puede haber hasta 10 o más subpoblaciones de CGR.

Las CGR pueden subdividirse en dos tipos principales en función de su tamaño. Alrededor del 80 % de las células son pequeñas y se denominan células **parvocelulares** o «P». Estas células, como su nombre indica, hacen sinapsis en las capas parvocelulares del NGL. Del 5 % al 10 % de las CGR de los primates son grandes células que se denominan células **magnocelulares** o «M». Los axones de estas células hacen sinapsis en las capas magnocelulares del NGL. En conjunto, las CGR P y M representan entre el 85 % y el 90 % de todas las CGR de los primates. El resto están presentes en pequeñas cantidades y tienen funciones distintas de la percepción visual, como el reflejo luminoso pupilar (*v.* más adelante) y la vía retinohipotalámica (se cree que esta última es parte integral de la vía que regula las funciones circadianas).

Desde el punto de vista clínico, las células P y M son muy importantes. Las células P son opuestas al color (es decir, el centro del campo receptivo responde al máximo a la luz roja o a la verde, mientras que lo opuesto aplica a la periferia), tienen campos receptivos pequeños y tienen una baja sensibilidad al contraste en la escena visual. La oposición al color se genera mediante conexiones dentro de la CPE y la CPI. El centro del campo receptivo de las células P cerca de la fóvea equivale aproximadamente al diámetro de un solo cono. Estas células tienen características de respuesta lineal, lo que significa que su índice de activación (disparo) es proporcional al grado de estimulación o inhibición del centro del campo receptivo. Dadas estas características, **las células P son probablemente la principal vía de entrada neuronal al nervio óptico para funciones visuales tales como la agudeza central (p. ej., Snellen), la visión de color y la estereopsis fina**.

En términos espectrales, las células M son «de banda ancha». Debido al flujo de entrada combinado hacia estas células de los tres tipos de conos (cortos, medios y largos), su capacidad de respuesta máxima a una intensidad de luz determinada no se establece por la longitud de onda. Las células M tienen campos receptivos mucho más grandes y responden más al contraste de luminancia que las células P. La mayoría de las células M tienen respuestas no lineales a la luz. Estas células suelen

mostrar picos de actividad en respuesta a los cambios en la escena visual, en lugar de mostrar una actividad que es proporcional a la intensidad de la luz y que coincide con la duración de la estimulación lumínica, como es el caso de las células P. **Las lesiones de la vía magnocelular alteran la percepción del movimiento**.

La mayoría de las CGR tienen varias propiedades fisiológicas en común. En primer lugar, sus campos receptivos tienen una organización centro-periferia concéntrica y antagónica. Esta propiedad probablemente se deriva, al menos en parte, del efecto de la inhibición lateral de las células horizontales y, posiblemente, de las células amacrinas. En segundo lugar, la mayoría responde activándose (*ON*) o desactivándose (*OFF*) al cambio en el contraste de luminancia o en la distribución espectral de la luz dentro de sus centros de campo receptivo. Esta propiedad se refleja en la localización de la ramificación dendrítica dentro de la CPI. Las células

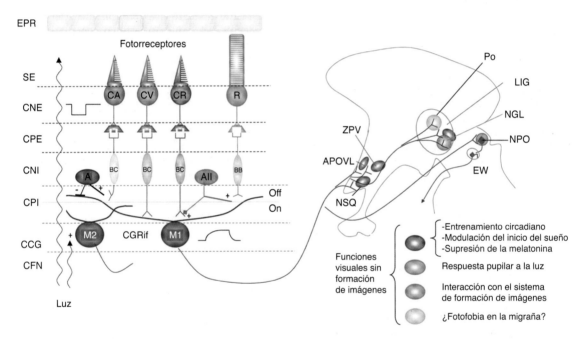

Figura 2-7 Las células ganglionares de la retina intrínsecamente fotosensibles (CGRif) contienen melanopsina, así como tienen un soma gigante y procesos dendríticos largos y poco ramificados que se extienden a la subcapa externa (*OFF*) de la capa plexiforme interna (células M1) o a la subcapa interna (*ON*) (células M2). Estas CGRif integran sus respuestas directas a la luz con las señales de los bastones y los conos para las funciones no formadoras de imágenes. Los bastones proporcionan aferencias excitadoras a las CGRif de forma secuencial a través de las células bipolares de bastón (BB), amacrinas de tipo II (AII) y bipolares de cono (BC). Los conos rojos (CR, longitud de onda larga, conos L) y los conos verdes (CV, longitud de onda media, conos M) proporcionan aferencias excitadoras a las dendritas proximales de las CGRif a través de las células bipolares de los conos. Por el contrario, los conos azules (CA, longitud de onda corta, conos S) proporcionan aferencias presumiblemente a través de las células bipolares de los conos y de las células amacrinas (A) inhibidoras. Los axones de las CGRif salen de la retina a través del nervio óptico y se proyectan al núcleo supraquiasmático (NSQ), a la zona subparaventricular (ZPV), al área preóptica ventrolateral (APOVL) y a la lámina intergeniculada (LIG) del núcleo geniculado lateral (NGL), que participan en la regulación circadiana, y al núcleo pretectal olivar (NPO), que es un regulador del reflejo luminoso pupilar. Las proyecciones al NGL dorsal proporcionan una interfaz con el sistema de formación de imágenes; las proyecciones a las neuronas sensibles a la duramadre en el hipotálamo posterior (Po) pueden contribuir a la exacerbación de la migraña inducida por la luz. *CFN*, capa de fibras nerviosas; *CNE*, capa nuclear externa; *CNI*, capa nuclear interna; *CPE*, capa plexiforme externa; *CPI*, capa plexiforme interna; *EPR*, epitelio pigmentario de la retina; *EW*, núcleo de Edinger-Westphal; *CCG*, capa de células ganglionares; *SE*, segmento externo. (Reproducido con permiso de Benarroch EE. *The melanopsin system. Phototransduction, projections, functions, and clinical implications. Neurology* 2011;76(16): 1422-1427.)

bipolares y ganglionares de centro *ON* se ramifican en la subcapa b de la CPI, mientras que las células bipolares y ganglionares de centro *OFF* se ramifican en la subcapa a. En tercer lugar, las respuestas a la luz de la mayoría de las CGR son sostenidas o transitorias, en función del patrón de interconexiones con las células amacrinas dentro de la CPI. En cuarto lugar, las CGR con respuestas sostenidas también muestran linealidad en la suma espacial, es decir, la magnitud de su respuesta es proporcional al grado de iluminación dentro del centro del campo receptivo. Por el contrario, las CGR con respuesta transitoria aumentan o disminuyen brevemente su frecuencia de activación del impulso nervioso en respuesta a un cambio de iluminación. Por último, todas las CGR mantienen una descarga espontánea continua. Esta actividad requiere una energía considerable, pero presumiblemente tiene la ventaja de permitir a la célula un reflejo más preciso del grado de iluminación mediante el aumento o la disminución de su índice de activación del impulso nervioso.

Como se ha señalado anteriormente, no todas las CGR son células P o M. La melanopsina (también llamada opsina 4 [Opn4]) es un fotopigmento que está presente en una pequeña subpoblación de CGR en los vertebrados. Estas células se despolarizan en respuesta a la estimulación de la luz **sin ningún flujo de entrada sináptico de bastones y conos**. De ahí su designación como CGR intrínsecamente fotosensibles (CGRif). Las CGRif combinan sus fotorrespuestas directas, desencadenadas por la melanopsina, con las señales derivadas de los bastones y los conos, y se proyectan a varios objetivos en el diencéfalo y el mesencéfalo implicados en los ritmos circadianos y las respuestas de la pupila a la luz (fig. 2-7).

Las CGRif constituyen un pequeño porcentaje de las células ganglionares. En cada ojo humano, solo unas 3 000 de los 1.5 millones (0.2 %) de CGR se tiñen positivamente para melanopsina. Estas células se concentran en la región parafoveal y en el extremo de la hemirretina nasal. Como todas las CGR, las CGRif utilizan el aminoácido excitador L-glutamato como su principal neurotransmisor. También expresan el polipéptido hipofisario activador de la adenilato-ciclasa (PACAP), que actúa como cotransmisor del glutamato en la vía retinohipotalámica. Existen varios subtipos de CGRif con diferencias en su distribución dendrítica en la CPI, en la expresión de la melanopsina, las respuestas fisiológicas a la luz y las conexiones.

Las CGRif que contienen melanopsina están relativamente protegidas en las neuropatías ópticas mitocondriales hereditarias, pue-den verse selectivamente afectadas en el glaucoma y pueden desencadenar fotofobia en pacientes con migraña.

El **axón** de una CGR es relativamente largo, y el soma (cuerpo) es el único lugar de producción de los componentes necesarios para mantener la salud del axón. El axón es una estructura dinámica que requiere una reparación casi constante de sus membranas, un proceso que se consigue en parte mediante el transporte de proteínas, enzimas y otros componentes subcelulares (incluidas las mitocondrias) hacia los sitios de la sinapsis y los detritos procedentes de ellos.

El transporte axónico es bidireccional y simultáneo, con velocidades que pueden clasificarse, en términos generales, en rápida (es decir, cientos de milímetros por día) y lenta (< 10 mm/día). El transporte anterógrado lento, que transporta en gran medida componentes que permanecen dentro de la célula, como las proteínas del citoesqueleto, constituye la mayor parte (aproximadamente el 85 %) de todo el movimiento dentro del axón. Al menos cinco clases diferentes de proteínas se transportan a distintas velocidades dentro de las CGR, y estas relaciones varían durante el desarrollo. Mediante el transporte anterógrado rápido viajan vesículas que contienen neurotransmisores. El transporte retrógrado, que se conoce menos, funciona aproximadamente a la mitad de la velocidad máxima del transporte anterógrado. Devuelve al cuerpo celular las sustancias que han entrado en la célula en su sinapsis terminal. El transporte axónico, ya sea anterógrado o retrógrado, depende en gran medida de la energía, y el trifosfato de adenosina (ATP) necesario para mantenerlo es suministrado por las mitocondrias distribuidas a lo largo de todo el axón.

El último defecto común en la hinchazón patológica de la papila óptica de casi cualquier etiología es la interrupción del transporte axónico anterógrado de las CGR en la lámina cribosa (v. cap. 5). El grado de interrupción del transporte rápido frente al lento varía, probablemente, según la etiología.

Los axones de las CGR hacen sinapsis en el NGL, el mesencéfalo, el área pretectal o uno de los diversos núcleos del hipotálamo. El lugar específico de terminación del axón está relacionado con la anatomía del soma. Los axones de las células P y M hacen sinapsis en las capas parvocelular y magnocelular, respectivamente, y las CGR de centro *ON* y centro *OFF* están funcionalmente separadas dentro de la NGL. Las CGRi hacen sinapsis en varias áreas distintas, incluidos los núcleos supraquiasmáticos del hipotálamo y la lámina intergeniculada en el tálamo (ambos centros de control del ritmo circadiano), el núcleo pretectal olivar en el mesencéfalo (para el control de las respuestas pupilares) y el núcleo preóptico ventrolateral (un centro de control del sueño).

La **CFN** de la retina está compuesta principalmente por axones de las CGR, así como por astrocitos, componentes de las células de Müller y un número muy reducido de fibras eferentes a la retina, cuyas funciones se desconocen (figs. 2-1 y 2-2). La CFN es más fina en la retina periférica y más gruesa junto a los márgenes superior e inferior de la papila óptica, donde mide unos 200 µm en los humanos. La CFN temporal adyacente a la papila óptica es aproximadamente la mitad de gruesa

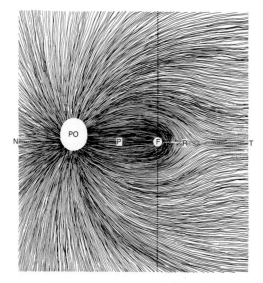

Figura 2-8 Dibujo de los axones nerviosos de la retina cuando se extienden desde las células ganglionares hasta la papila. Los axones procedentes de las células ganglionares de la mácula nasal se proyectan directamente hacia la papila óptica (PO) y forman parte del haz papilomacular (P). Los axones de las células ganglionares de la mácula temporal tienen un ligero patrón de arco alrededor de los axones de la mácula nasal. Forman el resto del haz papilomacular. Los axones de las células ganglionares no maculares que son nasales a la fóvea (F) tienen un curso recto, o suavemente curvado, hacia la papila óptica, mientras que los axones de las células ganglionares temporales a la fóvea deben arquearse alrededor del haz papilomacular y entrar en la papila en sus polos superior e inferior. Obsérvese que las porciones superior e inferior de la retina temporal están delimitadas por un punto de referencia anatómico, el rafe temporal (R). Las *líneas punteadas delimitan* las porciones nasal (N), temporal (T), superior e inferior de la retina. Nótese que las partes temporal y nasal de la retina están definidas por una línea vertical que pasa por la fóvea, no por la papila óptica. (Reimpreso de Hogan MJ, Alvarado JA, Weddell JE. *Histology of the Human Eye: An Atlas and Textbook.* Philadelphia, PA: WB Saunders; 1971. Copyright © 1971 Elsevier. Con permiso.)

que la CFN superior e inferior, mientras que la CFN nasal tiene aproximadamente 3/4 de grosor.

La organización macroscópica de la CFN tiene tres características principales. La primera es el haz papilomacular, que contiene fibras nerviosas procedentes de las CGR de la zona de la fóvea. Las fibras papilomaculares de las CGR del lado nasal de la fóvea se proyectan directamente a la papila óptica, mientras que las de las CGR del lado temporal de la fóvea se arquean alrededor de las fibras nasales en su camino hacia el nervio óptico (fig. 2-8). La formación relativamente temprana de la retina central en relación con la retina periférica da lugar a la segunda característica: el arqueo de los axones de las células ganglionares medioperiféricas y periféricas temporales a la fóvea alrededor del haz papilomacular previamente formado. En el lado temporal de la

fóvea existe una línea marginal divisoria denominada rafe temporal (fig. 2-8), y esta demarcación horizontal separa los axones de la retina temporal superior de los de la retina temporal inferior. El rafe crea no solo una separación anatómica, sino también fisiológica, entre las regiones superior e inferior de la retina temporal. La tercera característica anatómica de la CFN es la distribución radial de las fibras nerviosas que entran en la cara nasal de la papila óptica.

La demarcación temporal-nasal de la retina (y, por tanto, del campo visual) es una línea vertical que pasa por la **fóvea,** no por la papila óptica. Las fibras de las CGR situadas en la parte nasal de la fóvea se cruzan hacia el lado opuesto dentro del quiasma óptico, mientras que las fibras de las CGR situadas en la parte temporal de la fóvea no se cruzan y pasan por el quiasma hacia el tracto óptico ipsilateral. Este meridiano vertical, aunque razonablemente preciso desde el punto de vista clínico, es inexacto a nivel celular. Existe una

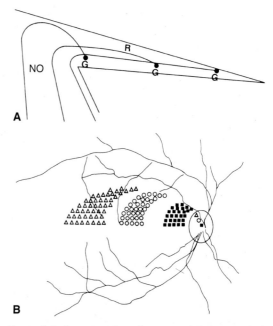

Figura 2-9 Organización tridimensional de la capa de fibras nerviosas en la retina y la papila óptica de los primates. **A:** Organización anteroposterior de los axones que se proyectan desde las células ganglionares (G) situadas en la retina (R) periférica, media y peripapilar hacia el nervio óptico (NO). La laminación de los axones dentro de la retina es especulativa. Solo se representa la mitad de la retina y del nervio óptico, como si se mostrara en un corte horizontal estándar. **B:** Topografía horizontal de los haces de axones de las fibras arqueadas (es decir, las que se extienden alrededor del haz papilomacular) a medida que se proyectan en la parte anterior de la cabeza del nervio óptico. Las células ganglionares situadas en la periferia se proyectan hacia la cara periférica del nervio óptico (*triángulos*), las células ganglionares situadas en el centro hacia la cara media-periférica del nervio óptico (*círculos*) y las células ganglionares peripapilares hacia el centro del nervio (*cuadrados*).

Tabla 2-2 Neuronas de la retina y algunos de sus neurotransmisores asociados

Tipo de célula	Neurotransmisor
Fotorreceptores	Glutamato
Celdas horizontales	GABA[a]
Células bipolares:	
ON (despolarizante)	Glutamato
OFF (hiperpolarización)	Glutamato
Células interplexiformes	Dopamina, GABA
Células amacrinas	Acetilcolina, glicina, GABA, péptidos, dopamina

[a]Ácido γ-aminobutírico.

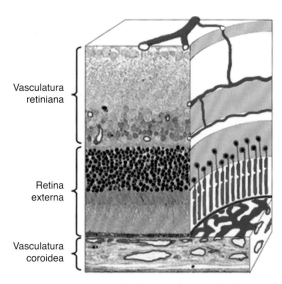

Figura 2-10 Dibujo que muestra la irrigación sanguínea de la retina. Obsérvese que la circulación coroidea abastece a los fotorreceptores, mientras que la retina interna es abastecida por las arterias retinianas.

pequeña zona de solapamiento nasotemporal a ambos lados del meridiano vertical en la que algunos axones de las células ganglionares temporales a la fóvea se cruzan dentro del quiasma, y algunos axones de las células ganglionares nasales a la fóvea permanecen sin cruzarse. Sin embargo, es probable que este solapamiento no tenga consecuencias visuales significativas. Una CGR situada en un lado de la fóvea no recibe necesariamente el flujo de entrada de un fotorreceptor situado en el mismo lado. La anchura mucho mayor del pedículo del cono con respecto al soma del cono de la fóvea crea un problema de empaquetamiento que solo se resuelve parcialmente mediante el desplazamiento lateral de los pedículos del cono y a través de la CFN de Henle. Este desplazamiento lateral podría, teóricamente, conectar los fotorreceptores de un lado del meridiano vertical con las CGR aparentemente desplazadas del lado opuesto. Esta relación anatómica no tendría consecuencias visuales adversas, porque es la posición del fotorreceptor, y no el soma de la célula ganglionar, la que proporciona señales espaciales al encéfalo.

Además de la disposición específica de las fibras en la CFN descrita anteriormente, existe una disposición ordenada de las fibras en una tercera dimensión, es decir, con respecto a su orientación vertical vista en un corte transversal (fig. 2-9). Las fibras nerviosas suelen estar estratificadas de forma que los axones de las CGR de la retina periférica ocupan una posición adyacente a la capa de células ganglionares, mientras que los axones de las células ganglionares situadas más centralmente se sitúan más superficialmente en la CFN, adyacente a la interfaz vitreorretiniana. Para lograr esta disposición, las fibras de las CGR cada vez más centrales deben cruzar las fibras de las células ganglionares más periféricas (fig. 2-9A). Esta disposición se mantiene hasta que las fibras se acercan a la papila óptica, momento en el que se produce una importante mezcla de los axones más centrales con los originados en la periferia. Sin embargo, cerca del margen de la papila, la mayoría de los axones con un trayecto largo (es decir, de las células ganglionares periféricas) se localizan en la profundidad de la CFN, mientras que los axones con un trayecto corto (es decir, de las células ganglionares centrales) se localizan en la superficie. Esta disposición hace que los axones más largos se sitúen en la periferia de la papila óptica anterior, y que los axones de las células ganglionares más centrales se sitúen más en el centro de esta (fig. 2-9B).

La tabla 2-2 proporciona una lista de los neurotransmisores conocidos para las principales clases de células de la retina, y la figura 2-6 muestra algunos de los neurotransmisores utilizados por los conos y los bastones intrarretinianos a través de las vías.

Vasos sanguíneos de la retina

La retina humana recibe sus nutrientes esenciales (oxígeno y glucosa) tanto de la circulación retiniana como de la coroidea. La frontera entre estas circulaciones se encuentra cerca de la CPE. La circulación coroidea

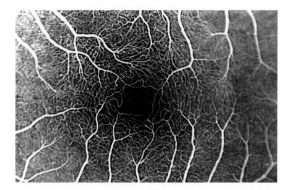

Figura 2-11 Angiograma con fluoresceína que muestra la zona avascular de la fóvea.

abastece a los fotorreceptores; las arterias retinianas abastecen a la retina interna (fig. 2-10), aunque estas últimas no entran en una pequeña zona compuesta por la fóvea y un grado variable de retina perifoveal. Esta zona avascular se denomina **zona avascular foveal** (fig. 2-11). Existe una considerable variación interindividual en el tamaño de esta zona. Además, el grado de vascularización de la retina interna parece estar relacionado con el grado de demanda metabólica oxidativa, más que con el grosor de la retina.

La vasculatura retiniana está organizada en láminas específicas. En general, pueden reconocerse cuatro planos de capilares. Las dos láminas más cercanas al vítreo rodean la CNI por encima y por debajo, mientras que las otras dos láminas están situadas más superficialmente. Los capilares superficiales de la retina en los seres humanos pueden, probablemente, proveer alimento a los cuerpos de las células ganglionares hasta 45 μm de distancia.

Los vasos sanguíneos de la retina son vasos de barrera, análogos a la barrera hematoencefálica de otras partes del sistema nervioso central (SNC). Estos vasos son impermeables a las partículas de más de 2 nm. Es casi seguro que los astrocitos y los pericitos desempeñan un papel en el mantenimiento de esta baja permeabilidad no específica de los capilares dentro de la CFN, mientras que las células de Müller probablemente desempeñan un papel similar dentro de la retina más profunda.

La barrera hematorretiniana se mantiene no solo por factores físicos, como las células que rodean los capilares de la retina descritas anteriormente, sino también por factores químicos. En concreto, la autorregulación de los vasos sanguíneos de la retina (y de la coroides) puede estar controlada químicamente, al menos en parte, por productos hormonales del endotelio vascular local. Estas sustancias incluyen vasodilatadores, como el óxido nítrico y las prostaglandinas, y vasoconstrictores, en particular la endotelina y los productos del sistema renina-angiotensina que se producen y liberan a través de la enzima convertidora de angiotensina, que se encuentra en la membrana de las células endoteliales. Además, se ha constatado que los receptores de adenosina y α_1-adrenérgicos de los vasos sanguíneos de la retina median la vasodilatación y la vasoconstricción, respectivamente.

Vías de paso de bastones y conos: consideraciones funcionales

Las complejas características anatómicas y fisiológicas de la retina se combinan para producir una reacción bien definida cuando la retina es estimulada con luz. La luz hace que los fotorreceptores se hiperpolaricen, lo que disminuye la liberación de glutamato de las terminaciones sinápticas de los bastones y los conos. Las células horizontales se hiperpolarizan entonces, lo que suprime la respuesta a la luz de los fotorreceptores. Entonces, los flujos de salida de los bastones y los conos

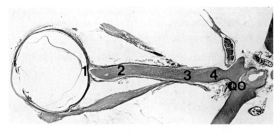

Figura 2-12 Corte histológico que muestra las cuatro porciones topográficas del nervio óptico normal. *1*, intraocular; *2*, intraorbitario; *3*, intracanalicular; *4*, intracraneal; *QO*, quiasma óptico. (Reimpreso de Hogan MJ, Zimmerman LE. *Ophthalmic Pathology: An Atlas and Textbook*. Philadelphia, PA: WB Saunders; 1962. Copyright © 1962 Elsevier. Con permiso.)

divergen. Las señales de los bastones se transmiten a las células bipolares de los bastones, lo que provoca su despolarización. A continuación, la señal se transmite a través de los axones de las células bipolares de los bastones a la subcapa b de la CPI, donde hacen sinapsis con las células amacrinas (las células bipolares de los bastones no hacen contacto directo con las CGR; *v.* la fig. 2-6). Las células amacrinas hacen uniones comunicantes con las células bipolares despolarizadoras de los conos, cuyas terminaciones axónicas también se ramifican en la subcapa b de la CPI, donde el terminal de las células amacrinas contacta con las CGR de centro *ON* a través de una sinapsis convencional. Las células amacrinas también hacen sinapsis convencionales en las células bipolares hiperpolarizantes de los conos a través de sinapsis glicinérgicas, y estas células bipolares terminan en la subcapa a de la CPI y luego hacen contacto con las células ganglionares de centro *OFF*.

Como se ha señalado anteriormente, la salida de los conos en la retina central utiliza el sistema «enano» de interconexiones en el que un cono de la fóvea contacta con dos células bipolares, cada una de las cuales contacta con una única CGR (fig. 2-6). Se produce una sinapsis en una célula bipolar hiperpolarizante de cono (centro *OFF*) y una sinapsis con una célula bipolar despolarizante de cono (centro *ON*). Las dos células bipolares terminan en las láminas proximal (subcapa a) y distal (subcapa b) de la CPI, respectivamente, donde entran en contacto con una CGR de centro *OFF* (subcapa a) o de centro *ON* (subcapa b). Desde esta ubicación, la información visual se transmite al encéfalo a través del nervio óptico. Esta información visual (es decir, los detalles espaciales, el color y el contraste) se presenta de forma paralela, y los principales tipos de células fisiológicas de la retina suelen mantener la segregación anatómica en el NGL.

Anatomía y fisiología del nervio óptico

El **nervio óptico** no es realmente un nervio. Forma parte del SNC. Como tal, es un tracto de materia blanca, con sus axones mielinizados en su totalidad por oligo-

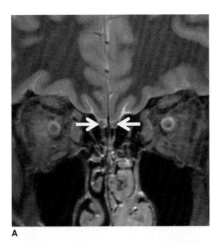

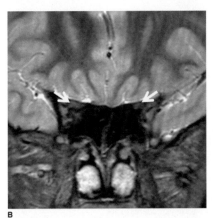

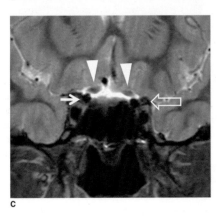

A

B

C

Figura 2-22 Apariencia normal de los nervios ópticos y el quiasma. La secuencia coronal STIR constata la apariencia normal de las porciones intraorbitarias (flechas blancas en **A)**, intracanalicular (flechas blancas en **B)** e intracraneal de los nervios ópticos (puntas de flecha blancas en **C)**. La señal de los nervios ópticos coincide con la de la materia blanca del encéfalo. **C:** Los nervios ópticos intracraneales (puntas de flecha) se encuentran por encima de las arterias carótidas internas (flecha blanca fina) y medial a los procesos clinoides anteriores (flecha abierta). (De Sanelli, P. , Schaefer, P. and Loevner, L. (2015). *Neuroimaging: The Essentials.* Philadelphia, PA: Wolters Kluwer.

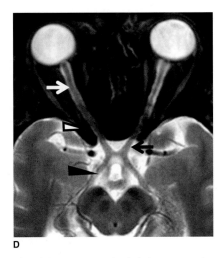

D

Figura 2-23. Apariencia normal de los nervios ópticos. Imagen axial ponderada en T2 en la que se observan los nervios ópticos en su totalidad. Flecha blanca, porción intraorbitaria del nervio óptico; punta de flecha blanca, porción intracanicular del nervio óptico; flecha negra, porción intracraneal del nervio óptico; punta de flecha negra, tracto óptico. (De Sanelli, P. , Schaefer, P. and Loevner, L. (2015). *Neuroimaging: The Essentials.* Philadelphia, PA: Wolters Kluwer.

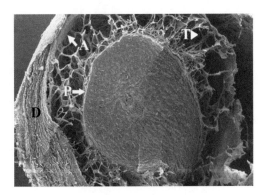

Figura 2-24 Fotografía transversal del nervio óptico humano, con microscopio electrónico, que muestra las relaciones de las vainas vaginales. Obsérvense las numerosas trabéculas, algunas de ellas extremadamente finas (T), que conectan la aracnoides (A) y la piamadre (P). *D*, duramadre.

piamadre es la más vascular de las vainas que cubren el nervio óptico. Invade los capilares cuando entran en la sustancia del nervio. El espacio subaracnoideo es continuo con el espacio subaracnoideo intracraneal y, por tanto, contiene líquido cefalorraquídeo.

La organización celular de la porción orbitaria mielinizada del nervio óptico es similar a la de la cabeza de la porción intraocular del nervio óptico, aunque el nervio retrobulbar es dos veces más ancho debido a la adición de la mielina. Los haces de fibras nerviosas están rodeados por tabiques de tejido conectivo que contienen pequeñas arteriolas, vénulas y capilares, lo que forma una malla muy parecida a la de la lámina cribosa. A los astrocitos se les unen los oligodendrocitos, las células neurogliales especializadas que proporcionan las membranas para la mielinización. Todos los axones visuales están mielinizados desde su salida del ojo hasta su sinapsis en el NGL. Los axones de las CGR más grandes están rodeados por las vainas de mielina más gruesas, lo que les proporciona una mayor velocidad de conducción nerviosa.

Cuando el nervio óptico emerge del ojo, está rodeado por unas cuatro arterias ciliares posteriores, que son ramas de la arteria oftálmica. Dentro de la porción media de la órbita, la arteria oftálmica discurre inicialmente de forma inferolateral al nervio óptico hasta

que cruza por debajo (u ocasionalmente por encima) del nervio para dirigirse medialmente. En el foramen óptico, la arteria oftálmica es inferolateral al nervio.

La división inferior del nervio oculomotor, la arteria nasociliar, el nervio abducens y el ganglio ciliar son laterales al nervio óptico en la órbita posterior (figs. 2-25 y 2-26). En el vértice de la órbita, el nervio óptico está rodeado por los cuatro músculos rectos que se originan en el anillo tendinoso común (fig. 2-25).

El suministro de sangre al segmento orbitario del nervio óptico procede casi en su totalidad de las arterias ciliares posteriores a través de la red de la piamadre. Ramas de la arteria central de la retina internalizada también pueden contribuir al suministro de sangre

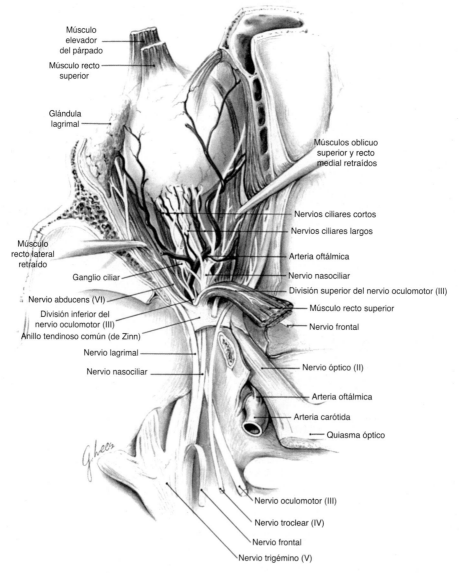

Figura 2-25 Vista superior de la porción intraorbitaria del nervio óptico que muestra las relaciones del nervio con los nervios motores oculares, los nervios sensoriales y los vasos ciliares posteriores.

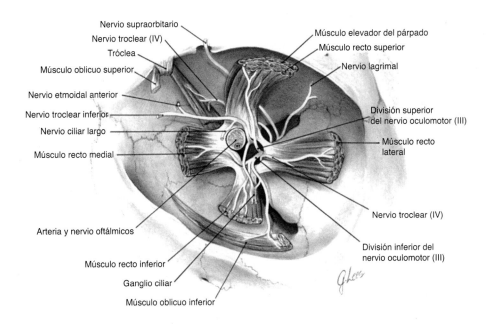

Nervio supraorbitario
Nervio troclear (IV)
Tróclea
Músculo oblicuo superior
Nervio etmoidal anterior
Nervio troclear inferior
Nervio ciliar largo
Músculo recto medial

Músculo elevador del párpado
Músculo recto superior
Nervio lagrimal
División superior del nervio oculomotor (III)
Músculo recto lateral
Nervio troclear (IV)
División inferior del nervio oculomotor (III)

Arteria y nervio oftálmicos
Músculo recto inferior
Ganglio ciliar
Músculo oblicuo inferior

Figura 2-26 Vista de la órbita posterior que muestra la relación del nervio óptico con los nervios motores oculares, los nervios sensoriales y los músculos extraoculares.

de esta porción del nervio, y en el vértice orbitario, la circulación colateral de la arteria carótida externa a través de la arteria meníngea media también puede contribuir sustancialmente.

Porción intracanalicular (intraósea) del nervio óptico

El nervio óptico entra en el canal óptico a través de su apertura anterior en el vértice del techo orbitario, unos 5 cm posterior y 1.5 cm inferior al margen supraorbitario (figs. 2-25 y 2-26). Esta apertura anterior se denomina **foramen óptico**.

El canal óptico propiamente dicho está formado por la unión de las dos raíces del ala menor del hueso esfenoides (fig. 2-27). La apertura proximal (orbitaria) del canal óptico suele tener forma elíptica, y el diámetro vertical siempre suele ser mayor que el horizontal. La apertura distal (intracraneal) es siempre elíptica,

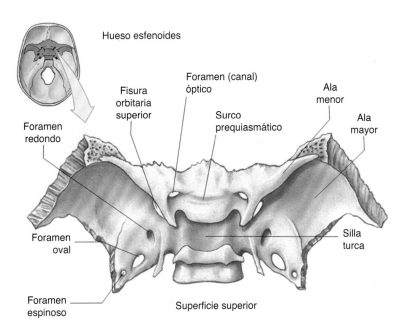

Hueso esfenoides

Fisura orbitaria superior
Foramen (canal) óptico
Ala menor
Ala mayor
Foramen redondo
Surco prequiasmático
Foramen oval
Silla turca
Foramen espinoso
Superficie superior

Figura 2-27 Canal óptico y estructuras óseas y forámenes adyacentes. Nótese la relación del canal con la fisura orbitaria superior.

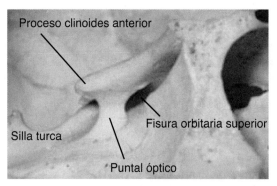

Figura 2-28 Puntal óptico. Esta estructura ósea separa el canal óptico de la fisura orbitaria superior.

pero su diámetro más amplio se encuentra en el plano horizontal.

El grosor de la pared ósea del canal óptico varía de medial (más fina en el canal medio) a lateral (más gruesa en el canal medio), pero también de anterior a posterior. La delgada pared medial separa el nervio óptico de los senos esfenoidales y etmoidales posteriores. El canal tiene unos 10 mm de longitud, y la pared lateral es más corta (9 mm) que la medial (unos 14 mm). Inferolateralmente, el canal óptico se separa de la fisura orbitaria superior por una cresta ósea que une el ala menor del esfenoides con el cuerpo del hueso esfenoides: el **puntal óptico** (fig. 2-28).

La relación entre los senos paranasales (especialmente el esfenoidal y el etmoidal posterior) y el canal óptico es muy importante (fig. 2-29), sobre todo porque en aproximadamente el 4 % de los pacientes, los nervios tienen zonas cubiertas solo por las vainas nerviosas y la mucosa sinusal, pero sin ningún hueso que separe la porción intracanalicular del nervio óptico del seno paranasal adyacente. En ocasiones, los senos paranasales pueden distenderse sin que haya erosión ósea. Esta afección, denominada *pneumosinus dilatans*, puede dar lugar a que los canales ópticos se observen como túneles rodeados de celdillas neumáticas del esfenoides y del etmoides posterior. El *pneumosinus dilatans* en esta región se asocia a menudo con un meningioma de la vaina del nervio óptico adyacente.

Como se ha señalado anteriormente, la porción orbitaria del nervio óptico se mueve libremente cuando el ojo se mueve. Sin embargo, la porción intracanalicular está firmemente fijada dentro del canal óptico (figs. 2-22 y 2-23). La duramadre está adherida al hueso del canal por un lado y al nervio óptico por el otro. Por tanto, las pequeñas lesiones que surgen dentro del canal óptico o en cualquiera de sus aperturas pueden comprimir y dañar significativamente el nervio óptico cuando todavía son bastante pequeñas.

El suministro de sangre a la porción intracanalicular del nervio óptico se encuentra dentro de una zona marginal. Aquí, hay contribuciones anteriores de las ramas colaterales de la arteria oftálmica y posteriores de los vasos de la piamadre que surgen de la ACI y de las arterias hipofisarias superiores.

Porción intracraneal del nervio óptico

La porción intracraneal de los nervios ópticos surge más allá de un firme pliegue de la duramadre, el ligamento falciforme, que lo cubre superiormente y algo en ambos lados (fig. 2-30). La distancia entre los nervios ópticos al

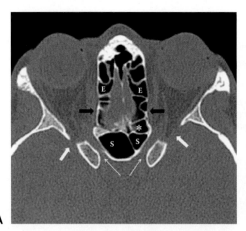

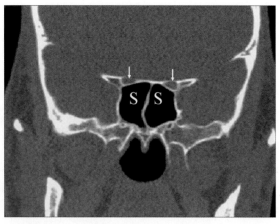

A

B

Figura 2-29 Tomografía computarizada de ventana ósea de que muestran la relación de los canales ópticos con los senos esfenoidales y etmoidales posteriores. **A:** Vista axial. Obsérvese que la pared medial de los canales ópticos (*flechas blancas finas*) es adyacente a los senos esfenoidales (S) y que el seno (celdilla) etmoidal posterior izquierdo (*) se ubica inmediatamente anterior a la entrada orbitaria al canal. E: Senos etmoidales; *flechas negras gruesas*, paredes laterales de los senos etmoidales; nótese la ausencia aparente de hueso que separa el seno del contenido orbitario a la izquierda. **B:** La vista coronal muestra la posición de los canales ópticos (*flechas*) inmediatamente superiores a los senos esfenoidales (S). Las lesiones que afectan los senos paranasales (p. ej., infecciones, tumores) pueden extenderse fácilmente hasta afectar los nervios ópticos.

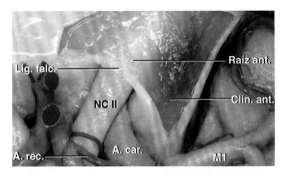

Figura 2-30 Apariencia de la porción intracraneal del nervio óptico cuando sale del canal óptico. Obsérvese que, a su salida, está cubierto por el ligamento falciforme (*Lig. falc.*). *Clin. ant.*, proceso clinoides anterior; *Raiz ant.*, cara superior del canal óptico; *A. car.*, arteria carótida interna; *NC II*, nervio óptico; *M1*, segmento M1 de la arteria cerebral media; *A. rec.*, arteria recurrente de Heubner. (De Joo W, Funaki T, Yoshioka F, et al. Microsurgical anatomy of the carotid cave. *Neurosurgery* 2012;70/ONS Suppl 2:300-312. Copyright © 2011 by the Congress of Neurological Surgeons; con permiso de Oxford University Press.)

salir del canal óptico es de una media de 13 mm. Ambos se extienden posterior, superior y medialmente para unirse en el quiasma óptico.

La longitud de la porción intracraneal del nervio óptico normal varía considerablemente. Suele medir unos 10 mm, pero puede alcanzar por debajo los 3 mm o por encima los 16 mm. Esta porción del nervio tiene un diámetro medio de entre 4.5 y 5.0 mm, pero está aplanada y, por tanto, es más ancha en el plano horizontal que en el vertical. Cuando la porción intracraneal del nervio óptico no alcanza unos 12 mm aproximados, el quiasma óptico está situado en posición anterior, o «prefijado», y se sitúa directamente sobre la silla turca. Cuando la porción intracraneal del nervio óptico es larga (más de 18 mm), el quiasma se sitúa posteriormente

al dorso de la silla turca, o «posfijado» (fig. 2-31). La variación de la longitud del nervio óptico es muy importante en relación con los déficits visuales causados por los tumores en la región supraselar (*v.* cap. 13).

Las circunvoluciones rectas de los lóbulos frontales del cerebro están por encima de los nervios ópticos. En la superficie ventral de cada lóbulo frontal, el tracto olfativo está separado del nervio óptico por las arterias cerebral anterior y comunicante anterior. En la cara lateral del nervio óptico, a veces la ACI forma una relación inmediata al salir del seno cavernoso. Dado que la porción intracraneal del nervio óptico se encuentra en la región donde la ACI se bifurca en las arterias cerebrales anterior y media, estos vasos suelen ser inmediatamente adyacentes al nervio óptico, al igual que la porción proximal de la arteria comunicante posterior (fig. 2-32).

La ACI suministra al nervio óptico a través de la arteria oftálmica, que entra en el canal óptico inferior y lateral al nervio óptico (figs. 2-14 y 2.33). Sin embargo, está separada del nervio por una vaina de duramadre que la cubre a lo largo del canal. La relación anatómica del nervio óptico y la ACI y sus ramas explica los déficits visuales que se producen en algunos casos de dolicoectasia o aneurismas de las arterias carótida interna, oftálmica y cerebral anterior. Inferomedialmente, el seno esfenoidal tiene una importante relación con el nervio óptico (fig. 2-29).

El suministro de sangre al segmento intracraneal del nervio óptico proviene de varias fuentes, incluyendo la ACI, las arterias hipofisarias superiores, el segmento A1 de la arteria cerebral anterior y la arteria comunicante anterior (fig. 2-32).

Anatomía topográfica del nervio óptico

Como se ha señalado anteriormente, las fibras de las células ganglionares periféricas ocupan una posición más

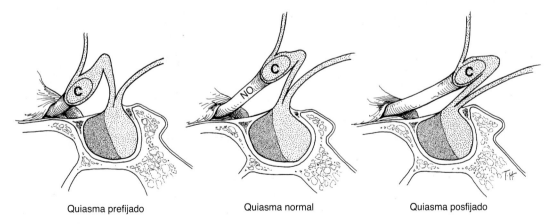

Quiasma prefijado   Quiasma normal   Quiasma posfijado

Figura 2-31 Dibujo esquemático de tres cortes sagitales del quiasma óptico y la región de la silla. *Izquierda:* posición de un quiasma prefijado por encima del tubérculo de la silla. *Centro:* posición de un quiasma normal por encima del diafragma de la silla. *Derecha:* posición de un quiasma posfijado por encima del dorso de la silla. NO, nervio óptico.

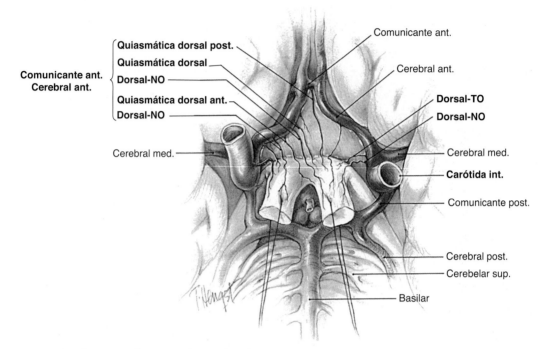

Comunicante ant.

Quiasmática dorsal post.
Quiasmática dorsal
Dorsal-NO
Quiasmática dorsal ant.
Dorsal-NO

**Comunicante ant.
Cerebral ant.**

Comunicante ant.

Cerebral ant.

Dorsal-TO
Dorsal-NO

Cerebral med.

Cerebral med.

Carótida int.

Comunicante post.

Cerebral post.
Cerebelar sup.

Basilar

Figura 2-32 Suministro de sangre a la cara dorsal del quiasma óptico y los nervios ópticos intracraneales. Obsérvese la proximidad de las arterias carótida interna y comunicante posterior con los nervios ópticos. NO, nervio óptico; TO, tracto óptico.

periférica en la papila óptica, mientras que las fibras de las células ganglionares situadas más cerca de la papila óptica ocupan una posición más central (fig. 2-9). La disposición de las fibras en la papila óptica y en la porción distal del nervio óptico suele corresponderse con

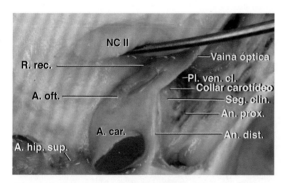

NC II
R. rec.
Vaina óptica
Pl. ven. cl.
Collar carotídeo
A. oft.
Seg. clin.
An. prox.
A. car.
An. dist.
A. hip. sup.

Figura 2-33 Anatomía de la porción proximal de la arteria oftálmica (A. oft.) cuando entra en el canal óptico inferior al nervio óptico (NC II). Obsérvese que hay una fina vaina que la separa del nervio. *A. car.*, arteria carótida interna; *Seg. clin.*, segmento clinoideo de la arteria carótida interna; *An. prox.*, anillo dural proximal; *An. dist.*, anillo dural distal; *R. rec.*, rama recurrente de la arteria oftálmica; *A. hip. sup.*, arteria hipofisaria superior; *Pl. ven. cl.*, plexo venoso clinoideo. (De Joo W, Funaki T, Yoshioka F, et al. Microsurgical anatomy of the carotid cave. *Neurosurgery* 2012;70/ONS Suppl 2:300–312. Copyright © 2011 by the Congress of Neurological Surgeons; con permiso de Oxford University Press.)

la distribución topográfica de las fibras en la retina. Las fibras de la porción superior de la retina se sitúan en la parte superior de la cabeza del nervio óptico, mientras que las de la porción inferior se sitúan en la parte inferior de esta región; y las fibras nasales y temporales se sitúan en sus respectivos lados. El haz papilomacular es una estructura en cuadrantes que ocupa aproximadamente una tercera parte de la papila óptica temporal, adyacente a los vasos centrales. Este haz de fibras se desplaza gradualmente hacia el centro en las porciones más distales (posteriores) de la porción orbitaria del nervio óptico. El movimiento gradual de las fibras maculares hacia el centro de la porción orbitaria permite que las fibras retinianas superiores e inferiores no cruzadas se unan (fig. 2-34). Las fibras maculares dorsales (superiores) y ventrales (inferiores) conservan sus posiciones relativas a lo largo del nervio, mientras que las fibras maculares cruzadas se sitúan nasalmente a las fibras no cruzadas. De hecho, todas las fibras retinianas conservan sus posiciones relativas a lo largo de las vías visuales; es decir, las fibras superiores siguen siendo superiores y las inferiores siguen siendo inferiores, excepto en el tracto óptico y en el NGL, donde se produce una rotación de 90° que se endereza en las radiaciones ópticas (v. cap. 13).

Dentro de la porción intracraneal del nervio óptico, los axones pierden hasta cierto punto su orden retinotópico porque algunos axones se decusan dentro del quiasma óptico y otros no. Las fibras maculares no tienen una localización precisa en el nervio posterior, y la

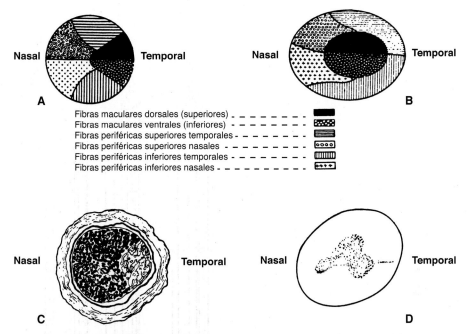

Fibras maculares dorsales (superiores)
Fibras maculares ventrales (inferiores)
Fibras periféricas superiores temporales
Fibras periféricas superiores nasales
Fibras periféricas inferiores temporales
Fibras periféricas inferiores nasales

Figura 2-34 Disposición de las fibras en el nervio óptico. **A:** Porción proximal (anterior) del nervio óptico. **B:** Porción distal (posterior) del nervio óptico. **C:** Corte transversal del nervio óptico en su porción distal en un caso de atrofia del haz papilomacular. **D:** Degeneración secundaria en la porción proximal del nervio óptico tras una lesión macular. (Reimpreso de Duke Elder S. *Textbook of Ophthalmology.* Vol. 1. Louis: C.V. Mosby; 1932. Copyright © 1932 Elsevier. Con permiso.)

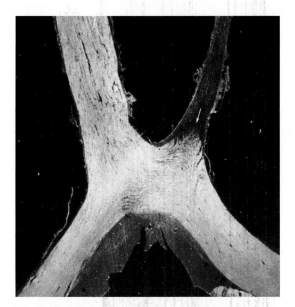

Figura 2-35 Autorradiografía de campo oscuro de un corte horizontal a través del quiasma óptico de un macaco. El ojo derecho fue enucleado 4 años antes, momento en el que se le inyectó [H3]prolina en el ojo izquierdo. El marcado radioactivo del ojo izquierdo se observa brillante. Nótese la extensión del marcado, que representa la rodilla de Wilbrand en la cara distal del nervio óptico derecho atrófico. (Cortesía del Dr. Jonathan Horton.)

inclinación gradual hacia dentro de las fibras maculares en las porciones más posteriores del nervio permite el reagrupamiento de las fibras visuales periféricas.

La mayoría de los axones visuales, ya sean cruzados o no, pasan directamente a través del quiasma al tracto óptico ipsolateral (no cruzado) o contralateral (cruzado). Sin embargo, al entrar en el quiasma, existe la creencia histórica de que algunas fibras cruzadas ventrales, principalmente de la retina inferonasal del ojo contralateral y que sirven a la porción superotemporal del campo visual contralateral, hacen un bucle anterior de 1 mm a 2 mm en la porción terminal del nervio óptico opuesto antes de girar posteriormente para continuar a través del quiasma y en el tracto óptico (fig. 2-35). Este bucle se denomina **rodilla de Wilbrand**. Existe evidencia contradictoria sobre si se trata de una verdadera estructura anatómica o de un artefacto que se desarrolla tanto en humanos como en primates no humanos tras una atrofia óptica unilateral de larga duración. En cualquier caso, su existencia es clara desde un punto de vista clínico, ya que los pacientes con una neuropatía óptica monocular causada por una lesión que ha dañado la porción distal del nervio óptico en su unión con el quiasma óptico no suelen tener un defecto temporal superior asintomático en el campo visual del ojo contralateral, no asociado a ninguna pérdida de agudeza visual o visión de color defectuosa (*v.* cap. 13).

Tabla 2-3	Distinción de las neuropatías ópticas de las maculopatías	
Características	**Nervio óptico**	**Mácula**
Presentación del déficit	Zona(s) oscura(s) en el campo	Distorsiones; moscas volantes; telarañas
Dolor	A veces con el movimiento de los ojos	Con muy poca frecuencia; no con el movimiento de los ojos
Error de refracción	Sin cambios	A veces, hipermetropía
Visión de color	Muy reducida	Normal o ligeramente reducida
Sentido de la luminosidad	Muy reducida	Variable; puede haber fotofobia
Prueba de estrés lumínico	Recuperación normal	Recuperación prolongada
Defecto pupilar aferente relativo	Presente	Ausente
Rejilla de Amsler	Escotoma	Metamorfopsia

Diagnóstico topográfico de las lesiones retinianas

Las retinopatías pueden dividirse en dos grupos principales: (1) las que afectan el sistema detector (las células receptoras y sus sinapsis) y (2) las que afectan al sistema conductor (las CGR y sus axones, es decir, la CFN). En muchos casos, el diagnóstico es evidente por la apariencia de la región afectada de la retina. En otros casos, sin embargo, solo es posible diagnosticar la disfunción de la retina a partir de otros aspectos del exploración clínica o mediante el uso de pruebas adicionales como la angiografía con fluresceína, la autofluorescencia, la tomografía de coherencia óptica (TCO) y las pruebas electrofisiológicas (p. ej., la electrorretinografía multifocal o de campo completo y los potenciales visuales evocados). De hecho, los pacientes con «pérdida visual inexplicable»

pueden tener un trastorno de la retina que puede no ser evidente durante una exploración clínica. Las características que ayudan a distinguir las retinopatías de las del nervio óptico se indican en la tabla 2-3.

Cómo distinguir una retinopatía de una neuropatía óptica mediante una exploración clínica

La **agudeza visual** central puede verse afectada, o no, por una enfermedad que daña la retina. Los trastornos que causan una disfunción solo de la retina extramacular no suelen estar asociados a una reducción de la agudeza central, mientras que los trastornos maculares y los que dañan toda la retina siempre reducen la visión central. La mayoría de los trastornos que afectan la mácula se detectan mediante un examen oftalmoscópico cuidadoso, en particular cuando se examina la mácula con

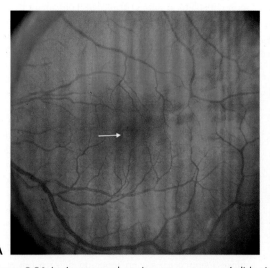 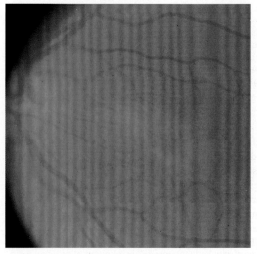

Figura 2-36 Lesiones maculares leves que causan pérdida visual. **A:** Cambio pigmentario leve en la mácula (*flecha*) de un paciente que se queja de visión borrosa en el ojo izquierdo. **B:** Membrana epirretiniana que recubre el haz papilomacular en un paciente con visión distorsionada en el ojo izquierdo. Obsérvese el enderezamiento de los vasos y un ligero cambio de color en la región papilomacular.

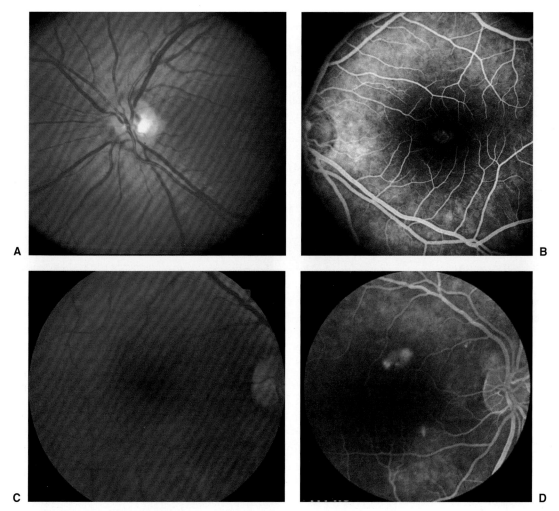

Figura 2-37 Lesiones maculares leves en dos pacientes con una pérdida visual inexplicable en la que se pensaba que los pacientes estaban fingiendo. **A, B:** Una niña de 13 años se queja de pérdida de visión en ambos ojos (20/80 OU [ambos ojos]). **A:** La mácula izquierda tiene una apariencia normal, excepto por un reflejo foveal disminuido. **B:** La angiografía con fluoresceína muestra potentes cambios epiteliales del pigmento en la mácula, consistentes la disminución de su visión. Se observan cambios idénticos en el fondo de ojo derecho. Se diagnosticó distrofia macular. **C, D:** Un hombre de 24 años experimentó recientemente visión borrosa indolora en su ojo derecho (20/30). **C:** El reflejo foveal está disminuido. **D:** El angiograma con fluoresceína muestra un desprendimiento de epitelio pigmentario con fuga superior a la fóvea, consistente con el diagnóstico de coriorretinopatía serosa central.

un biomicroscopio de lámpara de hendidura utilizando una lente de contacto corneal, una lente manual de 78 o 90 dioptrías o una lente de Hruby. No obstante, algunos trastornos, como la coriorretinopatía serosa central, el edema macular cistoide y la formación de membranas epirretinianas (retinopatía superficial arrugada, membrana epirretiniana macular [maculopatía en celofán]) pueden pasarse por alto fácilmente (fig. 2-36).

En otras enfermedades que afectan la mácula, como la distrofia macular de conos, a menudo no se observan cambios en dicha zona ocular, aunque la persona afectada presente una disminución de la visión central y un defecto del campo visual. En estos casos, puede

sospecharse el diagnóstico de una retinopatía si hay metamorfopsia asociada (irregularidad o distorsión en la apariencia de los objetos vistos), fotofobia, nictalopía (ceguera nocturna) o hemeralopía (incapacidad de ver con la misma nitidez con una luz brillante que con una luz tenue). Estos síntomas se dan con mucha más frecuencia en pacientes con enfermedades oculares que en pacientes con enfermedades neurológicas. La fotofobia debe ser evidente durante la exploración. La metamorfopsia suele deberse a una distorsión de la alineación normal de los fotorreceptores. Cuando hay una mayor separación entre los conos (y entre los bastones en menor medida debido a la posición central

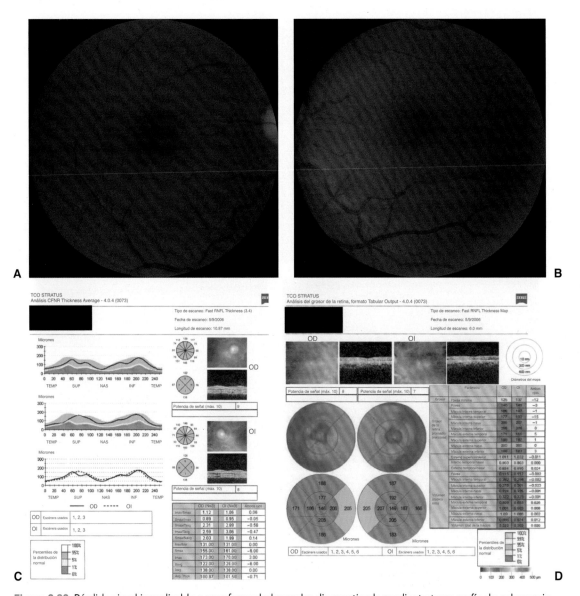

Figura 2-38 Pérdida visual inexplicable por enfermedad macular diagnosticada mediante tomografía de coherencia óptica (TCO). El paciente era un hombre de 54 años con pérdida visual progresiva en ambos ojos durante varios años. **A, B:** Las máculas derecha e izquierda muestran pérdida del reflejo foveal, pero por lo demás parecen normales. La angiografía con fluoresceína no muestra anomalías. **C:** La TCO de la capa de fibras nerviosas de la retina peripapilar no muestra anomalías en ninguno de los dos ojos. **D:** La TCO de las máculas muestra un marcado adelgazamiento bilateral. El diagnóstico fue distrofia macular de conos.

de la lesión), se produce una aparente disminución del tamaño de los objetos (micropsia). Los conos de la fóvea ya están tan cerca unos de otros que es poco probable que pueda producirse un aumento aparente del tamaño de los objetos (macropsia) por un mayor apiñamiento de estas células.

La evidencia de metamorfopsia puede detectarse en pacientes con y sin síntomas de distorsión de los objetos por medio de una rejilla de Amsler. Los resultados de una prueba de estrés lumínico suelen ser anómalos en

estos pacientes, al igual que los de la angiografía con fluoresceína y/o verde de indocianina, la autofluorescencia del fondo de ojo, la TCO y/o la electrorretinografía multifocal (figs. 2-37 y 2-38) (*v.* cap. 1).

La **visión de color** es a menudo, pero no siempre, anómala en pacientes con retinopatías. Por ejemplo, los pacientes con coriorretinopatía serosa central y formación de membranas epirretinianas non suelen presentar una discromatopsia significativa, mientras que los pacientes con distrofias maculares de conos o de

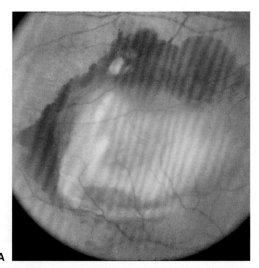
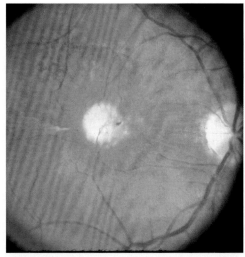

A   B

Figura 2-39 Lesiones maculares asociadas a un defecto pupilar aferente relativo ipsolateral. **A:** Degeneración macular extensa con hemorragia. **B:** Cicatriz de presunta histoplasmosis ocular. Obsérvese que ambas lesiones son evidentes y no pasarían desapercibidas durante un examen oftalmoscópico, incluso si las pupilas no estuvieran dilatadas.

bastones y conos, sí. Estos pacientes pueden incluso desarrollar dificultades con la visión de color como signo inicial de la enfermedad. En estos casos, el diagnóstico correcto no se hace hasta que se realizan otros estudios tales como la electrorretinografía. Es más probable que los trastornos de la retina produzcan una pérdida generalizada de la visión de color o una discromatopsia azul-amarilla, pero hay suficientes excepciones que hacen que el patrón de pérdida de la visión de color sea un criterio de diagnóstico poco fiable.

El **defecto pupilar aferente relativo** (DPAR) solo puede detectarse clínicamente en pacientes con enfermedad retiniana unilateral o asimétrica si la enfermedad es grave, afecta la mayor parte de la retina o toda la mácula y es evidente durante un examen oftalmoscópico (fig. 2-39). Si se observa un DPAR en un paciente con disminución de la agudeza visual asociada a algunas drusas maculares, coriorretinopatía serosa central, edema macular cistoide, una membrana epirretiniana o un fondo de ojo de apariencia normal, debe suponerse una lesión que afecta el nervio óptico.

Cómo distinguir una retinopatía de una neuropatía óptica mediante el campo visual

Cuando hay afectación de los fotorreceptores, el defecto del campo visual se corresponde con el defecto retiniano en cuanto a posición, forma, extensión e intensidad. Sin embargo, cuando se daña la célula ganglionar o la CFN, el defecto del campo no se ajusta al tamaño y la forma de la lesión, sino al campo representado por las CGR cuyas fibras están dañadas. Así, una pequeña lesión situada cerca de la papila óptica que daña solo los fotorreceptores suele provocar un pequeño escotoma, mientras que una lesión del mismo tamaño que daña

las CGR y las fibras nerviosas en la misma zona puede dar lugar a un defecto generalizado en el campo visual. Por el contrario, una pequeña lesión en la periferia que dañe solo unas pocas fibras que transmitan impulsos desde CGR muy separadas puede producir un defecto del campo tan pequeño que puede ser difícil o incluso imposible de detectar.

Cualquier defecto del campo visual que pueda ser producido por una lesión de la retina interna también puede ser producido por una lesión del nervio óptico. Por ejemplo, la lesión de la zona papilomacular de la retina produce un escotoma central que se conecta con el punto ciego fisiológico; se trata de un **escotoma centrocecal** (fig. 2-40A). Los escotomas centrocecales suelen desarrollarse en pacientes con neuropatías ópticas tóxicas y nutricionales y en la neuropatía óptica hereditaria de Leber (fig. 2-40B). Sin embargo, una disfunción retiniana, como un desprendimiento seroso de la retina que se extiende desde la papila óptica hasta la mácula, también puede causar un escotoma de este tipo (fig. 2-40C). Del mismo modo, un **defecto arqueado del campo visual** puede ser el resultado de una lesión de las fibras nerviosas de la retina o de las CGR en los haces de fibras nerviosas arqueadas superiores o inferiores (fig. 2-41A).

Este defecto del campo visual puede producirse en pacientes con oclusión de la irrigación sanguínea de la porción superior o inferior de la mácula, como la que se produce por una oclusión de la rama arterial de la retina (fig. 2-41B) o en pacientes con una neuropatía óptica glaucomatosa o no glaucomatosa (fig. 2-41C). En ambos casos, el escotoma se asocia a una agudeza visual normal, ya que no afecta completamente la mácula. De hecho, casi cualquier lesión, ya sea isquémica, inflamatoria, infiltrativa o compresiva, puede causar un defecto

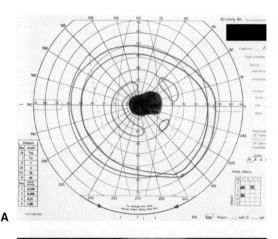

A

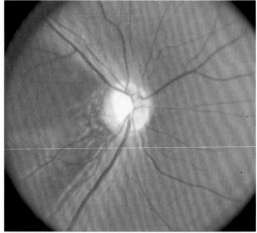

B

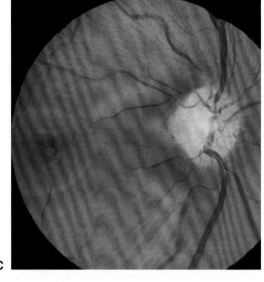

C

Figura 2-40 Enfermedad del nervio óptico y de la retina que causa un escotoma centrocecal. **A:** La perimetría cinética muestra un escotoma centrocecal denso en el campo del ojo derecho. Este tipo de escotoma puede deberse a una disfunción del nervio óptico como la que se observa en una neuropatía óptica tóxica, nutricional o mitocondrial (p. ej., la neuropatía óptica hereditaria de Leber) (**B**) o a una retinopatía, como el desprendimiento seroso de la retina que afecta el haz papilomacular asociado a una fosa de la papila óptica (**C**).

arqueado de campo y puede estar localizada tanto en la retina como en el nervio óptico.

Los escotomas anulares se producen en una variedad de afecciones, sobre todo en pacientes con diversas retinopatías pigmentarias, principalmente porque la mayor concentración de bastones se encuentra en la periferia media de la retina.

Los escotomas anulares también pueden aparecer en pacientes con glaucoma de ángulo abierto, si bien en estos casos, el anillo se debe a la coalescencia de escotomas arqueados superiores e inferiores que se originan en el punto ciego fisiológico y se extienden a través de la línea media vertical hacia el campo visual nasal. Pueden observarse defectos similares en diversas neuropatías ópticas, especialmente las causadas por isquemia, compresión e inflamación. En general, una hemianopsia temporal o nasal unilateral que respeta la línea media vertical no es orgánica (v. cap. 24) o está causada por una disfunción del nervio óptico (v. cap. 5).Pero, una

hemianopsia unilateral puede deberse, aunque con muy poca frecuencia, a una retinosis pigmentaria sectorial.

El **punto ciego** también desempeña un papel en la interpretación del campo visual. Representa el escotoma negativo que es la proyección de la papila óptica. Este último está situado nasalmente con respecto a la fóvea, y su centro está ligeramente por encima de esta. Por tanto, el punto ciego es temporal al punto de fijación, y su centro está ligeramente por debajo de este.

El punto ciego se agranda por una disfunción de la retina peripapilar. Esta disfunción puede producirse porque dicha retina peripapilar está enferma, como ocurre en los pacientes con el denominado «síndrome del punto ciego grande» y otros trastornos relacionados, como la retinopatía aguda zonal oculta externa (AZOOR, *acute zonal occult outer retinopathy*) y el síndrome de múltiples puntos blancos evanescentes (SMPBE), o porque la expansión del tejido de la papila óptica invade la retina

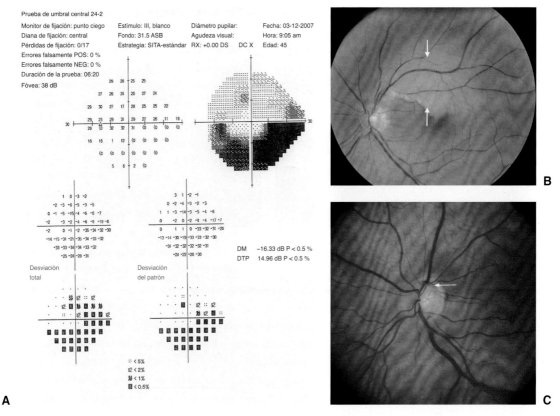

A

B

C

Figura 2-41 Enfermedad del nervio óptico y de la retina que causa un defecto arqueado de campo. **A:** La perimetría estática revela un denso defecto arqueado de campo inferior. Este tipo de defecto puede deberse a una oclusión de la rama superior de la arteria retiniana (*flechas*) (**B**) o a un glaucoma con extensión superior y una foseta adquirida (*flecha*) (**C**).

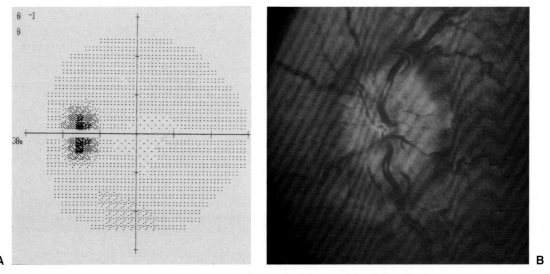

A

B

Figura 2-42 Agrandamiento del punto ciego en un paciente con papiledema. **A:** El punto ciego del ojo izquierdo está agrandado. **B:** Hinchazón generalizada moderada (grado 2 de Frisén) de la papila óptica izquierda. El paciente tiene una agudeza visual normal en el ojo y hallazgos similares en el ojo contralateral.

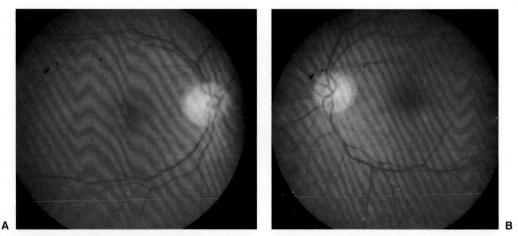

Figura 2-43 Atrofia óptica por insuficiencia de vitamina A. La paciente era una mujer que desarrolló pérdida visual bilateral y escotomas centrocecales varios años después de una derivación (*bypass*) yeyunoileal por obesidad mórbida. Un electrorretinograma reveló evidencia de una retinopatía que afectaba los fotorreceptores, y los estudios de laboratorio revelaron una concentración reducida de vitamina A en el suero de la paciente. La función visual de la paciente mejoró tras el tratamiento con dicha vitamina. Tanto la papila óptica derecha (**A**) como la izquierda (**B**) se observan pálidas. (Cortesía del Dr. Eric Eggenberger.)

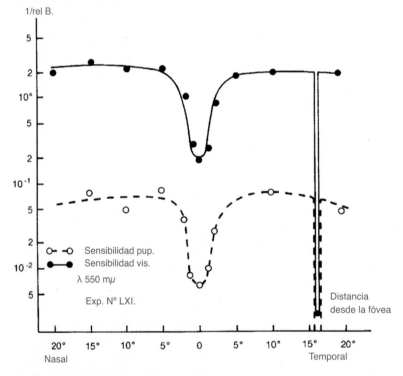

Figura 2-44 Sensibilidad pupilomotora y visual a la luz verde en la fóvea y en la periferia de la retina para el ojo adaptado a la oscuridad. La eficacia relativa logarítmica de los destellos de prueba de 0.25 s en un área de 2° está representada por la ordenada. Se utilizó una luz de tungsteno con un obturador giratorio y un filtro de interferencia. Las posiciones de la retina se indican en la abscisa. Los umbrales visuales (*línea continua*) son paralelos, y la pupila es aproximadamente 1.5 unidades logarítmicas menos sensible que la percepción visual. En este experimento, las reacciones pupilares se detectaron mediante observación visual con un convertidor de imágenes sensible a los infrarrojos. Cuando las reacciones pupilares se registran gráficamente y cuando se utilizan áreas de prueba más grandes, el umbral pupilar se acerca más al umbral visual. Nótese la depresión central para la luz verde, mostrada en las reacciones pupilares, así como para el umbral visual, y la falta de sensibilidad en el punto ciego. (Reimpreso con permiso de Springer: Loewenfeld IE. *Recent Developments in Vision Research*. Publ. No. 1272. Washington, DC: National Academy of Sciences, National Research Council; 1966.)

peripapilar, como ocurre en el edema de la papila óptica y en el seudopapiledema (fig. 2-42).

Apariencia de la papila óptica en las retinopatías

El nervio óptico está compuesto principalmente por axones cuyos cuerpos celulares son las CGR. Por tanto, cualquier trastorno de la retina que dañe directa o indirectamente las CGR o sus axones en la CFN de la retina acabará produciendo atrofia óptica. De hecho, el daño en el soma de las CGR o en la CFN equivale a daño en el nervio óptico. En otras palabras, se desarrollará pérdida visual, DPAR si el daño es unilateral o asimétrico y, en última instancia, atrofia óptica. Dado que las circulaciones arteriales y venosas de la retina central sirven a las capas internas de la retina (incluidas las CGR y la CFN), los episodios de oclusión vascular de la retina provocarán daños en la retina interna, pérdida visual y, finalmente, atrofia óptica.

Los episodios vasculares agudos que afectan la retina (incluidas las oclusiones de las arterias centrales y de las ramificaciones de la retina, de las arterias oftálmicas y de las venas centrales de la retina) tienen una apariencia oftalmoscópica muy marcada y característica, lo que permite un diagnóstico correcto inmediato. Sin embargo, con el tiempo, los hallazgos retinianos se resuelven y la papila óptica se vuelve pálida. En estos casos, el posterior estrechamiento y envainamiento de las arterias retinianas o la presencia de un émbolo visible dentro de la circulación retiniana pueden proporcionar pistas sobre la etiología del acontecimiento original.

La pérdida de la CFN y la atrofia óptica son frecuentes en pacientes con diversas distrofias y degeneraciones de los fotorreceptores, en particular las que afectan los conos. Entre los indicios que sugieren una disfunción de los conos de la retina se encuentran la discromatopsia profunda, la fotofobia y la hemeralopía, la atenuación arterial de la retina y, eventualmente, los cambios en la apariencia de las máculas, que a menudo se asemejan a un tiro al blanco (maculopatía en tiro al blanco). La atrofia óptica secundaria bilateral puede observarse en pacientes con distrofias de conos, distrofias de bastones y conos, retinopatías paraneoplásicas y retinopatía por insuficiencia de vitamina A (fig. 2-43).

Correlación entre los hallazgos clínicos y la anatomopatología

Se ha constatado, tanto en seres humanos con glaucoma como en primates no humanos con glaucoma experimental, que los defectos del campo visual son proporcionales a la pérdida de CGR. Sin embargo, es igualmente claro que puede producirse una cierta pérdida de CGR tanto en las neuropatías ópticas glaucomatosas como en las no glaucomatosas antes de que puedan detectarse defectos significativos del campo visual y, en el caso de las neuropatías ópticas unilaterales, antes de que pueda detectarse un DPAR. Además, en la mayoría de las neuropatías ópticas hay poca o ninguna correlación entre la pérdida de agudeza visual y la pérdida de CGR, y de ahí la importancia de la TCO para establecer una evaluación cuantitativa de la pérdida de CGR mediante la medición del grosor tanto de la CFN como de las CGR/CPI (v. anteriormente). Por otra parte, la sensibilidad pupilar de la retina es notablemente similar a la sensibilidad visual (fig. 2-44).

Así, incluso una pequeña lesión que dañe los fotorreceptores de la fóvea puede producir un DPAR (normalmente muy leve), mientras que la misma afección no se producirá por un proceso retiniano más periférico a menos que la lesión dañe una porción bastante grande de la retina. Por ejemplo, una oclusión de rama arterial producirá un defecto del campo altitudinal similar al producido por la NOIANA. Sin embargo, en el primer caso, puede o no haber un DPAR ipsolateral y, si lo hay, será bastante pequeño, mientras que un paciente con NOIANA tendrá un DPAR evidente.

Neuroimagen en neurooftalmología

La neurooftalmología actual se caracteriza por la aparición de técnicas de imagenología avanzadas que permiten obtener vistas cada vez más sofisticadas de la anatomía del sistema nervioso central (SNC) y de las estructuras faciales. Los fundamentos de la tomografía computarizada (TC) y la resonancia magnética (RM) se abordan a continuación en las secciones correspondientes. Mediante el uso de tecnologías distintas y complementarias, ambos métodos proporcionan imágenes detalladas de las estructuras tanto superficiales como profundas. La TC se comercializó por primera vez en la década de 1970, y la RM, en la de 1980. Ambas tecnologías de imagen han mejorado la capacidad para realizar un diagnóstico preciso que fusione los hallazgos clínicos y las anomalías anatómicas. Además, como se demostrará en este capítulo, la interpretación de los estudios de neuroimagen no puede realizarse adecuadamente sin un conocimiento profundo de la anatomía y la enfermedad. Además, la obtención del estudio o estudios de imagen correctos para evaluar los síntomas de cualquier paciente y encontrar una causa subyacente sigue requiriendo un abordaje dirigido, ya que no es posible ni deseable obtener imágenes de alta calidad de cada parte de la órbita y el eje neurológico. Por tanto, el médico debe abordar el uso de estudios de imagen de la misma forma que lo hace con otras pruebas complementarias. Así, debe llevarse a cabo la prueba adecuada

para maximizar la probabilidad de obtener la información deseada, y los resultados deben interpretarse en el contexto del cuadro clínico completo.

Toma de decisiones antes de solicitar estudios de imagen

Cada modalidad de imagenología tiene puntos fuertes y débiles (p. ej., la TC permite definir la anatomía ósea y la hemorragia aguda; la RM delinea las estructuras de los tejidos blandos y el edema con gran detalle; la angiografía por catéter muestra las características dinámicas del flujo), que se detallan en cada sección. Sin embargo, antes de solicitar un estudio de imagen de cualquier tipo, el clínico debe tener una idea de la enfermedad que se busca, lo cual debe indicarse en el formulario de solicitud. Por ejemplo, si un paciente tiene reducción bilateral de la agudeza visual, es mucho más probable que las posibles causas neurooftálmicas afecten los nervios ópticos o el quiasma (p. ej., por compresión externa) que las vías posquiasmáticas (v. caps. 5 y 13). El ritmo de la pérdida de visión, el patrón (periférico, central, difuso, etc.), los hallazgos clínicos acompañantes (p. ej., la presencia o ausencia de un defecto pupilar aferente relativo [DPAR], la apariencia del fondo de ojo, los resultados de la perimetría automatizada y los resultados de la tomografía de coherencia óptica [TCO]) deberían permitir una localización anatómica general y, por tanto, la selección de un estudio de neuroimagen apropiado. También es importante formular un plan de acción que se adoptará en función de los hallazgos. El abordaje de un paciente relativamente asintomático con una pérdida de visión descubierta incidentalmente puede ser muy diferente al que podría necesitarse para un paciente que presenta una pérdida de visión identificada de forma aguda o lentamente progresiva en uno o ambos ojos.

Más allá del coste potencial y de la utilización de recursos, las preocupaciones que acompañan a la solicitud de pruebas, con independencia del sistema médico y de la presencia o ausencia de responsabilidad del paciente para cubrir el coste de la atención, implican un fenómeno bien descrito de descubrimiento inadvertido de anomalías en los estudios de neuroimagen que no están relacionadas con la razón por la que el paciente se sometió al estudio de imagen. La identificación de una lesión incidental, a veces denominada «incidentaloma», puede tener profundas consecuencias psicológicas para el paciente y provocar un estrés y una ansiedad indebidos, ya que algunas personas, como es normal, se preocupan mucho por la idea de un tumor o una lesión intracraneal. Los pacientes pueden incluso someterse a tratamientos quirúrgicos o de radioterapia para estas lesiones asintomáticas con el deseo de librarse de ellas, y a veces pueden sufrir complicaciones graves (p. ej., derrames cerebrales, lesiones de los nervios craneales) o incluso la muerte a causa de los propios tratamientos. Se ha calculado que el 22 % de los estudios de neuroimagen cerebrales y de la columna vertebral identifican lesiones inesperadas de esta manera. Se desconoce el coste socioeconómico de la gestión de estas afecciones, pero incluye los costes de la repetición de los estudios de neuroimagen, las visitas al médico y los posibles tratamientos (no justificados).

Tomografía computarizada (TC)

La obtención de imágenes de rayos X en serie y el procesamiento matemático para crear imágenes detalladas de las estructuras corporales ya se había teorizado en 1917, pero la capacidad de llevar a cabo esta tarea de forma práctica no se hizo realidad hasta finales de la década de 1960, a medida que evolucionaba la tecnología informática (la historia detallada de la TC está fuera del alcance de este capítulo). Las propiedades de los tejidos se representan en las imágenes de TC en función de su densidad, determinada por la cantidad de energía de rayos X que dichos tejidos atenúan. La unidad de

atenuación de la TC (unidades Hounsfield [UH]) recibe su nombre en honor al desarrollador del primer escáner funcional de TC, Sir Godfrey Hounsfield. La escala se basa en una transformación lineal de la atenuación medida de diversas sustancias y tiene valores específicos definidos de 0 UH para el agua destilada y de -1 000 UH para el aire, ambos en condiciones de temperatura y presión estándar. El hueso tiene la mayor atenuación de los tejidos corporales normales (+1 500-1 900 UH), y los cuerpos extraños metálicos densos alcanzan el límite práctico superior de +30 000 UH. Debido a la amplia variedad de intensidades de señal que pueden estar presentes, el observador de las imágenes actuales de TC digital (a diferencia de las impresas en película y, por tanto, representadas con una exposición fija) puede manipular la ventana de densidades representadas para concentrarse en el hueso, los tejidos blandos u otros elementos que puedan ser de interés en un proceso patológico determinado (fig. 3-1). Puede utilizarse medio de contraste yodado para dar visibilidad adicional a las estructuras vasculares y para buscar un aumento de la señal en áreas de acumulación patológica de contraste debido a una mayor permeabilidad del tejido.

Aunque la TC no puede proporcionar el gran detalle de los tejidos blandos que ofrece la RM, especialmente en el SNC (*v.* más adelante), tiene muchas ventajas y propiedades únicas que la convierten en una parte importante del conjunto de imágenes neurooftálmicas. La TC sigue siendo la mejor modalidad de imagen para evaluar las estructuras óseas y sus trastornos (fracturas,

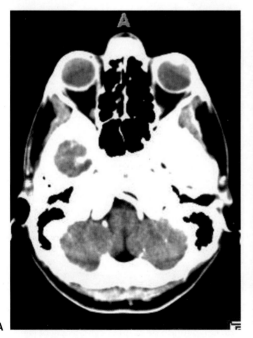
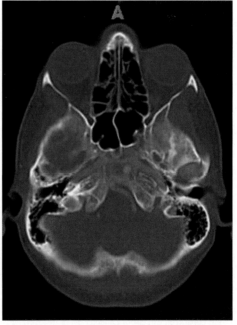

A   **B**

Figura 3-1 Ejemplos de diferentes protocolos de ventana de TC. **A:** Ventana estándar de tejidos blandos en una TC axial normal de cabeza sin contraste. Obsérvese la muy brillante señal del hueso, que no permite evaluar ninguna anomalía ósea. **B:** Ventana ósea correspondiente, con un detalle mucho mayor de las estructuras óseas.

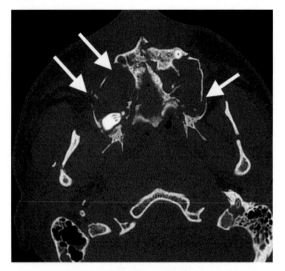

Figura 3-2 TC axial de la cabeza tras un traumatismo, que muestra múltiples fracturas faciales (*flechas*) en un paciente expuesto a una explosión.

tumores, malformaciones, etc.). La diferencia innata en las densidades de los tejidos entre las estructuras orbitarias suele poner de manifiesto la presencia de procesos inflamatorios y lesión de tipo masa. La TC es muy sensible en la detección de hemorragias intracraneales y se utiliza habitualmente en la detección sistemática de pacientes con síntomas de accidente cerebrovascular

(ACV) agudo en los que se plantea un tratamiento trombolítico. También es el estudio de imagen de elección en pacientes con traumatismos, tanto por su capacidad para identificar fracturas como por su capacidad para detectar cuerpos extraños (fig. 3-2). La adquisición de un grupo completo de imágenes de TC es muy rápida (2-3 min) con los escáneres multidetectores actuales, y la administración de contraste no suele ser necesaria a menos que la imagen vascular sea crucial. El procesamiento y la interpretación de las imágenes de TC también pueden ser técnicamente más sencillos, especialmente cuando las imágenes vasculares no son de interés. En general, la TC es menos costosa y tiene mayor disponibilidad que la RM.

La principal desventaja de la TC es el uso de radiación. Debido a las variaciones en los escáneres y los protocolos, la dosis precisa para un estudio concreto (TC de la cabeza, las órbitas, etc.) no puede calcularse de forma generalizada. No obstante, la comunidad médica es cada vez más consciente de las dosis de radiación acumuladas con las exploraciones de TC seriadas en un paciente determinado, y debe tenerse en cuenta el potencial de efectos secundarios inducidos por la radiación, como los tumores o el desarrollo inadecuado del SNC, a la hora de solicitar estudios de TC. Los pacientes pediátricos son especialmente vulnerables a los efectos adversos de la radiación, y se han creado protocolos para minimizar la cantidad de exposición a la radiación de una sola exploración, así como protocolos de vigilancia

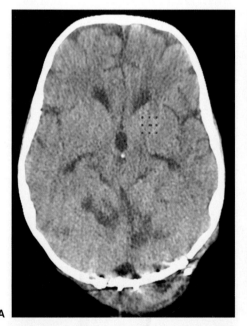
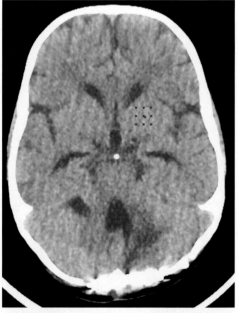

A   B

Figura 3-3 Ejemplo de protocolo de reducción de dosis en TC de la cabeza en un paciente pediátrico; la imagen del **lado derecho** (**B**) se adquirió 6 meses después de la imagen del **lado izquierdo** (**A**) con un 40 % menos de dosis de radiación, sin degradación de la calidad de la imagen. (Publicado con permiso de la American Society of Neuroradiology, de Mirro AE, Brady SL, Kaufman RA. Full dose-reduction potential of statistical iterative reconstruction for head CT protocols in a predominantly pediatric population. *AJNR Am J Neuroradiol* 2016;37:1199-1205; permiso gestionado a través de Copyright Clearance Center, Inc.)

para reducir el número de veces que los pacientes deben someterse a exploraciones de TC, que deben utilizarse para garantizar la protección del paciente (fig. 3-3). Aunque la TC proporciona una buena delimitación de los tejidos blandos orbitarios, su utilidad para identificar anomalías cerebrales es escasa. La TC no es útil para la evaluación de las anomalías estructurales en la fosa posterior, donde la señal de las estructuras óseas oscurece la imagen detallada de los tejidos blandos adyacentes.

Los principales estudios de TC utilizados en neurooftalmología son la TC de las órbitas y la TC de la cabeza, y la imagen vascular con angiografía por TC (ATC) de la cabeza y el cuello. La solicitud de estudios del cuello y el tórax es menos frecuente.

TC de las órbitas

La TC de las órbitas es un pilar del diagnóstico de la enfermedad orbitaria y debe considerarse en los pacientes que presentan signos y síntomas orbitarios, incluyendo proptosis, enoftalmos, distopía del globo, hinchazón periocular, dolor orbitario, déficits de la motilidad que sugieren un proceso restrictivo, y anomalías de los párpados, como el retraso del párpado en el intento de la mirada hacia abajo, la reacción eritematosa lateral (fisura palpebral lateral más amplia que la fisura medial), y la retracción del párpado inferior/exposición escleral inferior. Además, si existe un proceso patológico conocido o posible que afecte los senos paranasales, a menudo será necesario realizar una TC de las órbitas para visualizar las manifestaciones de dicha afección y su posible efecto en la(s) órbita(s). Si se cree que hay una enfermedad que afecta el nervio óptico intraorbitario, el estudio preferido puede ser la RM, en lugar de la TC, ya que esta puede no ser óptima para distinguir los distintos procesos (tumor, inflamación, infiltración) que pueden afectar el nervio.

Protocolo

Suele ser necesaria la visualización de imágenes de TC de la órbita en los planos axial y coronal para delinear la

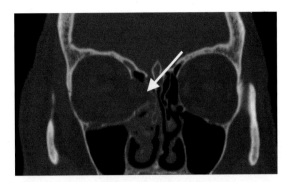

Figura 3-4 TC coronal de las órbitas, con ventana ósea, que muestra una fractura de la pared medial derecha (*flecha*) con herniación del tejido orbitario en el seno etmoidal. (Cortesía de Vladimir Yakopson, M.D.)

anatomía de un proceso patológico y su relación con las estructuras orbitarias normales. Las imágenes sagitales también pueden ser útiles cuando hay un proceso en la base del cráneo, pero a menudo estas vistas son de menor importancia. Antes de la introducción de la TC helicoidal, para poder obtener imágenes coronales directas, la TC de la órbita requería que los pacientes adoptaran una incómoda posición prona que a veces requería la extensión del cuello dentro del escáner. Estas maniobras ya no son necesarias, y todas las perspectivas anatómicas pueden reconstruirse a partir de secuencias adquiridas helicoidalmente. Estas imágenes permiten observar grosores de corte axiales y coronales de 3 mm o menos sin pérdida de resolución en las proyecciones axiales o coronales. El uso de medio de contraste yodado para la TC de la órbita no suele añadir mucha información de valor diagnóstico.

Aunque los tejidos inflamados a menudo mostrarán un aumento de la señal debido a la fuga de contraste, otros cambios, como la alteración de las densidades tisulares por el edema, pueden ser igualmente útiles en el diagnóstico de la enfermedad. Debe evitarse el uso de medio de contraste yodado en algunos pacientes, como

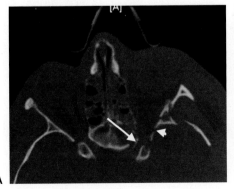
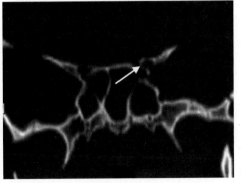

Figura 3-5 Fractura del canal óptico izquierdo tras un traumatismo craneoencefálico cerrado en un paciente tras una explosión. **A:** TC axial que muestra la fractura de la pared lateral de la órbita izquierda (*cabeza de flecha*) y fractura del canal óptico medial desplazado (*flecha*). **B:** TC coronal que muestra el estrechamiento (*flecha*) del canal óptico izquierdo.

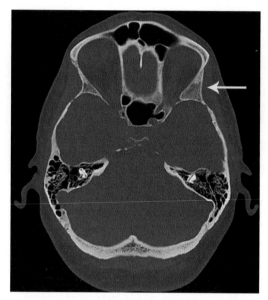

Figura 3-6 Displasia fibrosa que afecta el ala mayor izquierda del esfenoides (*flecha*; compárese su grosor con el del lado derecho normal) en un paciente asintomático de 47 años, demostrada en TC de las órbitas con ventana ósea.

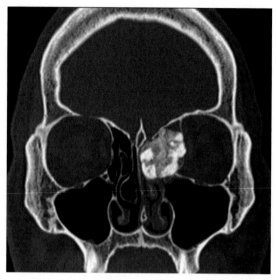

Figura 3-7 TC coronal de las órbitas, con ventana ósea, que muestra un osteoma de la fosa frontoetmoidal izquierda con desplazamiento lateral crónico de la pared medial de la órbita izquierda, que provoca proptosis progresiva indolora durante años en un hombre de 37 años.

los que padecen insuficiencia renal o hipertiroidismo, debe evitarse debido a los posibles efectos adversos.

Fracturas orbitarias

Los pacientes que han sufrido un traumatismo pueden presentar deformidad orbitaria, diplopía y/o pérdida de visión como consecuencia de la fractura de una o más de las paredes orbitarias, el canal óptico (o conducto óptico) u otras partes del esqueleto facial (p. ej., el arco cigomático). La TC sin contraste, especialmente en la proyección coronal, puede utilizarse para definir la ubicación y la extensión de cualquier fractura de la pared de la órbita y para evaluar la presencia y la gravedad de cualquier atrapamiento tisular (fig. 3-4). Del mismo modo, el canal óptico puede visualizarse tanto en las imágenes axiales como en las coronales (fig. 3-5), y la asimetría suele indicar la presencia de una fractura. La correlación clínica con otros signos de neuropatía óptica, como un DPAR, una disminución de la visión de los colores, un defecto del campo visual, etc., debe guiar la interpretación y el tratamiento posterior. Las fracturas de cráneo también son detectables en la TC de la órbita.

Pero es poco frecuente que sean la causa de los síntomas neurooftálmicos. El tratamiento de las fracturas

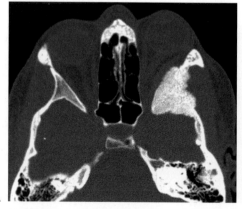

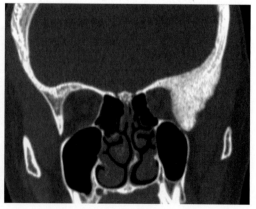

A   **B**

Figura 3-8 Meningioma óseo que simula una displasia fibrosa. Esta mujer de 33 años notó una proptosis indolora del ojo izquierdo y se sometió a una TC de las órbitas. **A:** Imagen axial e (**B**) imagen coronal, ambas con ventanas óseas, que muestran una expansión irregular del ala mayor izquierda del esfenoides. Se realizó resección quirúrgica y la anatomopatología mostró un meningioma de grado I de la clasificación de la Organización Mundial de la Salud (OMS).

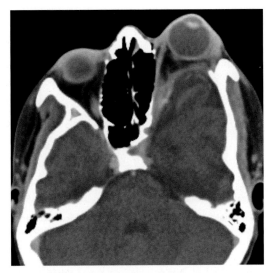

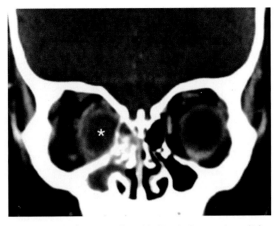

Figura 3-10 Absceso subperióstico de la pared medial de la órbita derecha (*asterisco*) en un paciente con sinusitis etmoidal derecha, como se ve en la ventana de tejidos blandos de la TC coronal de la órbita.

Figura 3-9 Displasia/mal desarrollo del ala del esfenoides izquierda con proptosis del ojo izquierdo resultante en un paciente con neurofibromatosis de tipo I. (Caso cortesía de la Dra. Dalia Ibrahim, https://radiopaedia. org/cases/27539.)

orbitarias depende de su localización y gravedad y queda fuera del alcance de este capítulo.

Enfermedades y deformidades óseas

Los pacientes pueden tener lesiones óseas intrínsecas, como la displasia fibrosa (fig. 3-6), que dan lugar a proptosis, distopía del globo u otras características asimétricas. Los tumores óseos, como los osteomas, pueden aparecer en los senos paranasales con un impacto secundario en la órbita por la alteración del contorno de la pared de la órbita adyacente (fig. 3-7). Cuando se evalúa a estos pacientes con TC de la órbita, puede evaluarse la heterogeneidad de las anomalías óseas, la presencia de un componente de tejido blando y la vascularidad si se utiliza medio de contraste. Por ejemplo, un meningioma óseo del ala del esfenoides puede confundirse con una displasia fibrosa (fig. 3-8), pero la identificación del engrosamiento de la duramadre a lo largo del margen del hueso debería alertar sobre la verdadera enfermedad. También es útil la visualización de las secuencias de tejidos blandos y de la ventana ósea es necesaria para evitar un diagnóstico erróneo, y el uso complementario de la RM (*v.* más adelante).

Las afecciones en las que un desarrollo óseo anómalo da lugar a una formación estructural hipoplásica, como la hipoplasia del ala del esfenoides en la neurofibromatosis de tipo I, pueden identificarse con la TC de la órbita. En esta afección, los cortes axiales en la TC (fig. 3-9) ofrecen la mejor comparación de las órbitas normales frente a las anómalas y pueden ayudar a la planificación de un procedimiento reconstructivo por parte de cirujanos especializados en la órbita o neurocirujanos. Sin embargo, debe evitarse la repetición de

TC en pacientes con esta enfermedad, ya que tienen un mayor riesgo de oncogénesis por la exposición a la radiación acumulada.

La enfermedad de los senos paranasales puede dar lugar a una inflamación crónica de la mucosa de los senos y a los consiguientes cambios óseos reactivos que dan lugar a un engrosamiento óseo o, más comúnmente, a un adelgazamiento óseo. Clínicamente, una pequeña zona de adelgazamiento óseo o dehiscencia en la pared medial de la órbita puede permitir que un proceso infeccioso acceda al espacio extraperióstico de la órbita, lo que puede producir un absceso subperióstico (fig. 3-10). Las imágenes de TC axiales y coronales sin contraste delinearán la extensión del absceso y también permitirán identificar signos de que la infección y/o la inflamación puede haberse extendido a la propia órbita. Estos signos incluyen «engrosamiento del tejido adiposo» de los septos (tabiques) orbitarios normales e

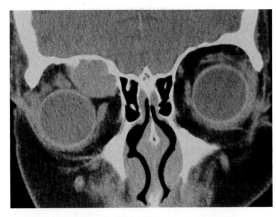

Figura 3-11 TC axial de las órbitas, con contraste, que muestra una lesión extracónica en la órbita anterior derecha superomedial. Obsérvese el desplazamiento inferior del globo y de los músculos extraoculares.

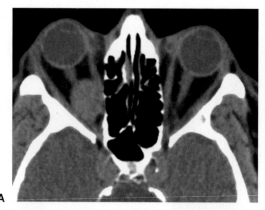

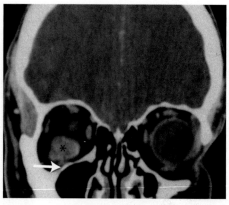

A

B

Figura 3-12 A: TC axial de las órbitas, sin contraste, que muestra una masa intracónica derecha de tamaño moderado y bien circunscrita. Obsérvese que es difícil determinar si hay afectación del nervio óptico por el tumor. **B:** TC coronal de las órbitas en otro paciente que muestra una masa (*asterisco*) diferenciada del músculo recto inferior derecho (*flecha*).

irregularidad del contorno del globo por la afectación de la vaina del globo ocular (cápsula de Tenon) debido a inflamación o infección. Puede ser necesario repetir las imágenes de TC para evaluar la respuesta del paciente al tratamiento médico y determinar la necesidad de drenaje quirúrgico de un absceso. En la medida de lo posible deben emplearse protocolos de dosis reducidas, especialmente en pacientes pediátricos.

Tumores de tejidos blandos

Dado que los tumores y otras lesiones, incluidos los procesos benignos y malignos, los quistes y las hemo-rragias, tienden a ser más densos que el tejido adiposo orbitario normal, la TC revelará las características del tejido (heterogeneidad, densidad), los bordes (bien definidos o no) y la afectación de los tejidos orbitarios normales (separación de estructuras como los músculos extraoculares o la glándula lagrimal) cuando exista una lesión orbitaria masiva. Las lesiones pueden encontrarse en el espacio extracónico (fig. 3-11) o intracónico (fig. 3-12A,B). La TC también identificará cambios óseos adyacentes que pueden ayudar en el diagnóstico diferencial de una lesión. Por ejemplo, los tumores de la glándula lagrimal que causan una expansión suave

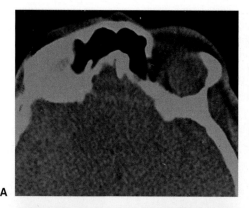

A

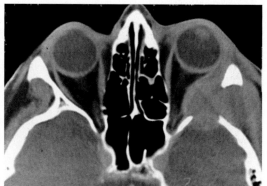

B

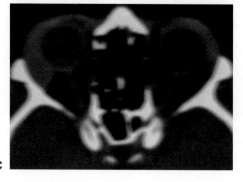

C

Figura 3-13 Lesiones de la glándula lagrimal en la TC. **A:** Lesión bien circunscrita sin extensión al contenido orbitario izquierdo; no es posible determinar cambios óseos en esta exploración con ventana de tejidos blandos. **B:** Lesión de la glándula lagrimal izquierda con un gran componente que se extiende hacia la órbita posterolateral y que destruye la pared lateral de la órbita y se extiende hacia el hueso temporal y la fosa craneal media. **C:** Lesión ligeramente mal definida en la órbita derecha que se amolda al globo sin distorsionar-lo ni indentarlo.

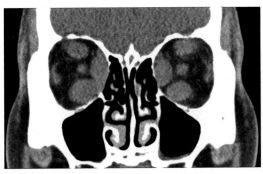
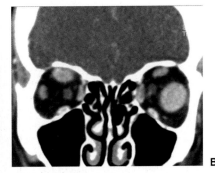

A   B

Figura 3-14 Afectación de los músculos extraoculares por enfermedad ocular tiroidea (EOT) frente a un linfoma en las imágenes de TC. **A:** TC coronal de las órbitas que muestra el agrandamiento característico de los músculos rectos inferior y medial en un paciente con EOT; la órbita derecha se observa ligeramente peor que la izquierda. Nótese el tamaño normal de los músculos rectos laterales. **B:** Agrandamiento aislado y reforzamiento con contraste de los músculos rectos laterales derecho e izquierdo en un paciente con diplopía y proptosis, con sospecha de EOT. Debido al marcado aumento de tamaño del músculo recto lateral izquierdo, el paciente fue sometido a una biopsia del músculo que reveló un linfoma.

de la glándula con adelgazamiento, pero sin destrucción de la fosa de la glándula lagrimal, tienen más probabilidades de ser procesos benignos tales como el adenoma pleomorfo (fig. 3-13A); tales tumores también pueden indentar el globo. La destrucción ósea aumenta la preocupación por una posible malignidad (fig. 3-13B). Del mismo modo, un tumor aislado que afecte la glándula lagrimal u otras partes de la órbita y que se amolde al hueso, e incluso al globo, a medida que se extiende por la órbita, debe generar preocupación por un proceso linfoproliferativo como inflamación o un linfoma (fig. 3-13C).

Las lesiones intracónicas más comunes, que a menudo se descubren con proptosis indolora y lentamente progresiva, son las malformaciones cavernosas (anteriormente denominadas hemangiomas cavernosos). Estas lesiones bien circunscritas pueden ser ligeramente heterogéneas y desplazar estructuras adyacentes como los músculos extraoculares (lo que puede causar diplopía) o el nervio óptico (lo que provoca compresión y posible pérdida de visión). Las malformaciones cavernosas no suelen causar cambios óseos debido a su ubicación intracónica, y su relación con la órbita ósea puede evaluarse para determinar el mejor abordaje quirúrgico cuando sea necesaria su extirpación.

Dado que pueden tener una relación estrecha con el nervio óptico y causar pérdida de visión, después de encontrar la lesión en la TC a menudo se obtiene una RM de la órbita (v. más adelante).

Enfermedad ocular tiroidea

La oftalmopatía de Graves o enfermedad ocular tiroidea (EOT) es el resultado de un proceso autoinmunitario que estimula la proliferación de tejido fibroadiposo con efectos inflamatorios acompañantes que incluyen edema de tejidos blandos e inyección vascular. Los cambios tanto en los músculos extraoculares como en el tejido adiposo de una o ambas órbitas son

característicos de la EOT, y la identificación de las anomalías típicas en la TC a menudo conduce al diagnóstico en pacientes que carecen de evidencia sistémica de hipertiroidismo o de marcadores serológicos elevados. Al menos el 20% de los pacientes con enfermedad de Graves tendrán manifestaciones oculares antes de que se produzca cualquier disfunción tiroidea sistémica, y otros desarrollarán los cambios de la EOT sin tener nunca hipertiroidismo sistémico. Cuando este último grupo de pacientes se presenta a la consulta oftalmológica en la fase latente de la enfermedad, en la que puede haber proptosis y/o estrabismo sin signos inflamatorios, las concentraciones de autoanticuerpos pueden ser también normales. Puede observarse agrandamiento de uno o más de los vientres de los músculos extraoculares, sin afectar la inserción tendinosa en el globo (fig. 3-14A), tanto en las imágenes axiales como en las coronales de la TC. Cuando el agrandamiento es sutil, puede ser difícil determinar con certeza que existe una anomalía, ya que el tamaño normal de los músculos

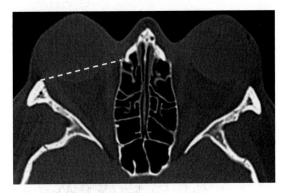

Figura 3-15 Proptosis radiográfica observada en un paciente con enfermedad ocular tiroidea; nótese la protrusión del globo con el ecuador muy anterior a la *línea de puntos* trazada desde el borde orbitario lateral derecho hasta la cresta lagrimal posterior.

extraoculares varía entre los individuos. A menudo se observa un patrón característico de agrandamiento, en el que hay más probabilidad de agrandamiento de los rectos inferior y medial que del recto superior, mientras que el músculo recto lateral suele permanecer normal (fig. 3-14A). De hecho, para no pasar por alto otros elementos que pueden confundirse con EOT, como enfermedad inflamatoria orbitaria o procesos infiltrantes como el linfoma, se requiere una inspección cuidadosa tanto de la preservación del tendón como del patrón típico de aumento de tamaño de los músculos extraoculares, y el aumento de tamaño del músculo recto lateral casi siempre indica que no se trata de EOT, sino de otra afección (fig. 3-14B).

La EOT no provoca cambios en la órbita ósea. La proliferación de los tejidos adiposos puede dar lugar a una proptosis, que puede evaluarse objetivamente en las imágenes axiales de TC. En la mayoría de los pacientes, una línea trazada desde la cresta lagrimal posterior hasta la pared lateral de la órbita a nivel del canto lateral bisecará el globo o caerá por delante del ecuador. En los pacientes con EOT, esta línea suele pasar por detrás del ecuador (fig. 3-15), lo que confirma el diagnóstico clínico de proptosis unilateral o bilateral.

Cuando se planifica la descompresión quirúrgica para la EOT, la TC preoperatoria de la órbita permite identificar las zonas de extirpación ósea que proporcionarán la máxima creación de espacio para la expansión orbitaria, incluidos los senos etmoidales y maxilares adyacentes a la pared medial y el piso (suelo) de la órbita, así como el espacio potencial que resulta de la extirpación de parte o la totalidad del ala mayor del esfenoides de la pared lateral de la órbita. También pueden identificarse puntos de referencia quirúrgicos

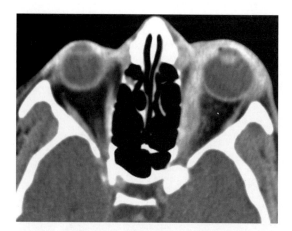

Figura 3-16 TC axial de las órbitas, con contraste, que muestra un agrandamiento difuso del músculo recto medial izquierdo en un paciente de 44 años con diplopía dolorosa. La inflamación afecta todo el músculo, incluido el tendón, y también se observa un leve trabeculación de la grasa. Se diagnosticó una inflamación orbitaria y los síntomas se resolvieron rápidamente tras el tratamiento con prednisona oral. (Cortesía de M. Tariq Bhatti, M.D.)

importantes, como el nervio infraorbitario a lo largo del piso y la unión de la pared medial y el piso, a menudo denominada puntal (*strut*) inferomedial, cuya conservación reducirá el riesgo de diplopía postoperatoria. Los datos de la TC también pueden utilizarse en conjunto con los sistemas de navegación estereotáctica intraoperatoria sin marco, que permiten trazar con mayor precisión el área deseada de extirpación ósea.

Inflamación orbitaria

Los tipos de inflamación orbitaria que no se limitan a los músculos extraoculares también pueden detectarse mediante TC en pacientes que presentan síntomas típicos de dolor, hinchazón y/o enrojecimiento orbitario, así como diplopía y/o ptosis de nueva aparición. La TC puede no ser tan sensible como la ecografía de la órbita para detectar inflamaciones en la cara posterior de la vaina del globo ocular, como ocurre en la escleritis posterior, pero puede observarse una apariencia «frondosa» del globo afectado, en comparación con el lado no afectado. Como se ha señalado anteriormente, la presencia de densidades nebulosas y mal definidas dentro del tejido adiposo orbitario normal (trabeculación de la grasa) no es específica de un proceso inflamatorio o infeccioso y debe considerarse en el cuadro clínico general para ayudar a realizar el diagnóstico correcto sobre la naturaleza de la enfermedad orbitaria. Pueden observarse áreas diferenciadas de inflamación en el tejido blando orbitario o en un músculo extraocular (fig. 3-16), y la TC puede conducir a la identificación de una lesión para la biopsia que permita realizar un diagnóstico más definitivo.

Al igual que en el cuidado de los pacientes con absceso orbitario y/o celulitis orbitaria, puede ser conveniente repetir las imágenes para ver si hay una respuesta estructural al tratamiento. Sin embargo, si un paciente está respondiendo bien al tratamiento adecuado, como los corticosteroides u otra medicación inmunosupresora, estos estudios deben solicitarse de forma juiciosa para minimizar la exposición a la radiación.

TC de la cabeza

La obtención de imágenes craneoencefálicas con TC tiene una utilidad limitada para muchos pacientes con trastornos neurooftálmicos presuntos o confirmados debido a su escasa capacidad para detectar cambios patológicos dentro del propio encéfalo. Los pacientes con trastornos de la motilidad ocular o con nistagmo necesitan una evaluación detallada de las estructuras de la fosa posterior, incluidos el tronco del encéfalo y el cerebelo, y la TC es especialmente ineficiente a la hora de obtener imágenes de los tejidos blandos de esta región. Del mismo modo, este tipo de TC es una mala elección para pacientes con sospecha de esclerosis múltiple, ya que las lesiones desmielinizantes suelen ser difíciles, si no imposibles, de visualizar, con independencia de su localización. Por otro lado, la TC es bastante sensible

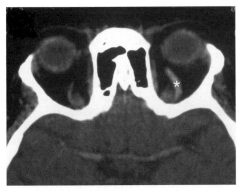

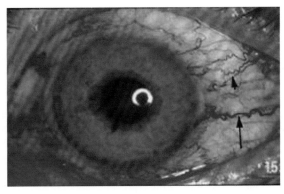

A **B**

Figura 3-17 **A:** Agrandamiento de la vena oftálmica superior izquierda (*asterisco*) en un paciente con un ojo izquierdo rojo crónico y una fístula arteriovenosa de duramadre izquierda. **B:** Fotografía externa que muestra vasos epiesclerales y conjuntivales dilatados y tortuosos (*flechas*).

para detectar hidrocefalia, hemorragias intracraneales y subaracnoideas y grandes lesiones en los hemisferios cerebrales o el cerebelo. Por tanto, si se sospecha de una lesión de este tipo, la TC de la cabeza es una prueba de detección rápida y eficaz. Por ejemplo, en los pacientes que presentan cambios visuales agudos compatibles con un ACV (p. ej., una hemianopsia homónima de reciente aparición con o sin déficits sensoriales o motores) en las últimas horas, puede realizarse una TC de la cabeza sin contraste para identificar la presencia o ausencia de una hemorragia como parte de una evaluación para el tratamiento trombolítico. La TC de la cabeza también puede ser útil en pacientes con traumatismos craneales agudos, a fin de identificar fracturas craneales y hemorragias. En el protocolo típico de la TC de la cabeza, se utiliza un grosor de corte de 5 mm, que es inadecuado para la revisión detallada del contenido orbitario. La

angulación de una TC de la cabeza también difiere de la de una TC de la órbita, lo que limita aún más su utilidad para detectar enfermedades orbitarias. Es común que un paciente acuda a una exploración neurooftalmológica habiéndose sometido ya a una TC de la cabeza, solicitada por otro clínico, cuando la TC de las órbitas habría sido el estudio diagnóstico más apropiado. Aunque estos pacientes pueden sentirse confusos o enfadados cuando se les indica que es necesario repetir el estudio de imagen, es importante que no se acepte la TC de la cabeza, menos informativa, como única evaluación.

TC del cuello

Dado que la RM es mejor que la TC para delimitar las anomalías de los tejidos blandos en el cuello, una TC aislada del cuello rara vez es el estudio de elección en los pacientes neurooftalmológicos. Sin embargo, puede

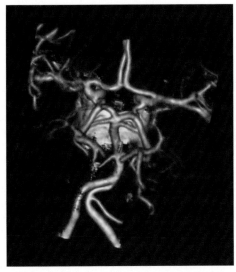

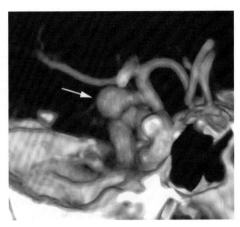

A **B**

Figura 3-18 Angiografía por TC de la vasculatura cerebral. **A:** Imagen reconstruida en 3 dimensiones (3D) de la circulación encefálica anterior y posterior. **B:** Reconstrucción detallada en 3D de la arteria carótida interna derecha, que muestra aneurisma (*flecha*) de la región paraoftálmica en una paciente con pérdida visual lentamente progresiva en su ojo derecho.

ser útil como estudio práctico complementario a la ATC del cuello cuando se realiza para afecciones como el síndrome de Horner (*v.* más adelante y cap. 16), ya que el protocolo estándar de obtención de imágenes del cuello puede extenderse a la parte superior del tórax (la región de interés cuando se considera la vía simpática) y, por tanto, ahorrar al paciente el tiempo, el gasto y la exposición a la radiación adicionales de un estudio completo de obtención de imágenes del tórax mediante TC. Se prefieren otras modalidades de imagen, como la ecografía, y posiblemente la RM, para otras lesiones de interés en el cuello, como las anomalías tiroideas o paratiroideas.

Angiografía por TC

Una serie de afecciones neurooftálmicas, como la parálisis compresiva del tercer nervio craneal, el síndrome de Horner y la pérdida de visión transitoria, pueden deberse a anomalías vasculares que no se visualizan bien en las imágenes de TC estándar. Tanto las estructuras arteriales como las venosas, como la arteria oftálmica y la vena oftálmica superior, pueden visualizarse en las imágenes de la órbita de rutina cuando se utiliza contraste (fig. 3-17), pero el análisis detallado puede no ser posible debido a la densidad relativa de los tejidos circundantes (especialmente el hueso), que interfiere con la señal procedente de las estructuras vasculares. Para resaltar las estructuras vasculares, la ATC requiere la administración de un gran bolo de contraste yodado y capturar rápidamente su tránsito a través de la vasculatura, seguida de la aplicación de algoritmos posteriores al procesamiento, que sustraen la señal adyacente que no es atribuible a la vasculatura. Se generan imágenes reconstruidas bidimensionales y tridimensionales (fig. 3-18), y también pueden visualizarse imágenes de origen (aunque las estructuras vasculares resaltan menos sin el procesamiento de imágenes). La fidelidad anatómica tiende a ser buena, ya que la visualización directa de la vasculatura se consigue mostrando solo las estructuras que se llenan de medio de contraste. Sin embargo, el procesamiento posterior puede introducir artefactos, por lo que debe consultarse a un neurorradiólogo experimentado para que ayude a interpretar la imagen. También deben analizarse las imágenes de origen cuando las imágenes reconstruidas no evidencian la enfermedad que se sospecha (p. ej., un paciente con una parálisis del tercer nervio dolorosa y con afectación de la pupila en el que se sospecha un aneurisma, pero no se ve), ya que, de esta manera, la sensibilidad aumenta. Algunas lesiones, como la disección carotídea, no se visualizan directamente con la ATC y deben inferirse a partir de signos tales como el estrechamiento de la luz del vaso en una zona susceptible. Del mismo modo, incluso con la mayor resolución de estas estructuras en comparación con la TC estándar, las anomalías adquiridas, como las fístulas arteriovenosas de la duramadre, pueden pasar desapercibidas en la ATC; el hecho de no

identificar estos problemas con la ATC cuando se sospechan clínicamente no debe tomarse como prueba definitiva de su ausencia. No obstante, la ATC actual ha demostrado ser efectiva a la hora de detectar aneurismas y otras lesiones vasculares de hasta 1 mm de diámetro, lo que la convierte en una herramienta inestimable en la evaluación inicial de pacientes con posibles lesiones vasculares. De hecho, dado que los aneurismas que causan una parálisis del tercer nervio casi siempre tienen al menos 5 mm de diámetro, la sensibilidad de la ATC para detectar estas lesiones se acerca al 100 %.

Las desventajas y limitaciones de la ATC incluyen la necesidad de una gran carga de contraste, que puede no ser bien tolerada en pacientes con función renal reducida. La mayor velocidad y resolución que ofrece el uso de instrumentos de TC multidetectores de alta velocidad también conlleva una mayor exposición a la radiación. Aunque el tiempo de obtención de las imágenes puede ser más corto que el de los modelos más antiguos, la anchura del haz de radiación es mucho mayor y anula el tiempo de exposición con respecto a la dosis de radiación total. Por este motivo, es especialmente importante hacer un uso juicioso de la ATC y evitar la repetición de estudios innecesarios.

La flebografía por TC (FTC) puede emplearse en el diagnóstico cuando hay sospecha de trombosis o estenosis de los senos venosos cerebrales, esta última en el contexto del síndrome de seudotumor cerebral (*v.* cap. 6). Al igual que la ATC, requiere la administración de un gran volumen de medio de contraste, así como una exposición a la radiación que supera la dosis administrada para un TC de la cabeza estándar.

Resonancia magnética

Para la RM se utilizan las propiedades intrínsecas de los tejidos para obtener imágenes no invasivas de las estructuras corporales y, por tanto, proporciona información fundamentalmente diferente sobre dichas estructuras. Se requiere un imán potente (los instrumentos estándar en uso en el momento de escribir este texto utilizan imanes de 1.5 o 3 Tesla [T], con intensidades de campo de 7T disponibles para fines de investigación), y el instrumento debe estar físicamente aislado y blindado para evitar interferencias. El análisis detallado de la física de la RM está más allá del alcance de este capítulo. Sin embargo, en resumen, la RM se basa en la propiedad de la RM nuclear, en la que se registran las emisiones de energía de los protones de los átomos paramagnéticos alineados en un campo magnético después de ser perturbados por un breve (ms) pulso de energía (normalmente ondas de radio). Se analiza el carácter de su retorno a su estado anterior para revelar la información estructural subyacente. Mediante la variación del tiempo de repetición (denominado como TR) del pulso de radiofrecuencia y el tiempo de retraso hasta que se obtiene la emisión (TE), o «eco», pueden investigarse

Tabla 3-1	Secuencias comunes de adquisición de RM	
Nombre	**Base física de la obtención de imágenes**	**Usos en investigaciones neurooftálmicas**
Imagen ponderada en T1	Relajación longitudinal del giro del protón (realineación con el campo magnético)	Distinguir la materia gris de la materia blanca, identificar las masas orbitarias en relación con el tejido adiposo (brillante)
Imagen ponderada en T2	Relajación transversal del giro del protón (descenso a las características del giro basal)	Detección de edema tisular (encéfalo y órbita)
FLAIR (recuperación de inversión atenuada de líquidos)	Tiempo de inversión largo (T1) ajustado para anular la señal del agua	Mejora de la identificación de la enfermedad de la materia blanca, especialmente la periventricular
STIR (*short tau inversion recovery*)	Tiempo de inversión acortado (T1) para suprimir la señal de tejido adiposo	Mejora de la detección de la enfermedad orbitaria, especialmente en el nervio óptico
DWI (imágenes ponderadas por difusión)	Evaluación de la capacidad de movimiento de los protones dentro del tejido	Identificación de isquemia aguda
SWI (imágenes ponderadas por susceptibilidad)	Se centra en la distorsión del campo magnético local	Visualización de productos sanguíneos, depósitos focales de calcio

diferentes propiedades de los tejidos. Por suerte, para la obtención de imágenes del cuerpo humano, los átomos de hidrógeno (como parte de las moléculas de agua y/o grasa) son paramagnéticos, mientras que los átomos de carbono no lo son. Por tanto, el contenido variable de protones (agua y grasa) de los distintos tejidos permite discriminarlos entre sí. Los tejidos que tienen un contenido de agua relativamente bajo (como el hueso) no están bien delineados por la RM. Puede utilizarse medio de contraste para alterar las propiedades paramagnéticas de los protones dentro de los tejidos, normalmente por medio del aumento del tiempo de relajación T1 (tabla 3-1). Los agentes más utilizados son los basados en gadolinio, con el gadolinio quelado por una molécula orgánica (el gadolinio libre es potencialmente tóxico y tampoco produce reforzamiento del tejido).

A diferencia de la TC, en la que la variación de los protocolos para la obtención de imágenes contiene relativamente pocos parámetros (grosor del corte, uso de contraste, extensión del área fotografiada, angulación del túnel [*gantry*] en relación con el paciente) y los datos se recogen rápidamente, la obtención de imágenes por RM es un procedimiento más lento y complicado. La fuerza del imán es invariable (como se explica más adelante), pero se producen múltiples rondas de obtención de datos con variación de la energía y la duración del pulso de radiofrecuencia, así como el intervalo de tiempo entre la aplicación del pulso y el registro de la emisión de energía del cuerpo. Se han aplicado denominaciones estandarizadas a las secuencias de energía/tiempo de recuperación más frecuentemente utilizadas (tabla 3-1), y la familiaridad con las ventajas y desventajas de cada secuencia ayudará a la interpretación de las imágenes resultantes. Hay innumerables protocolos especializados adicionales que han sido desarrollados por radiólogos e instituciones para optimizar la evaluación de enfermedades específicas, y se anima al clínico a formar una relación de colaboración con los neurorradiólogos locales y a comunicarse frecuentemente con ellos para optimizar la atención al paciente. Lo más importante es que, cuando se solicita una RM, el clínico debe tener una idea de lo que busca, lo cual debe indicarse en el formulario de solicitud de radiología. Cuanto más específico sea uno en

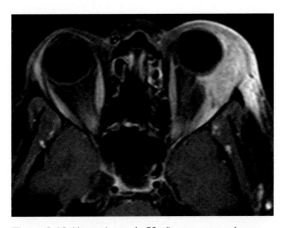

Figura 3-19 Un paciente de 53 años se presentó con hinchazón y dolor en el párpado izquierdo. La RM axial ponderada en T1 de las órbitas con supresión de grasa y contraste con gadolinio mostró reforzamiento de la glándula lagrimal izquierda e inflamación por derrame (reforzamiento anómalo) en la órbita posterolateral, consistente con enfermedad inflamatoria de la órbita.

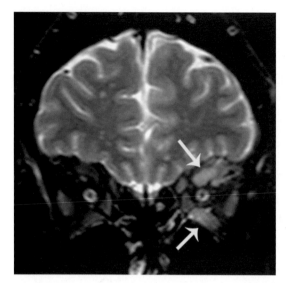

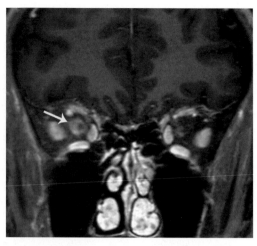

Figura 3-22 RM coronal ponderada en T1, con contraste, que muestra el reforzamiento de la vaina del nervio óptico derecho (*flecha*) en un hombre de 61 años con pérdida de visión progresiva indolora y un defecto pupilar aferente relativo derecho. Los hallazgos son consistentes con un meningioma de la vaina del nervio óptico derecho.

Figura 3-20 RM coronal ponderada en T2 en un paciente con empeoramiento del estrabismo y enfermedad ocular tiroidea. Los músculos rectos superior e inferior izquierdos (*flechas*) muestran hiperintensidad y aumento de tamaño, consistente con la inflamación activa de la enfermedad. El paciente fue tratado con corticosteroides en terapia pulsada, con resolución de los hallazgos de la RM y estabilidad de la diplopía.

la pregunta diagnóstica, mayor será la probabilidad de que se realicen las secuencias adecuadas y su análisis posterior.

Las ventajas de la RM son la ausencia de radiación y una mayor resolución de las estructuras de los tejidos blandos (que se explica más adelante). Las desventajas son el coste y el tiempo. Por ejemplo, mientras que las imágenes de TC pueden obtenerse en 2 min o menos, para un conjunto completo de secuencias de RM

estándar pueden necesitarse 30 min o más. Los pacientes deben permanecer inmóviles durante la obtención de la imagen para evitar la degradación de la señal, y los pacientes pediátricos, u otros que no cooperan, pueden requerir sedación. También hay limitaciones físicas impuestas por la necesidad de un campo magnético estrechamente definido y homogéneo. La mayoría de los instrumentos de RM tienen un túnel relativamente estrecho en el que se introduce la parte del cuerpo de interés (cabeza y cuello para la mayoría de los estudios neurooftálmicos). Algunos individuos experimentan

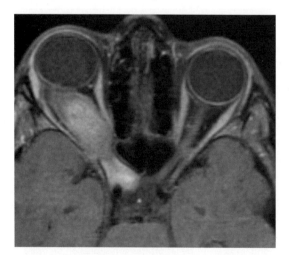

Figura 3-21 RM axial ponderada en T1 con gadolinio que muestra un tumor intrínseco del nervio óptico derecho, consistente con un glioma, en un paciente con neurofibromatosis de tipo I.

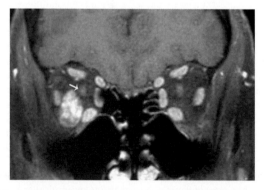

Figura 3-23 Malformación cavernosa en la pared inferolateral de la órbita derecha de un paciente de 57 años con proptosis del ojo derecho, pero con función visual sensitiva y oculomotora normal. La RM ponderada en T1 con contraste y supresión de grasa muestra un reforzamiento heterogéneo de la lesión. Obsérvese que la lesión no desplaza ni comprime el nervio óptico (*flecha*), que se encuentra superomedial con respecto a la misma. La enfermedad se confirmó tras la extirpación quirúrgica.

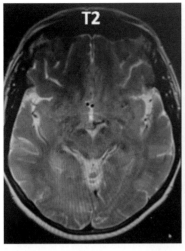
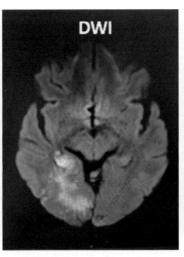
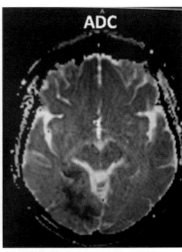

Figura 3-30 Accidente cerebrovascular isquémico del lóbulo occipital derecho. Secuencias axiales de RM en una mujer de 68 años que presenta confusión aguda, desorientación y hemianopsia homónima izquierda. La imagen T2 muestra una leve hiperintensidad en el lóbulo occipital derecho, más evidente en la imagen ponderada por difusión (DWI) (centro) obtenida unas 10 h después del inicio de los síntomas. La región afectada es *hipointensa* (imagen derecha) en la imagen de coeficiente de difusión aparente (ADC) correspondiente, lo que indica una difusión restringida de las moléculas de agua, consistente con un edema citotóxico. Estas propiedades hacen que las técnicas de DWI sean extremadamente valiosas para la detección temprana de los accidentes cerebrovasculares isquémicos.

La RM también puede ser complementaria a la TC cuando hay compresión del nervio óptico en el vértice de la órbita. El hueso adyacente puede ocultar los

Figura 3-31 RM axial FLAIR en un paciente con neuritis óptica aguda retrobulbar izquierda que muestra las típicas lesiones ovoides periventriculares de la sustancia blanca compatibles con la esclerosis múltiple.

detalles de los tejidos blandos en la TC, mientras que la RM permitirá una apreciación más precisa del tejido adiposo orbitario normal, de las lesiones que ocupan espacio y del agrandamiento de los músculos extraoculares que puede contribuir a la compresión del nervio óptico. El reforzamiento anatomopatológico del nervio óptico también proporciona evidencia para apoyar la disfunción, cuando está presente.

Las secuencias típicas de una RM de la órbita también proporcionan imágenes detalladas de la silla turca, los senos cavernosos y el espacio supraselar (incluidos el quiasma y los tractos ópticos). Así, en los pacientes en los que se sospecha una enfermedad quiasmática, la RM de las órbitas puede ser mejor que la TC, e incluso que la RM cerebral, debido a los cortes más finos y las vistas ampliadas del espacio supraselar que se logran (fig. 3-25). Aunque también existen protocolos de RM hipofisaria y son útiles para diferenciar entre masas supraselares, la RM de órbita también permite visualizar toda la vía óptica anterior desde el globo hasta el tracto óptico, con lo que se destacan otras afecciones, como la neuritis óptica que puede presentarse con afectación bilateral del nervio óptico y del quiasma sin que exista una lesión de tipo masa (fig. 3-24A,B). Los pacientes con parálisis de múltiples nervios craneales en el contexto de la diplopía también deben someterse a una RM de las órbitas, ya que pueden identificarse procesos del seno cavernoso como un tumor o una trombosis (fig. 3-26). En los capítulos posteriores sobre los trastornos quiasmáticos y la disfunción de los nervios craneales se ofrecen más detalles sobre estos procesos patológicos. Además, las estructuras que colindan con los techos de las órbitas, como el plano esfenoidal y el surco olfatorio,

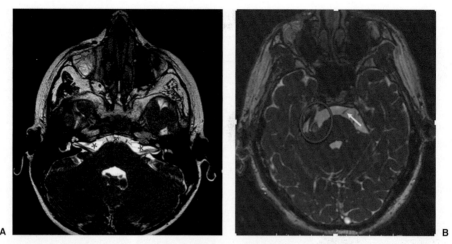

Figura 3-32 **A:** Imagen axial FIESTA (*fast imaging employing steady-state acquisition*) en la que se observa la apariencia de los nervios craneales VI (*flechas*) y VII (*asteriscos*) al salir del tronco del encéfalo y atravesar los espacios adyacentes llenos de líquido cefalorraquídeo (LCR). **B:** Imagen axial CISS (*constructive interference in steady-state*) que muestra una marcada dilatación y dolicoectasia de la arteria basilar, lo que causa tracción y pinzamiento del nervio trigémino derecho en su zona de salida de la raíz (*círculo*) en un paciente con neuralgia del trigémino. La *flecha* señala el segmento cisternal del nervio abducens (VI) izquierdo.

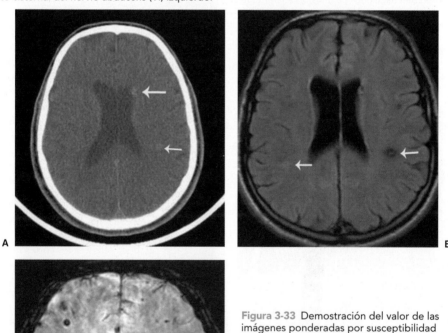

Figura 3-33 Demostración del valor de las imágenes ponderadas por susceptibilidad (SWI) en un paciente con visión doble, así como episodios de debilidad y adormecimiento de las extremidades y visión doble. **A:** La TC de la cabeza revela dos lesiones hiperdensas apenas visibles en el hemisferio cerebral izquierdo (*flechas*). **B:** La RM cerebral axial ponderada en T1 muestra una lesión evidente en el hemisferio cerebral izquierdo y también una lesión apenas visible en el área temporoparietal derecha (*flechas*). **C:** La SWI axial muestra numerosas lesiones en ambos hemisferios, consistentes con malformaciones cavernosas. Se identificaron lesiones similares en el tronco del encéfalo y el cerebelo.

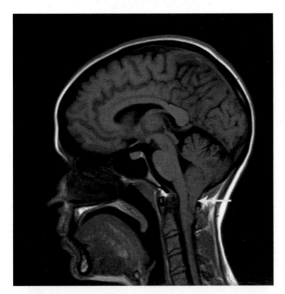

Figura 3-34 Una mujer de 22 años se presentó con cefalea por esfuerzo, nistagmo descendente e inestabilidad en la marcha. RM cerebral sagital ponderada en T1 sin contraste que muestra la extensión amigdalina cerebelosa a través del foramen magno (*flecha*), consistente con una malformación de Chiari de tipo I. Los síntomas mejoraron tras la descompresión quirúrgica.

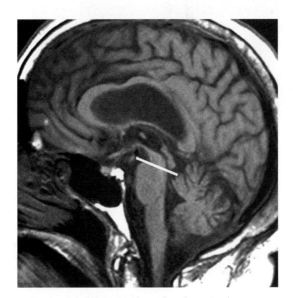

Figura 3-35 La RM sagital ponderada en T1 de un paciente con parálisis supranuclear progresiva muestra una marcada atrofia del mesencéfalo (*por encima de la línea blanca*) y una figura de «colibrí» en la que el mesencéfalo representa la cabeza y el puente (de Varolio) (*por debajo de la línea*) el cuerpo y las alas. (Reproducido con permiso de Teaching NeuroImages: «Penguin» or «hummingbird» sign and midbrain atrophy in progressive supranuclear palsy. *Neurology* 2009;72:e81.)

serán visibles, y las lesiones en estas áreas, como los meningiomas que conducen a neuropatías ópticas compresivas, se definen mejor por medio de la RM de las órbitas (fig. 3-27), en lugar de la RM cerebral.

Lesiones del sistema nervioso central

El gran detalle que ofrece la RM cerebral permite detectar una serie de procesos que pueden dar lugar a una disfunción neurooftalmológica. Dado el limitado alcance de este capítulo, el análisis se limitará a la aplicación e interpretación de la RM en una pequeña selección de trastornos del SNC que presentan anomalías distintivas en la RM, a fin de ayudar en su diagnóstico. Se remite al lector a los capítulos siguientes y, en caso necesario, a un atlas de neuroimagen para una presentación más completa de las innumerables anomalías que pueden observarse en pacientes con trastornos neurooftálmicos. Un abordaje sistemático de la interpretación de la RM cerebral ayudará a encontrar la enfermedad subyacente. La revisión inicial de las imágenes axiales, coronales y sagitales ponderadas en T1, tanto si son con contraste como sin contraste (cuando se utiliza, como debe ser en la mayoría de los casos), delineará las lesiones de tipo masa que involucran al encéfalo propiamente dicho, a los ventrículos y a otras estructuras extraaxiales como las meninges. A continuación, se examinan las secuencias FLAIR y T2 en busca de señales anatomopatológicas que puedan indicar inflamación, infección, edema u otros cambios relacionados con la enfermedad (fig. 3-28). En los casos en los que se sospecha isquemia aguda (no en la típica evaluación ambulatoria), las imágenes ponderadas por difusión (DWI, *diffusion-weighted images*) y las correspondientes imágenes de coeficiente de difusión aparente (ADC, *apparent diffusion coefficient*) serán más importantes para tomar decisiones clínicas (figs. 3-29 y 3-30). A diferencia de la RM de las órbitas, en las que la ausencia de contraste a menudo imposibilita

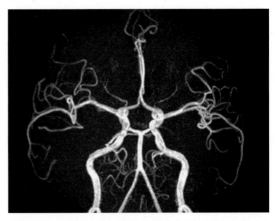

Figura 3-36 Reconstrucción en tres dimensiones (3D) de la vasculatura del encéfalo mediante ARM en un paciente normal al que se le realizó este estudio por síncope. La resolución es similar a la de una ATC (v. fig. 3-18A).

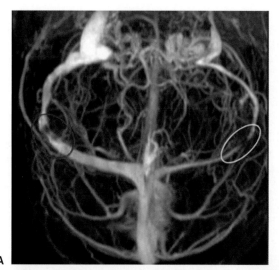

A

Figura 3-37 Hallazgos en los senos venosos **A:** La RM cerebral con contraste de un paciente con síndrome de seudotumor cerebral constata una estenosis bilateral del seno transverso distal (*círculos rojos* y *amarillos*). Las estenosis se producen característicamente en la unión con el seno sigmoideo y la vena anastomótica inferior (de Labbé). **B:** Las imágenes de RM reconstruidas en 3 dimensiones (3D) de un paciente con trombosis del seno venoso constatan un llenado irregular generalizado en todo el sistema venoso, incluidos ambos senos transversos y el seno sagital superior (*óvalos*). La vista sagital constata un defecto de llenado completo dentro del seno recto (*flechas*).

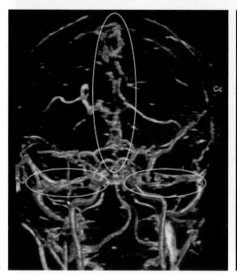
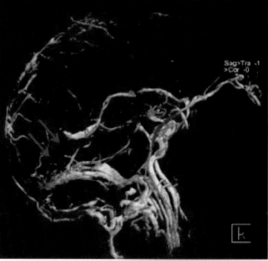

B

la visualización los cambios anatomopatológicos (como los que hay dentro del nervio óptico), la RM cerebral sin contraste puede ser útil en el diagnóstico de lesiones desmielinizantes, que aparecerán de forma prominente en las secuencias FLAIR (fig. 3-31). El reforzamiento con gadolinio también detectará lesiones activas. Esta distinción puede ser muy útil no solo en el momento de la investigación inicial, sino también para la monitorización posterior de la enfermedad y el efecto del tratamiento. Además, los procesos meníngeos pueden ser difíciles de identificar sin el uso de contraste y, a menos que exista una contraindicación médica, deben obtenerse secuencias con contraste al menos en la RM cerebral inicial en la mayoría de los pacientes, a fin de maximizar la sensibilidad en la detección de la enfermedad. Existen otras secuencias que pueden ser útiles para diagnosticar lesiones específicas del SNC o lesiones que se cree que están en una localización específica. Por

ejemplo, las secuencias FIESTA (*fast imaging employing steady-state acquisition*) y CISS (*constructive interference in steady-state*) (el nombre depende del fabricante del escáner que se utilice) pueden ser útiles en pacientes con sospecha de lesiones en la base del cráneo que causan paresia de los nervios craneales (fig. 3-32), y las imágenes ponderadas por susceptibilidad (SWI, *susceptibility-weighted images*) suelen ser útiles para evaluar a pacientes con trastornos microangiopáticos conocidos o presuntos, como la angiomatosis cavernosa familiar u otras afecciones asociadas a la hemorragia intracerebral subaguda (fig. 3-33).

Los trastornos de la fosa posterior, como la degeneración cerebelosa, pueden confirmarse mediante RM incluso cuando las pruebas serológicas o genéticas no son reveladoras. La RM cerebral también es el estudio de elección para evaluar trastornos de la unión craneocervical, como las malformaciones de Chiari de tipo I (fig. 3-34). Otras afecciones con hallazgos distintivos en la RM incluyen la parálisis supranuclear progresiva, con atrofia del mesencéfalo que produce un «signo del colibrí» visible en imágenes ponderadas en T1 mesosagitales (fig. 3-35).

El uso y la interpretación de la RM de la columna vertebral en relación con la enfermedad de la médula espinal y la mielitis transversal en ciertas formas de neuritis óptica se tratan en el capítulo 7 y no se repetirán aquí.

Trastornos vasculares

La angiografía por resonancia magnética (ARM) comprende un conjunto de técnicas que son distintas de la RM estándar y que pueden realizarse con o sin administración de contraste. En el primer método, el agente de contraste (gadolinio) acorta el tiempo de relajación T1 a menos, que el de la mayoría de los demás tejidos, lo que permite la visualización directa del fluido sanguíneo (y, por extensión, de los vasos que lo contienen) con una ventana de adquisición adecuadamente corta. Los métodos sin contraste pueden utilizar técnicas de contraste de fase o de tiempo de vuelo para identificar las áreas de señal que cambian rápidamente (como la sangre que fluye dentro de un vaso) y diferenciarlas de las áreas adyacentes con características de señal estática de los tejidos blandos. Las señales estáticas se sustraen y se deduce que las zonas restantes representan vasos sanguíneos. Ambos métodos son bastante sensibles y específicos para los vasos de mediano y gran calibre, pero no para la identificación fiable de los vasos más pequeños debido a la disminución de la relación señal-ruido con los tejidos adyacentes. Las áreas de flujo sanguíneo lento, como en ciertos tipos de aneurismas, también

pueden no ser tan visibles en la ARM sin contraste, en comparación con la ATC (en la que el contraste acumulado se observaría brillante, incluso si el flujo fuera bajo), y pueden pasarse por alto.

Sin embargo, a medida que la tecnología de la ARM ha evolucionado, su rendimiento en relación con la ATC para la mayoría de los fines clínicos, como la identificación de estenosis arteriales, disecciones y aneurismas, debe considerarse equivalente.

La ARM suele presentarse en reconstrucciones bidimensionales o tridimensionales que pueden girarse en una pantalla de ordenador para su interpretación. Al igual que con la ATC, también deben revisarse las imágenes de origen (normalmente proporcionadas en el plano axial) para maximizar la sensibilidad en la detección de lesiones. En la figura 3-36 se muestra una ARM cerebral típica.

La flebografía por RM (FRM) también puede obtenerse con o sin el uso de medio de contraste. En pacientes con síndrome de seudotumor cerebral, la FRM se obtiene a menudo al mismo tiempo que la RM cerebral para excluir una trombosis o estenosis del seno venoso contribuyente (v. fig. 3-37 y cap. 6), y a menudo es conveniente, para la persona examinada, realizar estos estudios en una sola sesión. La FRM con tiempo de vuelo (sin contraste) parece ser más susceptible a los artefactos; se registran anomalías de la señal en áreas donde se produce un cambio en la dirección del flujo venoso (como cerca de la unión entre el seno transverso distal y el seno sigmoideo) que pueden interpretarse erróneamente como una pérdida de flujo y la existencia de una estenosis o incluso una trombosis. Se recomienda que las anomalías en un estudio sin contraste se confirmen con una FRM con contraste o una FTC.

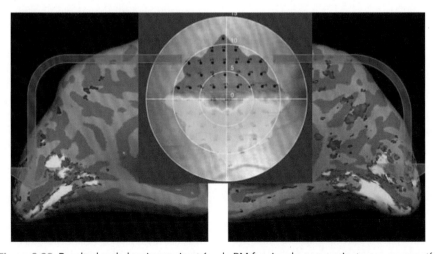

Figura 3-38 Resultados de la microperimetría y la RM funcional en un paciente con neuropatía óptica isquémica anterior no arterítica en el ojo derecho. El mapa de microperimetría (**centro de la imagen**) constata una ausencia de sensibilidad retiniana en la retina superior, que se corresponde con un defecto absoluto del campo visual altitudinal inferior. Como se esperaba retinotópicamente, la señal dependiente del nivel de oxígeno en sangre (BOLD) está selectivamente ausente dentro del giro (circunvolución lingual) superior bilateralmente.

Angiografía y flebografía por catéter

Los avances en las técnicas de imagen vascular no invasivas (ATC, FTC, ARM, RM) han hecho que el uso puramente diagnóstico de los métodos angiográficos basados en catéteres sea muy poco frecuente. La mayoría de los sistemas angiográficos son ahora digitales, y capturan imágenes de rayos X del medio de contraste a medida que este atraviesa la zona de interés y sustraen digitalmente otros materiales radiodensos (hueso y tejidos blandos) para producir vistas «diseccionadas» de la vasculatura. En teoría, un aneurisma lo suficientemente grande como para producir síntomas clínicos (es decir, un aneurisma de la porción paraoftálmica de la arteria carótida interna que cause una neuropatía óptica compresiva ipsolateral) debería ser detectable mediante ATC o ARM. De forma similar, tanto la FTC como la FRM son muy sensibles a la hora de encontrar incluso pequeñas áreas de anomalías del flujo venoso. No obstante, algunos estudios han cuestionado la capacidad de las imágenes no invasivas para identificar aneurismas de < 5 mm de diámetro, y la angiografía con sustracción digital (ASD) sigue siendo el estándar de referencia para el diagnóstico en los casos en que la posibilidad de un aneurisma es alta, pero la ATC y/o la ARM son normales. Lo más habitual es que la ASD se utilice después de observar una anomalía vascular mediante ATC o ARM, tanto para confirmar el hallazgo como para la planificación neuroquirúrgica o el tratamiento endovascular. Como se ha señalado anteriormente, el único caso en el que la ASD sigue siendo el único método diagnóstico de elección es el de la sospecha de fístula arteriovenosa de la duramadre, en la que la identificación directa de la conexión fistulosa y la extensión del flujo arterializado se observan mejor (y a menudo solo) con la ASD. El tratamiento endovascular mediante embolización de la fístula puede llevarse a cabo al mismo tiempo que la ASD diagnóstica.

Otras modalidades de imagenología (tomografía por emisión de positrones, espectroscopia por resonancia magnética, resonancia magnética funcional)

Por definición, este capítulo presenta una visión general de las técnicas de imagen más frecuentes en neurooftalmología. Otros métodos, como la tomografía por emisión de positrones (TEP), pueden utilizarse en la evaluación de pacientes con afecciones tan variadas como trastornos inflamatorios, trastornos linforreticulares y demencia. La TEP, a diferencia de las tecnologías mencionadas anteriormente, mide la actividad metabólica de los tejidos y no las características estructurales. A los pacientes se les administra un radiomarcador por vía oral y, una vez transcurrido el tiempo suficiente para su absorción en el sistema digestivo y su distribución por todo el cuerpo, se les somete a una exploración de la zona de interés (p. ej., el encéfalo) que suele superponerse («fusionarse») a un estudio estructural como la TC para su orientación anatómica. Se identifican áreas de hipometabolismo (como en las zonas parietooccipitales de los pacientes con atrofia cortical posterior) o de hipermetabolismo (como en los ganglios [nódulos] linfáticos de los pacientes con sarcoidosis, linfoma o cánceres metastásicos) y se correlacionan con otros hallazgos clínicos para ayudar al diagnóstico. La espectroscopia por RM también permite examinar la función metabólica, en lugar de la estructura, y se utiliza para identificar los cambios originarios en el metabolismo cerebral que pueden producirse con el tumor, la desmielinización, la actividad convulsiva y la isquemia. La interpretación de la espectroscopia puede ser un reto y requiere datos estandarizados adecuados para una región determinada para la identificación fiable de los cambios anatomopatológicos. Tanto la TEP como la espectroscopia pueden ser complementos diagnósticos útiles de las técnicas de imagen estructural cuando se dispone de una interpretación experta.

RM funcional

Las técnicas actuales de RM ofrecen un nivel de resolución estructural sin precedentes, y las tecnologías siguen mejorando a un ritmo rápido. Sin embargo, la correlación con las imágenes funcionales de alta resolución sigue siendo más esquiva y menos práctica en la práctica clínica habitual. No obstante, la evaluación de la RM funcional (RMF) puede proporcionar información valiosa sobre la actividad regional cortical y subcortical en respuesta a un estímulo. Esta forma dinámica de obtención de imágenes puede proporcionar información valiosa sobre la plasticidad, el cartografiado (mapeo) multisensorial intermodal, la reorganización después de una lesión, las anomalías del desarrollo y los trastornos de la función cortical superior. Esta técnica aprovecha los cambios en la oxigenación de la hemoglobina en sangre que se producen en respuesta al metabolismo del encéfalo cuando una región específica de este está activa o suprimida. Esto se denomina señal dependiente del nivel de oxígeno en sangre (BOLD, *blood-oxygen-level dependent*). Aunque esta herramienta se utiliza actualmente sobre todo en estudios de investigación, tiene un potencial extraordinario para ayudar a descubrir verdaderas correlaciones estructura-función en estados de enfermedad y de control (*v.* fig. 3-38).

4

Anomalías congénitas de la papila óptica

Elevación anómala de la papila óptica (seudopapiledema)
   Seudopapiledema asociado a drusas de la papila óptica
   Elevación anómala de la papila sin drusas

Hipoplasia del nervio óptico
   Características clínicas
   Relación con deficiencias endocrinas
   Relación con malformaciones del sistema nervioso central
   Asociaciones sistémicas y teratógenas
   Hipoplasia segmentaria del nervio óptico
   Patogenia

Excavación anómala de la papila óptica
   Papila óptica con forma de campanilla (*morning glory*)
   Coloboma de papila óptica
   Estafiloma peripapilar
   Megalopapila
   Foseta óptica
   Síndrome papilorrenal (de coloboma renal)

Síndrome de papila óptica oblicua congénita

Displasia de papila óptica

Pigmentación congénita de papila óptica

Síndrome de Aicardi

Duplicación de la papila óptica

Aplasia del nervio óptico

Fibras nerviosas mielinizadas

A los oftalmólogos y neurólogos se les solicita con frecuencia que evalúen a pacientes con papilas ópticas (o discos ópticos) anómalas, es decir, cuyas características no se corresponden con el aspecto típico de la papila. Por ejemplo, las papilas ópticas pueden estar demasiado elevadas, excavadas o inclinadas. Además de que su aspecto puede simular el de una afección adquirida y potencialmente peligrosa (es decir, que una papila congénitamente elevada que puede confundirse con un papiledema), algunas anomalías papilares se asocian a trastornos sistémicos, endocrinos y/o neurológicos congénitos o adquiridos que pueden requerir tratamiento. En otras palabras, las papilas ópticas hipoplásicas pueden estar asociadas a hipopituitarismo hipota-

lámico o a gliomas de la vía óptica. Por tanto, identificar que un paciente tiene una o dos papilas ópticas anómalas tiene un impacto sustancial en el tratamiento.

Algunos principios generales son especialmente útiles en la evaluación y el tratamiento de los pacientes con papilas ópticas con anomalías presuntas o conocidas.

1 Los niños con anomalías bilaterales de la papila óptica suelen presentarse en la infancia con mala visión y nistagmo. Aquellos con anomalías unilaterales de la papila óptica suelen presentarse en edad preescolar con esotropía sensorial.

2 Las malformaciones del sistema nervioso central (SNC) son comunes en pacientes con malformación de las papilas ópticas. Las papilas pequeñas se asocian a diversas malformaciones de los hemisferios cerebrales, el infundíbulo hipofisario y las estructuras intracraneales de la línea media (*septum pellucidum*, cuerpo calloso). Las papilas ópticas grandes con configuración en forma de campanilla (*morning glory disc*) se asocian a la forma transesfenoidal del encefalocele basal, mientras que las papilas ópticas colobomatosas pueden estar asociados a anomalías sistémicas y a una variedad de síndromes.

3 Cualquier anomalía ocular estructural que reduzca la agudeza visual en la infancia puede conducir a una ambliopía superpuesta. En los niños pequeños con anomalías unilaterales de la papila óptica y disminución de la visión puede estar justificado un ensayo de terapia de oclusión.

Elevación anómala de la papila óptica (seudopapiledema)

La elevación anómala de la papila óptica, a menudo denominada «seudopapiledema», puede tener un sorprendente parecido con edema verdadero de la papila óptica. Dado que la mayoría de los pacientes con seudopapiledema no presentan síntomas visuales, esta afección suele confundirse con el papiledema. En la mayoría de los casos, durante el curso de un examen rutinario se observa que la persona afectada tiene las papilas ópticas elevadas o los márgenes de la papila borrosos. La incertidumbre diagnóstica y la alarma creada por este hallazgo eclipsan el hecho de que el paciente no presenta otros signos o síntomas de aumento de la presión intracraneal. Por tanto, muchos pacientes con seudopapiledema no son derivados para evaluación neurooftalmológica hasta después de haber sido sometidos a un estudio de neuroimagen, una punción lumbar y estudios de laboratorio exhaustivos.

El seudopapiledema puede estar causado por drusas subyacentes en la papila óptica, que pueden ser superficiales y, por tanto, evidentes en el examen oftalmoscópico, o profundas («enterradas») e identificables solo con estudios adicionales tales como la autofluorescencia del fondo de ojo, la angiografía con fluoresceína, la tomografía de coherencia óptica (TCO), la ecografía o la tomografía computarizada (TC). En otros casos sin presencia de drusas, el nervio puede ser más pequeño de lo normal (es decir, hipoplasia del nervio óptico) o estar inclinado, lo que provoca una elevación general o focal del tejido de la papila.

Seudopapiledema asociado a drusas de la papila óptica

La palabra «druso» es de origen germánico y originalmente significaba tumor, hinchazón o tumefacción. El término se utilizó en la industria minera hace unos 500 años para indicar un espacio lleno de cristales en una roca. Otros términos para estas lesiones son *cuerpos hialinos* y *cuerpos coloides* de la papila óptica. Es muy desafortunado que el término drusas se utilice para designar tanto estas lesiones como las lesiones hipopigmentadas del epitelio pigmentario de la retina, que pueden preceder al desarrollo de degeneración macular.

Las drusas de la papila óptica son concreciones (solidificaciones) homogéneas y globulares, que a menudo se encuentran en aglomeraciones multilobuladas de mayor tamaño. Suelen presentar una estructura laminar concéntrica que no está encapsulada y no contiene células ni restos celulares. Los axones de la papila óptica adyacentes a las grandes acumulaciones de drusas son atróficos, mientras que los axones no adyacentes a las drusas son normales. Las drusas absorben sales de calcio y deben ser descalcificadas antes de ser cortadas en secciones para el estudio histopatológico.

Las drusas están compuestas predominantemente por una matriz mucoproteica con cantidades significativas de mucopolisacáridos ácidos, pequeñas cantidades de ácido ribonucleico y, a veces, hierro. Son insolubles en la mayoría de los disolventes habituales.

La alteración anatomopatológica principal de las drusas de la papila óptica parece ser una displasia hereditaria del canal óptico o de la papila óptica y su vasculatura, lo que provoca un estrechamiento de la lámina cribosa y, por tanto, del espacio de salida de los axones del nervio óptico del ojo. El pequeño tamaño de la papila óptica y la ausencia de una copa central en los ojos con drusas papilares son coherentes con el concepto de apiñamiento de los axones. El apiñamiento, a su vez, conduce a un metabolismo anómalo de los axones, con la deposición de cristales de calcio en las mitocondrias de los axones intactos. Posteriormente, los axones se

desintegran y las mitocondrias salen al espacio extracelular, donde una mayor concentración de iones de calcio provoca una mayor deposición de calcio en las mitocondrias. Finalmente, estas mitocondrias calcificadas se unen para formar las drusas.

La prevalencia de las drusas de la papila óptica depende del método de análisis. Por ejemplo, en una serie clínica de Escandinavia, la prevalencia de drusas ópticas fue del 0.3 %, mientras que la prevalencia en las series de autopsias es, como cabría esperar, algo mayor, pues varía entre el 0.4 % y el 2.0 %. Los hombres y las mujeres se ven afectados por igual, y las drusas son bilaterales en el 67 % al 85 % de los casos. La edad a la que se diagnostican las drusas visibles o el seudopapiledema causado por las drusas enterradas varía mucho en función de los estudios poblacionales. Las drusas familiares se transmiten como un rasgo autosómico dominante. La prevalencia de las drusas papilares en los afroamericanos es baja, quizá atribuible al tamaño diferente de la papila óptica en ellos.

La evolución de las drusas papilares es un proceso dinámico que continúa durante toda la vida. Es raro ver drusas visibles o una elevación significativa de la papila óptica en un lactante. Sin embargo, durante la infancia, la papila óptica afectada comienza a parecer «llena» y adquiere un color pardo, amarillo o pajizo (fig. 4-1A). Las drusas enterradas confieren gradualmente un aspecto festoneado al margen de la papila y producen sutiles excrecencias en la superficie de esta que tienden a predominar nasalmente (fig. 4-1B). Más tarde se agrandan y se calcifican, y se hacen más visibles en la superficie de la papila (fig. 4-1C). A medida que se agrandan, a veces desvían (pero no ocultan) los vasos retinianos que recubren la papila. En la edad adulta, la elevación de la papila óptica disminuye (esta se va volviendo cada vez más pálida), la capa de fibras nerviosas se adelgaza y aparecen ligeras hendiduras en la capa de fibras nerviosas de la retina peripapilar (v. cap. 5). Esta evolución refleja un lento desgaste de los axones ópticos durante décadas. A pesar de esta progresión, la mayoría de los pacientes permanecen asintomáticos y conservan una agudeza normal.

Aunque todas las drusas se localizan por delante de la lámina cribosa, estas pueden clasificarse como superficiales o enterradas. Las superficiales pueden y deberían poder identificarse fácilmente por su aspecto oftalmoscópico. Las drusas enterradas, sin embargo, solo pueden intuirse por el aspecto general de la papila óptica y de la retina peripapilar circundante, pero no pueden diagnosticarse con certeza sin pruebas adicionales tales como la angiografía con fluoresceína, la autofluorescencia del fondo de ojo, la TCO o la TC.

Las drusas superficiales se observan como excrecencias redondas y ligeramente irregulares que están presentes dentro y, en ocasiones, alrededor de la papila (figs. 4-1B,C y 4-2). Pueden estar dispersas o formar conglomerados que cubren la papila. Reflejan una luz amarilla blanquecina, son globulares y varían en tamaño desde

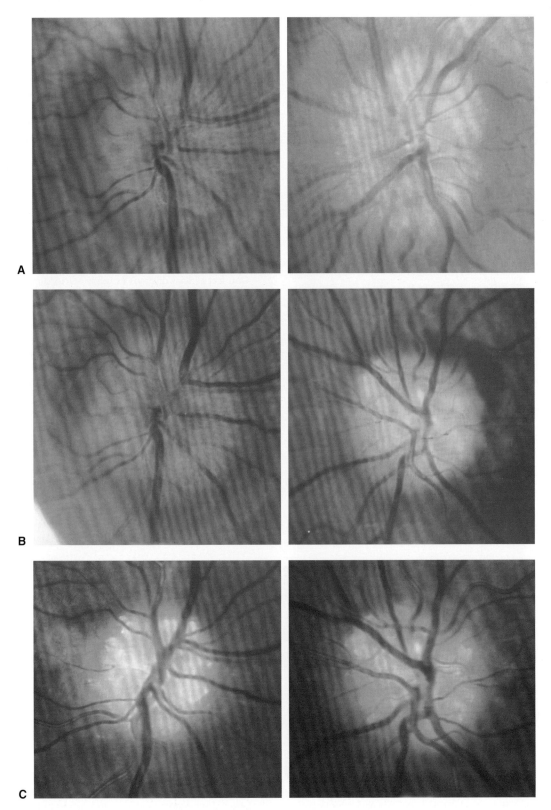

Figura 4-1 Evolución de drusas enterradas a visibles en la papila óptica a lo largo de 20 años. **A:** En el diagnóstico inicial. **B:** 5 años después. **C:** 10 años después.

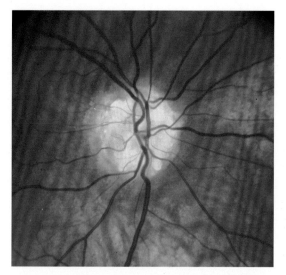

Figura 4-2 Drusas visibles en la papila óptica. Obsérvese el aspecto globular y brillante con elevación, pero sin oscurecimiento, de los vasos que recubren la papila óptica. Obsérvese también el anillo de hipopigmentación que rodea la papila.

puntos diminutos hasta gránulos de dos o tres veces el diámetro de un vaso retiniano. En algunos casos, las drusas situadas inmediatamente por debajo de la superficie de la papila pueden iluminarse con luz indirecta.

Las drusas enterradas en el tejido de la papila producen una elevación moderada de la superficie de la papila, así como una difuminación de sus márgenes (figs. 4-1A,B y 4-3). Esta apariencia es la que simula edema verdadero de la papila. Sin embargo, la elevación anómala de la papila no es hiperémica, y no hay capilares dilatados en su superficie. Además, a pesar de la evidente elevación, los vasos superficiales, incluso los más pequeños, no están oscurecidos, la copa fisiológica está ausente y

la capa de fibras nerviosas de la retina peripapilar conserva su patrón lineal normal, a menos que haya anomalías indicativas de atrofia de la capa de fibras nerviosas. Estas papilas anómalamente elevadas son más pequeñas de lo normal y a veces tienen un borde irregular con defectos epiteliales pigmentarios que rodean la papila (fig. 4-2). Normalmente, la porción más elevada de la papila es la zona central de la que emergen los vasos. En un gran porcentaje de casos, existen patrones vasculares anómalos en la superficie de la papila, incluidos un número mayor de vasos por lo demás normales, ramificaciones arteriales y venosas anómalas, aumento de la tortuosidad, asas vasculares y arterias ciliorretinianas.

Puede ser difícil distinguir entre el seudopapiledema asociado a drusas enterradas y el papiledema (u otras formas de edema de la papila óptica), pero existen varios signos clínicos que pueden ser particularmente útiles (tabla 4-1).

Con frecuencia, diversos estudios adicionales facilitan la diferenciación entre el papiledema y el seudopapiledema causado por drusas enterradas. Existen técnicas fotográficas especiales para identificar drusas superficiales o enterradas de la papila óptica (fig. 4-4). La fotografía monocromática (libre de rojo) puede resaltar las drusas brillantes contra la capa de fibras nerviosas intacta o atrófica. Las fotografías obtenidas con los filtros normalmente utilizados para la angiografía con fluoresceína, pero sin inyección de la sustancia, muestran que las drusas papilares superficiales a menudo presentan el fenómeno de autofluorescencia (fig. 4-4B). La angiografía con fluoresceína también puede facilitar la diferenciación entre el papiledema verdadero y el seudopapiledema. Tras la inyección intravenosa de fluoresceína, las drusas muestran una verdadera hiperfluorescencia nodular que se corresponde con la localización de las drusas visibles (fig. 4-4D). Las fases tardías pueden caracterizarse por una mínima difuminación de las drusas,

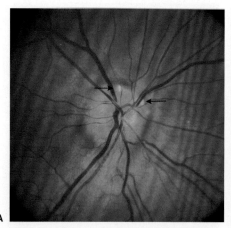

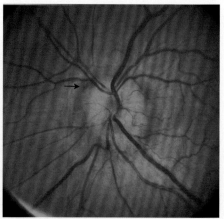

A **B**

Figura 4-3 Drusas de papila óptica enterradas. **A:** La papila óptica derecha está elevada. Se observan dos drusas (*flechas*). **B:** La papila óptica izquierda está difusamente elevada, pero no es hiperémica y los vasos que atraviesan su superficie, incluso los más pequeños, son fácilmente visibles. Se observa una pequeña hemorragia peripapilar subretiniana (*flecha*).

Tabla 4-1 Características oftalmoscópicas útiles para diferenciar el edema adquirido de la papila óptica del seudopapiledema asociado a drusas enterradas

Edema de la papila óptica	Seudopapiledema con drusas enterradas
Vasculatura papilar oscurecida en los márgenes de la papila	La vasculatura de la papila permanece visible en sus márgenes
La elevación se extiende a la retina peripapilar	Elevación limitada a la papila óptica
Coloración grisácea y enturbiamiento de la capa de fibras nerviosas peripapilar	Fibra nerviosa peripapilar afilada
Congestión venosa	Ausencia de congestión venosa
± exudados	Ausencia de exudados
Pérdida de la copa óptica solo en caso de edema moderado o grave de la papila	Papila pequeña sin copa
Configuración normal de la vasculatura papilar a pesar de la congestión venosa	Aumento de los vasos mayores de la retina con ramificación temprana
No hay reflejo luminoso circumpapilar	Reflejo luminoso circumpapilar semilunar
Ausencia de pulsaciones venosas espontáneas	Puede haber, o no, pulsaciones venosas espontáneas

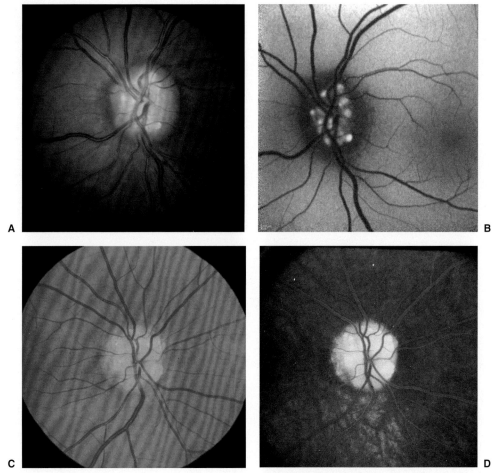

Figura 4-4 Características fluorescentes de las drusas superficiales de la papila óptica. **A:** Fotografía de fondo de ojo de drusas de la papila óptica. Obsérvense los múltiples cuerpos brillantes situados inmediatamente por debajo de la superficie de la papila. **B:** Autofluorescencia de las drusas. **C:** Otra fotografía de fondo de ojo de drusas superficiales de la papila óptica. **D:** Tinción tardía de las drusas después de la inyección intravenosa de fluoresceína que muestra una tinción difusa de la papila con algunas drusas con mayor tinción.

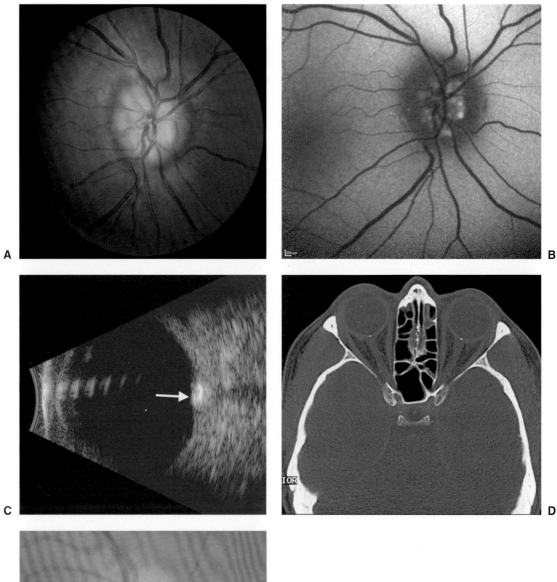

Figura 4-5 Métodos de diagnóstico de las drusas de papila óptica enterradas. **A:** En un paciente con cefalea, la fotografía de fondo de ojo muestra una papila óptica derecha aparentemente inflamada. **B:** La autofluorescencia de la papila en el mismo paciente muestra múltiples drusas brillantes. **C:** También en el mismo paciente, la ecografía modo B muestra evidencia de calcificación, con el área de elevación de la papila claramente observada como un área focal de brillo (*flecha*). **D:** En otro paciente que se pensaba que tenía edema de la papila óptica, una TC axial sin contraste (con ventana ósea) muestra drusas ópticas bilaterales enterradas como un foco de densidad aumentada en la localización de las papilas ópticas. **E:** En un tercer paciente con sospecha de edema de la papila óptica, la TCO muestra una gran drusa que aparece como un objeto redondo oscuro bien circunscrito debajo de la superficie de la papila, pero anterior a la lámina cribosa.

que pueden desvanecerse o mantener la fluorescencia (es decir, se tiñen). Sin embargo, a diferencia del papiledema, no hay fugas visibles a lo largo de los vasos principales. La angiografía con fluoresceína también puede revelar anomalías venosas (estasis venosa, circunvoluciones venosas y comunicaciones venosas retinocoroideas) y tinción de las paredes venosas peripapilares en ojos con drusas en la papila óptica. Además de las técnicas fotográficas mencionadas, la TC (obtenida a menudo porque se sospecha un papiledema), la TCO (especialmente por medio de imágenes de profundidad mejorada) y la ecografía (ultrasonografía) permitirán con frecuencia observar calcificaciones dentro de la papila óptica elevada (fig. 4-5).

Aunque los pacientes con seudopapiledema no son inmunes a los trastornos neurológicos y oftalmológicos de la población general, no existe una relación significativa entre las drusas y los trastornos neurológicos. La mayoría de los pacientes con drusas en la papila óptica son asintomáticos y permanecen así durante toda su vida. No obstante, en ocasiones experimentan pérdida visual.

La pérdida visual aguda es muy poco frecuente en los pacientes con drusas de papila óptica (*v.* más adelante). Sin embargo, hasta en el 75 % de los ojos con drusas papilares terminan desarrollándose **defectos en el campo visual periférico**. En la mayoría de los casos, los defectos del campo son asintomáticos (al menos al principio) porque se desarrollan a lo largo de décadas, lo que refleja la atrofia insidiosa de las fibras del nervio óptico. No obstante, una minoría de pacientes experimenta episodios de pérdida de campo visual repentina y escalonada. Los defectos del campo visual son más frecuentes en los ojos con drusas visibles que en los que

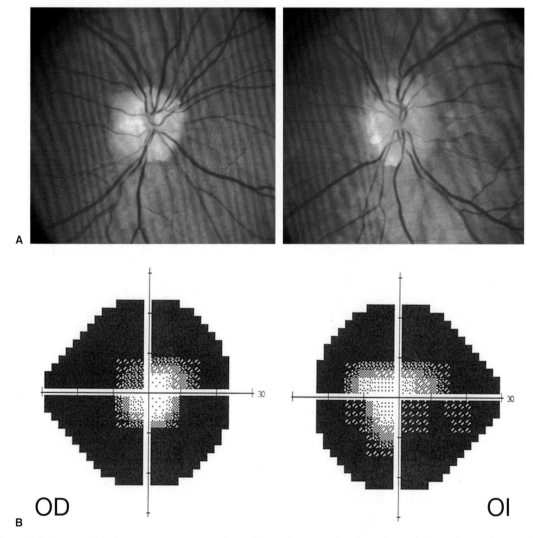

Figura 4-6 Campos visuales en un paciente con drusas bilaterales generalizadas en la papila óptica. **A:** Ambas papilas ópticas están llenas de drusas. **B:** Hay una marcada constricción de los campos de ambos ojos.

tienen drusas enterradas. Estos defectos son de muchos tipos, incluidos escalones nasales, defectos arqueados, defectos sectoriales, ampliación del punto ciego y constricción concéntrica del campo visual (fig. 4-6). Un defecto pupilar aferente relativo puede ser el resultado de una pérdida unilateral o asimétrica del campo visual en ausencia de pérdida de agudeza central.

La patogenia de la pérdida de campo visual en pacientes con drusas de papila óptica no está clara. En algunos casos, se supone que el transporte de los axones se ve afectado en un ojo con un canal escleral pequeño, lo que provoca un desgaste gradual de las fibras del nervio óptico. En otros, se cree que la responsable es la compresión directa de las fibras nerviosas prelaminares o de las arteriolas o capilares que irrigan la porción anterior del nervio óptico. En el centro de la controversia se encuentra si las drusas producen o no daño en las fibras nerviosas por la compresión directa de los axones o de los vasos, o si son simplemente un epifenómeno de una estasis axónica crónica de bajo grado que produce una disminución lentamente progresiva de los axones ópticos. Varios estudios han podido correlacionar la localización de las drusas papilares con la localización de los defectos del campo.

La **pérdida visual central** es una complicación poco frecuente, pero bien documentada, de las drusas papilares, que debe considerarse solo cuando no puedan identificarse otras causas. En estos casos, la pérdida visual suele seguir una serie de episodios escalonados que disminuyen progresivamente el campo visual periférico. En otros casos, la disminución de la agudeza se asocia a un nuevo defecto de campo y a edema verdadero de la papila óptica asociado a hemorragias retinianas peripapilares, es decir, el cuadro de la neuropatía óptica isquémica anterior (v. cap. 8).

Las drusas papilares también pueden presentarse con **hemorragias prepapilares o peripapilares**. Estas hemorragias pueden ser pequeñas, superficiales y localizadas en la papila óptica, en cuyo caso tienden a ser únicas y de localización prepapilar, en contraste con las múltiples hemorragias de la capa de fibras nerviosas que caracterizan al papiledema. En otros casos, puede haber una hemorragia grande y superficial que recubre la papila óptica y que, en ocasiones, se extiende al vítreo. Sin embargo, lo más frecuente es que las hemorragias asociadas a las drusas de papila óptica sean peripapilares, subretinianas o subepiteliales, y orientadas circunferencialmente alrededor de la papila (figs. 4-3 y 4-7). La mayoría de los pacientes con drusas y hemorragias en la papila óptica tienen un buen pronóstico visual.

Pueden producirse **oclusiones vasculares de la retina,** tanto arteriales como venosas, en pacientes con drusas en la papila óptica, normalmente en adultos jóvenes y rara vez en la infancia. Pueden ser el resultado de un apiñamiento vascular secundario al pequeño tamaño del canal escleral en los ojos con drusas, de una vasculatura anómala de la papila óptica que puede hacerla

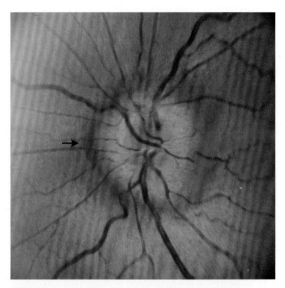

Figura 4-7 Hemorragia subretiniana peripapilar (*flecha*) en un paciente con drusas enterradas.

más susceptible a los efectos de una alteración de la hemodinámica, o del desplazamiento mecánico de la vasculatura prelaminar por las drusas fijas calcificadas.

En un estudio de gran tamaño se produjo una **pérdida visual transitoria** en el 8.6 % de los pacientes con drusas papilares. Este fenómeno puede darse porque, al igual que el papiledema, las drusas de la papila óptica producen un aumento de la presión intersticial y una disminución de la presión de perfusión en la parte intraocular del nervio óptico. Así, pequeñas fluctuaciones de la presión arterial, venosa o del líquido cefalorraquídeo (LCR) pueden dar lugar a disminuciones breves, pero críticas, de la perfusión, lo que provoca oscurecimientos transitorios de la visión. Aunque con muy poca frecuencia, en pacientes con drusas papilares la pérdida visual transitoria es un presagio de oclusión vascular retiniana.

La **neovascularización subretiniana peripapilar** es una complicación muy poco frecuente, pero bien documentada, en los ojos con drusas papilares, y puede causar pérdida visual temporal o permanente cuando se produce en la mácula (fig. 4-8). Este fenómeno parece darse con más frecuencia en la infancia que en la edad adulta. El tratamiento óptimo de esta complicación sigue sin estar claro. Se ha utilizado la observación, la fotocoagulación de la zona de neovascularización y la inyección intravítrea de inhibidores del factor de crecimiento endotelial vascular (VEGF, *vascular endothelial growth factor*), con resultados variables.

Las drusas de la cabeza del nervio óptico no suelen estar asociadas a ninguna enfermedad sistémica, ocular o neurológica. Antes se pensaba que eran más comunes en pacientes con tumores cerebrales y con migraña. Sin embargo, la concurrencia de tumores cerebrales o migraña y drusas en la papila óptica probablemente refleja la referencia frecuente, y a menudo acelerada,

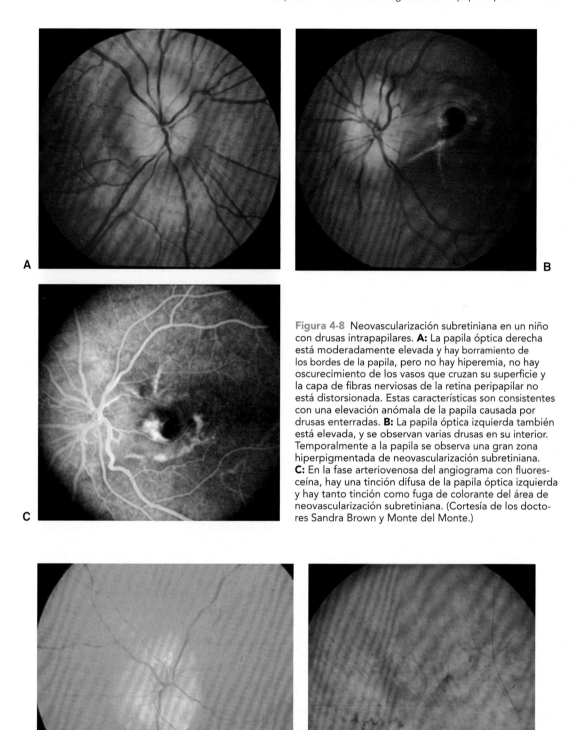

A

B

Figura 4-8 Neovascularización subretiniana en un niño con drusas intrapapilares. **A:** La papila óptica derecha está moderadamente elevada y hay borramiento de los bordes de la papila, pero no hay hiperemia, no hay oscurecimiento de los vasos que cruzan su superficie y la capa de fibras nerviosas de la retina peripapilar no está distorsionada. Estas características son consistentes con una elevación anómala de la papila causada por drusas enterradas. **B:** La papila óptica izquierda también está elevada, y se observan varias drusas en su interior. Temporalmente a la papila se observa una gran zona hiperpigmentada de neovascularización subretiniana. **C:** En la fase arteriovenosa del angiograma con fluoresceína, hay una tinción difusa de la papila óptica izquierda y hay tanto tinción como fuga de colorante del área de neovascularización subretiniana. (Cortesía de los doctores Sandra Brown y Monte del Monte.)

C

A

B

Figura 4-9 Drusas en la papila óptica de un paciente con retinosis pigmentaria. **A:** La papila óptica está pálida y hay drusas dentro de la sustancia de la papila y en sus márgenes. Nótese el marcado adelgazamiento de las arterias retinianas. **B:** Hay una extensa formación de espículas de pigmento en la retina media periférica.

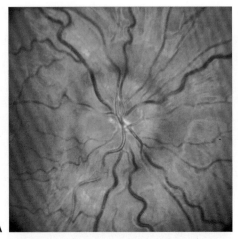
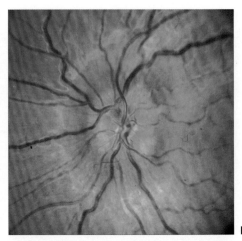

A

B

Figura 4-10 Elevación anómala de la papila óptica sin drusas. El paciente no presenta síntomas visuales ni sistémicos y la exploración es normal. **A:** La papila óptica derecha está elevada, pero no es hiperémica ni hay oscurecimiento de los vasos que atraviesan su superficie. **B:** La papila óptica izquierda también está elevada. También es más pequeña de lo normal. No hay drusas ni en la TCO ni en la ecografía *B-scan*.

de pacientes con cefalea y elevación de la papila óptica. Por otra parte, en ocasiones las drusas se desarrollan en pacientes con **retinosis pigmentaria,** en cuyo caso las drusas suelen localizarse en el margen de la papila en la retina superficial y la papila no está elevada ni es anómala, sino que es plana y de color amarillo ceroso (fig. 4-9).

Existe una asociación entre las drusas papilares y las estrías angioides. Mediante ecografía o TCO pueden detectarse drusas papilares en aproximadamente el 20 % de los pacientes con seudoxantoma elástico y en el 25 % de los pacientes con estrías angioides sin seudoxantoma elástico. Las drusas de la papila óptica también pueden aparecer como parte del **síndrome de Riley-Smith,** caracterizado por macrocefalia, hemangiomas múltiples y seudopapiledema.

Elevación anómala de la papila sin drusas

No todas las papilas ópticas anómalas están asociadas a drusas superficiales o enterradas. Por ejemplo, en la papila óptica con forma de campanilla (*morning glory disc*) suele haber elevación de la papila, elevación de la porción superotemporal de una papila óptica inclinada (aunque no siempre), papilas displásicas que pueden mostrar algún grado de elevación, y, normalmente, papilas hipoplásicas con elevación generalizada que puede parecer desproporcionada con respecto al tamaño de la papila (fig. 4-10). Por tanto, es esencial que no se asuma automáticamente que los pacientes con papilas ópticas elevadas, pero sin evidencia clínica o imagenológica de drusas, tienen edema verdadero de la papila óptica.

Hipoplasia del nervio óptico

La hipoplasia del nervio óptico es la anomalía de la papila óptica más frecuente en la práctica oftalmológica. Según un estudio, se produce en 1 de cada 2 287

nacidos vivos. En otro, estaba presente en 17.3/100 000 niños y adolescentes menores de 18 años. Puede ser unilateral o bilateral.

Características clínicas

Desde el punto de vista oftalmoscópico, la papila hipoplásica se observa con una cabeza del nervio óptico demasiado pequeña (fig. 4-11). Puede tener un aspecto gris o pálido y a menudo está rodeada por un anillo peripapilar amarillento de pigmentación aumentada o disminuida (el signo del «doble anillo») que facilita el reconocimiento de la anomalía (fig. 4-12). La hipoplasia del nervio óptico se asocia a menudo con tortuosidad de las venas de la retina.

Desde el punto de vista histopatológico, la hipoplasia del nervio óptico se caracteriza por un número demasiado bajo de axones del nervio óptico, con elementos mesodérmicos normales y tejido neuroglial de soporte.

El signo del doble anillo se correlaciona con una unión normal entre la esclera y la lámina cribosa, que corresponde al anillo exterior, y la terminación de una extensión anómala de retina y epitelio pigmentario sobre la lámina cribosa, que corresponde al anillo interior.

La agudeza visual en la hipoplasia del nervio óptico oscila entre 20/20 a la no percepción de la luz, y los ojos afectados muestran defectos localizados del campo visual, a menudo combinados con una constricción generalizada. Dado que la agudeza visual está determinada principalmente por la integridad del haz de fibras nerviosas papilomaculares, no se correlaciona necesariamente con el tamaño global de la papila. La fuerte asociación del astigmatismo con la hipoplasia del nervio óptico justifica una cuidadosa atención a la corrección de los errores de refracción. Además, la hipoplasia unilateral

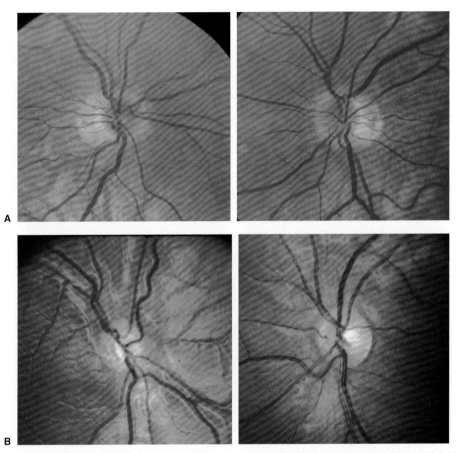

Figura 4-11 Hipoplasia del nervio óptico. **A:** Hipoplasia bilateral. Obsérvese el signo clásico del doble anillo. **B:** Hipoplasia unilateral. La papila óptica derecha (**izquierda**) tiene la mitad del tamaño normal y hay un signo de doble anillo prominente. La papila izquierda (**derecha**) tiene un tamaño y configuración normales.

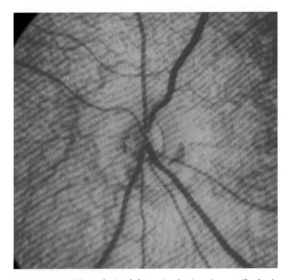

Figura 4-12 Hipoplasia del nervio óptico. La papila óptica es pequeña y está rodeada por un borde de tejido de pigmentación variable.

del nervio óptico puede estar asociada a ambliopía, en cuyo caso el tratamiento de oclusión puede dar lugar a una mejora visual. La disminución de la visión asociada a la hipoplasia del nervio óptico debe permanecer estable a lo largo de la vida del paciente, a menos que se superponga otro proceso, como la formación de cataratas o una retinopatía, como un desprendimiento de retina por tracción o una no perfusión de la retina periférica, como se da en algunos pacientes.

Por tanto, cualquier persona con pérdida visual progresiva en el contexto de hipoplasia del nervio óptico debe ser evaluada para otra causa subyacente, como una masa intracraneal que comprima la vía visual anterior.

A menudo es difícil distinguir entre una papila normal y una hipoplásica. De hecho, las papilas ópticas grandes pueden ser deficientes, y las pequeñas no impiden una función visual normal. También hay que tener en cuenta otras variables, como el tamaño de la copa central, el porcentaje del nervio ocupado por axones (en contraposición al tejido neuroglial y los vasos sanguíneos), y el área de la sección transversal y la densidad de los axones. Además, las formas segmentarias de hipoplasia del nervio óptico (*v.* más adelante la sección sobre Hipoplasia segmentaria del nervio óptico) afectan solo a un sector de la papila y, por tanto, no producen una disminución difusa del tamaño de esta. Por ello, parece prudente reservar el diagnóstico de hipoplasia del nervio óptico para aquellas personas con papilas ópticas pequeñas que presentan una reducción de la visión o una pérdida del campo visual con los correspondientes defectos del haz de fibras nerviosas.

Relación con deficiencias endocrinas

Es frecuente que la hipoplasia del nervio óptico se asocie a diversas anomalías del SNC y estas, a su vez, pueden producir una importante disfunción endocrinológica. La displasia septoóptica (síndrome de Morsier) se refiere al conjunto de vías visuales anteriores pequeñas, ausencia de *septum pellucidum* y adelgazamiento o agenesia del cuerpo calloso. La deficiencia de la hormona del crecimiento es la más común en este contexto, pero también puede haber hipotiroidismo, hipocortisolismo, diabetes insípida e hiperprolactinemia. Las estimaciones de la prevalencia de la deficiencia hormonal hipofisaria en niños con displasia septoóptica llegan al 62 %, pero estos informes clínicos están muy sesgados hacia los casos con manifestaciones endocrinológicas, y la verdadera prevalencia probablemente esté más cercana al 15 %. Los niños con displasia septoóptica y deficiencia de corticotropina corren el riesgo de sufrir muerte súbita durante una enfermedad febril. Esto se explica por su menor capacidad de aumentar la secreción de corticotropina para mantener la presión arterial y la glucemia en respuesta al estrés físico de la infección. Estos niños pueden tener diabetes insípida coexistente, que contribuye a la deshidratación durante la enfermedad y acelera el desarrollo del *shock*.

Algunos también tienen alteraciones termorreguladoras hipotalámicas, que se manifiestan por episodios de hipotermia durante los períodos de ausencia de enfermedad y fiebres altas durante la enfermedad, lo que puede predisponer a una hipertermia potencialmente mortal. Dado que la insuficiencia de corticotropina representa la principal amenaza para la vida de los niños con displasia septoóptica, en estos niños debe realizarse una evaluación completa de las hormonas adenohipofisarias que incluya pruebas de provocación de cortisol sérico y evaluación de la diabetes insípida. Además, los niños con un *septum pellucidum* intacto e hipoplasia del nervio óptico pueden tener una deficiencia endocrinológica. En algunos de estos niños, la insuficiencia de hormonas adenohipofisarias puede evolucionar con el tiempo. Por tanto, están indicadas la reevaluación longitudinal y la supervisión periódica de la función de estas hormonas en los niños con ectopia de la neurohipófisis (hipófisis posterior) y en aquellos con síntomas clínicos (antecedentes de hipoglucemia, deshidratación o hipotermia) o hallazgos de neuroimagen (ausencia de infundíbulo hipofisario con o sin ectopia

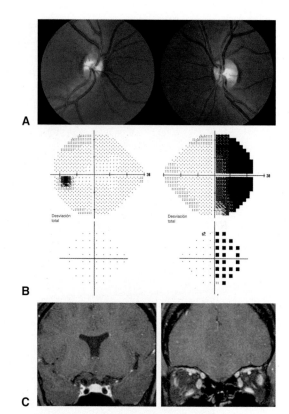

Figura 4-13 Displasia septoóptica. **A:** Palidez de la papila óptica en forma de «pajarita» y papila óptica de pequeño diámetro en el ojo derecho y papila óptica normal en el izquierdo. **B:** Los campos visuales muestran hemianopsia temporal en el ojo derecho y un resultado normal en el ojo izquierdo. **C:** La RM coronal T1 poscontraste muestra un nervio óptico derecho delgado inmediatamente antes del quiasma óptico, ausencia del *septum pellucidum* y una hipófisis de aspecto normal (**izquierda**); la vista mesoorbitaria muestra un nervio óptico derecho delgado (**derecha**). (Reproducido con permiso de Brooks DB, Subramanian PS. Monocular temporal hemianopsia with septo-optic dysplasia. *J Neuro-Ophthalmol* 2006;26(3): 195-196.)

de la neurohipófisis) relacionados con insuficiencia de hormonas adenohipofisarias.

Relación con malformaciones del sistema nervioso central

La resonancia magnética (RM) es la modalidad de neuroimagen no invasiva óptima para detectar malformaciones del SNC en pacientes con hipoplasia del nervio óptico. En este contexto, la RM coronal y sagital ponderada en T1 permite observar sistemáticamente el adelgazamiento y la atenuación de los nervios ópticos hipoplásicos (fig. 4-13). Además, hay un adelgazamiento difuso del quiasma óptico en pacientes con hipoplasia bilateral del nervio óptico, y un adelgazamiento focal o ausencia del lado del quiasma correspondiente al nervio hipoplásico en la hipoplasia unilateral del nervio óptico.

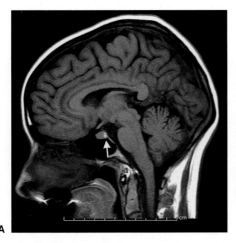
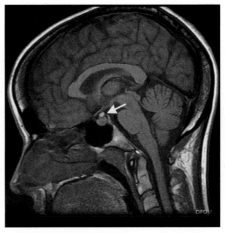

A
B

Figura 4-14 Ectopia de la neurohipófisis en un paciente con hipoplasia bilateral del nervio óptico. **A:** La RM meso-sagital ponderada en T1 en una persona normal muestra la neurohipófisis como un punto brillante dentro de la silla turca (*flecha*). **B:** RM mesosagital ponderada en T1 en un paciente con hipoplasia bilateral del nervio óptico muestra una neurohipófisis ectópica (*flecha*).

Cuando la RM muestra una disminución del tamaño del nervio óptico acompañada de otras características de displasia septoóptica, puede establecerse el diagnóstico presuntivo de hipoplasia del nervio óptico.

En aproximadamente el 45 % de los casos con hipoplasia del nervio óptico, la RM muestra otras anomalías estructurales intracraneales, incluidas anomalías de migración hemisférica (esquizencefalia, heterotopía cortical, polimicrogiria), evidencia de lesión hemisférica intrauterina o perinatal (leucomalacia periventricular, encefalomalacia o porencefalia), fusión de la línea media de los hemisferios cerebrales (holoprosencefalia) y de los hemisferios cerebelosos, y otras anomalías intracraneales como anencefalia, hidranencefalia y encefalocele transesfenoidal. También se han descrito anomalías del mesencéfalo y del rombencéfalo en niños con displasia septoóptica.

Existe evidencia de una lesión perinatal en el infundíbulo hipofisario (vista en la RM como ectopia de la neurohipófisis) presente en aproximadamente el 15 % de los pacientes con hipoplasia del nervio óptico. Normalmente, la neurohipófisis aparece brillante en las imágenes ponderadas en T1 (fig. 4-14A), probablemente debido al componente de la membrana fosfolipídica de sus vesículas que contienen hormonas. En la ectopia de la neurohipófisis, la RM muestra la ausencia del punto brillante de la neurohipófisis normal, la ausencia o la atenuación del infundíbulo hipofisario, y un punto brillante ectópico donde normalmente se encuentra el infundíbulo superior (fig. 4-14B). Se desconoce si la ectopia de la neurohipófisis es el resultado de una migración neuronal defectuosa durante la embriogénesis o de una lesión perinatal en el sistema hipofisario-portal que provoca la necrosis del infundíbulo.

En un niño con hipoplasia del nervio óptico, la ectopia de la neurohipófisis es casi patognómica de una

insuficiencia de hormonas adenohipofisarias con una función normal de la neurohipófisis, mientras que la ausencia de un punto brillante de la neurohipófisis normal o ectópica predice insuficiencia de hormona antidiurética coexistente (es decir, diabetes insípida). Las anomalías del hemisferio cerebral son altamente predictivas de déficits del neurodesarrollo. La ausencia del *septum pellucidum* por sí sola no presagia déficits del neurodesarrollo ni insuficiencia de hormonas hipofisarias. El adelgazamiento o agenesia del cuerpo calloso es predictivo de futuros problemas de neurodesarrollo debido a su frecuente asociación con anomalías hemisféricas cerebrales. El hallazgo de una hipoplasia unilateral del nervio óptico no excluye la coexistencia de malformaciones intracraneales. Por tanto, la RM proporciona información pronóstica crítica sobre la probabilidad de déficits del neurodesarrollo e insuficiencia de hormonas hipofisarias en el lactante o niño pequeño con hipoplasia **unilateral** o **bilateral** del nervio óptico.

Asociaciones sistémicas y teratógenas

En ocasiones, diversos factores ambientales perjudiciales para el feto se asocian con la hipoplasia del nervio óptico. Entre estos se encuentran la diabetes mellitus insulinodependiente (de tipo 1) de la madre; la ingestión materna de quinina, anticonvulsivos o drogas ilícitas; el síndrome de alcoholismo fetal, y la infección fetal o neonatal por citomegalovirus o virus de la hepatitis B. La mayoría de las veces la hipoplasia del nervio óptico se produce en los primogénitos de madres jóvenes. La mayoría de los casos son esporádicos, aunque se han descrito algunos casos familiares en hermanos. La creciente lista de trastornos sistémicos y oculares asociados a la hipoplasia del nervio óptico incluye displasia frontonasal, aniridia, síndrome de alcoholismo fetal, síndro-

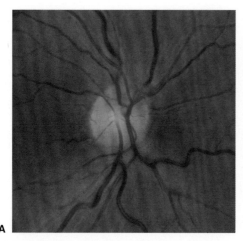
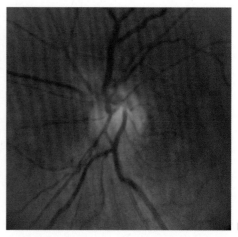

A   B

Figura 4-15 Hipoplasia segmentaria del nervio óptico en una mujer de 21 años con diabetes mellitus juvenil. **A:** La papila óptica derecha tiene tamaño y forma normales. **B:** La papila óptica izquierda es pequeña y los vasos salen y entran superiormente. La paciente tiene un defecto de campo altitudinal inferior.

me de Dandy-Walker, síndrome de Kallmann, síndrome de Delleman, síndrome de Duane, síndrome de Klippel-Trenaunay-Weber y síndrome de Goldenhar, síndrome del nevo sebáceo lineal, síndrome de Meckel, atrofia hemifacial, blefarofimosis, osteogénesis imperfecta, condrodisplasia *punctata*, síndrome de Aicardi, síndrome de Apert, síndrome de Potter, síndrome del cromosoma 13q, trisomía 18, trombocitopenia isoinmunitaria neonatal y microftalmía bilateral.

Hipoplasia segmentaria del nervio óptico

Algunas formas de hipoplasia del nervio óptico son segmentarias. Existe una hipoplasia óptica segmentaria superior aislada con defecto del campo visual inferior, que se produce con mayor frecuencia en niños de madres diabéticas insulinodependientes (fig. 4-15).

Las lesiones congénitas de la retina, el nervio óptico, el quiasma, el tracto o las vías retrogeniculares se asocian a hipoplasia segmentaria de las porciones correspondientes de cada nervio óptico. El término «hipoplasia hemióptica homónima» describe la forma asimétrica de hipoplasia segmentaria del nervio óptico que se observa en pacientes con lesiones hemisféricas congénitas unilaterales que afectan las vías visuales aferentes posquiasmáticas. En este contexto, las caras nasal y temporal de la papila óptica contralateral a la lesión hemisférica muestran hipoplasia segmentaria y pérdida de las capas de fibras nerviosas correspondientes. Esta anomalía puede ir acompañada de una banda central de palidez horizontal que atraviesa la papila (atrofia en «banda» o «pajarita»). La papila óptica ipsolateral puede ser de tamaño normal o abiertamente hipoplásica. La hipoplasia hemiopática homónima en las lesiones retrogeniculares es el resultado de la degeneración transináptica del tracto óptico.

Patogenia

El término «hipoplasia del nervio óptico» significa que al nervio le faltan axones debido a un fallo primario en el desarrollo de estos. Puede estar provocada por una deficiencia de las moléculas de guía de axones (como la netrina 1) en la papila óptica. Además de los defectos en la formación del nervio óptico, la falta de función de la netrina 1 durante el desarrollo también da lugar a anomalías en otras partes del SNC, como la agenesia del cuerpo calloso, y la migración celular y los defectos de guía axónica en el hipotálamo. La cronología de las lesiones coexistentes del SNC sugeriría que algunos casos de hipoplasia del nervio óptico son el resultado de la destrucción intrauterina de una estructura normalmente desarrollada (es decir, un episodio encefaloclástico), mientras que otros representan un fallo primario en el desarrollo de los axones. En los fetos humanos, hay un pico de 3.7 millones de axones a las 16 o 17 semanas de gestación, con un posterior descenso a 1.1 millones de axones en la 31.ª semana. Esta degeneración masiva de axones supernumerarios, denominada «apoptosis», se produce como parte del desarrollo normal de las vías visuales y puede servir para establecer la topografía correcta de las vías visuales. Las toxinas o las malformaciones del SNC asociadas podrían aumentar los procesos habituales por los que los axones superfluos de las vías visuales en desarrollo se eliminan. Las lesiones hemisféricas prenatales o las malformaciones que lesionan las radiaciones ópticas pueden provocar una degeneración transináptica retrógrada y una hipoplasia segmentaria de ambos nervios ópticos.

Los casos notificados de hipoplasia del nervio óptico en hermanos son muy poco frecuentes, de modo que los padres y madres de un niño con hipoplasia del nervio óptico pueden estar razonablemente seguros de sus futuros hermanos tendrán poco, o ningún riesgo adicional. Se han identificado mutaciones homocigóticas en el gen *Hesx1* en dos hermanos con hipoplasia del nervio óptico, ausencia del cuerpo calloso e hipoplasia de la hipófisis. Se han observado mutaciones adicionales del *Hesx1* en niños con enfermedad hipofisaria esporádica y displasia septoóptica. La hipoplasia del nervio óptico puede acompañar a otras malformaciones oculares en pacientes con mutaciones en el gen *PAX6*.

Excavación anómala de la papila óptica

Las anomalías de la papila óptica excavada incluyen coloboma de papila óptica, papila óptica con forma de campanilla (*morning glory disc*), estafiloma peripapilar, megalopapila, foseta óptica y «papila óptica vaga» asociada al síndrome papilorrenal (de coloboma renal). En la papila óptica con forma de campanilla y el estafiloma peripapilar, una excavación de la parte posterior del globo ocular rodea e incorpora la papila óptica, mientras que, en las demás afecciones, la excavación se encuentra totalmente dentro de la papila. Papila óptica con forma de campanilla, coloboma de papila óptica y estafiloma peripapilar suelen transponerse en la literatura, lo que provoca una considerable confusión en cuanto a sus criterios diagnósticos, los hallazgos sistémicos asociados y la patogenia. Sin embargo, se trata de anomalías **distintas**, cada una con su propio origen embrionario específico, y no simplemente variantes clínicas a lo largo de un amplio espectro fenotípico.

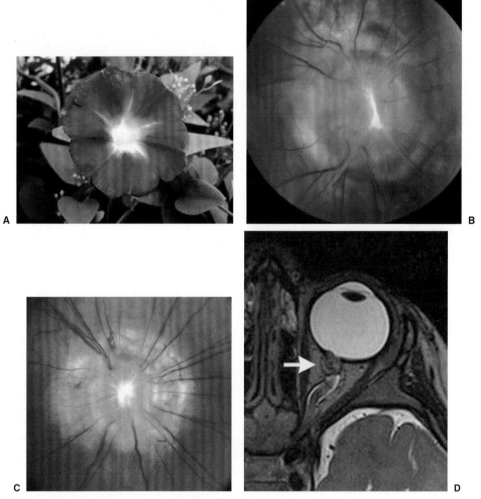

Figura 4-16 Papila óptica con forma de campanilla (*morning glory*). **A:** Apariencia de la papila óptica con forma de campanilla. **B y C:** Papilas ópticas de dos pacientes diferentes con las características clásicas de la papila óptica con forma de campanilla: papila óptica agrandada, en forma de embudo, hueca y distorsionada y que está rodeada por un anillo elevado de alteración pigmentaria coriorretiniana. Un ovillo de tejido glial neuroglial recubre el centro de ambas papilas. **D:** RM de un paciente con papila óptica con forma de campanilla que muestra un agrandamiento en forma de embudo de la porción distal del nervio óptico en su unión con el globo (**D**, cortesía de la Dra. Gena Heidary).

Papila óptica con forma de campanilla (*morning glory*)

La papila óptica con forma de campanilla es una excavación congénita en forma de embudo del fondo de ojo posterior que incorpora la papila óptica y se asemeja a la flor con forma de campanilla (del inglés *morning glory*; fig. 4-16A). Desde el punto de vista oftalmoscópico, la papila está notablemente agrandada, es de color naranja o rosa, y puede parecer ahuecada o elevada centralmente dentro de los confines de una excavación peripapilar en forma de embudo (fig. 4-16B,C). Un amplio anillo de alteración pigmentaria coriorretiniana rodea la papila dentro de la excavación. Un mechón blanco de tejido neuroglial recubre la parte central de la papila. Los vasos sanguíneos parecen aumentados en número y a menudo surgen de la periferia de la papila. A menudo se curvan bruscamente al salir de la papila y luego siguen un curso anómalamente recto sobre la retina peripapilar. A menudo es difícil distinguir las arteriolas de las vénulas. Una inspección minuciosa puede revelar la presencia de comunicaciones peripapilares o arteriovenosas que pueden confirmarse mediante angiografía con fluoresceína o TCO. La mácula puede estar incorporada a la excavación. La neuroimagen muestra un agrandamiento en forma de embudo de la porción distal del nervio óptico en su unión con el globo (fig. 4-16D). Otros hallazgos pueden incluir un engrosamiento difuso con aumento o disminución de la radiodensidad del nervio óptico orbitario, *cavum vergae* y, sobre todo, encefalocele transesfenoidal.

La papila óptica con forma de campanilla suele ser unilateral, pero se han descrito casos bilaterales. La agudeza visual suele oscilar entre 20/200 y el recuento de dedos, pero se han descrito casos con visión 20/20, así como casos sin percepción de la luz. A diferencia de los colobomas de la papila óptica, que no tienen predilección por la procedencia étnica o el sexo, esta afección es más común en las mujeres y muy poco frecuentes en personas afroamericanas. No suele formar parte de un trastorno genético multisistémico. Sin embargo, se ha descrito en asociación con un hemangioma bucofacial ipsolateral, lo que sugiere una asociación con el síndrome PHACE (malformaciones de la fosa posterior, grandes hemangiomas faciales, anomalías arteriales, anomalías cardíacas y coartación aórtica, y anomalías oculares), que solo se presenta en niñas. Esto está respaldado por los hallazgos de disgenesia vascular intracraneal ipsolateral en dichos pacientes. También se han descrito anomalías atípicas de la papila óptica con forma de campanilla en algunos pacientes con neurofibromatosis de tipo 2.

La asociación de la papila óptica con forma de campanilla con la forma transesfenoidal del encefalocele basal está bien establecida. El hallazgo de una despigmentación infrapapilar en forma de V o de lengua adyacente a una papila óptica con forma de campanilla o a

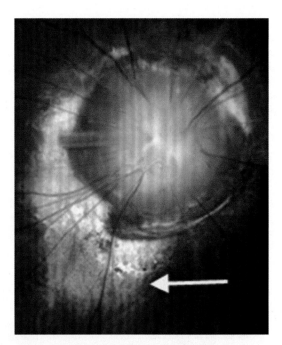

Figura 4-17 Papila óptica con forma de campanilla asociada a un encefalocele transesfenoidal. Obsérvese la despigmentación infrapapilar del área en forma de V (*flecha*).

otra malformación de la papila óptica está altamente asociado con el encefalocele transesfenoidal (fig. 4-17). Dicha afección es una rara malformación congénita de la línea media en la que una bolsa meníngea, que a menudo contiene el quiasma y el hipotálamo adyacente, sobresale inferiormente a través de un defecto grande y redondo en el hueso esfenoides. Los pacientes con este meningocele basal oculto suelen tener una cabeza ancha, nariz plana, hipertelorismo leve, una muesca en la línea media del labio superior y, a veces, una hendidura en la línea media del paladar blando (fig. 4-18). El meningocele sobresale en la nasofaringe, donde puede obstruir las vías respiratorias. Los síntomas del encefalocele transesfenoidal en la infancia incluyen rinorrea, obstrucción nasal, respiración bucal o ronquidos. Estos síntomas pueden pasarse por alto a menos que se reconozca la anomalía asociada de la papila óptica con forma de campanilla o la configuración facial característica. Un encefalocele transesfenoidal puede aparecer clínicamente como una masa nasal posterior pulsátil o como un «pólipo nasal» en lo alto de la nariz, y la biopsia quirúrgica o la escisión de la lesión pueden tener consecuencias graves e incluso mortales. Las malformaciones cerebrales asociadas incluyen agenesia del cuerpo calloso y dilatación posterior de los ventrículos laterales. La ausencia del quiasma se observa aproximadamente en una tercera parte de las cirugías o autopsias de los pacientes. La mayoría de los niños afectados no presentan déficits intelectuales o neurológicos manifiestos, pero es frecuente la insuficiencia adenohipofisaria.

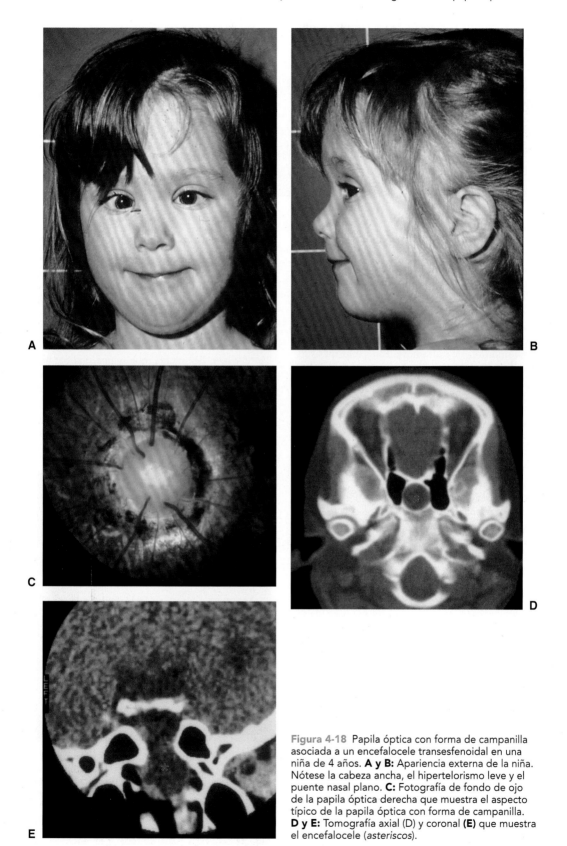

Figura 4-18 Papila óptica con forma de campanilla asociada a un encefalocele transesfenoidal en una niña de 4 años. **A y B:** Apariencia externa de la niña. Nótese la cabeza ancha, el hipertelorismo leve y el puente nasal plano. **C:** Fotografía de fondo de ojo de la papila óptica derecha que muestra el aspecto típico de la papila óptica con forma de campanilla. **D y E:** Tomografía axial (D) y coronal **(E)** que muestra el encefalocele (*asteriscos*).

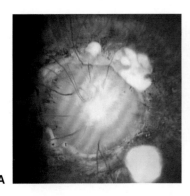

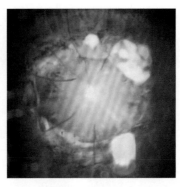

A

B

Figura 4-19 Papila con forma de campanilla con movimientos contráctiles. **A:** Aspecto de la papila antes de la contracción. **B:** Aspecto de la papila durante la contracción. Véase también el video 4-1. (De Sawada Y, Fujiwara T, Yoshitomi T. Morning glory anomaly with contractile movements. *Graefes Arch Clin Exp Ophthalmol* 2012;250:1693-1695. https://creativecommons.org/licenses/by/2.0/.)

Además del encefalocele transesfenoidal, los pacientes con papila óptica con forma de campanilla pueden tener una malformación de Chiari I o una ectopia tonsilar (amigdalina) cerebelosa que pueden pasar desapercibidas en la RM, así como un receso infundibular embrionario persistente. La papila óptica con forma de campanilla también se ha asociado con hipoplasia o disgenesia de la vasculatura intracraneal ipsolateral con o sin síndrome de moyamoya. Estos informes subrayan la necesidad de realizar una angiografía por RM en la evaluación neurodiagnóstica de los pacientes con la afección.

Los pacientes con papila con forma de campanilla pueden experimentar tanto pérdida visual transitoria como pérdida visual permanente en etapas posteriores de la vida. Los desprendimientos de retina serosos se producen en el 26 % al 38 % de los ojos con papilas ópticas con forma de campanilla.

Estos desprendimientos se originan normalmente en la zona peripapilar y se extienden por el polo posterior, y en ocasiones progresan a desprendimientos totales. En otros casos con pérdida visual adquirida, hay desprendimiento y plegamiento radial de la retina dentro de la zona ahuecada. Por último, la pérdida visual puede producirse por la neovascularización subretiniana que se desarrolla dentro de la zona circunferencial de la alteración pigmentaria adyacente a la papila con forma de campanilla.

Varios autores han documentado movimientos contráctiles en una papila óptica con forma de campanilla, que pueden estar relacionados con las fluctuaciones del volumen de líquido subretiniano (fig. 4-19 y video 4-1).

El defecto embrionario que conduce a papila óptica con forma de campanilla no está claro. Algunos autores han sugerido que es el resultado de un cierre defectuoso de la fisura embrionaria y que no es más que una forma fenotípica de un defecto colobomatoso (es decir, relacionado con la fisura embrionaria). Otros interpretan que los hallazgos clínicos de un mechón neuroglial central, anomalías vasculares y defecto escleral, junto con los hallazgos histológicos de tejido adiposo y músculo liso dentro de la esclera peripapilar, indican una anomalía mesenquimatosa primaria.

Coloboma de papila óptica

El término «coloboma», procedente del griego, significa «recortado» o «mutilado». Se utiliza únicamente con referencia al ojo. Los colobomas de papila óptica son el resultado de una coaptación incompleta o anómala del extremo proximal de la fisura embrionaria.

El coloboma de papila óptica se caracteriza por una excavación en forma de cuenco, de color blanco brillante y bien delimitada, que ocupa una papila óptica agrandada (fig. 4-19). La excavación está descentrada inferiormente, lo que refleja la posición de la fisura embrionaria en relación con la papila epitelial primitiva. El borde neurorretiniano inferior es delgado o está ausente, mientras que el borde neurorretiniano superior está relativamente protegido. Aunque con muy

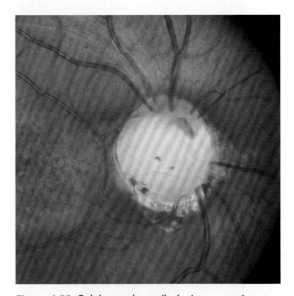

Figura 4-20 Coloboma de papila óptica en un ojo con un antiguo desprendimiento macular seroso. La papila está agrandada. Una excavación blanca y profunda ocupa la mayor parte de la papila, pero preserva su aspecto superior. Nótese la ausencia de la capa inferior de fibras nerviosas de la retina y la alteración del epitelio pigmentario en la mácula (*flechas*). El paciente tenía un amplio defecto de campo visual altitudinal superior.

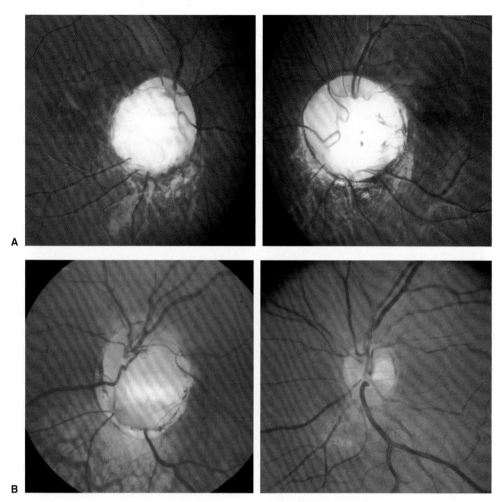

Figura 4-21 Colobomas de papila óptica. **A:** Colobomas bilaterales. **B:** Coloboma unilateral. La papila derecha (**izquierda**) es colobomatosa. La papila izquierda (**derecha**) es normal tanto en tamaño como en forma.

poca frecuencia, puede ser que toda la papila parezca excavada. Sin embargo, la naturaleza colobomatosa del defecto aún puede apreciarse desde el punto de vista oftalmoscópico porque la excavación es más profunda en la parte inferior. El defecto puede extenderse aún más hacia abajo para incluir la coroides y la retina adyacentes, en cuyo caso la microftalmía está presente con frecuencia, al igual que los colobomas del iris y los cilios. Las TC suelen mostrar una excavación en forma de cráter de la parte posterior del globo ocular en su unión con el nervio óptico. Las malformaciones colobomatosas de la papila óptica producen una hipoplasia segmentaria inferior del nervio óptico, con un borde neurorretiniano en forma de C confinado en la cara superior de la papila óptica (fig. 4-20).

Los colobomas constituyen la forma segmentaria más común de hipoplasia del nervio óptico en la práctica clínica. De hecho, la RM confirma que la porción intracraneal del nervio óptico tiene un tamaño reducido. El solapamiento nosológico entre el trastorno colobomatoso del nervio óptico y la hipoplasia segmentaria refleja la precocidad de la disembriogenia colobomatosa, que da lugar a un fallo primario en el desarrollo de las células ganglionares de la retina inferior.

La agudeza visual, que depende principalmente de la integridad del haz papilomacular, puede estar disminuida de forma leve a grave en los ojos con un coloboma de papila óptica, y es difícil, si no imposible, predecir el nivel de visión a partir de la apariencia de la papila. A diferencia de la papila con forma de campanilla, que suele ser unilateral, los colobomas de papila óptica se producen de forma unilateral o bilateral con casi la misma frecuencia (fig. 4-21). El coloboma unilateral en los niños suelen estar asociado a estrabismo, mientras que los niños con colobomas bilaterales suelen tener nistagmo. Tanto los colobomas unilaterales como los bilaterales pueden ser esporádicos o heredarse de forma autosómica dominante.

Los colobomas oculares pueden aparecer como parte de una variedad de trastornos genéticos como el

Tabla 4-2 Hallazgos oftalmoscópicos que distinguen la papila óptica con forma de campanilla del coloboma de papila óptica

Papila óptica con forma de campanilla	Coloboma de papila óptica
Defecto simétrico (la papila se encuentra *en el centro* de la excavación)	La excavación se encuentra dentro de la papila óptica
Mechón neuroglial central	Defecto asimétrico (la excavación se encuentra *en la parte inferior* de la papila)
Mechon central de tejido neuroglial	Sin mechón neuroglial central
Alteración pigmentaria peripapilar grave	Mínima alteración pigmentaria peripapilar
Vasculatura retiniana anómala	Vasculatura retiniana normal

síndrome CHARGE (asociación de coloboma, malformación cardíaca, atresia de coanas, retraso de crecimiento y desarrollo, anomalías genitales y malformaciones auriculares), el síndrome de Walker-Warburg, la hipoplasia dérmica focal (de Goltz), el síndrome de Aicardi (v. la sección sobre el síndrome de Aicardi, más adelante), la secuencia de Goldenhar y el nevo sebáceo lineal. Sin embargo, no hay asociación con el encefalocele basal, como es el caso de la papila con forma de campanilla, ni tampoco con el síndrome papilorrenal, aunque la apariencia de las papilas colobomatosas y papilorrenales sea algo similar (v. la sección sobre el síndrome papilorrenal, más adelante). El desarrollo de colobomas de papila óptica se ha relacionado con una mutación del gen *PAX6*.

Estos colobomas pueden estar asociados a una variedad de malformaciones oculares, entre las que se incluyen malformaciones venosas de la retina, ausencia de perfusión de la retina periférica con y sin desprendimiento de retina por tracción, agujeros maculares y quistes orbitarios que se comunican con la papila anómala.

El examen histopatológico de los colobomas de papila óptica suele mostrar hebras de músculo liso intraescleral orientadas concéntricamente alrededor de la porción distal del nervio óptico. Es de suponer que este hallazgo anatomopatológico explica la contractilidad de la papila óptica que se observa en los raros casos de coloboma de papila óptica. También puede haber tejido adiposo heterotópico dentro y adyacente a algunos colobomas de papila óptica. Los ojos con un coloboma de papila óptica aislado pueden desarrollar un desprendimiento macular seroso (fig. 4-20A).

Por desgracia, muchas papilas ópticas displásicas que no pueden categorizarse (v. más adelante) se etiquetan de forma indiscriminada como colobomas de papila óptica. Esta práctica complica la nosología de los verdaderos trastornos genéticos asociados a los colobomas. Por tanto, es crucial que el diagnóstico de coloboma de papila óptica se reserve para las papilas que muestran una excavación **descentrada inferiormente**, de color blanco, con mínimos cambios pigmentarios peripapilares. Estas características oftalmoscópicas son bastante diferentes de las de la papila con forma de campanilla

(tabla 4-2). La diferencia de apariencia entre estas dos anomalías, así como las profundas diferencias en los hallazgos oculares y sistémicos asociados entre estas (tabla 4-3), dan más credibilidad a la hipótesis de que los colobomas de papila óptica son el resultado de una disgenesia estructural primaria de la **porción proximal** de la fisura embrionaria, mientras que la papila con forma de campanilla es el resultado de una dilatación anómala de la **porción distal** del tallo óptico. No obstante, en ocasiones se observan papilas ópticas con excavación anómala, con características superpuestas de papila con forma de campanilla y de coloboma de papila óptica. Estas anomalías «híbridas» pueden representar casos de lesiones embrionarias tempranas que afectan tanto la porción proximal de la fisura embrionaria como la porción distal del tallo óptico.

Estafiloma peripapilar

El estafiloma peripapilar es una anomalía extremadamente rara, generalmente unilateral, en la que una excavación profunda del fondo de ojo rodea la papila óptica (fig. 4-22). En esta afección, la papila se observa

Tabla 4-3 Hallazgos oculares y sistémicos asociados que distinguen la papila óptica con forma de campanilla del coloboma de papila óptica

Papila óptica con forma de campanilla	Coloboma de papila óptica
Más común en las mujeres; rara en afroamericanos	No hay predilección por el sexo o la procedencia étnica
Raramente familiar	A menudo familiar
Raramente bilateral	A menudo bilateral
Ausencia de colobomas del iris, ciliares o de la retina	Colobomas del iris, ciliares y de la retina comunes
Rara vez se asocia a trastornos genéticos multisistémicos	A menudo se asocia con trastornos genéticos multisistémicos
Encefalocele basal común	Encefalocele basal raro

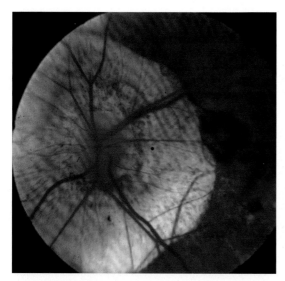

Figura 4-22 Estafiloma peripapilar en un paciente con miopía muy elevada. La papila óptica está situada dentro de una excavación en forma de cuenco. Obsérvese la hipopigmentación generalizada que rodea una papila óptica de apariencia normal.

en el fondo de la excavación y puede parecer normal o mostrar palidez temporal. Las paredes y el margen del defecto pueden mostrar cambios atróficos en el epitelio pigmentario de la retina y la coroides. A diferencia de la papila con forma de campanilla, no hay un mechón neuroglial central que recubra la papila, y el patrón vascular retiniano sigue siendo normal, aparte de reflejar el contorno esencial de la lesión (tabla 4-4). Se han documentado varios casos de estafiloma peripapilar contráctil.

En general, con el estafiloma peripapilar se produce una reducción significativa de la agudeza visual, pero se han descrito casos con una agudeza casi normal. Los ojos afectados suelen tener miopía de moderada a alta, y los ojos con visión reducida suelen tener escotomas centrocecales. Aunque el estafiloma peripapilar es clínica y embriológicamente distinto de la anomalía de la papila

óptica con forma de campanilla, las dos afecciones se transponen con frecuencia en la literatura.

El estafiloma peripapilar suele presentarse como un fenómeno aislado, pero se ha descrito en asociación con el encefalocele transesfenoidal, el síndrome PHACE, el nevo sebáceo lineal y el síndrome 18q- (de Grouchy). La apariencia bastante normal de la papila óptica y los vasos de la retina en los ojos con un estafiloma peripapilar sugiere que el desarrollo de estas estructuras se ha completado antes de que comience el proceso estafilomatoso. Las características clínicas del estafiloma peripapilar son más consistentes con una disminución del soporte estructural peripapilar, quizá como resultado de una diferenciación incompleta de la esclera a partir de las células de la cresta neural posterior en el quinto mes de gestación.

Megalopapila

Megalopapila es un término genérico que connota una papila óptica demasiado grande y excavada que carece de las numerosas características anómalas de la papila con forma de campanilla, del desplazamiento inferior de un coloboma o de la llamativa circulación ciliorretiniana del síndrome papilorrenal (v. más adelante). La megalopapila comprende dos variantes fenotípicas. La primera es una variante común en la que una papila óptica demasiado grande (> 2.1 mm de diámetro) conserva una configuración por lo demás normal. Esta forma de megalopapila suele ser bilateral y a menudo se asocia con una relación copa/papila grande, lo que casi siempre hace pensar en el diagnóstico de glaucoma de tensión normal (fig. 4-23).

Sin embargo, la copa óptica suele ser redonda u ovalada horizontalmente, sin muescas o invasiones verticales, por lo que el cociente de la relación copa/papila horizontal y vertical sigue siendo normal.

Esta apariencia se contradice con la disminución del cociente que caracteriza a la atrofia óptica glaucomatosa. Dado que los axones se extienden por una superficie mayor, el borde neurorretiniano puede aparecer pálido, lo que sugiere atrofia óptica. Con menor frecuencia, la copa óptica normal es sustituida por una excavación muy anómala, no inferior, que oblitera el borde neurorretiniano adyacente. La inclusión de esta rara variante bajo la rúbrica de megalopapila cumple la función, muy útil desde el punto de vista nosológico, de distinguirla de un defecto colobomatoso, con las importantes implicaciones sistémicas y neurológicas de este último. Las arterias ciliorretinianas son comunes en los ojos con megalopapila.

La agudeza visual suele ser normal en los ojos con megalopapila, pero puede sufrir una ligera reducción. El campo visual también suele ser normal, aunque puede haber una ampliación del punto ciego. Las megalopapilas pueden distinguirse de las papilas colobomatosas por la excavación predominante de la papila óptica **inferior** en estas últimas.

Tabla 4-4 Hallazgos oftalmoscópicos que distinguen el estafiloma peripapilar de la papila óptica con forma de campanilla

Estafiloma peripapilar	Papila óptica con forma de campanilla
Excavación profunda en forma de copa	Menos profundidad, excavación en forma de embudo
Papila óptica relativamente normal y bien definida	Papila óptica muy anómala y mal definida
Ausencia de anomalías neurogliales y vasculares	Mechón neuroglial central, patrón vascular anómalo

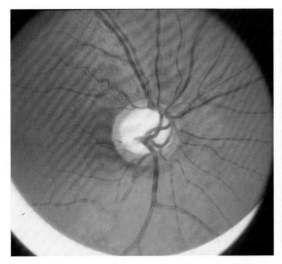
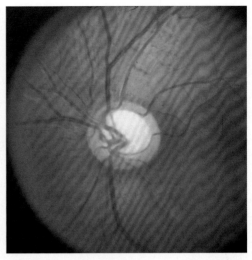

Figura 4-23 Megalopapila. Grandes papilas ópticas bilaterales con grandes copas centrales. La apariencia es similar a la del glaucoma. Sin embargo, a diferencia de la atrofia óptica glaucomatosa, las copas son ovaladas horizontalmente y la capa de fibras nerviosas de la retina peripapilar parece intacta a pesar de las copas de gran tamaño. El paciente tenía una agudeza visual normal, campos visuales normales y presiones intraoculares normales.

Desde el punto de vista patogénico, la mayoría de los casos de megalopapila pueden representar simplemente una variante estadística de la normalidad. Sin embargo, en ocasiones es probable que la megalopapila sea el resultado de una migración alterada de los axones ópticos en las primeras etapas de la embriogénesis, como constatan los informes de megalopapila en pacientes con encefalocele anterior. No obstante, la escasa asociación entre la megalopapila y las anomalías del SNC no justifica el uso de pruebas de neuroimagen en un paciente con megalopapila, a menos que coexistan anomalías faciales de la línea media (p. ej., hipertelorismo, paladar hendido, labio hendido o depresión del puente nasal).

Foseta óptica

Una foseta óptica es una depresión redonda u ovalada, gris, blanca o amarillenta en la papila óptica (fig. 4-24). La prevalencia estimada de las fosetas ópticas es de aproximadamente 1 de cada 11 000. Aunque en la mayoría de los casos se produce como una anomalía esporádica, numerosos informes de fosetas ópticas familiares sugieren un modo de transmisión autosómico dominante en algunos casos.

Las fosetas ópticas suelen afectar la región temporal de la papila óptica. Estas fosetas suelen ir acompañadas de cambios epiteliales pigmentarios peripapilares

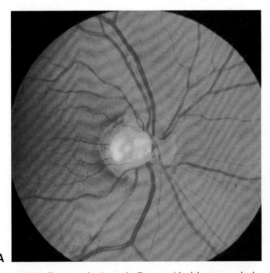

A

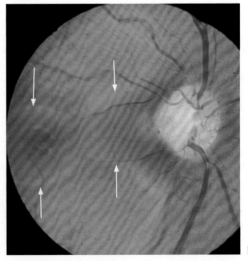

B

Figura 4-24 Fosetas ópticas. **A:** Excavación blanca ovalada que ocupa la porción temporal de la papila. **B:** Papila óptica temporal grisácea con desprendimiento macular seroso generalizado que afecta toda la región papilomacular (*flechas*).

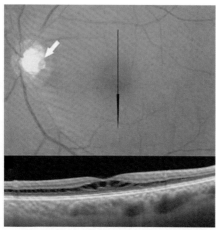
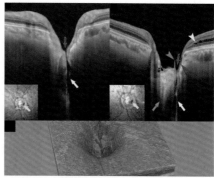

A

B

Figura 4-25 Tomografía de coherencia óptica (TCO) que indica la fuente del líquido intrarretiniano en un paciente con una foseta óptica. **A:** Fotografía de fondo de ojo e imagen de tomografía de coherencia óptica con fuente de barrido (TCO-SS [SS: *swept-source*]) del ojo izquierdo de un hombre de 66 años con una foseta en la papila óptica. **Arriba**, fotografía de fondo de ojo en color. Foseta de papila óptica gris y de forma ovalada (*flecha blanca*) presente en el margen temporal de la papila junto con algunos cambios pigmentarios peripapilares adyacentes. El resto del tejido de la papila óptica parece normal. La *flecha negra* indica la dirección de la TCO. **A:** La imagen vertical de TCO-SS a través de la excavación muestra una separación de la capa externa de la retina similar a la retinosquisis, con columnas de tejido que conectan las cavidades de la esquisis. **B:** Imágenes transversales verticales (**arriba a la izquierda**) y horizontales (**arriba a la derecha**) modo B cerca de la foseta de la papila óptica. Se observa claramente el espacio subaracnoideo retrobulbar (*flechas blancas*) alrededor del nervio óptico. Existe una comunicación directa entre el espacio subaracnoideo retrobulbar y la cavidad vítrea (*flechas rojas*). La *flecha azul* indica el nervio óptico. La *punta de flecha roja* indica una fina línea de líquido que presumiblemente conecta con el espacio subaracnoideo retrobulbar, pero la comunicación con esta línea y la cavidad de la esquisis (*punta de flecha blanca*) no está clara. La *punta de flecha azul* señala una parte de un filamento vítreo. Las *flechas amarillas* indican la foseta de la papila óptica, y *las flechas verdes* indican la dirección de la TCO. Más abajo, la reconstrucción tridimensional de la TCO muestra una ruptura en la copa de la papila óptica (*flecha roja*). (Reproducido con permiso de Springer: Katome T, Mitamura Y, Hotta F, et al. Swept-source optical coherence tomography identifies connection between vitreous cavity and retrobulbar subarachnoid space in patient with optic disc pit. *Eye* 2013;27:1325-1326.)

adyacentes. En más del 50 % de los casos, una o dos arterias ciliorretinianas emergen del fondo o del margen de la foseta. Aunque las fosetas ópticas suelen ser unilaterales, el 15 % de los casos son bilaterales. En las unilaterales, la papila afectada es ligeramente mayor que la normal. La agudeza visual suele ser normal, a menos que haya líquido dentro o debajo de la mácula (*v.* más adelante). Aunque los defectos del campo visual son variables y a menudo se correlacionan mal con la localización de la foseta, el defecto más común parece ser un escotoma arqueado paracentral conectado a un punto ciego ampliado. Las fosetas ópticas no se asocian a ninguna malformación del SNC, aunque existen raras excepciones.

Se produce una maculopatía en el 25 % al 75 % de los ojos con foseta óptica (fig. 4-24B), normalmente en la tercera y cuarta décadas de la vida. En algunos casos, la maculopatía consiste en un simple desprendimiento macular seroso; en otros casos, se produce una separación de la capa externa de la retina similar a la retinosquisis (fig. 4-25A), y en otros, hay tanto un desprendimiento macular seroso y una separación de la capa externa de la retina similar a la retinosquisis. La tracción del vítreo sobre los márgenes de la foseta y los cambios de tracción en el techo de la misma pueden ser

los acontecimientos que conducen finalmente a esta complicación, que suele producirse en los ojos con fosetas de gran tamaño. En un 25 % de los casos se produce una reaplicación espontánea de la retina. En los casos sin reaplicación o en los que la reaplicación espontánea se considera improbable, las opciones de tratamiento incluyen indentación macular y la vitrectomía vía *pars plana* con o sin fotocoagulación láser y con o sin pelamiento de la membrana limitante interna. También se ha intentado sellar la foseta mediante la inyección de plaquetas autólogas, el trasplante de esclera autóloga e incluso la colocación de colgajos invertidos de pelamiento de la membrana limitante interna sobre la foseta papilar, tras lo cual la maculopatía puede seguir estando presente o reaparecer tras la resolución inicial. La simple fotocoagulación con láser para obstruir el flujo de líquido desde la foseta a la mácula no suele tener éxito, tal vez debido a que con la fotocoagulación con láser no puede sellarse una cavidad de retinosquisis.

Desde el punto de vista histopatológico, las fosetas ópticas consisten en hernias de retina displásica en una bolsa revestida de colágeno que se extiende posteriormente, a menudo en el espacio subaracnoideo, a través de un defecto en la lámina cribosa. El origen del líquido intrarretiniano en los ojos con fosetas ópticas es

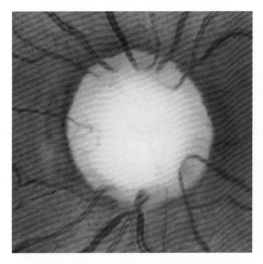
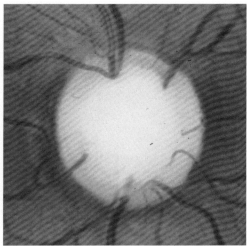

Figura 4-26 Síndrome papilorrenal en un hombre de 35 años con insuficiencia renal crónica. Ambas papilas ópticas muestran una excavación central con múltiples arterias ciliorretinianas, en lugar de la circulación retiniana central normal. La agudeza visual era de 20/20 en cada ojo.

controvertido, pero parece ser el LCR del espacio subaracnoideo que rodea al nervio óptico (fig. 4-25B).

La patogenia de las fosetas ópticas sigue siendo controvertida. Aunque algunos autores las consideran una variante leve en el espectro de los colobomas de papila óptica, las fosetas ópticas suelen ser unilaterales, esporádicas y no están asociadas a anomalías sistémicas, mientras que los colobomas son bilaterales y unilaterales en igual medida, suelen transmitirse de forma hereditaria con predominio autosómico y suelen estar asociados a diversos trastornos multisistémicos. Además, las fosetas ópticas no suelen coexistir con colobomas del iris o retinocoroideos, y suelen producirse en lugares no relacionados con la fisura embrionaria.

Síndrome papilorrenal (de coloboma renal)

El síndrome papilorrenal (anteriormente conocido como síndrome de coloboma renal) se caracteriza por una malformación de la papila óptica que a veces se confunde con una papila glaucomatosa o un coloboma de papila óptica. En este síndrome, sin embargo, la papila óptica excavada es **de tamaño normal**, a diferencia de la papila óptica colobomatosa agrandada. Además, la excavación en la malformación de la papila papilorrenal está situada **en el centro**, no en la parte inferior, como ocurre en el coloboma de papila óptica. Sin embargo, la característica definitoria de la papila óptica que forma parte del síndrome papilorrenal son los múltiples vasos ciliorretinianos que surgen de la periferia de la papila, asociados a un adelgazamiento variable de los vasos retinianos (fig. 4-26). Las imágenes *Doppler* en color han confirmado la ausencia de circulación retiniana central en los pacientes con este síndrome.

La agudeza visual suele ser normal, pero en ocasiones está disminuida como consecuencia de la hipoplasia coroidea y retiniana y, en algunos casos, del

desprendimiento de retina seroso de aparición tardía. Suele haber defectos del campo visual binasales o arqueados debidos a la disfunción del nervio óptico, y estos defectos, junto con la presencia de una excavación central en una papila óptica de tamaño normal, explican por qué la apariencia de la papila papilorrenal puede confundirse con el de un glaucoma de tensión normal o de ángulo abierto.

Se han descrito familias con síndrome papilorrenal con transmisión autosómica-dominante. En algunos pacientes se han encontrado mutaciones en el gen del desarrollo *PAX2*. Esta malformación se atribuye a una deficiencia primaria en la angiogenia implicada en el desarrollo vascular. En estos pacientes, hay un fallo en la conversión del sistema hialoide en vasos centrales de la retina normales.

Los pacientes con síndrome papilorrenal presentan diversos trastornos de la función renal. Además, algunos tienen otras manifestaciones que pueden estar relacionadas con su nefropatía, como la gota y la diabetes mellitus.

Síndrome de papila óptica oblicua congénita

El síndrome de papila óptica oblicua es una afección no hereditaria, generalmente bilateral, en la que la región superotemporal de la papila óptica está elevada y la región inferonasal está desplazada posteriormente, lo que da lugar a una papila óptica de aspecto ovalado, con su eje largo orientado oblicuamente (figs. 4-27 y 4-28). Esta configuración se acompaña de transposición completa (*situs inversus*) de los vasos retinianos, cono inferonasal congénito, adelgazamiento del epitelio pigmentario de la retina (EPR) inferonasal y de la coroides,

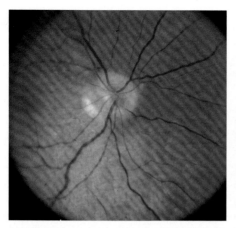
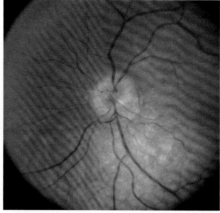

Figura 4-27 Papilas ópticas oblicuas. Ambas papilas ópticas son ovaladas, con una elevación relativa de la porción superotemporal, en comparación con la porción inferonasal. Esta elevación se confunde a menudo con un edema verdadero de la papila. Nótese la transposición completa (*situs inversus*) de los vasos y la hipopigmentación retinocoroidea inferior.

hemianopsia bitemporal (cuando la afección es bilateral) que no respeta la línea media vertical (fig. 4-29), y un nervio óptico que sale del globo en un ángulo extremadamente oblicuo que puede apreciarse en la TC o la RM (fig. 4-30). Desde el punto de vista histopatológico, la porción superior o superotemporal de la papila está elevada, y suele haber ectasia posterior del fondo de ojo inferior o inferonasal y de la papila óptica. La causa del síndrome de papila oblicua es desconocida, pero la localización inferonasal o inferior de la excavación sugiere una relación patogenética con el coloboma retinocoroideo.

Los pacientes con síndrome de papila óptica oblicua suelen tener astigmatismo miópico, con el eje positivo orientado en paralelo a la ectasia. La imagen ocular resultante de una retina oblicua crea un tipo de curvatura de campo que subjetivamente puede simular un desenfoque astigmático. El síndrome de papila oblicua

congénita es bilateral en aproximadamente el 80 % de los casos. La familiaridad con el síndrome de papila oblicua es crucial para el oftalmólogo, ya que los pacientes afectados pueden presentar hemianopsia bitemporal, que sugiere un proceso quiasmático, elevación de la papila nasal, que sugiere papiledema, o ambos. Sin embargo, la hemianopsia bitemporal en pacientes con papilas oblicuas suele ser incompleta, no suele respetar la línea media vertical y suele limitarse principalmente a los cuadrantes superiores (fig. 4-29). Se trata, de hecho, de un escotoma refractivo, generalmente secundario a una miopía regional localizada en la retina inferonasal. En cuanto a la elevación de la papila, se limita a la zona nasal o nasal superior de la papila, y el resto de la papila queda plano. Además, no hay hiperemia papilar, ni oscurecimiento de los vasos papilares, ni hemorragias superficiales papilares o peripapilares, como cabría esperar en un edema verdadero de la papila óptica.

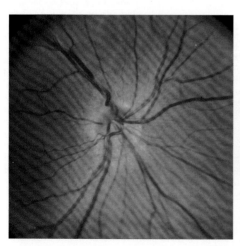
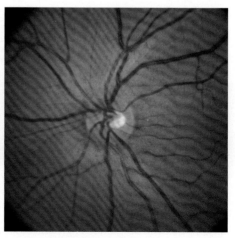

Figura 4-28 Papila óptica oblicua unilateral. La papila óptica derecha (**izquierda**) está inclinada, con elevación superior y un cono inferior. La papila óptica izquierda (**derecha**) es normal en tamaño y forma.

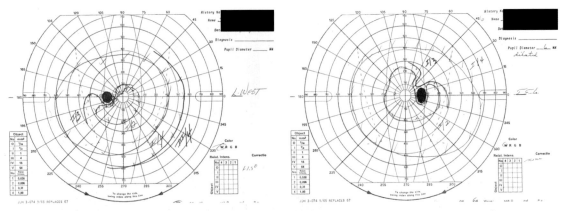

Figura 4-29 Perimetría cinética que muestra un defecto de campo bitemporal en el paciente cuyas papilas ópticas se muestran en la figura 4-27. Obsérvese que los defectos son escotomatosos y no respetan la línea media vertical, como cabría esperar si los defectos fueran debidos a una lesión que dañara el quiasma óptico.

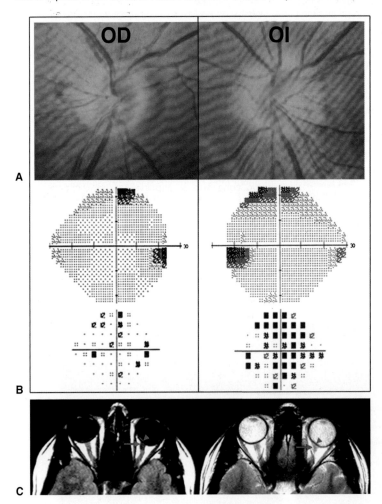

Figura 4-30 Imágenes de resonancia magnética (RM) en un paciente con papilas ópticas bilaterales oblicuas. **A:** La papila óptica derecha es ligeramente pequeña y ovalada, con una leve borramiento en su margen temporal. La papila óptica izquierda muestra una apariencia borrosa más evidente en su margen nasal. **B:** La perimetría automatizada (Humphrey, estándar SITA 24-2) muestra defectos del campo visual no localizados en ambos ojos. **C:** Las RM sin contraste en T1 (**izquierda**) y T2 (**derecha**) muestran la inserción oblicua del nervio óptico en el globo izquierdo (*flechas*) y el aplanamiento nasal posterior del globo izquierdo (*cabezas de flecha*). (Reproducido con permiso de Tarver-Carr ME, Miller NR. Tilted optic discs visualized by magnetic resonance imaging. *J Neuroophthalmol* 2006;26(4):282-283.)

Cabe destacar que los pacientes con papilas ópticas oblicuas pueden albergar una masa en la región del quiasma óptico, a menudo un tumor congénito como un glioma de la vía óptica o un craneofaringioma. Por tanto, debe realizarse un estudio de neuroimagen urgente en cualquier paciente con un síndrome de papila oblicua cuya hemianopsia bitemporal respete el meridiano vertical. El síndrome de papila oblicua también se ha documentado en pacientes con anomalías craneofaciales, como la enfermedad de Crouzon y la enfermedad de Apert, así como en pacientes con encefalocele transesfenoidal, tumores congénitos de las vías visuales anteriores, ceguera nocturna estacionaria congénita ligada al cromosoma X, síndrome de Ehlers-Danlos (tipo III) y dextrocardia familiar.

Displasia de papila óptica

La displasia de papila óptica es un término que connota una papila óptica marcadamente deformada que no se ajusta a ninguna categoría diagnóstica reconocible (fig. 4-31). Sin embargo, la distinción entre una papila inespecíficamente anómala y una papila «displásica» es algo arbitraria y se basa principalmente en la gravedad de la lesión.

Las papilas ópticas displásicas pueden aparecer en pacientes con encefalocele transesfenoidal. En este caso, suele haber una ligera zona infrapapilar de despigmentación retinocoroidea en forma de V o de lengua, similar a la que se observa en los pacientes con papila con forma de campanilla (*v.* anteriormente). Este hallazgo justifica la realización de estudios de neuroimagen. Estos defectos yuxtapapilares difieren de los observados en los colobomas retinocoroideos típicos, que se ensanchan en sentido inferior y no se asocian a encefaloceles basales. A diferencia del coloboma retinocoroideo típico, este defecto yuxtapapilar distintivo se asocia con una excavación escleral mínima, y no hay una alteración visible de la integridad de la retina suprayacente.

Pigmentación congénita de papila óptica

La pigmentación congénita de papila óptica es una afección en la que la deposición de melanina anterior

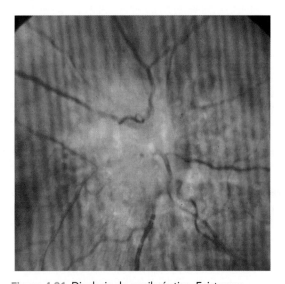

Figura 4-31 Displasia de papila óptica. Existe una malformación muy importante de la papila, y los vasos retinianos emergen de la región de la papila en un patrón anómalo.

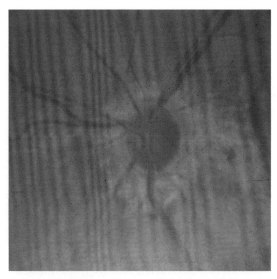

Figura 4-32 Pigmentación congénita de papila óptica. Toda la papila es gris, y es hipoplásica, con una zona circundante de despigmentación, lo que sugiere la migración del pigmento peripapilar hacia la papila.

o dentro de la lámina cribosa imparte una apariencia gris pizarra a toda la papila óptica (fig. 4-32). La verdadera pigmentación congénita de papila óptica es extremadamente rara, pero se ha descrito en asociación con la deleción intersticial del cromosoma 17, el síndrome de Aicardi y la hipoplasia del nervio óptico. La pigmentación congénita de papila óptica es compatible con una buena agudeza visual, pero puede estar asociada a anomalías coexistentes de la papila óptica que disminuyen la visión.

Síndrome de Aicardi

El síndrome de Aicardi es un trastorno cerebrorretinal congénito de etiología desconocida que se presenta casi exclusivamente en mujeres. Se caracteriza por espasmos infantiles, agenesia del cuerpo calloso, un patrón electroencefalográfico anómalo denominado hipsarritmia y un aspecto patognomónico del fondo de ojo que consiste en múltiples «lagunas coriorretinianas» sin pigmentación agrupadas alrededor de una papila óptica anómala que puede ser colobomatosa, hipoplásica o con pigmentación anómala (fig. 4-33A). Desde el punto de vista histopatológico, las lagunas coriorretinianas consisten en defectos bien circunscritos y de espesor total, limitado al epitelio pigmentario de la retina y a la coroides. La retina suprayacente permanece intacta, pero a menudo es histológicamente anómala.

Otras anomalías oculares que pueden estar presentes en los pacientes con síndrome de Aicardi son microftalmos, quiste retrobulbar, seudoglioma, desprendimiento de retina, cicatriz macular, catarata, membrana pupilar, sinequias del iris, coloboma del iris y vítreo primario hiperplásico persistente. Los hallazgos

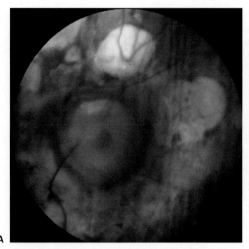
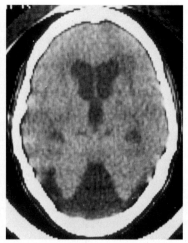

A   B

Figura 4-33 Síndrome de Aicardi en una niña de 2 meses. **A:** Papila óptica agrandada y malformada y rodeada de numerosas lagunas coriorretinianas bien circunscritas. **B:** La TC muestra un agrandamiento de los ventrículos lateral y tercero, así como una dilatación quística del cuarto ventrículo, consistente con una malformación de Dandy-Walker.

sistémicos más comunes son las malformaciones vertebrales (vértebras fusionadas, escoliosis, espina bífida) y las malformaciones costales (ausencia de costillas, costillas fusionadas o bifurcadas). Otros hallazgos sistémicos incluyen hipotonía, microcefalia, facies dismórfica, labio y paladar hendido, alteraciones auditivas y anomalías auriculares. El síndrome de Aicardi también se ha asociado a un papiloma del plexo coroideo.

Las anomalías del SNC en el síndrome de Aicardi incluyen agenesia del cuerpo calloso, anomalías de migración cortical (paquigiria, polimicrogiria, heterotopías corticales) además de múltiples malformaciones estructurales (asimetría hemisférica cerebral, variante de Dandy-Walker, colpocefalia, quistes aracnoideos en la línea media) (fig. 4-33B). Esta compleja malformación cerebral sugiere un problema en la proliferación y migración de las células nerviosas. Se ha informado de un solapamiento entre el síndrome de Aicardi y la displasia septoóptica en varios pacientes.

Casi todos los casos de síndrome de Aicardi presentan discapacidad mental grave. El trastorno se asocia a una menor esperanza de vida, pero algunos pacientes sobreviven hasta la adolescencia. Se ha sugerido que el tamaño de la mayor laguna coriorretiniana se correlaciona con el resultado neurológico, mientras que la edad de presentación, el tipo y la gravedad de las convulsiones no lo hacen. La mayoría de los niños tienen convulsiones médicamente intratables, y el 91 % alcanzan hitos del desarrollo no superiores a los 12 meses.

Se cree que el síndrome de Aicardi es el resultado de un episodio mutacional ligado al cromosoma X que es letal en los hombres.

Duplicación de la papila óptica

La duplicación de las papilas ópticas es una anomalía poco frecuente en la que se observan dos papilas ópticas en la oftalmoscopía y se supone que está asociada a una duplicación o separación de la porción distal del nervio óptico en dos fascículos. La mayoría de los casos tienen una papila «principal» y una papila «satélite», cada una con su propio sistema vascular (fig. 4-34). La mayoría de los casos son unilaterales y se asocian a una disminución de la agudeza en el ojo afectado.

Aplasia del nervio óptico

La aplasia del nervio óptico es una malformación rara, no hereditaria, que suele observarse en un ojo malformado unilateral de una persona por lo demás sana. El término implica la ausencia completa del nervio óptico (incluida la papila óptica), de las capas ganglionares y de fibras nerviosas de la retina, y de los vasos del nervio óptico.

El examen histopatológico suele mostrar una vaina de duramadre vestigial que entra en la esclera en su posición normal, así como una displasia de la retina con formación de rosetas. Algunos de los primeros informes sobre la aplasia del nervio óptico describían en realidad a pacientes con hipoplasia grave en una época en la que esta última entidad no estaba claramente reconocida. La aplasia del nervio óptico suele ser unilateral. Cuando se produce de forma bilateral, se asocia siempre a malformaciones congénitas del SNC graves y generalizadas.

La aplasia del nervio óptico puede diagnosticarse cuando el fondo de ojo no muestra una papila óptica definida, ni vasos sanguíneos centrales de la retina, ni diferenciación macular (fig. 4-35).

Los niños con aplasia verdadera del nervio óptico son, como es de esperar, ciegos del ojo afectado. Los estudios de neuroimagen pueden mostrar que tanto el ojo como la órbita ósea son más pequeños de lo normal.

La causa de la aplasia del nervio óptico es desconocida. Sin embargo, su frecuente asociación con

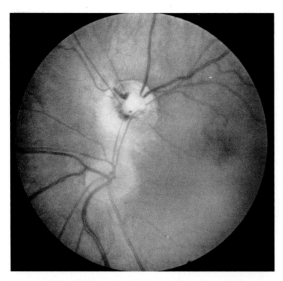

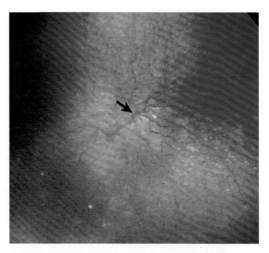

Figura 4-35 Aplasia del nervio óptico. Obsérvese que no hay papila óptica ni vasos retinianos centrales, pero sí vasos coroideos que surgen de un área donde debería haber estado la papila (*flecha*). El paciente era un bebé sin reacción conductual o pupilar a la luz. (Cortesía de Michael C. Brodsky. De Brodsky MC, Atreides SP, Fowlkes JL, et al. Optic nerve aplasia in an infant with congenital hypopituitarism and posterior pituitary ectopia. *Arch Ophthalmol* 2004;122(1):125-126. Copyright © 2004 American Medical Association. Todos los derechos reservados.)

Figura 4-34 Duplicación de la papila óptica. Obsérvese la papila «principal» y la papila «satélite». (De Donoso LA, Magaragal LE, Eiferman RA. Ocular anomalies simulating double optic discs. *Can J Ophthalmol* 1981;16:84-87. Fotografía cortesía de Larry A. Donoso.)

malformaciones como la microftalmía, malformaciones en el ángulo de la cámara anterior, hipoplasia o aplasia segmentaria del iris, cataratas, vítreo primario hiperplásico persistente, colobomas anteriores, estafiloma macular, displasia de la retina o alteraciones pigmentarias sugiere que la causa es fundamentalmente distinta de la hipoplasia del nervio óptico.

Fibras nerviosas mielinizadas

La mielinización del sistema visual anterior comienza en el centro del cuerpo geniculado lateral a los 5 meses de gestación. Prosigue en sentido distal hasta alcanzar el quiasma óptico a los 6 o 7 meses, el nervio óptico retrobulbar a los 8 meses y la lámina cribosa al término del embarazo o poco después. Normalmente, la mielina no se extiende intraocularmente. Sin embargo, la mielinización intraocular de las fibras nerviosas de la retina puede observarse en el 0.3 % al 0.6 % de la población mediante oftalmoscopía y en el 1 % mediante exámenes cadavéricos. En la mayoría de los ojos, la mielinización es continua con la papila óptica, y la mayoría de los pacientes tienen una agudeza visual normal.

La patogenia de las fibras nerviosas mielinizadas sigue siendo en gran medida especulativa, pero un defecto en la lámina cribosa puede permitir a los oligodendrocitos acceder a la retina y producir mielina allí.

Desde el punto de vista oftalmoscópico, las fibras nerviosas mielinizadas suelen aparecer como manchas blancas estriadas en los polos superior e inferior de la papila óptica (fig. 4-36). En estas localizaciones, pueden dar una apariencia gris a la papila óptica, y también pueden simular un papiledema, tanto por la elevación de las porciones adyacentes de la papila como por el borramiento del margen de la papila y de los vasos retinianos subyacentes. Distalmente, tienen una apariencia irregular en forma de abanico que facilita su reconocimiento. En ocasiones, son visibles pequeñas hendiduras o manchas de color del fondo de ojo de apariencia normal dentro de las áreas de mielinización. Las fibras nerviosas mielinizadas son bilaterales en el 17 % al 20 % de los casos y, clínicamente, son discontinuas con la papila óptica en el 19 % (fig. 4-36C). A veces se observan manchas aisladas de fibras nerviosas mielinizadas en la retina periférica.

Se han descrito anomalías vasculares de la retina, como telangiectasias o neovascularización, dentro de áreas de fibras nerviosas mielinizadas. A veces se asocian a hemorragias vítreas, lo que sugiere que los vasos retinianos situados en áreas de fibras nerviosas mielinizadas pueden albergar anomalías microvasculares ocultas.

Las fibras nerviosas mielinizadas de la retina no suelen reducir la agudeza visual. Sin embargo, dado que las fibras mielinizadas suelen estar adyacentes a la papila óptica, el punto ciego en los ojos afectados suele estar agrandado. Cuando las fibras mielinizadas rodean la mácula, puede haber un escotoma en anillo, y manchas aisladas de mielinización en el polo posterior o en la periferia pueden producir escotomas aislados que siempre son más pequeños de lo que sugeriría el tamaño de la mancha de mielina. Si la mácula está afectada, puede haber un escotoma central, pero esto es extremadamente raro.

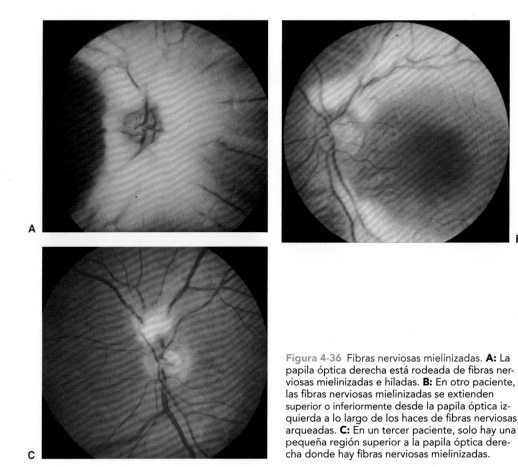

Figura 4-36 Fibras nerviosas mielinizadas. **A:** La papila óptica derecha está rodeada de fibras nerviosas mielinizadas e hiladas. **B:** En otro paciente, las fibras nerviosas mielinizadas se extienden superior o inferiormente desde la papila óptica izquierda a lo largo de los haces de fibras nerviosas arqueadas. **C:** En un tercer paciente, solo hay una pequeña región superior a la papila óptica derecha donde hay fibras nerviosas mielinizadas.

La extensa mielinización unilateral (o, en raras ocasiones, bilateral) de las fibras nerviosas puede estar asociada a la miopía alta y a la ambliopía grave. Pero, a diferencia de otras formas de miopía alta unilateral que responden característicamente bien al tratamiento de oclusión, la ambliopía que se produce en los niños con fibras nerviosas mielinizadas es notoriamente refractaria a este tratamiento. En estos pacientes, la mielinización rodea la mayor parte de la papila. Además, la región macular (aunque no esté mielinizada) suele ser anormal, mostrando un reflejo apagado o una dispersión del pigmento.

Las fibras nerviosas mielinizadas pueden presentarse en asociación con el síndrome de Gorlin (síndrome de carcinoma de células basales). Las fibras nerviosas mielinizadas pueden ser familiares, en cuyo caso el rasgo suele heredarse de forma autosómica dominante. También pueden darse casos aislados de fibras nerviosas mielinizadas en asociación con una longitud anómala del nervio óptico (oxicefalia), defectos en la lámina cribosa (papila oblicua), disgenesia del segmento anterior y neurofibromatosis de tipo 2. Una vitreorretinopatía autosómica dominante asociada a la mielinización de la capa de fibras nerviosas se caracteriza por mala visión congénita, amplia mielinización bilateral de la capa de fibras nerviosas de la retina, grave degeneración del vítreo, miopía elevada, distrofia de la retina con ceguera nocturna, reducción de las respuestas electrorretinográficas y deformidades de las extremidades.

En casos muy poco frecuentes, áreas de fibras nerviosas mielinizadas pueden ser adquiridas después de la infancia e incluso en la edad adulta, a veces tras un traumatismo ocular. Se ha documentado la progresión de las fibras nerviosas mielinizadas en la infancia. Por el contrario, las fibras nerviosas mielinizadas pueden desaparecer en el contexto de una neuropatía óptica adquirida, una oclusión de la arteria central de la retina o una oclusión de la rama arterial de la retina.

5

Diagnóstico tópico de los trastornos adquiridos del nervio óptico

Clásicamente, el daño a un nervio óptico provoca una anomalía en la función sensitiva visual, un defecto pupilar aferente relativo y, si el daño es irreversible, un cambio en la apariencia de la papila óptica. Las neuropatías ópticas adquiridas pueden provocar cualquier tipo de defecto del campo visual, incluido un escotoma central, un escotoma centrocecal, un defecto del campo arqueado, un defecto altitudinal o incluso un defecto hemianópsico temporal o nasal. A menos que la neuropatía óptica sea bilateral o que la lesión esté situada cerca del quiasma óptico, el defecto del campo provocado por una lesión del nervio óptico es siempre monocular.

Los defectos del campo visual que se originan con diversas neuropatías ópticas no son en sí mismos localizables. Más bien, son los datos demográficos del paciente (edad, sexo), la historia de la pérdida visual (inicio rápido frente a lento, progresiva frente a estable, dolorosa frente a indolora), la presencia o ausencia de otros signos neurológicos u oculares (defecto pupilar aferente relativo, déficit de color adquirido, paresia motora ocular, proptosis, venas de derivación optociliar, edema de la papila óptica, palidez óptica), y los resultados de los estudios de neuroimagen son los que con más frecuencia permiten establecer el diagnóstico de neuropatía óptica, localizar la enfermedad a lo largo del curso del nervio y determinar su etiología.

Apariencia de la papila

La papila óptica solo tiene dos formas de responder a los numerosos procesos patológicos adquiridos que pueden afectar el nervio óptico. Puede inflamarse o mantener una apariencia normal. Si el proceso patológico causa un daño irreversible al nervio óptico, la papila acabará adquiriendo una tonalidad pálida.

Edema de la papila óptica

El edema verdadero de la papila óptica se produce cuando hay una obstrucción del transporte axónico en la lámina cribosa (fig. 5-1) y puede ser consecuencia de compresión, isquemia, inflamación, disfunción metabólica o daño tóxico (tabla 5-1). En algunos casos, la infiltración de la porción proximal de la papila por procesos inflamatorios o malignos provoca una apariencia indistinguible del edema verdadero. Los trastornos que semejan un edema verdadero, como las anomalías papilares congénitas, se tratan en el capítulo 4 de este texto.

Apariencia

Entre los signos oftalmoscópicos útiles del edema temprano de la papila óptica se encuentran el borramiento de la capa de fibras nerviosas alrededor de la papila, especialmente superior e inferiormente, y el oscurecimiento segmentario de los vasos pequeños (normalmente arteriolas) cuando se acercan o cruzan el borde de la papila (fig. 5-2A) (v. cap. 6). Cuando el edema está completamente desarrollado (fig. 5-2B), pueden aparecer cambios oftalmoscópicos adicionales, como hemorragias intrarretinianas e infartos (exudados algodonosos) dentro de la capa de fibras nerviosas, exudados duros (a veces en forma de estrella alrededor o en la mitad nasal de la mácula) y hemorragia subhialoidea, que en ocasiones irrumpe en la cavidad vítrea.

Cuando el edema de la papila persiste durante varios meses o más, las hemorragias y los exudados tienden a resolverse, y la hiperemia inicial es sustituida por una apariencia atrófica gris o amarilla. Otros cambios incluyen el desarrollo de exudados duros «tipo drusas» en la sustancia superficial de la propia papila

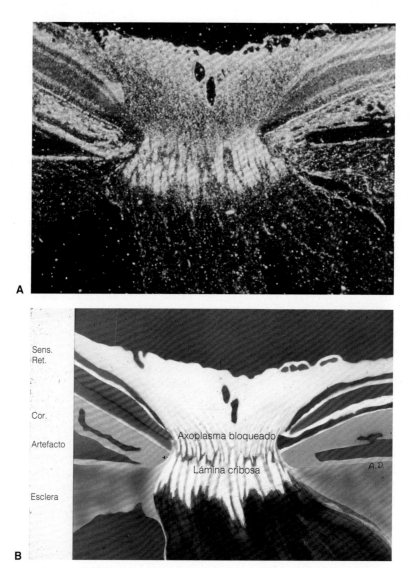

Figura 5-1 El denominador común del edema de la papila óptica es la obstrucción del transporte axónico.
A: Microfotografía de contraste de fase de una papila óptica agrandada en un animal con papiledema experimental que muestra la acumulación de productos axónicos (observados como material blanco) en la región de la lámina cribosa. **B:** Representación artística de la microfotografía. Ret. sens., retina sensorial; Cor., coroides. (Reimpreso de Miller NR, Fine SL. *The Ocular Fundus in Neuro ophthalmologic Diagnosis: Sights and Sounds in Ophthalmology. Vol 3.* St. Louis: CV Mosby; 1977. Copyright © 1977 Elsevier. Con permiso.)

(fig. 5-3). De forma progresiva, pueden desarrollarse membranas neovasculares con hemorragias subretinianas y líquido seroso. La vasculatura retiniana peripapilar puede estrecharse y adquirir una apariencia envainada. También pueden aparecer vasos de derivación optociliar en la papila óptica, presumiblemente secundarios a la obstrucción crónica del drenaje venoso retiniano normal a través de la vena central de la retina por edema crónico de la papila o por compresión de la vena central de la retina en el nervio óptico retrobulbar por un tumor extrínseco de la vaina del nervio óptico.

El edema de la papila óptica puede no desarrollarse si ya existe una atrofia óptica significativa: «los axones muertos no pueden inflamarse». Esto debe recordarse especialmente cuando se utiliza la apariencia oftalmoscópica de una papila óptica atrófica para determinar la recurrencia o la exacerbación de una afección como la presión intracraneal (PIC) elevada (v. cap. 6).

Etiologías específicas

Los pacientes con un aumento de la PIC pueden desarrollar edema de la papila óptica. Esta afección se

Tabla 5-1 Diagnóstico diferencial del «edema de la papila»

Elevación de la papila sin edema verdadero
Anomalías de la papila óptica
  Drusas
  Papila oblicua
  Seudopapiledema
Infiltración de la papila óptica

Edema verdadero de la papila
Presión intracraneal elevada
Inflamación
  Infecciosa
  Desmielinizante
  Sarcoidosis
Vascular
  Neuropatía óptica isquémica anterior
    Arterítica
    No arterítica
  Oclusión de la vena central de la retina
Compresión
  Neoplásica
    Meningioma
    Hemangioma
  No neoplásica
    Oftalmopatía tiroidea
Infiltración
  Neoplásica
    Leucemia
    Linfoma
    Glioma
  No neoplásica
    Sarcoidosis
Deficiencia tóxica/metabólica/nutricional
Hereditaria
  Neuropatía óptica hereditaria de Leber
Traumática
Hipotonía

denomina **papiledema**. Los síntomas y signos en los pacientes con esta afección suelen ser los típicamente asociados a una PIC elevada, incluyendo dolor de cabeza, náusea, vómito y acúfenos pulsátil. Los síntomas visuales en estos pacientes incluyen oscurecimiento visual transitorio y diplopía. La pérdida de la visión central, la discromatopsia, un defecto pupilar aferente relativo y los defectos del campo visual distintos del agrandamiento del punto ciego causado por la papila agrandada son poco frecuente en los pacientes con papiledema agudo, a menos que la lesión que causa el aumento de la PIC también dañe directamente y de algún modo el sistema sensorial visual, que el papiledema sea muy grave o que haya hemorragias o exudados en la mácula. El edema de la papila óptica en el papiledema suele ser bilateral y simétrico, pero puede ser simétrico o incluso unilateral debido a factores anatómicos. Puede ser muy leve o extremadamente grave (*v.* fig. 5-2). El papiledema se trata en el capítulo 6 de este texto.

La inflamación de la porción proximal del nervio óptico produce edema de la papila óptica. Esta afección, denominada **neuritis óptica anterior** o **papilitis**, se caracteriza por una pérdida visual relativamente aguda, normalmente en un ojo, suele asociarse a dolor alrededor o detrás del ojo que se exacerba con el movimiento ocular. La apariencia de la papila óptica oscila entre edema muy leve o grave. Puede haber células vítreas, sobre todo por encima de la papila agrandada, pero rara vez se observan hemorragias peripapilares. En la mayoría de los casos de neuritis óptica anterior, la visión sigue disminuyendo durante varias horas o días. Después se estabiliza y, tras varios días a semanas, comienza a mejorar.

La neuritis óptica anterior suele producirse en adultos jóvenes y, en la mayoría de los casos, está causada

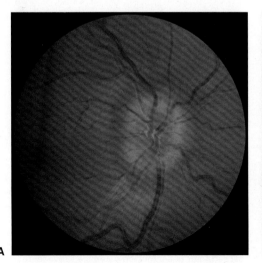
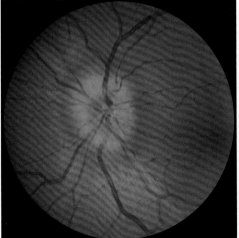

A   **B**

Figura 5-2 Variabilidad en la gravedad del papiledema. **A, B:** Papiledema leve en una mujer de 28 años con hidrocefalia obstructiva temprana. La papila derecha (**A**) está algo más hiperémica e hinchada que la izquierda (**B**).

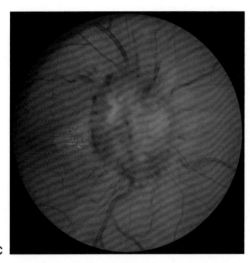

C

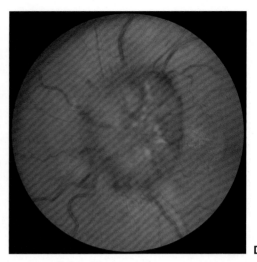

D

Figura 5-2 (*continuación*) C, D: Papiledema grave en una mujer de 23 años con seudotumor cerebral. Obsérvense las numerosas hemorragias y exudados algodonosos que rodean las papilas ópticas derecha (**C**) e izquierda (**D**) significativamente agrandadas. Obsérvense también los exudados duros (lípidos) en ambas máculas.

por la desmielinización, aunque también puede desarrollarse en pacientes con diversos trastornos sistémicos, como la enfermedad por arañazo de gato, la sífilis, la enfermedad de Lyme y la sarcoidosis. Los pacientes que desarrollan neuritis óptica no asociada a un trastorno inflamatorio o infeccioso sistémico tienen un mayor riesgo de desarrollar evidencia clínica de esclerosis múltiple (EM), en comparación con la población normal.

Existe una forma especial de neuritis óptica anterior, denominada **neurorretinitis**, caracterizada desde el punto de vista oftalmoscópico por edema de la papi-

la óptica asociado a una estrella macular compuesta de lípidos (fig. 5-4). Esta forma de neuritis óptica casi nunca se debe a la desmielinización, y la mayoría de las veces se desarrolla en el contexto de la enfermedad por arañazo de gato o en asociación con otras enfermedades infecciosas sistémicas, así como con la sarcoidosis. La neuritis óptica se trata en el capítulo 7 de este texto.

La isquemia que afecta las porciones laminares o prelaminares del nervio óptico produce edema de la papila óptica. Esta afección, denominada **neuropatía óptica isquémica anterior** (NOIA), se caracteriza por

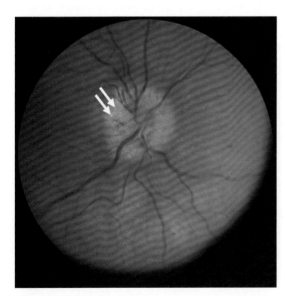

Figura 5-3 Cuerpos similares a drusas (*flechas*) en el papiledema crónico.

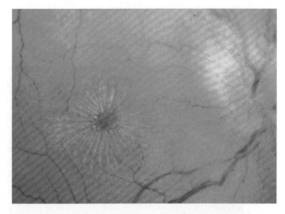

Figura 5-4 Neurorretinitis. Se trata de una mujer joven que desarrolló una pérdida visual aguda en el ojo derecho. La papila óptica derecha está inflamada y hay una estrella macular compuesta de lípidos (exudados duros). Una evaluación reveló evidencias serológicas de enfermedad de Lyme. La neurorretinitis no está asociada al desarrollo posterior de esclerosis múltiple y suele estar causada por una infección sistémica subyacente, como la enfermedad por arañazo de gato, la enfermedad de Lyme o la sífilis, o la sarcoidosis.

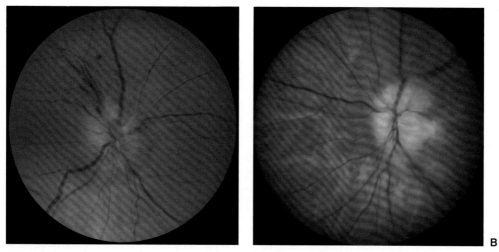

Figura 5-5 Edema de la papila óptica en la neuropatía óptica isquémica anterior. **A:** Edema hiperémico. **B:** Edema pálido.

una pérdida visual monocular y generalmente indolora, asociada a un defecto pupilar aferente relativo y a una alteración en el campo visual que suele ser de naturaleza altitudinal o arqueada. La pérdida de visión suele producirse a lo largo de varias horas o días. Después se estabiliza en la mayoría de los casos con una leve recuperación, si es que la hay. Es más frecuente en mayores de 50 años con vasculopatías sistémicas subyacentes, en particular diabetes mellitus, hipertensión sistémica y arteritis de células gigantes.

El edema de la papila óptica que se produce en la NOIA puede ser hiperémico o pálido (fig. 5-5) y suele ser acompañado de una o más hemorragias en forma de flama cerca de los márgenes de la papila (fig. 5-6B).

La mayoría de los pacientes con NOIA no arterítica tienen una papila óptica congénitamente pequeña con una copa central ausente o pequeña (fig. 5-6A), y se cree que esta anomalía congénita es el principal factor predisponente para el desarrollo del trastorno. En cambio, los pacientes con NOIA arterial pueden tener una papila óptica de cualquier tamaño. La NOIA se trata en el capítulo 8 de este texto.

La **compresión** de la porción proximal del nervio óptico puede producir edema de la papila óptica. Esta compresión puede deberse a un tumor, como un hemangioma cavernoso, un meningioma o un schwannoma. En otros casos, el agrandamiento de estructuras que normalmente se encuentran en la órbita,

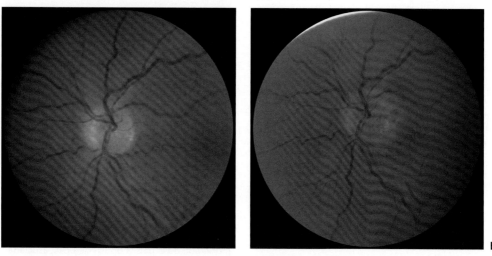

Figura 5-6 «Papila en riesgo» en la neuropatía óptica isquémica anterior no arterítica (NOIANA). **A:** Papila óptica izquierda pequeña sin copa en un paciente que había sufrido un ataque de NOIANA en el ojo derecho varios meses antes. **B:** NOIANA caracterizada por una inflamación hiperémica de la papila y hemorragias peripapilares en el mismo ojo varios meses después.

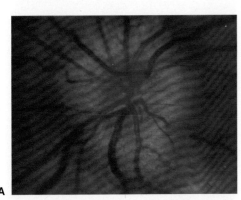

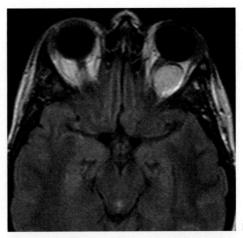

A   **B**

Figura 5-7 Inflamación de la papila óptica por compresión de la porción anterior del nervio óptico orbitario. **A:** Papila óptica izquierda de un hombre de 25 años que notó una leve disminución de la visión en el ojo izquierdo. La agudeza visual era de 20/25 y había un defecto pupilar aferente relativo ipsolateral. La papila óptica está moderadamente hinchada. **B:** La resonancia magnética de las órbitas, vista axial ponderada en T1, muestra que la masa comprime la cara lateral del nervio óptico, y que lo desplaza medialmente. La visión de la paciente volvió a la normalidad, y el edema de la papila óptica se resolvió tras la extirpación de la masa.

como los músculos extraoculares en la oftalmopatía tiroidea, provoca la compresión del nervio óptico. Inicialmente, los pacientes en los que se produce dicha compresión pueden no presentar síntomas visuales y pueden tener pocos signos, o ninguno, de disfunción del nervio óptico, además de un agrandamiento del punto ciego en las pruebas de campo visual. Por otra parte, pueden referir una pérdida visual insidiosa y lentamente progresiva. En estos casos, siempre existe un cierto grado de discromatopsia, un defecto pupilar aferente relativo y un defecto en el campo visual del ojo afectado. La papila óptica suele estar de leve a moderadamente inflamada e hiperémica (fig. 5-7). No suele haber hemorragias peripapilares, pero en algunos casos se presentan estrías coriorretinianas, sobre todo cuando la lesión compresiva es adyacente al globo. El diagnóstico de neuropatía óptica compresiva anterior se establece mediante estudios de neuroimagen de la órbita. La afección se trata en el capítulo 9 de este texto.

Los **trastornos tóxicos** y **metabólicos** también pueden provocar edema de la papila óptica que, en estos casos, suele ser bilateral y leve. En general, se observa una reducción de la visión central, y la pérdida visual progresa lentamente a lo largo de varias semanas o meses. La visión del color es casi siempre significativamente anómala, independiente del nivel de visión central. Los escotomas centrales o centrocecales bilaterales son la norma, y en algunos casos se asocian a una constricción de leve a grave del campo visual periférico. En muchos casos, aunque no en todos, la eliminación de la fuente de toxicidad o la inversión de la anomalía metabólica se relaciona con

una recuperación parcial o completa de la función visual. Las neuropatías ópticas tóxicas y metabólicas se tratan en el capítulo 11 de este texto.

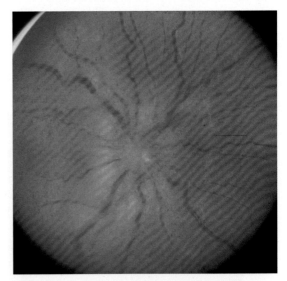

Figura 5-8 Elevación de la papila óptica por infiltración de la porción orbitaria del nervio óptico. El paciente era un niño de 11 años con leucemia linfocítica aguda que se creía en remisión cuando desarrolló una visión borrosa leve en el ojo derecho. Nótese la elevación moderada de la papila óptica derecha, asociada a la dilatación de los pequeños vasos de la papila. Se detectaron células malignas en el líquido cefalorraquídeo del paciente. La elevación de la papila se resolvió y la agudeza visual mejoró tras la radioterapia.

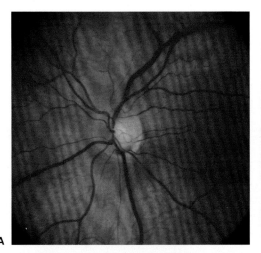
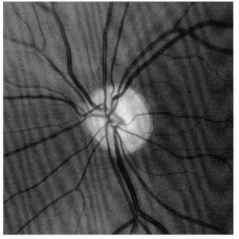

A   B

Figura 5-12 Excavación de la papila óptica en la atrofia óptica glaucomatosa y no glaucomatosa. **A:** Excavación glaucomatosa. Obsérvese la apariencia normal del borde neurorretiniano restante. **B:** Excavación no glaucomatosa. Obsérvese la palidez y el adelgazamiento del borde neurorretiniano.

significativo en la copa central de la papila óptica. A pesar de la confusión ocasional entre la neuropatía óptica glaucomatosa y la no glaucomatosa que se produce en los pacientes con copa patológica y palidez de papila óptica, un examen clínico cuidadoso casi siempre permite alcanzar el diagnóstico correcto. Los defectos glaucomatosos del campo visual solo se producen después de la presencia de una excavación extensa, y la pérdida de agudeza se produce incluso más tarde. En estos casos, suele haber ausencia de al menos una parte del borde neurorretiniano, y cualquier tejido del borde restante tiene un color normal (v. fig. 5-12A). En las neuropatías ópticas no glaucomatosas, puede producirse una pérdida significativa de la agudeza visual, de la visión de los colores y del campo

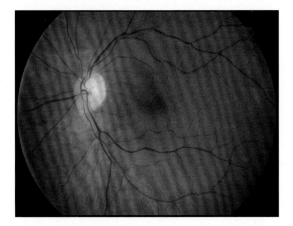

Figura 5-13 Vasculatura peripapilar atrófica en la neuropatía óptica isquémica anterior arteriolar grave. Los vasos están estrechados y atenuados junto a la papila óptica, difusamente pálida, y adquieren una apariencia más normal cerca de la mácula.

visual, en combinación con una leve excavación. Además, las papilas ópticas en estos casos presentan con muy poca frecuencia áreas en las que el borde neurorretiniano esté completamente ausente, y el borde restante suele ser pálido (v. la fig. 5-12B). La tomografía de coherencia óptica (TCO) de la CFNRP también puede ayudar a diferenciar las dos entidades. Lo más probable es que la excavación profunda y patológica se produzca con procesos isquémicos graves como la NOIA arteriolar (fig. 5-13).

La destrucción focal de los fascículos de fibras nerviosas es uno de los denominadores patológicos comunes de la enfermedad que afecta las capas internas de la retina, la papila óptica, el nervio óptico retrobulbar o una combinación de estas estructuras. La apariencia normal de la CFNRP consiste en finas estrías curvilíneas que recubren los vasos retinianos, lo que hace que se observen ligeramente desenfocados. Los defectos en forma de hendidura o de pequeña cuña en la CFNRP (fig. 5-14A,B) pueden evolucionar hasta convertirse en áreas de mayor tamaño de pérdida de CFNRP, o ser más numerosas y dar una apariencia de fondo de ojo «rastrillado» (fig. 5-14C-E). Dentro de la cuña, toda la retina adquiere una apariencia granular plana sin que se aprecien estrías (fig. 5-14E,F). Además, los vasos de esta área, al haber perdido el recubrimiento de fibras nerviosas que los rodea, se observan más oscuros de lo normal y destacan de forma nítida en el relieve. Suele observarse un reflejo luminoso prominente a lo largo de los vasos, probablemente como resultado del recubrimiento de la membrana limitante interna directamente sobre los vasos. La TCO de la CFNRP puede detectar cambios tempranos de la capa en la neuropatía óptica antes de que los signos oftalmológicos sean visibles. La detección clínica

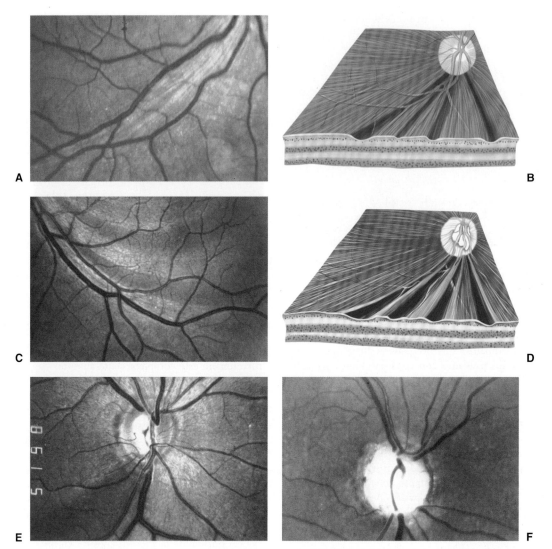

Figura 5-14 Apariencia de la atrofia de la capa de fibras nerviosas de la retina peripapilar (CFNRP). **A:** La fotografía monocromática libre de rojo muestra defectos leves del haz de fibras nerviosas (que se observan como rayas oscuras) en el fascículo arqueado inferior de fibras nerviosas. **B:** Representación artística de pequeños defectos similares. **C:** La fotografía monocromática libre de rojo muestra dos grandes defectos en la CFNRP en la región arqueada inferior del ojo izquierdo en un paciente con neuropatía óptica inducida por radiación. Obsérvese que, en comparación con **A**, los defectos de esta fotografía son más oscuros, más amplios y más diferenciados de la capa de fibras nerviosas circundante. **D:** Representación artística de defectos moderados en la CFNRP; la apariencia más oscura es consecuencia tanto del ensanchamiento como de la profundización de los defectos. **E:** La fotografía monocromática libre de rojo muestra un único defecto amplio en la CFNRP en la región arqueada inferior del ojo derecho en un paciente con glaucoma temprano y extensión inferior de la copa óptica. El defecto es oscuro y muy distinto de la capa de fibras nerviosas peripapilar, por lo demás normal, con una apariencia granular del fondo de ojo dentro del defecto causado por la pérdida de los axones. **F:** Pérdida completa de la capa peripapilar de fibras nerviosas de la retina en un paciente con glaucoma grave. No se aprecian estrías lineales, la región peripapilar tiene una apariencia granular clara, y los vasos retinianos se observan con claridad debido a la ausencia de fibras nerviosas superpuestas.

de la atrofia de la capa de fibras nerviosas es posible en primates no humanos solo después de la pérdida del 50 % del tejido neural (aproximadamente 25 µm) en un área determinada. En cambio, la TCO puede detectar un adelgazamiento de la CFNRP de 7 µm a 9 µm.

En la mayoría de los casos de atrofia óptica, las arterias de la retina están estrechadas o atenuadas. En algunos casos, el estrechamiento es de naturaleza menor; en otros, como en el caso de la NOIA arteriolar grave, los vasos parecen hilos o están completamente obliterados, especialmente alrededor de los bordes de la papila (fig. 5-13). Sin embargo, no todos los casos de atrofia óptica están asociados a cambios vasculares en la retina. De hecho, en la atrofia óptica por daños en el nervio óptico retrolaminar no suele haber afectación de los vasos retinianos. Así pues, es probable que los ojos con estrechamiento vascular retiniano significativo asociado a atrofia óptica hayan sufrido una lesión adicional que afecta directamente la vasculatura retiniana.

Diagnóstico diferencial de la atrofia óptica

Cuando la atrofia óptica es completa, a menudo es imposible determinar su etiología solo por la apariencia de la papila óptica. Sin embargo, la atrofia causada por la oclusión de la arteria central de la retina y la neuropatía óptica isquémica puede, a menudo, diferenciarse de otras entidades debido al adelgazamiento y envainamiento asociados de las arteriolas retinianas. La TCO macular permitirá confirmar el adelgazamiento de todas las capas internas de la retina, no solo de la CFNR, en la oclusión de la arteria retiniana.

La palidez temporal adquirida es la expresión más común de la atrofia óptica segmentaria; puede confirmarse mediante TCO de la CFNRP. Su presencia, en combinación con los hallazgos clínicos de conservación de campos visuales periféricos y pérdida de agudeza central, sugiere una neuropatía óptica tóxica, nutricional o hereditaria (v. cap. 11). Cuando hay palidez de la papila superior o inferior, es más probable una etiología isquémica.

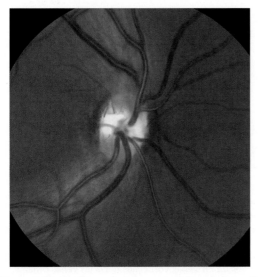

Figura 5-15 Atrofia en «banda» o «pajarita» de la papila óptica derecha en un paciente con hemianopsia temporal causada por un adenoma hipofisario. Obsérvese la banda horizontal de atrofia que atraviesa la papila derecha, con conservación de las porciones superior e inferior de la papila.

La organización específica de la CFNR da lugar a patrones específicos de atrofia de la capa de fibras nerviosas y del nervio óptico en pacientes con pérdida visual por lesiones quiasmáticas y retroquiasmáticaspregeniculares. En los pacientes con lesiones quiasmáticas, por ejemplo, los defectos del campo temporal se reflejan en la pérdida de fibras de las células ganglionares nasales a la fóvea. La atrofia es más importante directamente nasal y temporal a la papila, porque los fascículos arqueados superior e inferior de fibras nerviosas están compuestos por fibras procedentes de células ganglionares tanto temporales como nasales a la fóvea y están relativamente a salvo. Puede producirse una atrofia en «banda» o «pajarita» (fig. 5-15).

En los pacientes con hemianopsia homónima congénita o neonatal, o en los pacientes con hemianopsias homónimas pregeniculadas, el ojo contralateral a la lesión tiene una pérdida de campo temporal y muestra el patrón de atrofia de las fibras nerviosas y del nervio óptico descrito anteriormente: atrofia en banda de la papila óptica. El ojo ipsolateral a la lesión tiene una pérdida de campo nasal completa con pérdida de células ganglionares temporales a la fóvea. Dado que las fibras nerviosas de estas células ganglionares comprenden principalmente los fascículos arqueados superior e inferior, estas regiones muestran una amplia pérdida de fibras nerviosas, y la atrofia de la papila es más difusa. Los rasgos característicos del fondo de ojo de estos individuos son, por tanto, atrofia en pajarita o en banda en el ojo contralateral y, en el ojo ipsolateral, visibilidad reducida de los fascículos arqueados superior e inferior de fibras nerviosas.

Aunque la presencia o ausencia de palidez patológica de la papila óptica no puede relacionarse directamente con la función visual, debería ser obvio que ningún razonamiento sobre la palidez tiene sentido hasta que, y a menos que, la palidez se correlacione con la función del nervio óptico. Los datos deben obtenerse a partir de pruebas cuidadosas de la agudeza visual y de la visión de los colores, así como de la perimetría cuantitativa, el examen de las pupilas y los estudios electrofisiológicos, cuando sean apropiados (v. cap. 1). Una papila óptica puede parecer pálida, pero las pruebas clínicas y electrofisiológicas minuciosas de la función visual pueden no revelar ninguna anomalía. La TCO también puede constatar un grosor normal de la CFNRP. En estos casos, lo más probable es que la palidez sea fisiológica y no patológica. Por el contrario, en ocasiones la papila óptica parece normal a pesar de una pérdida grave de la agudeza o del campo visuales, incluso pérdida de larga duración, causada por una disfunción del nervio óptico. En la mayoría de estos casos, un examen cuidadoso de la papila óptica y de la CFNRP, tanto por oftalmoscopia como por TCO, proporcionará evidencia de atrofia de las fibras nerviosas de la retina.

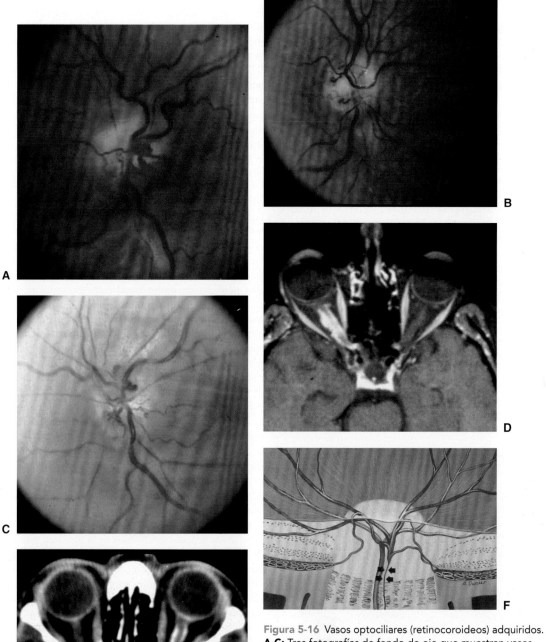

Figura 5-16 Vasos optociliares (retinocoroideos) adquiridos. **A-C:** Tres fotografías de fondo de ojo que muestran vasos optociliares en pacientes con atrofia óptica por compresión crónica de los nervios ópticos. Obsérvese el tamaño variable de los vasos, que están derivando la sangre venosa de la circulación retiniana a la coroidea para que pueda salir del ojo a través de las venas vorticiales hacia las venas oftálmicas superior e inferior, en lugar de hacerlo a través de la vena central de la retina. **D,E:** Dos ejemplos de meningiomas de la vaina del nervio óptico que provocan la compresión venosa y la formación de vasos optociliares. **F:** Representación artística de la compresión de la vena central de la retina (*flechas*) en el espacio retrolaminar.

Síndromes de disfunción del nervio óptico prequiasmático

Vasos optociliares (retinocoroideos) y síndrome de compresión crónica del nervio óptico

La compresión crónica del nervio óptico puede causar un síndrome específico caracterizado por pérdida progresiva de la visión, edema de la papila óptica seguido o acompañado de atrofia óptica, y aparición de unos canales venosos dilatados denominados **vasos optociliares** (**retinocoroideos**). Una denominación más apropiada sería vasos colaterales, y se trata de venas que constituyen conexiones congénitas entre las circulaciones venosas retiniana y coroidea. Cuando hay una compresión crónica del nervio óptico, especialmente cuando la lesión está dentro de la órbita, estas venas se agrandan y desvían la sangre de la circulación venosa retiniana a la coroidea, lo que permite que la sangre venosa retiniana evite la vena central de la retina obstruida y salga de la órbita a través de la circulación coroidea, las venas vorticiales y las venas oftálmicas (fig. 5-16A-C). Los meningiomas esfenoorbitarios son los que con mayor frecuencia causan este síndrome, aunque también ser causado por un papiledema crónico, gliomas ópticos o meningiomas de la vaina del nervio, o quistes aracnoideos del nervio óptico (fig. 5-16D,E). Los vasos optociliares también pueden aparecer en pacientes tras una oclusión crónica de la vena central de la retina, a menudo sin evidencia de disfunción del nervio óptico.

Síndrome de la porción distal del nervio óptico

Donde el nervio óptico se une al quiasma, en el ángulo anterior del quiasma, la anatomía particular de las fibras ofrece otra oportunidad para el diagnóstico anatómico. Las fibras cruzadas y no cruzadas están separadas en este nivel, pero son bastante compactas, y

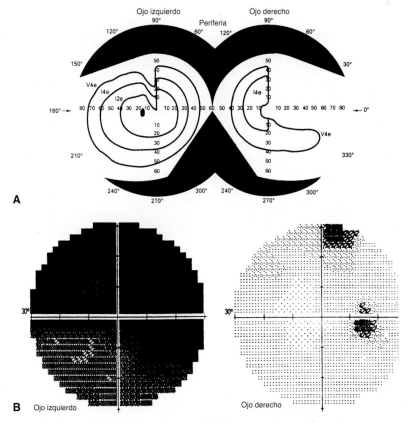

Figura 5-17 Dos ejemplos de síndrome de la porción distal del nervio óptico (síndrome quiasmático anterior). **A:** La perimetría cinética en un paciente con disminución de la visión en el ojo derecho por un adenoma hipofisario muestra un defecto temporal denso con un escotoma central en ese ojo. Sin embargo, también existe un defecto temporal superior en el campo visual del ojo contralateral. **B:** La perimetría estática en otro paciente con pérdida de visión en el ojo izquierdo por un adenoma hipofisario muestra una pérdida casi completa del campo central en ese ojo, así como un pequeño defecto temporal superior en el campo visual del ojo derecho.

una pequeña lesión que afecte las fibras cruzadas o las no cruzadas puede producir un defecto hemianópsico unilateral. Tal defecto se denomina «escotoma de la unión». En estos casos, es habitual encontrar un escotoma asintomático en el campo temporal superior del ojo **opuesto** (fig. 5-17).

Este escotoma es el resultado del daño en las fibras localizadas ventralmente, que se originan en las células ganglionares situadas en la parte inferior y nasal de la fóvea y que, al llegar al extremo distal del nervio óptico, hacen un bucle anterior de entre 1 mm y 2 mm en el nervio óptico contralateral (**rodilla de Wilbrand**; *v.* cap. 2).

Síndrome de Foster-Kennedy

Las lesiones intracraneales que ejercen presión directa sobre un nervio óptico suelen producir atrofia óptica. A medida que estas lesiones se agrandan, pueden acabar produciendo un aumento de la PIC. Cuando el nervio óptico comprimido está muy atrofiado en el momento en que la PIC aumenta, este incremento produce papiledema solo en el ojo contralateral. La

atrofia óptica unilateral y el papiledema contralateral, cuando se asocian a la anosmia, son las características del denominado **síndrome de Foster-Kennedy** (fig. 5-18). Este síndrome se presenta con mayor frecuencia en los tumores del lóbulo frontal y en los meningiomas del surco olfativo.

En algunos casos, este síndrome de atrofia óptica en un ojo y papiledema en el otro es falsamente localizado; es decir, la atrofia óptica no se encuentra en el lado ipsolateral al tumor, sino en el lado contralateral. Además, un síndrome de Foster-Kennedy consistente en atrofia óptica en un lado y edema de la papila óptica en el otro, puede ser el resultado de una compresión asimétrica del nervio óptico por una masa intracraneal en ausencia de un aumento de la PIC. Lo más importante es que un síndrome de Foster-Kennedy verdadero es extremadamente raro. Es mucho más común observar atrofia óptica en un lado con edema de la papila óptica en el lado opuesto en la neuritis óptica secuencial bilateral o la neuropatía óptica isquémica. En estos casos, los síntomas y los signos son muy diferentes y no deberían generar ninguna dificultad en el diagnóstico.

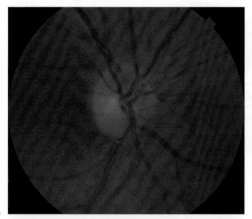

A

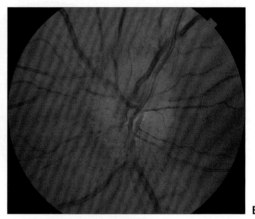

B

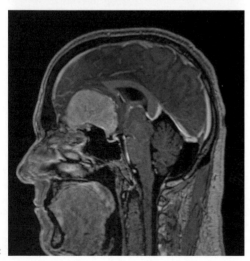

C

Figura 5-18 Síndrome de Foster-Kennedy de atrofia óptica unilateral, papiledema contralateral y anosmia. El paciente era un hombre de 51 años con dolores de cabeza, disminución del sentido del olfato y quejas de «manchas» en su visión. La agudeza visual era de 20/20 en ambos ojos (AO), y había un leve defecto pupilar aferente derecho. Había presencia de anosmia total con base en el *Pennsylvania Smell Identification Test* (UPSIT). **A:** Papila óptica derecha con palidez temporal. **B:** Papila óptica izquierda con edema de 360°. **C:** Resonancia magnética (RM) cerebral sagital T1 con contraste en la que se observa una gran masa con reforzamiento homogéneo a lo largo del surco olfativo, con extensión al espacio supraselar y compresión de los ventrículos lateral y tercero.

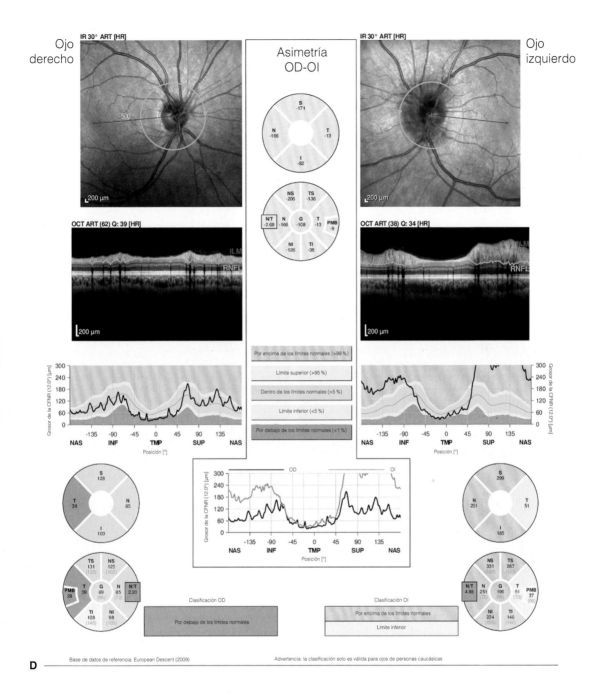

Figura 5-18 (*continuación*) D: La tomografía computarizada (TCO) de la capa de fibras nerviosas de la retina (CFNR) confirma el adelgazamiento en el ojo derecho (OD) y la inflamación en el ojo izquierdo (OI).

Hemianopsia bilateral superior o inferior (altitudinal)

En un paciente con defectos bilaterales del campo visual a menudo se plantea la cuestión de si una única lesión explica los defectos del campo o si hay lesiones bilaterales del nervio óptico. Los defectos bilaterales

centrales, centrocecales y arqueados sugieren una disfunción de ambos nervios ópticos. La pérdida unilateral del campo visual en toda o la mayor parte de la porción superior o inferior del campo es el resultado de una lesión de la retina o del nervio óptico. Del mismo modo, los defectos bilaterales del campo visual de este tipo suelen representar lesiones bilaterales que dañan

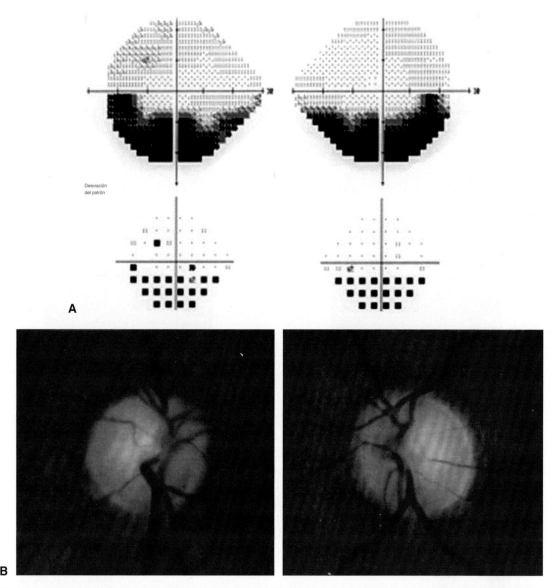

Figura 5-19 Defectos bilaterales del campo visual altitudinal inferior en un paciente con neuropatía óptica isquémica posterior bilateral simultánea. El paciente era un hombre de 62 años que se despertó de una prostatectomía robótica con pérdida de campo visual en ambos ojos. La agudeza visual era de 20/25 en ambos ojos (AO). **A:** La perimetría estática en AO muestra escotomas altitudinales inferiores incompletos. **B:** Apariencia de la papila óptica 2 meses después, con palidez superotemporal en ambos ojos. (DeWeber ED, Colyer MH, Lesser RL, et al. Posterior ischemic optic neuropathy after minimally invasive prostatectomy. *J Neuroophthalmol* 2007;27:285-287.)

la retina o los nervios ópticos. En muchos de estos casos, un ojo se ve afectado antes que el otro. En estos, la causa suele ser una NOIA bilateral no arterítica. En una minoría de casos, puede producirse una neuropatía óptica isquémica bilateral simultánea (fig. 5-19).

En raras ocasiones, una gran lesión prequiasmática comprime ambos nervios ópticos, lo que produce defectos campimétricos altitudinales bilaterales. La aparición más insidiosa de la pérdida de campo visual, combinada con el hecho de que el defecto no respete

estrictamente el meridiano horizontal, ayuda a diferenciar la compresión de las causas comunes de los defectos altitudinales (isquemia, neuritis óptica).

Algunas personas con neuropatías ópticas bilaterales (sobre todo las que desarrollan una NOIA bilateral simultánea o secuencial desarrollan un defecto altitudinal superior en un ojo y un defecto altitudinal inferior en el otro.

Dichos pacientes pueden experimentar diplopía binocular o dificultad para leer causada por la descom-

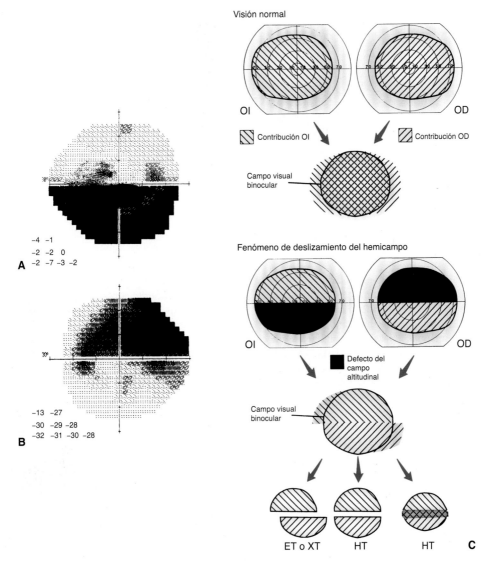

Figura 5-20 Fenómeno de deslizamiento del hemicampo por neuropatía óptica bilateral. Defecto altitudinal inferior en el campo visual del ojo derecho (**A**) y defecto altitudinal superior en el campo visual del ojo izquierdo (**B**) por neuropatía óptica isquémica bilateral. **C:** El dibujo muestra que tales defectos pueden producir un fenómeno de deslizamiento vertical u horizontal del hemicampo por la pérdida de porciones superpuestas de los campos visuales. Los pacientes afectados pueden quejarse de diplopía vertical, horizontal o diagonal. ET, endotropía; HT, hipertropía; XT, exotropía.

pensación de una foria vertical u horizontal preexistente. Normalmente, la superposición parcial de los campos superiores o inferiores de los dos ojos permite la fusión de imágenes y ayuda a estabilizar la alineación ocular. Sin embargo, en un paciente con un defecto altitudinal superior completo en un ojo y un defecto altitudinal inferior en el otro, no existe solapamiento, y la posible foria asintomática preexistente se convierte en una tropía con separación o solapamiento vertical u horizontal de los dos hemicampos restantes. Así, los pacientes se quejan de diplopía y pueden

tener dificultades para leer debido a la duplicidad o a la imposibilidad de visualizar letras o palabras impresas (fig. 5-20). Esta afección, denominada **fenómeno de deslizamiento del hemicampo**, se describió inicialmente en pacientes con defectos hemianópsicos bitemporales del campo visual (*v.* cap. 13).

Hemianopsia nasal

La mayoría de los defectos orgánicos del campo visual nasal son en realidad de naturaleza arqueada, y las

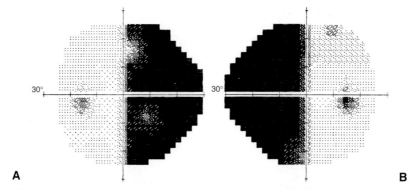

30°   30°

A   B

Figura 5-21 Hemianopsia nasal completa bilateral en una mujer de 34 años con aneurisma supraselar que desplazaba ambos nervios ópticos lateralmente contra la porción supraclinoidea de las arterias carótidas internas. El defecto del campo se resolvió tras el pinzado (clipado) del aneurisma. **A:** Campo visual del ojo izquierdo. **B:** Campo visual del ojo derecho.

causas más comunes son la enfermedad crónica de la papila óptica, como el papiledema crónico y las drusas de la cabeza del nervio óptico. En algunos casos, sin embargo, se produce una hemianopsia unilateral verdadera o hemianopsia nasal bilateral, cuyos defectos no tienen conexión con el punto ciego y respetan el meridiano vertical. Tales defectos del campo son el resultado del daño en las caras temporales de uno o ambos nervios ópticos.

La hemianopsia binasal es un defecto del campo visual extremadamente infrecuente. Aunque algunas veces se dice que se produce una «hemianopsia binasal» en pacientes con tumores intracraneales que crecen entre los nervios ópticos intracraneales, lo que los empuja lateralmente contra las arterias cerebral anterior o carótida interna, los defectos del campo en esos casos suelen ser arqueados, no hemianópsicos, y no respetan la línea media vertical.

Los verdaderos defectos cuadrangulares o hemianópsicos binasales se producen algunos pacientes, muy pocos, con diversas lesiones intracraneales, como tumores hipofisarios, meningiomas, aneurisma supraselar, arterias carótidas internas dolicectásicas, aracnoiditis optoquiasmática, hidrocefalia con agrandamiento del tercer ventrículo y enanismo hipofisario con silla turca pequeña (fig. 5-21).

Papiledema

El término *papiledema* suele aplicarse erróneamente a cualquier tipo de edema de la papila óptica, con independencia de la etiología. Aunque es cierto que el edema de la papila óptica puede denominarse teóricamente «papiledema», el término tiene un significado particular y arraigado para la mayoría de los clínicos de habla inglesa. *Solo* debe utilizarse para el edema de la papila óptica que resulta de un aumento de la presión intracraneal (PIC). Otras formas de edema de la papila causadas por procesos locales o sistémicos deben designarse con respecto a la presunta etiología (p. ej., «neuropatía óptica isquémica anterior» o «neuritis óptica anterior») o en términos generales, como «edema de la papila óptica» o «edema de la cabeza del nervio óptico».

Mediciones de la presión intracraneal

La presión normal del líquido cefalorraquídeo (LCR) en adultos, medida mediante punción lumbar (PL) con la persona examinada en posición de decúbito lateral izquierdo, varía entre 80 mm y 250 mm de agua. En la infancia, pueden ser normales presiones de hasta 280 mm de agua. En contra de la creencia popular, la presión del LCR no depende del peso ni de la estatura, aunque las lecturas pueden experimentar un falso aumento cuando la persona tose, se esfuerza o contiene la respiración durante el procedimiento.

La posición prona puede conllevar un aumento no verdadero de la medida de la presión, sobre todo en pacientes con obesidad. Además, la PIC en personas sanas y en pacientes con una PIC elevada puede fluctuar ampliamente. La monitorización continua de la PIC de pacientes con hipertensión intracraneal idiopática (HII) ha mostrado variaciones irregulares que oscilan de 50 m a 500 mm de agua en un período de 24 h. La presión del LCR lumbar suele ser inferior a la PIC real en pacientes con tumores infratentoriales que bloquean la comunicación entre el sistema ventricular y el espacio subaracnoideo espinal.

La PL es, en general, un procedimiento seguro, pero en determinadas situaciones conlleva un riesgo importante. Salvo en circunstancias extraordinarias, siempre debe realizarse un estudio de neuroimagen (tomografía computarizada [TC] o resonancia magnética [RM]) antes para asegurarse de que no hay efecto de masa en el encéfalo.

La eliminación del líquido del canal vertebral puede permitir que el encéfalo comprimido se desplace hacia abajo e impacte en la incisura del tentorio o el foramen magno, a menudo con resultados letales. En ocasiones, la PL induce una malformación de Chiari adquirida que puede ser reversible.

Puede presentarse cefalea posterior a la PL hasta en un 40 % de los pacientes. Estos dolores de cabeza suelen empeorar cuando el paciente está en posición vertical y se resuelven cuando está en posición supina. Otros síntomas de presión del LCR baja simulan los del aumento de la PIC, con alteraciones visuales y diplopía por paresia del nervio craneal VI (NC VI).

Apariencia oftalmoscópica del papiledema

Existen varios sistemas de clasificación del papiledema. La apariencia de la papila puede describirse según la duración del papiledema (precoz, totalmente desarrollado, crónico y atrófico). Sin embargo, el sistema de clasificación de Frisén (tabla 6-1) es el más útil, ya que clasifica el grado de papiledema según su gravedad.

Etapas del papiledema

La visualización estereoscópica de una papila **óptica normal (grado 0 de Frisén)** suele revelar una leve elevación nasal de la capa de fibras nerviosas. Con el oftalmoscopio directo, el margen de la papila nasal puede no presentar diferencia alguna con respecto al borde de la papila temporal.

Por lo general, los vasos se observan recorriendo la cabeza del nervio óptico, aunque, si bien muy pocas veces, una porción de un vaso mayor puede quedar oculta en el polo superior (fig. 6-1A).

En el papiledema muy temprano (grado 1 de Frisén), hay hiperemia de la papila óptica, borramiento de la capa de fibras nerviosas de la retina peripapilar, edema de la papila óptica, borramiento de los márgenes de la papila, hemorragias peripapilares en forma de flama y ausencia de pulsaciones venosas espontáneas (PVE) (fig. 6-1B).

Puede haber una alteración de la disposición normal de la capa de fibras nerviosas radiales con un halo grisáceo que acentúa los haces de fibras nerviosas. Algunos investigadores consideran que la ausencia de PVE es un signo inicial de papiledema. En efecto, las pulsaciones pueden cesar cuando la PIC supera unos 200 mm de agua. Sin embargo, los informes de ausencia de PVE con PIC normal y de PVE conservadas con elevación de la PIC constatan que las PVE no son un indicador fiable del estado de la PIC.

El **papiledema temprano (grado 2 de Frisén)** se caracteriza por oscurecimiento de los bordes de la papila óptica, elevación del borde nasal y un halo peripapilar completo (fig. 6-1C).

A medida que la gravedad del papiledema aumenta hasta el **papiledema moderado (grado 3 de Frisén)**, los márgenes de la papila óptica se oscurecen y se elevan. El diámetro de la cabeza del nervio óptico aumenta, lo que a menudo da lugar a un aumento del punto ciego fisiológico en la perimetría. La copa óptica puede estar

Tabla 6-1 Sistema de clasificación del papiledema (escala de Frisén)
Etapa 0 - Papila óptica normal Borramiento de los polos nasal, superior e inferior inversamente proporcional al diámetro de la papila Capa de fibras nerviosas (CFN) radial sin tortuosidad de la CFN Raramente, oscurecimiento de un vaso sanguíneo importante, generalmente en el polo superior
Etapa 1 - Papiledema muy temprano Bordes nasales de la papila óptica mal definidos No hay elevación de los bordes de la papila Alteración de la disposición radial normal de la CFN con halo grisáceo que acentúa los haces de la capa de fibras nerviosas Margen de la papila temporal normal Sutil halo grisáceo con hueco temporal (se visualiza mejor con oftalmoscopía indirecta) Pliegues retrocoroideos concéntricos o radiales
Etapa 2 - Papiledema temprano Borramiento de todos los bordes Elevación del borde nasal Halo peripapilar en toda la circunferencia de la papila
Etapa 3 - Papiledema moderado Borramiento de todos los bordes Aumento del diámetro de la cabeza del nervio óptico Oscurecimiento de uno o más segmentos de los principales vasos sanguíneos que emergen de la papila Halo peripapilar: franja exterior irregular con extensiones en forma de dedos
Etapa 4 - Papiledema pronunciado Elevación de toda la cabeza del nervio Borramiento de todos los bordes Halo peripapilar Oscurecimiento total, en la papila, de un segmento de un vaso sanguíneo principal
Etapa 5 - Papiledema grave Protuberancias en forma de cúpula, que representan la expansión anterior de la cabeza del nervio óptico El halo peripapilar es estrecho y levemente delimitado Puede haber, pero no siempre, oscurecimiento total de un segmento de un vaso sanguíneo principal Obliteración de la copa óptica

aún conservada en esta fase. Un hallazgo importante es que la capa de fibras nerviosas edematosa y opaca oscurece uno o más segmentos de los principales vasos

---

Figura 6-1 **A:** Edema de grado 0 de Frisén con una elevación muy leve de la papila y sin pérdida de la claridad del margen de la papila. **B:** Grado 1 de Frisén (papiledema muy temprano) con un halo de edema en forma de «C» que respeta la papila temporal. **C:** Papiledema temprano (grado 2 de Frisén) con 360° de edema de la capa de fibras nerviosas de la retina peripapilar y oscurecimiento del margen. **D:** Papiledema moderado (grado 3 de Frisén) con oscurecimiento de los principales vasos sanguíneos a medida que salen de la papila en sentido inferior. **E:** Papiledema pronunciado (grado 4 de Frisén) con numerosas hemorragias peripapilares. La hemorragia no forma parte del sistema de clasificación de Frisén. **F:** Papiledema grave (grado 5 de Frisén) con pérdida de todos los puntos de referencia anatómicos normales de la papila óptica. También se observa la presencia de lípidos en el haz papilomacular.

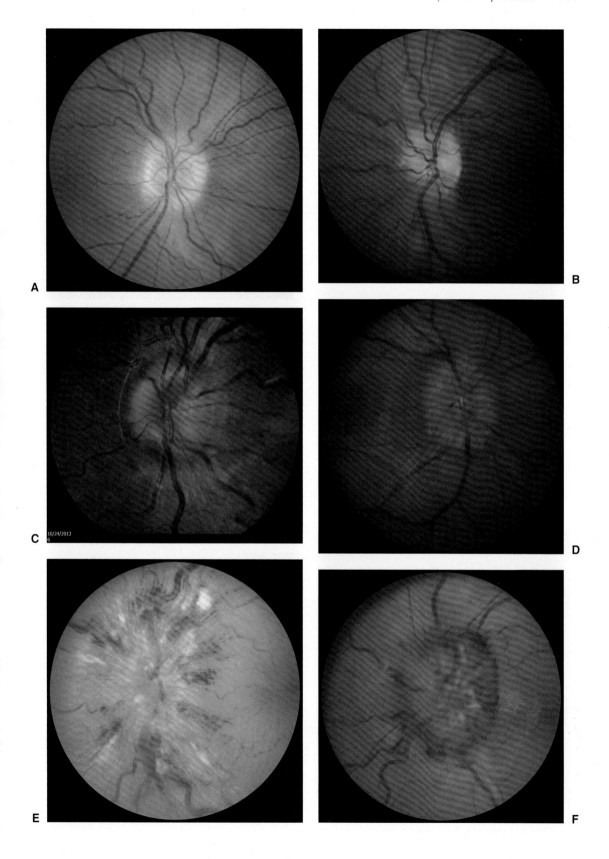

sanguíneos que salen de la papila. El halo peripapilar gris se hace más evidente y puede tener una franja exterior irregular con extensiones en forma de dedos que se ajustan a la capa de fibras nerviosas (fig. 6-1D).

El **papiledema pronunciado (grado 4 de Frisén)** se caracteriza por la elevación de toda la cabeza del nervio óptico. La copa óptica suele estar obliterada. Hay oscurecimiento de todos los bordes del nervio con un halo peripapilar prominente. El edema y / o el infarto de la capa de fibras nerviosas provocan un oscurecimiento total en la papila de un segmento de un vaso sanguíneo importante. Las venas de la retina se observan a menudo congestionadas y tortuosas (fig. 6-1E).

El **papiledema grave (grado 5 de Frisén)** se presenta cuando el nervio óptico sobresale anteriormente con una configuración en forma de cúpula. La copa óptica está obliterada y el halo peripapilar es estrecho y levemente delimitado. A menudo, no hay puntos de referencia apreciables para distinguir la cabeza del nervio óptico de la retina circundante. Puede haber obstrucción de los segmentos de los principales vasos sanguíneos o no (fig. 6-1F).

Otros signos del papiledema

Otros signos de papiledema pueden contribuir al deterioro visual, pero a menudo no son útiles para determinar su gravedad. Son frecuentes las hemorragias de la capa de fibras nerviosas en forma de flama, los exudados algodonosos (infartos focales de la retina) y los vasos tortuosos en la papila o a su alrededor. En los casos crónicos, suelen desarrollarse pliegues retinianos circunferenciales (líneas de Paton). También pueden observarse pliegues coroideos lineales o curvilíneos (fig.

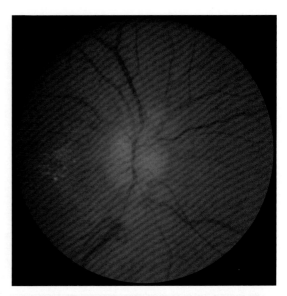

Figura 6-3 Figura de hemiestrella macular en un paciente con papiledema que requiere fenestración de la vaina del nervio óptico. Esta estrella incompleta en el haz papilomacular es característica y puede persistir durante meses tras la resolución del papiledema. En raras ocasiones se observa una figura estelar completa.

6-2). Los pliegues coroideos debidos al aumento de la PIC suelen dar lugar a una hipermetropía adquirida y progresiva. Pueden producirse exudados duros y hemorragias en la región peripapilar y en la mácula, lo que produce una disminución de la visión central (fig. 6-3). Dado que las fibras nerviosas de la mácula tienen una orientación radial, las hemorragias y los exudados en esta región pueden adoptar una forma de abanico o de estrella. Dado que el compromiso vascular sobre y alrededor de la papila óptica es responsable de estos cambios maculares, la figura de estrella en estos casos suele ser asimétrica, y es más prominente en el lado nasal de la fóvea hacia la papila.

Con frecuencia el papiledema se presenta con hemorragias, aunque estas no se incorporan al sistema de clasificación de Frisén. Las hemorragias de la capa de fibras nerviosas son las más comunes e indican que el edema es de agudo a subagudo (fig. 6-1E,F). Una pequeña hemorragia de la capa de fibras nerviosas en la región peripapilar puede ser un signo muy importante de papiledema temprano. Dicha hemorragia aparece como una mancha delgada y radial en la papila o cerca de sus márgenes y es presumiblemente causada por la ruptura de un capilar distendido dentro o alrededor de la papila.

Cuando el aumento de la PIC es rápido, pueden presentarse hemorragias subhialoides, además de las hemorragias intrarretinianas, más comunes (fig. 6-4). En algunos casos, estas hemorragias pueden irrumpir en el vítreo. Aunque ocurre muy pocas veces, los pacientes con papiledema pueden desarrollar neovascu-

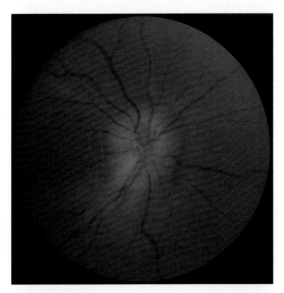

Figura 6-2 Pliegues coriorretinianos circunferenciales temporales a la papila óptica (líneas de Paton) en un paciente con papiledema por hidrocefalia obstructiva.

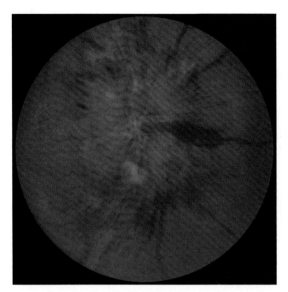

Figura 6-4 Hemorragia subhialoidea con papiledema en un paciente con aumento rápido de la presión intracraneal por trombosis del seno venoso cerebral.

larización subretiniana macular y peripapilar, especialmente cuando el papiledema es crónico. La presencia de hemorragias retinianas periféricas además de las hemorragias en el polo posterior sugiere una extensa congestión venosa retiniana producida por una PIC significativamente elevada.

Papiledema crónico

Cuando el papiledema persiste, las hemorragias y los exudados se resuelven lentamente y la papila desarrolla un apariencia redondeada (fig. 6-5). La copa central,

que puede quedar retenida en la fase aguda del papiledema, acaba por obliterarse. A lo largo de un período de meses, la hiperemia papilar inicial cambia a una apariencia gris lechosa, lo que hace visibles exudados duros en la sustancia papilar superficial. Estos exudados, denominados seudodrusas, se asemejan a las drusas de papila óptica y pueden dar lugar a un diagnóstico erróneo de seudopapiledema *(v.* cap. 5, fig. 5-3).

La mayoría de los pacientes con papiledema crónico presentan evidencias de atrofia de la capa de fibras nerviosas. La apariencia de la atrofia varía desde los defectos en forma de hendidura hasta la pérdida difusa. La atrofia de la capa de fibras nerviosas puede apreciarse con la observación a través del filtro libre de rojo de un oftalmoscopio directo o de un biomicroscopio de lámpara de hendidura.

En ocasiones, el papiledema persiste durante un largo período sin síntomas visuales significativos. Esta situación se da principalmente en pacientes con HII.

Atrofia pospapiledema

Con el tiempo, el papiledema no tratado cede, la papila se vuelve atrófica y los vasos de la retina se estrechan y envainan. Algunos pacientes presentan cambios pigmentarios persistentes o pliegues coroideos en la mácula (fig. 6-6). El tiempo necesario para que el papiledema evolucione hacia la atrofia óptica depende de muchos factores, como la gravedad y la persistencia del aumento de la PIC. En algunos casos, los cambios atróficos pueden aparecer semanas o días después de la observación inicial del papiledema agudo, sobre todo si

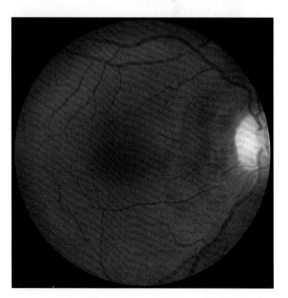

Figura 6-6 Atrofia óptica posterior al papiledema y cambios pigmentarios en la retina en un paciente que previamente tuvo un papiledema grave. Obsérvese la palidez de la papila óptica, el estrechamiento de los vasos retinianos envainados y los cambios pigmentarios superotemporales a la papila.

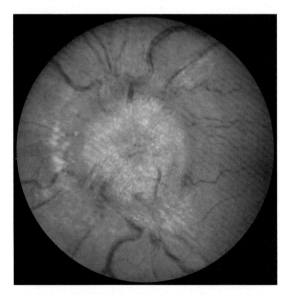

Figura 6-5 Papiledema crónico grave. Obsérvese la apariencia redonda y compacta de la papila óptica y la ausencia de hemorragias a pesar de la dilatación capilar.

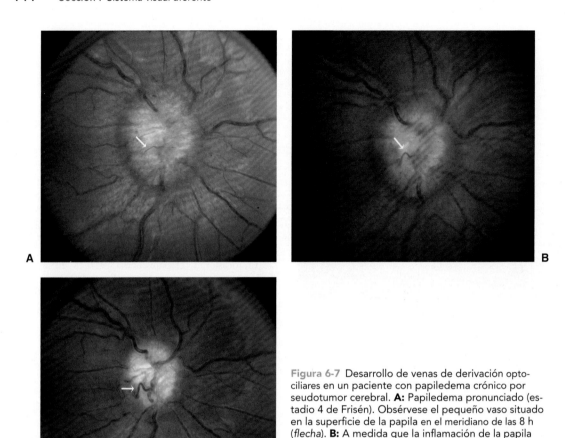

A

B

C

Figura 6-7 Desarrollo de venas de derivación optociliares en un paciente con papiledema crónico por
seudotumor cerebral. **A:** Papiledema pronunciado (estadio 4 de Frisén). Obsérvese el pequeño vaso situado
en la superficie de la papila en el meridiano de las 8 h
(*flecha*). **B:** A medida que la inflamación de la papila
se resuelve, el vaso anteriormente señalado se hace
más evidente (*flecha*). **C:** La inflamación de la papila se
ha resuelto casi por completo. El vaso situado a las 8
en punto parece más grande que antes y representa
claramente una derivación retinocoroidea (*flecha*).

el aumento de la PIC es rápido, grave y sostenido. En
tales casos, la apariencia de la papila puede progresar
rápidamente a un papiledema plenamente desarrollado
y luego a una atrofia óptica pospapiledema sin haber
pasado nunca por una fase de papiledema crónico.
En otros casos, pueden transcurrir muchos meses, o
incluso años, antes de que se desarrolle la atrofia. En
estos casos, la apariencia del fondo de ojo suele ser la de
un papiledema crónico que se va diluyendo hasta llegar
a la atrofia. En algunos casos de papiledema crónico, se
desarrollan venas de derivación optociliares.

Estos vasos, que son venas preexistentes que conectan las circulaciones venosas retiniana y coroidea, se
agrandan porque el aumento de la PIC comprime directamente la vena central de la retina o la comprime
indirectamente al comprimir el nervio óptico (fig. 6-7).
En cualquiera de los dos casos, los vasos desvían la
sangre venosa de la retina a la circulación venosa coroidea. Las venas de derivación optociliares pueden desaparecer después de reducir quirúrgicamente la PIC o
tras la cirugía de descompresión de la vaina del nervio
óptico.

La atrofia óptica que resulta del papiledema crónico
tiene un patrón específico de pérdida axónica. La pérdida de axones periféricos con preservación de los axones centrales se ha constatado en varios estudios cadavéricos. En la mayoría de los pacientes con papiledema
crónico se encuentra una buena agudeza visual central
a pesar del papiledema grave y la atrofia óptica (fig. 6-8).

Papiledema unilateral o asimétrico

El papiledema suele ser bilateral y relativamente simétrico en los dos ojos. En algunos casos, es estrictamente
unilateral o al menos mucho más pronunciado en un
ojo que en el otro (fig. 6-9). Algunos pacientes pueden
haber tenido atrofia preexistente antes del desarrollo
del aumento de la PIC (el seudosíndrome de Foster
Kennedy; *v.* más adelante y en el cap. 5). Si no hay suficientes fibras nerviosas viables, el papiledema no puede
producirse («los axones muertos no se agrandan»). Sin
embargo, si quedan suficientes fibras nerviosas, este sí
puede desarrollarse aunque la papila óptica esté pálida.
En el síndrome de Foster Kennedy, los pacientes con

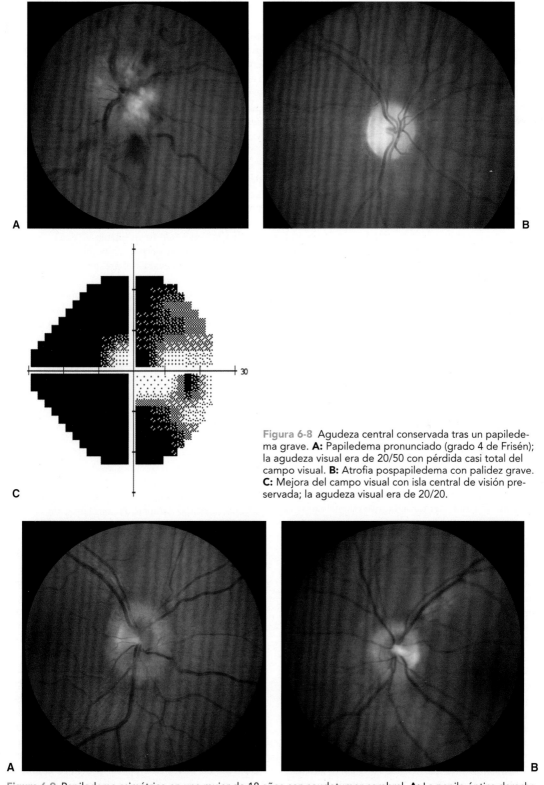

Figura 6-8 Agudeza central conservada tras un papiledema grave. **A:** Papiledema pronunciado (grado 4 de Frisén); la agudeza visual era de 20/50 con pérdida casi total del campo visual. **B:** Atrofia pospapiledema con palidez grave. **C:** Mejora del campo visual con isla central de visión preservada; la agudeza visual era de 20/20.

Figura 6-9 Papiledema asimétrico en una mujer de 18 años con seudotumor cerebral. **A:** La papila óptica derecha presenta un papiledema de grado 3 de Frisén. **B:** Ojo izquierdo con papiledema en grado 1 de Frisén. Se observan pérdidas visuales transitorias y cambios en el campo visual solo en el ojo derecho.

tumores del lóbulo frontal o del surco olfativo desarrollan la tríada de atrofia óptica en un ojo, papiledema en el otro y anosmia. El nervio óptico ipsolateral al tumor suele estar atrófico debido a la compresión directa. El aumento de la presión del LCR en la vaina del nervio óptico es un prerrequisito para el desarrollo de papiledema. La compresión del nervio óptico impide la elevación de la presión en la vaina y produce la atrofia ipsolateral de las fibras del nervio óptico. Del mismo modo, los pacientes con displasia unilateral de la papila óptica pueden desarrollar papiledema solo en el lado de la papila previamente normal.

Cuando se produce un papiledema unilateral en un paciente con una papila óptica aparentemente normal en el lado opuesto, suele ser el resultado de alguna anomalía congénita de la vaina del nervio óptico o de la lámina cribosa que impide la transmisión de la presión a la cabeza del nervio óptico en el lado en el que no hay papiledema. Tanto los estudios en animales como en humanos muestran que puede no haber circulación del LCR entre el espacio de la vaina del nervio óptico y las cisternas basales, lo que impide la transmisión de la PIC elevada al nervio. Por el contrario, la presión elevada en la vaina puede persistir a pesar de la reducción médica o quirúrgica de la PIC. En la mayoría de los pacientes con aparente papiledema unilateral, la observación cuidadosa de la papila óptica «normal» suele revelar hiperemia mínima, una capa de fibras nerviosas borrosa o edema de la papila que se pasa por alto fácilmente ante el papiledema significativo del lado opuesto.

Puede ser necesario realizar una oftalmoscopía estereoscópica cuidadosa, una angiografía con fluoresceína y/o una tomografía de coherencia óptica (TCO) para detectar un papiledema leve. No obstante, se ha descrito papiledema puramente unilateral con HII, tumores cerebrales, abscesos, hemorragia intracraneal causada por un aneurisma, estenosis del acueducto y traumatismo craneoencefálico.

Diagnóstico de papiledema

El método más importante para diagnosticar el edema de papila es un examen oftalmoscópico cuidadoso, en el que se evalúan las características descritas anteriormente. Un examen que incluya una oftalmoscopía libre de rojo y una biomicroscopía con lámpara de hendidura con una lente manual suele ser suficiente para determinar si existe edema papilar. Una vez establecido el diagnóstico, las características clínicas asociadas sugieren papiledema (es decir, edema de papila por aumento de la PIC) frente a una neuropatía óptica primaria con edema de papila (como la neuropatía óptica isquémica anterior, la neuritis óptica anterior, etc.). Clásicamente, la agudeza visual es normal hasta bien avanzado el papiledema, mientras que la agudeza visual es anómala en otras neuropatías ópticas. Otros síntomas y signos como la cefalea, el acúfeno pulsátil y la diplopía también pueden sugerir una PIC elevada.

En ocasiones, el diagnóstico del edema de papila verdadero sigue siendo incierto y se plantea la posibilidad de un seudoedema de papila (v. cap. 4). En tales casos, puede utilizarse la angiografía con fluoresceína para confirmar el papiledema temprano al observar fuga de colorante peripapilar tanto temprana como tardía. La ecografía orbitaria también puede ser útil en casos de papiledema dudoso. Puede detectar el agrandamiento del complejo nervio óptico retrobulbar/vaina del nervio, que puede ser un signo de aumento de la presión del LCR, pero la especificidad y sensibilidad de este hallazgo y su cambio con la posición del ojo (la «prueba de los 30°») es baja. Y, lo que es más importante, la ecografía suele detectar drusas enterradas en la papila óptica, al igual que la TCO de dominio espectral con imagen de profundidad mejorada. La TCO también puede diferenciar de forma fiable el papiledema sutil de la seudoinflamación por medio del uso de protocolos maculares para evaluar el grosor y el volumen de la retina peripapilar.

El **diagnóstico diferencial del papiledema** incluye la elevación anómala de una o ambas papilas ópticas y la inflamación verdadera de la papila óptica por una causa distinta al aumento de la PIC (v. cap. 5). La elevación anómala se debe con mayor frecuencia y probabilidad a la presencia de drusas de papila óptica enterradas. Sin embargo, las papilas hipoplásicas pueden estar anómalamente elevadas, y las papilas ópticas oblicuas suelen mostrar una elevación de sus porciones superior y nasal. Además, en algunas papilas se observa elevación anómala, pero estas no contienen drusas, ni se observan pequeñas ni oblicuas (v. cap. 4). En la mayoría de los casos, un examen oftalmoscópico cuidadoso combinado con una ecografía, una angiografía con fluoresceína y/o una TCO debería diferenciar las papilas ópticas con elevación anómala de la inflamación verdadera de la papila óptica.

La inflamación verdadera de la papila óptica que simula el papiledema puede estar causada por una enfermedad ocular local, como la inflamación intraocular. Los ojos en los que se produce edema de la papila óptica en el marco de una inflamación muestran siempre otras evidencias de inflamación, particularmente celularidad en el humor acuoso o vítreo y, en algunos casos, envainamiento de los vasos retinianos. Las alteraciones vasculares de la retina, como la oclusión de la vena retiniana, también pueden producir edema de la papila óptica. En estos casos, puede que no haya forma de determinar la causa de la inflamación de la papila sin realizar los estudios de neuroimagen adecuados y una PL. Los pacientes con perineuritis óptica presentan edema de la papila óptica que tampoco se distingue del papiledema, a menos que exista inflamación intraocular asociada. La neuropatía óptica isquémica anterior no arterítica puede simular papiledema, sobre todo cuando es asintomática. En raras ocasiones, los pacientes con neuritis óptica anterior pueden tener una agudeza visual central normal. Sin embargo, tales pacientes se quejan siempre de disminución de la visión, y otras pruebas de la función visual en estos (p. ej., sensibilidad al contraste, campos visuales) suelen revelar una anomalía inconsistente con el grado de edema de la papila, si fuera por papiledema. Por último, las papilas ópticas infiltradas por células inflamatorias o neoplásicas pueden tener un apariencia similar a la del papiledema. El diagnóstico en estos casos por lo general puede establecerse mediante neuroimagen, con o sin una PL.

Evolución

La rapidez con la que puede desarrollarse el papiledema depende en gran medida de la etiología del aumento de la PIC. Puede desarrollarse en un plazo de 2 h a 8 h cuando se produce una hemorragia intracraneal o epidural repentina. Además, puede existir un papiledema mínimo y desarrollarse súbitamente a lo largo de varias horas en determinados contextos, como la encefalitis asociada a un absceso cerebral. En ocasiones, se produce un desarrollo aparentemente paradójico, o un aumento de la gravedad, del papiledema varios días o una semana después de la normalización del aumento de la PIC.

El papiledema completamente desarrollado puede desaparecer por completo en horas, días o semanas, en función de cómo se reduce la PIC. Por ejemplo, el papiledema puede resolverse entre 6 y 8 semanas después de una craneotomía exitosa para extirpar un tumor cerebral, en 2 o 3 semanas después de la derivación del LCR (*shunting*) en pacientes con HII, y días después de la fenestración de la vaina del nervio óptico (FVNO).

En la mayoría de los casos, las dilataciones venosas de la retina y de los capilares de la papila comienzan a remitir en cuanto la PIC se reduce a un nivel normal. Durante los siguientes días o semanas, presumiblemente debido al cambio en la hemodinámica de la papila, pueden aparecer nuevas hemorragias, pero estas no tienen importancia y desaparecen en poco tiempo. Gradualmente, la hiperemia y la elevación de la papila se resuelven. Las últimas anomalías en desaparecer son el borramiento de los márgenes de la papila y las anomalías de la capa de fibras nerviosas de la retina peripapilar. En algunos casos, se presenta atrofia óptica a medida que se resuelve el papiledema. En estos casos, puede haber envainamiento generalizado de los vasos y gliosis que indiquen la naturaleza de la etiología. Sin embargo, en muchos casos, la atrofia es indistinguible de la causada por una inflamación, una vasculopatía o un traumatismo.

Predecir el pronóstico visual en un paciente con papiledema es difícil, aunque tanto el desarrollo rápido del papiledema como el papiledema grave anuncian un peor desenlace clínico. Los signos ominosos incluyen estrechamiento de las arterias de la retina, a menudo con envainamiento, y pérdida de la capa de fibras nerviosas de la retina peripapilar. Cuando se observan estos cambios, ya se ha producido daño irreversible en

el tejido del nervio óptico. La palidez de la papila que se hace evidente junto con el papiledema también es indicativa de mal pronóstico visual, incluso si la PIC se reduce inmediatamente, porque la palidez se debe a la pérdida de axones. En la mayoría de los pacientes con estos cambios se observan evidencias clínicas de disfunción visual, entre las que se incluyen defectos del campo visual y sensibilidad al contraste anómalo. La pérdida de agudeza visual es el último parámetro visual que se ve afectado, al igual que ocurre en los pacientes con glaucoma crónico de ángulo abierto. Una vez que un paciente con papiledema comienza a experimentar, o se le detectan, déficits en estos parámetros, el pronóstico visual es extremadamente bajo. La congestión venosa grave, las hemorragias retinianas y los exudados duros y blandos no tienen importancia pronóstica.

El papiledema puede observarse a cualquier edad, incluso en bebés y niños que todavía tienen las suturas craneales o las fontanelas abiertas. Aunque el papiledema es muy poco frecuente en lactantes y niños con hidrocefalia congénita, en los estudios se han encontrado papiledema o atrofia óptica pospapiledema en el 56 % al 90 % de los niños con tumores cerebrales.

Síntomas y signos del papiledema

En los pacientes con papiledema se producen tanto síntomas visuales como no visuales. Por regla general, los síntomas no visuales son más graves y molestos, aunque los visuales pueden ser tanto preocupantes como indicativos de una inminente disfunción visual permanente.

Manifestaciones no visuales

La **cefalea** es uno de los síntomas iniciales y comunes del aumento de la PIC, aunque no se da en todos los pacientes. Ni la gravedad de la cefalea ni su localización tienen valor para determinar si existe una masa intracraneal y, de estar presente, tampoco permite identificar su ubicación. Una excepción a esta regla es el meningioma que infiltra la duramadre sobre la convexidad de los hemisferios cerebrales y produce edema palpable y dolor local en el lugar de la lesión. En algunos pacientes, la cefalea asociada al aumento de la PIC aumenta al toser, hacer esfuerzos y realizar maniobra de Valsalva. Se trata de un fenómeno inconstante, pero su presencia puede sugerir la acción de válvula de balón de una lesión dentro del sistema ventricular. Se cree que la cefalea asociada al aumento de la PIC se debe al estiramiento de las meninges, mientras que los dolores agudos localizados en estos casos pueden explicarse sobre la base de un daño en los nervios sensitivos de la base del cráneo o una disfunción localizada de los nervios meníngeos.

La **náusea** y el **vómito** se asocian con frecuencia a un aumento significativo de la PIC, aunque el llamado vómito en proyectil es raro. El vómito, la bradicardia, la dificultad para deglutir y la eventual insuficiencia

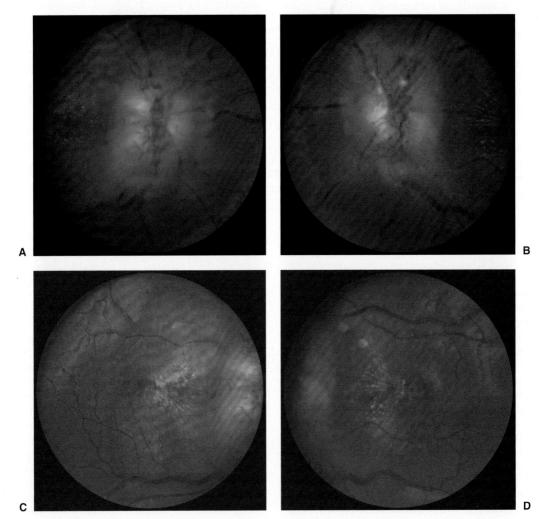

respiratoria pueden explicarse por la herniación de la médula en el foramen magno.

La **pérdida de conciencia,** la **rigidez motora generalizada** y la **dilatación pupilar** son efectos terminales del aumento de la PIC. La pérdida de conciencia se produce presumiblemente por la compresión de la corteza cerebral y la reducción de su riego sanguíneo. La hernia de la circunvolución del parahipocampo a través del tentorio por el aumento de la PIC provoca el apiñamiento del lóbulo temporal en la incisura de cada lado. La hernia tentorial ejerce, así, una presión sobre el pedúnculo cerebral, lo que provoca una rigidez motora generalizada. Por último, la presión directa sobre los nervios oculomotores o la región dorsal del mesencéfalo provoca pupilas dilatadas bilateralmente que no responden a la estimulación luminosa.

Los pacientes con una PIC elevada pueden, en ocasiones, desarrollar **rinorrea de LCR** espontánea. En algunos casos, hay antecedentes de traumatismos previos; en otros, existe una anomalía congénita en la base del cráneo. Cuando son espontáneas, las fístulas de LCR suelen localizarse en la región de la lámina cribosa. Hasta el 50 % de los pacientes con fístulas de LCR espontáneas presentan un aumento de la PIC.

Manifestaciones visuales

Los pacientes con papiledema temprano, e incluso plenamente desarrollado, suelen ser visualmente asintomáticos, sin que se vean afectadas ni la agudeza visual ni la visión de los colores. En algunos de estos pacientes, la única anomalía detectada en las pruebas es un agrandamiento de leve a moderado del punto ciego fisiológico. Otros pacientes pueden ser conscientes del punto ciego fisiológico, y tales pacientes pueden quejarse de un escotoma negativo en el campo de visión de uno o

Figura 6-10 Papiledema asociado a pérdida visual bilateral relacionada con un exudado duro macular. Se trata de una niña de 9 años con cefalea, disminución de la visión y campos visuales constreñidos en ambos ojos. **A** y **B**: Se observa un marcado papiledema y exudado macular (**C** y **D**) en ambos ojos.

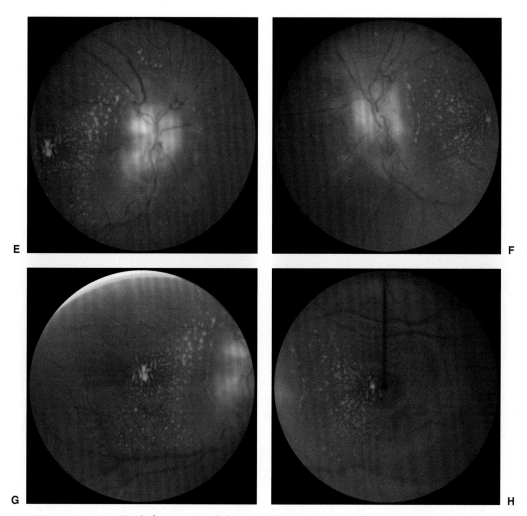

Figura 6-10 (*continuación*) Tras la fenestración de la vaina del nervio óptico, el papiledema mejoró (**E** y **F**), pero la agudeza central siguió siendo anómala debido a la persistencia de lípidos maculares (**G** y **H**).

ambos ojos. En otros pacientes se observa una pérdida variable de la agudeza visual, de la visión de color, del campo visual o de una combinación de ambos parámetros visuales. Los pacientes pueden tener hemorragias retinianas o vítreas o exudados que reducen la agudeza central (figs. 6-3 y 6-10). En otros, la masa intracraneal que causa una PIC elevada también produce un déficit sensorial visual en uno o ambos ojos por un mecanismo separado, como la compresión directa de una parte de la vía sensorial visual (p. ej., la compresión del lóbulo occipital por un meningioma, que produce un defecto de campo homónimo), la compresión indirecta de una parte de la vía a través de un efecto secundario del encéfalo circundante (p. ej., compresión de la circunvolución recta de los nervios ópticos, lo que produce una neuropatía óptica bilateral en un paciente con un tumor en el lóbulo frontal), o infiltración de una parte de la vía (p. ej., infiltración del quiasma óptico por un germinoma, lo que produce hemianopsia bitemporal).

Los pacientes con papiledema pueden experimentar **oscurecimientos visuales breves y transitorios**. Durante estos episodios, el oscurecimiento puede variar desde un leve borramiento hasta la ceguera total. Algunos pacientes describen un oscurecimiento visual rápido, mientras que otros experimentan fenómenos visuales positivos, como fotopsias, fosfenos e incluso escotomas centelleantes, que oscurecen su visión. En todos los casos, la recuperación de la visión es siempre rápida y completa. Los oscurecimientos pueden afectar un solo ojo, ojos alternos o ambos ojos simultáneamente. Suelen durar solo unos segundos, aunque a veces se producen ataques de varias horas. Algunos pacientes experimentan hasta 20 o 30 episodios de este tipo al día, y los oscurecimientos suelen precipitarse por los cambios de postura, sobre todo de estar sentado a estar de pie o de estar tumbado a estar sentado o de pie. Muy pocos pacientes experimentan amaurosis provocada por la mirada, un fenómeno mucho más comúnmente observado en pacientes con masas orbitarias que compriman y deformen el nervio óptico.

Los oscurecimientos visuales transitorios tienen poco valor pronóstico. De hecho, en muchos pacientes con estos síntomas el papiledema se resuelve completamente sin ningún déficit visual detectable. Por el contrario, los pacientes con papiledema pueden desarrollar daño visual permanente sin haberlos experimentado. Lo más probable es que la causa de estos oscurecimientos esté relacionada con compresión o isquemia transitorias del nervio óptico.

El agrandamiento concéntrico del punto ciego es el **defecto del campo visual** más común, y con frecuencia el único, en los pacientes con papiledema. La compresión, desprendimiento y el desplazamiento lateral de la retina peripapilar parecen ser las principales razones del aumento de tamaño del punto ciego en los pacientes con papiledema. Sin embargo, este agrandamiento puede darse incluso cuando no hay desplazamiento o desprendimiento de retina evidentes. En este contexto, el punto ciego agrandado representa un escotoma refractivo causado por la hipermetropía peripapilar adquirida, que a

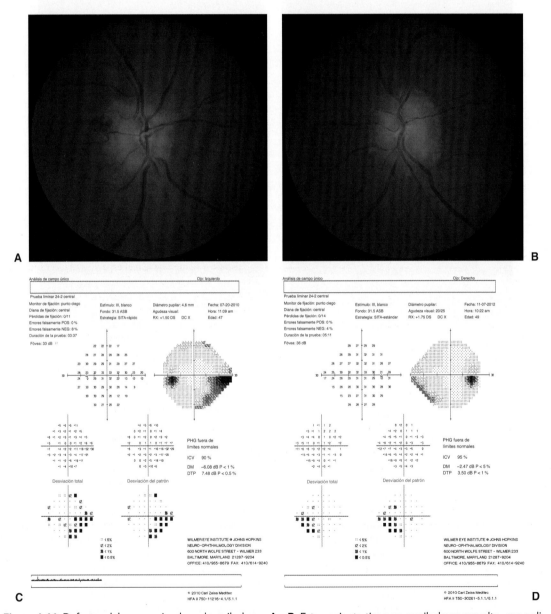

Figura 6-11 Defectos del campo visual en el papiledema. **A** y **B**: Este paciente tiene un papiledema resuelto, con palidez leve de la papila óptica y una apariencia gliótica en ambas papilas. **C** y **D**: Se observa un defecto del campo visual en el escalón nasal inferior en ambos ojos, el izquierdo peor que el derecho, que se corresponde con la gravedad del papiledema anterior.

su vez resulta de la elevación de la retina por el líquido subretiniano peripapilar.

La observación de defectos tempranos del campo visual, generalmente escotomas arqueados o escalones nasales, en los ojos con papiledema es habitual en la perimetría estática automatizada. La constricción de los campos visuales es un signo ominoso y a menudo tardío que presagia un mal desenlace clínico. Los defectos del campo suelen ser peores en sentido nasal que temporal, y pueden persistir tras la resolución del papiledema (fig. 6-11). Así, un ojo puede tener solo una isla temporal de visión antes de quedar completamente ciego.

La pérdida del campo visual en el contexto del papiledema suele ser lenta y progresiva. La pérdida repentina sugiere una causa local, como la isquemia. De haber neuropatía óptica isquémica superpuesta, es probable que se produzca por la oclusión de las arteriolas de la papila prelaminar causada por el aumento de la presión tisular sobre la papila óptica. Estos vasos pueden ser más sensibles al aumento de la presión intraocular que otros vasos del fondo de ojo.

Los pacientes con papiledema causado por lesiones de tipo masa intracraneales o meningitis (séptica, aséptica, carcinomatosa, linfomatosa) pueden **perder la visión central** de forma aguda o progresiva por los efectos del proceso subyacente sobre los nervios ópticos. En otros casos, la pérdida permanente de la visión central es consecuencia de los efectos inespecíficos del aumento de la PIC sobre el nervio óptico, y comienza con una constricción lentamente progresiva del campo visual. En estos casos, la pérdida de agudeza central suele ser un fenómeno tardío, aunque puede producirse a lo largo de varias semanas en los casos con una PIC significativamente aumentada.

En algunos pacientes con papiledema se produce una pérdida aguda de la visión, normalmente por causas locales. Algunos pacientes pierden la visión central porque desarrollan hemorragias o exudados en la mácula (fig. 6-10). Otros desarrollan una neuropatía óptica isquémica u oclusiones vasculares retinianas que pueden estar relacionadas con el proceso subyacente (p. ej., una coagulopatía) o con la rápida velocidad a la que se ha incrementado la PIC. Por último, un pequeño subgrupo de pacientes experimenta una evolución rapidísima caracterizada por una rápida progresión de la visión normal a una pérdida visual profunda y permanente.

Incluso en un entorno de agudeza visual normal y un campo visual completo, los pacientes con papiledema pueden tener una función visual anómala evidenciada por una disminución de la sensibilidad al contraste y/o un retraso en la latencia del componente P100 cuando se miden los potenciales visuales evocados.

El aumento de la PIC puede provocar **diplopía** por compresión o estiramiento del nervio abducens en la base del cráneo. El daño puede ser unilateral o bilateral. Algunos pacientes presentan una esotropía concomitante peor para la visión lejana que para la visión cercana, que puede confundirse con una insuficiencia de divergencia. Aunque con muy poca frecuencia, en pacientes con aumento de la PIC pueden producirse parálisis del nervio troclear, presumiblemente por la compresión de la región dorsal del mesencéfalo o de los propios nervios por un abombamiento del receso suprapineal. Si no se realizan pruebas cuantitativas de los movimientos oculares o una prueba de inclinación de la cabeza de Bielschowsky, estas parálisis suelen diagnosticarse erróneamente como desviación oblicua (de la inclinación), si bien es cierto que esta afección puede desarrollarse de forma excepcional en pacientes con PIC aumentada.

Etiología del papiledema

La cavidad craneovertebral es un compartimento óseo casi rígido y completamente lleno de tejido, LCR y sangre circulante. Dentro de este compartimento, se produce LCR constantemente a un ritmo de 500 mL/día, o 0.35 mL/min, y la producción procede casi por completo del plexo coroideo dentro de los ventrículos laterales. La secreción de LCR depende de la ATPasa activada por sodio y potasio, así como de la enzima anhidrasa carbónica.

El LCR fluye desde los ventrículos laterales a través de los forámenes interventriculares hacia el tercer ventrículo, y allí se mezcla con el LCR producido en ese ventrículo. A continuación, el LCR fluye por el acueducto cerebral (de Silvio) hacia el cuarto ventrículo y sale al espacio subaracnoideo a través de los forámenes de Luschka y Magendie. En el espacio subaracnoideo, el LCR fluye rostralmente desde la fosa posterior a través de las cisternas basales ventrales inferiores y la hendidura tentorial para llegar a las cisternas interpedunculares y quiasmáticas. A continuación, el LCR fluye dorsalmente a través de las cisternas comunicantes para llegar a las cisternas dorsales, y lateral y superiormente desde la cisterna quiasmática a las cisternas del surco lateral del cerebro (de Silvio). Desde las cisternas y los surcos, el LCR se desplaza hacia fuera y superiormente sobre las convexidades cerebrales, donde es absorbido.

La principal vía de absorción del LCR es pasiva, a través de las granulaciones aracnoideas que sobresalen en los senos venosos y las venas diploicas. Estos vasos drenan hacia la vena yugular interna y otras venas extracraneales. El LCR también se absorbe en el saco espinal. Muchos factores influyen en la formación del LCR, como las toxinas, los medicamentos y los neurotransmisores, mientras que la absorción del LCR se ve afectada por la presión venosa y los procesos meníngeos que pueden afectar las granulaciones aracnoideas.

El volumen de sangre, encéfalo y LCR dentro de la cavidad craneal debe estar en equilibrio, lo que sugiere que un cambio en el volumen de un componente debe ser compensado por un cambio recíproco en otro. Tan solo 80 mL de volumen añadido rápidamente (LCR, sangre, edema, tejido, etc.) pueden aumentar la PIC

Tabla 6-2 Causas del aumento de la presión intracraneal

Lesiones ocupantes de espacio
Neoplasia
Absceso
Masa inflamatoria
Hemorragia
Infarto
Malformación arteriovenosa

Edema cerebral focal o difuso
Traumatismo
Tóxicas
Anoxia

Reducción del tamaño de la bóveda craneal
Craneosinostosis
Engrosamiento del cráneo

Bloqueo del flujo del líquido cefalorraquídeo (LCR)
Hidrocefalia no comunicante

Reducción de la reabsorción del LCR
Hidrocefalia comunicante
Procesos meníngeos
   Meningitis infecciosa (bacteriana, vírica, fúngica, parasitaria)
   Meningitis inflamatoria (aséptica)
   Meningitis carcinomatosa
   Proteínas elevadas en el LCR
      Tumores del canal vertebral
      Síndrome de Guillain-Barré
      Polineuropatía desmielinizante inflamatoria crónica (PDIC)
Aumento de la presión venosa

Aumento de la producción de LCR
Seudotumor cerebral (hipertensión intracraneal idiopática)

hasta un nivel mortal. La tabla 6-2 detalla los mecanismos implicados en la hipertensión intracraneal.

Masas intracraneales

Las masas intracraneales, como los tumores, producen un aumento de la PIC a través de la mayoría de los mecanismos mencionados anteriormente. Pueden actuar únicamente como lesiones ocupantes de espacio; pueden producir edema cerebral focal o difuso, y pueden bloquear el flujo de salida del LCR por compresión directa de las vías de drenaje del LCR o por infiltración de las vellosidades aracnoideas o los senos venosos cerebrales. Otros mecanismos posibles son la producción aumentada de proteínas o productos sanguíneos que bloquean secundariamente las vellosidades aracnoideas, y la producción directa de LCR.

El papiledema no es un hallazgo común en los pacientes con tumores cerebrales en la era de las imágenes de RM. En el pasado, entre el 60 % y el 80 % de los pacientes con tumores cerebrales tenían papiledema.

Los tumores situados por debajo del tentorio (infratentoriales), que pueden obstruir el acueducto, tienen más probabilidades de producir papiledema que los situados por encima (supratentoriales). Los síntomas y signos asociados suelen permitir un diagnóstico adecuado. Sin embargo, los tumores de ciertas localizaciones pueden producir papiledema sin signos de lateralización o localización, sobre todo si son supratentoriales y están situados dentro del hemisferio no dominante o dentro de uno de los ventrículos laterales. Esta observación subraya la importancia de examinar el fondo de ojo de todos los pacientes con cefalea crónica o de nueva aparición.

El papiledema puede aparecer con cualquier tipo de masa intracraneal. Ni el tipo de tumor intracraneal ni su velocidad de crecimiento se correlacionan bien con el desarrollo del papiledema.

Trastornos del flujo del líquido cefalorraquídeo

La **estenosis del acueducto** suele presentarse en la infancia. Puede ser congénita, en cuyo caso puede estar asociada o no a una malformación de Chiari, o puede adquirirse por infecciones intracraneales. La presentación en la infancia se acompaña de macrocefalia. Los adultos pueden presentar cefalea, síndrome de Parinaud (síndrome mesencefálico dorsal), meningitis, hemorragias, alteraciones endocrinas por compresión de la hipófisis, convulsiones, alteraciones de la marcha y rinorrea de LCR.

La **hemorragia subaracnoidea** suele producir papiledema, ya sea por el bloqueo del flujo del LCR dentro del sistema ventricular (hidrocefalia obstructiva) o por el bloqueo de la absorción del LCR en las granulaciones aracnoideas. El papiledema se produce en el 10 % al 24 % de los pacientes con hemorragia subaracnoidea aneurismática. El papiledema puede desarrollarse varias horas después de la hemorragia o puede desarrollarse solo después de varias semanas de aumento de la PIC.

La **meningitis** y la **encefalitis** producen un edema cerebral grave y el consiguiente aumento de la PIC, aunque también puede producirse una hidrocefalia obstructiva y una alteración de la absorción del LCR por las granulaciones aracnoideas. Sin embargo, la frecuencia notificada de papiledema con meningitis es bastante pequeña, y este tiende a ser leve y transitorio. Lo más probable es que el papiledema se presente en pacientes con meningitis tuberculosa (25 % de los casos) y meningitis criptocócica que en pacientes con cualquier otro tipo de meningitis infecciosa. Estos pueden presentar un papiledema fulminante y es frecuente la pérdida visual grave por atrofia óptica secundaria. Cualquier tipo de proceso meníngeo puede asociarse a papiledema. Se observa en aproximadamente el 20 % de las encefalitis víricas. También es frecuente en procesos no infecciosos como la sarcoidosis o la meningitis carcinomatosa. Por ello, el análisis del LCR es un paso esencial en el diagnóstico de papiledema. Hay que destacar que en casi

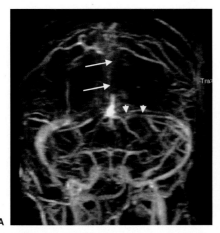
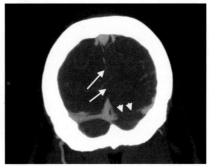

A   B

Figura 6-12 Trombosis del seno venoso con presión intracraneal elevada. Un hombre de 54 años experimentó cefalea de nueva aparición y visión borrosa. La exploración reveló papiledema bilateral. **A:** La flebografía por resonancia magnética y (**B**) por tomografía computarizada evidenciaron la presencia de defectos generalizados de llenado de los senos sagitales superiores (*flechas*) y transversales izquierdos (*cabezas de flecha*). El paciente fue tratado con acetazolamida y anticoagulación y tuvo una lenta resolución del papiledema.

todas las infecciones y procesos inflamatorios del SNC, así como en las neoplasias, puede producirse edema del nervio óptico sin aumento de la PIC, presumiblemente por inflamación o infiltración del nervio óptico o de su vaina. En estos casos, es imposible diferenciar el papiledema de la perineuritis, ya que en ambos casos existe una función visual normal. Solo cuando se realiza una PL en un paciente con un proceso meníngeo y edema de papila, y el LCR se encuentra a una presión normal con un aumento de las proteínas y pleocitosis, puede determinarse la verdadera etiología inflamatoria o infiltrativa del edema de la papila.

Síndromes de presión venosa elevada

La obstrucción o el deterioro del drenaje venoso cerebral puede provocar un aumento de la PIC y un papiledema. De hecho, la mayor parte del drenaje del LCR se produce de forma pasiva en los senos venosos cerebrales a nivel de las granulaciones aracnoideas. Cuando se ocluye uno (o más) de los senos, la presión venosa aumenta y el LCR no se reabsorbe adecuadamente en estos, lo que desencadena un aumento de la PIC.

Aunque la trombosis venosa cerebral suele producir síntomas y signos neurológicos, también puede presentarse con un síndrome aislado de incremento de la PIC indistinguible de la HII (fig. 6-12). La obstrucción de los senos venosos suele deberse a compresión o trombosis, y los senos más frecuentemente afectados son el sagital superior y el transverso (lateral). Existen numerosas causas locales y sistémicas de obstrucción de los senos venosos cerebrales (tabla 6-3).

La oclusión de una vena yugular (si es la principal que drena la zona intracraneal) o de ambas venas yugulares también puede provocar un aumento de la PIC y papiledema al producir un aumento de la presión venosa (tabla 6-3).

Es muy importante descartar la hipertensión venosa de la trombosis venosa cerebral o la trombosis de la vena yugular interna cuando se evalúa a un paciente con PIC elevada aislada. De hecho, el pronóstico de estos trastornos suele ser malo a menos que se obtenga un examen exhaustivo y se inicie rápidamente el tratamiento adecuado.

Traumatismo

Se desarrolla papiledema en el 20 % al 30 % de las personas que han sufrido lesiones craneales graves, tanto con fractura de cráneo asociada como sin esta. En la mayoría de estos casos, el aumento de la PIC se debe a una hemorragia subaracnoidea grave o un hematoma intracerebral, subdural o epidural importante. En otros casos, el aumento de la PIC está causado por una trombosis venosa cerebral o por edema cerebral difuso o localizado.

El papiledema que se desarrolla en los pacientes después de un traumatismo craneal suele ser leve y puede desarrollarse inmediatamente, varios días después de la lesión o hasta 2 semanas después. Un aumento repentino y grave, pero transitorio, de la PIC suele ser el responsable del desarrollo inmediato del papiledema, mientras que la elevación sostenida de la PIC, leve o moderada, explica el papiledema que aparece durante la primera semana después de la lesión. El papiledema en la segunda semana o posterior es el resultado de una alteración de la absorción del LCR y la consiguiente hidrocefalia comunicante o de una inflamación cerebral focal o difusa de aparición tardía.

Craneosinostosis

La bóveda intracraneal puede reducirse en ciertos tipos de craneosinostosis. Entre los pacientes con sinostosis prematura de las suturas craneales, entre el 12 % y el

Tabla 6-3 Etiologías de obstrucción/deterioro del drenaje venoso cerebral

Trombosis venosa cerebral
  Principalmente hematológica
    Síndrome de anticuerpos antifosfolípidos
    Trombofilia (deficiencia de antitrombina III, deficiencia de proteína S, deficiencia de antitrombina, resistencia a la proteína C activada, mutación del gen de la protrombina)
    Trombocitemia
    Policitemia
    Coagulación intravascular diseminada
    Síndrome de hiperviscosidad

  Afecciones sistémicas asociadas a la coagulopatía
    Enfermedad de Behçet
    Lupus eritematoso sistémico
    Neurosarcoidosis
    Cáncer
    Embarazo/posparto
    Nefropatía (síndrome nefrótico)
    Infecciones
    Poscirugía

  Infecciones locales
    Mastoiditis
    Celulitis facial/orbitaria
    Meningitis

  Traumática
  Tumores (compresión de un seno)
  Fístula arteriovenosa dural

Estenosis del seno transversal

Oclusión de la vena yugular interna
    Iatrogénica
    Catéteres permanentes
    Cirugía
    Traumática
    Tumores (extravasculares)

Aumento de la presión venosa
    Insuficiencia cardíaca del lado derecho
    Síndrome de la vena cava superior
    Obesidad mórbida
    Síndrome de hiperviscosidad

15 % acaban desarrollando papiledema. Sin embargo, la sinostosis craneal simple (oxicefalia, escafocefalia, trigonocefalia o plagiocefalia) casi nunca se asocia a papiledema, mientras que alrededor del 40 % de los pacientes con disostosis craneofacial (síndrome de Crouzon) o acrocefalosindactilia (síndrome de Apert) desarrollan papiledema.

Si el papiledema va a desarrollarse en un paciente con una craneosinostosis, suele hacerlo antes de los 10 años. A menudo es crónico en el momento en que se detecta, posiblemente porque estos pacientes pueden no someterse a un examen minucioso del fondo de ojo a menos que se quejen de alteraciones visuales. Sin embargo, el papiledema puede desarrollarse a cualquier edad.

Lesiones extracraneales

La asociación del aumento de la PIC y el papiledema con **tumores en el canal vertebral** es un fenómeno inusual, pero bien documentado. La mayoría de estos tumores son intradurales. Sin embargo, los extradurales también pueden causar un aumento de la PIC asociado a papiledema. En algunos casos, los tumores se localizan en la región cervical superior, y se cree que la explicación del aumento de la PIC en esos casos es el edema hacia arriba del tumor con compresión del cerebelo y obstrucción del flujo de LCR a través del foramen magno. Sin embargo, parece poco probable que este mecanismo sea la explicación en la mayoría de los casos, ya que más de la mitad de las lesiones de la médula espinal asociadas al papiledema son ependimomas o neurofibromas que suelen localizarse en las regiones torácica y lumbar. Estos tumores pueden producir concentraciones extremadamente elevadas de proteínas en el LCR, por lo que es probable que el aumento de la PIC y el papiledema en estos casos esté causado por la disminución de la absorción del LCR que resulta del bloqueo de las granulaciones aracnoideas por las proteínas. En otros casos, la hemorragia subaracnoidea recurrente, que se produce comúnmente por la hemorragia de la superficie de los ependimomas, también puede causar una reducción de la absorción del LCR por el bloqueo de las vellosidades aracnoideas por sangre o productos sanguíneos.

El papiledema es una complicación poco frecuente del **síndrome de Guillain-Barré** (SGB). Su patogenia sigue siendo incierta, aunque se ha postulado que las proteínas de las vellosidades aracnoideas y las granulaciones alteran la dinámica venosa cerebral o provocan una trombosis venosa parcial, lo que desencadena un aumento de la PIC. Este aumento, a menudo asociado a papiledema, se produce con más frecuencia en pacientes con **polineuropatía desmielinizante inflamatoria crónica** (PDIC) que en pacientes con SGB agudo. Parece deberse, en la mayoría de los casos, al aumento significativo de la concentración de proteínas, que es una de las características de laboratorio de la enfermedad. Sin embargo, los pacientes con PDIC pueden desarrollar papiledema incluso con un leve aumento de la concentración de proteínas en el LCR.

El **síndrome de polineuropatía, organomegalia, endocrinopatía, gammapatía monoclonal y cambios cutáneos** (POEMS) es un trastorno multisistémico inusual que se caracteriza por polineuropatía (*P*), organomegalia (*O*), endocrinopatía (*E*), gammapatía monoclonal (*M*) y cambios cutáneos (*S*). Los pacientes con el síndrome POEMS desarrollan con frecuencia un aumento de la PIC asociado a un papiledema. Además, en ocasiones puede producirse una inflamación de la papila óptica en pacientes sin evidencia de aumento de la PIC. El síndrome POEMS puede ser una variante del mieloma múltiple, y la inmunoglobulina monoclonal asociada puede mediar las múltiples manifestaciones sistémicas. Los pacientes con mieloma múltiple también pueden desarrollar un aumento de la PIC y papiledema, pero se desconoce el mecanismo.

Síndrome de seudotumor cerebral (SSTC)

El SSTC, que denota una PIC elevada en ausencia de lesiones de tipo masa intracraneales, fue descrito por primera vez por Quincke en 1897. El término «seudotumor cerebral» se utilizó históricamente para describir las manifestaciones de una serie de afecciones que causan una PIC elevada (p. ej., hidrocefalia tóxica, hidrocefalia ótica, hidropesía meníngea hipertensiva, seudoabsceso, PIC elevada sin tumor cerebral, edema cerebral de causa desconocida). Debe evitarse la denominación aparentemente sinónima de «hipertensión intracraneal benigna», ya que implica que la afección no produce ningún daño al paciente (lo cual es inexacto en el mejor de los casos y puede resultar falsamente tranquilizador para el paciente y el médico). Para reflejar el hecho de que la causa de la mayoría de los casos de SSTC es desconocida, se acuñó el término hipertensión intracraneal idiopática (HIId), que pasó a ser de uso común en las últimas décadas. Aunque HIId sigue siendo un término aceptable y puede constituir una descripción precisa de la enfermedad en muchos casos, preferimos el uso de SSTC, especialmente a la luz de los recientes hallazgos que sugieren que muchos casos pueden tener lesiones estructurales causantes y/o tratables (v. más adelante).

La incidencia de SSTC parece estar más íntimamente relacionada con el índice de obesidad en una población determinada y ha ido aumentando en todo el mundo a medida que aumentan las cifras de obesidad en adultos y niños. Se han registrado incidencias históricas de 0.9 a 2.2 por cada 100 000 en la población general, con una incidencia de 5 a 10 veces mayor en las mujeres con obesidad de entre 15 y 44 años. El SSTC puede aparecer a cualquier edad. Afecta con frecuencia a niños e incluso bebés, los cuales pueden tener una mayor incidencia de pérdida visual permanente. Sin embargo, la incidencia máxima de la enfermedad parece producirse en la tercera década de la vida, con una preponderancia femenina de hasta el 97 % en un estudio prospectivo. La aparición de SSTC en los miembros de la familia es poco común, pero está bien reconocida. No se han encontrado anomalías metabólicas o endocrinológicas comunes en estos pacientes.

Diagnóstico del SSTC

Los criterios de diagnóstico de SSTC incluyen: (1) presencia de signos y síntomas de PIC elevada (incluido papiledema), (2) exploración neurológica normal, más allá de las anomalías de NC, (3) neuroimagen que no muestra lesiones intracraneales directamente causantes de PIC elevada, así como (posibles) hallazgos que apoyen la presencia de PIC elevada, (4) presión de apertura elevada en la PL y (5) composición normal del LCR.

El diagnóstico del SSTC en ausencia de papiledema requiere la presencia de cambios en los estudios de neuroimagen consistentes con la elevación de la PIC. Estos criterios se analizan a continuación.

Manifestaciones clínicas

El síntoma de presentación más común en los pacientes con SSTC es la cefalea, que se produce en aproximadamente el 85 % de los casos. Esta suele ser generalizada, empeorar por la mañana y agravarse con el aumento de la presión venosa cerebral mediante algún tipo de maniobra de Valsalva (tos, estornudos, etc.). La mejora de la cefalea con la PL no es específica de la cefalea relacionada con la PIC y no debe utilizarse como prueba a favor o en contra de la elevación de la PIC. Otras manifestaciones no visuales comunes del SSTC son la náusea, el vómito, el mareo y el acúfenos pulsátil. Este último suele describirse como un «sonido silbante», que puede ser unilateral o bilateral y suele mejorar temporalmente con la PL. Los déficits neurológicos focales en pacientes con SSTC son extremadamente poco frecuentes, y su aparición debería llevar a considerar diagnósticos alternativos. En ocasiones, los pacientes con SSTC crónico pueden desarrollar alteraciones cognitivas y depresión.

Las alteraciones visuales en el SSTC son atribuibles al papiledema y, por tanto, son idénticas a las descritas por los pacientes con aumento de la PIC por otras causas. Entre los síntomas y hallazgos se incluyen oscurecimientos visuales transitorios, pérdida de visión por hemorragias maculares, exudados, cambios en el epitelio pigmentado, estrías de la retina, pliegues coroideos, neovascularización subretiniana o atrofia óptica, y/o diplopía horizontal por paresia unilateral o bilateral del nervio abducens.

El papiledema que se produce con el SSTC es idéntico al que se produce en pacientes con otras causas de aumento de la PIC. La gravedad del papiledema puede correlacionarse con el grado de elevación de la PIC, y los hombres afectados pueden tener un peor papiledema que las mujeres. En ocasiones, el SSTC es asintomático y el papiledema se descubre durante un examen ocular de rutina.

Pruebas adicionales

Para satisfacer los criterios necesarios para diagnosticar de SSTC, el paciente debe someterse a estudios de neuroimagen seguidos de una PL. No es adecuado diagnosticar SSTC sin una PL o en el contexto de un LCR anómalo.

Estudios de neuroimagen

La TC craneal suele ser la primera prueba que se realiza en los pacientes con papiledema, y es suficiente para detectar la mayoría de las lesiones intracraneales que podrían provocar un aumento de la PIC y para excluir hidrocefalia obstructiva. Sin embargo, este estudio puede no excluir malformaciones de Chiari, anomalías de

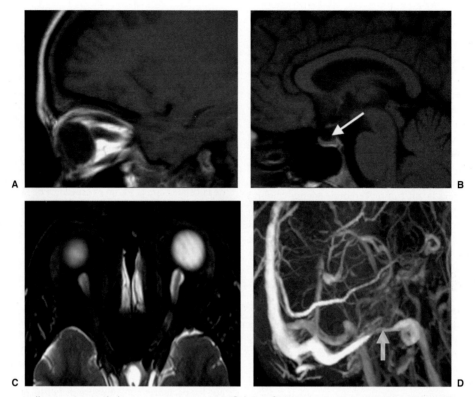

Figura 6-13 Hallazgos típicos de la resonancia magnética/flebografía por resonancia magnética (RM/FRM) en pacientes con síndrome de seudotumor cerebral. **A:** Tortuosidad vertical del nervio óptico en la órbita en la imagen sagital. **B:** Silla turca vacía (*flecha blanca*) en la imagen mesosagital. **C:** Vaina del nervio óptico ampliada en la imagen T2. **D:** Estenosis del seno venoso distal (*flecha amarilla*).

la fosa posterior, lesiones isodensas no asociadas a ventriculomegalia, gliomatosis cerebral, anomalías meníngeas o trombosis venosa cerebral. Por tanto, debe realizarse una RM con contraste, así como una flebografía por RM o TC, para excluir estas entidades, a menos que esté contraindicado o lo impidan factores externos (es decir, que el peso corporal del paciente supere la capacidad del túnel de la RM).

La RM cerebral puede mostrar signos típicos del aumento de la PIC. En más de la mitad de los casos se observa una silla turca vacía asintomática, resultado del aumento crónico de la PIC. Otros signos radiográficos, como la dilatación del espacio subaracnoideo perineuronal que rodea los nervios ópticos, la protrusión de la papila óptica en la cara posterior del globo, el aplanamiento de la esclera posterior, la tortuosidad vertical del nervio óptico intraorbitario y el estrechamiento del seno transverso distal, pueden ayudar a establecer el diagnóstico de SSTC, especialmente cuando no hay papiledema (fig. 6-13).

Examen del líquido cefalorraquídeo

El examen del LCR es necesario para el diagnóstico de SSTC, pues con este confirma una presión de apertura elevada y permite excluir un proceso meníngeo que

esté provocando una PIC elevada. La PL debe realizarse en posición de decúbito lateral, con la cabeza apoyada en una almohada y las piernas extendidas en posición natural. La presión puede aumentar de forma artificial si el paciente está llorando, realizando una maniobra de Valsalva o padece un dolor intenso. La presión de apertura debe medirse con un manómetro, y debe obtenerse un LCR adecuado para evaluar el contenido celular, las concentraciones de proteínas y glucosa, y cualquier otra prueba que el médico tratante considere apropiada. En los pacientes con obesidad, es más fácil realizar la PL con guía fluoroscópica. La posición en decúbito prono puede incrementar la presión de apertura hasta 50 mm de agua. Para el diagnóstico del SSTC, la presión de apertura del LCR debe ser de 250 mm (25 cm) de agua o superior. En los niños, un valor superior a 280 mm se considera anómalo. Dado que la presión del LCR suele fluctuar, a veces se requieren múltiples mediciones de la presión del LCR, o una monitorización prolongada de la presión del LCR, para el diagnóstico. El contenido del LCR es, por definición, normal en el SSTC.

Debe considerarse una causa secundaria para la PIC elevada en todos los pacientes, pero especialmente en las mujeres sin obesidad y en los hombres, con independencia de la edad o la constitución física, porque estos

Tabla 6-4 Sustancias exógenas clásicamente asociadas al seudotumor cerebral

Antibióticos
   Tetraciclina
   Minociclina
   Doxiciclina
   Ácido nalidíxico
Destete de hormona gonadotropina coriónica
   humana β
Clordecona
Destete de corticosteroides
Ciclosporina
Administración o destete de danazol
Hormona del crecimiento
Acetato de leuprolida
Carbonato de litio (533,534)
Retinoides
   Vitamina A
   Isotretinoína
   Tretinoína

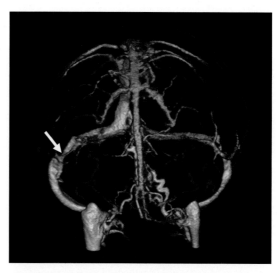

Figura 6-14 Angiografía por TC de la cabeza en un paciente con seudotumor cerebral, con la fase venosa mostrada en una reconstrucción 3D. El seno transverso derecho es dominante y presenta estenosis focal en su cara distal (*flecha*).

pacientes tienen muchas menos probabilidades de padecer un SSTC idiopático. En estos pacientes es necesario realizar una anamnesis especialmente cuidadosa, así como prestar especial atención a cualquier enfermedad inflamatoria o infecciosa sistémica subyacente, a trastornos asociados como la anemia o la apnea del sueño, o a la ingestión o exposición a un agente incitador. También debe descartarse cuidadosamente una enfermedad venosa cerebral.

Etiología del SSTC

El SSTC, y en particular la forma denominada HII, se presenta principalmente en mujeres jóvenes y con obesidad, y ocasionalmente en hombres, sin evidencia de ninguna enfermedad subyacente. Sin embargo, como se ha señalado anteriormente, en diferentes contextos puede desarrollarse un síndrome seudotumoral, como la obstrucción o el deterioro del drenaje venoso cerebral, la disfunción endocrina y metabólica, la exposición

Tabla 6-5 Enfermedades sistémicas relacionadas con el seudotumor cerebral

Obesidad
Hipertiroidismo
Anemia
Insuficiencia respiratoria crónica
Síndrome de Pickwick
Síndrome de poliquistosis ovárica
Apnea obstructiva del sueño
Nefropatía (síndrome nefrótico)
Sarcoidosis
Lupus eritematoso sistémico
Hipertensión sistémica

a fármacos exógenos y otras sustancias, la retirada de ciertos medicamentos y las enfermedades sistémicas. En las tablas 6-4 y 6-5 se enumeran algunas de estas supuestas asociaciones. Salvo en los casos en los que puede constatarse la existencia de una enfermedad oclusiva venosa, los mecanismos exactos del aumento de la PIC en estos contextos siguen siendo indeterminados y no se ha constatado una asociación causal definitiva.

Como se ha señalado anteriormente, la **obstrucción** no compensada del **drenaje venoso cerebral** puede causar un aumento de la PIC. Por esta razón, las venas cerebrales y los senos venosos deben ser visualizados mediante RM estándar, angiografía por RM o angiografía por TC. Puede observarse estenosis del seno transverso distal (unilateral o bilateral) en más del 90 % de los pacientes con HII frente a menos del 10 % de los controles con obesidad, y estas estenosis pueden obstruir el flujo venoso, aumentar la presión del seno venoso cerebral y, por tanto, reducir el drenaje del LCR (fig. 6-14). En algunos casos, la estenosis es consecuencia de una PIC elevada (colapso secundario del seno venoso debido a la compresión extrínseca por el LCR presurizado), pero en muchos casos la obstrucción persiste a pesar de la disminución de la PIC (es decir, por la PL).

En algunos casos, la colocación de una derivación (*stent*) endovascular en dichos senos venosos estenóticos puede aliviar los signos y síntomas de la PIC, incluido el papiledema. Los pacientes con **disfunción endocrina y metabólica** también pueden desarrollar SSTC (tabla 6-5). La obesidad es el hallazgo más común en los pacientes con SSTC, y el aumento de peso reciente se ha asociado con el empeoramiento de la visión en ellos. En muchas de las pacientes femeninas también se observan antecedentes de irregularidad menstrual.

Hay pruebas de que las concentraciones, séricas y en el LCR, de andrógenos están elevadas en algunos de los pacientes, y se están estudiando intervenciones terapéuticas específicas. Aunque el SSTC puede aparecer en el **embarazo**, el aumento de peso normal en esta enfermedad no se considera un factor de riesgo importante.

Los pacientes que están expuestos a, o ingieren, una variedad de **sustancias exógenas** pueden desarrollar SSTC (tabla 6-4). En el caso de algunas de estas sustancias, la relación causal solo está respaldada por un único informe de caso y es débil en el mejor de los casos. Para otros fármacos, como las tetraciclinas, la vitamina A y los derivados de los retinoides (tópicos y parenterales), la hormona del crecimiento y la ciclosporina, la asociación entre la exposición o la ingestión y el desarrollo de un aumento de la PIC está bien documentada en numerosos informes e investigaciones.

El aumento de la PIC y el papiledema en pacientes con meningitis y encefalitis puede ser el resultado de una obstrucción física del sistema ventricular con la consiguiente dilatación ventricular. En otros casos, como la carcinomatosis y la linfomatosis meníngeas, la enfermedad de Whipple, la neuroborreliosis y la neurosarcoidosis, el sistema ventricular parece normal, pero el LCR contiene leucocitos, células malignas, un mayor contenido de proteínas o una combinación de estas. Algunas **enfermedades sistémicas** pueden provocar un aumento de la PIC, papiledema, ventrículos de tamaño normal y contenido de LCR normal, un cuadro clínico consistente con SSTC (tabla 6-5). Tanto la anemia como la apnea del sueño pueden estar relacionadas con un aumento de la PIC y con el papiledema.

El edema de papila óptica se desarrolla en algunos pacientes con hipertensión sistémica grave y puede hacerlo sin otros signos oftalmoscópicos de retinopatía hipertensiva. Por este motivo, debe medirse la presión arterial en todos los pacientes con papiledema aparente.

Aunque con muy poca frecuencia, los trastornos inflamatorios sistémicos como la **sarcoidosis** o el **lupus eritematoso sistémico** pueden dar lugar a una PIC elevada, y los pacientes con estas afecciones deben ser evaluados con especial cuidado para garantizar que no se pase por alto un proceso inflamatorio meníngeo o una trombosis venosa cerebral.

Fisiopatología del SSTC no relacionada con otros factores

La patogenia de la mayoría de los casos de SSTC sigue siendo desconocida, lo que lleva a su clasificación como HII. Se han sugerido varias hipótesis, pero ninguna explica todos los casos de HII. Es lógico pensar que la disminución de la absorción del LCR y el edema cerebral pueden producir HII. De hecho, los pacientes que la padecen pueden tener tanto un defecto en la reabsorción del LCR como un aumento del volumen cerebral asociado a un sistema ventricular resistente a la dilatación. Desde hace tiempo se ha propuesto la hipertensión

venosa como uno de los principales mecanismos de la HII. De hecho, es común en los pacientes con obesidad que padecen HII, especialmente en aquellos con apnea del sueño. Además, las estenosis de los senos venosos transversos cerebrales que se encuentran a menudo en estos pacientes también pueden producir hipertensión venosa. Dado que este trastorno es más frecuente en mujeres jóvenes con obesidad, se ha sugerido que los cambios hormonales pueden aumentar la secreción de LCR por el plexo coroideo.

Complicaciones

La evolución natural de la SSTC es variable. Aunque puede ser una afección autolimitada, la complicación más temida del SSTC es la pérdida visual permanente, que es grave hasta en el 25 % de las personas afectadas. El SSTC puede reaparecer años después de un tratamiento exitoso, con el aumento de peso como el principal factor de riesgo de reaparición. La depresión es común en los pacientes con SSTC, que a menudo desarrollan cefalea tensional crónica.

Tratamiento

Los objetivos principales del tratamiento son preservar la visión y aliviar los síntomas del dolor de cabeza. El tratamiento de la HII en todas las edades es similar. Se utilizan tanto tratamientos médicos como quirúrgicos, a menudo en combinación. En la actualidad existen datos de ensayos clínicos aleatorizados prospectivos para el tratamiento de la HII leve. El tratamiento de la enfermedad más grave sigue basándose en datos de series de casos y en la experiencia anecdótica. La HII se considera de «uso extraoficial» en relación a todos los medicamentos que se prescriben actualmente para tratarla.

La mayoría de los pacientes con HII requieren un seguimiento cuidadoso por parte de un neurólogo (que controlará los dolores de cabeza) y un oftalmólogo (que controlará la función visual y realizará pruebas formales repetidas del campo visual). El seguimiento se decide caso por caso en función de la gravedad de los síntomas visuales. Algunos pacientes necesitan ser evaluados cada semana hasta que la visión se estabilice o mejore, mientras que otros que tienen una buena función visual pueden necesitar solo evaluaciones cada pocos meses. Las decisiones terapéuticas se toman individualmente en función de las características de cada persona afectada. Es especialmente importante tener en cuenta: (1) la presencia y la gravedad de las cefaleas; (2) el grado de pérdida visual en el momento de la presentación; (3) el ritmo de progresión de la pérdida visual; (4) la presencia de una etiología subyacente identificable o un factor agravante (p. ej., HII inducida por medicamentos, anemia, apnea del sueño, etc.).

Se aconseja la **pérdida de peso** para los pacientes con obesidad (que constituyen la gran mayoría de los pacientes con SSTC), con base en análisis tanto prospectivos como retrospectivos. Incluso una modesta pérdida de peso del 3 % al 6 % puede dar lugar a una mejora sintomática. La restricción calórica a 400 kcal/día en un estudio prospectivo condujo a la resolución del SSTC en casi todos los pacientes. Cuando los esfuerzos de pérdida de peso fracasan, puede considerarse la cirugía bariátrica. Dicha cirugía suele tener éxito a la hora de lograr la reducción de peso y la remisión del SSTC. Los pacientes con obesidad con hipertensión intracraneal secundaria a hipoxia e hipercapnia (p. ej., síndrome de Pickwick, apnea obstructiva del sueño) pueden responder no solo a la pérdida de peso, sino también al tratamiento de la apnea obstructiva del sueño.

Tratamiento médico

El tratamiento médico suele ser el tratamiento de primera línea en los pacientes con SSTC y debe considerarse una vez confirmado el diagnóstico mediante estudios de neuroimagen y PL. Cuando el problema principal es la cefalea en un contexto de buena visión, el tratamiento médico suele ser suficiente y la cirugía no es necesaria. En los pacientes asintomáticos con papiledema, puede emplearse una observación estrecha de la función visual sin tratamiento específico una vez que se excluya una etiología subyacente. Si se identifica una causa secundaria, debe tratarse adecuadamente. Por ejemplo, deben suspenderse los agentes exógenos implicados.

Los **inhibidores de la anhidrasa carbónica** disminuyen la producción de LCR y tienen un ligero efecto diurético. El fármaco más utilizado es la acetazolamida (1-4 g/día en adultos). En un ensayo clínico prospectivo sobre el tratamiento de la HII leve (definida como ≤7 dB de pérdida de campo visual en la perimetría automatizada) se constató que el uso de acetazolamida puede conducir a una resolución más rápida del papiledema y la disfunción visual que la pérdida de peso por sí sola. Las dosis altas suelen estar limitadas por los efectos secundarios, que incluyen parestesias de las extremidades, letargo y alteración de la sensación del gusto. Como alternativa, puede utilizarse la metazolamida, que a veces se tolera mejor que la acetazolamida. Pueden utilizarse otros diuréticos, como la furosemida y la clortalidona. Pueden considerarse la espironolactona y el triamtereno en pacientes alérgicos a los inhibidores de la anhidrasa carbónica y a otros diuréticos que contienen sulfonamidas. Sin embargo, no existen datos prospectivos que respalden el uso de fármacos distintos a la acetazolamida. La combinación de diuréticos, o su uso con inhibidores de la anhidrasa carbónica, puede producir hipopotasemia y debe hacerse con extrema precaución.

Aunque los corticoesteroides sistémicos pueden ser beneficiosos en el tratamiento del aumento aislado de la PIC relacionado con diversos trastornos inflamatorios sistémicos, como la sarcoidosis y el lupus eritematoso sistémico, en general no se recomiendan para su uso rutinario en el SSTC. De hecho, el aumento de rebote de la PIC es frecuente, y el aumento de peso es un efecto secundario indeseable en la población con obesidad más afectada por el SSTC. Los corticosteroides deben reservarse para el tratamiento urgente de los pacientes con pérdida visual grave mientras se organiza un procedimiento quirúrgico definitivo.

La cefalea en el SSTC puede mejorar temporalmente tras una PL, pero este hallazgo no predice la respuesta de la cefalea al tratamiento. De hecho, la cefalea del SSTC debe tratarse clínicamente como en el caso de la migraña crónica o la cefalea tensional, ya que un estudio prospectivo sugirió que la acetazolamida no era más eficaz que el placebo para mejorar la cefalea en los pacientes con SSTC. El topiramato puede utilizarse para la profilaxis de la cefalea migrañosa y tiene el beneficio añadido de inducir la pérdida de peso en muchos pacientes debido a la supresión del apetito. También deben identificarse y tratarse otras posibles causas de cefalea, como el uso excesivo de medicamentos.

Las PL deben considerarse diagnósticas y no terapéuticas, ya que cualquier efecto es casi siempre temporal. Los pacientes con cefalea grave y/o pérdida de visión pueden ser manejados con un drenaje lumbar continuo a través de un catéter espinal hasta que pueda realizarse un tratamiento quirúrgico definitivo.

Procedimientos quirúrgicos/intervencionistas

La cirugía se realiza en pacientes con neuropatía óptica grave en su presentación inicial o cuando otras formas de tratamiento no consiguen evitar la pérdida visual progresiva. Muy pocas veces se realiza para el tratamiento solo de la cefalea. La decisión de proceder a un procedimiento de derivación del LCR, la colocación de una endoprótesis en el seno venoso o a una FVNO depende en gran medida de los recursos locales disponibles. Los análisis retrospectivos muestran que los tres procedimientos protegen la visión; el alivio de la cefalea es menos predecible. La FVNO puede ser preferible en pacientes con pérdida visual grave asociada a edema papilar, pero con cefalea leve, pero no se han realizado estudios prospectivos comparativos entre los procedimientos. Puede ser necesario más de un tipo de procedimiento quirúrgico.

La derivación del LCR, ya sea mediante una **derivación ventriculoperitoneal** o **derivación lumboperitoneal**, es bastante eficaz para reducir la PIC en pacientes con SSTC. La mayoría de los pacientes tratados con una derivación experimentan una rápida normalización de la PIC y la resolución del papiledema, a menudo con una mejora de la función visual tras la derivación. Cuando la PIC se normaliza rápidamente, puede producirse una pérdida visual aguda, aunque con muy poca frecuencia, en pacientes con papiledema grave. Ambos tipos de derivación tienden a obstruirse con el tiempo, y más de la mitad de los pacientes acaban requiriendo una o más revisiones de la derivación, con frecuencia a los pocos meses de su inserción inicial. Las complicaciones del procedimiento de derivación incluyen la obstrucción espontánea de la derivación, normalmente en el extremo peritoneal, presión excesivamente baja, infección, radiculopatía y la migración del tubo que provoca dolor abdominal. Algunos pacientes también desarrollan una malformación de Chiari tras la derivación lumboperitoneal, que puede ser sintomática o no. Aunque los riesgos de la derivación suelen ser menores, se ha informado de mortalidad después de la derivación en la SSTC. El uso de una válvula programable puede ayudar a prevenir las complicaciones derivadas del sobre drenaje de LCR.

La **FVNO** es una forma eficaz de tratar el papiledema. En este procedimiento, se realiza una ventana o múltiples hendiduras en la vaina de duramadre del nervio óptico inmediatamente por detrás del globo. El procedimiento reduce inmediatamente la presión sobre el nervio intervenido, con la consiguiente mejora de la función visual.

Aunque algunos estudios informan de la mejora del ojo contralateral con la cirugía unilateral, el cirujano no debe dudar en intervenir el ojo contralateral si se produce un deterioro visual continuado. Aunque algunos pacientes relatan que la FVNO mejora sus dolores de cabeza, en la mayoría de los casos es probable que haya poco efecto sobre la PIC, ya que la mejora del papiledema y de la función visual está relacionada con la disminución local de la presión en la vaina del nervio óptico y no con una reducción generalizada de la PIC. El mecanismo de la eficacia a largo plazo de la FVNO puede ser la formación de una cicatriz fibrosa entre la duramadre y el nervio óptico, que crea una barrera para proteger la porción anterior del nervio óptico de la presión intracraneal del LCR. Los riesgos de la FVNO, aunque bajos, son significativos. Incluyen pérdida transitoria o permanente de la visión por oclusión vascular de la retina o isquemia del nervio óptico, diplopía e infección. Algunos pacientes requieren la repetición del procedimiento, ya que la visión puede empeorar meses o años después. No obstante, la mayor parte de los pacientes de todas las edades presentan una estabilización o mejora de la visión tras la FVNO.

La colocación de una **derivación (*stent*) en el seno venoso** puede realizarse en determinados pacientes con estenosis del seno venoso cerebral, a fin de provocar una reducción del flujo venoso cerebral. Con este tratamiento se ha informado de la rápida resolución tanto del papiledema como de la cefalea. Aunque a menudo se encuentra una estenosis bilateral, la colocación de una derivación unilateral (normalmente en el lado dominante) suele resultar adecuada para aliviar los síntomas. Se recomienda que los candidatos a este procedimiento (es decir, los pacientes con enfermedad resistente al tratamiento y pérdida de visión y/o cefalea graves) se sometan a una flebografía no invasiva inmediatamente después de la PL para confirmar que la estenosis persiste a pesar de la disminución temporal de la PIC. A continuación, se utiliza la flebografía con catéter para registrar un gradiente de presión, y se coloca una derivación a través del segmento estenótico. Se requiere una terapia antiplaquetaria prolongada después del tratamiento para evitar la trombosis intraderivación. Las complicaciones son muy poco frecuentes, pero pueden ser graves, incluida la hemorragia intracraneal.

Circunstancias especiales

Embarazo

Las mujeres que desarrollan el SSTC durante el embarazo son diagnosticadas y tratadas de forma similar a las mujeres no embarazadas. La mayoría de las pacientes evolucionan bien, con poca o ninguna pérdida visual permanente. No existe ninguna contraindicación para el embarazo en las mujeres con antecedentes de SSTC, aunque se les debe advertir que un aumento de peso superior al necesario para un embarazo saludable puede provocar la reaparición del SSTC y puede empeorar el padecimiento activo si ya está presente. No se requieren disposiciones especiales para el parto, a menos que haya otras complicaciones médicas. La mayoría de las pacientes pueden ser tratadas con un cuidadoso seguimiento neurooftálmico y, si la visión se deteriora, las intervenciones médicas o quirúrgicas deben coordinarse con el obstetra de la paciente para que se consideren todos los riesgos y beneficios. El aumento aislado de la PIC que se produce en el período posparto o tras la pérdida del feto debe hacer sospechar una trombosis del seno venoso cerebral.

SSTC fulminante

Existe un pequeño subgrupo de pacientes con SSTC que experimentan una rápida aparición de los síntomas y un deterioro visual precipitado. Suelen tener pérdida significativa del campo visual, pérdida de la agudeza visual central y papiledema acentuado en el momento de la presentación. También puede haber edema macular u oftalmoparesia. Una evolución progresiva o «maligna» requiere un tratamiento rápido y agresivo que suele incluir una intervención quirúrgica. Los corticosteroides intravenosos y la inserción de un drenaje lumbar suelen utilizarse mientras se espera un tratamiento más definitivo. La trombosis del seno venoso cerebral y un proceso meníngeo son consideraciones diagnósticas importantes en estos pacientes.

7

Neuritis óptica

Neuritis óptica desmielinizante
   Neuritis óptica desmielinizante aguda idiopática
   Neuritis óptica desmielinizante crónica
   Neuritis óptica asintomática (subclínica)

Neuritis óptica en otras enfermedades desmielinizantes primarias
   Esclerosis mielinoclástica difusa (encefalitis periaxial difusa, enfermedad de Schilder)
   Encefalitis periaxial concéntrica (esclerosis concéntrica de Baló)

Causas de neuritis óptica distintas de la desmielinización primaria
   Trastorno del espectro de neuromielitis óptica
   Neuritis óptica asociada a la glucoproteína de la mielina de oligodendrocitos
   Neuritis óptica infecciosa, parainfecciosa e inflamatoria
   Causas diversas de neuritis óptica

Neuritis óptica en la infancia

Neurorretinitis

Perineuritis óptica

La neuritis óptica es un término utilizado para referirse a la inflamación del nervio óptico. Cuando se asocia a edema de la papila óptica, se denomina *papilitis* o *neuritis óptica anterior.* Cuando la papila óptica parece normal, se utiliza el término *neuritis óptica retrobulbar* o *neuritis retrobulbar.* En ausencia de signos de esclerosis múltiple (EM) u otra enfermedad sistémica o neurológica, se dice que la neuritis óptica es aislada, monosintomática o idiopática. Se conjetura que la patogenia de la neuritis óptica aislada representa una desmielinización del nervio óptico similar a la observada en la EM. Es probable que muchos casos de neuritis óptica aguda aislada sean una forma atípica o atenuada de EM.

La neuritis óptica puede tener su origen en trastornos distintos de la EM y enfermedades desmielinizantes relacionadas, y, dado que el tratamiento y el pronóstico de estas afecciones es muy variable, es crucial iniciar las investigaciones adecuadas en la fase aguda. Además, en ocasiones se producen dos variantes de neuritis óptica. La *neurorretinitis* es el término utilizado para describir la afectación inflamatoria tanto

del nervio óptico intraocular como de la retina peripapilar. La *perineuritis óptica,* también denominada «neuritis perióptica», describe la afectación inflamatoria de la vaina del nervio óptico, sin inflamación del propio nervio.

Neuritis óptica desmielinizante

La mayoría de las neuritis ópticas en personas caucásicas de origen europeo constituyen un proceso desmielinizante primario y pueden presentarse como un fenómeno aislado o en pacientes con EM. Este tipo de neuritis óptica, que también se ha denominado neuritis óptica desmielinizante «típica», es menos frecuente en otros grupos étnicos o geográficos. Que esta manifestación de la neuritis óptica sea realmente habitual en una región determinada dependerá de la demografía local. Los pacientes con neuritis óptica como un fenómeno aislado tienen un mayor riesgo de desarrollar posteriormente una EM que la población normal. Existen tres formas de neuritis óptica desmielinizante primaria: aguda, crónica y subclínica.

Neuritis óptica desmielinizante aguda idiopática

La neuritis óptica desmielinizante aguda es, con diferencia, el tipo más común de neuritis óptica en Norteamérica y Europa, y es la causa más frecuente de disfunción del nervio óptico en la población adulta joven. Gran parte del conocimiento sobre esta forma de neuritis óptica se obtuvo del *Optic Neuritis Treatment Trial* (ONTT), un estudio prospectivo en el que los pacientes con un primer episodio de neuritis óptica unilateral fueron asignados al azar a un tratamiento con corticosteroides (intravenoso u oral) o a un placebo. Los investigadores de este ensayo inscribieron a 454 pacientes con neuritis óptica aguda unilateral. Aunque el objetivo principal del ensayo era evaluar la eficacia de los corticosteroides en el tratamiento de la enfermedad, el ensayo también proporcionó información sobre el perfil clínico de la neuritis óptica, su evolución natural y su relación con la EM.

Datos demográficos

En estudios poblacionales se estima que la incidencia anual de neuritis óptica aguda es de entre 1 y 5 por 100 000. En Olmstead (Minnesota, Estados Unidos), donde se encuentra la Clínica Mayo, se calcula que la incidencia es de 5.1 por 100 000 personas/año y la prevalencia, de 115 por 100 000. El desarrollo de neuritis óptica típica en poblaciones no caucásicas está menos tipificado.

La mayoría de los pacientes con neuritis óptica aguda tienen entre 20 y 50 años, con una edad media de 30 a 35 años. Sin embargo, puede aparecer a cualquier edad. Se presenta con más frecuencia en mujeres, en una proporción de aproximadamente 3:1 con respecto a los hombres.

Presentación clínica

Los dos síntomas principales de los pacientes con neuritis óptica aguda son pérdida de la visión central y dolor en el ojo afectado y su alrededor.

Más del 90 % de los pacientes dicen haber presentado disminución de la agudeza visual central. La pérdida de visión suele ser abrupta, y se produce en un período de varias horas a días. La progresión puede alargarse más tiempo, pero esto debe hacer sospechar al médico sobre un trastorno alternativo. La mayoría de las personas afectadas describen una visión borrosa difusa, aunque algunas reconocen que el borramiento es sobre todo central. En ocasiones, se quejan de pérdida de una parte del campo periférico, como la región inferior o superior, a menudo hacia un lado. La pérdida visual es monocular en la mayoría de los casos, pero en un pequeño porcentaje, sobre todo en los niños, se produce una afectación simultánea de ambos ojos.

El dolor en o alrededor del ojo está presente en más del 90 % de los pacientes. Suele ser leve, pero puede ser grave e incluso más debilitante para el paciente que la pérdida de visión. Puede preceder o producirse en paralelo a la pérdida visual, suele exacerbarse con el movimiento del ojo y, por lo general, no dura más de unos días. La presencia de dolor ayuda a diferenciar esta afección de otras causas de neuropatías ópticas, como la neuropatía óptica isquémica anterior y la neuropatía óptica hereditaria de Leber, que suelen producir una pérdida visual indolora (v. caps. 8 y 12).

Hasta un 30 % de los pacientes con neuritis óptica experimentan fenómenos visuales positivos, denominados *fotopsias,* tanto al inicio de los síntomas visuales como durante la evolución del trastorno. Estos fenómenos se definen como cuadros negros intermitentes espontáneos, destellos de luz o lluvias de chispas, a veces precipitados por el movimiento de los ojos o ciertos sonidos.

La exploración de un paciente con neuritis óptica aguda siempre revela evidencias de disfunción del nervio óptico. Se observa una disminución de la agudeza visual en la mayoría de los casos, que varía desde una leve reducción hasta la no percepción de la luz. Hay deterioro de la sensibilidad al contraste y de la visión de los colores en casi todos los casos. La reducción de la sensibilidad al contraste suele ser peor que

la pérdida de agudeza visual, al igual que la reducción del reconocimiento de las láminas de color (Ishihara o Hardy-Rand-Rittler). De hecho, el bajo rendimiento en las pruebas de láminas de color seudoisocromáticas puede ser un sustituto en la reducción de la sensibilidad al contraste medido en tablas de contraste especializadas.

La pérdida del campo visual puede variar de leve a grave, puede ser difusa o focal y puede afectar al campo central o periférico. De hecho, casi cualquier tipo de defecto del campo puede producirse en un ojo con neuritis óptica. Entre 415 pacientes del ONTT con una agudeza visual de referencia de movimiento de manos o mejor, la perimetría automatizada de los 30° centrales del campo visual reveló una pérdida de campo visual difusa en el 48 % de los pacientes y una pérdida focal en el 52 %. Los defectos focales del tipo de fascículo de fibras nerviosas (altitudinal, arqueado y escalón nasal) estaban presentes en el 20 % de los pacientes; los defectos centrales o centrocecales puros, en el 8 %; y los defectos hemianópsicos, en el 5 %.

En casi todos los casos unilaterales de neuritis óptica puede constatarse un defecto pupilar aferente relativo. Cuando no es así, o bien existe una neuropatía óptica coexistente en el otro ojo (p. ej., por una neuritis óptica asintomática previa o concurrente), o bien la pérdida visual, no puede atribuirse a la neuritis óptica o, a otra neuropatía óptica.

También puede constatarse que los pacientes con neuritis óptica tienen una reducción de la sensación de luminosidad en el ojo afectado, ya sea solicitándoles que comparen la luminosidad de una luz que brilla en un ojo y luego en el otro, o mediante pruebas más complejas en las que se utilizan lentes polarizadas o luces parpadeantes de distintas frecuencias.

Alrededor de una tercera de los pacientes con neuritis óptica desmielinizante típica presentan algún grado de edema visible de la papila óptica (fig. 7-1). Aunque el edema suele ser leve, puede ser grave hasta el punto de simular el edema de papila que se observa en los pacientes con papiledema (fig. 7-2). Por el contrario, incluso un nervio óptico de apariencia normal puede presentar cierto engrosamiento de la capa de fibras nerviosas de la retina (CFNR) cuando se mide mediante tomografía de coherencia óptica (TCO). El grado de edema de la papila no se correlaciona con la gravedad de la disminución de la agudeza visual ni la pérdida del campo visual. Las hemorragias papilares o peripapilares y la inflamación segmentaria de la papila son menos frecuentes en la neuritis óptica aguda que en la neuropatía óptica isquémica anterior. A lo largo de aproximadamente 4 a 6 semanas, la papila óptica puede palidecer, incluso cuando la agudeza visual y otros parámetros de la visión mejoran (fig. 7-3). La palidez puede ser difusa o sectorial, con mayor frecuencia en la región temporal.

La exploración con lámpara de hendidura en la neuritis óptica desmielinizante es casi siempre normal,

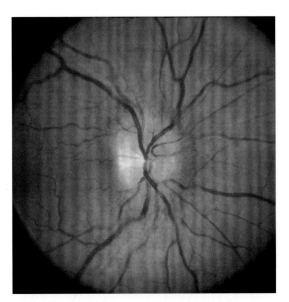

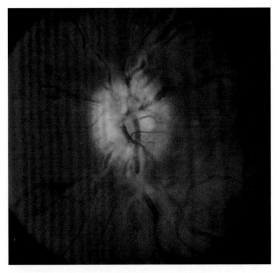

Figura 7-1 Neuritis óptica anterior. Hay edema importante e hiperemia de la papila con capilares superficiales dilatados.

Figura 7-2 Neuritis óptica anterior grave que simula un papiledema. Obsérvense la hiperemia y la elevación de la papila y varias hemorragias retinianas peripapilares.

pero puede observarse una muy leve uveítis anterior o posterior. También puede producirse envainamiento de venas retinianas, especialmente en pacientes con EM. Cuando la reacción celular es generalizada, deben considerarse otras etiologías distintas de la desmielinización, como sarcoidosis, sífilis, enfermedad por arañazo de gato y enfermedad de Lyme (v. la sección Neuritis óptica infecciosa, parainfecciosa e inflamatoria).

La neuritis óptica aguda bilateral simultánea es poco común en personas adultas, aunque la frecuencia relativa aumenta cuando se evalúan poblaciones de pacientes con EM establecida. El ONTT mostró un porcentaje relativamente alto de déficits basales en ojos contralaterales presuntamente asintomáticos: 14 % con anomalías de la agudeza visual, 22 % con anomalías de la visión del color y 74.7 % con defectos del campo visual. La mayoría de los déficits del ojo contralateral se resolvieron a lo largo de varios meses, lo que sugiere que dichas anomalías pueden estar causadas por una desmielinización aguda subclínica, pero concurrente, en el nervio óptico contralateral. A diferencia de los adultos, la neuritis óptica aguda suele ser sintomáticamente bilateral y simultánea en la infancia, y se supone

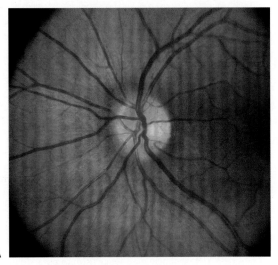

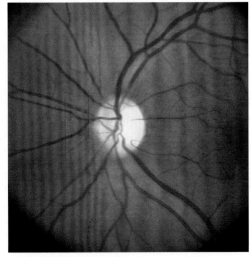

A

B

Figura 7-3 Atrofia óptica tras una neuritis óptica retrobulbar aguda. **A:** En la fase aguda, la agudeza visual en el ojo izquierdo es de 20/300 con un escotoma central, pero la papila óptica es normal. **B:** Pasados 3 meses, la agudeza visual ha vuelto a ser de 20/30, pero la papila óptica se observa pálida, sobre todo temporalmente, y hay una leve atrofia de la capa de fibras nerviosas.

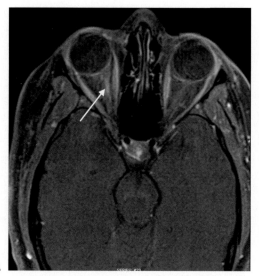

A

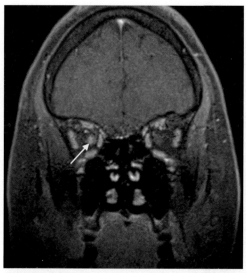

B

Figura 7-4 Resonancia magnética (RM) ponderada en T1 con contraste de gadolinio y saturación de grasa del nervio óptico en una neuritis óptica desmielinizante aguda. **A:** La imagen axial muestra un reforzamiento del nervio óptico derecho (*flecha*) sin agrandamiento. **B:** La imagen coronal muestra un reforzamiento uniforme del nervio óptico derecho (*flecha*).

que está relacionada con otras causas (*v.* la sección Neuritis óptica en la infancia).

Estudios diagnósticos

Los estudios en pacientes con presunta neuritis óptica aguda se realizan por una de estas tres razones: (1) para excluir otra causa de neuropatía óptica, en particular una lesión compresiva; (2) para determinar si un proceso distinto de la desmielinización es responsable de la inflamación del nervio óptico; (3) para determinar el pronóstico visual y neurológico.

Todos los los pacientes con sospecha de neuritis óptica deben someterse a una resonancia magnética (RM) del cerebro y las órbitas con contraste de gadolinio. La RM mostrará un agrandamiento del nervio óptico, hiperintensidad en T2, y/o reforzamiento con gadolinio en la mayoría de los casos de neuritis óptica (fig. 7-4). Sin embargo, estos hallazgos no son específicos de la desmielinización y pueden observarse en pacientes con otros tipos de neuritis óptica. La aplicación más importante de la RM en pacientes con presunta neuritis óptica desmielinizante es la identificación de anomalías de la señal en la sustancia blanca del cerebro, normalmente en la región periventricular, consistentes con la desmielinización del sistema nervioso central (SNC) (*v.* la sección Pronóstico neurológico) (fig. 7-5).

La presencia de edema de la papila óptica, de anomalías extensas de la señal del nervio óptico en la RM, de una enfermedad bilateral simultánea y/o de una pérdida visual grave en el momento de la presentación, justifica la realización de pruebas adicionales para buscar otras causas de neuritis óptica distintas de la desmielinización (*v.* la sección Causas de neuritis óptica distintas de la desmielinización primaria).

El papel del análisis del líquido cefalorraquídeo (LCR) en la evaluación de los pacientes con neuritis óptica aguda no está claro. Aunque la presencia de bandas oligoclonales en el LCR se asocia al desarrollo de EM, el potente valor predictivo de la RM cerebral para

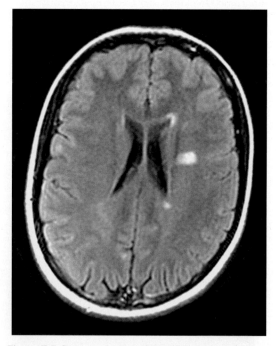

Figura 7-5 Resonancia magnética (RM) cerebral de un paciente con neuritis óptica aislada y sin antecedentes de disfunción neurológica. La RM sagital ponderada en T2/FLAIR muestra múltiples lesiones ovoides de materia blanca periventricular.

la EM ha reducido el papel de la punción lumbar (PL) en la evaluación de los pacientes con neuritis óptica desmielinizante típica. La PL puede ayudar a definir una población de muy bajo riesgo para EM cuando el análisis del LCR y la RM son normales. Los estudios del LCR en pacientes con neuritis óptica son útiles sobre todo para descartar otro trastorno inflamatorio o infeccioso.

Tratamiento

Los corticosteroides son la principal opción de tratamiento para los pacientes con neuritis óptica aguda idiopática. El ONTT, que no distinguía entre pacientes con neuritis óptica típica y de otro tipo, tenía tres grupos de tratamiento: (1) prednisona oral (1 mg/kg/día) durante 14 días; (2) succinato sódico de metilprednisolona intravenoso (250 mg 4 veces/día durante 3 días) seguido de prednisona oral (1 mg/kg/día) durante 11 días; (3) placebo oral durante 14 días. Cada régimen fue seguido por una breve reducción oral (20 mg el día 15, 10 mg los días 16 y 18). La mayoría de los pacientes de los tres grupos de tratamiento tuvieron una buena recuperación de la visión, con solo un 10 % de los pacientes de cada grupo con una agudeza visual de 20/50 o peor en el ojo afectado a los 6 meses de seguimiento. Aunque los pacientes tratados con dosis altas de metilprednisolona intravenosa seguidas de dosis bajas de prednisona oral recuperaron la visión más rápidamente que los pacientes de los otros dos grupos, los resultados visuales finales en los tres grupos no fueron significativamente diferentes al año. Un metaanálisis de 12 ensayos clínicos controlados y aleatorizados sobre el tratamiento con corticoesteroides en la EM y la neuritis óptica confirmó estos resultados. El análisis inicial de los datos a los 2 años identificó una reducción del riesgo de progresión hacia EM en los pacientes con una RM cerebral anómala que fueron tratados con corticosteroides intravenosos. Sin embargo, este efecto aparente no fue evidente en los puntos temporales posteriores. Debido a la posibilidad de que los corticosteroides puedan afectar positivamente el resultado visual final en otros tipos de neuritis óptica (*v.* la sección Causas de neuritis óptica distintas de la desmielinización primaria), y a que el diagnóstico de la neuritis óptica atípica puede retrasarse, el tratamiento con dosis elevadas de corticosteroides de todos los pacientes con neuritis óptica aguda puede estar justificado en ausencia de contraindicaciones médicas.

Es importante destacar que en los pacientes del ONTT tratados solo con dosis bajas de prednisona oral se observó un mayor índice de ataques recurrentes de neuritis óptica en el ojo previamente afectado y un mayor índice de nuevos ataques de neuritis óptica en el otro ojo, en comparación con los pacientes de los otros dos grupos.

Pronóstico visual

La evolución natural de la neuritis óptica desmielinizante aguda es empeorar durante varios días a 2 semanas y luego mejorar. La recuperación inicial suele ser rápida y después se ralentiza, pero puede producirse una mejora adicional hasta durante un año tras la aparición de los síntomas visuales. Entre los pacientes del ONTT que recibieron placebo, la agudeza visual empezó a mejorar a las 3 semanas del inicio en el 79 % y a las 5 semanas el 93 %. En la mayoría de los pacientes de este estudio, la recuperación de la agudeza visual fue casi completa a las 5 semanas del inicio. En general, dos terceras partes de los pacientes con neuritis óptica idiopática recuperan una agudeza central de 20/20 o mejor, y menos del 15 % tienen una agudeza peor que 20/40. Otros parámetros de la función visual, como la sensibilidad al contraste, la percepción del color y el campo visual, suelen mejorar junto con la mejora de la agudeza visual.

Aunque el pronóstico general de la agudeza visual tras un ataque de neuritis óptica aguda es extremadamente bueno, algunos pacientes presentan pérdida visual grave y persistente tras un único episodio. Además, incluso los pacientes con una mejora de la función visual hasta alcanzar la «normalidad» pueden quejarse de fotopsias inducidas por el movimiento o de pérdida transitoria de la visión con el sobrecalentamiento o el ejercicio (síntoma de Uhthoff). El síntoma de Uhthoff es más frecuente en pacientes con otros indicios de EM, pero también lo experimentan tras una neuritis óptica aislada los pacientes con neuritis óptica crónica o subclínica, y en ocasiones los pacientes con neuropatías ópticas por otras causas. Dos hipótesis principales sobre el síntoma de Uhthoff son que (1) la elevación de la temperatura corporal interfiere directamente en la conducción del axón, y que (2) el ejercicio o el aumento de la temperatura corporal cambia el entorno metabólico del axón que, a su vez, interfiere en la conducción.

Subjetivamente, los pacientes que se han recuperado de una neuritis óptica suelen quejarse de que su visión en el ojo afectado «no es correcta» o de que los colores están atenuados. Estos síntomas se han correlacionado con una reducción persistente de la sensibilidad al contraste, que en la mayoría de los pacientes con neuritis óptica previa puede identificarse con el uso letras de Sloan de bajo contraste.

Pueden producirse ataques recurrentes de neuritis óptica en cualquiera de los dos ojos después del ataque inicial. El índice de recurrencia del ONTT a los 10 años fue del 35 %. El riesgo de recurrencia aumentó (41 %) en el grupo tratado con dosis bajas de corticoesteroides orales, en comparación con los que recibieron dosis elevadas de corticoesteroides intravenosos o placebo (25 %).

Pronóstico neurológico

La neuritis óptica se desarrolla en cerca de la mitad de los pacientes con EM y es la manifestación de presentación en cerca del 20 %. Se han realizado estudios tanto estudios retrospectivos como prospectivos para determinar el pronóstico de desarrollo de la EM en

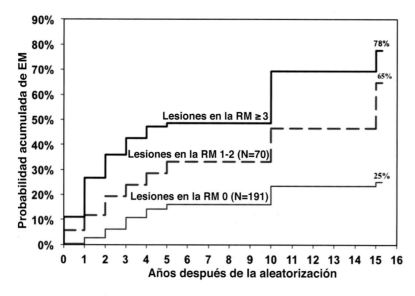

Figura 7-6 Progresión a esclerosis múltiple (EM) durante 15 años de seguimiento en el *Optic Neuritis Treatment Trial* (ONTT)/*Longitudinal Optic Neuritis Study* (LONS). La probabilidad acumulada de EM fue del 50% en toda la cohorte del ONTT, pero los sujetos sin lesiones en la RM tuvieron una probabilidad del 25%, en comparación con una probabilidad del 72% para los sujetos con una o más lesiones. (Adaptado de: Optic Neuritis Study Group. Multiple sclerosis risk after optic neuritis: final optic neuritis treatment trial follow-up. *Arch Neurol* 2008;65:727-732.).

los pacientes que experimentan un ataque de neuritis óptica aguda. Aunque los retrospectivos proporcionan cifras que oscilan entre el 11.5% y el 85%, muchos estudios prospectivos han indicado cifras más altas. El intervalo de tiempo medio desde un ataque inicial de neuritis óptica hasta que se desarrollan otros síntomas y signos de EM es bastante variable. La mayoría de los estudios han constatado que la mayoría de las personas que desarrollan EM tras una neuritis óptica lo hacen en los 7 años siguientes a la aparición de los síntomas visuales.

Sin duda, el factor de base más altamente predictivo de la progresión a EM es la presencia de una o más lesiones en la sustancia blanca periventricular observables en la RM, un fenómeno observado en el 50% al 70% de los pacientes con neuritis óptica aislada. Esto ha sido constatado por varios estudios, incluido el ONTT, en el cual el porcentaje acumulado que desarrolló EM en un plazo de 5 años fue del 16% en los pacientes con una RM normal y del 51% en los pacientes con más de dos lesiones en la RM cerebral. A los 15 años de la aparición de la neuritis óptica, el 72% de los pacientes con una sola lesión típica en la RM al inicio del estudio (con independencia del número de lesiones) habían desarrollado EM, mientras que el 25% de los que tenían una RM normal al inicio del estudio habían desarrollado la enfermedad (fig. 7-6). Dado que el ONTT se realizó antes de la introducción del contraste de gadolinio y de la secuencia FLAIR (recuperación de inversión atenuada de fluido), que mejoran la detección de las lesiones de la sustancia blanca y la actividad de la enfermedad, es mucho más probable que la RM cerebral actual detecte estas lesiones, y su valor pronóstico para el desarrollo de EM puede no ser tan grande. Otros factores de riesgo para el desarrollo de EM entre los pacientes con ONTT fueron el origen caucásico, los antecedentes familiares de EM, los antecedentes de dolencias neurológicas

previas mal definidas y un episodio anterior de neuritis óptica. Sin embargo, ninguno de estos factores afectó tanto el riesgo de desarrollar EM como los resultados de la RM. El ONTT también constató que ningún paciente con RM cerebral normal y edema de papila grave, estrella macular o hemorragias papilares desarrolló EM a los 15 años, lo que sugiere que es probable que los individuos con estos hallazgos no padezcan una neuritis óptica típica.

Recomendaciones de manejo

Aunque el tratamiento agudo con corticosteroides no pareció alterar el resultado visual a largo plazo en la mayoría de los pacientes del ONTT, el papel del tratamiento con corticoesteroides en la recuperación visual para las causas atípicas de la neuritis óptica (*v.* más adelante) y la incertidumbre con respecto a la causa subyacente de la afección en el momento de la presentación deberían justificar la consideración de tratar a todos los pacientes con corticosteroides intravenosos. Una cuestión aparte es el tratamiento profiláctico de los pacientes con síndrome clínicamente aislado (SCA; la combinación de neuritis óptica y una RM cerebral anómala) para prevenir la progresión a EM. Se han recopilado datos prospectivos sólidos sobre la eficacia del interferón β-1a, el interferón β-1b y el acetato de glatiramero (estudios CHAMPS, ETOMS y PreCISe, respectivamente) para prevenir la progresión y que apoyan su uso en pacientes con SCA. En todos los pacientes deben revisarse los riesgos y beneficios de dicho tratamiento frente al manejo observacional (con remisión a un especialista adecuado si es necesario).

Neuritis óptica desmielinizante crónica

La neuritis óptica crónica es menos frecuente que la neuritis óptica aguda. Sin embargo, numerosos pacien-

aparición de las manifestaciones visuales o neurológicas. La pérdida de visión suele ser rápida e intensa, y producirse a lo largo de días. De hecho, una de las características distintivas de la neuritis óptica asociada al TENMO es la gravedad de la pérdida de visión, por lo que debe sospecharse la enfermedad en todos los pacientes que presenten una visión profundamente reducida y/o un inicio bilateral de la afección. El dolor en o alrededor de los ojos puede preceder a la pérdida de visión en la NO-TENMO y, por tanto, no es una característica distintiva del trastorno.

Como en el caso de la neuritis óptica desmielinizante, los defectos del campo visual que se desarrollan en los pacientes con NO-TENMO son variables. En muchos casos, cuando se examina al paciente por primera vez la visión es tan deficiente que es imposible describir el defecto del campo. No obstante, los escotomas centrales parecen ser el defecto más común, y algunos pacientes desarrollan una contracción concéntrica de uno o ambos campos. La apariencia oftalmoscópica de las papilas ópticas varía de manera considerable. La mayoría de los pacientes presentan una leve inflamación de uno o ambas papilas. Algunos pacientes, sin embargo, tienen una hinchazón sustancial de la papila que puede estar asociada a la dilatación de las venas de la retina y a exudados peripapilares generalizados, y otros tienen papilas ópticas de apariencia normal. Con el tiempo, la mayoría de los pacientes desarrollan palidez papilar, con independencia de su apariencia inicial (fig. 7-7). En algunos de estos casos hay un ligero estrechamiento de los vasos retinianos.

La recuperación visual en los pacientes con NO-TENMO es muy variable y puede depender de una intervención terapéutica oportuna. Los campos periféricos suelen empezar a recuperarse antes de que se produzca una mejora notable en los defectos del campo central. Por desgracia, incluso con un tratamiento adecuado y oportuno, muchos pacientes con NO-TENMO quedan con una disfunción visual grave y permanente en uno o ambos ojos.

Cuando no se identifica y no se trata, pueden producirse otras manifestaciones clínicas del TENMO meses o incluso años después del episodio inicial de neuritis óptica. Por ejemplo, la mielitis transversa, que puede ser evidente desde el punto de vista radiográfico, pero sintomáticamente silenciosa, puede rebrotar posteriormente. Las manifestaciones clásicas de la NMO, en las que la neuritis óptica bilateral y la mielitis transversa se producen simultáneamente o en rápida secuencia, representan una minoría de los casos de TENMO. La aparición de la paraplejía, al igual que la de la pérdida visual, suele ser repentina y grave, y puede estar asociada a una fiebre leve. Puede haber dolor radicular intenso, así como retención urinaria, la cual puede desarrollarse poco después del inicio de la debilidad motora. La parálisis ascendente puede afectar la respiración y causar la muerte en una fase inicial de la enfermedad. Aunque con muy poca frecuencia, puede haber afectación de los nervios periféricos. La mayoría de los pacientes recuperan en cierta medida la función motora, pero tienen paraparesia residual, algunos presentan parálisis persistente y completa, y raramente logran una recuperación completa.

En el pasado se notificó un índice de mortalidad en los pacientes con NMO aguda que alcanzaba el 50 %, pero las mejoras en los cuidados de apoyo lo han reducido en gran medida. El riesgo de enfermedad recurrente y debilitante en pacientes con TENMO es mucho mayor en los pacientes seropositivos para NMO-IgG que en los pacientes que parecen tener TENMO, pero son seronegativos.

Diagnóstico

La prueba del anticuerpo NMO-IgG (antiaquaporina 4) y la RM cerebral y de la médula espinal son pasos fundamentales para establecer el diagnóstico de TENMO (tabla 7-1). Si el paciente es seropositivo para NMO-IgG, la presencia de un síntoma clínico central y la ausencia de hallazgos atípicos en la neuroimagen es suficiente para el diagnóstico. Si la NMO-IgG es negativa, entonces se necesitan dos características clínicas centrales, así como hallazgos típicos en la neuroimagen, para diagnosticar TENMO definitivamente. En los casos en los que los pacientes no cumplen todos los criterios clínicos, pero en los que hay una sospecha significativa del diagnóstico y no hay evidencia de otra etiología alternativa, puede hacerse un diagnóstico de TENMO *probable*. Alrededor del 75 % de los pacientes con NMO definitiva son seropositivos para NMO-IgG, y el anticuerpo tiene una especificidad muy alta (> 95 %). Sin embargo, un ensayo negativo para NMO-IgG no excluye el diagnóstico de TENMO, y la repetición de la prueba meses después puede detectar el anticuerpo incluso cuando el estudio inicial fue negativo. Además, los diferentes

Figura 7-7 Apariencia oftalmoscópica en el trastorno del espectro de la neuromielitis óptica. Esta mujer caucásica de 37 años desarrolló una grave pérdida de visión en el ojo izquierdo y una semana después perdió también la visión en el ojo derecho. En su nadir, la agudeza visual era de movimiento de manos en el ojo derecho (OD), sin percepción de la luz en el ojo izquierdo (OI). Recibió tratamiento con corticosteroides intravenosos y posteriormente se mantuvo en inmunosupresión con infusiones de rituximab intravenoso. Recuperó una agudeza visual de 20/30 OD y 20/150 OI y quedó con escotoma centrocecal. **A, B**: La apariencia oftalmoscópica de los fondos oculares derecho e izquierdo, respectivamente, muestra palidez de las papilas ópticas asociada a atrofia de la capa de fibras nerviosas de la retina, especialmente en los fascículos papilomaculares. **C**: La TCO de dominio espectral de la capa de fibras nerviosas de la retina peripapilar también constata la pérdida generalizada dentro de los fascículos papilomaculares, que se extiende a los cuadrantes superiores e inferiores adyacentes.

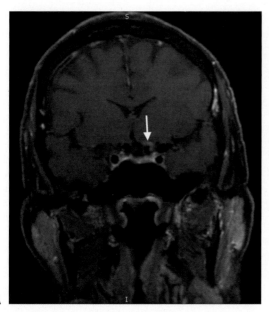
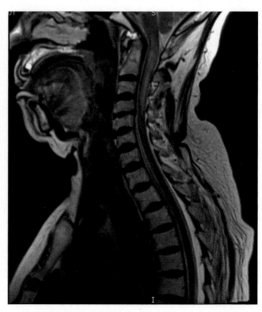

A

B

Figura 7-8 Hallazgos de neuroimagen en el trastorno del espectro de la neuromielitis óptica. Una mujer afroamericana de 70 años se presentó con pérdida de visión secuencial y progresiva en ambos ojos, que en su nadir consistía en contar dedos a 1 m de distancia con el ojo derecho y sin una percepción de la luz con el ojo izquierdo. Inicialmente se pensó que tenía una neuropatía óptica isquémica. Posteriormente desarrolló entumecimiento y ardor facial, y la RM cerebral y orbitaria en T1 con contraste (**A**) reveló un reforzamiento del segmento intracraneal del nervio óptico izquierdo (*flecha*), y la RM FLAIR de la columna cervical (**B**) mostró un área longitudinalmente extensa de hiperintensidad que se ensanchaba superiormente hacia la médula. Hubo positividad para NMO-IgG, lo que confirmó el diagnóstico definitivo de neuromielitis óptica.

ensayos de NMO-IgG tienen sensibilidades y especificidades variables. Los ensayos basados en células son más sensibles que los métodos inmunoabsorbentes ligados a enzimas, y estos últimos también son más propensos a los falsos positivos.

Pueden observarse anomalías en las pruebas de neuroimagen en todo el SNC; incluyen mielitis transversal longitudinalmente extensa con diseminación a la médula cuando hay afectación de la la columna cervical, así como un largo reforzamiento segmentario de los nervios ópticos afectados. La afectación de la porción posterior del nervio o nervios ópticos y/o del quiasma óptico también es típica del TENMO (fig. 7-8). Durante la fase activa de la enfermedad, el LCR suele mostrar evidencias de un proceso inflamatorio con pleocitosis linfocítica leve. Puede haber un aumento de la concentración de proteínas en el LCR, pero no de la síntesis intratecal de IgG, y rara vez se detectan bandas oligoclonales.

Tratamiento

Los pacientes con sospecha de NO-TENMO (es decir, antes de que el diagnóstico pueda confirmarse mediante las pruebas de NMO-IgG y/o RM) deben ser tratados con dosis elevadas de corticosteroides durante 3 a 5 días y observados para ver si mejoran. Si no se observa ningún cambio (o empeoramiento) de la función visual,

debe considerarse la posibilidad de recurrir a plasmaféresis, ya que la probabilidad de recuperación visual puede aumentar con estos tratamientos. En los pacientes que cumplen los criterios del TENMO definitivo, debe iniciarse un tratamiento inmunosupresor a largo plazo, a menos que esté contraindicado. El eculizumab, un inhibidor terminal del complemento, ha demostrado ser muy eficaz para prevenir las recaídas de la enfermedad. También pueden utilizarse fármacos inmunosupresores como el rituximab y el micofenolato de mofetilo. La azatioprina, aunque es menos costosa que los otros fármacos, no es tan eficaz. No se recomienda el tratamiento prolongado con corticosteroides ni con inmunoglobulinas intravenosas, y deben evitarse los medicamentos inmunomoduladores utilizados para tratar la EM, ya que pueden empeorar el curso del TENMO.

Pronóstico

Aunque sean tratados rápidamente, los pacientes con TENMO suelen tener una recuperación visual escasa o incluso nula. A largo plazo, hasta el 80 % de los pacientes con positividad para NMO-IgG no tratados presentarán deterioro visual y neurológico implacable y progresivo durante varios años. Los pacientes seronegativos pueden tener un menor riesgo de recidivas, aunque su curso clínico preciso es difícil de predecir. El uso de un tratamiento profiláctico muy eficaz puede reducir a la

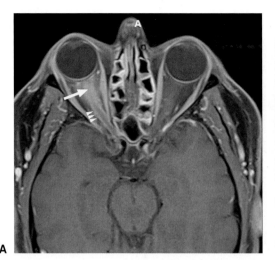

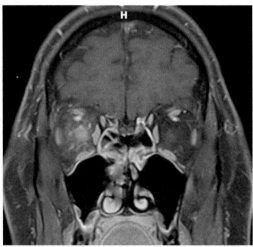

A   **B**

Figura 7-9 Resonancia magnética (RM) ponderada en T1 con contraste de gadolinio y saturación de grasa del nervio óptico en una neuritis óptica aguda asociada a la glucoproteína de mielina. **A:** La imagen axial muestra reforzamiento del nervio óptico derecho (*flecha*) y también amplio reforzamiento de la vaina del nervio óptico (*cabezas de flecha*). **B:** La imagen coronal muestra agrandamiento y reforzamiento del nervio óptico derecho y de la vaina.

mitad o incluso más el riesgo de recaída, y puede proporcionar a los pacientes una remisión duradera de la enfermedad durante varios años. En caso de recaída, está indicado un tratamiento rápido con corticosteroides y/o plasmaféresis para maximizar la recuperación funcional.

Neuritis óptica asociada a la glucoproteína de la mielina de oligodendrocitos

Se han detectado anticuerpos contra la glucoproteína de mielina y oligodendrocitos (GMO) en pacientes con diversas afecciones desmielinizantes, como la neuritis óptica, la mielitis transversa, la encefalomielitis desmielinizante aguda (EMDA) y la encefalitis del tronco del encéfalo. Denominados GMO-IgG, estos anticuerpos se han encontrado en un subconjunto de pacientes con neuritis óptica que es distinta tanto de la neuritis óptica desmielinizante típica como de la NO-TENMO. A diferencia de la NMO-IgG, el papel patogénico de la GMO-IgG no está claro. No obstante, los pacientes con neuritis óptica asociada a GMO (NO-GMO) tienden a presentar síntomas muy similares y a menudo clínicamente indistinguibles del TENMO, como la pérdida profunda de visión y la afectación bilateral. Con frecuencia se presenta dolor al mover los ojos. La papila óptica suele estar edematizada, y el edema grave de la papila asociado a hemorragias peripapilares debe hacer aumentar la sospecha de NO-GMO. Las características de imagen que pueden distinguir la NO-GMO de la NO-TENMO incluyen el reforzamiento frecuente de la vaina del nervio óptico, así como del propio nervio óptico (fig. 7-9). Tanto la NO-TENMO como la NO-GMO tienden a tener una afectación segmentaria y/o posterior/quiasmática más larga y son difíciles de

diferenciar sobre esta base. Los pacientes con NO-GMO pueden tener una mielitis transversal no tan longitudinalmente extensa como la observada en el TENMO, y tampoco suele haber afectación del área postrema. En la infancia, la NO-GMO casi siempre se produce en el contexto de una EMDA.

Dado que la presentación inicial de los pacientes con NO-TENMO y NO-GMO es similar, la evaluación diagnóstica en los pacientes con neuritis óptica aguda debe incluir ensayos tanto para NMO-IgG como para GMO-IgG, además de la RM cerebral/orbitaria y de la columna vertebral. Se recomienda el tratamiento inicial con dosis elevadas de corticosteroides para los pacientes con sospecha de NO-GMO. Este tratamiento puede tanto mejorar los resultados visuales como proporcionar información útil para el diagnóstico.

Muchos casos de NO-GMO responden muy bien a los corticoesteroides, de modo que puede darse una recuperación visual rápida y casi completa a los pocos días de iniciarse el tratamiento con estos.

Por el contrario, los pacientes con NO-TENMO no muestran una recuperación tan drástica y rápida con el tratamiento de corticoesteroides, y en esos casos, si estos se reducen rápidamente (como en el protocolo ONTT), puede producirse una recaída de la pérdida de visión, y puede ser necesaria una reducción más lenta del tratamiento con estos fármacos. A diferencia de los pacientes con NO-TENMO, los pacientes con NO-GMO suelen experimentar una buena recuperación de la función visual con un tratamiento adecuado. Sin embargo, algunos desarrollan una afección conocida como **neuropatía óptica inflamatoria recurrente crónica (NOIRC)**, caracterizada por episodios recurrentes de neuritis óptica sensible a los corticoesteroides. Por tanto, en un

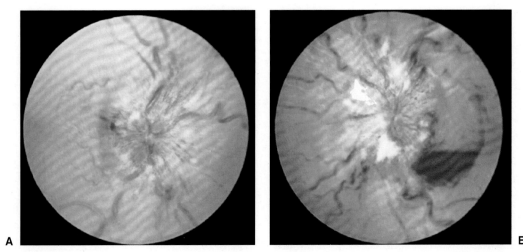

Figura 7-10 Neuritis óptica anterior bilateral. La paciente es una niña de 14 años que sufrió una pérdida visual bilateral 2 semanas después de una enfermedad similar a la gripe. **A, B:** Ambas papilas ópticas muestran edema grave con hemorragias peripapilares, así como hemorragia prerretiniana en el ojo izquierdo. La agudeza visual era de 20/400 en el ojo derecho y cuenta dedos para el ojo izquierdo, pero volvió a la normalidad en 6 semanas, y el edema de la papila se resolvió por completo.

paciente con presunta NOIRC debe realizarse un ensayo de GMO-IgG si aún no se ha realizado.

El papel de la inmunosupresión a largo plazo en la NO-GMO está menos claro que en la NO-TENMO, ya que algunos pacientes pueden presentar una enfermedad monofásica sin recurrencia. Sin embargo, la neuritis óptica recurrente no es infrecuente en pacientes con positividad para GMO-IgG, y dichos pacientes deben ser seguidos de cerca y educados sobre el riesgo de futuros nuevos episodios. Si la enfermedad reaparece (como neuritis óptica u otra manifestación neurológica), debe administrarse de nuevo un tratamiento agudo con corticoesteroides, y debe considerarse la inmunosupresión crónica. Se ha observado que fármacos como el micofenolato de mofetilo, el rituximab y las inmunoglobulinas intravenosas reducen o previenen las recaídas en la NO-GMO. Al igual que en el TENMO, los inmunomoduladores utilizados en el tratamiento de la EM parecen ser ineficaces en los pacientes con enfermedad neurológica relacionada con GMO, aunque no se sabe si tienen un efecto perjudicial.

Neuritis óptica infecciosa, parainfecciosa e inflamatoria

La mayoría de los casos de neuritis óptica anterior o retrobulbar, unilateral o bilateral, se deben a un proceso desmielinizante primario en el nervio óptico o el SNC. En una minoría de casos, la afección se desarrolla en el contexto o como manifestación inicial de una infección sistémica subyacente o reciente, una vacunación o una enfermedad inflamatoria sistémica.

La inflamación del nervio óptico puede ser el resultado de una infección directa del nervio por una variedad de agentes infecciosos, como los virus y las bacterias. Además, las infecciones sistémicas o del SNC pueden desencadenar una respuesta inmunitaria que provoque la inflamación del nervio óptico. A continuación, se enumeran algunos ejemplos (la lista no es exhaustiva, y regularmente se identifican nuevos patógenos).

La **neuritis óptica parainfecciosa** suele manifestarse entre 1 y 3 semanas después de la aparición de una infección vírica, o menos a menudo bacteriana. Es más frecuente en la infancia que en la edad adulta, y se cree que es más frecuente sobre una base inmunitaria, a través de la cual se produce la desmielinización del nervio óptico. La neuritis óptica puede ser unilateral, pero a menudo es bilateral (fig. 7-10). Las papilas ópticas pueden observarse tanto normales como edematosas. En los pacientes con neuritis óptica anterior puede observarse inflamación de la retina peripapilar. Si en el ojo afectado se desarrolla una estrella macular compuesta de lípidos y exudados, la afección se denomina *neurorretinitis* (v. más adelante). Si hay indicios de disfunción del nervio óptico y la presión intracraneal es normal, se asume que la inflamación afecta la periferia del nervio, y entonces se denomina *neuritis perióptica* o *perineuritis óptica* (v. la sección Neurorretinitis). La neuritis óptica parainfecciosa, ya sea vírica o bacteriana, puede darse en pacientes sin evidencia de disfunción neurológica o en asociación con una meningitis, meningoencefalitis o encefalomielitis. Cuando hay manifestaciones neurológicas, los pacientes presentan anomalías típicas en el LCR, como pleocitosis linfocítica y concentración elevada de proteínas. Los pacientes con encefalitis suelen presentar alteraciones en la electroencefalografía, y también pueden presentar lesiones en las imágenes cerebrales; los pacientes con encefalomielitis pueden mostrar lesiones tanto en el encéfalo como en la médula espinal. En la RM puede observarse tanto el agrandamiento como el reforzamiento de los nervios ópticos.

La recuperación visual tras una neuritis óptica parainfecciosa suele ser excelente sin tratamiento. Se desconoce si los corticosteroides aceleran la recuperación en los pacientes con neuritis óptica posvírica, pero es razonable considerar este tratamiento, especialmente en los casos en los que la pérdida visual es bilateral y grave.

La neuritis óptica puede producirse en asociación con **infecciones** por un gran número de virus, tanto de ADN como de ARN, entre los que se encuentran el adenovirus, el virus de Coxsackie, el citomegalovirus, el virus de la hepatitis A, el virus del herpes humano 4 (virus de Epstein-Barr), el virus de la inmunodeficiencia humana (VIH) de tipo 1 y los virus del sarampión, la parotiditis, la rubéola y la varicela zóster. Los virus tropicales endémicos como el dengue y el Chikungunya han sido reconocidos más recientemente como causas de neuritis óptica. Las enfermedades bacterianas y las espiroquetas también pueden producir neuritis óptica; incluyen la sífilis, enfermedad de Lyme, enfermedad por arañazo de gato, ántrax, infección estreptocócica β-hemolítica, brucelosis, infección meningocócica, tuberculosis, fiebre tifoidea, infección por micoplasma y enfermedad de Whipple. Cuando se sospecha una neuritis óptica infecciosa, ya sea por los antecedentes y/o por la exposición a un agente infeccioso, deben realizarse pruebas específicas de suero y/o LCR para detectar los agentes bacterianos o víricos adecuados.

La neuritis óptica en la **sífilis** no es infrecuente, especialmente en pacientes también infectados por el VIH. Puede ser unilateral o bilateral y anterior o retrobulbar. Cuando la afección es anterior, suele haber alguna reacción celular en el vítreo, lo que sirve para distinguirla (y a otras enfermedades inflamatorias sistémicas que causan neuritis óptica anterior) de la neuritis óptica desmielinizante, en la que el vítreo suele estar limpio. El diagnóstico de sífilis se establece mediante diversas pruebas serológicas y de LCR. El tratamiento con penicilina intravenosa permite en muchos casos la recuperación visual. Sin embargo, la enfermedad puede ser difícil de curar, sobre todo en pacientes seropositivos. La sífilis también puede causar tanto neurorretinitis como perineuritis óptica (*v.* las secciones Neurorretinitis y Perineuritis óptica).

La neuritis óptica anterior, y raramente la retrobulbar, puede producirse en pacientes con borreliosis (**enfermedad de Lyme**). Este trastorno es una infección por espiroqueta que se transmite a través de la picadura de una garrapata infectada con el agente etiológico, *Borrelia burgdorferi*. El diagnóstico de enfermedad de Lyme se realiza mediante la detección serológica de la infección o el hallazgo del organismo o de su ácido nucleico en el suero, el LCR, o ambos. El tratamiento con antibióticos suele ser eficaz, sobre todo en las primeras fases de la enfermedad. Al igual que ocurre con otros procesos infecciosos sistémicos que pueden causar neuritis óptica, la enfermedad de Lyme también puede causar neurorretinitis o perineuritis óptica (*v.* las secciones Neurorretinitis y Perineuritis óptica).

Muchos agentes infecciosos que normalmente no causan neuritis óptica pueden hacerlo en pacientes con inmunocompromiso a causa de medicamentos o enfermedades. Dicha neuritis óptica es especialmente frecuente en pacientes con infección por el VIH y con síndrome de inmunodeficiencia adquirida (**sida**). La neuritis óptica tanto anterior como retrobulbar puede desarrollarse en pacientes infectados por el VIH con meningitis criptocócica, infección por citomegalovirus, infecciones por virus del herpes, sífilis, meningitis tuberculosa y diversas infecciones fúngicas. En raras ocasiones los pacientes con toxoplasmosis también desarrollan neuritis óptica.

En algunos casos, estas infecciones provocan neurorretinitis, mientras que en otros se produce una perineuritis óptica. Algunos pacientes con sida desarrollan una neuritis óptica relacionada únicamente con el VIH, aunque no está claro si la patogenia es una infección directa o un proceso mediado inmunológicamente.

En la era previa a los antibióticos, la propagación de la infección desde los senos paranasales al nervio óptico era frecuente. Sin embargo, en la actualidad pasa muy poco y la mayoría de los casos de **sinusitis** en pacientes con neuritis óptica son fortuitos. No obstante, algunos pacientes con sinusitis aguda grave desarrollan una neuritis óptica secundaria por la propagación de la infección. La propagación de la infección desde el seno esfenoidal hasta la porción posterior del nervio óptico en el vértice de la órbita o dentro del canal óptico puede producir una pérdida de visión aislada. En este contexto clínico deben considerarse la aspergilosis y otras infecciones fúngicas como la mucormicosis (especialmente en pacientes con diabetes o inmunocompromiso).

Neuritis óptica posvacunación

Aunque con muy poca frecuencia, puede desarrollarse neuritis óptica después de la vacunación frente a infecciones bacterianas y víricas. La mayoría de los casos son bilaterales, y pueden ser tanto anteriores como retrobulbares. La neuritis óptica puede desarrollarse tras la vacunación con *el Bacilo de Calmette-Guérin* (BCG), el virus de la hepatitis B, virus de la rabia, toxoide tetánico y el virus de la viruela; la vacuna combinada frente a la viruela, el tétanos y la difteria; y la vacuna combinada frente al sarampión, las paperas y la rubéola. La vacuna frente a la gripe suele asociarse con el desarrollo de neuritis óptica. La mayoría de los casos de neuritis óptica posvacunación parecen ser de la variedad anterior y suelen producirse entre 1 y 3 semanas después de la vacunación. La recuperación visual es común, pero puede alargarse varios meses.

Neuritis óptica inflamatoria

En la **sarcoidosis** puede producirse una inflamación granulomatosa del nervio óptico con neuritis óptica

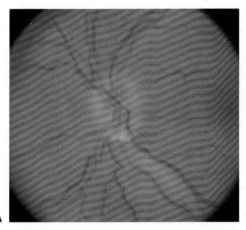
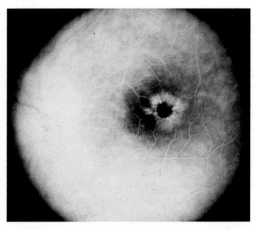

A   B

Figura 7-11 Edema de la papila óptica en un paciente con *pars planitis* (ciclitis crónica). Inicialmente se creyó que el paciente tenía un papiledema. **A:** La papila óptica izquierda se observa hiperémica y ligeramente edematizada. La apariencia nebulosa se debe a la presencia de células vítreas. **B:** La angiografía con fluoresceína de la mácula izquierda muestra edema macular cistoide, característico de este trastorno. El ojo opuesto tenía una apariencia oftalmoscópica similar.

típica anterior o retrobulbar. En algunos casos, la neuritis óptica se produce durante el curso de la enfermedad, mientras que en otros es la manifestación de presentación. Los hallazgos clínicos pueden ser indistinguibles de los de la neuritis óptica desmielinizante.

Sin embargo, la papila óptica puede tener una apariencia blanca y abultada característica que sugiere una etiología granulomatosa, y puede haber una reacción inflamatoria en el vítreo o incluso en la cámara anterior. La neuritis óptica asociada a la sarcoidosis suele ser extremadamente sensible a los corticoesteroides. En la mayoría de los casos, la recuperación de la visión es rápida tras la instauración del tratamiento, aunque la visión puede volver a disminuir una vez que se reducen o suspenden los fármacos. Hay que destacar que la rápida recuperación de la visión con el tratamiento

con corticoides y el posterior empeoramiento cuando estos se reducen no es habitual para la neuritis óptica desmielinizante, lo que sugiere un proceso inflamatorio infiltrativo o no desmielinizante, como la sarcoidosis o la NO-GMO.

Los pacientes con **lupus eritematoso sistémico (LES), poliarteritis nodosa y otras vasculitis** pueden experimentar un ataque de lo que clínicamente parece una neuritis óptica aguda típica. Este fenómeno se produce en aproximadamente el 1 % de los pacientes con LES. En raras ocasiones, la neuropatía óptica es el signo de presentación de la enfermedad. Lo más probable es que la patogenia esté relacionada con la isquemia causada por la vasculitis. El perfil clínico de la neuropatía óptica en el LES y otras vasculitis puede ser una neuropatía óptica anterior o retrobulbar aguda asociada a

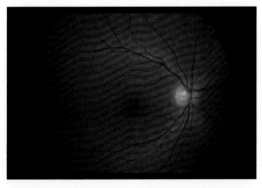
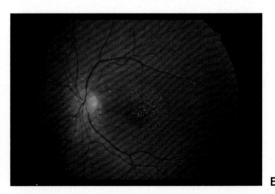

A   B

Figura 7-12 Neurorretinitis en una mujer de 28 años que se presentó con pérdida de visión subaguda del ojo izquierdo. También presentaba debilidad facial acompañante y fue tratada por presunta enfermedad de Lyme. **A:** Papila óptica derecha y mácula normales. **B:** Nervio óptico y mácula izquierdos unas 6 semanas después del inicio de la pérdida de visión, con edema de la papila óptica izquierda que se está resolviendo con exudado peripapilar, así como una figura de estrella macular extensa y casi completa. La amplia afectación de la fóvea temporal confirma que se trata de una neurorretinitis y no de un exudado macular simplemente por edema de la papila óptica, que se produce en el lado nasal de la fóvea en el fascículo papilomacular.

dolor o una pérdida de visión lentamente progresiva que simula una lesión compresiva.

La **neuropatía óptica autoinmunitaria** es una variedad distinta de la inflamación del nervio óptico. Suele ser aislada, y se produce sin ningún síntoma o signo neurológico o sistémico que sugiera un trastorno inflamatorio subyacente. Los pacientes experimentan episodios recurrentes de pérdida visual que suelen ser muy sensibles a los corticoesteroides. A pesar del tratamiento prolongado con corticoesteroides o ahorradores de corticoides, con el tiempo la función visual tiende a deteriorarse. Aunque los análisis para buscar evidencias de una enfermedad del tejido conectivo siguen siendo negativos, algunos pacientes presentan biopsias cutáneas anómalas, con infiltrado perivascular y depósito de inmunocomplejos en la dermis. Pueden detectarse anticuerpos frente a antígenos del nervio óptico en el suero de los pacientes, pero no orientan el tratamiento.

Causas diversas de neuritis óptica

La neuritis óptica puede aparecer raramente en una gran variedad de afecciones que incluyen muchas infecciones y trastornos inflamatorios sistémicos. En la mayoría de los casos, los síntomas y signos asociados sugieren el diagnóstico, y la neuritis óptica aislada es solo en raras ocasiones el primer signo de una enfermedad sistémica. Normalmente se realizan pruebas para descartar las causas más comunes de la neuritis. Las pruebas posteriores se deciden en función de cada caso.

La inflamación intraocular por sí sola puede causar edema de la papila óptica. Sin embargo, en estos casos, la agudeza visual no suele verse afectada de forma significativa por el daño al nervio óptico (fig. 7-11). En tales pacientes, la agudeza visual está limitada únicamente por el grado de inflamación del vítreo o por los cambios secundarios que se producen en la mácula (p. ej., el edema cistoide).

Neuritis óptica en la infancia

La neuritis óptica en la infancia tiene varias características únicas que la distinguen de la neuritis óptica en la edad adulta: (1) es con más frecuencia anterior, con edema de la papila en más del 70% de los casos; (2) es más a menudo una afección bilateral simultánea (hasta en el 60% de los casos); (3) a menudo parece producirse entre 1 y 2 semanas después de una infección vírica conocida o presunta, o de una vacunación; (4) se asocia menos a menudo con el desarrollo de EM (15% al 44% de los casos); (5) con frecuencia es sensible a los corticoesteroides y dependiente de estos. El pronóstico visual parece ser bastante bueno, pero no todos los pacientes pediátricos logran un buen resultado visual. Todos los afectados deben ser evaluados con una RM y una PL. También debe realizarse un abordaje en busca de infecciones e inflamación. Como se ha señalado en las secciones anteriores, la NO-GMO también puede producirse en los niños, casi siempre en asociación con EMDA.

Neurorretinitis

La **neurorretinitis** se caracteriza por una pérdida visual unilateral aguda en el contexto de edema de la papila óptica y exudados duros dispuestos en forma de estrella alrededor de la fóvea (fig. 7-12). Algunos casos de neurorretinitis están asociados a determinadas enfermedades infecciosas, mientras que otros se producen como fenómenos aparentemente aislados, antes denominados «retinopatía estrellada idiopática de Leber» porque se pensaba que la estrella macular que se desarrolla en esta afección se debía a una enfermedad de la retina y no del nervio óptico.

La neurorretinitis afecta a personas de todas las edades, aunque es más frecuente en la tercera y cuarta décadas de la vida, sin predilección por el sexo. Suele ser indolora, pero algunos pacientes se quejan de dolor ocular que puede empeorar con los movimientos de los ojos, lo que simula lo que ocurre en una neuritis óptica desmielinizante típica. La agudeza visual en el momento de la exploración inicial puede oscilar entre 20/20 y la percepción de luz. El grado de déficit cromático suele ser peor de lo que sugiere el grado de pérdida visual. El defecto del campo más común es un escotoma centrocecal, pero puede haber también escotomas centrales, defectos arqueados e incluso defectos altitudinales, y puede haber estrechamiento inespecífico del campo periférico. En la mayoría de los pacientes se observa un defecto pupilar aferente relativo, a menos que la afección sea bilateral. El grado de edema de la papila óptica es variable. En los casos graves puede haber hemorragias en astilla. Suele haber una estrella macular compuesta de lípidos (exudados duros) aún no desarrollada cuando se examina al paciente poco después de iniciarse los síntomas visuales, pero que se hace evidente al cabo de días o semanas y que tiende a hacerse más prominente incluso cuando se resuelve el edema de la papila óptica (fig. 7-12); esta es la razón por la que antes se pensaba que el trastorno era una retinopatía y no una neuropatía óptica. Pueden aparecer lesiones coriorretinianas pequeñas y leves, normalmente blancas, tanto en los ojos sintomáticos como en los asintomáticos. Pueden aparecer signos inflamatorios posteriores consistentes en células vítreas y envainamiento venoso, así como una célula ocasional en la cámara anterior y un brote. La angiografía con fluoresceína en pacientes con neurorretinitis aguda constata la presencia de edema difuso de la papila y fuga de colorante de los vasos de la superficie de las papilas. Los vasos de la retina pueden mostrar una ligera tinción en la región peripapilar. Sin embargo, la vasculatura macular es totalmente normal.

La neurorretinitis suele ser un trastorno autolimitado con un buen pronóstico visual. El edema de la papila óptica suele resolverse en 6 a 8 semanas, y la apariencia de la papila se vuelve normal o ligeramente pálida. El exudado macular progresa a lo largo de unos 7 a 10 días y luego permanece estable durante varias semanas antes de que se produzca una resolución gradual a lo largo de 6 a 12 meses. La mayoría de los pacientes recuperan finalmente una buena agudeza visual, aunque algunos se quejan de metamorfopsia persistente o de una visión borrosa inespecífica por la leve alteración de la arquitectura macular. La mayoría de los pacientes no experimentan un ataque posterior en el mismo ojo, y solo un pequeño porcentaje de estos desarrolla un ataque similar en el ojo contralateral.

En muchos casos, la neurorretinitis está relacionada con un proceso infeccioso o parainfeccioso (es decir, inmunomediado) que puede desencadenarse por distintos agentes. La enfermedad por arañazo de gato, una infección sistémica causada por el bacilo gramnegativo pleomórfico *Bartonella henselae*, es el proceso infeccioso más común asociado a la neurorretinitis. Los pacientes con fiebre por arañazo de gato suelen tener antecedentes de contacto con uno, especialmente de un gato pequeño. Se quejan de malestar, fiebre, dolores musculares y dolor de cabeza. La exploración suele revelar linfadenopatía local. Algunos pacientes también presentan síntomas de artritis, hepatitis, meningitis o encefalitis; otros son sistemática y neurológicamente asintomáticos.

Otras infecciones comunes que causan neurorretinitis son las espiroquetas, especialmente la sífilis, la enfermedad de Lyme y la leptospirosis. La neurorretinitis se produce con frecuencia en pacientes con sífilis secundaria y terciaria (tardía). Suele haber antecedentes de contacto sexual previo, chancro o tratamiento previo para la sífilis u otras enfermedades de transmisión sexual. La neurorretinitis puede desarrollarse en pacientes con sífilis secundaria como parte del síndrome de una meningitis sifilítica. En estos casos, suele ser bilateral y estar asociada a evidencia de irritación meníngea y a múltiples neuropatías craneales. También puede producirse como fenómeno aislado en pacientes con sífilis secundaria, en cuyo caso suele asociarse a uveítis y puede ser unilateral o bilateral. En ocasiones, la neurorretinitis se produce en pacientes con sífilis tardía, normalmente en pacientes con neurosífilis meningovascular. La neurorretinitis suele asociarse con antecedentes de un síndrome vírico, lo que sugiere una posible etiología vírica en hasta la mitad de los casos. Sin embargo, rara vez se cultivan virus del LCR de dichos pacientes, y por lo general se carece de pruebas serológicas de una infección vírica concurrente. Entre los agentes víricos causantes propuestos se incluyen el del herpes simple, la hepatitis B, las paperas y los virus del herpes asociados al síndrome de necrosis retiniana aguda (NRA). Otras presuntas etiologías de la neurorretinitis son la toxoplasmosis, la toxocariasis y la histoplasmosis.

Los trastornos inflamatorios sistémicos no infecciosos también pueden producir neurorretinitis, como la sarcoidosis. Una enfermedad que *no* se asocia a la neurorretinitis es la EM. Aunque el índice de desarrollo de EM tras un ataque de neuritis óptica típica es considerable (*v.* anteriormente), no hay una mayor tendencia a que los pacientes que experimentan un ataque de neurorretinitis desarrollen EM. Así pues, la designación de un ataque de neuropatía óptica aguda como un episodio de neurorretinitis en lugar de neuritis óptica anterior altera sustancialmente el pronóstico neurológico de la persona evaluada.

El tratamiento de la neurorretinitis depende de si existe o no una afección infecciosa o inflamatoria subyacente que requiera tratamiento. El pronóstico para la mayoría de los casos de neurorretinitis idiopática es excelente. Los casos recurrentes pueden beneficiarse de una inmunosupresión a largo plazo.

Perineuritis óptica

La perineuritis óptica, también denominada neuritis perióptica, es una afección en la que solo se inflama la periferia del nervio óptico. Puede considerarse una forma de inflamación orbitaria, y puede desarrollarse de forma aislada o estar asociada a otros signos de seudotumor orbitario como la escleritis y la miositis. En muchos casos de perineuritis óptica no hay ni síntomas ni signos oculares, salvo el edema de la papila, que suele ser bilateral. La ausencia de disfunción visual se explica por la ausencia de inflamación del propio nervio óptico. Cuando la perineuritis es bilateral, la diferenciación del papiledema suele ser difícil, y para el diagnóstico puede ser necesario realizar un estudio de neuroimagen y una PL. Por último, el agrandamiento y el reforzamiento de la vaina del nervio óptico en la RM pueden simular un meningioma de la vaina del nervio óptico. Como en el caso de la neurorretinitis, la perineuritis óptica *no está asociada* a la EM. Se produce con mayor frecuencia en asociación con un proceso infeccioso, como la sífilis, o un trastorno inflamatorio sistémico como la sarcoidosis o la granulomatosis de Wegener. También puede ser un signo de NO-GMO (*v.* la sección Neuritis óptica asociada a la glucoproteína de la mielina de oligodendrocitos).

8

Neuropatías ópticas isquémicas

Neuropatía óptica isquémica anterior (NOIA)
  Neuropatía óptica isquémica anterior arterítica (NOIAA)
  Neuropatía óptica isquémica anterior no arterítica (NOIANA)

Neuropatía óptica isquémica posterior (NOIP)

Neuropatía óptica isquémica en el contexto de compromiso hemodinámico

Neuropatía óptica por radiación

Edema isquémico de la papila óptica con disfunción mínima

Los síndromes isquémicos del nervio óptico (neuropatía óptica isquémica [NOI]) se clasifican según (*a*) la localización del daño isquémico del nervio y (*b*) el factor etiológico, si se conoce, de la isquemia. La neuropatía óptica isquémica *anterior* (NOIA) incluye los síndromes que afectan la cabeza del nervio óptico, con edema visible de la papila óptica. La neuropatía óptica isquémica *posterior* (NOIP) incorpora las afecciones que afectan las porciones intraorbitaria, intracanalicular o intracraneal del nervio óptico, sin edema visible de la papila óptica. Aunque se han identificado varios factores etiológicos específicos en la NOI, el más crítico para el tratamiento inicial es la arteritis de células gigantes (ACG) o arteritis temporal. Por tanto, la NOI suele clasificarse como *arterítica* (normalmente debida a la ACG) o *no arterítica* (tabla 8-1). La NOI no arterítica suele ser idiopática, pero se han identificado factores de riesgo y etiologías específicas como la hipotensión sistémica y las lesiones por radiación. Por último, se presume que varios síndromes de edema de papila óptica con una disfunción relativamente leve, incluidos el edema de papila óptica preinfarto y la papilopatía óptica diabética, representan edema isquémico del nervio óptico en todo un un espectro de gravedad.

Neuropatía óptica isquémica anterior (NOIA)

La NOIA suele presentarse con una rápida pérdida visual unilateral inicial, indolora, que se desarrolla en horas o días. El patrón de pérdida más común es un defecto del campo visual altitudinal (típicamente inferior; fig. 8-1), pero son frecuentes escotomas arqueados, defectos centrocecales y depresión generalizada. La agudeza visual y la visión del color están disminuidas si el defecto del campo afecta la fijación, pero pueden ser normales si un patrón arqueado salva la región central. La pupila del ojo afectado presenta un defecto pupilar aferente relativo, a menos que una neuropatía óptica preexistente o concurrente en el otro ojo haga que su respuesta pupilar sea igualmente lenta. Inicialmente, la papila óptica es edematosa. El edema puede ser pálido, pero no es infrecuente ver hiperemia papilar, sobre todo en la forma no arterítica (fig. 8-2). La papila suele presentar edema difuso, pero es frecuente la presencia de un segmento de edema más prominente (fig. 8-3). Las hemorragias en flama se localizan comúnmente adyacentes a la papila, y puede producirse un estrechamiento arteriolar retiniano peripapilar (fig. 8-4).

Neuropatía óptica isquémica anterior arterítica (NOIAA)

Aunque a menudo produce una neuropatía óptica grave y devastadora, la ACG es la causa de NOIA en una minoría relativamente pequeña (5.7%) de los casos, con una incidencia anual estimada en Estados Unidos de 0.57 por cada 100 000 personas mayores de 60 años. Sin embargo, la NOIA es la causa más común de pérdida visual en la ACG, pues representa entre el 71% y el 83% de los casos; son causas menos comunes la oclusión de la arteria retiniana, la isquemia coroidea, la NOIP y la isquemia retroquiasmática. La NOIAA se presenta en promedio a los 70 años, y es muy infrecuente por debajo de los 60. La ACG es más frecuente en las mujeres a medida que envejecen. Es más común en personas caucásicas y puede ser menos frecuente en los pacientes afroamericanos e hispanos.

Manifestaciones clínicas

La NOIAA suele aparecer relacionada con otros síntomas sistémicos de la enfermedad. El dolor de cabeza es el síntoma más común, mientras que la claudicación mandibular y la sensibilidad de la arteria temporal o del cuero cabelludo son los síntomas más específicos del trastorno. Con frecuencia se presenta el síndrome de polimialgia reumática (SPR), que incluye malestar general, anorexia,

TABLA 8-1 Trastornos y fármacos relacionados con la aparición de neuropatías ópticas isquémicas anteriores (NOIA)

Neuropatía óptica isquémica anterior arterítica
Arteritis de células gigantes +++
Periarteritis nodosa
Síndrome de Churg-Strauss
Granulomatosis de Wegener
Enfermedades del tejido conectivo como el lupus
   eritematoso sistémico
Artritis reumatoide
Policondritis recidivante

Neuropatía óptica isquémica anterior no arterítica
Nervio óptico anómalo:
   «Papila en riesgo»: nervio óptico pequeño y apiñado
   Papiledema
   Drusas en la cabeza del nervio óptico
Presión intraocular elevada (glaucoma agudo, cirugía
   ocular)
Neuropatía óptica inducida por radiación
Diabetes mellitus
Otros factores de riesgo vascular (ateroesclerosis)
Estados hipercoagulables[a]
Hipotensión sistémica aguda/anemia:
   Sangrado
   Paro cardíaco
   Perioperatorio (especialmente cirugías cardíacas y
      de columna)
   Diálisis (insuficiencia renal crónica)
Apnea del sueño
Sustancias:
   Amiodarona
   Interferón α
   Vasoconstrictores (como descongestionantes
      nasales)
   Medicamentos para la disfunción eréctil

[a] Los estados hipercoagulables rara vez son responsables de NOIA y solo deben probarse en pacientes jóvenes sin otros factores de riesgo.

pérdida de peso, fiebre, artralgias articulares proximales y mialgias. La denominada ACG oculta, sin síntomas sistémicos manifiestos o a veces sin análisis de sangre anómalos, se presenta hasta en un 20% de los pacientes con ACG y pérdida de visión.

Además de los síntomas sistémicos, existen ciertos signos locales asociados que pueden ayudar al diagnóstico de NOIAA. Puede observarse induración de la región temporal, disminución o ausencia del pulso de la arteria temporal, y firmeza o nodularidad de la arteria temporal. En la ACG se ha documentado necrosis isquémica del cuero cabelludo, que puede hacerse pasar por una dermatitis por herpes zóster, con dolor facial e incluso una reacción vesicular de la piel afectada. En ocasiones infrecuentes se produce una isquemia vasculítica del sistema nervioso central (SNC), que incluye alteraciones del estado mental, síndromes del tronco del encéfalo y del cerebelo, y daño en las vías visuales aferentes retroquiasmáticas. En los casos de afectación del SNC, existe una marcada predilección (7:1) por la circulación vertebrobasilar.

La NOIAA suele presentarse con pérdida visual grave (agudeza visual inferior a 20/200 en el 57.8% al 76.5% de los casos, frecuentemente con movimiento de manos o peor) que se desarrolla rápidamente en el transcurso de horas a días. Aunque la presentación inicial suele ser unilateral, la NOIA bilateral simultánea es más comúnmente arterítica, que no arterítica, y su aparición hace sospechar la presencia de una ACG. La pérdida visual persistente de la NOIA está precedida, en un 7% a un 18% de los casos, por una pérdida visual transitoria similar a la de la enfermedad de la arteria carótida (pero que no se observa en la NOIANA), aunque los episodios pueden ser de menor duración. El tipo pálido de edema de papila óptica (fig. 8-5) se observa con más frecuencia en la forma arterítica que en la no arterítica. Pueden observarse exudados algodonosos (fig. 8-6), que son indicativos de isquemia retiniana concurrente, pero no se esperan en la NOIANA. La oclusión arterial retiniana puede producirse simultáneamente con la neuropatía óptica, especialmente la oclusión de la arteria ciliorretiniana (fig. 8-7). La isquemia coroidea peripapilar puede estar asociada a la neuropatía óptica, lo que exacerba la pérdida visual. La papila óptica del ojo contralateral en la NOIAA suele tener un diámetro normal, con una copa fisiológica normal, a diferencia de la NOIANA, que suele tener un diámetro pequeño, con poca o ninguna copa fisiológica (v. la sección Neuropatía óptica isquémica anterior no arterítica [NOIANA]).

Si no se trata, la NOIAA provoca daños graves en el nervio óptico afectado. La recuperación de la visión útil tras la afectación inicial es inusual, incluso con un tratamiento rápido. En los casos con presentación unilateral, las estimaciones para el desarrollo de NOIAA en el ojo contralateral sin tratamiento oscilan entre el 54% y el 95%. El tiempo que transcurre hasta la afectación del segundo ojo es muy variable, pero puede producirse en horas o días. El edema de papila óptica suele resolverse en un plazo de 4 a 8 semanas, con la consiguiente atrofia óptica y la atenuación generalizada de las arteriolas de la retina. Frecuentemente se presenta excavación de la papila óptica (fig. 8-6) tras una NOIAA, pero es inusual en la NOIANA (fig. 8-8).

Confirmación del diagnóstico

El paso inicial más importante en el tratamiento de la NOIA es la evaluación en busca de evidencias de ACG. Puede hacerse un diagnóstico tentativo sobre la base de la edad avanzada y los síntomas clínicos típicos junto con el aumento de la velocidad de sedimentación globular (VSG) o la proteína C reactiva (PrCR). La mayoría de los casos de ACG activa muestran una VSG significativamente elevada (media de 70 mm/h, a menudo por

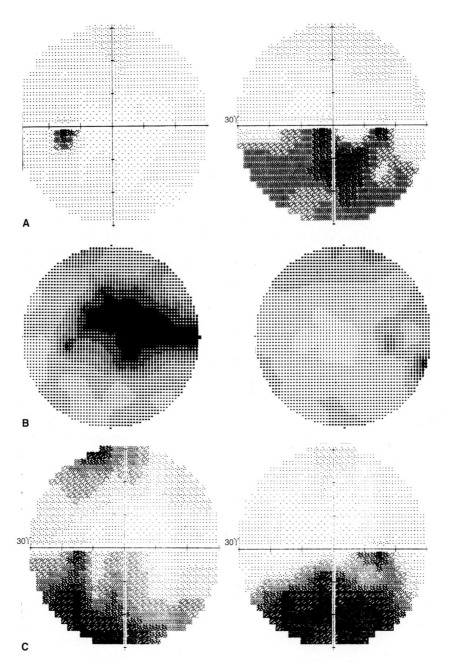

Figura 8-1 Perimetría cuantitativa automatizada en la neuropatía óptica isquémica anterior (NOIA). El defecto arqueado (altitudinal) amplio (**A**) es el más común, si bien también son frecuentes defectos centrales (**B**) y arqueados menos graves (**C**).

encima de 100 mm/h). Sin embargo, cuando el nivel no es extremadamente alto, la interpretación del valor se hace más difícil, ya que los datos normativos son imprecisos. Como norma, recomendamos la directriz clínicamente útil de que el nivel superior de normalidad, en mm/h, se calcule dividiendo la edad del paciente entre 2 en los varones y la edad del paciente, más 10, entre 2 en las mujeres. Sin embargo, según estos criterios, el

nivel puede ser normal hasta en el 22 % de los pacientes con ACG. Por el contrario, la VSG aumenta con la edad, y los niveles por encima del límite superior de normalidad indicado por el laboratorio son frecuentes (hasta un 40 % por encima de 60 mm/h) en pacientes mayores de 70 años sin arteritis.

Además, la prueba es inespecífica, ya que el aumento solo confirma la presencia de algún proceso inflamato-

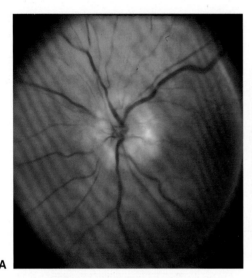

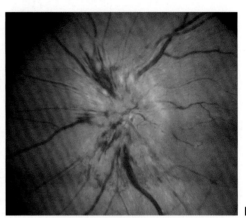

A

B

Figura 8-2 Apariencia oftalmoscópica de la neuropatía óptica isquémica anterior no arterítica. **A:** Edema pálido de la papila óptica asociado a pequeñas hemorragias en forma de flama en el margen de la papila. **B:** Inflamación hiperémica de la papila óptica asociada a numerosas hemorragias y algunos exudados blandos.

rio activo u otro trastorno que afecte la agregación de los eritrocitos. En los estudios de los casos con biopsia negativa de la arteria temporal con dicha elevación, las enfermedades asociadas más comunes han sido una neoplasia oculta (más frecuentemente un linfoma) en el 18 % al 22 %, otra enfermedad inflamatoria en el 17 % al 21 %, y diabetes en el 15 % al 20 %. Los pacientes con enfermedad renal crónica suelen tener también una VSG

elevada, lo que confunde la interpretación de esta prueba en este grupo de pacientes con NOI.

Existen otras anomalías sanguíneas frecuentes en la ACG, las cuales pueden tener valor pronóstico. La medición de la PrCR, cuyas concentraciones no aumentan con la edad o la anemia, incrementa la precisión del diagnóstico, por lo que actualmente se recomienda junto con la valoración de la VSG. En un estudio,

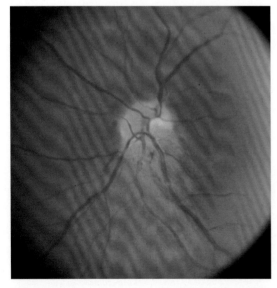

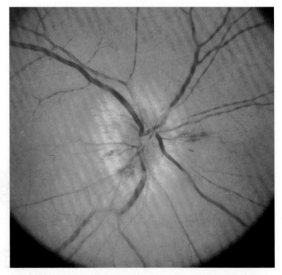

Figura 8-3 Edema de papila óptica segmentario en la NOIANA. Se observa una papila óptica edematosa, con una afectación más prominente en la parte inferior.

Figura 8-4 Estrechamiento arteriolar retiniano peripapilar en la NOIA. Los vasos están focalmente atenuados por encima de la papila y se ensanchan a medida que avanzan hacia la periferia de la retina.

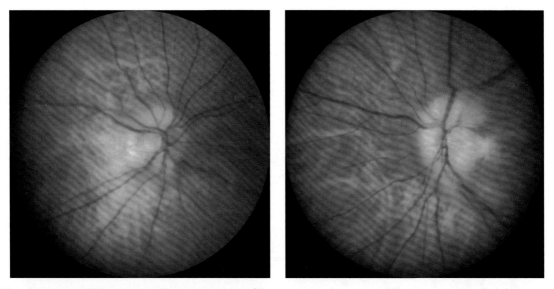

Figura 8-5 Neuropatía óptica isquémica anterior simultánea en un paciente con ACG y sin percepción de la luz en ninguno de los dos ojos. Las papilas ópticas derecha e izquierda muestran edema pálido marcado.

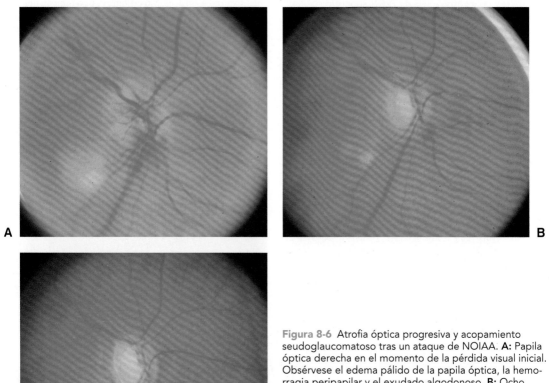

Figura 8-6 Atrofia óptica progresiva y acopamiento seudoglaucomatoso tras un ataque de NOIAA. **A:** Papila óptica derecha en el momento de la pérdida visual inicial. Obsérvese el edema pálido de la papila óptica, la hemorragia peripapilar y el exudado algodonoso. **B:** Ocho semanas después de la pérdida visual, el edema de la papila óptica se ha resuelto, y tanto la hemorragia como el exudado algodonoso se están resolviendo. Obsérvese el estrechamiento de los vasos de la retina. **C:** Cuatro meses después de la pérdida visual, la papila óptica está pálida y ahora tiene una copa de gran tamaño. Hay un estrechamiento notable de los vasos de la retina, especialmente de las arterias.

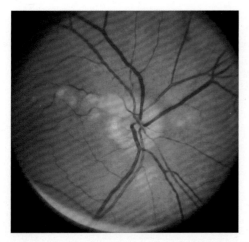

Figura 8-7 NOIAA con oclusión de la arteria ciliorretiniana asociada. Además del edema de papila óptica, hay un foco de edema retiniano en la distribución de la arteria ciliorretiniana.

se alcanzó una especificidad del 97 % para la ACG en pacientes con NOIA con niveles de VSG superiores a 47 mm/h y concentraciones de PrCR superiores a 2.45 mg/dL (lo normal es menos de 0.5). El fibrinógeno suele estar elevado, de modo que la valoración de este, junto con la de las concentraciones de PrCR, puede ayudar a aumentar la precisión del diagnóstico, más que únicamente la valoración de la VSG.

La trombocitosis se observa hasta en la mitad de los pacientes con ACG. Se ha constatado que su presencia es un marcador positivo en la biopsia de la arteria temporal y puede ser un predictor de pérdida visual, pero no necesariamente de afectación del SNC. Los estudios histopatológicos en la NOIAA permiten constatar una

vasculitis de los vasos ciliares posteriores cortos que irrigan la cabeza del nervio óptico, además de una afectación variable de las arterias temporales superficiales, oftálmicas, coroideas y centrales de la retina. Los datos angiográficos con fluoresceína apoyan la participación de las arterias ciliares cortas posteriores. Siempre se observa un retraso en el llenado de la papila óptica y de la coroides adyacente (fig. 8-9), y se ha sugerido como un factor útil para distinguir la NOIAA de la NOIANA. En la ACG también puede observarse la afectación de vasos de mayor tamaño. Por ejemplo, tanto la isquemia mesentérica como la aortitis son posibles manifestaciones, lo que aumenta en muchos casos la utilidad diagnóstica de la angiografía por resonancia magnética (RM) o tomografía computarizada (TC) del tórax y/o el abdomen.

La ACG se confirma mediante una biopsia positiva de la arteria temporal, que se recomienda encarecidamente en cualquier caso de sospecha de NOIA arteriolar. La certeza de una ACG demostrada por biopsia proporciona apoyo para el tratamiento sistémico a largo plazo con corticosteroides, que a menudo es necesario hasta un año y puede estar asociado a complicaciones sistémicas graves. Sin embargo, una biopsia negativa no descarta la presencia de ACG. Puede haber resultados falsos negativos como resultado de (*a*) una afectación arterial discontinua («lesiones salteadas»), que no se detecta en un 4 % a 5 % de los pacientes debido a una longitud insuficiente (se recomienda un mínimo de 2-4 cm) de la muestra o a un corte escalonado poco detallado; (*b*) una afectación unilateral con biopsia de la arteria temporal no afectada; (*c*) una manipulación inadecuada de las muestras; o (*d*) la revisión por parte de un anatomopatólogo inexperto en el diagnóstico de una arteritis aguda y curada.

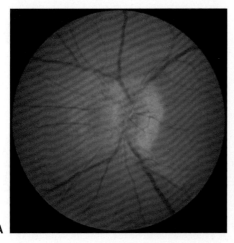

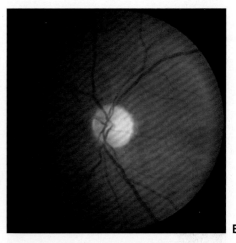

A **B**

Figura 8-8 Una mujer de 66 años que se presenta con una historia de 2 días de pérdida de visión debido a NOIANA. **A:** Papila óptica derecha en el momento de la presentación, que muestra un edema hiperémico difuso con capa de fibras nerviosas de la retina. **B:** Seis meses después, resolución completa del edema, palidez temporal y conservación de la copa, relativamente pequeña.

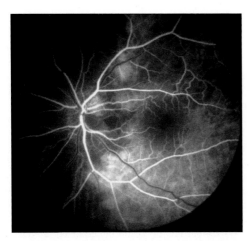

Figura 8-9 Angiografía con fluoresceína en la NOIAA. La papila óptica y la coroides adyacente muestran un marcado retraso del llenado.

El índice de errores falsos negativos en la biopsia unilateral de la arteria temporal se ha estimado entre el 5 % y el 11 %. Aunque el índice general de discordancia de las biopsias bilaterales es bajo (1-3 % en las series más grandes), existe una variación sustancial, incluso en las principales instituciones académicas con anatomopatólogos experimentados, con índices que alcanzan el 13.4 %. Un trabajo reciente notificó la discordancia entre la localización de los síntomas y el lado de la biopsia positiva en 3 pacientes de 62 con biopsias positivas. Teniendo en cuenta las graves consecuencias de un diagnóstico erróneo, el riesgo relativamente bajo de complicaciones del procedimiento y el beneficio de la realización de una biopsia en el manejo a largo plazo de estos pacientes, recomendamos la biopsia bilateral en todos los casos clínicamente sospechosos.

Tratamiento

Si se sospecha una ACG, el tratamiento debe instaurarse de inmediato, ya que los pacientes corren un alto riesgo de sufrir una mayor pérdida visual en el ojo afectado, afectación del ojo contralateral y complicaciones sistémicas derivadas de la vasculitis, incluidos el accidente cerebrovascular y el infarto de miocardio. El tratamiento inicial no debe esperar a la confirmación del diagnóstico mediante una biopsia de la arteria temporal. Un retraso de 7 a 10 días no tiene un efecto significativo en los resultados. La mayoría de las veces se recomienda una dosis alta de metilprednisolona intravenosa de 1 g/día durante los primeros 3 a 5 días, sobre todo cuando se atiende a la persona afectada en la fase aguda, ya que con la terapia intravenosa se alcanzan más rápidamente mayores concentraciones sanguíneas de medicación que con la terapia oral. Dado que estos pacientes suelen ser adultos mayores con problemas médicos múltiples y complejos, se requiere una cuidadosa monitorización

sistémica. También pueden organizarse infusiones diarias ambulatorias, lo que genera menos gastos que la hospitalización. Sin embargo, esto requiere una vigilancia muy estrecha. Se recomienda la prednisona oral en dosis de al menos 1 mg/kg/día después de la terapia intravenosa (o inicialmente si no se utiliza la vía intravenosa) y después reducirla lentamente, vigilando el control de los síntomas sistémicos, los niveles de VSG y las concentraciones PrCR. El tratamiento suele mantenerse durante al menos 6 a 9 meses, a menudo hasta un año o más. Los pacientes pueden presentar recidivas de la enfermedad en cualquier momento. Por ello, deben ser controlados cuidadosamente durante todo el curso, preferiblemente junto con un internista o un reumatólogo.

Los síntomas sistémicos suelen remitir en un plazo de una semana. Esta remisión es tan característica que, en caso de que no se produzca, debe llevar a considerar firmemente un proceso patológico alternativo. El tratamiento con corticosteroides en días alternos es inadecuado para la ACG. Puede ofrecer un cierto grado de recuperación visual en el ojo afectado, pero generalmente no se prevé. Sin embargo, el principal objetivo del tratamiento, aparte de la prevención de las complicaciones vasculares sistémicas, es evitar la pérdida visual contralateral. La trombocitosis en la ACG y su posible predisposición a la pérdida visual sugiere la posibilidad de que la terapia antiplaquetaria pueda ser beneficiosa junto con los corticosteroides, en particular para los pacientes con obliteración luminal observada en la biopsia. Sin embargo, esto no se ha estudiado sistemáticamente. En casos graves, un pequeño número de informes han notificado el beneficio, en la fase aguda del ingreso, del tratamiento simultáneo con corticoesteroides intravenosos e infusión de heparina.

Dados los efectos, a menudo devastadores, del uso prolongado de dosis altas de corticosteroides en esta población de edad avanzada, ha habido un gran interés en explorar fármacos ahorradores de corticosteroides. El tocilizumab, un inhibidor de la interleucina 6α, administrado semanalmente o cada 2 semanas junto con prednisona oral durante un período de 26 semanas, ofreció mejores resultados que la prednisona oral sola (disminuida durante 26 o 52 semanas) en cuanto a la dosis total de prednisona necesaria para mantener la remisión de la enfermedad al año. Un seguimiento más prolongado y una mayor disponibilidad de este fármaco en los próximos años permitirán conocer mejor su potencial para cambiar el paradigma actual en el manejo de la ACG.

Neuropatía óptica isquémica anterior no arterítica (NOIANA)

La mayoría (95 %) de los casos de NOIA son no arteríticos. La NOIANA es la neuropatía óptica aguda más común en pacientes mayores de 50 años, con una incidencia anual estimada en Estados Unidos de 2.3 a 10.2 por cada 100 000 habitantes, lo que supone al menos 6 000 casos nuevos al año. La enfermedad se presenta con una frecuencia significativamente mayor en la población caucásica que en la afroamericana o la hispana. No existe una predisposición de género. La edad media de aparición en la mayoría de los estudios oscila entre los 57 y los 65 años. En el *Ischemic Optic Neuropathy Decompression Trial* (IONDT), un estudio prospectivo multicéntrico de pacientes recién diagnosticados con NOIANA iniciado en 1992, la edad media era de 66 años, probablemente algo sesgada por el criterio de exclusión de pacientes menores de 50 años.

Presentación clínica

La NOIANA se presenta con una pérdida de visión que se produce a lo largo de horas o días. Aunque algunos autores han propuesto que la pérdida visual por NOIANA se notifica con mayor frecuencia al despertar, esto no fue confirmado en el estudio IONDT. La NOIANA suele presentarse sin dolor, aunque se ha notificado algún tipo de molestia periocular en el 8 % al 12 % de los casos. En el estudio IONDT, el 10 % notificó la presencia de molestias oculares menores. A diferencia de los pacientes con neuritis óptica, los que padecen NOIANA no suelen referir dolor con el movimiento del ojo. El dolor de cabeza y otros síntomas asociados a la ACG están ausentes. Los episodios de pérdida visual

transitoria como los que se observan en la ACG son poco frecuentes, pero en el 5 % de los pacientes del estudio IONDT se notificaron vagos síntomas intermitentes de desenfoque, sombras o manchas. El curso inicial puede ser estático, con poca o ninguna fluctuación del nivel visual después de la pérdida inicial, o progresivo, con disminuciones episódicas y escalonadas o con un descenso constante de la visión durante semanas antes de la estabilización final. La forma progresiva se ha notificado en el 22 % al 37 % de los casos no arteríticos.

La NOIANA suele presentarse con una pérdida visual menos grave que la NOIAA, con una agudeza visual superior a 20/200 en el 58 % al 66 % de los pacientes (tabla 8-2). En el estudio IONDT, el 49 % tenía una agudeza visual inicial de al menos 20/64, el 66 % mejor que 20/200. La pérdida de visión del color en la NOIANA tiende a ser paralela a la pérdida de agudeza visual, a diferencia de lo que ocurre en la neuritis óptica, en la que la pérdida de color suele ser mucho mayor que la de agudeza visual. Los defectos del campo visual en la NOIANA pueden seguir cualquier patrón relacionado con el daño del nervio óptico, pero la pérdida altitudinal, normalmente inferior, se produce en la mayoría de los casos (55-80 % de los casos notificados).

El edema de papila óptica en la NOIANA puede ser difuso o segmentario, hiperémico o pálido, pero la palidez es menos frecuente que en la forma arterítica. A menudo se observa una región focal de edema más grave que puede mostrar una distribución altitudinal,

---

TABLA 8-2 Neuropatías ópticas isquémicas

	Arterítica	No arterítica	Papilopatía diabética	Posterior
Edad	Media de 70 años	Media de 60 años	Variable (< 50)	Variable
Género	Mujeres > Hombres	Mujeres = Hombres	Mujeres = Hombres	Mujeres = Hombres
Síntomas asociados	Dolor de cabeza, claudicación mandibular, pérdida visual transitoria	Por lo general, ninguno	Por lo general, ninguno	Ninguno, a menos que sea arterítica o postoperatoria
Agudeza visual	< 20/200 en > 60 %	> 20/60 en > 50 %	> 20/40 en > 75 %	Por lo general, mala
Papila	Edema pálido común	Palidez o hiperemia	Hiperemia, telangiectasia	Normal
	Copa normal + isquemia coroidea	Copa pequeña	Copa pequeña	Variable
Velocidad de sedimentación globular (VSG)	Media de 70 mm/h	Usualmente es normal	Usualmente es normal	Elevada si se trata de una arteritis
Angiografía con fluoresceína (AF)	Retraso en el llenado de la papila	Retraso en el llenado de la papila	Retraso en el llenado de la papila	No se ha estudiado
	Retraso en el llenado coroideo			
Evolución natural	Mejora muy poco frecuente	Mejora en el 16-42.7 %	Resolución en 2-10 meses	Mejora muy poco frecuente
	Ojo contralateral 54-95 %	Ojo contralateral 12-19 %	Bilateral 40 %	Bilateral > 60 %
Tratamiento	Corticoesteroides sistémicos	Ninguno probado	Ninguno probado	Corticoesteroides si es arterítica

pero no se correlaciona sistemáticamente con el sector de pérdida del campo visual. En el IONDT, en el 25 % de los pacientes se observó un edema papilar sectorial, pero se ha informado una mayor incidencia de este hallazgo en otras series retrospectivas. Pueden aparecer vasos telangiectásicos hiperémicos focales en la papila óptica de un ojo con NOIANA entre días y semanas después del inicio de los síntomas. Este fenómeno se ha interpretado como perfusión de lujo, una respuesta vascular autorreguladora a la isquemia caracterizada por la dilatación de los vasos sanguíneos y el aumento de la perfusión de los tejidos en una región que rodea a un infarto. Se asocia a hiperfluorescencia papilar temprana focal y se corresponde con una región preservada del campo visual.

En algunos casos, esta respuesta vascular es tan impresionante que se interpreta erróneamente como un hemangioma capilar o una neovascularización de la papila. Las hemorragias retinianas peripapilares son comunes (fig. 8-10); se observaron en el 72 % de los casos incluidos en el estudio IONDT. Si bien los exudados retinianos son inusuales, pueden producirse tipos blandos y duros de estos (7 % en el estudio IONDT). Hasta en el 68 % de los casos hay estrechamiento focal de las arteriolas retinianas en la región peripapilar (fig. 8-4). La papila óptica del ojo contralateral suele tener un diámetro pequeño y muestra una copa fisiológica

pequeña o ausente (fig. 8-10A). La apariencia de la papila en estos ojos se ha descrito como «papila en riesgo», en referencia al apiñamiento estructural de los axones a nivel de la lámina cribosa, la leve elevación de la papila asociada y el borramiento del margen de la papila sin edema manifiesto.

Histopatología y fisiopatología

Se presume que la NOIANA es el resultado de una insuficiencia circulatoria dentro de la cabeza del nervio óptico, pero la localización específica de la vasculopatía y su mecanismo patogénico siguen sin demostrarse. De hecho, no ha habido ninguna documentación histopatológica definitiva de la vasculopatía que desencadena la NOIANA. La participación tanto de las arterias ciliares posteriores como de las coroides se ha basado en pruebas indirectas.

Datos recientes sugieren que la vasculopatía dentro de las ramas paraópticas de las arterias ciliares posteriores cortas puede desempeñar un papel importante, con infartos resultantes localizados sobre todo en la región retrolaminar de la cabeza del nervio óptico. Aunque a veces la enfermedad oclusiva de la carótida ocasiona isquemia del nervio óptico, la mayoría de las veces, en el contexto de una isquemia ocular más general y en ocasiones con isquemia cerebral asociada, la gran mayoría

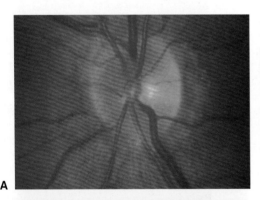

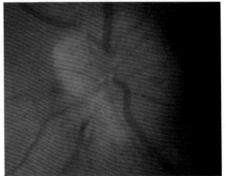

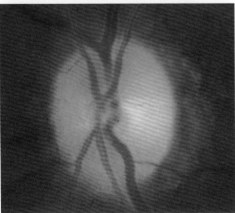

Figura 8-10 Desarrollo de atrofia óptica tras una NOIA. **A:** Apariencia de la papila óptica izquierda antes de los síntomas visuales en el ojo izquierdo. Posteriormente, el paciente desarrolló disminución de la visión en el ojo izquierdo asociada a un defecto del campo altitudinal inferior. **B:** La papila óptica izquierda está edematosa e hiperémica. Se observan numerosas hemorragias intrarretinianas peripapilares en forma de flama. **C:** Dos meses después, la papila óptica izquierda está difusamente pálida, hay estrechamiento de las arterias retinianas y la capa de fibras nerviosas ya no es visible.

de los casos de NOIANA no están relacionados con la enfermedad carotídea.

Los mecanismos implicados en el desarrollo de la isquemia de la papila óptica en la NOIANA tampoco están claros. Se desconoce si la isquemia es el resultado de la arterioesclerosis local con o sin trombosis, de la congestión venosa, de la hipoperfusión generalizada, del vasoespasmo, del fallo de la autorregulación o de alguna combinación de estos procesos. Aunque las papilas ópticas estructuralmente pequeñas y «apiñadas» se asocian a NOIANA, el mecanismo por el que esto contribuye a la isquemia (quizá a través de un síndrome compartimental) no se ha dilucidado del todo. El papel de la hipotensión nocturna es discutible, pero suele evitarse, en la medida de lo posible, con la toma de los medicamentos antihipertensivos por la mañana, en lugar de por la noche. Múltiples factores de riesgo de vasculopatía y coagulopatía se han relacionado con la NOIANA, pero no se han realizado estudios epidemiológicos concluyentes a gran escala (tabla 8-1). Cualquiera que sea la causa del deterioro del flujo sanguíneo en la vasculatura del nervio óptico, la hipoperfusión persistente puede requerir una alteración de los mecanismos normales de autorregulación de la cabeza del nervio óptico.

Se ha informado que la NOIANA está asociada a muchas enfermedades que pueden predisponer a una disminución de la perfusión de la cabeza del nervio óptico a través de una oclusión microvascular. Varias series de casos transversales han estimado la prevalencia de enfermedades sistémicas que podrían predisponer a una vasculopatía en pacientes con NOIANA. La hipertensión sistémica se documentó en el 34 % al 50 % de los pacientes (47 % en el IONDT). Se notificó la existencia de diabetes en el 5 % al 25 % (24 % en el estudio IONDT), con una prevalencia mayor y estadísticamente significativa en todas las edades en todos los estudios menos en uno. La diabetes se relacionó con el desarrollo de NOIANA a una edad más temprana también en la mayoría de las series. Varios estudios han apoyado la asociación sólida y reproducible entre NOIANA y apnea obstructiva del sueño. La asociación de NOIANA con otros acontecimientos vasculares, como el accidente cerebrovascular y el infarto de miocardio, y con otros factores de riesgo vascular, como el tabaquismo, la hipercolesterolemia, la hipertrigliceridemia, la hiperhomocisteinemia y los factores protrombóticos, es inconsistente.

Aunque con poca frecuencia, la NOIANA se ha asociado a una multitud de factores y trastornos adicionales potencialmente causales, ya sea por la estructura de la papila óptica o por otras características que podrían afectar la presión de perfusión de la papila óptica, como la hipermetropía, las drusas de la papila óptica, la presión intraocular elevada, la cirugía de cataratas y la migraña. Un número creciente de informes con una asociación temporal convincente entre el uso de inhibidores de la fosfodiesterasa 5 (inicialmente desarrollados para la hipertensión pulmonar, pero utilizados

mucho más comúnmente para la disfunción eréctil) y el desarrollo de NOIANA han proporcionado una mayor aceptación de la probabilidad de una asociación, si bien no causalidad, en individuos susceptibles. La amiodarona puede desencadenar una neuropatía óptica tóxica que es similar, pero distinta, de la NOIANA típica (fig. 8-11). A diferencia de la NOIANA típica, la mayoría de los casos notificados que se cree que están asociados a la amiodarona presentan una afectación bilateral simultánea, un elemento de constricción del campo periférico y cierta reversibilidad al dejar la medicación.

Curso clínico

Sin tratamiento, la NOIANA suele permanecer estable, y la mayoría de los casos no muestran ninguna mejora o deterioro significativo con el paso del tiempo. A menudo se produce una mejora espontánea de la agudeza visual. Sin embargo, la extensión de la pérdida del campo visual tiende a ser más permanente. En el estudio IONDT se

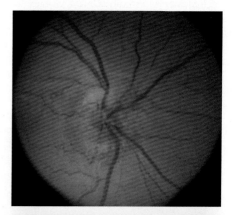

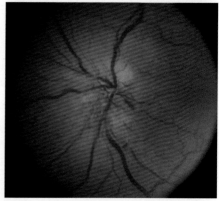

Figura 8-11 Hombre de 65 años que presenta disfunción visual súbita bilateral consistente con una neuropatía óptica, caracterizada por una constricción altitudinal y periférica del campo visual, discromatopsia, 20/100 en el ojo derecho y 20/80 en el ojo izquierdo. Había estado tomando 800 mg/día de amiodarona durante 4 meses. Tras el cese de la amiodarona, la agudeza, los campos y el edema del nervio óptico mejoraron notablemente con el paso de las semanas.

detectó una recuperación de al menos 3 líneas de agudeza en la cartilla de Snellen en el 42.7 % de los pacientes con una agudeza visual inicial peor que 20/64. En el mismo estudio, la agudeza visual a los 6 meses era de 20/200 o peor en el 52 % de los pacientes aleatorizados (agudeza visual inicial de 20/64 o peor). Después de la estabilización de la visión, normalmente en un plazo de 2 meses, la pérdida visual recurrente o progresiva en un ojo afectado es extremadamente inusual y debe conducir a la evaluación de otra causa de neuropatía óptica.

La papila óptica se torna visiblemente atrófica, ya sea en un patrón sectorial (fig. 8-12) o difuso (fig. 8-10C), normalmente en un plazo de 4 a 6 semanas. Se registró una afectación final del ojo contralateral en el 14.7 % de los pacientes del estudio IONDT después de una mediana de seguimiento de 5 años. Los antecedentes de diabetes y una agudeza visual inicial de 20/200 o peor en el ojo estudiado, pero no la edad, el sexo, el uso de ácido acetilsalicílico o el tabaquismo, se asociaron de forma significativa con una nueva NOIANA en el ojo contralateral. El estudio IONDT permitió determinar que la agudeza visual del segundo ojo estaba dentro de las tres líneas del primero en aproximadamente la mitad de los pacientes.

La aparición en el segundo ojo produce la apariencia clínica del «seudosíndrome de Foster-Kennedy», en el que la papila previamente afectada está atrófica y la cabeza del nervio implicada está edematosa. El deterioro significativo de la función visual en el ojo con edema papilar distingue esta afección del síndrome de Foster-Kennedy verdadero, en el que el edema papilar se debe a una presión intracraneal elevada y, por tanto, no produce una pérdida visual aguda en el ojo edematoso.

Diagnóstico

La NOIANA debe diferenciarse de la neuritis óptica idiopática, la neuritis óptica sifilítica, o la inflamación del nervio óptico relacionada con sarcoidosis, especialmente en pacientes menores de 50 años; de las neuropatías ópticas infiltrativas, lesiones orbitarias anteriores que producen una compresión del nervio óptico; y de las formas idiopáticas de edema de papila óptica, incluida la papilopatía diabética.

En los pacientes con una presentación típica de NOIANA, sin síntomas ni signos que sugieran ACG, y con niveles normales de VSG y concentraciones también normales de PrCR, no se realizaron pruebas adicionales de rutina. Es esencial la evaluación por parte de un médico de atención primaria para comprobar y controlar los factores de riesgo, como la hipertensión, la diabetes y la hiperlipidemia. No deben realizarse pruebas de neuroimagen a menos que el paciente presente un dolor considerable o siga un curso atípico, como edema de papila óptica prolongado o pérdida visual progresiva o recurrente continuada más de 2 meses después de la presentación inicial. El valor de las pruebas adicionales para detectar factores de riesgo vasculopáticos y protrombóticos sigue sin estar claro. Los estudios de la carótida no se realizan de forma rutinaria a menos que se presente un dolor prominente u otros signos de isquemia orbitaria u ocular. En el caso de la NOIANA en el grupo de edad típico, no evaluamos de forma rutinaria las concentraciones de homocisteína, pero en los pacientes menores de 50 años sí realizamos esta prueba porque las concentraciones elevadas son susceptibles de tratamiento. No llevamos a cabo pruebas de factores de riesgo protrombóticos a menos que exista otra evidencia de trombosis personal o familiar, y tampoco realizamos pruebas de vasculitis distintas de la ACG a menos que haya pruebas clínicas de estas. Es notable que en series anteriores se haya notificado un índice potencialmente más alto de afectación bilateral en pacientes menores de 50 años, en comparación con sus homólogos de más edad (41 % frente a 15 % respectivamente), quizá debido, en parte, al apiñamiento anatómico relativamente más grave en los pacientes más jóvenes (fig. 8-13).

Tratamiento

No existe un tratamiento eficaz probado para la NOIANA. No se ha constatado que ningún medicamento sea útil en la fase aguda, y en el estudio IONDT, la cirugía de descompresión de la vaina del nervio óptico para tratar la afección no fue beneficiosa y fue potencialmente perjudicial. A lo largo de los años, los investigadores han estudiado el uso de levodopa, brimonidina, corticosteroides y pentoxifilina, por nombrar algunos. Sin embargo, la falta de reproducibilidad de los resultados ha impedido el desarrollo de una opinión consensuada o una guía de práctica global. Numerosos estudios de casos y pequeñas series de casos han propuesto un posible beneficio de la inyección intravítrea de medicamentos anti-factor de crecimiento del endotelio vascular (anti-VEGF). Sin embargo, con un

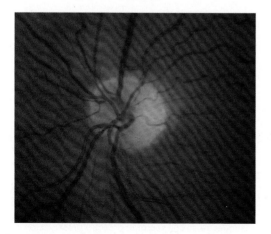

Figura 8-12 Atrofia óptica sectorial tras una NOIANA.

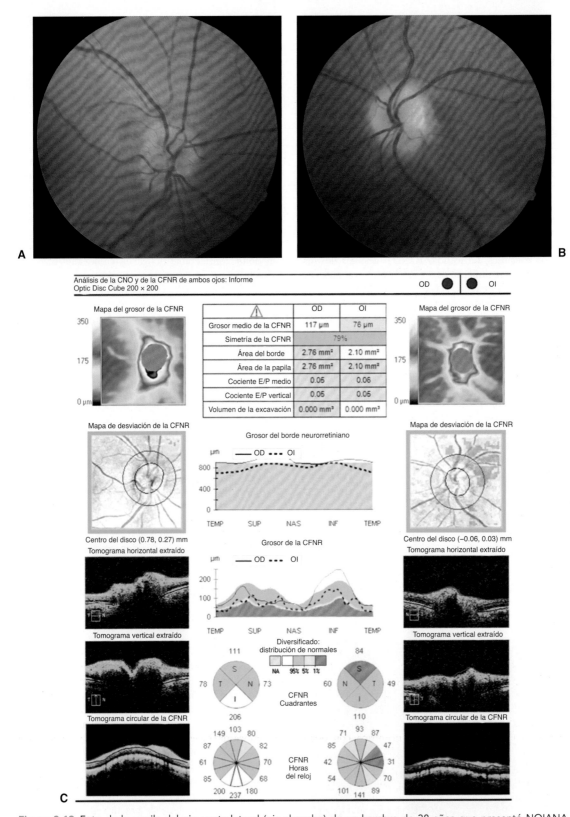

Figura 8-13 Foto de la papila del ojo contralateral (ojo derecho) de un hombre de 38 años que presentó NOIANA aguda en el ojo izquierdo, 5 semanas antes de esta foto **(A)**. Se observa apiñamiento anatómico, corroborado en la tomografía de coherencia óptica (TCO) de la capa de fibras nerviosas de la retina (CFNR) y el complejo de células ganglionares (CGC) **(C,D)**. La foto de la papila de la izquierda implicada muestra atrofia sectorial precoz y preservación de la pequeña copa **(B)**, y el patrón segmentario superior está bien evidenciado en los análisis TCO de la CFNR y CGC **(C,D)**.

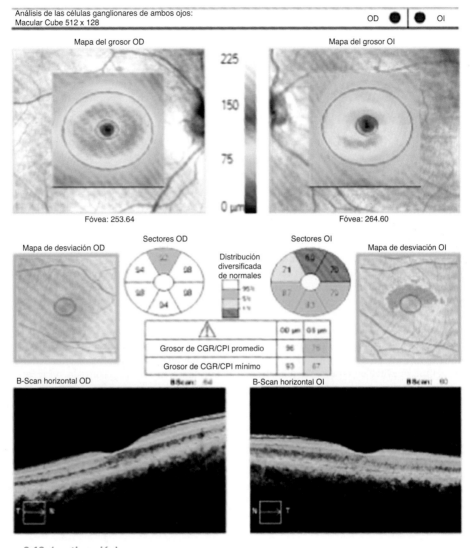

Figura 8-13 *(continuación)*

grupo de control tales resultados deben interpretarse con precaución. Un modelo experimental de mono con NOIANA ha proporcionado un mecanismo muy necesario para estudiar tales hipótesis: las inyecciones intravítreas en monos con NOIA inducida no mostraron diferencias entre los ojos inyectados con anti-VEGF o con una inyección simulada. Más recientemente, se concluyó un ensayo clínico multicéntrico con doble enmascaramiento que estudiaba el papel de un inhibidor de la caspasa 2 intravítreo. Los resultados de este ensayo aún no se habían publicado en el momento de esta actualización.

Del mismo modo, no existe ninguna medida profiláctica probada para la NOIANA. Aunque el ácido acetilsalicílico tiene un efecto probado en la reducción del accidente cerebrovascular y el infarto de miocardio en pacientes de riesgo, los datos publicados sobre su papel

en la disminución de la gravedad de la neuropatía óptica y la incidencia de la afectación del otro ojo tras el episodio inicial no muestran un efecto positivo consistente. Sin embargo, muchos expertos recomiendan el uso de ácido acetilsalicílico después de un episodio inicial de NOIANA, aunque solo sea por su papel en la disminución del riesgo de accidente cerebrovascular e infarto de miocardio en este grupo de población vasculopático. En el escenario clínico apropiado, es ciertamente razonable sugerir que se evite cualquier medicación potencialmente asociada, como los inhibidores de la fosfodiesterasa 5 o (de forma controvertida) la amiodarona, en el caso de los individuos que ya han experimentado NOIANA en un ojo. La discusión con el cardiólogo del paciente es lo más apropiado en este caso. Se recomienda el tratamiento de la apnea obstructiva del sueño (AOS), dada la asociación observada de mayores índices de AOS en los pacientes con NOIANA que en la población general pareada por edad.

Neuropatía óptica isquémica posterior (NOIP)

Aunque la forma anterior de NOI es mucho más común que la variedad posterior, la isquemia de las porciones retrobulbares del nervio óptico se produce en muchos escenarios, tanto arteríticos como no arteríticos. La isquemia puede afectar de forma independiente la porción posterior del nervio óptico, debido a que las porciones anterior y posterior de dicho nervio tienen suministros arteriales distintos y separados. Al nervio óptico anterior lo abastecen la arteria ciliar posterior corta y la circulación coroidea, mientras que el nervio óptico retrobulbar está abastecido intraorbitariamente por un plexo de la piamadre que surge de la arteria oftálmica, e intracranealmente, por ramas de las arterias carótida interna ipsolateral, cerebral anterior y comunicante anterior.

La neuropatía óptica isquémica posterior (NOIP) es un síndrome de pérdida visual aguda con características de neuropatía óptica sin edema de papila inicial, pero que, con el tiempo, inevitablemente desarrolla atrofia óptica. En ocasiones, dentro de la primera semana o más después de la pérdida visual aguda, aparece una pequeña cantidad de edema de papila, presumiblemente como resultado de la propagación hacia adelante del edema, a lo largo del curso del nervio óptico desde el punto de isquemia original.

En una revisión multicéntrica y retrospectiva que abarcó 22 años, se clasificó a 72 pacientes con NOIP en tres grupos: NOIP perioperatoria, NOIP arterítica y NOIP no arterítica. El grupo no arterítico representaba a 38 de los 72 pacientes, presentaba factores de riesgo similares y seguía un curso clínico igual al de la NOIANA. A diferencia de la NOIP perioperatoria y la arterítica, que se caracterizaban por una pérdida visual grave con escasa o nula recuperación, la NOIP no arterítica era menos grave y mostró una mejora en el 34 % de los pacientes. Es importante reconocer esta forma no arterítica en los pacientes con neuropatía óptica aguda pero sin edema de papila óptica, un escenario que puede confundirse con una neuritis óptica. Estos pacientes, al igual que algunos pacientes con NOIA y edema de papila, en particular los que presentan lesiones isquémicas de la sustancia blanca en las imágenes de RM, podrían iniciar de forma errónea un tratamiento inmunomodulador para reducir el riesgo de esclerosis múltiple. La NOIP se diferencia de la neuritis óptica por su aparición en grupos de edad avanzada, ausencia de dolor en los movimientos oculares y falta de reforzamiento del nervio o nervios ópticos afectados en la RM.

El diagnóstico diferencial incluye las neuropatías ópticas compresivas e infiltrantes, aunque el inicio en la NOIP suele ser más brusco. En todos los casos, se recomiendan pruebas de neuroimagen para ayudar a diferenciar entre estas posibilidades. La NOIANA no suele mostrar reforzamiento de los nervios ópticos en la RM, se cree que debido a la limitación a la cabeza del nervio óptico. En ocasiones, la ACG-NOIP puede mostrar reforzamiento del nervio o nervios ópticos en la RM. Aunque el reforzamiento no se observa en la NOIP no arterítica o posquirúrgica, las imágenes ponderadas por difusión pueden mostrar rasgos característicos del edema citotóxico agudo (fig. 8-14).

Neuropatía óptica isquémica en el contexto de compromiso hemodinámico

La hipotensión sistémica, la pérdida de sangre y la anemia pueden producir isquemia del nervio óptico. Las causas de pérdida de sangre asociadas con NOI más frecuentemente notificadas son (*a*) la hemorragia gastrointestinal o uterina espontánea y (*b*) la hemorragia inducida quirúrgicamente, en general relacionadas con procedimientos de derivación lumbar o cardíaca, aunque también se han notificado otras cirugías (v. más adelante). Si bien es menos frecuente, la NOI también puede originarse después de episodios hipotensivos en el marco de una anemia crónica sin pérdida de sangre (como en la hemodiálisis crónica).

La neuropatía óptica que se produce en estos casos suele ser bilateral, aunque también se dan casos unilaterales. La pérdida visual suele ser grave. La NOIA (con edema de papila óptica) representa la mayoría de los casos, aunque la NOIP no es infrecuente. La pérdida visual puede producirse inmediatamente después del episodio o puede retrasarse hasta 2 o 3 semanas en los casos de NOIA. Se ha postulado que la pérdida visual retardada se debe a la vasoconstricción en el sistema arterial ciliar secundaria a la activación de la vía renina-angiotensina como respuesta tardía a la pérdida de sangre.

Los pacientes en los que se produce pérdida visual tras una **hemorragia espontánea** suelen tener entre 40 y 60 años, y suelen presentarse con debilidad. La mayoría de estos pacientes han sufrido episodios repetidos de hemorragia, pero se han descrito casos tras un único episodio de hemorragia masiva con hipotensión secundaria. La pérdida visual suele ser bilateral, pero puede afectar ambos ojos de forma asimétrica o ser unilateral, y puede darse cualquier grado de pérdida visual. En este contexto se han notificado tanto NOIA como NOIP, aunque la primera es más frecuente. Las localizaciones más frecuentes son el tracto gastrointestinal en los hombres y el útero en las mujeres. Es frecuente una combinación de anemia e hipotensión cuando se produce la pérdida visual en este contexto.

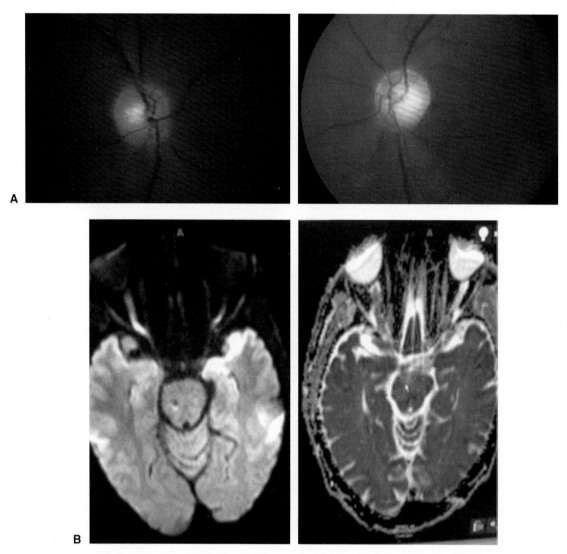

Figura 8-14 Imagen ponderada por difusión DWI, *diffusion weighted image* en la neuropatía óptica isquémica posterior. **A:** Hombre de 48 años con insuficiencia renal crónica que presenta visión de percepción de la luz solo en su ojo izquierdo (inicio agudo), sin edema de la papila óptica. El paciente admite el consumo concurrente de cocaína y heroína en las 24 h anteriores, lo que le provocó una importante labilidad en la presión arterial. **B:** Imagen DWI **a la izquierda** que muestra hiperintensidad a lo largo del nervio óptico derecho, con la correspondiente hipointensidad en la imagen de coeficiente de difusión aparente (ADC, *apparent diffusion coefficient*), consistente con edema citotóxico (**imagen derecha**).

La NOI se produce en el marco de varias intervenciones quirúrgicas, más comúnmente la derivación cardiopulmonar y la cirugía de la columna lumbar. De hecho, la segunda puede conllevar un mayor riesgo de NOI postoperatoria, generalmente NOIP, en comparación con otras cirugías. La American Society of Anesthesiologists (ASA) creó en 1999 el *International ASA Postoperative Visual Loss* (POVL) con el objetivo de adquirir una gran base de datos con información detallada sobre las características de los pacientes y las condiciones perioperatorias. Los resultados preliminares confirman que al menos dos terceras partes de los casos están asociados a una cirugía de la columna vertebral y que la NOI puede producirse incluso con soporte de cráneo tipo Mayfield sin compresión externa de los ojos y la cara. De hecho, la NOI perioperatoria puede producirse en pacientes jóvenes, con duraciones de prono relativamente cortas, con poca pérdida de sangre, con hematocrito normal y sin hipotensión.

No obstante, esta revisión ha identificado una serie de factores de riesgo potenciales para **NOI perioperatoria**. Entre estos factores se incluyen las cirugías prolongadas (> 6 h) en posición prona con congestión vascular orbitofacial, anemia, pérdida de sangre (> 1 L), hipotensión, hemodilución, hipovolemia, hipoxia y uso de fármacos vasoconstrictores. El mantenimiento intencionado de una hipotensión sistémica relativa para controlar la hemorragia intraoperatoria y la posición prona prolongada pueden contribuir al desarrollo de algunos casos de NOI perioperatoria, aunque sigue siendo una complicación muy infrecuente, pero devastadora, probablemente multifactorial. Aunque la reposición agresiva de líquidos y la transfusión de productos sanguíneos parecen adecuadas en los casos en los que se detectan deficiencias, no existen estudios controlados sobre estas intervenciones y no se ha constatado que ningún tratamiento mejore significativamente el resultado visual en la NOI perioperatoria. Se ha sugerido el uso de coloides, además de los cristaloides, para mantener el volumen de líquido en estos pacientes. Además, si es posible, los cirujanos pueden anticipar y preparar los procedimientos que se prevean prolongados en aquellos individuos con los factores de riesgo mencionados.

Es importante distinguir la pérdida visual por NOI postoperatoria con edema facial relacionada con una posición prona prolongada de los casos secundarios a la compresión directa del ojo por la mala posición. En estos últimos casos, que se han denominado «síndrome del reposacabezas», la compresión directa da lugar a una isquemia ocular con congestión orbitaria grave, equimosis y, con mucha frecuencia, oclusión de la arteria central de la retina.

La NOI relacionada con **hipotensión** se presenta con mayor frecuencia en pacientes con insuficiencia renal crónica y en diálisis. La hipotensión puede ser aguda, asociada temporalmente al procedimiento de diálisis, o puede ser crónica. La mayoría de los pacientes también presentan anemia crónica. La vasculopatía difusa acelerada que se produce en esta enfermedad puede predisponer al desarrollo de NOI, al igual que la hipertensión crónica previa, con posible arterioesclerosis y deterioro de la autorregulación del suministro vascular de la papila óptica. La pérdida visual por isquemia inducida por hipotensión en este contexto puede responder a una rápida reposición de volumen y al restablecimiento de la normotensión. Se ha sugerido el mantenimiento de una presión arterial sistólica (PAS) > 100 y una hemoglobina > 10 para estos pacientes sometidos a hemodiálisis crónica.

Neuropatía óptica por radiación

Se cree que la neuropatía óptica por radiación (NOR) es un trastorno isquémico del nervio óptico que suele provocar una pérdida visual grave e irreversible meses o años después de sesiones de radioterapia en el cerebro y la órbita. En la mayoría de los casos se trata de un proceso retrobulbar. La NOR es más frecuente después de la irradiación de los senos paranasales y otras neoplasias de la base del cráneo, pero puede desarrollarse tras la radioterapia de adenomas hipofisarios, meningiomas

paraselares, craneofaringiomas, gliomas frontales y temporales, meningiomas de la vaina del nervio óptico y tumores intraoculares. También se ha notificado tras sesiones de radioterapia con dosis bajas para la enfermedad ocular tiroidea, aunque solo en pacientes con diabetes mellitus.

Las muestras patológicas de los nervios ópticos con NOR muestran desmielinización isquémica, astrocitosis reactiva, hiperplasia endotelial, endarteritis obliterante y necrosis fibrinoide, lo que refleja la presunta patogenia tanto de los efectos directos sobre el tejido neuroglial replicante como de los efectos secundarios del daño a las células endoteliales vasculares. El riesgo de NOR parece aumentar significativamente con dosis mayores de 50 Gy, pero tanto la dosis total de radiación administrada como el tamaño del fraccionamiento diario son factores importantes para determinar el riesgo de necrosis por radiación retardada en el SNC. Sin embargo, la NOR debe tenerse en cuenta incluso en situaciones en las que supuestamente se han administrado dosis «seguras» de radioterapia, especialmente en los nervios ópticos ya comprometidos por la compresión del tumor o la quimioterapia, lo que puede reducir el umbral de lesión relacionada con la radiación.

El síndrome suele presentarse con una pérdida visual aguda e indolora en uno o ambos ojos. La pérdida en un ojo puede ir seguida rápidamente de pérdida en el otro. Los episodios de pérdida visual transitoria pueden preceder a la aparición de NOR en varias semanas. La manifestación de los síntomas visuales relacionados con la NOR puede darse en tan solo 3 meses o tardar hasta 8 años después de la radioterapia, pero la mayoría de los casos se producen en los 3 años posteriores a esta, con un pico a los 1.5 años. La pérdida de agudeza visual es muy variable, y la progresión de la pérdida visual durante semanas o meses es frecuente. La recuperación visual espontánea es inusual. La visión final es de nula percepción de la luz en el 45 % de las personas afectadas, y un total del 85 % de los ojos notificados con NOR presentan una agudeza visual final de 20/200 o peor.

La papila óptica afectada suele ser inicialmente pálida, en relación con el daño previo causado por el tumor con posible lesión por radiación superpuesta; también puede observarse edematosa, pero es algo menos frecuente. Inicialmente, los casos con edema de papila suelen tener asociada una retinopatía por radiación, con exudados algodonosos, exudados duros y hemorragias retinianas, secundarias a la irradiación de estructuras intraoculares u orbitarias. El campo visual puede mostrar una pérdida altitudinal o un escotoma central. En los pacientes con daños en la porción distal del nervio óptico puede producirse un síndrome de unión con una neuropatía óptica y una hemianopsia temporal contralateral. Los pacientes con radionecrosis del quiasma óptico suelen desarrollar una hemianopsia bitemporal que inicialmente puede sugerir la reaparición del tumor por el que el paciente fue sometido a radiación, pero la neuropatía óptica superpuesta puede afectar también los campos visuales nasales.

El diagnóstico diferencial de la NOR incluye recidiva del tumor primario, síndrome de silla vacía secundaria con prolapso del nervio óptico y del quiasma, aracnoiditis y tumor paraselar secundario inducido por radiación. Estas afecciones suelen presentarse con una pérdida visual lentamente progresiva, en contraste con la rápida evolución de la NOR. La RM es el procedimiento diagnóstico de elección para distinguir la recurrencia tumoral de la NOR. En la segunda, las imágenes ponderadas en T1 y T2 sin reforzamiento pueden no mostrar ninguna anomalía, pero en las imágenes potenciadas en T1 (fig. 8-15) se observa un marcado reforzamiento

de los nervios ópticos, el quiasma óptico e incluso, en algunos casos, de los tractos ópticos. El reforzamiento suele resolverse en varios meses, momento en el que la función visual suele estabilizarse. En ocasiones, el reforzamiento puede preceder incluso a la pérdida visual.

El tratamiento de la NOR es controvertido. Aunque la radionecrosis retardada en el SNC puede tratarse con cierto éxito con corticosteroides sistémicos, que son eficaces para reducir el edema tisular y pueden tener un cierto efecto beneficioso sobre la desmielinización, su uso en la NOR, tanto de forma oral como intravenosa, ha arrojado resultados decepcionantes. Del mismo modo, el uso de anticoagulantes para revertir o estabilizar la radionecrosis del SNC no parece proporcionar

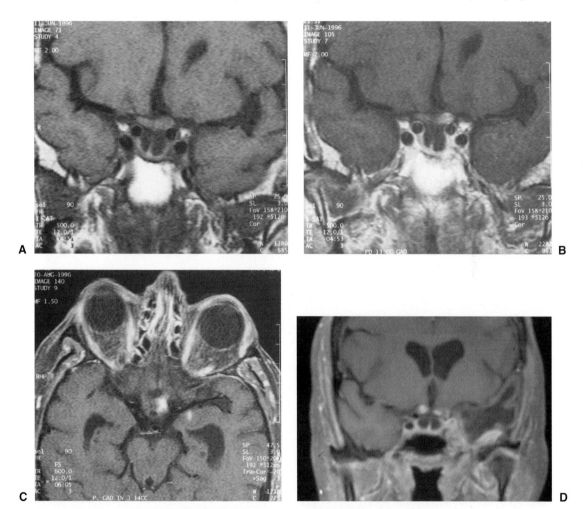

Figura 8-15 Neuropatía óptica por radiación en una mujer de 65 años que 18 meses antes se había sometido a una resección transesfenoidal de un macroadenoma hipofisario no secretor seguida de 5 500 cGy de radioterapia. **A:** RM coronal ponderada en T1 muestra un agrandamiento del lado izquierdo del quiasma óptico. **B:** RM coronal ponderada en T1 tras la inyección intravenosa de medio de contraste paramagnético, que muestra el reforzamiento de la región agrandada. **C:** RM axial ponderada en T1 tras la inyección intravenosa de medio de contraste paramagnético, que muestra reforzamiento y agrandamiento de la porción distal del nervio óptico izquierdo y del lado izquierdo del quiasma óptico. **D:** Sección coronal potenciada con gadolinio en T1 de una mujer de 67 años que presenta pérdida visual bilateral grave de percepción de luz en ambos ojos (progresión durante 2 meses) 14 meses después de radioterapia por un meningioma del ala izquierda del esfenoides.

un beneficio significativo en los pacientes con NOR. En la medida en que la NOR es un proceso isquémico, la oxigenoterapia hiperbárica tiene una base teórica de eficacia, pero los resultados clínicos no son uniformes y, en general, son decepcionantes para la radionecrosis del SNC. Se ha documentado una mejora visual con este tratamiento solo en aquellas personas tratadas en las primeras 72 h: Después de 2 semanas, lo más probable es que sea ineficaz. Existen informes de casos anecdóticos sobre el beneficio derivado de la inyección intravítrea o intravenosa de medicamentos anti-VEGF, pero se necesitan más estudios.

Edema isquémico de la papila óptica con disfunción mínima

Puede desarrollarse **edema de la papila por NOIANA** antes de desarrollar cualquier **síntoma visual**. En estos casos, puede pensarse que la persona afectada tiene un papiledema o una neuropatía óptica compresiva por una masa orbitaria. Sin embargo, a menudo el edema papilar asintomático se observa en el ojo contralateral de pacientes con antecedentes de un ataque previo de NOIANA, y el diagnóstico es menos confuso. Sobre la base de los factores de riesgo vasculopáticos, la falta de evidencia de otras causas de edema papilar, la evidencia de NOIANA en el ojo contralateral y el desarrollo posterior en algunos pacientes de NOIANA en el ojo asintomáticamente edematoso, se ha presumido que el edema papilar es de origen isquémico. Existe una forma atípica

de NOIANA denominada **papilopatía diabética** que se presenta con mayor frecuencia en personas jóvenes con diabetes. En la mayoría de los casos, se desarrolla edema papilar transitorio unilateral o bilateral en personas con diabetes (con mayor frecuencia de tipo 1, pero no exclusivamente) con síntomas visuales mínimos o ausencia de estos, y el edema se resuelve espontáneamente en varias semanas. En algunos casos, se produce un defecto del campo arqueado transitorio; en otros, el defecto del campo persiste. En la mayoría de las veces, sin embargo, solo hay un agrandamiento del punto ciego.

Cuando hay afectación inicial de la agudeza visual, esta suele recuperarse a medida que se resuelve el edema de la papila. Los ojos con papilopatía óptica diabética suelen mostrar vasos prominentes, dilatados y telangiectásicos sobre la papila, que simulan la neovascularización de la papila óptica (fig. 8-16), pero no comparten las mismas características en la angiografía con fluoresceína. Este fenómeno es similar al fenómeno de perfusión de lujo descrito tras una NOIANA típica. A medida que el edema de la papila se resuelve, estos vasos suelen desaparecer, aunque a veces pueden persistir. La papilopatía óptica diabética puede desarrollarse en ojos con evidencia de retinopatía diabética preproliferativa y proliferativa, así como en ojos sin evidencia de retinopatía. Los pacientes con papilopatía óptica diabética, al igual que los pacientes con NOIANA típica, suelen tener una papila en riesgo. Por tanto, aunque las características clínicas de la papilopatía óptica diabética son diferentes de las de la NOIANA típica, es probable que esta afección exista en un espectro junto con la NOIANA con una patogenia similar.

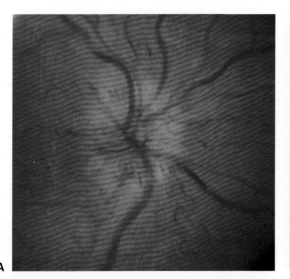
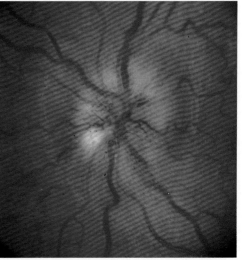

A   **B**

Figura 8-16 Apariencia de la papilopatía óptica diabética. El paciente era un hombre de 18 años con diabetes *mellitus* juvenil a quien se le observó edema de la papila óptica durante un examen ocular de rutina. No tenía síntomas visuales. Obsérvense los vasos telangiectásicos dilatados que simulan una neovascularización en la superficie de las papilas ópticas derecha (**A**) e izquierda (**B**).

9

Neuropatías ópticas compresivas e infiltrantes

Neuropatías ópticas compresivas

Neuropatías ópticas compresivas con edema de la papila óptica (neuropatías ópticas compresivas anteriores)

Las lesiones en el interior de la órbita, en ocasiones dentro del canal óptico y, de forma muy infrecuente, en el nivel intracraneal, pueden comprimir el nervio óptico y dar lugar a edema de la papila óptica (fig. 9-1). Estas lesiones incluyen tumores, infecciones, inflamación e incluso estructuras anexas que se han edematizado o agrandado por alguna enfermedad. Entre los trastornos orbitarios específicos se encuentran los gliomas ópticos, los meningiomas, los hamartomas (p. ej., hemangiomas, linfangiomas), los coristomas (p. ej., quistes dermoides) y otras neoplasias (p. ej., carcinoma, linfoma, sarcoma, mieloma múltiple), así como el seudotumor orbitario inflamatorio y la oftalmopatía tiroidea.

En la mayoría de los casos de neuropatía óptica compresiva anterior se produce una pérdida visual progresiva asociada a la proptosis. Sin embargo, en muchos pacientes, la agudeza visual sigue siendo normal o casi normal, y casi no hay evidencia externa de enfermedad orbitaria a pesar del evidente edema de la papila. Este cuadro clínico se da sobre todo en pacientes con hemangiomas orbitarios adyacentes al nervio óptico y en pacientes con meningiomas primarios de la vaina del nervio óptico. En estos pacientes, una evaluación cuidadosa de la visión de los colores puede revelar defectos leves, y puede haber un defecto pupilar aferente relativo a pesar de conservar una agudeza normal. El campo visual del ojo afectado suele mostrar solo un agrandamiento del punto ciego o leves cambios paracentrales en la perimetría automatizada. Cuando no hay otros signos de enfermedad orbitaria (p. ej., proptosis, limitación de la motilidad ocular, congestión orbitaria), o estos son muy leves, puede pensarse que estos pacientes tienen un papiledema unilateral por aumento de la presión intracraneal (PIC). En estos casos, la evaluación puede incluir una resonancia magnética (RM) y una flebografía por RM (FRM), y, quizá, una punción lumbar con medición de la presión de apertura. Sin embargo, hay que tener en cuenta que la enfermedad orbitaria es la causa más común de edema papilar unilateral sin pérdida visual. Por tanto, en estos casos, y especialmente si no hay síntomas u otros signos de PIC elevada, es esencial la obtención de imágenes orbitarias.

Además de los signos orbitarias clásicos, los pacientes con enfermedad orbitaria pueden desarrollar varios pliegues o estrías que se producen en el polo posterior, adyacentes a la papila óptica (fig. 9-2). Estos pliegues pueden ser horizontales, verticales u oblicuos y tienden a ser más gruesos que los observados en los síndromes de PIC. Puede producirse una pérdida visual monocular transitoria en pacientes con lesiones orbitarias. La pérdida visual suele producirse solo en determinadas posiciones de la mirada, y la visión se aclara tan pronto como se cambia la dirección de esta. Se asume que la presión directa sobre el nervio óptico o la interrupción del suministro de sangre son responsables de este fenómeno.

La tomografía computarizada (TC) y la RM ofrecen una magnífica representación topográfica (tamaño, forma y localización) de las lesiones, y la ecografía estandarizada proporciona información complementaria que a menudo ayuda a afinar el diagnóstico diferencial. La TC es especialmente útil para obtener imágenes de cuerpos extraños óseos, cálcicos y metálicos (la sospecha de estos últimos es una contraindicación para el uso de la RM), mientras que la RM destaca en la definición de la enfermedad inflamatoria e intrínseca de la vía visual y la región paraselar. La RM es especialmente adecuada para obtener imágenes del nervio óptico intracanalicular. Con el uso de técnicas de saturación de

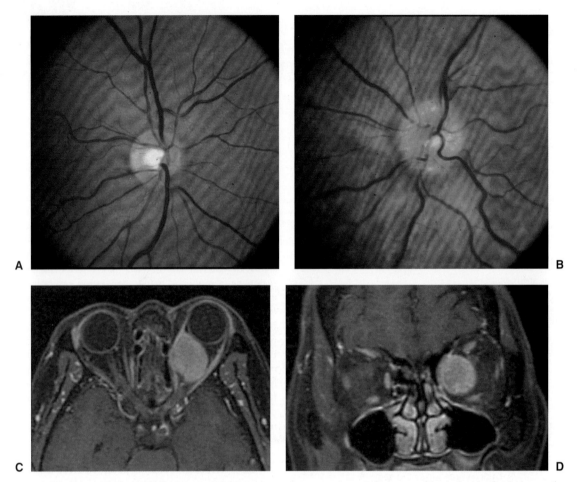

Figura 9-1 Edema de la papila óptica en un paciente con un gran angioma cavernoso orbitario izquierdo. **A:** La papila óptica derecha tiene una apariencia normal. **B:** La papila óptica izquierda está moderadamente agrandada. **C, D:** Las imágenes de resonancia magnética (RM) axial (**C**) y coronal (**D**) potenciadas en T1 muestran la gran masa que está comprimiendo la porción orbitaria del nervio óptico izquierdo.

grasa y gadolinio, puede optimizarse la demarcación de los meningiomas de la vaina del nervio óptico (MVNO) y diferenciarlos mejor de los trastornos infiltrantes del nervio óptico.

Cuando las afecciones inflamatorias afectan la órbita, como la inflamación idiopática o la relacionada con la inmunoglobulina G4 (IgG4), el nervio óptico puede comprimirse con edema secundario de la papila. Los pacientes afectados suelen experimentar pérdida visual, dolor, proptosis y congestión, y rara vez se pone en duda la presencia de un proceso orbitario. Aunque con poca frecuencia, los meningiomas del vértice orbitario pueden producir un cuadro clínico similar (fig. 9-4).

Los pacientes con **enfermedad ocular tiroidea** pueden desarrollar evidencia de una neuropatía óptica compresiva. En la mayoría de los casos, la neuropatía óptica es retrobulbar porque el nervio óptico está comprimido por los músculos extraoculares agrandados en el vértice orbitario; sin embargo, algunos casos se caracterizan por el edema de la papila óptica (fig. 9-2). En estos pacientes, los síntomas congestivos casi siempre preceden a la pérdida visual. Las agudezas visuales que se presentan suelen ser de 20/60 o peores, con escotomas centrales a menudo combinados con defectos arqueados. Las opciones de tratamiento para la neuropatía óptica compresiva asociada a la glándula tiroides incluyen corticoesteroides intravenosos u orales y descompresión orbitaria. La radioterapia también puede ser eficaz, pero sus efectos suelen ser retardados. Por tanto, deben administrarse tratamientos más eficaces con corticoesteroides o cirugía junto con la radiación.

La neuropatía óptica compresiva anterior puede ser el resultado de un **meningioma de la vaina del nervio óptico** primario. Los MVNO rodean el nervio óptico y provocan una alteración del transporte de los axones (lo que conduce a edema de la papila) y también interfieren en el suministro de sangre de la piamadre al nervio óptico. El tumor es más frecuente en mujeres de mediana edad y suele ser unilateral. Los pacientes presentan una pérdida de visión lentamente progresiva,

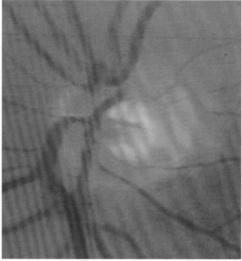

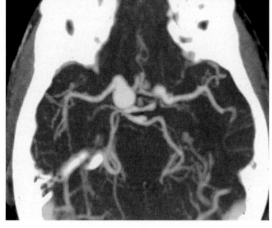

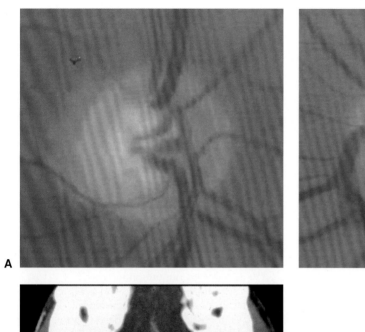

Figura 9-5 Excavación de la papila óptica en una paciente con compresión del nervio óptico derecho por un aneurisma oftalmocarotídeo. La paciente era una mujer de 32 años con pérdida visual lentamente progresiva en el ojo derecho. **A:** Papila óptica derecha excavada y pálida. **B:** Papila óptica izquierda normal. **C:** La angiografía por TC muestra un gran aneurisma en la unión de las arterias interna y oftálmica derechas.

visual en pacientes que se han quedado ciegos repentinamente por una apoplejía hipofisaria, no es intuitivamente obvio que los pacientes que han perdido toda la percepción de la luz durante días o semanas puedan, ocasionalmente, experimentar una recuperación visual espectacular tras la cirugía de descompresión. No existe una correlación entre la rapidez de la pérdida visual y la del retorno de la visión. Los estudios con TCO han constatado la utilidad del uso de esta tecnología para evaluar el pronóstico visual tras la descompresión. Las mediciones preoperatorias de la CFNRP de más de ≥75 μm presagian un mejor pronóstico y parecen proporcionar una información más útil que características tales como el grado de atrofia óptica, la gravedad del defecto del campo visual o las mediciones de la visión de color o de la agudeza.

No obstante, cabe destacar que algunos pacientes con mediciones de la CFNRP inferiores a 75 μm experimentan una mejora visual tras la descompresión médica o quirúrgica, mientras que otros pacientes con mediciones muy superiores a 75 μm no experimentan una mejora visual a pesar de una descompresión aparentemente exitosa. Se ha teorizado que tras la descompresión de la vía visual anterior existen tres etapas de recuperación visual:

1 El alivio de la compresión de la vía visual va seguido inicialmente de una **rápida recuperación** de parte de la visión en cuestión de minutos u horas. Esta recuperación puede compararse con el alivio del bloqueo de la conducción después de que un brazo o una pierna «se duermen».

2 Esta recuperación inicial va seguida de una **recuperación retardada** de la función adicional durante semanas o meses. Esta mejora puede estar relacionada con la remielinización progresiva de los axones desmielinizados previamente comprimidos.

3 Por último, hay un período de mejora, aún más prolongado, que dura de muchos meses a años. Se desconoce el mecanismo por el que se produce esta **recuperación tardía**.

Tabla 9-1 Lesiones infiltrantes del nervio óptico
Tumores primarios
Glioma óptico
Ganglioglioma benigno/maligno
Meduloepitelioma teratoide maligno
Hemangioma capilar
Hemangioblastoma cavernoso
Otros
Tumores secundarios
Carcinoma metastásico
Carcinoma nasofaríngeo y otros tumores contiguos
Tumores linforreticulares
Linfoma
Leucemia
Otros
Infecciones e inflamación
Sarcoidosis
Neuritis perióptica idiopática
Bacterias
Virus
Hongos

Neuropatías ópticas infiltrantes

La infiltración del nervio óptico puede producirse por una serie de procesos diferentes, principalmente tumores y procesos inflamatorios o infecciosos (tabla 9-1). Los tumores pueden ser primarios o secundarios. El trastorno inflamatorio más frecuente es la sarcoidosis, y los agentes infecciosos más comunes son los hongos oportunistas. Estos procesos suelen producir uno de los tres cuadros clínicos siguientes: (1) elevación de la papila óptica con evidencia de una neuropatía óptica, (2) elevación de la papila óptica sin evidencia de disfunción del nervio óptico, y (3) papila óptica de apariencia normal asociada a evidencia de una neuropatía óptica.

La infiltración de la porción proximal del nervio óptico, ya sea anterior o inmediatamente posterior a la lámina cribosa, provoca la elevación de la papila óptica. Cuando hay infiltración de la porción prelaminar del nervio, la elevación de la papila se debe al proceso infiltrante, por lo que no se trata de edema verdadero de la papila. Cuando la porción retrolaminar del nervio está infiltrada, la elevación de la papila sí se debe a edema verdadero, y la apariencia es idéntica al edema de la papila causado por entidades tan diversas como el aumento de la PIC, la isquemia y la inflamación.

Tumores

Tumores primarios

Los tumores infiltrantes del nervio óptico primarios son mucho más frecuentes que los secundarios. El tumor primario más común es el **glioma del nervio óptico** (fig. 9-6). Los gliomas de la vía óptica representan el 1 % de todos los tumores intracraneales y del 1.5 % al 3.5 % de todos los tumores orbitarios. Los gliomas confinados en el nervio óptico constituyen alrededor del 25 % de todos los gliomas de la vía óptica, y el resto infiltran el quiasma y los tractos ópticos, además de uno o ambos nervios ópticos. El 70 % de los pacientes con gliomas de la vía óptica desarrollan síntomas o signos visuales en la primera década de vida, y el 90 % de las lesiones se detectan en la segunda década.

Los pacientes con gliomas confinados en el nervio óptico tienen tres presentaciones clínicas, determinadas en parte por la localización, el tamaño y la extensión del tumor. Cuando el glioma está confinado a la porción orbitaria del nervio o la mayor parte de la lesión está dentro de la órbita, la persona afectada suele desarrollar proptosis relacionada con evidencia de una neuropatía óptica anterior con una papila óptica agrandada. Los pacientes con gliomas del nervio óptico pueden desarrollar vasos de derivación retinocoroidea, aunque no tan comúnmente como se observa en los MVNO. Puede

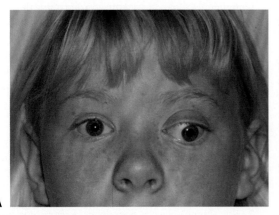
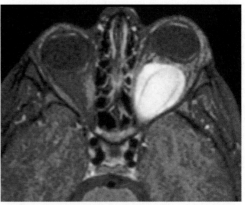

A   B

Figura 9-6 Glioma del nervio óptico en una niña de 8 años. **A:** Apariencia externa de la paciente, que muestra una proptosis izquierda moderada e hipotropía. **B:** La RM axial, ponderada en T1 y con contraste, muestra un marcado agrandamiento y reforzamiento del nervio óptico izquierdo, así como un engrosamiento del espacio subdural/subaracnoideo que rodea el nervio.

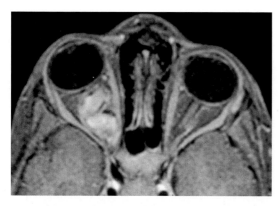

Figura 9-7 «Acodamiento» del nervio óptico derecho en un paciente con neurofibromatosis de tipo 1.

haber hipermetropía por el aumento de volumen del nervio óptico que presiona el globo, lo que a menudo también provoca estrías retinianas.

Cuando el tumor se localiza en la parte posterior de la órbita, y especialmente cuando el proceso se inicia en las porciones intracanalicular o intracraneal del nervio o se limita a estas, la presentación es una neuropatía óptica retrobulbar lentamente progresiva o relativamente estable. En la mayoría de estos casos, la papila óptica del lado afectado está pálida y hay poca, o ausencia de, proptosis. A veces, los gliomas en estas localizaciones se descubren de forma incidental, a menudo en una RM realizada en pacientes con neurofibromatosis de tipo 1 (NF-1). Estos pacientes no presentan síntomas visuales y pueden tener o no evidencia de disfunción visual.

En las pruebas de neuroimagen, los gliomas del nervio óptico suelen observarse como un agrandamiento fusiforme de la porción orbitaria del nervio óptico, con o sin agrandamiento concurrente del canal óptico (fig. 9-6). Aunque los gliomas pueden provocar reforzamiento, este no suele ser tan pronunciado como el que suele observarse en un meningioma. Dos signos importantes ayudan a diferenciar los gliomas del nervio óptico de otras lesiones. Uno es un inusual «acodamiento» del nervio óptico dentro de la órbita (fig. 9-7), que se observa más a menudo en los niños con NF-1. La otra es un engrosamiento tubular de doble intensidad del nervio, que se observa más fácilmente en la RM. Este signo se denomina señal de «seudo-líquido cefalorraquídeo [seudo-LCR]», porque el aumento de la señal T2 que rodea al nervio puede interpretarse erróneamente como una señal de LCR (fig. 9-8). La génesis de esta señal es la gliomatosis aracnoidea perineural que se produce en los gliomas del nervio óptico en pacientes con NF-1.

Aproximadamente el 29 % de los gliomas de la vía óptica se producen en el contexto de una NF-1. Por tanto, cualquier paciente que albergue un glioma de la vía óptica debe ser evaluado para detectar evidencias de NF-1, y los pacientes con lesiones cutáneas compatibles con dicha afección deben ser examinados para detectar gliomas de la vía óptica y otras lesiones intracraneales que se producen en pacientes con neurofibromatosis. Entre los niños visualmente asintomáticos con NF-1, los estudios de neuroimagen revelan gliomas de la vía óptica en aproximadamente el 15 % de los casos.

El tratamiento óptimo de un glioma del nervio óptico es muy variable. La evolución natural de estas lesiones benignas suele ser buena, con una función visual útil a largo plazo y pocas complicaciones neurológicas, si es que las hay. De hecho, la mayoría de los gliomas del nervio óptico no cambian sustancialmente de tamaño a lo largo de muchos años, especialmente los que se presentan en la infancia. Algunos, sin embargo, se agrandan rápidamente y se extienden, a lo largo del nervio, hasta el quiasma e incluso hasta el tercer ventrículo. Otras se expanden repentinamente por una hemorragia intraneural. Por el contrario, existen lesiones infrecuentes que presentan una regresión espontánea. Los pacientes con glioma del nervio óptico, pero con preservación clara del quiasma en el momento de la presentación y que posteriormente desarrollan una afectación quiasmática, son extremadamente inusuales. Sin embargo, existe la posibilidad de que se produzca una extensión intracraneal en cualquier paciente; por este motivo, los pacientes con un glioma del nervio óptico deben ser monitorizados con exámenes neurooftálmicos seriados y con una RM. La evolución natural y el pronóstico pueden ser mejores en los pacientes con tumores asociados a NF-1.

Los pacientes con gliomas del nervio óptico no suelen ser tratados ni con quimioterapia ni con radioterapia a menos que haya pruebas claras de diseminación de la lesión hacia el quiasma óptico, el nervio óptico

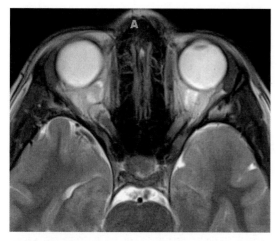

Figura 9-8 Signo de seudo-LCR en un paciente con un glioma del nervio óptico derecho. Obsérvese que el nervio óptico derecho agrandado está rodeado por lo que parece ser LCR, pero que, en realidad, se trata de un tumor en el espacio subaracnoideo/subdural.

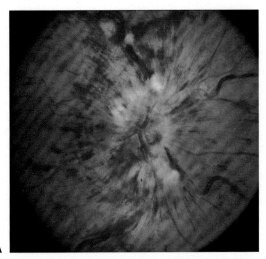

A

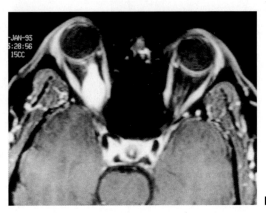

B

Figura 9-9 Glioma maligno del nervio óptico. El paciente era un hombre de 67 años con pérdida repentina de la visión en el ojo derecho. La agudeza visual era de percepción de la luz en el ojo; el ojo izquierdo tenía una agudeza normal. **A:** El fondo de ojo derecho muestra cambios consistentes con una oclusión aguda de la vena central de la retina. **B:** La RM axial ponderada en T1 y con contraste muestra agrandamiento fusiforme y reforzamiento de toda la porción orbitaria del nervio óptico derecho.

contralateral o el hipotálamo. La radioterapia es probablemente eficaz para mejorar la visión y la probabilidad de supervivencia específica de la enfermedad en los gliomas de la vía visual anterior que presentan una clara progresión clínica. Debido al riesgo de la radiación para el encéfalo en desarrollo, la quimioterapia es el tratamiento de primera línea en pacientes menores de 6 años, mientras que la radiación del tumor del nervio óptico es la opción principal para pacientes de más de 6 años. Además, el análisis genético molecular de los gliomas del nervio óptico ha revelado que un porcentaje considerable presenta mutaciones específicas en el gen *BRAF* (p. ej., la mutación V600E) que pueden hacer que la lesión sea susceptible a ciertos inhibidores del punto de control.

La resección quirúrgica suele reservarse para los pacientes que ya están ciegos en el momento de la primera visita; para los que presentan proptosis grave; y para aquellos cuyas lesiones parecen amenazar el quiasma óptico. No se han realizado ensayos clínicos que indiquen si la extirpación de un glioma del nervio óptico aparentemente unilateral se asocia a un mejor pronóstico visual y neurológico que la ausencia de tratamiento.

La mayoría de los gliomas que infiltran el nervio óptico o el quiasma son astrocitomas pilocíticos juveniles benignos. En ocasiones infrecuentes se producen **gliomas malignos del nervio óptico**, casi siempre en la edad adulta. Cuando el tumor afecta inicialmente los nervios ópticos intracraneales o al quiasma, se produce una pérdida visual rápidamente progresiva asociada a papilas ópticas que inicialmente parecen normales, pero que rápidamente se atrofian. La pérdida visual en estos casos suele ser bilateral y simultánea, pero puede comenzar inicialmente en un ojo y, por tanto, puede confundirse con una neuritis óptica retrobulbar, especialmente cuando hay dolor asociado. Cuando el glioma maligno afecta inicialmente la porción proximal del nervio óptico intraorbitario, se produce una pérdida aguda de visión relacionada con el edema de la papila óptica, así como la apariencia oftalmoscópica de una oclusión de la vena central de la retina (fig. 9-9). El pronóstico en casi todos los casos de glioma óptico maligno es malo, con independencia del tratamiento con radioterapia o quimioterapia. La mayoría de los pacientes se quedan completamente ciegos varios meses después de la aparición de los síntomas y mueren en un plazo de 6 a 12 meses.

Los **hamartomas astrocíticos (astrocitomas en forma de mora)** pueden infiltrar la papila óptica. En la mayoría de los casos, sobresalen por encima o yacen por encima de la superficie de la papila afectada. Inicialmente tienen una apariencia grisácea o gris-rosada (fig. 9-10A), pero más tarde desarrollan una apariencia brillante, amarilla, de mora (fig. 9-10B). Aunque esta última apariencia es similar al de las drusas de papila óptica, estas se localizan dentro de la sustancia de la papila *por debajo* de los vasos papilares (fig. 9-11A), mientras que los hamartomas astrocíticos recubren la papila (fig. 9-11B). Los hamartomas astrocíticos están compuestos casi en su totalidad por concreciones calcificadas laminadas acelulares, a menudo intercaladas entre áreas compuestas por grandes células neurogliales. La función visual en un ojo con un hamartoma astrocítico de la papila óptica suele ser normal. Sin embargo, algunos ojos desarrollan un desprendimiento seroso de la retina o una hemorragia vítrea, lo que provoca una pérdida variable de la visión. El 70 % de los hamartomas

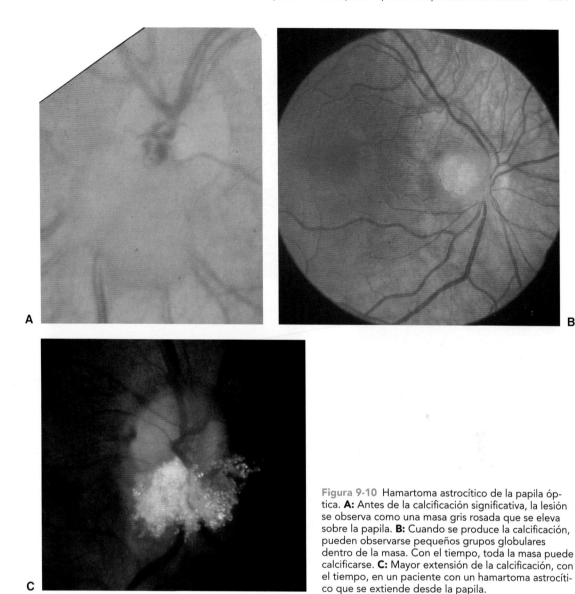

Figura 9-10 Hamartoma astrocítico de la papila óptica. **A:** Antes de la calcificación significativa, la lesión se observa como una masa gris rosada que se eleva sobre la papila. **B:** Cuando se produce la calcificación, pueden observarse pequeños grupos globulares dentro de la masa. Con el tiempo, toda la masa puede calcificarse. **C:** Mayor extensión de la calcificación, con el tiempo, en un paciente con un hamartoma astrocítico que se extiende desde la papila.

astrocíticos se producen en pacientes con esclerosis tuberosa o NF-1.

Los **hemangiomas capilares** y **cavernosos** pueden producirse dentro de la sustancia de la papila óptica. Además, los cavernosos pueden desarrollarse en cualquier lugar del nervio óptico y en el quiasma óptico.

Los hemangiomas capilares pueden ser endofíticos o exofíticos. El primer tipo se observa como una masa circular, rojiza y ligeramente elevada en el interior de la vasculatura de la papila; está representado histológicamente por un hemangioma capilar situado inmediatamente por debajo de la membrana limitante interna (fig. 9-12). Estas lesiones pueden ser una manifestación de la enfermedad de Von Hippel-Lindau o pueden producirse como un fenómeno aislado. El tipo exofítico

de hemangioma capilar suele observarse como borramiento y elevación del margen de la papila, a menudo relacionado con un grado variable de desprendimiento seroso de la retina sensorial peripapilar y un anillo con depósito de lípidos (fig. 9-13). Esta lesión suele diagnosticarse erróneamente como papiledema unilateral o papilitis, pero la angiografía con fluoresceína constata claramente la anomalía vascular, al igual que la ecografía.

Los hemangiomas cavernosos consisten en canales vasculares de gran calibre. Cuando estas lesiones se presentan como masas aisladas dentro de la órbita, están bien circunscritas y encapsuladas. Sin embargo, dentro del ojo, su apariencia consiste en un grupo de pequeñas manchas púrpuras situadas dentro y por encima de

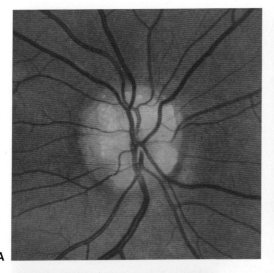

A

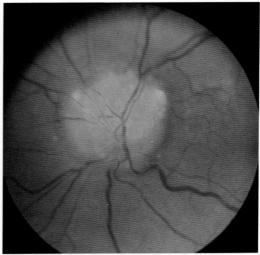

B

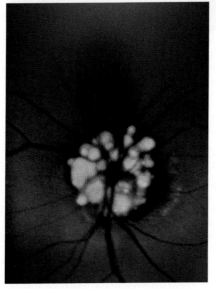

C

Figura 9-11 Diferencia en la apariencia oftalmoscópica de las drusas de papila óptica y del hamartoma astrocítico calcificado de la papila óptica. **A:** Las drusas de papila óptica se localizan dentro de la sustancia de la papila *por debajo* de los vasos. **B:** Los hamartomas astrocíticos se localizan *por encima* de la papila óptica, lo que oscurece los vasos y se observan desde el punto de vista estructural distintos de la papila. **C:** Las imágenes de autofluorescencia del fondo de ojo pueden delinear muy bien los grupos individuales de drusas de papila óptica, así como determinar su ubicación dentro de la sustancia nerviosa y la falta de oscurecimiento de los vasos superpuestos.

la sustancia de la papila óptica (fig. 9-14). El flujo sanguíneo dentro de los vasos de los hemangiomas cavernosos es extremadamente lento, lo que indica que esta lesión está más aislada de la circulación general que su homóloga capilar. Los hemangiomas cavernosos de la papila óptica suelen ser unilaterales, más frecuentes en las mujeres y casi siempre asintomáticos.

Los hemangiomas cavernosos, a diferencia de los capilares, pueden producirse dentro de los nervios ópticos retrolaminares, intracaniculares e intracraneales, o el quiasma o tractos ópticos. En algunos casos, la propia lesión provoca una pérdida de visión lentamente progresiva. Sin embargo, en la mayoría de los casos, esta pérdida es rápidamente progresiva y se produce debido a la hemorragia en el tejido circundante. Hasta una tercera parte de los pacientes tienen episodios de pérdida

visual transitoria que se diagnostican erróneamente como neuritis óptica. Los hemangiomas cavernosos no se relacionan con la enfermedad de Von Hippel-Lindau, pero a menudo se asocian a lesiones similares de la piel y el encéfalo, así como, posiblemente, también a anomalías de las arterias extracraneales e intracraneales.

No todas las lesiones vasculares dentro de la sustancia del nervio óptico son benignas. Tanto la porción orbitaria como la intracraneal del nervio pueden estar infiltradas por un **hemangioblastoma** maligno. Los pacientes con esta afección suelen presentarse con pérdida visual progresiva y evidencia de neuropatía óptica que puede ser anterior o retrobulbar. La porción afectada del nervio óptico está agrandada y tiene una apariencia fusiforme que simula un glioma del nervio óptico en las pruebas de neuroimagen. Solo el 30 % de

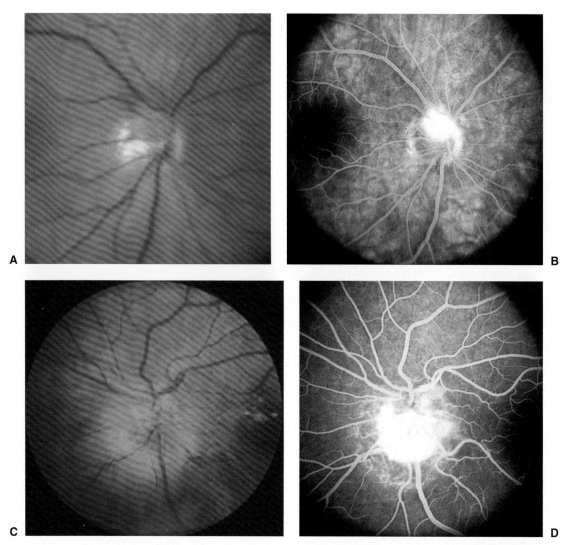

Figura 9-12 Angiomas capilares endofíticos. **A:** La lesión aparece como una masa ovalada, rojo-anaranjada, ligeramente elevada, que oscurece la porción superior de la papila óptica derecha. **B:** La angiografía con fluoresceína muestra una intensa tinción y fuga de la lesión. **C:** En otro paciente, la lesión ocupa la mayor parte de la papila óptica izquierda. **D:** La angiografía con fluoresceína muestra tinción intensa y fugas de la mayor parte de la papila.

estas lesiones están relacionadas con la enfermedad de Von Hippel-Lindau. Sin embargo, cada vez se documenta más a menudo la expresión parcial de los trastornos genéticos, y muchas de las otras lesiones asociadas a la enfermedad de Von Hippel-Lindau pueden no hacerse evidentes hasta pasados varios años.

Los **melanocitomas** son tumores intraoculares que suelen aparecer dentro de la sustancia de la papila óptica. Desde el punto de vista clínico, estas lesiones son masas elevadas de color gris a negro oscuro que se localizan excéntricamente en la papila (fig. 9-15). Alrededor del 90 % tienen un diámetro de 2 diámetros de papila o menos, y la mayoría tienen menos de 2 mm de altura. El edema de la papila se produce en aproximadamente

el 25 % de los casos y se cree que se debe a una alteración del flujo axoplásmico secundaria a la compresión crónica. Puede observarse envainamiento vascular en el 30 % de los ojos, y se observa líquido subretiniano en aproximadamente el 10 % de los pacientes. Puede observarse un nevo adyacente al melanocitoma hasta en la mitad de los casos. La agudeza visual sigue siendo de 20/20 o superior en la mayoría de los pacientes, y casi todos conservan una agudeza visual de 20/50 o superior. Aunque pocos pacientes son conscientes de cualquier distorsión visual, la mayoría presenta campos visuales anómalos, especialmente agrandamiento del punto ciego, escotomas arqueados e incluso constricción generalizada. En ocasiones infrecuentes los

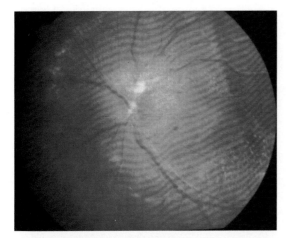

Figura 9-13 Angioma capilar exofítico de la papila óptica. Esta lesión se presenta con borramiento y elevación difusa de la papila, relacionadas con un grado variable de desprendimiento seroso de la retina sensorial peripapilar y con un anillo con depósito de lípidos.

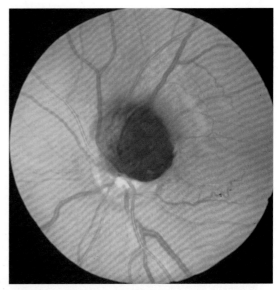

Figura 9-15 Melanocitoma de la papila óptica. La papila óptica está casi completamente oscurecida por una masa elevada y negra. La masa es mucho más oscura que un melanoma maligno.

pacientes desarrollan oclusión de la arteria central de la retina asociada, o necrosis isquémica del tumor y del tejido neural circundante.

Los melanocitomas son tumores benignos que no requieren tratamiento. En una minoría de pacientes puede producirse un ligero crecimiento a lo largo de muchos años, y la transformación maligna no es característica. La apariencia de color negro intenso de los melanocitomas suele permitir diferenciarlos no solo del edema verdadero de la papila óptica, sino también de otras lesiones que infiltrantes de la papila óptica, en particular los melanomas malignos. Sin embargo, en casos

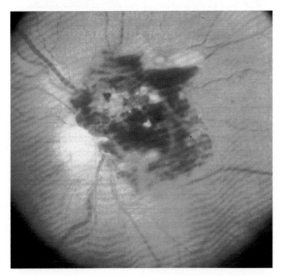

Figura 9-14 Angioma cavernoso de la papila óptica. Obsérvese la apariencia en «racimo de uvas» de la lesión.

infrecuentes la distinción puede ser difícil, sobre todo cuando la lesión no cambia ni de tamaño ni de forma.

Tumores secundarios

Los tumores infiltrantes del nervio óptico secundarios más comunes son los carcinomas metastásicos y localmente invasivos y diversas neoplasias linforreticulares, en particular el linfoma y la leucemia.

El nervio óptico puede ser un sitio de la **metástasis** de tumores distantes. Las metástasis pueden alcanzar el nervio óptico por una de estas cuatro vías: (1) desde la coroides, (2) por diseminación vascular, (3) por invasión desde la órbita o (4) desde el SNC. Con independencia del modo de diseminación, la sustancia del nervio se afecta más a menudo que la vaina.

Los pacientes con metástasis en el nervio óptico suelen presentar evidencia de neuropatía óptica. La pérdida visual suele ser grave, pero en las primeras fases la visión puede ser relativamente normal. Cuando la metástasis se localiza en la porción prelaminar o inmediatamente retrolaminar del nervio óptico, suele haber edema de la papila óptica, puede observarse una masa de color blanco amarillento que sobresale de la superficie del nervio (fig. 9-16A), y a veces puede haber cúmulos de células tumorales en el vítreo que recubren la papila. Se produce una oclusión de la vena central de la retina en hasta la mitad de los ojos. Cuando la metástasis se produce en la cara posterior de la porción orbitaria del nervio óptico o en las porciones intracanalicular o intracraneal de este, la papila óptica parece inicialmente normal.

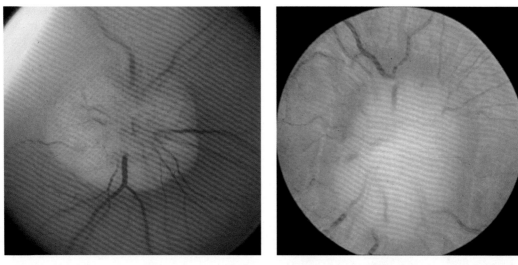

A   **B**

Figura 9-16 Infiltración de la papila óptica por neoplasias secundarias. **A:** Adenocarcinoma de mama metastásico en una mujer de 47 años. Toda la papila óptica está infiltrada por una gran masa de tejido de color amarillo-blanco. Nótese la extensión del tumor por debajo de la retina peripapilar. **B:** Leucemia aguda en un niño de 15 años. Nótese la masa blanca elevada que oscurece la arquitectura normal de la papila óptica.

Los tumores metastásicos más comunes en el nervio óptico son los adenocarcinomas, principalmente porque son los tumores metastásicos más comunes en todas las partes del cuerpo. En las mujeres, los carcinomas de mama y pulmón son los más comunes, mientras que en los hombres lo son los de pulmón e intestino. Otros tumores que pueden hacer metástasis en el nervio óptico son los carcinomas de estómago, páncreas, útero, ovario, próstata, riñón y fosa amigdalina. Los cánceres de piel, el melanoma maligno y los tumores mediastínicos también pueden hacer metástasis hacia uno o ambos nervios ópticos. Raramente pueden producirse metástasis aisladas en el nervio óptico de tumores intracraneales, como los meduloblastomas.

La propagación contigua de los tumores primarios desde los senos paranasales, el encéfalo y las estructuras intraoculares adyacentes al nervio óptico es mucho menos frecuente que la metástasis al nervio. Debido a su íntima asociación anatómica con los senos paranasales, el nervio óptico puede ser infiltrado o comprimido por un cáncer que surja en los senos o en la nasofaringe. En la mayoría de los casos, el tumor invade la porción posterior de la órbita o el seno cavernoso, lo que produce un síndrome caracterizado por pérdida de visión, diplopía, oftalmoparesia y neuropatía sensorial del trigémino.

La mayoría de los pacientes con un tumor metastásico al nervio óptico ya tienen un diagnóstico conocido de un carcinoma primario, con otros indicios de metástasis, en el momento en que se produce la pérdida visual. Esto hace que el diagnóstico sea relativamente sencillo, mientras que la mayoría de los pacientes con un tumor que se extiende de forma contigua al nervio óptico no se sabe que albergan un tumor cuando experimentan por primera vez la pérdida de visión. En cualquier persona con un cáncer conocido en otra parte del cuerpo, con o sin otros indicios de metástasis, que desarrolle una neuropatía óptica debe sospecharse un cáncer como causa hasta que se demuestre lo contrario. Del mismo modo, en todos los casos con un tumor en la base del cráneo y desarrollo de una neuropatía óptica debe suponerse la extensión del tumor al nervio óptico, a menos que se haya realizado radioterapia previa en la región, en cuyo caso también debe considerarse la posibilidad de una neuropatía óptica inducida por radiación.

Deben realizarse estudios de neuroimagen en todos los pacientes en los que se sospeche que el cáncer ha infiltrado el nervio óptico. El diagnóstico por imagen suele mostrar reforzamiento del nervio, que puede o no estar agrandado. La mayoría de los tumores metastásicos del nervio óptico muestran al menos una respuesta temporal a la radioterapia.

El infiltrado del tumor meníngeo o la infiltración directa del nervio óptico pueden causar la pérdida de visión en el marco de la diseminación meníngea del carcinoma. Este fenómeno se denomina **meningitis carcinomatosa** o **carcinomatosis meníngea**. La frecuencia de la afectación del nervio óptico en pacientes con carcinomatosis de las meninges oscila entre el 15 % y el 40 %. Los pacientes que desarrollan una carcinomatosis meníngea con pérdida visual pueden hacerlo después de que ya se haya diagnosticado la lesión primaria, normalmente de pulmón o de mama. En otros casos, la pérdida visual puede producirse coincidiendo con otros signos de meningitis crónica o como un hallazgo aislado como primer signo de la enfermedad.

Aunque la ceguera puede comenzar en un ojo, suele haber afectación de ambos en un corto período. La

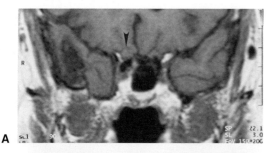

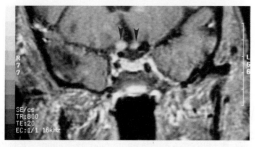

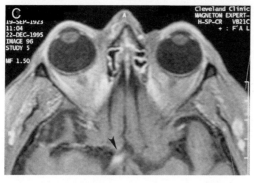

Figura 9-17 Apariencia en neuroimagen de la infiltración del nervio óptico derecho, el quiasma óptico y el tracto óptico por un linfoma. **A:** La RM coronal ponderada en T1 muestra agrandamiento del nervio óptico derecho (*cabeza de flecha*). **B:** Imagen de RM coronal ponderada en T1, con contraste, en la que se observa reforzamiento del nervio óptico derecho y, en menor medida, del nervio óptico izquierdo (*cabezas de flecha*) inmediatamente anterior al quiasma óptico. **C:** La RM axial ponderada en T1, con contraste, muestra reforzamiento de la porción anterior del tracto óptico derecho (*cabeza de flecha*).

neuropatía óptica que se produce en el marco de una carcinomatosis meníngea suele estar asociada a un «cuarteto diagnóstico» que consiste en (1) cefalea típica de PIC elevada, (2) ceguera, (3) reflejos pupilares lentos o ausentes y (4) papilas ópticas de apariencia normal. En algunos casos existe una evidencia histopatológica

verdadera de infiltración del nervio óptico; en otros, la lesión es más compresiva que infiltrante, con células malignas que invaden el espacio subaracnoideo que rodea el nervio óptico.

Las **neoplasias linforreticulares**, como la leucemia y el linfoma, pueden infiltrar el nervio óptico (fig. 9-16B). La afectación del SNC en el linfoma no hodgkiniano (LNH) es inusual, pero se produce en aproximadamente el 10 % de los casos. De estos, el 5 % (o un total del 0.5 % de los pacientes con LNH) tendrá infiltración del nervio óptico en algún momento durante el curso de su enfermedad. La infiltración del nervio óptico en la enfermedad de Hodgkin es aún menos frecuente.

Los síntomas y signos de los pacientes con infiltración linfomatosa del sistema visual anterior dependen de la localización y la extensión de la lesión. En algunos casos, la pérdida visual es de aparición insidiosa y lentamente progresiva, mientras que, en otros, la pérdida visual es aguda y simula una neuritis óptica u óptica isquémica. La apariencia en las pruebas de neuroimagen de la infiltración del nervio óptico por un linfoma es inespecífica.

La estructura infiltrada se observa agrandada y suele potenciarse en dichas pruebas (fig. 9-17). El **mieloma múltiple**, la **granulomatosis linfomatoide** y la **histiocitosis de células de Langerhans** también pueden provocar una neuropatía óptica, a veces a través de la infiltración y no de la compresión del nervio.

Alrededor del 4 % de los niños con **leucemia** aguda presentan evidencia de infiltración del nervio óptico. En algunos de los pacientes, la agudeza visual se pierde bruscamente; en otros, hay una progresión gradual de la pérdida que se alarga durante días, semanas o meses. En otros pacientes, la papila se observa agrandada, pero no hay evidencia de disfunción visual. En la mayoría de los pacientes con infiltración leucémica del nervio óptico se sabe que tienen leucemia en el momento en que se produce la pérdida visual o se descubre una hinchazón asintomática de la papila. Los pacientes pueden tener leucemia linfocítica aguda, leucemia mielógena aguda, leucemia monocítica, eritroleucemia o leucemia linfocítica crónica.

Pueden darse dos patrones clínicos de infiltración distintos: (1) infiltración de la papila óptica e (2) infiltración de la porción retrolaminar inmediata del nervio óptico proximal. En la infiltración leucémica de la papila óptica, los rasgos de la papila quedan oscurecidos por un infiltrado blanquecino y esponjoso que a menudo se asocia con edema verdadero de la papila y hemorragia peripapilar (fig. 9-16B). La agudeza visual en estos pacientes

Figura 9-18 Infiltración de las papilas ópticas, que simula edema papilar, en una mujer de 52 años con un linfoma de células B que se extiende al SNC. **A:** La apariencia es similar a la del papiledema, incluidas las líneas de Paton, que sugieren edema adquirido de la papila. Sin embargo, los nervios tienen una apariencia «abultada» que sugiere agregaciones tumorales dentro del nervio. **B:** RM posgadolinio que muestra la infiltración de ambos nervios ópticos, en un patrón similar al de un meningio-ma de la vaina del nervio óptico. **C:** Después de la quimioterapia, ambos papilas se observan normales.

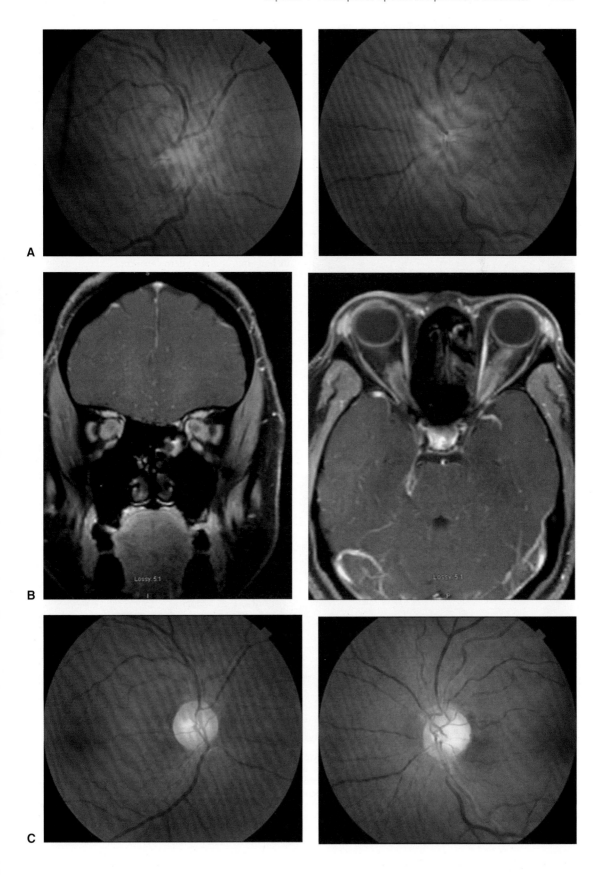

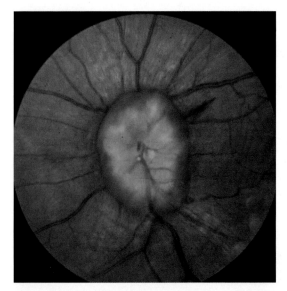

Figura 9-19 Granuloma de tipo sarcoide que infiltra la papila óptica. Nótese la elevación irregular y grumosa de la papila.

se ve mínimamente afectada a menos que la infiltración o el edema y la hemorragia asociados se extiendan a la mácula. La infiltración de la porción proximal del nervio óptico inmediatamente posterior a la lámina cribosa suele producir una disminución significativa de la agudeza visual, asociada a un edema verdadero de la papila óptica. Estos pacientes presentan diversos defectos del campo visual, y siempre hay un defecto pupilar aferente relativo a menos que la infiltración sea bilateral y simétrica. Además, suele haber hemorragias retinianas peripapilares y periféricas. Las pruebas de neuroimagen en estos casos suelen revelar un nervio óptico difusamente agrandado y con reforzamiento.

La respuesta de la infiltración leucémica del nervio óptico a la radioterapia suele ser rápida y espectacular. En casi todos los casos, la función visual vuelve a ser normal o casi normal, y la elevación de la papila, si está presente, se resuelve. En pacientes con linfoma pueden darse los mismos resultados, al menos temporalmente (fig. 9-18).

Además de la infiltración, hay que tener en cuenta una serie de mecanismos patológicos en cualquier caso de leucemia aguda y edema aparente de la papila óptica. Dicho edema puede producirse en pacientes con leucemia aguda cuando la afectación del SNC por la enfermedad provoca un aumento de la PIC. El edema papilar y la neovascularización también se producen como fenómeno local en el marco de la retinopatía difusa de la leucemia aguda.

Neuropatías ópticas infiltrantes inflamatorias e infecciosas

Los segmentos intraocular, intraorbitario, intracanalicular e intracraneal del nervio óptico pueden estar infiltrados por procesos inflamatorios e infecciosos. El proceso

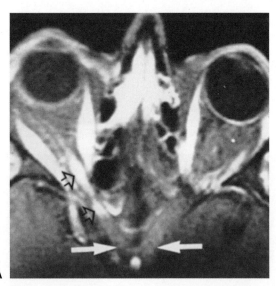

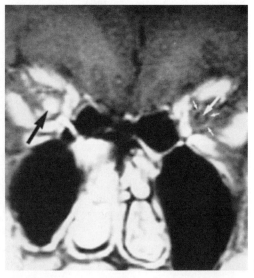

A

B

Figura 9-20 RM en pacientes con sarcoidosis de los nervios ópticos. **A:** RM axial ponderada en T1 con contraste y supresión de grasa en una mujer de 52 años con pérdida de visión progresiva en el ojo derecho; muestra un reforzamiento irregular del nervio óptico derecho cerca del vértice de la órbita y dentro del canal óptico (*flechas huecas*). Las porciones intracraneales de los nervios y el quiasma ópticos no realzan y parecen normales en tamaño y forma (*flechas sólidas*). **B:** La RM coronal ponderada en T1 con contraste y supresión de grasa en el mismo paciente muestra agrandamiento y reforzamiento anómalo de la porción orbitaria del nervio óptico derecho (*flecha negra*). El nervio óptico izquierdo es de tamaño normal y no está potenciado (*flecha blanca grande*); sin embargo, hay un leve reforzamiento de su vaina leptomeníngea (*flechas blancas pequeñas*). Una biopsia del nervio reveló granulomas no caseificantes.

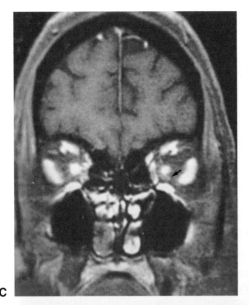

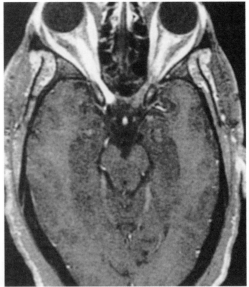

C

D

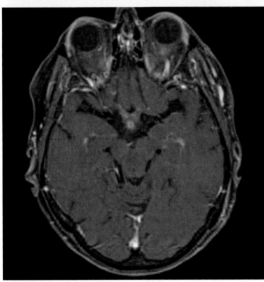

E

Figura 9-20 (*continuación*) C: RM coronal ponderada en T1 con contraste y supresión de grasa en otro paciente con sarcoidosis y pérdida bilateral progresiva de la visión y evidencia de neuropatías ópticas bilaterales; la imagen revela agrandamiento y reforzamiento anómalo de las porciones orbitarias de ambos nervios ópticos. El nervio óptico derecho es ligeramente mayor que el izquierdo. Nótese el leve reforzamiento de la vaina leptomeníngea del nervio óptico izquierdo (*flecha*). **D:** RM axial ponderada en T1 con contraste y supresión de grasa en el mismo paciente, que muestra agrandamiento y reforzamiento anómalo de ambos nervios ópticos en toda la órbita, con extensión a través del canal óptico en el lado derecho. (Publicado nuevamente con permiso de la American Society of Neuroradiology, de Engelken JD, Yuh WTC, Carter KD, et al. Optic nerve sarcoidosis: MR findings. *AJNR Am J Neuroradiol* 1992;13:228-230; permiso tramitado a través de Copyright Clearance Center, Inc.) **E:** Reforzamiento y engrosamiento de los nervios ópticos prequiasmáticos en un paciente con pérdida visual bilateral subaguda por sarcoidosis. Nótese el agrandamiento característico del infundíbulo.

inflamatorio más común que provoca una neuropatía óptica infiltrante es la sarcoidosis. Los procesos infecciosos más comunes son la sífilis, la tuberculosis y las infecciones fúngicas oportunistas como la criptococosis.

Sarcoidosis

La disfunción del nervio óptico es probablemente la manifestación neuroftalmológica más común de la sarcoidosis. El nervio óptico puede verse afectado en cualquier momento durante el curso de la enfermedad y puede ser el lugar de su presentación inicial. La sarcoidosis puede afectar el nervio óptico de varias formas. Puede producir papiledema, neuropatía óptica anterior o retrobulbar compresiva, neuropatía óptica isquémica

o neuritis óptica anterior o retrobulbar. La neuritis óptica es el resultado de una infiltración granulomatosa de la papila óptica, de las porciones orbitaria anterior, orbitaria posterior, intracanalicular o intracraneal del nervio, o de una combinación de estas. En algunos casos, el responsable es más de un proceso.

La infiltración granulomatosa de la papila óptica puede estar relacionada o no con la evidencia por neuroimagen o ecografía de un agrandamiento difuso de la porción orbitaria del nervio óptico. La papila óptica en estos casos suele estar marcadamente elevada, de forma difusa o sectorial (fig. 9-19), y a menudo tiene una apariencia sólida o nodular. Puede haber vasos dilatados similares a una neovascularización en la superficie de la papila.

La apariencia de la infiltración de la papila óptica por granulomas de tipo sarcoide puede simular a la del papiledema, salvo que la primera afección es más a menudo unilateral que bilateral, y suele estar asociada a una disminución de la visión, a una inflamación intraocular y/o a evidencia de neuroimagen de un proceso intracraneal que afecta la base del cráneo.

Cuando la porción proximal del nervio óptico intraorbitario está infiltrada por una inflamación granulomatosa en pacientes con sarcoidosis, la afección suele presentarse como una neuritis óptica aguda, subaguda o, raramente, crónica, con pérdida progresiva de la visión y edema de la papila. Esta afección puede ser imposible de diferenciar clínicamente de la neuritis óptica desmielinizante e incluso de ciertas causas de neuropatía óptica compresiva, en particular el MVNO. Incluso las pruebas de neuroimagen, que muestran un agrandamiento y reforzamiento de la porción orbitaria del nervio óptico (fig. 9-20), no ayudan a establecer el diagnóstico con certeza. En algunos casos, este se realiza cuando se encuentra evidencia clínica, de imagen o de laboratorio, de sarcoidosis en otro lugar. En otros casos, el diagnóstico no se confirma hasta que se realiza una biopsia del nervio o de otro tejido anómalo.

Debido a la predilección de la neurosarcoidosis por afectar las meninges basales, la porción intracraneal de uno o ambos nervios ópticos y el quiasma óptico pueden verse ocasionalmente afectados por la enfermedad, lo que produce una variedad de patrones de pérdida visual. En algunos pacientes, esta pérdida se asocia a evidencia de una disfunción hipotalámica y/o a insuficiencia hipofisaria hipotalámica (en particular, insuficiencia de gonadotropinas).

El diagnóstico de sarcoidosis cuando se sospecha en una presentación aparentemente aislada de neuropatía óptica puede ser muy difícil. La radiografía de tórax estándar es una parte esencial de la evaluación, como mínimo, si bien la TC de tórax podría proporcionar un mayor rendimiento. La captación anómala en la gammagrafía con galio, aunque no es específica de la sarcoidosis, puede revelar regiones accesibles para la biopsia. La biopsia de la conjuntiva o de la glándula lagrimal puede establecer el diagnóstico, especialmente si los tejidos en los que se ha realizado una biopsia están clínicamente afectados. Las pruebas para detectar concentraciones elevadas de la enzima convertidora de angiotensina (ECA), aunque se realizan de forma rutinaria, tienen un bajo rendimiento en los casos sin afectación pulmonar.

El tratamiento principal de la sarcoidosis se realiza con corticosteroides. La mayoría de las manifestaciones neurológicas, incluida la neuropatía óptica, responden rápidamente al tratamiento. Sin embargo, muchos pacientes requieren tratamiento crónico. Otros fármacos que se consideran beneficiosos en el tratamiento de la neuropatía óptica sarcoide, por separado o en combinación con los corticoesteroides, son los fármacos inmunosupresores como la ciclosporina, la azatioprina, el metotrexato, el rituximab y la ciclofosfamida. Algunos casos que no responden a la medicación responden bien a la radioterapia.

Trastornos infecciosos

La tuberculosis puede infiltrar el nervio óptico. En algunos casos, el tuberculoma es adyacente al nervio óptico y forma parte de una densa aracnoiditis adhesiva que puede o no estar separada de las estructuras circundantes. En otros casos, sin embargo, el tejido inflamatorio invade realmente el nervio, lo que hace imposible su extirpación. En ocasiones infrecuentes, el tuberculoma está completamente incluido dentro del nervio óptico.

El sifiloma (goma sifilítico) puede actuar de forma similar a la de los tuberculomas. En pacientes con sífilis puede producirse neuritis óptica retrobulbar, y también se han descrito gomas dentro de la papila óptica.

Las enfermedades víricas como el citomegalovirus y algunos de los virus del herpes pueden producir un proceso infiltrante del nervio óptico.

La invasión del sistema visual anterior por organismos criptocócicos en el marco de una meningitis criptocócica no es infrecuente, especialmente en pacientes con el síndrome de inmunodeficiencia adquirida (sida). La pérdida visual en estos casos puede reflejar una invasión directa del nervio óptico o del quiasma por los organismos, una aracnoiditis adhesiva constrictiva, un aumento de la PIC con papiledema o una combinación de estos procesos. La pérdida visual puede ser repentina, subaguda a lo largo de días o crónica durante un período de meses. Es de suponer que otros organismos causantes de meningitis aguda y crónica provocan pérdida visual de forma similar.

10

Neuropatías ópticas traumáticas

Clasificación

Epidemiología

Evaluación clínica

Anatomopatología

Patogenia

Farmacología

Manejo

Clasificación

La neuropatía óptica traumática (NOT) se ha dividido clásicamente en dos tipos de lesiones: directas e indirectas. Las lesiones **directas** del nervio óptico son el resultado de un traumatismo orbitario o cerebral que transgrede los planos tisulares normales para alterar la integridad anatómica y funcional del nervio óptico, debido a una fuerza penetrante que choca directamente con el nervio óptico. Las lesiones **indirectas** son causadas por fuerzas transmitidas a distancia del nervio óptico. En las lesiones indirectas del nervio óptico no se transgreden los planos normales del tejido. En cambio, la anatomía y la función del nervio óptico se ven comprometidas por la energía absorbida por el nervio en el momento del impacto. Un ejemplo clásico de lesión indirecta del nervio óptico es cuando se produce un traumatismo contuso en la frente que provoca una transmisión de la fuerza a través del cráneo hasta la porción intracanalicular confinada del nervio.

El pronóstico de una lesión del nervio óptico depende en parte de si es directa o indirecta. Las lesiones directas tienden a producir una pérdida visual grave e inmediata, con pocas probabilidades de recuperación. Por otro lado, las neuropatías ópticas indirectas se asocian bastante con la recuperación visual, y también pueden producir una pérdida visual retardada entre varias horas y días después de la lesión.

Desde el punto de vista anatómico, las lesiones del nervio óptico también pueden clasificarse como traumatismo de la papila óptica (avulsión), neuropatía óptica anterior o neuropatía óptica posterior. La avulsión del nervio óptico al entrar en el globo produce una apariencia oftalmoscópica distinta, que consiste en un anillo parcial de hemorragia en la cabeza del nervio óptico. En algunos casos, puede identificarse el lugar de la avulsión (fig. 10-1A).

Las lesiones en la porción proximal del nervio óptico a menos de 10 mm del globo, por delante de donde los vasos centrales de la retina penetran el nervio, producen una variedad de alteraciones que se aprecian inmediatamente en el fondo de ojo, e incluyen una imagen oftalmoscópica de una oclusión de la arteria central de la retina o de la rama arterial, una oclusión de la vena central de la retina o una neuropatía óptica isquémica anterior (fig. 10-2).

A diferencia de las lesiones que afectan la porción proximal del nervio óptico, las lesiones del nervio óptico posteriores a la entrada de la arteria central de la retina no producen ningún cambio inmediato en la apariencia del fondo de ojo. En concreto, la papila óptica mantiene una apariencia normal durante al menos 3 o 5 semanas, tras las cuales se vuelve pálida (aunque la tomografía de coherencia óptica [TCO] revelará cambios en una o dos semanas). El lugar más común de la lesión posterior indirecta del nervio óptico es el canal óptico.

La porción intracraneal del nervio óptico es el siguiente sitio más común de lesión. Cuando se lesiona esta región, es probable que el defecto del campo sea hemianópsico, y la lesión bilateral es común, al igual que la lesión asociada al quiasma óptico (fig. 10-3).

Epidemiología

El tipo de traumatismo que produce una NOT suele ser una lesión por desaceleración tras un impulso importante. En los casos de NOT aislada, la fuerza del impacto suele dirigirse a la frente ipsolateral o a la región mesofacial. Los accidentes de automóvil y de bicicleta son las causas más frecuentes, y representan entre el 17 % y el 63 % de los casos. Las víctimas de accidentes de moto pueden ser especialmente vulnerables a la NOT, ya que hasta el 18 % de estos accidentes provocan una disfunción del nervio óptico. Las caídas son la siguiente causa más común. La NOT también puede producirse en contextos tan diversos como los impactos frontales causados por la caída de escombros o residuos, agresiones, puñaladas, heridas de bala y tras un traumatismo craneal aparentemente trivial. También puede producirse por una lesión yatrógena, sobre todo después de

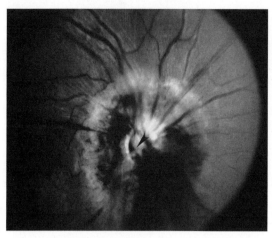

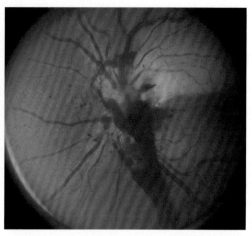

A

B

Figura 10-1 A: Avulsión traumática de la papila óptica. Nótese el anillo de hemorragia alrededor de la papila. El lugar de la avulsión es claramente visible como un área oscura semilunar en la porción temporal de la papila (*punta de flecha*). **B:** Avulsión traumática del nervio óptico izquierdo con oclusión de la rama superior de la arteria retiniana. (Cortesía de la Dra. Jennifer Thorne.)

una cirugía endoscópica de los senos paranasales y de la órbita. La lesión del nervio óptico suele asociarse con un traumatismo multisistémico y una lesión cerebral grave. La pérdida de conciencia se produce en el 40% al 72% de los pacientes con NOT, y la NOT se produce en aproximadamente el 1.6% de los casos de traumatismo craneal y en el 2.5% de los pacientes con traumatismo maxilofacial.

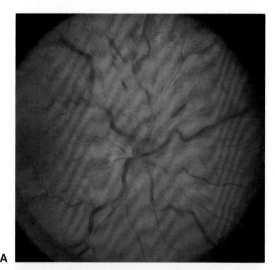

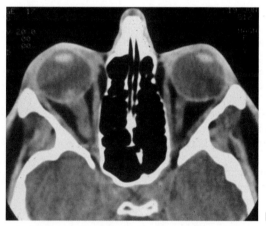

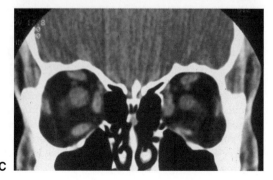

A

B

C

Figura 10-2 Neuropatía óptica anterior traumática (proximal) y oclusión de la vena central de la retina. El paciente era un hombre de 24 años que recibió un golpe en el ojo derecho mientras jugaba al baloncesto y que notó inmediatamente la pérdida de visión en el ojo. La agudeza visual era de percepción de luz en el ojo derecho y 20/15 en el ojo izquierdo. **A:** La apariencia oftalmoscópica del fondo de ojo derecho revela una inflamación hiperémica moderada de la papila óptica. Las venas retinianas están moderadamente dilatadas y hay hemorragias en forma de flama en la región peripapilar. **B:** La tomografía computarizada (TC) axial muestra un aumento moderado de la porción orbitaria del nervio óptico derecho. **C:** La TC coronal muestra un agrandamiento del nervio óptico derecho, en comparación con el izquierdo. Obsérvense pequeñas áreas de mayor densidad, consistentes con una hemorragia, dentro del nervio agrandado.

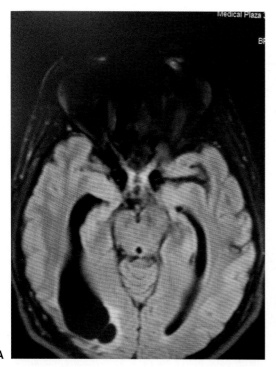

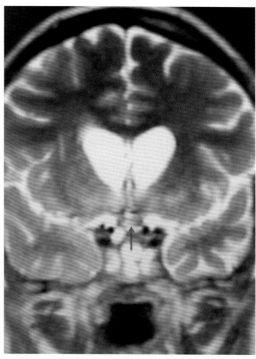

A

B

Figura 10-3 A: Corte axial T2-FLAIR cerebral de un hombre de 29 años que sufrió un accidente de moto, en el que se constata la separación casi completa del quiasma óptico (rotura quiasmática). **B:** Corte coronal T2 cerebral a nivel del quiasma, en el que se constata la señal de líquido (*flecha roja*) dentro del quiasma, consistente con la separación de este, lo que resulta en la visualización del líquido cefalorraquídeo (LCR).

La NOT que se produce en el contexto de una hemorragia orbitaria define un importante subconjunto de lesiones del nervio óptico que no encaja bien en la clasificación clásica de las lesiones directas e indirectas del nervio óptico. Por ejemplo, la hemorragia orbitaria tras el bloqueo retrobulbar se produce en el 0.44 % al 3 % de los pacientes. En la mayoría de los casos, la hemorragia se reconoce rápidamente y se maneja con facilidad, con poca repercusión en el resultado visual, a menos que se haya producido una lesión directa del nervio óptico por la perforación del nervio por la aguja retrobulbar. Así pues, la incidencia de la NOT en el marco de una hemorragia orbitaria yatrógena es extremadamente baja.

Cuando la hemorragia retrobulbar se produce en asociación con un traumatismo contuso en la órbita, el riesgo de pérdida visual es mucho mayor. En este contexto, la sangre puede estar dispersa por la órbita, en el espacio subperióstico y en la vaina del nervio óptico. En otros casos, puede formarse un quiste hemático que provoque una neuropatía óptica por la compresión del nervio por el quiste. Los estudios de imagen pueden ayudar a localizar la hemorragia en estos casos. El enfisema orbitario es también una causa poco frecuente de lesión del nervio óptico. Puede presentarse tras una fractura orbitaria, normalmente después de que el vómito o el sonarse la nariz hagan entrar aire en la órbita, lo que compromete el nervio óptico.

Evaluación clínica

La NOT es un diagnóstico clínico que suele realizarse cuando existen pruebas de una neuropatía óptica relacionada temporalmente con un traumatismo craneal contuso o penetrante. El traumatismo craneal puede haber sido grave, en cuyo caso la persona afectada puede estar inconsciente. En algunos casos, no hay ninguna otra evidencia de traumatismo orbitario u ocular; en otros, hay pruebas evidentes de lesiones en el ojo o la órbita, como hemorragia periorbitaria u ocular, equimosis o laceraciones.

La evaluación clínica de un paciente con pérdida visual tras un traumatismo debe comenzar con una anamnesis completa, normalmente obtenida de la familia, amigos o testigos del traumatismo. Es especialmente importante, tanto para efectos médicos como legales, determinar si el paciente con evidencia de pérdida visual tenía algún déficit visual antes de la lesión. El examen de un paciente con una posible NOT está limitado por numerosos factores dependientes del paciente, como la presencia o ausencia de otras lesiones, el nivel de conciencia y su capacidad o voluntad de cooperar con el examinador. Por tanto, es fundamental una buena anamnesis y un examen objetivo cuidadoso.

La gravedad de la pérdida visual inicial en los pacientes con NOT es muy variable, desde la no percepción de luz hasta 20/20 con un defecto del campo asociado. La prevalencia de la pérdida visual inicial grave por NOT oscila probablemente entre el 43% y el 56%. Es más probable que la pérdida sea grave en los pacientes con estudios de neuroimagen en las que se observa una fractura del canal óptico, lo que suele significar una lesión directa del nervio óptico. La pérdida visual retardada alcanza el 10% en algunas series. La **visión del color**, una excelente prueba de la función del nervio óptico, puede evaluarse a pie de cama con un objeto rojo y/o cartillas de color.

En los casos de NOT unilateral, debe haber un **defecto pupilar aferente relativo** (DPAR) en el lado de la presunta lesión del nervio óptico. En un paciente con una presunta NOT sin DPAR puede confirmarse que no hay neuropatía óptica o que tiene una neuropatía óptica bilateral. Además, dado que los pacientes con una visión de 20/20 en el contexto de una neuropatía óptica pueden tener un DPAR, la presencia de dicho defecto en un paciente comatoso o semicomatoso, cuya agudeza visual no puede medirse, no puede tomarse como prueba de visión escasa o nula en el ojo. Solo cuando la pupila no reacciona en absoluto a la luz directa, sino que lo hace de forma consensual (lo que indica una función eferente intacta), puede estarse seguro de que el paciente no tiene percepción de la luz. A la inversa, hay que tener mucha cautela a la hora de hacer el diagnóstico de NOT unilateral en ausencia de DPAR, especialmente cuando la pérdida de visión parece grave, ya que pueden surgir problemas relacionados con la ganancia secundaria en el contexto de un traumatismo.

Después de un traumatismo, es esencial un examen completo y minucioso del ojo y de los anexos oculares. La palpación del borde orbitario puede permitir la identificación de fracturas al detectar un escalón. La inflamación periorbitaria puede enmascarar la presencia de proptosis. La resistencia a la retropulsión del globo, seguida de una tonometría, puede identificar rápidamente una órbita con tensión por una hemorragia retroorbitaria.

Posteriormente, la sangre en el vítreo puede oscurecer el fondo de ojo. La presencia de un DPAR en este contexto sugiere un gran desprendimiento de retina asociado o una NOT. La hemorragia vítrea puede darse también en el contexto de una hemorragia subaracnoidea (síndrome de Terson). Si desde el punto de vista neurológico el paciente se encuentra inestable, antes de dilatar los ojos debe consultarse con el neurocirujano o el traumatólogo. Si se realiza un examen con dilatación, debe documentarse adecuadamente y solo deben utilizarse medicamentos de acción corta. Un **examen del fondo de ojo** adecuado incluirá la evaluación de las anomalías de la circulación retiniana. La avulsión parcial y completa de la cabeza del nervio óptico produce un anillo de hemorragia en el lugar de la lesión o la aparición de una fosa redonda y profunda (fig. 10-1). Las lesiones anteriores entre el globo y el lugar donde los vasos centrales de la retina entran en el nervio óptico producen alteraciones en la circulación de la retina, que incluyen obstrucción venosa y neuropatía óptica isquémica anterior traumática (fig. 10-2). Las hemorragias en la vaina del nervio óptico posteriores al origen de los vasos centrales de la retina pueden dejar intacta la circulación de la retina, pero producir una inflamación de la cabeza del nervio óptico. Puede observarse un papiledema franco en el marco de una presión intracraneal elevada, además de la presencia de NOT. La presencia de una rotura coroidea o una conmoción retiniana (*commotio retinae*) puede explicar la pérdida visual. Debe ejercerse el juicio clínico para decidir si estas condiciones son consistentes con un DPAR.

La presencia de disminución de la agudeza visual y DPAR en ausencia de enfermedad intraocular debe sugerir una lesión orbitaria posterior, intracanalicular o intracraneal del nervio óptico. La papila óptica en estos casos parecerá normal durante 3 o 5 semanas, tras lo cual se volverá progresivamente pálida y atrófica. No obstante, si se realiza una TCO, se observará adelgazamiento de la capa de fibras nerviosas de la retina en 1 o 2 semanas. La observación de atrofia óptica en un paciente con traumatismo craneal agudo y evidencia de neuropatía óptica indica definitivamente que al menos parte de la neuropatía óptica estaba presente antes del traumatismo, y que no fue causada por este. En todo caso, los pacientes con neuropatía óptica compresiva leve y asintomática por una masa intracraneal que se expande lentamente pueden experimentar, a veces, una pérdida aguda de visión tras un traumatismo aparentemente trivial, por los efectos del traumatismo sobre un nervio óptico ya comprometido.

Siempre que sea posible, debe realizarse algún tipo de **prueba de campo visual** en el paciente despierto y cooperativo con posible NOT. El campo visual puede proporcionar información limitada sobre la posible localización del daño del nervio óptico. Dentro del canal óptico, por ejemplo, los vasos penetrantes de piamadre que proporcionan sangre al nervio óptico están sujetos a fuerzas de cizallamiento en el momento de la lesión. Dado que la porción superior del nervio óptico está más unida dentro del canal, se cree que los vasos de piamadre superiores son los más susceptibles a las fuerzas de cizallamiento.

Si este concepto es correcto, los pacientes con lesiones en la porción intracanalicular del nervio óptico que conservan de parte de la visión deberían tener un defecto del campo visual que es peor inferiormente que superiormente. Sin embargo, no existe un defecto del campo visual patognomónico que sea diagnóstico de un traumatismo del nervio óptico. Pueden producirse defectos altitudinales, centrales, paracentrales, centrocecales y hemianópsicos, así como una constricción generalizada del campo.

La tomografía computarizada (TC) permite visualizar no solo el nervio óptico y los tejidos blandos adya-

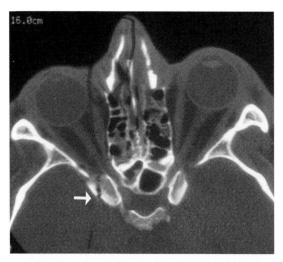

Figura 10-4 Apariencia de la TC axial de una fractura del canal óptico (*flecha*) en un paciente con neuropatía óptica traumática derecha.

centes en la órbita y las estructuras neurales y vasculares en el encéfalo, sino también la anatomía ósea de los canales ópticos y los senos paranasales. En alrededor del 36 % al 67 % de los casos de NOT se observa evidencia tomográfica de una fractura a través del canal óptico ipsolateral. (fig. 10-4). La fractura en estas situaciones puede lesionar el nervio óptico directamente o puede servir como marcador de la gravedad de la fuerza transferida al nervio óptico. En raras ocasiones, las fuerzas traumáticas y el daño circundante en los senos paranasales, el hueso esfenoides y los compartimentos intracraneales pueden ser lo suficientemente graves como para introducir aire *dentro* de la vaina del nervio óptico (fig. 10-5).

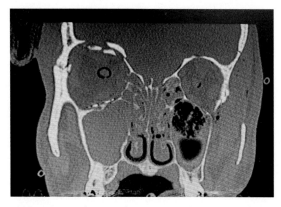

Figura 10-5 Enfisema postraumático de la vaina del nervio óptico. Un hombre de 27 años implicado en un accidente de moto a alta velocidad sufrió múltiples fracturas orbitarias y craneales bilaterales. La TC coronal constata la presencia de un anillo de aire atrapado dentro de la vaina del nervio óptico derecho y una media luna de aire más pequeña temporalmente dentro de la vaina del nervio óptico izquierdo.

Aunque la TC es mucho mejor que la resonancia magnética (RM) a la hora de delimitar las fracturas óseas, la segunda es mejor para obtener imágenes de los tejidos blandos (*v.* cap. 3). El papel de la RM en la NOT aún no está totalmente definido. Ciertamente, es más sensible en la detección y la evaluación de las anomalías intracraneales asociadas, y puede resultar útil en la detección de hemorragias leves del nervio óptico o la vaina del nervio, especialmente dentro del canal óptico. En general, la RM debe realizarse solo después de que se haya descartado un cuerpo extraño metálico intracraneal, intraorbitario o intraocular mediante una TC o radiografías convencionales.

Anatomopatología

El examen anatomopatológico de los nervios ópticos a partir de autopsias realizadas poco después de un traumatismo craneal cerrado ha revelado hemorragias de la vaina dural del nervio óptico en el 83 % de los casos, hemorragias intersticiales del nervio óptico en el 36 % de los casos (con hemorragia presente en el canal óptico en dos terceras partes de estos casos), y lesiones por cizallamiento y necrosis isquémica en el 44 % de los casos (con el nervio óptico intracanalicular y los nervios ópticos intracraneales afectados el 81 % y el 54 % de las veces, respectivamente).

El hallazgo, no infrecuente, de fracturas del hueso esfenoides en pacientes con NOT tras un traumatismo craneoencefálico es un indicio de la fuerza sustancial que se transmite al nervio óptico en esos casos. Los estudios con TC sugieren que más de la mitad de los casos de NOT están relacionados con una fractura del hueso esfenoides. Los estudios que utilizan la interferometría láser sugieren que, haya o no una fractura del canal óptico, las fuerzas aplicadas al hueso frontal durante una lesión por desaceleración se transmiten a la región del canal óptico y se concentran en esta. De hecho, toda la fuerza de desaceleración se aplica a los huesos faciales a lo largo de varios milisegundos, con lo que la deformación elástica del hueso esfenoides da lugar a la transferencia directa de la fuerza a la porción intracanalicular del nervio óptico.

Dado que la vaina del nervio está muy adherida al canal óseo, las fuerzas provocan una necrosis inmediata por contusión del nervio al dañar los axones y la vasculatura. El desarrollo y la localización de una fractura en estos casos vienen determinados por los límites elásticos del hueso afectado. El hueso frágil tiene más probabilidades de deformarse, mientras que el hueso grueso es inelástico y tiene más probabilidades de fracturarse. Aunque las fracturas del canal óptico no son infrecuentes en pacientes con NOT, la lesión directa del nervio por fragmentos óseos desplazados es rara.

El nervio óptico intracraneal también puede lesionarse contra el pliegue de duramadre falciforme que recubre el plano esfenoidal o donde el nervio se fija entrando en la apertura intracraneal del foramen óptico (fig. 10-6). Se ha planteado la hipótesis de que la inflamación del nervio óptico dentro del canal óseo puede hacer que la porción intracanalicular del nervio sea susceptible de sufrir una lesión isquémica. Sin embargo, hay pruebas de que el edema astrocítico en el nervio óptico es menos significativa que en las lesiones cerebrales, y la hinchazón del nervio óptico puede ser menos importante de lo que se pensaba.

Patogenia

Ya sea de forma directa o indirecta, la lesión del nervio óptico provoca daño tanto mecánico como isquémico. Este daño puede ser el resultado de mecanismos tanto primarios como secundarios. Los **mecanismos primarios** provocan una lesión permanente en los axones del nervio óptico en el momento del impacto. Así, la lesión principal puede deberse a la laceración del nervio óptico o a las fuerzas de cizallamiento de la desaceleración que se transfieren al nervio, especialmente dentro del canal óptico, donde el nervio está intensamente unido.

Los **mecanismos secundarios** provocan daño en el nervio óptico tras la fuerza del impacto. Entre estos mecanismos se incluyen la vasoconstricción y el edema del nervio óptico dentro de los confines del canal óptico no expansible, lo que conduce a empeoramiento de la isquemia y a daño irreversible de los axones que pudiesen haberse preservado en el momento de la lesión inicial o que se lesionaron, pero que podían recuperarse inmediatamente después del impacto. Lo importante de esta idea es que la intervención inmediata y adecuada tras una lesión inicial del nervio óptico podría ayudar a detener la lesión secundaria y preservar la visión mediante la preservación de los axones que sobrevivieron al daño inicial.

La **isquemia** es quizá la característica más importante de las lesiones secundarias tras un traumatismo. El mecanismo lesional no es simplemente el cese del flujo sanguíneo. La isquemia parcial y la reperfusión de las regiones transitoriamente isquémicas generan **radicales libres de oxígeno** que provocan daños por reperfusión. La **bradicinina** inicia la liberación de ácido araquidónico de las neuronas, y las prostaglandinas resultantes, los radicales libres de oxígeno y los peróxidos lipídicos producen una pérdida de la autorregulación cerebrovascular. Otros posibles mecanismos de lesión son la adhesión de las plaquetas inducida por el tromboxano y la agregación microvascular, otros desencadenantes de la producción de radicales libres, la liberación de aminoácidos excitadores y la alteración del metabolismo normal del calcio. Además, las primeras fases de la lesión del sistema nervioso central (SNC) se caracterizan por la liberación de mediadores de la **inflamación**, con el consiguiente daño inflamatorio agudo y crónico.

Farmacología

Las investigaciones sobre el traumatismo medular agudo constatan que las acciones farmacológicas de dosis muy elevadas de corticosteroides en este contexto son distintas de las acciones de estos en las dosis más habituales en la práctica clínica. En estudios experimentales se ha constatado una respuesta bifásica a la dosis de metilprednisolona en un rango de dosis muy superior al uso clínico habitual.

En concreto, en animales con lesiones experimentales del SNC e isquemia, parece haber un beneficio farmacológico distintivo de las dosis de metilprednisolona en el rango de 30 mg/kg (15 a 30 veces la dosis clínica estándar). El más importante de estos efectos parece ser como antioxidante que limita el daño tisular causado por los radicales libres de oxígeno. Estos primeros estudios constituyeron la base de ensayos clínicos posteriores destinados a comprobar si los beneficios propuestos de los corticoesteroides podían extrapolarse realmente al ámbito clínico.

El *Second National Acute Spinal Cord Injury Study* (NASCIS II) fue un estudio multicéntrico, aleatorizado, doble ciego y controlado con placebo. Los pacientes inscritos en el estudio fueron asignados aleatoriamente a uno de los tres grupos de tratamiento en las 12 h siguientes a la lesión. Los grupos consistían en placebo, naloxona y metilprednisolona. La naloxona, un agonista parcial de los receptores de opioides que es eficaz para limitar las lesiones neurológicas en los animales, se administró en un bolo inicial de 5.4 mg/kg y luego a un índice de infusión continua de 4.0 mg/kg/h durante 24 h. La metilprednisolona se administró en una dosis inicial de 30 mg/kg seguida de una infusión continua de

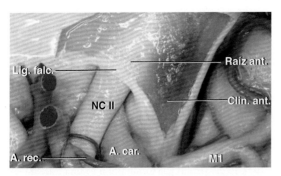

Figura 10-6 Relación del nervio óptico y el pliegue de duramadre falciforme (también denominado ligamento falciforme). Obsérvese que cuando el nervio sale del canal óptico, queda cubierto por el pliegue (Lig. falc.). A. car., Arteria carótida interna; A. rec., Arteria recurrente de Heubner; Clin ant., Proceso clinoides anterior; NCII, Nervio oculomotor; M1, Segmento M1 de la arteria cerebral media; Raíz ant., Raíz anterior. (De Joo W, Funaki T, Yoshioka F, et al. Microsurgical anatomy of the carotid cave. *Neurosurgery* 2012;70/ONS Suppl 2:300-312. Copyright © 2011 por el Congress of Neurological Surgeons; con permiso de Oxford University Press.)

5.4 mg/kg/h. durante 24 h (es decir, unos 160 mg/kg o 10 g en total durante 24 h). En este estudio pudo constatarse que el tratamiento con metilprednisolona dentro de las 8 h siguientes a la lesión, a la dosis descrita anteriormente, mejoraba significativamente la función motora y sensorial, en comparación con los pacientes que recibieron placebo o naloxona. Los pacientes tratados con metilprednisolona más de 8 h después de la lesión no mostraron una mejora en las puntuaciones neurológicas, en comparación con los pacientes que recibieron el placebo. De hecho, el análisis posterior de los datos del NASCIS II sugirió que el tratamiento con metilprednisolona administrado de la forma y la dosis descritas anteriormente e iniciado más de 8 h después de la lesión **era perjudicial**.

El ensayo CRASH (*corticosteroid randomisation after significant head injury*) sigue siendo el mayor ensayo sobre traumatismo craneoencefálico realizado hasta la fecha, con más de 10 000 pacientes de todo el mundo inscritos (31 países). Los investigadores constataron que los pacientes aleatorizados a una infusión de 48 h de metilprednisolona dentro de las 8 h siguientes a la lesión mostraban peores resultados a los 6 meses (mayor riesgo de muerte y discapacidad grave), que los pacientes que recibieron placebo, lo que constituye un argumento potente contra del uso rutinario y empírico de los corticosteroides en pacientes con traumatismos craneales agudos.

Manejo

El tratamiento de la NOT debe guiarse por el proverbio hipocrático de no hacer daño. Hay muy poca ayuda definitiva en la literatura publicada sobre este tema. Por ejemplo, es muy difícil utilizar datos retrospectivos para caracterizar la evolución natural de la afección, dada la marcada heterogeneidad en la gravedad de la presentación y las circunstancias. La NOT es una lesión compleja que a menudo presenta componentes directos e indirectos y mecanismos de daño intracelular y extracelular tanto primarios como secundarios. Sin un conocimiento preciso de su evolución natural, es muy difícil determinar el efecto beneficioso de un abordaje médico, quirúrgico o combinado.

En la actualidad, ningún estudio valida un abordaje concreto para el tratamiento de la NOT. Sin embargo, el uso de corticosteroides sistémicos sigue siendo habitual en algunas regiones. El efecto clínico beneficioso de estos fármacos en el tratamiento de las lesiones de la médula espinal proporcionó una justificación teórica para el uso de estos agentes en la NOT, aunque las dosis utilizadas por la mayoría de los autores no se aproximan a las utilizadas en el estudio NASCIS II.

Además, existen diferencias fundamentales entre la médula espinal y el nervio óptico, por lo que el éxito de la aplicación de altas dosis de corticosteroides en el tratamiento de la lesión medular puede no generalizarse totalmente al tratamiento del traumatismo del nervio óptico.

En el *International Optic Nerve Trauma Study*, el reclutamiento fue insuficiente para un ensayo aleatorizado, y se convirtió en un estudio intervencionista comparativo y no aleatorizado. Un total de 133 pacientes cumplieron los criterios de inclusión y análisis. Había tres grupos de tratamiento: pacientes sin tratar, tratamiento con corticoesteroides y cirugía con o sin corticoesteroides. No hubo un beneficio claro ni para el tratamiento con corticoides ni para la descompresión del canal óptico, aunque se sugirió una tendencia hacia un resultado más favorable si se administraban dosis altas de corticoides en las primeras 8 h desde la lesión. De hecho, la revisión crítica de la literatura sobre NOT no aporta pruebas estadísticas para concluir que la cirugía, los corticosteroides o una combinación de ambos sean más beneficiosos que la ausencia de tratamiento.

Evidencia cada vez mayor, incluido el *International Optic Nerve Trauma Study*, plantea cuestiones importantes sobre los posibles beneficios de los corticosteroides en el tratamiento de la NOT. En primer lugar, no hay estudios estadísticamente válidos que apoyen su uso en en el tratamiento de dicho padecimiento. Es importante destacar que el análisis de los datos del NASCIS II constató que el tratamiento con metilprednisolona iniciado más de 8 h después de la lesión medular es perjudicial.

Una segunda cuestión relativa al tratamiento de la NOT es que existen al menos dos líneas de evidencia experimental que sugieren que la metilprednisolona es perjudicial para los nervios ópticos lesionados. En un estudio en el que se utilizó una lesión por aplastamiento del nervio óptico en ratas, se produjo una disminución dependiente de la dosis de los axones residuales con dosis crecientes de metilprednisolona. En efecto, la respuesta neuroinmunitaria del organismo ante un traumatismo puede verse obstaculizada o ser nula por la administración exógena de corticoesteroides.

Por último, en un modelo experimental de esclerosis múltiple, dosis elevadas de metilprednisolona aumentaron significativamente la pérdida apoptótica de células ganglionares de la retina. No está claro si estos hallazgos pueden relacionarse con personas con NOT.

Dada la ausencia de evidencia clínica de que los corticosteroides sean beneficiosos en el tratamiento de la NOT, aunada a la creciente evidencia experimental de que las dosis muy altas de metilprednisolona pueden ser perjudiciales para el nervio óptico lesionado, los clínicos deberían abandonar el uso rutinario de corticosteroides en *megadosis* para el tratamiento de la NOT.

La eritropoyetina (EPO) administrada por vía intravenosa también ha suscitado interés por su posible efecto neuroprotector en el nervio óptico lesionado. Los investigadores han comparado el uso de la EPO con los corticoesteroides y el placebo. Aunque hubo un optimismo inicial sobre el papel rutinario de la EPO para la NOT indirecta basado en el éxito anecdótico, una evaluación más sistemática no logró mostrar un beneficio claro de esta sobre la observación y el tratamiento conservador solamente.

La intervención quirúrgica para la NOT también sigue siendo empírica. Un gran porcentaje de las lesiones intracanaliculares tienen lugar en el pliegue de duramadre falciforme, y esta es una localización que no se beneficiará de la descompresión del canal óptico. Sin embargo, es posible que algunos subconjuntos de lesiones se beneficien de la intervención quirúrgica. Por ejemplo, la reducción de los fragmentos óseos que inciden en el nervio óptico es una razón de peso para la intervención quirúrgica, especialmente en los casos de pérdida visual retardada, aunque estos pueden representar lesiones intratables.

La hipótesis de que la reducción de la fractura del canal beneficia al nervio lesionado sigue sin constatarse. Es posible que la fractura solo sea una evidencia residual de las fuerzas ejercidas sobre el nervio en el momento del impacto. Es posible que el levantamiento de estos fragmentos de hueso no aporte ningún beneficio terapéutico.

Los informes de casos y pequeñas series constatan una mejora visual tras la evacuación de la vaina del nervio intraóptico o de los hematomas subperiósticos que causan compromiso del nervio óptico. Estos ejemplos solo proporcionan una experiencia limitada en la que basar las recomendaciones de cirugía para pacientes determinados. La lesión del nervio óptico intracanalicular es la forma más común de NOT. No es de extrañar que la descompresión del canal óptico sea la intervención quirúrgica notificada con mayor frecuencia. En teoría, abrir el canal para proporcionar espacio al nervio óptico para que se agrande debería ser beneficioso. Sin embargo, en el *International Optic Nerve Trauma Study* no logró constatarse un efecto beneficioso para la descompresión

quirúrgica. Este estudio tenía importantes limitaciones, y es posible que no tuviera el poder necesario para identificar un pequeño efecto beneficioso para un subconjunto de pacientes. En consecuencia, es difícil abogar por un conjunto de mejores prácticas basadas en este estudio. Ciertamente, en el caso de una hemorragia orbitaria que cause un compromiso del nervio óptico, hay poca controversia respecto a la necesidad de proporcionar alivio quirúrgico inmediato de la enfermedad orbitaria compresiva.

Es razonable esperar que, si la cirugía va a ser beneficiosa, realizarla lo antes posible puede disminuir la pérdida axónica secundaria. La orbitotomía (incisión de la órbita) proporciona el mejor acceso para la evacuación de un hematoma de la vaina del nervio óptico, la reducción de una fractura de la pared orbitaria lateral deprimida que pueda estar comprometiendo el nervio óptico, o el drenaje de un hematoma subperióstico con compresión posterior del nervio óptico. Debe realizarse un diagnóstico anatómico preciso para planificar una intervención quirúrgica adecuada.

En las últimas dos décadas se han producido numerosos avances en las técnicas neuroquirúrgicas y de visualización. Por ejemplo, los abordajes endonasales ampliados, la neuronavegación y los sistemas ópticos avanzados han mejorado drásticamente la seguridad relativa de las intervenciones invasivas. Por tanto, el hecho de considerar una intervención quirúrgica en un paciente con una presunta causa estructural de NOT sigue siendo una decisión que debe tomarse caso por caso, en función de los conocimientos y la experiencia disponibles del equipo de manejo multidisciplinario. Evitar la intervención quirúrgica en pacientes inconscientes sigue siendo una recomendación razonable hasta que haya evidencia clara que establezca el valor de la intervención quirúrgica.

11

Neuropatías ópticas tóxicas y por insuficiencia

Criterios etiológicos
    Neuropatías ópticas nutricionales
    Neuropatías ópticas tóxicas

Características clínicas de las neuropatías ópticas nutricionales y tóxicas

Diagnóstico diferencial

Neuropatías ópticas nutricionales específicas
    Neuropatía óptica nutricional epidémica
    Neuropatía óptica nutricional aislada

Neuropatías ópticas tóxicas específicas
    Neuropatía óptica tóxica primaria: etambutol
    Neuropatía óptica desmielinizante: inhibidores del factor de necrosis tumoral α
    Neuropatía óptica seudotóxica: amiodarona

Hace muchos siglos que los médicos saben que la vía visual anterior es vulnerable al daño provocado por insuficiencias nutricionales y productos químicos. Los trastornos resultantes comparten muchos signos y síntomas, y varios parecen tener una etiología multifactorial en la que intervienen tanto la desnutrición como la toxicidad. A la luz de estos hechos, es razonable agruparlos. Hay que destacar que en muchas de las denominadas neuropatías ópticas tóxicas y nutricionales no hay mucha evidencia sobre la localización de las lesiones primarias. En algunos casos, el axón del nervio óptico es la estructura dañada; sin embargo, en otros, como la toxicidad ocular producida por varios de los inhibidores del factor de necrosis tumoral α y el tolueno, lo es la mielina que recubre los nervios ópticos, y la neuropatía óptica resultante se debe a la desmielinización. En otros casos, se produce un daño directo a las células ganglionares de la retina. Además, es probable que en algunas de las neuropatías ópticas tóxicas y nutricionales exista un componente genético, lo que explica por qué dos individuos pueden estar expuestos a la misma sustancia o padecer insuficiencia de un nutriente concreto y, sin embargo, uno desarrollará una neuropatía óptica tóxica o nutricional y el otro no. El componente genético puede ser cromosómico, mitocondrial o ambos. De hecho, suele aceptarse que la vía común de al menos algunas de las toxinas que causan la neuropatía óptica tóxica lo hacen a través de la lesión mitocondrial y el desequilibrio de la homeostasis de los radicales libres intracelulares y extracelulares. Esto puede explicar la similitud de su presentación clínica con la de

la neuropatía óptica hereditaria de Leber (NOHL). Así pues, puede afirmarse que las neuropatías ópticas tóxicas son neuropatías ópticas mitocondriales adquiridas.

Criterios etiológicos

Neuropatías ópticas nutricionales

En el continente americano, la causa más común de neuropatía óptica nutricional es probablemente el abuso del alcohol, que conduce a una dieta carente de nutrientes cruciales, en particular de vitamina B_{12} y folato. Otros escenarios son los síndromes de malabsorción, la cirugía posbariátrica, el vegetarianismo mal llevado, la hiperémesis recurrente y la depresión grave. Las neuropatías ópticas nutricionales no suelen desarrollarse en días o semanas, sino a lo largo de meses. Aunque algunas personas con neuropatías ópticas nutricionales muestran indicios de desnutrición, que suelen manifestarse en formas tan evidentes como la pérdida de peso y la emaciación, muchas no lo hacen y, por lo demás, parecen sanas. Aunque son infrecuentes, signos como la neuropatía periférica y la pérdida de audición son útiles cuando están presentes.

Identificar la insuficiencia nutricional específica responsable de una neuropatía óptica es difícil, pues muy pocas veces hay insuficiencia de un solo nutriente. De hecho, la regla son las insuficiencias múltiples. Incluso si se identifica una insuficiencia específica en un paciente con pérdida de visión, esto no prueba que la insuficiencia haya causado la pérdida visual. Del mismo modo, la recuperación visual tras la administración de un suplemento del nutriente carente no establece necesariamente la causalidad. Con la excepción de la vitamina B_{12} (cuya insuficiencia puede atribuirse muy pocas veces a razones dietéticas), no se ha constatado de forma concluyente que la insuficiencia de un nutriente específico cause una neuropatía óptica en los seres humanos. En el estado actual de los conocimientos, solo puede especularse sobre qué insuficiencias específicas pueden causar o contribuir al desarrollo de una neuropatía óptica nutricional.

Neuropatías ópticas tóxicas

La cuestión principal en una persona de quien se sospecha una neuropatía óptica tóxica, es si ha estado expuesta o no a una sustancia que se ha constatado que daña el nervio óptico por la misma vía de exposición.

La pérdida visual puede producirse por una intoxicación aguda o crónica, dependiendo del agente, y la persona afectada debe presentar síntomas y signos consistentes con los de una neuropatía óptica tóxica y típicos de aquellas personas en las que se ha comprobado que la pérdida de visión se debe al mismo agente. En la mayoría de los casos, la exposición se produce por ingestión (p. ej., etambutol), pero, en algunos casos, el agente causante ha sido inhalado (p. ej., tolueno) y, en otros, implantado (p. ej., prótesis recubiertas de cobalto).

La respuesta de los pacientes a la reexposición es útil para evaluar la validez de las presuntas intoxicaciones y para ayudar a establecer la causa de la neuropatía óptica. Si un paciente que ha recuperado la visión tras el cese de la exposición a un fármaco o sustancia química vuelve a perder la visión cuando se vuelve a exponer, la pérdida recurrente de la visión tiende a verificar la naturaleza neurotóxica del agente y la etiología tóxica de la pérdida visual. Los datos epidemiológicos, especialmente los que muestran la correlación de los cambios en la incidencia de la enfermedad cuando y donde se introducen o retiran fármacos o sustancias químicas específicas, también pueden ser útiles.

Siempre es deseable la evidencia confirmatoria de la exposición a partir de las pruebas de laboratorio o de los síntomas no visuales asociados, aunque no siempre es posible. Los trastornos no tóxicos deben tenerse en cuenta en el diagnóstico de estos pacientes y deben descartarse con las pruebas adecuadas. Los modelos animales pueden ayudar a validar la toxicidad del nervio óptico de la supuesta sustancia con potencial de intoxicación, a pesar de problemas tales como la variación de la susceptibilidad de las especies y la dificultad para medir la función visual.

Características clínicas de las neuropatías ópticas nutricionales y tóxicas

Personas de todas las edades, orígenes étnicos, lugares y estratos económicos son vulnerables a las neuropatías ópticas tóxicas y nutricionales. Ciertos grupos corren un mayor riesgo por estar bajo tratamiento con fármacos, por exposición laboral o por hábitos como el tabaquismo y el consumo de alcohol. Nunca se insistirá lo suficiente en el valor de obtener una anamnesis completa de la persona examinada que incluya ingesta de alimentos, exposición a fármacos, exploración de la posibilidad de malabsorción, consumo de tabaco y alcohol, y antecedentes sociales y laborales. Además, la anamnesis debe obtenerse de forma adecuada. Por ejemplo, no basta con preguntar si la persona lleva una dieta normal. Es mejor preguntar algo como: «¿Qué cenó anoche?». En función de la respuesta, la siguiente pregunta podría ser: «¿Y la noche anterior?» o «¿Y la comida?».

Los síntomas y signos de las neuropatías ópticas nutricionales y tóxicas son similares y se asemejan más a los de la NOHL, con la excepción de la velocidad a la que se pierde la visión (v. la sección Diagnóstico diferencial). No obstante, en algunos casos deben considerarse otras etiologías, como la desmielinización primaria e incluso la compresión, la isquemia y la infiltración.

Las neuropatías ópticas tóxicas y nutricionales no son dolorosas. Por tanto, hay que indagar cuidadosamente sobre este síntoma porque el dolor ocular u orbitario asociado suele sugerir algún otro diagnóstico.

La discromatopsia se presenta en las primeras fases de la neuropatía y puede ser el síntoma inicial en pacientes observadores. Algunos notan que ciertos colores, como el rojo, ya no son tan brillantes y vivos como antes. Otros experimentan una pérdida general de la percepción del color. En la mayoría de los casos, la discromatopsia es grave. Sin embargo, algunos pacientes con neuropatías ópticas tóxicas o nutricionales, por lo demás típicas, tienen muy poca pérdida de visión de los colores cuando se les somete a pruebas con láminas seudoisocromáticas (v. cap. 1).

Los pacientes con neuropatías ópticas nutricionales o tóxicas suelen notar inicialmente desenfoque, niebla o nube en el punto de fijación, tras lo cual se produce una disminución progresiva de la agudeza visual. El ritmo de descenso puede ser bastante rápido, pero suele progresar lentamente a lo largo de semanas o meses. En la mayoría de los casos, la visión disminuye, pero no baja de 20/400, aunque algunas sustancias, como el metanol, pueden causar una pérdida visual tan grave que el paciente no tiene percepción de la luz en ninguno de los dos ojos. No obstante, en la mayoría de los pacientes, la pérdida de visión por debajo de 20/400 debe sugerir una etiología distinta de una insuficiencia nutricional o de un proceso tóxico típicos. La bilateralidad es la regla, aunque en las primeras fases puede haber afectación de un solo ojo durante días, semanas o incluso meses, antes de que el otro se vuelva sintomático.

Los pacientes con neuropatías ópticas tóxicas o nutricionales suelen presentar escotomas centrales (fig. 11-1) o centrocecales (fig. 11-2) con preservación del campo visual periférico (fig. 11-3). La constricción periférica y la pérdida del campo visual altitudinal son infrecuentes, a menos que haya también daño en la retina. Debido al deterioro visual simétrico y bilateral en las neuropatías ópticas tóxicas y nutricionales, los defectos pupilares aferentes relativos no son un hallazgo común.

Cuando hay ceguera bilateral (p. ej., por intoxicación con metanol), la respuesta pupilar a la luz estará ausente o será débil y las pupilas estarán dilatadas. Sin embargo, en la mayoría de los casos, las pupilas responden de forma relativamente normal a la luz y a la estimulación cercana.

En las primeras fases de la neuropatía óptica nutricional, la papila óptica parece normal o ligeramente hiperémica. Puede haber hemorragias papilares en los

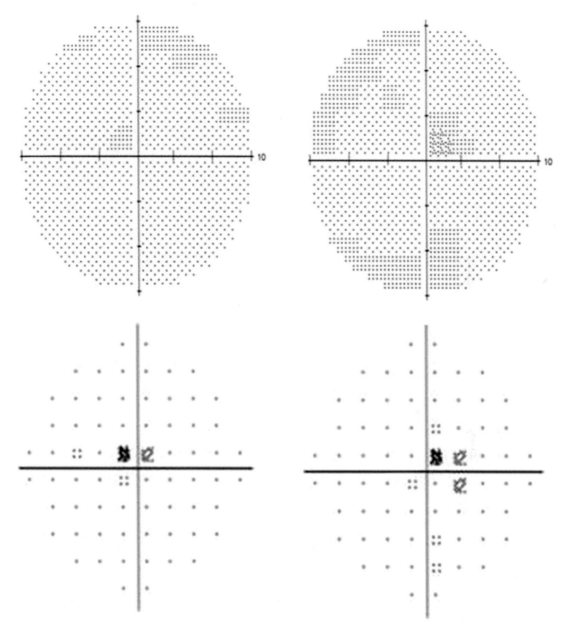

Figura 11-1 Escotomas centrales bilaterales en una mujer de 57 años con una neuropatía óptica tóxica bilateral por etambutol. Su agudeza visual era de 20/70 en ambos ojos. Los campos periféricos estaban completos.

ojos con discos hiperémicos, pero son infrecuentes y suelen ser pequeñas. Del mismo modo, la mayoría de los pacientes en las fases iniciales de la neuropatía óptica tóxica también tienen papilas normales. Tanto en las neuropatías ópticas nutricionales como en las tóxicas, la falta de tratamiento de la insuficiencia nutricional o la exposición continuada a la sustancia tóxica da lugar al desarrollo final de una palidez bilateral de la papila óptica, sobre todo temporal, relacionada con un profundo adelgazamiento o incluso a la pérdida de la capa

de fibras nerviosas de la retina en el haz papilomacular (figs. 11-4 y 11-5).

Diagnóstico diferencial

Cuando un individuo se queja de una pérdida visual bilateral que la refracción no puede corregir y el resto de resultados del examen son normales, hay muchas probabilidades de diagnóstico, además de las neuropatías ópticas tóxicas y nutricionales. Algunas maculopatías

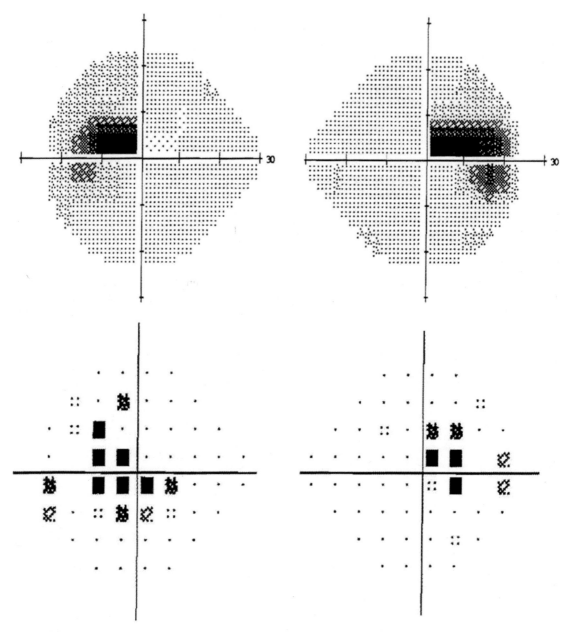

Figura 11-2 Escotomas centrocecales bilaterales en una mujer de 27 años con una neuropatía óptica nutricional bilateral relacionada con el abuso crónico de alcohol. Su agudeza visual era de 20/80 en el ojo derecho y de 20/100 en el ojo izquierdo.

pueden presentarse de este modo (v. cap. 2). Con el tiempo, el fondo de ojo mostrará anomalías, pero hasta entonces, para establecer la naturaleza retiniana del proceso, puede ser necesario realizar una tomografía de coherencia óptica (TCO), una evaluación de la autofluorescencia del fondo de ojo, una angiografía con fluoresceína o verde de indocianina, una electrorretinografía multifocal o una combinación de estos procedimientos.

Siempre hay que estar alerta ante la posibilidad de una pérdida visual no orgánica en un paciente con

pérdida visual bilateral (o unilateral), pero sin evidencia manifiesta de anomalías estructurales o funcionales. La ausencia de palidez de la papila óptica y el adelgazamiento de la capa de fibras nerviosas de la retina son señales clínicas importantes cuando la pérdida visual es de larga duración. En estos casos, una TCO de las capas de fibras nerviosas de la retina peripapilar y de las capas ganglionar/plexiforme interna de la retina es muy útil. Además, mientras que los defectos del campo visual en las neuropatías ópticas tóxicas y nutricionales

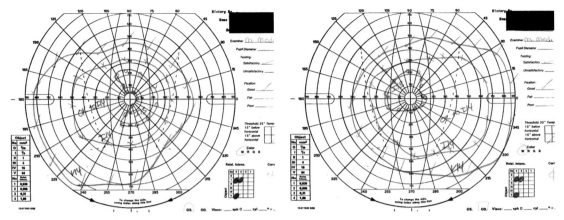

Figura 11-3 La perimetría cinética obtenida en el paciente cuyos campos centrales se visualizan en la figura 11-2 indica que los campos periféricos están completos. Obsérvese la apariencia de los escotomas cuando se cartografía (mapea) con este tipo de perimetría.

suelen ser centrales o centrocecales, estos mismos defectos son excepcionales en los pacientes con pérdida visual no orgánica, en quienes los campos visuales suelen estar constreñidos (*v.* cap. 24).

Las neuropatías ópticas de herencia dominante (Kjer) y de herencia mitocondrial (Leber) pueden confundirse con una neuropatía óptica bilateral nutricional o tóxica si no se sabe que otros miembros de la familia están afectados. La confusión es más probable en aquellos pacientes que son evaluados por primera vez en una fase tardía de su evolución. Una neuropatía óptica dominante progresa mucho más lentamente que una neuropatía óptica nutricional o tóxica, y la palidez de la

papila óptica es un hallazgo inicial en el primer caso. En la NOHL, la aparición de la pérdida visual es simultánea y simétrica, o casi simétrica, en la mitad de los casos. Por tanto, debe considerarse este trastorno en cualquier persona con sospecha de neuropatía óptica tóxica o nutricional, y en algunos casos puede ser necesario realizar pruebas genéticas (*v.* cap. 12). Sin embargo, la pérdida visual que se produce en la NOHL suele progresar mucho más rápidamente que en las neuropatías ópticas tóxicas o nutricionales. Además, muchos casos de NOHL se caracterizan por hiperemia y edema aparente de las papilas ópticas (casi nunca asociado a hemorragias peripapilares), y por vasos telangiectásicos

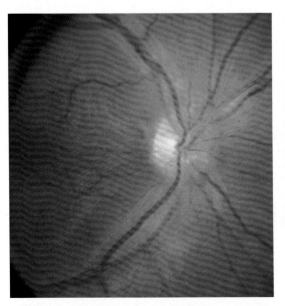

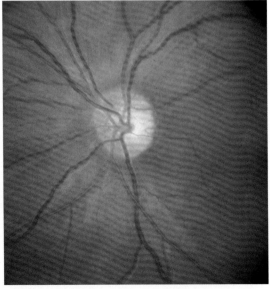

Figura 11-4 Apariencia de las papilas ópticas en un paciente con neuropatía óptica tóxica bilateral por cloranfenicol. Obsérvese que ambas papilas están hiperémicas y algo agrandadas nasalmente. Existe ya una leve palidez de las porciones temporales de ambas papilas, asociada a una pérdida temprana de la capa de fibras nerviosas en el haz papilomacular de ambos ojos.

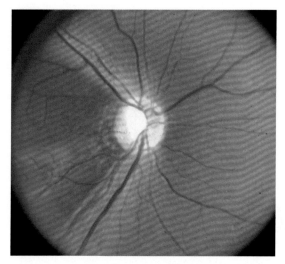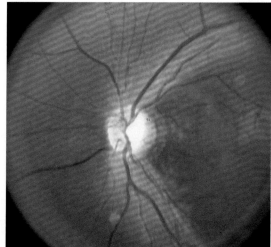

Figura 11-5 Apariencia de las papilas ópticas en un paciente con neuropatía óptica bilateral de larga duración en el contexto de una mala nutrición y abuso del alcohol. Nótese la extensión de la pérdida de la capa de fibras nerviosas del haz papilomacular y la palidez significativa de la papila temporal. La agudeza visual era de 20/400 en ambos ojos y la paciente tenía escotomas centrocecales bilaterales.

en las papilas ópticas y la región peripapilar. En estos casos, la angiografía con fluoresceína, que suele revelar fuga significativa de colorante de las papilas agrandadas de todas las etiologías, no muestra ninguna fuga en la papila. En algunos pacientes que albergan una de las mutaciones de la NOHL, la pérdida de visión puede verse exacerbada por insuficiencia nutricional o exposición tóxica, probablemente por la disminución del umbral de disfunción metabólica crítica.

Hay que destacar que los escotomas centrocecales que se producen en pacientes con neuropatías ópticas tóxicas y nutricionales y los defectos del campo visual bitemporal de la enfermedad quiasmática se parecen entre sí. Por ejemplo, la neuropatía óptica relacionada con el etambutol se presenta a menudo con un defecto del campo visual bitemporal que se parece mucho al de un síndrome quiasmático (*v.* más adelante; es posible que el etambutol cause incluso un síndrome quiasmático tóxico). Dado que no diagnosticar y tratar a tiempo una lesión compresiva o infiltrante del quiasma óptico tiene consecuencias que pueden ser trágicas, hay pocos casos en los que, en el contexto de un defecto bitemporal que parece respetar a la línea media, deba estarse tan seguro del diagnóstico de una neuropatía óptica tóxica o nutricional como para no realizar una prueba de neuroimagen.

Si una neuritis óptica desmielinizante, inflamatoria o infecciosa comienza simultáneamente en ambos ojos, puede confundirse con una neuropatía óptica tóxica o nutricional. Los defectos del campo visual son similares, pero hay dolor o inflamación de la papila en más del 90% de los casos de neuritis óptica (*v.* cap. 7). En algunos casos, la resonancia magnética (RM) realizada antes y después de la inyección intravenosa de medio de contraste paramagnético revelará la naturaleza de la lesión. En otros, puede ser necesario examinar el líquido cefalorraquídeo y realizar pruebas específicas para detectar infecciones e inflamaciones sistémicas.

En los casos de presunta insuficiencia nutricional, los nutrientes susceptibles a insuficiencia más comunes son la vitamina B_{12} y el ácido fólico. El papel de la insuficiencia de piridoxina, niacina, tiamina y riboflavina en el desarrollo de una neuropatía óptica no está claro, ya que siempre suele haber insuficiencia de estas vitaminas en pacientes con desnutrición. No obstante, existe cierta evidencia de que estas carencias desempeñan un papel etiológico principal en la neuropatía óptica nutricional, en particular la tiamina, que puede presentarse como una insuficiencia aislada y que con mayor frecuencia causa el síndrome de Wernicke-Korsakoff (fig. 11-6). En cualquier caso, en el contexto de una presunta neuropatía óptica nutricional, aunque probablemente no sea necesario obtener valores de vitaminas además de las concentraciones séricas de vitamina B_{12} y de la concentración de folato en los eritrocitos (esta medida es más precisa que las concentraciones séricas de folato sistémico), tiene sentido enriquecer la dieta de los pacientes con pérdida de visión y evidencia de mala nutrición con todas las vitaminas hidrosolubles de las que puedan sufrir una carencia.

Cuando se sospecha de una sustancia tóxica específica, debe intentarse identificar la toxina o sus metabolitos en los tejidos o líquidos del paciente. El consejo de un toxicólogo es inestimable en estos casos. En los casos de sospecha de intoxicación, debe intentarse evaluar u obtener información sobre otras personas que hayan tenido una exposición similar. La información resultante tiene posibles implicaciones para la salud pública y puede ayudar a validar la toxicidad de sustancias químicas no reconocidas previamente como peligrosas para el nervio óptico humano.

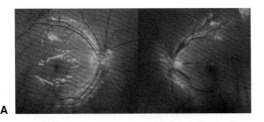

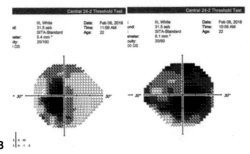

Figura 11-6 Neuropatía óptica nutricional en el contexto del síndrome de Wernicke-Korsakoff. Fotos del fondo de ojo de un hombre de 22 años con diagnóstico de leucemia linfocítica aguda (LLA) 3 años antes de la presentación. Se había sometido a un trasplante de médula ósea y estaba recibiendo quimioterapia en el momento de la presentación. Durante 2 semanas antes del desarrollo de la pérdida de visión, había experimentado náusea y vómito graves. El borramiento visual bilateral progresó durante la semana siguiente, con un nadir de 20/300 en el ojo derecho y 20/200 en el izquierdo. La evaluación oftalmoscópica reveló hiperemia significativa y leve congestión de ambas papilas ópticas, con hemorragia prerretiniana y en la capa de fibras nerviosas observada en el ojo izquierdo (**A**). Las pruebas del campo visual revelaron un patrón de pérdida centrocecal en ambos ojos con una depresión generalizada suprayacente del ojo derecho (**B**). Un examen nutricional exhaustivo solo reveló insuficiencia significativa de tiamina (26 nmol/L; normal > 70). A las 48 h de la administración de suplementos de tiamina, su visión comenzó a mejorar, y alcanzó 20/20 en ambos ojos después de 16 días de tratamiento.

En la tabla 11-1 se recoge la evaluación adecuada de una persona con una presunta neuropatía óptica tóxica o nutricional.

Neuropatías ópticas nutricionales específicas

Neuropatía óptica nutricional epidémica

Las observaciones más útiles sobre la ambliopía nutricional no han procedido de casos esporádicos hallados en la práctica clínica, sino de epidemias durante la guerra y la hambruna. Dos epidemias bien documentadas fueron las que se produjeron en los prisioneros de guerra aliados cautivos de los japoneses durante la Segunda Guerra Mundial y en los habitantes de Cuba a principios de la década de 1990. En ambos casos, se desarrollaron

síntomas y signos visuales y de otro tipo en una población desnutrida tras 4 meses, o más, de privación de alimentos.

Entre los prisioneros de guerra, la pérdida de visión se produjo antes en aquellos que ya padecían desnutrición en el momento de ser encarcelados por primera vez. Solo una minoría de los que estaban en riesgo desarrollaron pérdida de visión, la cual no parecía estar muy bien correlacionada con la gravedad de la desnutrición. En algunos casos, el preludio de la pérdida visual fue una queratopatía superficial, si bien dicha pérdida se desarrolló tanto con queratopatía precedente como sin esta. La pérdida visual fue simétrica y a menudo aparecía de forma repentina. Hasta en una cuarta parte de los casos, el nadir visual se alcanzó en 1 día. La visión se estabilizó después de 1 mes en el resto. En el momento de la pérdida visual, muchas víctimas presentaban también dolor o pérdida sensorial en las extremidades. Hubo una alta incidencia de pérdida auditiva neurosensorial bilateral. En general, los fondos de ojo eran normales al principio, pero una minoría sufrió hemorragias peripapilares asociadas a una leve hiperemia y edema de la papila óptica. La atrofia óptica se desarrolló más tarde. Los defectos del campo visual fueron centrales o centrocecales. La mayoría de las anomalías podían revertirse con una mejor nutrición. En los exámenes cadavéricos de los prisioneros aliados repatriados se encontró atrofia del haz papilomacular y lesiones en el fascículo grácil de la médula espinal.

En 1992 y 1993, en Cuba se produjo una epidemia de neuropatía óptica y neuropatía periférica similar a la registrada entre los prisioneros de guerra de la Segunda Guerra Mundial (*v.* anteriormente). Más de 50 000 personas se vieron afectadas por neuropatía óptica bilateral, neuropatía periférica sensorial y disautónoma,

Tabla 11-1 Evaluación recomendada para una posible neuropatía óptica nutricional o tóxica
1. Anamnesis completa, con especial atención a las posibles exposiciones tóxicas y al estado nutricional
2. Resonancia magnética (RM) de los nervios ópticos, el quiasma y el encéfalo antes y después de la inyección intravenosa de medio de contraste paramagnético
3. Análisis de sangre que incluya hemograma completo, electrólitos, pruebas de la función hepática, glucosa en sangre en ayunas, velocidad de sedimentación globular, proteína C reactiva, serología de la sífilis, vitamina B$_{12}$ en suero, folato en los eritrocitos y pruebas genéticas para neuropatía óptica hereditaria de Leber y, en algunos casos, neuropatía óptica de herencia dominante
4. Puede considerarse la punción lumbar en pacientes seleccionados

mielopatía sensorial, paraparesia espástica o sordera neurosensorial en diversas combinaciones. Poco más de la mitad de las personas afectadas presentó evidencia de disfunción del nervio óptico, caracterizada por pérdida rápida e indolora de la visión en ambos ojos, discromatopsia significativa, escotomas centrales o centrocecales, y papilas ópticas de apariencia normal. Los pacientes que no recuperaron la visión desarrollaron palidez temporal de las papilas ópticas relacionada con una pérdida significativa de la capa de fibras nerviosas en el haz papilomacular. La mayoría de los casos se produjeron en personas de entre 25 y 64 años, con predominio masculino. La recuperación parcial y completa se produjo después del tratamiento con vitaminas parenterales y orales. Además, la suplementación posterior de la población general con vitamina A y vitaminas del complejo B coincidió con un descenso muy importante de los nuevos casos.

Aunque la pérdida de visión en los casos epidémicos se debió sin duda a la desnutrición, es imposible identificar un nutriente deficiente específico que haya causado alguna de las epidemias. Los individuos con desnutrición presentan múltiples insuficiencias. Los datos clínicos y de laboratorio hacen poco probable que la insuficiencia de vitaminas fuera el único factor. La investigación sistemática de los pacientes con neuropatía óptica de la epidemia en Cuba y de los controles mostró un aumento del riesgo asociado al consumo de yuca y una disminución del riesgo asociado a las concentraciones séricas elevadas de carotenoides antioxidantes, a la ingestión de vitaminas B y a la ingestión de productos animales.

Factores adicionales a la malnutrición deben explicar la pérdida visual en estos casos y en casos similares en otros países como Tanzania. El consumo de tabaco, especialmente el de puros, fue un factor de riesgo en Cuba. El trabajo físico también pareció ser un factor de riesgo entre los prisioneros de guerra. En cualquier caso, la conclusión de que los casos epidémicos de neuropatía óptica nutricional (y probablemente también los casos esporádicos) son el resultado de alguna etiología multifactorial es ineludible.

Neuropatía óptica nutricional aislada

Una mujer de 29 años, de ascendencia india, con antecedentes de anorexia nerviosa crónica, se presentó en el Wilmer Eye Institute del Johns Hopkins Hospital refiriendo como síntoma principal visión borrosa de 4 días de duración. Lo describió como «si se hubiera vertido agua sobre un cuadro» y se quejaba de oscuridad total en su campo de visión central, visión borrosa periférica e incapacidad para leer o distinguir formas. Negó tener dificultades específicas con la visión nocturna. Su altura era de 1.50 m y su peso, de 28.8 kg. Se había sometido a cirugía refractiva bilateral 18 meses antes de la evaluación.

El estado de salud de la paciente era normal hasta una semana antes de la presentación, cuando notó ardor y prurito bilateral en ambos ojos, que duró 2 días y luego se resolvió espontáneamente. Sin embargo, cuatro días antes de acudir al hospital, desarrolló visión borrosa progresiva en ambos ojos. Su examen reveló una agudeza visual a distancia no corregida de 20/400 en el ojo derecho y 5/200 en el ojo izquierdo. La paciente no podía ver ninguna figura en las láminas de color de Ishihara con ninguno de los dos ojos. Los campos visuales eran completos periféricamente, pero había escotomas centrales bilaterales. Ambas pupilas eran reactivas a la luz y a la estimulación de cerca. No se detectó ningún defecto pupilar aferente relativo en ninguno de los dos ojos. El examen oftalmoscópico era normal, sin evidencia de palidez de la papila óptica ni de retinopatía.

La paciente era adoptada y desconocía sus antecedentes familiares biológicos. Se le había diagnosticado anorexia nerviosa, de tipo purga, a los 22 años. Su peso máximo fue de 79.3 kg a los 18 años, y su peso mínimo alcanzó los 25 kg a los 25 años. Informó de tres hospitalizaciones previas por anorexia nerviosa a los 22, 23 y 25 años. En cada una de estas ocasiones, se presentó con desnutrición grave y un peso de alrededor de 22.6 kg. Sus conductas de trastorno alimentario incluían restricción grave, vómito autoinducido y consumo de laxantes y pastillas dietéticas. Tenía un repertorio alimentario rígido y limitado que consistía en una ingesta diaria de cinco galletas (70 kcal), 1/8 de taza de avena cocida (19 kcal), 473 mL de agua, 325 mL de suero de rehidratación oral (25 kcal) y una botella de vino al día. No estaba bajo el cuidado de un psiquiatra.

Además de los síntomas visuales, la revisión sistémica fue significativa: pérdida de peso de 8 kg en los 6 meses anteriores, fatiga extrema, disfagia, mialgias, disnea, y entumecimiento y hormigueo de las dos extremidades inferiores. La exploración física evidenció caquexia grave, alopecia y temblor motor grave de las dos extremidades superiores. En la exploración neurológica, la paciente estaba orientada en persona, tiempo y espacio. Los nervios craneales III a XII estaban intactos. La fuerza muscular era de 4/5 en todos los grupos musculares principales, con debilidad generalizada, sin embargo, no focal. La sensibilidad al tacto fino estaba intacta en todas las extremidades, aunque se observó una reducción del sentido de la vibración en ambas extremidades inferiores. La marcha era inestable y lenta. Había dismetría en las pruebas de movimientos de dedo a nariz, de talón a espinilla y de alternancia rápida.

A la paciente se le diagnosticó pérdida visual secundaria a desnutrición, resultante de la anorexia nerviosa y del abuso del alcohol. Su concentración de vitamina B_{12} era normal, así como la concentración sérica de folato, si bien la de folato en los eritrocitos se observó significativamente reducida. La paciente fue tratada con ácido fólico oral. En dos días, la agudeza visual de la paciente había mejorado significativamente hasta 20/80 en ambos ojos. Esa mejora le permitió identificar correctamente las figuras de las 10 láminas de color de Ishihara

Tabla 11-2 Sustancias que se sabe o se cree que causan neuropatía óptica tóxica

5-Fluorouracilo	Estreptomicina
Acetato de metilo	Etambutol
Amiodarona	Etclorvinol
Amoproxan	Etilenglicol
Aspidium (helecho macho)	Feniprazina
	Hexaclorofeno
Bromuro de metilo	Hidroxiquinolinas halogenadas
Catha edulis	
Ciclosporina	Imatinib
Cisplatino	Infliximab
Clioquinol	Inhibidores de la proteína cinasa activada por mitógenos (MEK)
Clomifeno	
Clorambucilo	
Cloranfenicol	
Clorhidrato de amantadina (amantadina hidrocloruro)	Interferón α
	Ipilimumab
	Isoniazida
Clorodinitrobenceno	Linezolid
Clorpromazina	Metanol (alcohol metílico)
Clorpropamida	
Cloruro de cobalto	Octamoxina
Compuestos arsenicales	Penicilamina
Cornezuelo del centeno (ergot)	Plasmocid
	Plomo
Crizotinib	Quinina
Dapsona	Sildenafilo
Desferrioxamina	Sulfonamidas
Dinitrobenceno	Tabaco
Dinitroclorobenceno	Tacrolimús
Disolventes orgánicos	Talio
Disulfiram	Tamoxifeno
Disulfuro de carbono	Tetracloruro de carbono
Diyodohidroxiquinoleína	
Elcatonina	Tolueno
Emetina	Tricloroetileno
Ergotamina + cafeína (Cafergot®)	Trietilestaño
	Vincristina
Estireno (vinilbenceno)	Yodoformo

con cada ojo. Las pruebas del campo visual constataron defectos persistentes, pero pequeños, del campo central, con campos periféricos completos.

Este caso pone de manifiesto la importancia de recopilar un historial dietético detallado en los pacientes con anorexia nerviosa, para quienes un repertorio alimentario muy restringido puede provocar complicaciones visuales o neurológicas que pueden ser parcial o totalmente reversibles con la rehabilitación nutricional. Esta es una preocupación especial en los pacientes con abuso de alcohol comórbido que pueden estar en mayor riesgo de insuficiencias nutricionales debido a su comorbilidad de abuso de sustancias.

Como también ilustra este caso, el tratamiento de la neuropatía óptica nutricional es la mejora de la nutrición. A menos que la pérdida de visión sea generalizada, este tratamiento garantiza una recuperación excelente, o al menos una mejora.

Neuropatías ópticas tóxicas específicas

En la tabla 11-2 se enumeran las sustancias que se sugiere o se presume que son tóxicas para el nervio óptico humano. Sin embargo, se añaden más a la bibliografía, sobre todo teniendo en cuenta el aumento de los fármacos contra el cáncer dirigidos a nivel molecular, las enfermedades inflamatorias sistémicas e incluso las enfermedades oculares (p. ej., la uveítis). Además, no siempre está claro si la asociación de la ingestión o la exposición a una sustancia concreta y la posterior pérdida visual es fortuita o representa una causa y efecto. Asimismo, a menudo es difícil determinar si la enfermedad subyacente o su tratamiento son responsables de la pérdida visual. También, la toxina sospechosa puede no ser el único agente al que ha estado expuesto el paciente, lo que confunde aún más la cuestión de la causalidad. Por último, como se ha señalado anteriormente, una neuropatía óptica «tóxica» puede deberse a sustancias que atacan directamente a las células ganglionares de la retina, a los axones o a la mielina, o por sustancias que hacen que el nervio sea susceptible a otros procesos fisiopatológicos como la isquemia. A continuación, se ilustran algunos ejemplos.

Neuropatía óptica tóxica primaria: etambutol

De todos los fármacos de uso generalizado, el etambutol es sin duda el más frecuentemente implicado en la neuropatía óptica tóxica. Experimentos en monos y ratas constatan que la intoxicación por etambutol provoca una neuropatía axónica con especial predilección por el quiasma óptico. El etambutol se metaboliza en un agente quelante, y se ha sugerido que este rasgo es, de alguna manera, responsable de la neuropatía. A este respecto, es interesante mencionar que otros dos quelantes (disulfiram y L-penicilamina) se han relacionado también con las neuropatías ópticas tóxicas.

La intoxicación por etambutol en humanos está relacionada con la dosis, y la pérdida de visión es más probable en aproximadamente el 1% de los pacientes que reciben 25 mg/kg/día o más. Sin embargo, dicha pérdida también puede producirse en pacientes que reciben dosis mucho más bajas. En cualquier caso, en general la pérdida no se produce hasta que la persona afectada ha estado recibiendo el fármaco durante al menos 2 meses (7 meses de media). Existe evidencia de una mayor susceptibilidad a la intoxicación y a un deterioro visual más grave en los pacientes con tuberculosis renal, quizá porque el etambutol se excreta por vía renal.

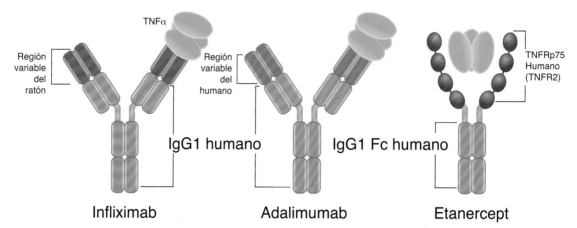

Figura 11-7 Las moléculas anti-TNF se unen y neutralizan la actividad del factor de necrosis tumoral α (TNF-α). El infliximab y el adalimumab son anticuerpos monoclonales. El infliximab es una quimera ratón/humano que une las regiones variables de un anticuerpo de ratón con la región constante de la IgG1 humana, y el adalimumab es un anticuerpo IgG1 humano. El etanercept es una proteína de fusión dimérica que une el receptor TNF p75 humano con el dominio Fc de la IgG1 humana. (Reimpreso con permiso de Springer: Shukla R, Vender RB. Pharmacology of TNF inhibitors. En: Weinberg JM, Buchholz R, (eds). *TNF-alpha Inhibitors*. Suiza: Birkhäuser Verlag; 2006:23-44.)

La pérdida de visión en los pacientes con neuropatía óptica por etambutol es bilateral, simétrica y comienza de forma insidiosa, y la discromatopsia es a menudo el síntoma más temprano. Los escotomas centrales son la regla, pero algunos pacientes desarrollan escotomas bitemporales o constricción periférica. El fondo de ojo parece inicialmente normal, pero, si no se suspende el fármaco, la visión sigue empeorando y se desarrolla atrofia óptica. La agudeza visual, la visión de los colores y el campo visual suelen mejorar lentamente una vez que se suspende el etambutol. Sin embargo, algunos pacientes, en particular, pero no exclusivamente, aquellos en los que ya se ha desarrollado atrofia óptica, no experimentan una mejora de la función visual. La TCO con la evaluación de la capa de fibras nerviosas de la retina peripapilar y el grosor de la capa de células ganglionares/plexiforme interna de la retina puede ser útil para predecir el resultado visual.

Más allá de la suspensión del fármaco, no existe un tratamiento específico para la neuropatía óptica tóxica causada por el etambutol. Las recomendaciones sobre la estrategia de detección adecuada son controvertidas. En todo caso, está indicada la interrupción del fármaco ante la aparición de cualquier síntoma o signo de neuropatía óptica.

Neuropatía óptica desmielinizante: inhibidores del factor de necrosis tumoral α

El factor de necrosis tumoral α (TNF-α) es una citocina multidimensional con efectos sobre el metabolismo celular, las actividades antivirales, los procesos de coagulación, la regulación del crecimiento de las células y la respuesta a la insulina. Recibió su nombre por su capacidad de estimular la necrosis de los tumores malignos, pero pronto se descubrió que era un importante mediador de la inflamación cutánea. Es activado principalmente por los linfocitos T y los macrófagos durante la inflamación aguda.

El TNF-α desempeña un papel crucial en la patogenia de muchas enfermedades inflamatorias crónicas. Se han constatado concentraciones elevadas de este en la enfermedad de Crohn (EC), la psoriasis (Ps), la artritis psoriásica (APs) y la artritis reumatoide (AR), lo que sugiere un papel del TNF-α en su patogenia y proporciona una justificación para el tratamiento de estas enfermedades con fármacos inhibidores. Además, estos fármacos se utilizan cada vez más en pacientes con uveítis resistente al tratamiento estándar con corticosteroides.

Los bloqueadores del TNF-α han constatado ser eficaces en grandes ensayos clínicos controlados y aleatorizados, ya sea como monoterapia o en combinación con otros antiinflamatorios o fármacos modificadores de la artritis reumatoide (FMAR). Hay varios inhibidores del TNF-α disponibles para uso clínico, como infliximab, adalimumab, etanercept, golimumab y certolizumab pegol. Todos estos fármacos bloquean los efectos biológicos del TNF-α, aunque existen algunas diferencias en su estructura, farmacocinética y mecanismos de acción (fig. 11-7).

Aunque los inhibidores del TNF-α suelen tolerarse bien, todos tienen posibles efectos adversos, entre los que se incluyen casos de trastornos desmielinizantes del sistema nervioso central (SNC) que se producen durante el tratamiento. Varios de estos casos han estado relacionados temporalmente con el tratamiento anti-TNF y se han resuelto con la retirada del tratamiento. En cuanto a las neuropatías ópticas asociadas al tratamiento anti-TNF-α, parece que no son «tóxicos» en el sentido estricto de la palabra, sino que se deben a la desmielinización estimulada por los fármacos. Sea como

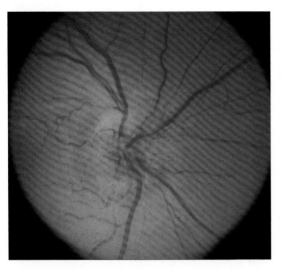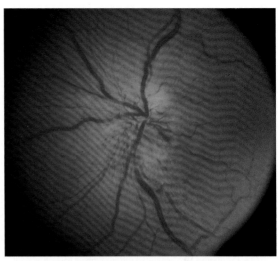

Figura 11-8 Neuropatía óptica anterior bilateral en un hombre de 62 años que llevaba varias semanas experimentando visión borrosa indolora y lentamente progresiva en ambos ojos. Había estado tomando amiodarona 800 mg/día durante 4 meses. Su agudeza visual era de 20/30 en el ojo derecho y de 20/100 en el izquierdo. Obsérvese que ambas papilas ópticas están hiperémicas y engrosadas. Hay varias hemorragias pequeñas en las regiones peripapilares de ambos fondos de ojo y en la superficie de la papila izquierda.

fuere, en la literatura existen varios estudios de casos que sugieren la posibilidad de que se desarrolle una neuropatía óptica desmielinizante unilateral o bilateral en pacientes que toman inhibidores del TNF-α, algunos de los cuales están relacionados con otras manifestaciones clínicas (p. ej., movimientos oculares anómalos), con hallazgos de neuroimagen (p. ej., lesiones periventriculares de la sustancia blanca) y con anomalías en el líquido cefalorraquídeo (p. ej., bandas oligoclonales) compatibles con esclerosis múltiple. Por tanto, estos fármacos deben utilizarse con precaución en todos los pacientes con esclerosis múltiple y, al igual que en el caso de los pacientes que inician el tratamiento con amiodarona (v. más adelante), debe informarse a los pacientes que van a recibir uno de los inhibidores del TNF-α sobre la posibilidad de pérdida visual, así como decirles que se pongan en contacto con su oftalmólogo inmediatamente en caso de experimentar cualquier síntoma o signo visual sensorial o neurológico.

Neuropatía óptica seudotóxica: amiodarona

La amiodarona es un antiarrítmico utilizado principalmente para tratar las taquiarritmias auriculares o ventriculares. El efecto secundario ocular más común es la formación de depósitos epiteliales verticilados y pigmentados, en la córnea, que acaban produciéndose en la mayoría de los pacientes tratados con el fármaco. La amiodarona se ha relacionado con una neuropatía

óptica que en muchos casos es indistinguible de una neuropatía óptica isquémica anterior no arterítica, y que muy bien puede serlo (fig. 11-8). Varios rasgos propuestos como sugestivos de un efecto de la amiodarona son la pérdida visual bilateral insidiosa, la inflamación bilateral prolongada de la papila y la posibilidad de recuperación cuando se suspende el fármaco.

La amiodarona se une a los fosfolípidos y forma complejos que se acumulan en muchos tejidos, como la córnea, las células endoteliales vasculares, las células ganglionares de la retina y los axones del nervio óptico. Por tanto, la neuropatía óptica puede ser el resultado de la afectación directa de los tejidos neurales o del compromiso vascular (y, por tanto, ser una forma de neuropatía óptica isquémica).

Los datos disponibles son insuficientes para hacer recomendaciones firmes sobre un protocolo de detección para los pacientes tratados con amiodarona, pero cualquier paciente que desarrolle síntomas visuales durante el tratamiento debe ser rápidamente evaluado. La amiodarona puede ser un tratamiento con el potencial de salvar vidas y, por tanto, la aparición de una neuropatía óptica no es una contraindicación absoluta para continuar el tratamiento.

Sin embargo, en los pacientes que presentan una neuropatía óptica mientras reciben amiodarona, debe considerarse la interrupción del fármaco y el tratamiento con un medicamento alternativo en consulta con el cardiólogo del paciente.

12

Neuropatías ópticas hereditarias

Neuropatías ópticas hereditarias (usualmente) monosintomáticas

Neuropatía óptica hereditaria de Leber
Atrofia óptica hereditaria dominante
Otras neuropatías ópticas hereditarias aisladas

Atrofia óptica hereditaria con otros signos neurológicos o sistémicos

Atrofia óptica progresiva con diabetes *mellitus* juvenil, diabetes insípida y pérdida de audición (síndrome de Wolfram, DIDMOAD)
Atrofia óptica infantil hereditaria complicada (síndrome de Behr)

Neuropatía óptica en enfermedades hereditarias degenerativas o del desarrollo

Ataxias hereditarias
Polineuropatías hereditarias
Atrofia óptica hereditaria asociada a enfermedad difusa de la materia blanca

Las neuropatías ópticas hereditarias comprenden un grupo de trastornos en los que la causa de la disfunción del nervio óptico es hereditaria, tal y como consta la expresión familiar o el análisis genético. La variabilidad clínica, tanto dentro de las familias con la misma enfermedad como entre ellas, suele dificultar la identificación y la clasificación. Anteriormente, la clasificación se basaba en la identificación de características similares y patrones de transmisión similares, pero actualmente el análisis genético permite diagnosticar las neuropatías ópticas hereditarias en ausencia de antecedentes familiares o en el contexto de presentaciones clínicas inusuales. Como resultado, los fenotipos clínicos de cada enfermedad son más amplios y es más fácil reconocer los casos inusuales.

Las neuropatías ópticas hereditarias suelen manifestarse como una pérdida visual central simétrica y bilateral. En muchos de estos trastornos, se afecta principal o exclusivamente el haz de fibras nerviosas papilomacular, con escotomas centrales o centrocecales resultantes. La localización exacta de la enfermedad inicial a lo largo de la célula ganglionar de la retina y su axón, así como los mecanismos fisiopatológicos de la lesión del nervio óptico, siguen siendo desconocidos. La lesión del nervio óptico suele ser permanente y, en muchas afecciones, progresiva. Una vez que se observa la atrofia óptica, ya se ha producido una lesión sustancial del

nervio, aunque en algunos casos (p. ej., en la neuropatía óptica hereditaria de Leber [NOHL]) todavía puede producirse una recuperación parcial o incluso casi total.

A la hora de clasificar las neuropatías ópticas hereditarias es importante excluir las degeneraciones primarias de la retina que pueden simular neuropatías ópticas primarias debido al hallazgo común de palidez secundaria de la papila óptica (*v.* cap. 2).

Las neuropatías ópticas hereditarias suelen clasificarse con base en su patrón de transmisión, los más comunes de los cuales son el autosómico dominante, el autosómico recesivo y el materno (es decir, el mitocondrial). En algunas de las neuropatías ópticas hereditarias, la disfunción del nervio óptico es, o al menos suele ser, la única manifestación de la enfermedad. En otras, la neuropatía óptica bilateral se asocia a varios déficits neurológicos y/o anomalías sistémicas aparentemente dispares. En algunos de estos trastornos, tanto la pérdida visual como los déficits no visuales son estáticos, mientras que, en otros, uno o ambos son progresivos. Por último, en los casos de pacientes con trastorno difuso o degeneración de la materia blanca, la neuropatía óptica hereditaria puede ser simplemente la consecuencia del hecho de que el nervio óptico no deja de ser un tracto de materia blanca del sistema nervioso central (SNC).

Neuropatías ópticas hereditarias (usualmente) monosintomáticas

Neuropatía óptica hereditaria de Leber

Características clínicas (tabla 12-1)

En este trastorno de herencia materna (*v.* la sección Herencia y Genética), los hombres desarrollan síntomas con más frecuencia que las mujeres, con un predominio masculino del 80% al 90% en la mayoría de los árboles genealógicos. Existe una penetrancia incompleta, ya que entre el 20% y el 60% de los hombres y entre el 4% y el 32% de las mujeres con una de las mutaciones genéticas causantes experimentan pérdida visual. Las mujeres afectadas tienen más probabilidades de tener hijos con el trastorno, especialmente hijas, que las portadoras no afectadas.

La pérdida visual en pacientes con NOHL suele comenzar simultáneamente en ambos ojos (50%) o inicialmente en un ojo, seguido por el otro días, semanas,

Tabla 12-1 Comparación de datos demográficos, características clínicas, transmisión y opciones de tratamiento de la neuropatía óptica hereditaria de Leber (NOHL) frente a la atrofia óptica autosómica dominante (AOAD)

Características	NOHL	AOAD
Edad	Generalmente adolescentes o adultos jóvenes, pero puede desarrollarse a cualquier edad	Presente desde el nacimiento o poco después
Género	80-90% en los hombres	Ambos géneros con igual frecuencia
Penetrancia	20% en los hombres; 10% en las mujeres	100% en ambos
Inicio	Pérdida aguda de visión	Inicio insidioso
Ojos afectados	50% bilateral simultáneo; el resto comienza unilateral, pero >90% pasa a ser bilateral en varias semanas	Siempre bilateral
Dolor	No	No
Curso	Disminución rápida hasta el nadir en 6 meses	Lentamente progresivo; se pierde 1 línea por década
Agudeza visual	Normalmente no desciende más allá de 20/400	Por lo general, desciende a no más de 20/400
Visión del color	Pérdida grave difusa	A menudo tritanópico, pero puede ser difuso o incluso a lo largo del eje rojo-verde
Defecto del campo visual	GVF: Central o centrocecal HVF: Central o centrocecal (24-2, 30-2) o central difuso (10-2)	GVF y HVF: central, centrocecal o, menos comúnmente, bitemporal
Pupilas	Puede haber un DPAR muy leve en los casos que comienzan en un ojo. En general, la constricción de la pupila es mejor de lo esperado para el nivel de AV	Respuestas pupilares simétricas; sin DPAR
Otras manifestaciones	Infrecuentes; puede haber manifestaciones similares a la EM (Leber «plus»)	Infrecuentes; puede haber pérdida de audición, oftalmoparesia
Transmisión	Mitocondriopatía; las mutaciones más comunes están en las localizaciones 11778, 3460 y 14484	Autosómica dominante; la mayoría causada por mutaciones en *OPA1*
Tratamiento	Se utiliza la idebenona con mejora ocasional; se están realizando ensayos de terapia génica	Ninguno

AV, agudeza visual; DPAR, defecto pupilar aferente relativo; EM, esclerosis múltiple; GVF, campo visual de Goldmann; HVF, campo visual de Humphrey.

meses o, con muy poca frecuencia, años después del primer ojo (50%). Los informes sobre la aparición unilateral son numerosos y probablemente reflejan tanto casos de pérdida visual unilateral verdadera como casos en los que la afectación inicial del ojo contralateral no es identificada por el paciente. De hecho, la valoración cuidadosa del campo visual en la afectación aparentemente unilateral suelen mostrar un defecto leve del campo visual en el ojo contralateral asintomático. En cualquier caso, todos los pacientes con NOHL acaban experimentando pérdida visual bilateral y simétrica. Una vez iniciada la pérdida visual, esta tiende a empeorar, y suele alcanzar un nadir en 3 a 6 meses. La agudeza visual en el punto de estabilización suele ser de unos 20/200 a 20/400. Aunque en algunos pacientes la visión se deteriora hasta movimiento de manos o peor, esto es muy inusual.

La pérdida visual en los pacientes con NOHL es siempre indolora, y la ausencia de dolor es una **característica importante** que diferencia la NOHL de otras neuropatías ópticas, en particular de la neuritis óptica, que se produce en el mismo grupo de edad (aunque con más frecuencia en las mujeres que en los hombres, lo contrario que la NOHL), pero se asocia con dolor, a menudo al mover el ojo, en más del 90% de los casos (*v.* cap. 7).

Además de la reducción de la agudeza visual, en los pacientes con NOHL se ve gravemente afectada la visión de los colores, a menudo al principio de la evolución de la enfermedad, pero rara vez antes de que se produzca una pérdida significativa de la agudeza, si es que se produce. Las respuestas pupilares a la luz pueden estar relativamente conservadas, en comparación con las respuestas de los pacientes con neuropatías ópticas por otras causas. De hecho, incluso los pacientes con pérdida visual aparentemente unilateral por NOHL tienden a no presentar ningún defecto pupilar aferente relativo (DPAR) o, de tenerlo, este suele ser muy leve. Esta es otra característica que diferencia a la NOHL de otras neuropatías ópticas, y se cree que está relacionada

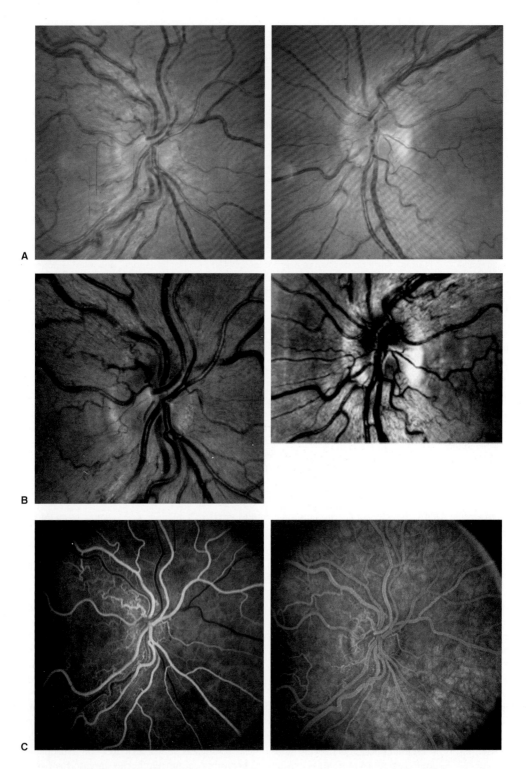

Figura 12-1 Neuropatía óptica hereditaria de Leber. **A:** Ambas papilas ópticas en la fase aguda del trastorno. Obsérvese su apariencia hiperémica. Se observan vasos telangiectásicos peripapilares. **B:** Ambas papilas ópticas fotografiadas con luz libre de rojo (540 nm). Obsérvese la hiperemia significativa de las papilas, con dilatación de los pequeños vasos tanto en la superficie de la papila como en la región peripapilar. **C:** La angiografía con fluoresceína en las fases arteriovenosa (**izquierda**) y tardía (**derecha**) muestra la dilatación de la papila derecha y de los vasos peripapilares, pero no hay filtración de tinción de fluoresceína.

con la preservación selectiva, en este trastorno, de las células ganglionares de la retina que contienen melanopsina (*v.* cap. 1).

Los defectos del campo visual en los pacientes con NOHL suelen ser centrales o centrocecales. Los escotomas pueden ser relativos durante las primeras fases de la pérdida visual, pero rápidamente se completan y adquieren un gran tamaño. En ocasiones infrecuentes se producen anomalías del campo que simulan la configuración bitemporal de los defectos quiasmáticos.

Muchos pacientes con NOHL tienen papilas ópticas y retinas peripapilares de apariencia absolutamente normal en el momento en que la pérdida visual comienza, y, por tanto, puede pensarse que tienen una enfermedad de la retina o una pérdida visual no orgánica, sobre todo teniendo en cuenta la conservación relativa de las respuestas pupilares a la estimulación luminosa, así como la ausencia de dolor. Otros, sin embargo, presentan la tríada de (1) telangiectasias papilares y peripapilares, (2) hiperemia y plenitud de la papila óptica (o de las papilas si la pérdida visual es bilateral) sin hemorragias peripapilares ni exudados, y (3) ausencia de fuga desde la papila en la angiografía con fluoresceína (lo que distingue la apariencia de la papila óptica en la NOHL de una papila con edema verdadero) (fig. 12-1). Cuando están presentes en el momento de la presentación de la pérdida visual, estos hallazgos son útiles para alcanzar el diagnóstico correcto, pero debe subrayarse que su ausencia (incluso durante el período de pérdida visual aguda) no excluye el diagnóstico de NOHL. A medida que la pérdida visual progresa, la papila óptica desarrolla palidez, sobre todo temporalmente, con pérdida de fibras nerviosas que es más pronunciada en la región papilomacular, lo que produce una imagen típica similar a la de los pacientes con neuropatías ópticas tóxicas o nutricionales graves (fig. 12-2; *v.* cap. 11).

La pérdida visual en la mayoría de los pacientes con NOHL sigue siendo profunda y permanente. Sin embargo, en ocasiones puede producirse una recuperación de la visión central tras el deterioro visual. A diferencia de la mejora espontánea de la visión que se produce en los pacientes con neuritis óptica en los meses siguientes de iniciarse la pérdida, la mejora en algunos pacientes con NOHL (entre el 4% y el 30%, en función de la mutación; *v.* la sección Evolución natural), la mejora espontánea en los pacientes con NOHL suele producirse entre 1 y 2 años más tarde, asociada a una resolución parcial o, raramente, a la resolución completa de los defectos del campo central. La recuperación suele ser bilateral y simétrica y, una vez que se produce, la recurrencia de la pérdida visual es muy infrecuente.

Hallazgos asociados

En la mayoría de los pacientes con NOHL, la disfunción visual es la única manifestación significativa de la enfermedad. Sin embargo, en algunos árboles genealógicos, en particular los que presentan las mutaciones 11778 y 3460, tienen miembros con anomalías de la conducción cardíaca asociadas, como síndromes de preexcitación (en concreto, síndromes de Wolff-Parkinson-White y Lown-Ganong-Levine) y la prolongación del intervalo QT corregido. En ocasiones infrecuentes, estos pacientes experimentan palpitaciones, síncope o incluso muerte súbita. En algunos pacientes con NOHL se desarrollan anomalías neurológicas menores, como reflejos exagerados o patológicos, ataxia cerebelosa leve, temblor, trastornos del movimiento, desgaste muscular o neuropatía sensorial distal. Además, algunos pacientes con NOHL confirmada en el nivel molecular, sobre todo mujeres, presentan síntomas y signos compatibles con esclerosis múltiple (EM) en el momento en que comienzan a experimentar la pérdida visual. Los hallazgos del líquido cefalorraquídeo (LCR) y de la resonancia magnética (RM) son característicos de la EM en la mayoría de estos pacientes, si no en todos. Por tanto, es probable que esta aparente asociación de la NOHL y la EM no sea mayor que la prevalencia de las dos enfermedades.

Algunos árboles genealógicos tienen miembros que presentan las características clínicas de la NOHL y, además, anomalías neurológicas más graves, los denominados síndromes Leber «plus». Junto con la neuropatía óptica bilateral típica, estos síndromes incluyen (1) trastornos del movimiento, espasticidad, alteraciones psiquiátricas, anomalías esqueléticas y encefalopatía infantil aguda; (2) distonía y lesiones de los ganglios basales constatadas por estudios de neuroimagen; neuropatía óptica y mielopatía; y (3) encefalopatía mortal en la segunda infancia. La mayoría de estos árboles genealógicos son genéticamente distintos a los de la NOHL más clásica, y algunos tienen más de una de las mutaciones típicamente asociadas a este trastorno.

Herencia y genética

Todos los árboles genealógicos designados clínicamente con NOHL tienen un patrón de herencia materna. Es decir, toda la descendencia de una mujer portadora del rasgo lo heredará, pero solo las mujeres pueden transmitir el rasgo a la generación siguiente. Tanto el padre como la madre contribuyen a la parte nuclear del cigoto, pero el óvulo de la madre es esencialmente el único proveedor del contenido citoplasmático del cigoto. Por tanto, es necesario un determinante citoplasmático para la herencia materna, y la única fuente de ADN extranuclear en la célula está en las mitocondrias intracitoplasmáticas.

Casi todas las células del cuerpo contienen varios cientos de mitocondrias intracitoplasmáticas que generan la energía celular necesaria para el funcionamiento y el mantenimiento normal de las células. Las células de los tejidos especialmente dependientes de la producción de energía mitocondrial, como el SNC, contienen más mitocondrias que las células con pocas necesidades

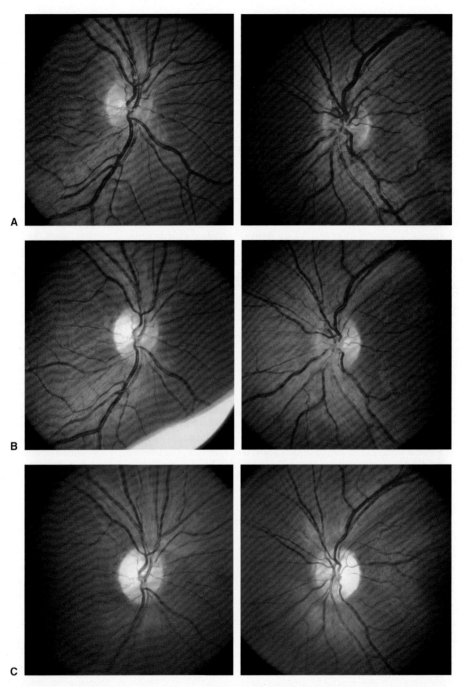

Figura 12-2 Progresión a atrofia óptica bilateral en un paciente con neuropatía óptica hereditaria de Leber. **A:** Arnbas papilas ópticas en la fase aguda de la enfermedad. La agudeza visual es de 20/100 en ambos ojos, con grandes escotomas centrocecales. Son evidentes los vasos telangiectásicos adyacentes al margen inferior de ambas papilas. La papila derecha (**izquierda**) ya está pálida temporalmente y hay atrofia de la capa de fibras nerviosas papilomacular. **B:** Dos meses después del inicio de la pérdida visual, la agudeza visual es de 5/200 en el ojo derecho y de 8/200 en el izquierdo. Ambas papilas muestran palidez moderada, sobre todo temporal, con pérdida de la capa de fibras nerviosas que es especialmente evidente en la región papilomacular. Los vasos telangiectásicos observados anteriormente están desapareciendo. **C:** Seis meses después del inicio de la pérdida visual, la agudeza visual sigue siendo de 5/200 en el ojo derecho y de 8/200 en el ojo izquierdo. Ambas papilas están pálidas, sobre todo temporalmente. Los vasos telangiectásicos han desaparecido completamente. Un año después de que se obtuvieran estas fotografías, la paciente notó una recuperación gradual y parcial de la agudeza visual en ambos ojos hasta alcanzar 20/50. Las pruebas genéticas posteriores mostraron evidencia de una mutación en el ADN mitocondrial en la posición 14484.

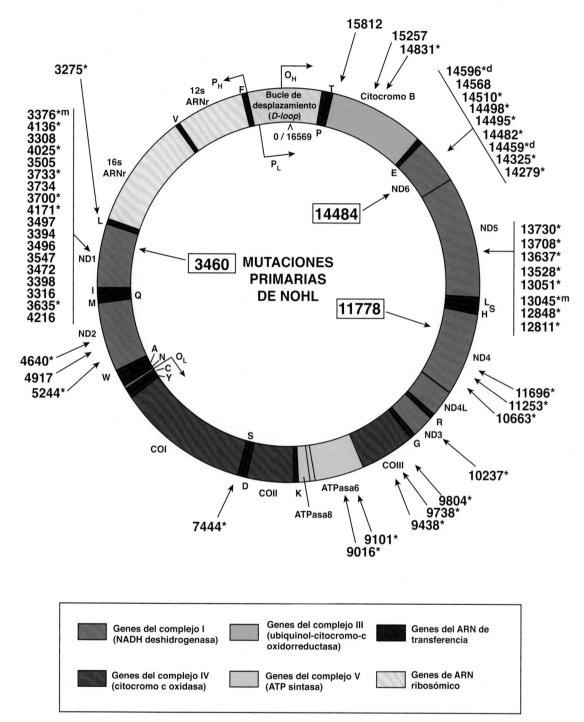

Figura 12-3 Genoma mitocondrial que muestra las mutaciones puntuales asociadas a neuropatía óptica hereditaria de Leber (NOHL). Más del 90 % de todos los casos de NOHL están asociados a las tres mutaciones primarias localizadas dentro del genoma, y las otras mutaciones se muestran fuera del genoma. Estas últimas varían notablemente en su prevalencia, grado de conservación evolutiva de los aminoácidos codificados alterados y frecuencia entre los controles. Las mutaciones marcadas con * pueden ser primarias, pero cada una de estas solo representa uno o unos pocos árboles genealógicos en todo el mundo. Las mutaciones marcadas con [d] son mutaciones primarias asociadas a NOHL y a distonía. Las mutaciones marcadas con [m] son mutaciones primarias asociadas al síndrome de solapamiento NOHL/ MELAS (miopatía juvenil, encefalopatía, acidosis láctica y accidente cerebrovascular).

energéticas. Cada mitocondria contiene de 2 a 10 círculos de ADN de doble cadena, y cada círculo contiene 16 569 pares de bases, en comparación con los 3×10^9 pares de bases que contiene el genoma nuclear. Dado que en cada mitocondria hay varios ADN (ADNmt) y cientos de mitocondrias por célula, el ADNmt comprende aproximadamente el 0.3 % del ADN total de la célula.

El ADN mitocondrial codifica todos los ARN de transferencia y los ARN ribosómicos necesarios para la producción de proteínas intramitocondriales. También codifica 13 proteínas esenciales para la fosforilación oxidativa. La mayoría de las proteínas cruciales para la función normal de la fosforilación oxidativa se codifican en genes nucleares, se fabrican en el citoplasma y se transportan a las mitocondrias. Por tanto, la «enfermedad mitocondrial» puede ser el resultado de defectos genéticos tanto en el genoma nuclear como en el mitocondrial.

Si se produce una nueva mutación en el ADNmt, habrá un período de coexistencia de ADNmt mutante y normal dentro de la misma célula (**heteroplasmia**). En cada división celular, el genotipo mitocondrial puede derivar hacia lo puramente normal o lo puramente mutado (**homoplasmia**), o puede permanecer mezclado. El fenotipo de la célula (y del tejido que componen las células) depende de la proporción de genotipos del ADNmt y de las necesidades energéticas intrínsecas de la célula. El fenotipo mutado solo puede manifestarse cuando la cantidad de ADNmt normal ya no puede proporcionar una función mitocondrial suficiente para el mantenimiento de la célula y el tejido.

La mutación puntual más común en el ADNmt vinculada a la NOHL es una sustitución de un solo nucleótido en la posición 11778 del ADNmt (fig. 12-3). Esta región codifica la subunidad 4 (denominada ND4) del complejo I (NADH deshidrogenasa) de la cadena respiratoria. La mutación 11778 está presente en muchos árboles genealógicos étnicamente divergentes con NOHL, lo que sugiere que ha surgido de forma independiente en múltiples ocasiones. Mientras que entre el 31 % y el 89 % de los árboles genealógicos de NOHL europeos, norteamericanos y australianos presentan la mutación 11778, más del 90 % de los pacientes asiáticos con NOHL son positivos a la mutación 11778. Hasta la mitad de los pacientes con NOHL no tienen antecedentes familiares de la enfermedad, lo que refleja tanto la penetrancia variable de esta como, quizá, un nuevo índice de mutación.

Además de la mutación 11778, otras mutaciones puntuales en el ADNmt están asociadas a NOHL (fig. 12-3). La mayoría están localizadas dentro de genes que también codifican proteínas que componen el complejo 1, pero se ubican dentro de subunidades distintas de la ND4. Por ejemplo, la mutación puntual en la posición 3460 del ADNmt dentro del gen que codifica la subunidad ND1 del complejo I es responsable del 8 % al 15 %

de los casos de NOHL en todo el mundo, y la mutación puntual en la posición 14484 del gen que codifica la subunidad ND6 del complejo I es responsable del 10 % al 15 % de los árboles genealógicos de NOHL. Las mutaciones en los sitios 11778, 3460 y 14484 se denominan mutaciones «primarias» en el sentido de que (1) confieren un riesgo genético para la expresión de NOHL de forma individual; (2) cambian la codificación de aminoácidos evolutivamente conservados en proteínas esenciales; (3) se encuentran en múltiples árboles genealógicos diferentes y étnicamente divergentes; y (4) están ausentes o son infrecuentes entre los árboles genealógicos de control. En total, son responsables de alrededor del 90 % de los casos de NOHL en todo el mundo. Existen otras mutaciones de ADNmt que pueden ser «primarias», pero cada una de estas representa solo unos pocos árboles genealógicos notificados. Otras mutaciones del ADNmt se denominan «secundarias» porque, aunque son más frecuentes entre los pacientes con NOHL que en aquellos árboles genealógicos sin miembros con la enfermedad, su significado patogenético sigue sin estar claro (fig. 12-3).

Evolución natural

Aunque la mayoría de los pacientes con NOHL sufren pérdida visual permanente con independencia de la mutación del ADNmt, algunos recuperan una visión normal o casi normal a pesar de la sorprendente palidez de la papila óptica. El potencial de mejora parece estar relacionado principalmente, si no exclusivamente, con la mutación del ADNmt.

De los pacientes con la mutación 11778, entre el 4 % y el 8 % experimenta una mejora espontánea significativa de la agudeza visual, en comparación con aproximadamente el 49 % con la mutación 14484 y el 36 % con la mutación 3460.

Preguntas sin respuesta

El análisis genético permite tener una visión general de lo que constituye el perfil clínico de la NOHL. Lo más llamativo es el número de pacientes sin antecedentes familiares de pérdida visual. Algunos de estos casos únicos son mujeres, otros están fuera del rango de edad típico de la NOHL y muchos no presentan la apariencia oftalmoscópica clásica. Evidentemente, debe considerarse el diagnóstico en cualquier paciente con pérdida visual inexplicable, unilateral o bilateral, asociada a reacciones pupilares normales o relativamente normales a la estimulación de la luz y a escotomas centrales o centrocecales, con independencia de la edad de inicio, el sexo, los antecedentes familiares o la apariencia oftalmoscópica (a menos que haya edema evidente de la papila óptica con hemorragias peripapilares y/o exudados). No obstante, quedan muchas preguntas sin responder en relación con los determinantes de la expresión fenotípica de la NOHL. Por ejemplo, ¿determina la mutación específica del ADNmt las características clínicas? Aunque los árboles genealógicos con los síndromes Leber «plus» constatan que ciertas mutaciones del ADNmt pueden dar lugar a patrones de enfermedad específicos de neuropatías ópticas similares a las de Leber con otras anomalías neurológicas, pueden constatarse pocas diferencias clínicas significativas entre los pacientes positivos para la mutación 11778, aquellos con otras mutaciones del ADNmt y los aún no especificados genéticamente, si bien las anomalías de la conducción cardíaca son más frecuentes en los pacientes con la mutación 3460.

Otra pregunta sin respuesta es por qué no todas las personas con una de las mutaciones primarias de ADNmt desarrollan síntomas. De hecho, en los pacientes con NOHL hay una mutación del ADNmt en todos los miembros de la familia emparentados por vía materna, pero la mayoría nunca desarrolla síntomas. Así pues, si bien para la expresión fenotípica puede ser necesaria una mutación del ADNmt, esta puede no ser suficiente. ¿Desempeña la heteroplasmia entre los individuos de un árbol genealógico determinado un papel en la expresión fenotípica? En algunas familias, el contenido de ADNmt mutado aumenta de una generación a otra y puede ser responsable, al menos parcialmente, de la expresión fenotípica de la enfermedad. Sin embargo, en la mayoría de las grandes revisiones de pacientes con NOHL confirmados molecularmente, la heteroplasmia se documenta en la sangre de una minoría de individuos afectados y, una vez que la persona desarrolla síntomas, no parece haber ninguna diferencia clínica en la expresión de la enfermedad entre quienes son heteroplásmicos y los que son homoplásmicos.

Estudios recientes con un gran número de pacientes sintomáticos con NOHL y portadores asintomáticos indican que los pacientes sintomáticos tienen una mayor masa mitocondrial y una mayor cantidad de ADNmt por célula, en comparación con los que no presentan síntomas. Y, lo que es más importante, en los portadores de la mutación 11778 sin síntomas se observa un aumento notable de la masa mitocondrial y una mayor cantidad de ADNmt por célula, en comparación con los pacientes sintomáticos. Por tanto, se ha postulado que, en general, los efectos positivos sobre la fosforilación oxidativa del aumento del número de mitocondrias y del aumento del ADNmt por célula superan los efectos negativos de la mayor cantidad de ADNmt mutado.

Otra cuestión no resuelta se refiere al hecho de que, en la mayoría de los pacientes con NOHL, la única manifestación es una neuropatía óptica bilateral. Suponiendo que algunas personas sean 100 % homoplásmicas para la mutación causante del ADNmt en todos sus órganos, no hay una explicación convincente de por qué la pérdida visual debe ser la única manifestación de la enfermedad. Las diferentes necesidades energéticas de los tejidos podrían desempeñar algún papel. El SNC es el que más depende del trifosfato de adenosina (ATP) mitocondrial. Los estudios histoquímicos del nervio óptico en monos y ratas muestran un alto grado de actividad respiratoria mitocondrial dentro de la porción no mielinizada de las fibras del nervio óptico situada en la porción prelaminar del nervio óptico, por lo que se ha postulado que es esta región la más vulnerable a la disfunción mitocondrial que producen las mutaciones patógenas del ADNmt.

Los factores genéticos distintos de la mutación específica del ADNmt y la presencia y el grado de heteroplasmia también pueden desempeñar un papel en la expresión. Puede haber otras mutaciones del ADNmt que modifiquen la expresión de la mutación causante de la NOHL o que den lugar a otras proteínas anómalas implicadas en la función mitocondrial. Los factores codificados por el núcleo que modifican la expresión del ADNmt, los productos del ADNmt o el metabolismo mitocondrial pueden ser necesarios para la expresión fenotípica de la NOHL. El predominio masculino de la pérdida visual en la NOHL puede explicarse por un factor modificador en el cromosoma X. Las concentraciones de estrógeno también pueden influir en el número de copias mitocondriales, lo que conferiría un efecto protector a las mujeres premenopáusicas. La utilización y la reserva de energía de los tejidos también pueden determinar el momento y el alcance de la pérdida visual. La producción de energía mitocondrial disminuye con la edad, y el momento en que se produce la pérdida visual en los pacientes con riesgo de padecer NOHL puede reflejar el umbral en el que la función mitocondrial ya reducida se deteriora hasta un nivel crítico.

Los factores ambientales también pueden influir en que los portadores de las mutaciones primarias del ADNmt acaben reproduciendo síntomas. Hay que tener en cuenta tanto el ambiente interno como el externo. Las enfermedades sistémicas, las insuficiencias nutricionales y las toxinas que afectan o inhiben directamente la capacidad respiratoria mitocondrial del organismo pueden iniciar o aumentar la expresión fenotípica de la enfermedad. Estudios anecdóticos sugieren un posible papel del abuso del tabaco y el alcohol en la expresión de la pérdida visual, pero aún no se han realizado grandes estudios sobre los efectos de estas sustancias en los pacientes con riesgo de padecer NOHL.

Tratamiento

A la luz de la recuperación espontánea que se da en algunos pacientes con NOHL, especialmente en aquellos con las mutaciones 14484 y 3460, los estudios anecdóticos sobre la eficacia del tratamiento deben considerarse con precaución. Los intentos de tratar o prevenir la fase aguda de la pérdida visual con corticoesteroides sistémicos, hidroxicobalamina o antagonistas del cianuro son ineficaces. Otros tratamientos probados son los cofactores naturales que intervienen en el metabolismo mitocondrial o las sustancias con capacidad antioxidante, como la coenzima Q_{10}, la idebenona (un análogo de la coenzima Q), el succinato, la vitamina K_1, la vitamina K$_3$, la vitamina C, la tiamina y la vitamina B$_2$. Los resultados con todas estas sustancias no han sido especialmente alentadores, a excepción de la idebenona, e incluso este fármaco no ha arrojado resultados sólidos o notables. Además, la brimonidina, un fármaco de aplicación tópica con supuestos efectos neuroprotectores, no tuvo éxito en la prevención de la afectación del segundo ojo en un pequeño estudio prospectivo. Se han notificado algunas series pequeñas de pacientes con NOHL que han recibido al menos una inyección intravítrea de una subunidad ND4 normal unida a un virus adenoasociado. Los resultados de estas series sugieren que este abordaje no solo es seguro, sino que también puede ser beneficioso, lo que ha dado lugar a varios ensayos clínicos de terapia génica prospectivos, aleatorizados y con doble enmascaramiento, con la participación de pacientes con NOHL tanto aguda como crónica. Los resultados a largo plazo de estos ensayos aún no se han publicado.

En vista de la falta de recuperación espontánea en la mayoría de los pacientes con NOHL, la falta de cualquier tratamiento consistentemente efectivo y la sugerencia de que el estrés ambiental puede determinar, al menos en parte, qué portadores de las mutaciones de ADNmt de NOHL desarrollarán síntomas y cuáles no, son razonables las recomendaciones no específicas para evitar fármacos o conductas que puedan estresar la producción de energía mitocondrial. Así, aconsejamos a nuestros pacientes con riesgo de padecer NOHL que eviten el consumo de tabaco, la ingesta excesiva de alcohol y las toxinas ambientales.

Nunca se insistirá lo suficiente en la importancia del asesoramiento genético de los pacientes con NOHL y sus familias. Debe explicarse a los hombres con una mutación causante de NOHL, sean o no sintomáticos, que **no** transmitirán la mutación ni la enfermedad a sus hijos. Por otro lado, **todas** las mujeres con una de las mutaciones de NOHL **transmitirán** la mutación a **todos** sus hijos, tanto hombres como mujeres, aunque, como se ha señalado anteriormente, no todas las personas con la mutación (de hecho, la minoría) desarrollarán síntomas.

Atrofia óptica hereditaria dominante

La **atrofia óptica autosómica dominante** (AOAD), también denominada Kjer o atrofia óptica juvenil, es la más común de las neuropatías ópticas hereditarias, con una prevalencia de la enfermedad estimada en el rango de 1:50 000, que puede alcanzar cifras más elevadas en algunas regiones (1:10 000 en Dinamarca).

La AOAD es una abiotrofia (anomalía morfológica) con inicio en la primera década de la vida. Para los pacientes y sus familias es difícil identificar un inicio preciso de la reducción de la visión, pero parece ser que la mayoría de los pacientes se ven afectados entre los 4 y los 6 años de edad. Aunque algunos niños con

afectación grave desarrollan nistagmo y se les descubre la disminución de la visión antes de alcanzar la edad escolar, la mayoría no son conscientes de que tienen un problema visual, y la atrofia se les detecta por varios motivos: (1) porque existen antecedentes familiares de la afección, (2) como consecuencia directa del examen de otro miembro de la familia afectado, pero asintomático, (3) porque no aprueban un examen de detección de la visión en la escuela, o (4) durante un examen ocular de rutina. Estos fenómenos atestiguan el inicio generalmente insidioso en la infancia, el grado leve de disfunción visual, la ausencia de ceguera nocturna y la ausencia de progresión importante o radical (a diferencia de la NOHL; v. la sección Características clínicas de la neuropatía óptica hereditaria de Leber y la tabla 12-1). De hecho, es posible que algunos individuos no manifiesten la pérdida de visión hasta la edad adulta y que se les diagnostique cuando no superen los estándares de visión requeridos en las revisiones laborales o para el carné de conducir.

Suele haber reducción simétrica de la agudeza visual en ambos ojos. La visión oscila entre 20/20 y 20/800, y alrededor del 15 % de los pacientes acaban desarrollando una visión de 20/200 o peor. Sin embargo, es muy infrecuente que se produzca una disminución de la visión hasta movimiento de manos (o peor).

Los pacientes con AOAD presentan casi siempre una alteración de la percepción del color. Anteriormente la presencia de un defecto tritanópico se consideraba una característica típica del trastorno, pero lo más habitual es encontrar discromatopsia generalizada, con defectos tanto azul-amarillo como rojo-verde. No existe ninguna correlación entre la gravedad de la discromatopsia y la agudeza visual.

Los campos visuales de los pacientes con AOAD suelen mostrar escotomas centrales, paracentrales o centrocecales. Con frecuencia puede observarse, especialmente con perimetría automatizada, un patrón de campo visual que consiste en una depresión temporal bilateral, la cual simula los defectos del campo que se observan en la compresión quiasmática. Sin embargo, la diferencia entre los pacientes con estos defectos y los pacientes con escotomas bitemporales es que los pacientes con AOAD tienen una agudeza y una reducción de la visión del color bilateral, mientras que los pacientes con escotomas hemianópsicos bitemporales no (¡puede verse a 20/20 con media mácula!).

La atrofia óptica en los pacientes con AOAD puede ser leve, solo temporal, o afectar toda la papila (fig. 12-4). El cambio más característico es una excavación triangular (en cuña) de la porción temporal de la papila.

La mayoría de los pacientes con AOAD no presentan déficits neurológicos. Sin embargo, como en la NOHL, algunos pacientes presentan un síndrome denominado AOAD «plus», en el que la AOAD típica bilateral se asocia a una serie de déficits, como pérdida de audición bilateral, oftalmoplejía externa, escoliosis o una

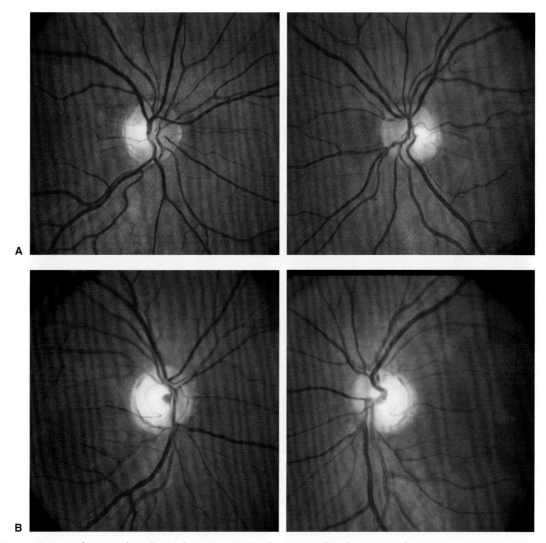

Figura 12-4 Atrofia óptica hereditaria dominante. **A:** Papilas ópticas derecha e izquierda en un paciente con una agudeza visual de 20/40 en ambos ojos, un defecto de visión tritanópico del color y escotomas centrales bilaterales pequeños. Obsérvese la mínima palidez temporal. **B:** Papilas derecha e izquierda del padre del paciente. La agudeza visual es de 20/100 en el ojo derecho y de 20/80 en el izquierdo, con discromatopsia grave y escotomas centrales bilaterales. La palidez es extensa y es principalmente temporal, en forma de «cuña».

combinación de estas (figs. 12-5 y 12-6). Estos pacientes presentan mutaciones específicas en su ADN nuclear.

Los pacientes con AOAD suelen experimentar una progresión leve, lenta e insidiosa de la disfunción visual, con una disminución de la agudeza visual, por término medio, de aproximadamente una línea por década de vida. No parece haber ninguna correlación entre el índice de pérdida visual y la agudeza visual inicial, ni los miembros de la mayoría de los árboles genealógicos experimentan índices de progresión idénticos. En raras ocasiones, se produce un deterioro relativamente rápido de la visión tras años de función visual estable. La recuperación espontánea de la visión no es una característica de este trastorno.

Aunque hay excepciones (p. ej., AOAD con degeneración variable de la retina causada por mutaciones sin sentido en el gen *SSBP1*, que codifica una proteína de unión al ADNmt monocatenario), casi todos los árboles genealógicos con AOAD tienen una mutación en el gen *OPA1*, que está situado en la porción telomérica del brazo largo del cromosoma 3 (3q28-29). Hasta la fecha, se han encontrado más de 240 mutaciones en el gen *OPA1* que causan AOAD. El producto del gen *OPA1* es una proteína dirigida a las mitocondrias y parece ejercer su función en la biogénesis mitocondrial y la estabilización de la integridad de la membrana mitocondrial. La mayoría de las mutaciones de *OPA1* crean un codón de terminación prematura en la transcripción

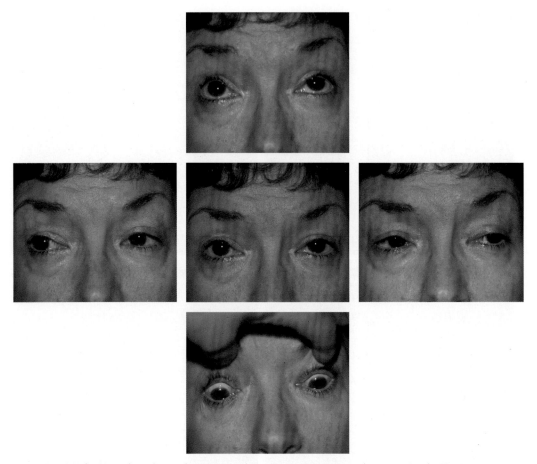

Figura 12-5 Atrofia óptica hereditaria dominante «plus». Apariencia externa de una mujer de 45 años con disminución de la visión de larga duración en ambos ojos, oftalmoplejía externa, pérdida de audición bilateral y neuropatía óptica bilateral. El análisis genético identificó una sustitución G→A en la posición de nucleótido 1334 en el exón 14 de *OPA1*, que provoca un cambio de arginina a histidina (R445H).

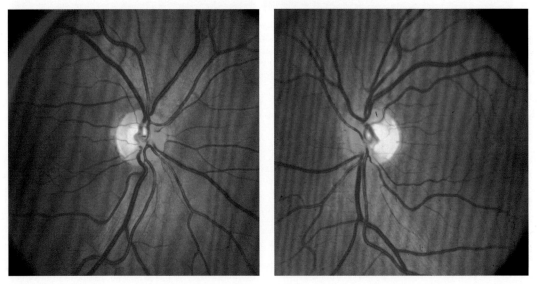

Figura 12-6 Apariencia de las papilas ópticas de la paciente con atrofia óptica hereditaria dominante «plus» mostrada en la figura 12-5.

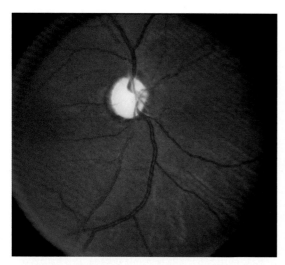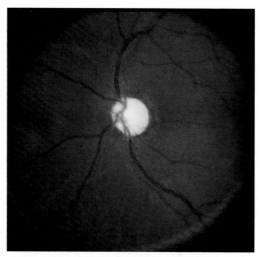

Figura 12-7 Apariencia de las papilas ópticas en un niño de 7 años con síndrome de Wolfram. El niño tenía mala visión en ambos ojos, así como diabetes *mellitus* juvenil, diabetes insípida y pérdida de audición bilateral.

del ARN que produce una proteína demasiado pequeña que es inestable y que se descompone rápidamente. A diferencia de la NOHL, los individuos con una de las mutaciones patógenas de *OPA1* presentan siempre atrofia óptica bilateral (es decir, existe una penetrancia del 100 %). Actualmente no existe ningún tratamiento para la AOAD.

Otras neuropatías ópticas hereditarias aisladas

Las neuropatías ópticas hereditarias monosintomáticas distintas de la NOHL y la AOAD son muy infrecuentes. La **atrofia óptica recesiva congénita**, cuya existencia ha sido cuestionada, está presente al nacer o se descubre a la edad de 3 a 4 años. La pérdida visual es grave, con ceguera casi total y nistagmo. Parece no ser progresiva y no está asociada a anomalías neurológicas o sistémicas. Del mismo modo, la **atrofia óptica ligada al cromosoma X** solo se ha observado en unas pocas familias, en las que los hombres muestran atrofia óptica de progresión lenta en la segunda infancia. En una familia en la que los hombres afectados manifestaban anomalías neurológicas leves, se estableció la vinculación en Xp11.4-11.2.

Atrofia óptica hereditaria con otros signos neurológicos o sistémicos

Como se ha señalado anteriormente, algunos pacientes con neuropatías ópticas hereditarias presentan otros signos neurológicos, sistémicos o ambos. Al igual que las neuropatías ópticas hereditarias aisladas, los pacientes con estos trastornos presentan disfunción bilateral del nervio óptico. Sin embargo, la gravedad varía de forma considerable y, aunque muchos tienen defectos del campo central con campos periféricos completos, otros no. El ejemplo clásico de neuropatía óptica hereditaria con otros signos neurológicos, además de sistémicos, es el síndrome de Wolfram.

Atrofia óptica progresiva con diabetes *mellitus* juvenil, diabetes insípida y pérdida de audición (síndrome de Wolfram, DIDMOAD)

El sello distintivo del síndrome de Wolfram es la asociación de diabetes *mellitus* juvenil y pérdida visual progresiva con atrofia óptica, casi siempre asociada a diabetes insípida y a pérdida auditiva neurosensorial; de ahí el epíteto DIDMOAD (*diabetes insipidus, diabetes mellitus, optic atrophy* y *deafness*), por diabetes insípida, diabetes *mellitus*, atrofia óptica y sordera. La progresión y el desarrollo de este síndrome son variables. Los síntomas y signos de la diabetes *mellitus* suelen aparecer en la primera o segunda década de vida y suelen preceder al desarrollo de la atrofia óptica. Sin embargo, en algunos casos, la pérdida visual asociada a la atrofia óptica es la primera evidencia del síndrome. En etapas posteriores, la pérdida visual se agrava. Los campos visuales muestran tanto constricción generalizada como escotomas centrales. La atrofia óptica es siempre grave (fig. 12-7), y puede haber excavación de las papilas de leve a moderada.

Los inicios de pérdida de audición y diabetes insípida en este síndrome son, al igual que el inicio de la pérdida visual, bastante variables. Ambas comienzan en la primera o segunda década de vida y pueden ser graves. La atonía de las vías urinarias eferentes está presente en el 40 % al 60 % de los pacientes y se asocia a infeccio nes recurrentes de dichas vías, a veces con complicaciones mortales. Otras anomalías sistémicas y neurológicas incluyen ataxia, rigidez axial, convulsiones, mioclonía de sobresalto, temblor, mal funcionamiento vestibular, apnea central, colapso neurógeno de las vías respiratorias superiores, anosmia y dismotilidad gastrointestinal. Las manifestaciones endocrinas incluyen, entre otras, baja estatura y atrofia gonadal primaria.

Las alteraciones oftalmológicas y otras neurooftalmológicas incluyen ptosis, cataratas, retinopatía pigmentaria, iritis, hiposecreción lagrimal, pupilas tónicas, oftalmoplejía, insuficiencia de convergencia, parálisis de la mirada vertical y nistagmo. Puede producirse discapacidad intelectual, así como manifestaciones psiquiátricas. Las anomalías de laboratorio incluyen anemia megaloblástica y sideroblástica, electrorretinograma (ERG) anómalo y cantidad elevada de proteínas en el LCR. Los estudios de neuroimagen y los exámenes anatomopatológicos en algunos pacientes con síndrome de Wolfram revelan cambios atróficos generalizados y sugieren un trastorno neurodegenerativo difuso, con especial afectación del mesencéfalo y el puente. La media de edad en el momento de la muerte es de 30 años, con más frecuencia debido a una insuficiencia respiratoria central con atrofia del tronco del encéfalo.

Muchas de las anomalías asociadas, así como las características histopatológicas del síndrome de Wolfram, suelen encontrarse en pacientes con presuntas enfermedades mitocondriales, especialmente en aquellos con síndromes de oftalmoplejía externa progresiva crónica (OEPC). Esto ha llevado a especular que los pacientes con síndrome de Wolfram tienen una patogenia única en la disfunción mitocondrial subyacente. Como se ha señalado anteriormente, la disfunción mitocondrial hereditaria puede ser el resultado de defectos del ADN nuclear o mitocondrial, ya que ambos genomas codifican proteínas esenciales para la función mitocondrial normal. No obstante, la mayoría de los casos de síndrome de Wolfram se han clasificado como esporádicos o de herencia recesiva, y los análisis de vinculación en varias familias localizan el gen de Wolfram en el brazo corto del cromosoma 4 (4p16.1) (*WFS1*). Posteriormente se vinculó una variante fenotípica de Wolfram a un segundo *locus* en el cromosoma 4q22-24 (WFS2). El fenotipo de Wolfram puede ser inespecífico y reflejar una amplia variedad de defectos genéticos subyacentes en los genomas nuclear o mitocondrial. Cuando el síndrome se acompaña de anemia, el tratamiento con tiamina puede mejorar la anemia y disminuir la necesidad de insulina.

Atrofia óptica infantil hereditaria complicada (síndrome de Behr)

En este síndrome heredofamiliar, comúnmente denominado **síndrome de Behr**, la atrofia óptica que comienza en la segunda infancia se asocia con signos variables del tracto piramidal, ataxia, discapacidad intelectual, incontinencia urinaria y pie cavo. Afecta a ambos sexos, aunque es más frecuente en las mujeres. El síndrome suele heredarse como un rasgo autosómico recesivo, aunque se han descrito casos con un patrón autosómico dominante asociado a una mutación *OPA1*. La pérdida visual suele manifestarse antes de los 10 años, es de moderada a grave y suele ir acompañada de nistagmo. En la mayoría de los casos, las anomalías no progresan después de la infancia. Los estudios de neuroimagen pueden constatar anomalías difusas y simétricas de la materia blanca. En varios árboles genealógicos judíos iraquíes relacionados con el síndrome de Behr se ha identificado aciduria 3-metilglutacónica, aunque el defecto enzimático básico en estas familias es aún desconocido. Estos pacientes presentan atrofia óptica infantil y un trastorno del movimiento extrapiramidal de inicio temprano en el que destaca la corea. Más o menos la mitad de los pacientes desarrollan paraparesia espástica hacia la segunda década. Los hallazgos clínicos de algunos pacientes con síndrome de Behr son similares a los de los pacientes con ataxia hereditaria. De hecho, el síndrome de Behr puede ser una forma de transición entre la atrofia óptica heredofamiliar simple y las ataxias hereditarias. Es probable que el síndrome de Behr sea heterogéneo, ya que refleja diferentes factores etiológicos y genéticos.

Neuropatía óptica en enfermedades hereditarias degenerativas o del desarrollo

Ataxias hereditarias

Las ataxias hereditarias representan un grupo de afecciones neurodegenerativas progresivas y crónicas que afectan el cerebelo y sus conexiones. Las ataxias hereditarias suelen clasificarse por su patrón de herencia: autosómica dominante (la más común), autosómica recesiva, ligada al X y materna (mitocondrial). Los avances en el análisis bioquímico y genético revelan una amplia variabilidad de los signos clínicos y de la neuropatología, incluso dentro de la misma familia, y el solapamiento de los fenotipos clínicos y patológicos en los trastornos que ahora se sabe que están causados por diferentes defectos genéticos hace que la clasificación diagnóstica por fenotipo sea a menudo imprecisa. Se dispone de una clasificación genómica por localización cromosómica para muchos de estos trastornos, y se están investigando los productos génicos anómalos implicados. La atrofia óptica no es infrecuente entre los individuos con ataxias hereditarias.

El modelo de todas las formas de ataxia progresiva es la **ataxia de Friedreich**. El inicio de la enfermedad suele producirse entre los 8 y los 15 años, y casi siempre antes de los 25 años. Los rasgos clínicos característicos son ataxia progresiva de la marcha y movimientos torpes al caminar y utilizar las manos, disartria, pérdida de la percepción de la posición de las articulaciones y de

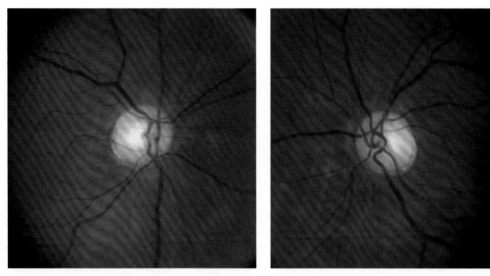

Figura 12-8 Atrofia óptica bilateral leve en una paciente con ataxia de Friedreich. La paciente no presentaba síntomas, aunque su visión era de 20/30 en ambos ojos.

la sensación de vibración, ausencia de reflejos tendinosos en las extremidades inferiores y respuestas plantares extensoras. Otros hallazgos comunes son escoliosis, deformidad de los pies, diabetes *mellitus* y afectación cardíaca. Otras manifestaciones son pie cavo, atrofia distal, sordera, nistagmo, anomalías de los movimientos oculares consistentes con una función cerebelosa anómala y atrofia óptica. El curso es implacablemente progresivo, y la mayoría de los pacientes no pueden caminar a los 15 años de su aparición; la muerte acontece en la cuarta o quinta década por causas infecciosas o cardíacas. Se ha descrito una forma de inicio más tardío y de progresión más lenta.

La ataxia de Friedreich se hereda de forma autosómica recesiva, y el defecto del gen se localiza en el brazo largo del cromosoma 9 (9q13-21). La mayoría de los casos son homocigotos para una expansión intrónica, inestable, de trinucleótidos GAA en un gen designado *FRDA/X25* que codifica una proteína llamada frataxina, una proteína mitocondrial que parece regular las concentraciones de hierro en las mitocondrias. Su ausencia conduce a una sobrecarga de hierro mitocondrial, a la sobreproducción de especies reactivas de oxígeno y a la muerte celular.

La atrofia óptica se produce hasta en la mitad de los casos de ataxia de Friedreich, aunque la pérdida visual

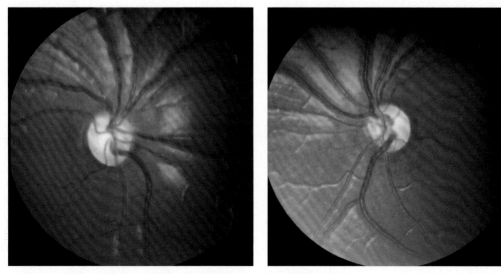

Figura 12-9 Atrofia óptica bilateral grave en un niño con enfermedad de Krabbe.

grave es poco frecuente: es inusual una agudeza visual inferior a 20/80. De hecho, muchos pacientes son asintomáticos y el grado de palidez de la papila óptica suele ser leve (fig. 12-8).

Las más comunes de las ataxias hereditarias se heredan con un patrón autosómico dominante. La mayoría de estas se designan con el término **ataxia espinocerebelosa** (AEC), que refleja su afección predominante en la médula espinal y las vías cerebelosas. Puede observarse una amplia variedad de hallazgos clínicos y anatomopatológicos dentro de los árboles genealógicos y entre estos. Aunque originalmente se clasificaban por las descripciones clínicas dentro de familias específicas, ahora se definen por los *loci* genéticos y las mutaciones específicas de estas familias. De hecho, un mismo fenotipo puede estar causado por una multitud de distintos defectos genéticos.

En 2018, había al menos 60 *loci* genéticos diferentes para las AEC, pero la AEC 1 (cromosoma 6p), la AEC 2 (cromosoma 12q), la AEC 3 (cromosoma 14q y alélica con la enfermedad de Machado-Joseph), la AEC 6 (cromosoma 19p) y la AEC 7 (cromosoma 3p) representan alrededor del 80% de las autosómicas dominantes. Muchas se deben a mutaciones que implican la expansión de una repetición de trinucleótidos CAG en las secuencias de codificación de proteínas de genes específicos, lo que da lugar a una serie de glutaminas. Al igual que ocurre con otras enfermedades que incluyen repeticiones anómalas, las regiones expandidas pueden hacerse mayores con cada generación sucesiva, lo que da lugar a la anticipación: una edad de inicio más temprana en cada generación. La anticipación se produce con mayor frecuencia cuando la enfermedad se hereda del padre.

Desde el punto de vista clínico, las AEC se caracterizan por signos y síntomas atribuibles a la degeneración cerebelosa y, en ocasiones, a otras disfunciones neurológicas secundarias a la pérdida de neuronas. La pérdida de visión suele ser leve, pero puede ser un síntoma prominente, que se produce en asociación con campos visuales constreñidos y atrofia óptica difusa. Sin embargo, en algunos casos no está claro si el proceso primario tiene su origen en el nervio óptico o es retiniano, con atrofia óptica secundaria.

Polineuropatías hereditarias

La **enfermedad de Charcot-Marie-Tooth** (ECMT), también denominada neuropatía motora y sensorial hereditaria, comprende en realidad un grupo genética y clínicamente heterogéneo de trastornos hereditarios del sistema nervioso periférico que se caracterizan por pérdida progresiva del tejido muscular y de la sensación táctil en varias partes del cuerpo. Actualmente incurable, esta enfermedad es uno de los trastornos neurológicos hereditarios más comunes, que afecta a aproximadamente 1 de cada 2 500 personas. La mayoría de las formas de ECMT comienzan entre los 2 y los 15 años, y los primeros signos son pie cavo, deformidades de los pies o escoliosis. Hay debilidad y desgaste lentamente progresivos, primero de los pies y las piernas, y luego de las manos. Los síntomas motores predominan sobre las anomalías sensoriales.

La forma más común de ECMT es el tipo 1, una neuropatía desmielinizante con herencia autosómica dominante, cartografiada (mapeada) más comúnmente en el brazo corto del cromosoma 17 (17p11.2) (tipo 1A), aunque unos pocos árboles genealógicos con este fenotipo están vinculados al brazo largo del cromosoma 1 (tipo 1B). La ECMT de tipo 2 es clínicamente similar, pero las conducciones nerviosas son de velocidad normal, lo que sugiere que el proceso es neuronal y no desmielinizante. El tipo 2 puede heredarse de forma autosómica dominante (ligada al brazo corto del cromosoma 1) o autosómica recesiva (ligada al brazo largo del cromosoma 8). El tipo 3 es la forma más grave. Cuando el tipo 3 se hereda de forma autosómica dominante, la vinculación es con la misma región del cromosoma 1 asociada al tipo 1B.

Cuando es autosómica recesiva, la vinculación es con la misma región del cromosoma 17 asociada al tipo 1A. También existen formas de ECMT ligadas al cromosoma X, tanto dominantes (ligadas a defectos del brazo largo) como recesivas (ligadas a regiones del brazo largo o del brazo corto).

Muchos pacientes con ECMT, especialmente los que padecen ECMT de tipo 6, presentan atrofia óptica. La pérdida visual asociada suele ser leve, por lo que muchos pacientes son asintomáticos. No obstante, las pruebas clínicas y electrofisiológicas indican que hasta el 75% de los pacientes con ECMT presentan neuropatía óptica subclínica.

Atrofia óptica hereditaria asociada a enfermedad difusa de la materia blanca

El nervio óptico es un tracto de materia blanca del encéfalo. Por ello, no es sorprendente que los trastornos hereditarios de la materia blanca, como la enfermedad de Krabbe, la enfermedad de Pelizaeus-Merzbacher y la adrenoleucodistrofia, afecten los nervios ópticos (fig. 12-9). En la mayoría de estos trastornos potencialmente mortales, la pérdida visual es grave debido a la afectación de toda la vía sensorial visual. En otros, sin embargo, la vía visual está relativamente preservada.

Diagnóstico tópico del daño en las vías visuales quiasmática y posquiasmática

Diagnóstico tópico del daño en el quiasma óptico

El quiasma óptico es una de las estructuras más importantes en el diagnóstico neuroftalmológico (figs. 13-1 y 13-2). La disposición de las fibras visuales en el quiasma explica los defectos característicos de los campos visuales causados por procesos tan diversos como la compresión, la inflamación, la desmielinización, la isquemia y la infiltración. Además, los daños en las estructuras neurológicas y vasculares adyacentes al quiasma producen síntomas adicionales típicos.

Defectos del campo visual

Aunque los defectos del campo visual causados por el daño en el quiasma óptico son muy variables, la característica esencial es un defecto temporal bilateral (bitemporal), el sello distintivo de los daños en los axones que surgen de las células ganglionares de la retina (CGR) nasales a la fóvea, viajan dentro del nervio óptico y se cruzan dentro del quiasma (v. cap. 1). Los defectos bitemporales pueden ser simétricos o asimétricos; superiores, inferiores o completos; y periféricos, centrales o ambos. Además, pueden estar asociados a déficits visuales adicionales relacionados con daño en uno o ambos nervios ópticos en la parte anterior y/o en los tractos ópticos en la parte posterior. Actualmente con

los estudios de neuroimagen disminuye la necesidad de reconocer los hallazgos clínicos específicos que surgen del daño en regiones quiasmáticas concretas, pero es adecuado considerar los síndromes específicos resultantes. Así, seguiremos determinando tres localizaciones principales del daño quiasmático que producen defectos específicos del campo visual: el ángulo anterior del quiasma (que causa el síndrome quiasmático anterior), el cuerpo del quiasma (que causa el síndrome del cuerpo del quiasma) y el ángulo posterior del quiasma (que causa el síndrome quiasmático posterior).

Afectación del ángulo anterior del quiasma óptico (síndrome quiasmático anterior)

La particular anatomía de las fibras ubicadas donde el nervio óptico se une al quiasma, en el ángulo anterior del quiasma, ofrece una oportunidad para el diagnóstico anatómico. Las fibras cruzadas y no cruzadas están separadas a este nivel, pero son bastante compactas, y una pequeña lesión que afecte ambos tipos de fibras puede producir un defecto hemianópsico unilateral. Tal defecto se denomina «escotoma de la unión». En estos casos, no es raro encontrar un **escotoma asintomático en el campo temporal superior del ojo opuesto** (fig. 13-3). Este escotoma es el resultado del daño en las fibras ventrales que se originan en las CGR situadas en la parte inferior y nasal de la fóvea y que, al alcanzar el extremo distal del nervio óptico, se considera que hacen un bucle anterior de entre 1 y 2 mm en el nervio óptico contralateral (**rodilla de Wilbrand**; v. cap. 1). En la actualidad existe evidencia de que la rodilla de Wilbrand no es una estructura anatómica normal, sino un artefacto que se desarrolla cuando hay atrofia del nervio óptico. Aunque esto puede ser cierto, la rodilla de Wilbrand claramente existe desde un punto de vista clínico; es decir, es probable que un paciente con evidencia de neuropatía óptica en un ojo y defecto temporal superior aislado en el campo visual del ojo opuesto tenga una lesión en la porción anterior del quiasma óptico.

Afectación del cuerpo del quiasma óptico (síndrome del cuerpo del quiasma)

Las lesiones que dañan el cuerpo del quiasma óptico producen un defecto bitemporal característico que puede

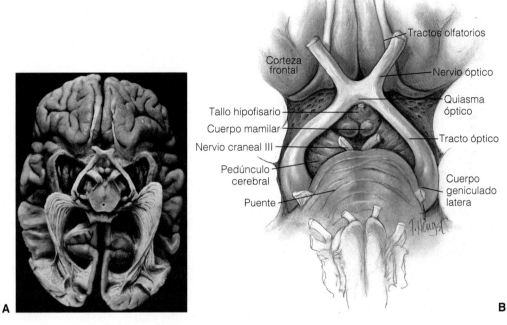

Figura 13-1 Anatomía del quiasma y del sistema sensorial visual posquiasmático. **A:** Apariencia de la vía sensorial visual en sección axial, vista desde abajo. Obsérvese la posición de los tractos ópticos cuando se originan en el quiasma óptico y divergen para terminar en los núcleos geniculados laterales. (Reimpreso con permiso de Ghuhbegovic N, Williams TH. *The Human Brain. A Photographic Guide*. Hagerstown, MD: Harper & Row; 1980). **B:** Representación artística del quiasma y los tractos ópticos vistos desde abajo.

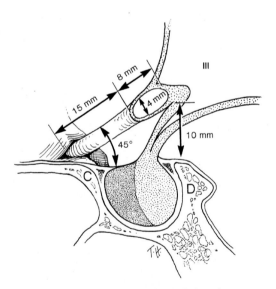

Figura 13-2 Representación artística de las relaciones del nervio y el quiasma ópticos con la base del cráneo, las estructuras de la silla y el tercer ventrículo (III). En esta representación, el nervio tiene 15 mm de longitud y se inclina en un ángulo de 45° sobre la base del cráneo. El quiasma óptico mide 8 mm de longitud y 4 mm de altura, y se ubica 10 mm por encima del dorso de la silla turca (D). C, clinoides anterior.

ser simétrico o asimétrico, cuadrangular o hemianópsico, y periférico, central o ambos, con o sin la denominada «división de la mácula» (fig. 13-4). En la mayoría de los casos, la agudeza visual es normal. Cuando la lesión comprime el quiasma desde abajo, como ocurre con un adenoma hipofisario, los defectos del campo suelen ser superiores; sin embargo, con frecuencia son asimétricos. En algunos pacientes, una lesión supraselar, infraquiasmática, puede elevar el quiasma y los nervios ópticos de forma que la cara superior de uno o ambos nervios quede comprimida por el ligamento falciforme, el cual se extiende desde el extremo intracraneal de los canales ópticos (fig. 13-5). Esto produce defectos unilaterales o bilaterales del campo inferior, normalmente relacionados con una disminución de la agudeza y la visión del color. Así pues, los pacientes con defectos bitemporales del campo, que son más densos por debajo, no tienen por qué tener un proceso supraselar supraquiasmático. Habiendo dicho esto, es cierto que las lesiones compresivas supraselares supraquiasmáticas, como los meningiomas del tubérculo de la silla turca, los craneofaringiomas, los aneurismas y las arterias cerebrales anteriores dolicoectásicas, tienden a dañar las fibras superiores del quiasma. Los defectos de los campos visuales en estos casos siguen siendo bitemporales, pero son más densos en la parte inferior o se encuentran

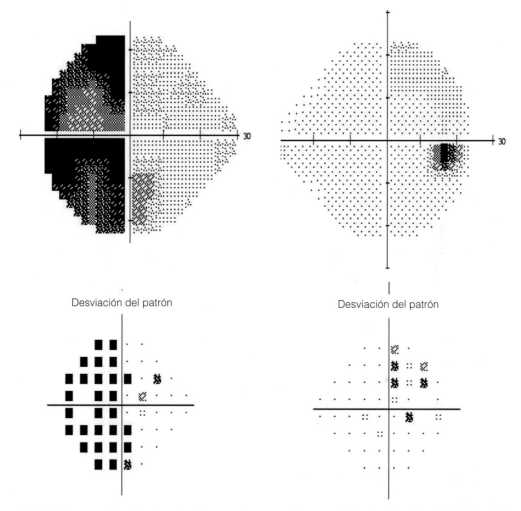

Figura 13-3 Síndrome quiasmático anterior. En un paciente con síntomas de disminución de la visión en su ojo izquierdo, la perimetría estática automatizada constató una densa hemianopsia temporal en el campo del ojo. Además, hay un defecto temporal superior leve, pero definido, en el campo del ojo derecho. Obsérvese que el defecto del campo del ojo derecho es más evidente en la desviación del patrón (**abajo a la derecha**) que en la escala de grises (**arriba a la derecha**).

por completo en los campos inferiores, en lugar de en los superiores, de ambos ojos. El papiledema, que es bastante inusual en los pacientes con lesiones supraselares infraquiasmáticas, ocurre comúnmente en las lesiones supraquiasmáticas porque estas pueden extenderse hasta el tercer ventrículo y ocluirlo.

Los tumores infiltrantes, como los gliomas, los tumores de células germinales y los linfomas, así como las lesiones inflamatorias y desmielinizantes que afectan el cuerpo del quiasma óptico (p. ej., sarcoidosis, esclerosis múltiple), pueden producir defectos bitemporales característicos en el campo visual (fig. 13-6). En estos casos, los defectos pueden ser más densos en sentido superior, inferior o de igual densidad por encima y por debajo de la línea media horizontal.

Cuando un traumatismo daña el cuerpo del quiasma óptico, el defecto del campo más común es una hemianopsia bitemporal completa, ya que en estos casos el quiasma suele estar cortado transversalmente (fig. 13-7).

Afectación del ángulo posterior del quiasma óptico (síndrome quiasmático posterior)

Las lesiones que dañan la cara posterior del quiasma óptico producen defectos característicos de los campos visuales: escotomas hemianópsicos bitemporales. Estos defectos pueden ser de localización superior, inferior o central (figs. 13-8 a 13-10). Cuando son centrales, pueden confundirse con escotomas centrocecales y atribuirse a un proceso tóxico, metabólico o incluso

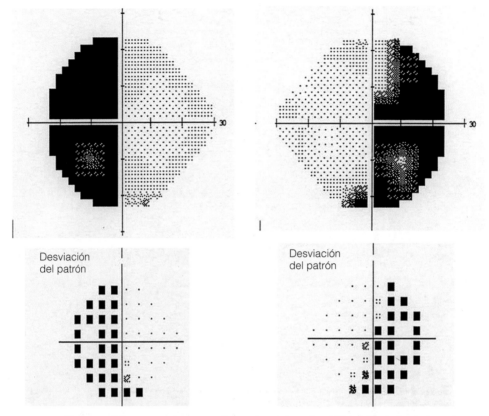

Figura 13-4 Síndrome del cuerpo del quiasma óptico. La perimetría estática automatizada constata una hemianopsia bitemporal completa. La agudeza visual del paciente era de 20/20 en ambos ojos.

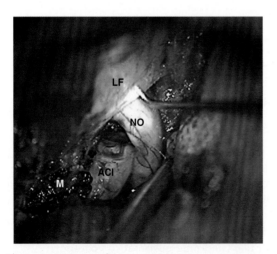

Figura 13-5 Fotografía intraoperatoria en un paciente con un defecto del campo temporal inferior en el ojo derecho. Obsérvese la elevación del nervio óptico derecho (NO) por la arteria carótida interna (ACI) derecha, que ha sido desplazada por un meningioma paraclinoide (M) que ha sido parcialmente coagulado. La cara superior del nervio está siendo comprimida contra el ligamento falciforme (LF), bajo el cual el neurocirujano ha introducido un pequeño gancho.

hereditario, en vez de un tumor. Sin embargo, los escotomas hemianópsicos bitemporales verdaderos deben asociarse a una agudeza visual y una percepción del color normales, mientras que los escotomas centrocecales se relacionan siempre con reducción de la agudeza visual y discromatopsia adquirida.

Las lesiones en la cara posterior del quiasma óptico también pueden dañar uno de los tractos ópticos, lo que produce un defecto del campo visual homónimo que se combina con cualquier defecto del campo que se haya producido por el daño quiasmático.

Defectos del campo visual causados por lesiones que dañan el quiasma óptico tras afectar inicialmente el nervio o el tracto ópticos

Si una lesión en el nervio o el tracto ópticos se extiende hasta el quiasma óptico, el ojo ciego suele estar en el lado de la lesión. Si, por ejemplo, un paciente con un ojo derecho ciego presenta un defecto del campo temporal del ojo izquierdo, la lesión se encuentra, obviamente, en el derecho. Del mismo modo, si existe una hemianopsia homónima izquierda por una lesión del tracto

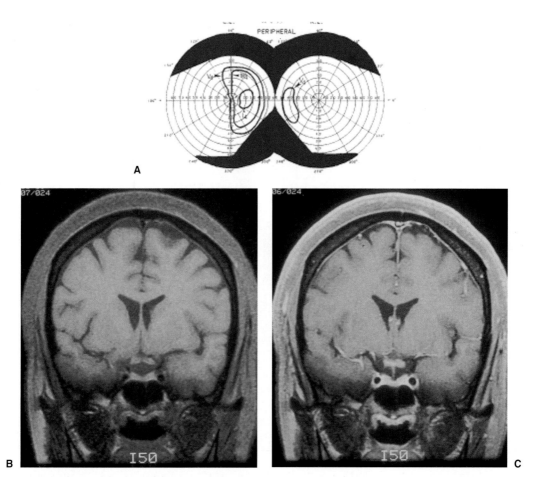

Figura 13-6 Síndrome del cuerpo del quiasma asociado a neuropatía óptica bilateral en el contexto de una esclerosis múltiple. La agudeza visual del paciente era de contar dedos a 1 m en ojo derecho y de 20/100 en el ojo izquierdo, y tenía disminución de la visión del color en ambos ojos y defecto pupilar aferente relativo derecho. **A:** La perimetría cinética en el momento de la presentación muestra hemianopsia temporal completa en el campo visual del ojo izquierdo y solo una pequeña isla nasal en el campo visual del ojo derecho. **B:** La resonancia magnética (RM) coronal ponderada en T1 no reforzada muestra un quiasma óptico aparentemente normal. **C:** La RM coronal ponderada en T1 tras la inyección intravenosa de medio de contraste muestra reforzamiento de las porciones intracraneales del quiasma óptico. El paciente fue tratado con corticosteroides intravenosos y finalmente experimentó una resolución completa de los defectos del campo.

óptico derecho y hay una extensión de la lesión hasta afectar el quiasma óptico, se desarrolla ceguera en el ojo derecho o, si no es ceguera, un defecto del campo generalizado. A la inversa, si una lesión del quiasma óptico que ha producido hemianopsia bitemporal se extiende al nervio óptico derecho, acabará produciendo ceguera o casi ceguera del ojo derecho. Del mismo modo, si una lesión quiasmática se extiende al tracto óptico derecho, se produce de nuevo ceguera o casi ceguera del ojo derecho. En otras palabras, cuando una lesión del nervio o el tracto ópticos se extiende hasta el quiasma óptico, el ojo ciego (o casi ciego) siempre está en el lado de la lesión original. Del mismo modo, cuando una lesión del quiasma óptico se extiende hasta el nervio o el tracto ópticos, el ojo ciego (o casi ciego) siempre está en el lado de la extensión de la lesión.

Signos y síntomas neurooftalmológicos relacionados con el daño en el quiasma óptico

Las manifestaciones más frecuentes causadas por las lesiones que dañan el quiasma óptico son pérdida progresiva de la agudeza central, deterioro de la percepción de los colores y oscurecimiento del campo visual, especialmente en su porción temporal. Además, los defectos del campo bitemporales, ya sean completos o escotomatosos, pueden producir otros dos tipos de síntomas visuales (tabla 13-1). Un tipo consiste en una **alteración de la percepción de la profundidad**. Los pacientes con este síntoma tienen dificultades para realizar tareas cercanas, como enhebrar agujas, coser y utilizar herramientas de precisión.

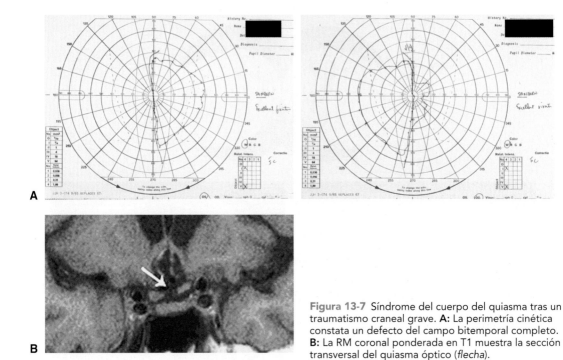

Figura 13-7 Síndrome del cuerpo del quiasma tras un traumatismo craneal grave. **A:** La perimetría cinética constata un defecto del campo bitemporal completo. **B:** La RM coronal ponderada en T1 muestra la sección transversal del quiasma óptico (*flecha*).

En estos pacientes, la convergencia provoca el cruce de los dos hemisferios temporales ciegos. Esto produce un área de campo triangular completamente ciega con su vértice en la fijación (fig. 13-11). Así, la imagen de un objeto posterior a la fijación cae sobre las retinas nasales ciegas y desaparece.

Los pacientes con defectos bitemporales del campo también pueden experimentar diplopía o dificultad para leer causadas por desviación horizontal o vertical de las imágenes no asociada a la evidencia de paresia del nervio oculomotor, el **fenómeno de deslizamiento del hemicampo**. Estos pacientes tienen dificultades para leer

debido a la duplicación o pérdida de las letras o palabras impresas. Estas dificultades se deben a la pérdida de la superposición parcial normal del campo temporal de un ojo y el campo nasal del ojo contralateral. Este solapamiento permite normalmente la fusión de imágenes y ayuda a estabilizar la alineación ocular en pacientes con forias verticales u horizontales. Dado que sus campos visuales restantes solo representan la proyección temporal de cada ojo, los pacientes con una hemianopsia bitemporal no tienen una unión fisiológica entre los dos hemicampos restantes. En estos pacientes, se observa pérdida de fusión, y la foria preexistente pasa a ser

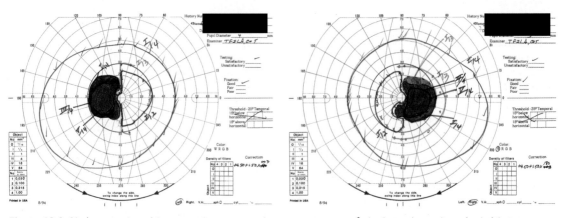

Figura 13-8 Síndrome quiasmático posterior en un paciente con un craneofaringioma. La perimetría cinética constata escotomas paracentrales temporales bilaterales. Los campos periféricos están completos. Estos defectos del campo son el resultado del daño de las fibras maculares en la porción posterior del quiasma óptico. La agudeza visual debe ser normal en estos casos.

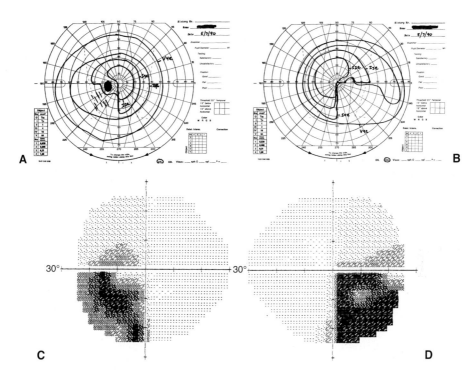

Figura 13-9 Síndrome quiasmático posterior. Escotomas cuadrangulares inferiores bitemporales en un paciente con un germinoma. **A** y **B**: La perimetría cinética muestra la naturaleza escotomatosa de los defectos del campo. **C** y **D**: La perimetría estática automatizada muestra con mayor detalle los densos defectos cuadránticos inferiores.

tropía, lo que provoca diplopía u otras dificultades sensoriales (fig. 13-12). Cuando se les examina por primera vez, los pacientes con síndromes quiasmáticos pueden presentar o no atrofia aparente, desde el punto de vista oftalmoscópico, de la capa de fibras nerviosas o de la papila óptica. Sin embargo, cuando hay atrofia en pacientes con hemianopsia bitemporal completa no asociada a la evidencia de neuropatía óptica unilateral o bilateral, el patrón de atrofia de la capa de fibras nerviosas de la retina y del nervio óptico es bastante específico. En estos casos, la degeneración se produce en las fibras de las células ganglionares periféricas y maculares situadas nasalmente a la fóvea.

Los axones procedentes de las **células ganglionares periféricas situadas nasalmente a la papila** (y, por tanto, nasalmente a la fóvea) entran directamente en la papila por su cara nasal. Las fibras procedentes de las **células ganglionares maculares nasales a la fóvea, pero temporales a la papila** (es decir, aproximadamente la mitad de las fibras que componen el haz papilomacular), también entran directamente en la papila óptica, pero lo hacen en su cara temporal. Por último, las fibras procedentes de las células ganglionares periféricas situadas nasalmente a la fóvea, pero temporales a la papila óptica (que constituyen una pequeña parte de los haces arqueados superiores e inferiores, junto con un mayor número de fibras procedentes de

las células ganglionares temporales periféricas), entran por las caras superior e inferior de la papila. Así, cuando hay atrofia de las fibras nasales (nasales a la fóvea y a la papila o nasales a la fóvea, pero temporales a la papila), las estrías normales de la capa de fibras nerviosas tanto nasales como, en gran medida, temporales a la papila, se pierden en la región papilomacular, y la papila óptica muestra la atrofia correspondiente en sus regiones nasal y temporal, con preservación relativa de las porciones superior e inferior, donde entran la mayoría de las fibras temporales conservadas (que subsisten en el campo nasal) (fig. 13-13).

La atrofia óptica ocupa una banda más o menos horizontal a lo largo de la papila, más ancha nasalmente que temporalmente, lo que se denomina atrofia en «banda» o «pajarita». Este patrón puede observarse clínicamente y también es evidente en la tomografía de coherencia óptica (TCO), que suele mostrar un adelgazamiento de las CGR/capa plexiforme interna (CGR/CPI) en la región papilomacular (fig. 13-13D).

En los pacientes con compresión quiasmática (o del nervio óptico), quizá sea clínicamente más útil la ausencia de atrofia. Aunque la descompresión exitosa en pacientes con defectos significativos del haz de fibras nerviosas de la retina y atrofia óptica permite una recuperación asombrosa tanto de la agudeza como del campo visual, los pacientes con fondo de ojo normal

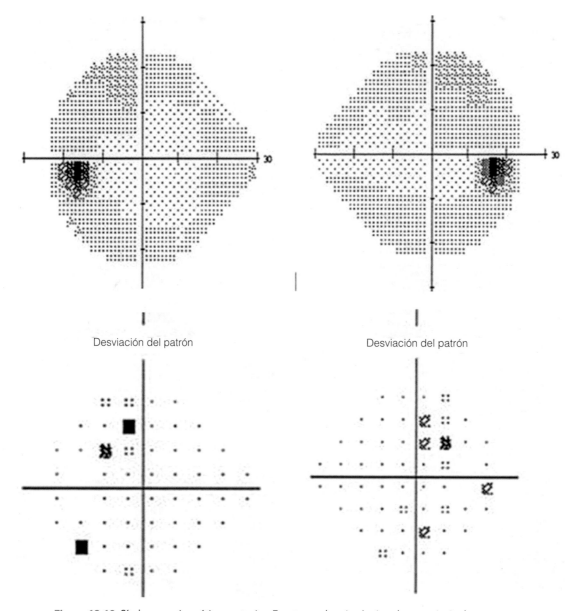

Figura 13-10 Síndrome quiasmático posterior. Escotomas hemianópsicos leves, principalmente superiores, en un paciente con un adenoma hipofisario.

deberían experimentar una recuperación casi completa o total de la función visual. Sin embargo, es crucial que la descompresión se realice lo antes posible. Aunque la presencia o ausencia de palidez de la papila óptica ayuda a predecir el potencial de recuperación visual en los pacientes con compresión quiasmática la evaluación mediante TCO del grosor de la capa de fibras nerviosas de la retina peripapilar (CFNRP) y de las CGR/CPI es aún más útil en este sentido. El grosor medio normal de la CFNRP es de unos 100 μm. Los pacientes con atrofia óptica absoluta (es decir, sin percepción de la luz), ya sean glaucomatosos o no, tienen

un grosor medio de esta misma capa de 35 μm a 40 μm. Por tanto, existe un intervalo de unos 65 μm entre la pérdida normal y la completa. Se ha constatado que los pacientes con una reducción inferior al 50 % del grosor medio de la CFNRP, es decir, ≥75 μm, tienen una alta probabilidad de recuperar tanto la agudeza como el campo visual tras una descompresión satisfactoria. Sin embargo, como ya se ha mencionado, los pacientes con una reducción de más de la mitad del grosor medio de la CFNRP pueden experimentar también una mejora visual posterior a una descompresión satisfactoria. El grosor de las CGR/CPI también puede ser predictivo

Tabla 13-1 Escenarios en los que se produce ceguera cerebral
Porfiria aguda intermitente
Endocarditis bacteriana
Transfusiones de sangre
Paro cardíaco
Angiografía cerebral
Corrección de la hiponatremia
Enfermedad de Creutzfeldt-Jakob
Enfermedades de la materia blanca
Adrenoleucodistrofia
Leucodistrofia metacromática
Enfermedad de Pelizaeus-Merzbacher
Leucoencefalopatía multifocal progresiva
Enfermedad de Schilder
Electrochoque
Epilepsia
Exposición o ingestión de toxinas
Monóxido de carbono
Cisplatino
Ciclosporina
Etanol
Interferón
Plomo
Mercurio
Metanfetamina
Metotrexato
Óxido nitroso
Tacrolimús (FK506)
Vincristina
Vindesina
Hipoglucemia
Meningitis infecciosa y neoplásica
Miopatía juvenil, encefalopatía, acidosis láctica y accidente cerebrovascular (MELAS)
Neoplasia
Hipertensión maligna
Síndrome de encefalopatía posterior reversible
Síndrome de vasoconstricción cerebral reversible
Panencefalitis esclerosante subaguda
Aumento o reducción repentinos de la presión intracraneal
Sífilis
Toxemia del embarazo
Traumatismo
Uremia
Ventriculografía

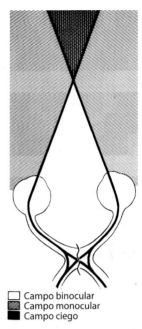

☐ Campo binocular
▨ Campo monocular
■ Campo ciego

Figura 13-11 Diagrama que muestra el área ciega triangular del campo visual binocular que se produce inmediatamente después de la fijación en pacientes con hemianopsia bitemporal completa. Estos pacientes tienen visión binocular intacta en el área triangular hasta la fijación, y visión monocular intacta temporal y anterior al área ciega triangular.

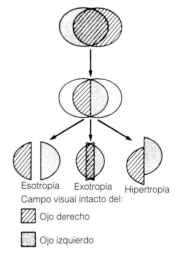

Esotropía   Exotropía   Hipertropía
Campo visual intacto del:

▨ Ojo derecho

▨ Ojo izquierdo

Figura 13-12 Diagrama que muestra el «fenómeno de deslizamiento del hemicampo» que experimentan los pacientes con hemianopsia bitemporal. Los pacientes con exoforia preexistente o exotropía intermitente presentarán superposición de los campos nasales intactos, mientras que los pacientes con esoforia preexistente o esotropía intermitente presentarán una separación de los hemicampos nasales, lo que provocará área ciega en el centro del campo. Los pacientes con foria vertical preexistente o tropía vertical intermitente notarán la separación vertical de las imágenes que cruzan el meridiano vertical.

del potencial de recuperación de la función visual tras la descompresión del quiasma, pero, de nuevo, no es una verdad absoluta.

La mayoría de los pacientes con lesiones que afectan el quiasma óptico no presentan alteraciones de la alineación o la motilidad ocular, salvo el fenómeno de deslizamiento del hemicampo (*v.* anteriormente). Sin embargo, algunas lesiones en la región paraselar/supraselar pueden dañar los nervios oculomotores y, con ello, causar visión doble, además de pérdida visual. Cuando

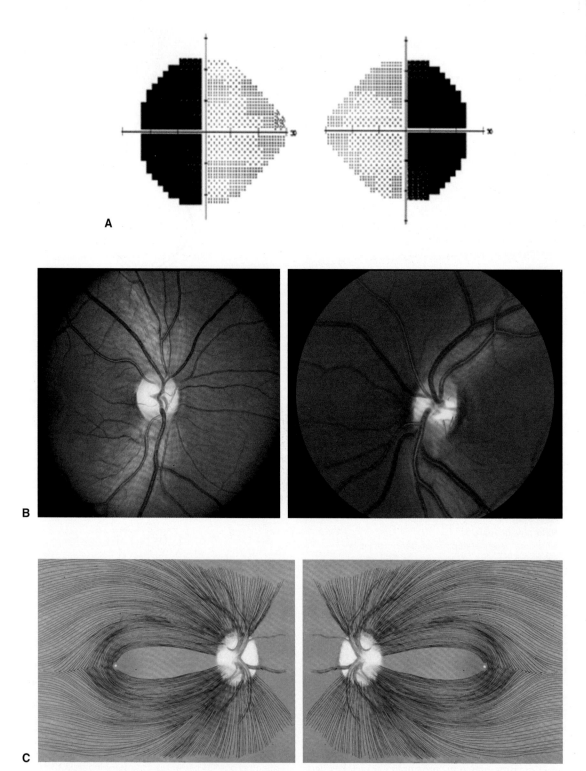

Figura 13-13 Apariencia del fondo de ojo en un paciente con síndrome del cuerpo del quiasma de larga duración. **A:** La perimetría estática automatizada constata una hemianopsia bitemporal completa. **B:** Ambas papilas ópticas muestran atrofia en «banda», con la correspondiente pérdida de fibras nerviosas de las células ganglionares situadas nasalmente a la fóvea. **C:** Representación artística del patrón de atrofia del nervio óptico y de la capa de fibras nerviosas de la retina en pacientes con hemianopsia bitemporal completa de larga duración.

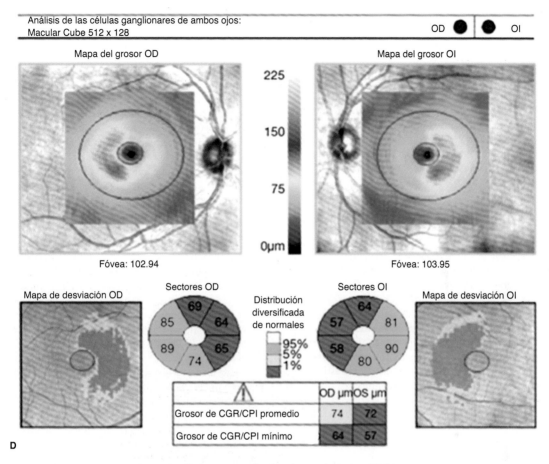

Figura 13-13 *(continuación)* **D:** La tomografía de coherencia óptica (TCO) en un paciente con hemianopsia bitemporal completa y atrofia en «banda» muestra un patrón de adelgazamiento de la mácula en el haz papilomacular, consistente con el defecto del campo.

los nervios oculomotores están dañados dentro del seno cavernoso, también puede haber dolor, evidencia de neuropatía sensorial del trigémino, o ambos, en el territorio de la primera o segunda divisiones del nervio trigémino (o ambas). La tercera división del nervio, que no pasa por el seno cavernoso, no se ve afectada por dichas lesiones y, por tanto, nunca se observa una neuropatía motora, a menos que la lesión se extienda en sentido posterior. Las fibras oculosimpáticas también pueden dañarse con una lesión en la región supraselar o paraselar, lo que da lugar a un síndrome de Horner posganglionar (*v.* cap. 16). En este contexto, el síndrome de Horner suele estar relacionado con una parálisis del nervio abducens ipsolateral, porque las fibras oculosimpáticas posganglionares se unen brevemente al nervio abducens dentro del seno cavernoso y antes de entrar en la órbita con el ramo nasociliar de la división oftálmica del nervio trigémino.

Cuando una lesión paraselar o del seno cavernoso afecta tanto el nervio oculomotor como las fibras oculosimpáticas, el cuadro clínico consiste en paresia del nervio oculomotor con una pupila pequeña. En este contexto, la pupila suele ser reactiva, si la paresia no afecta la pupila, o poco o nada reactiva, si la paresia afecta las fibras parasimpáticas pupilomotoras.

Las paresias únicas o múltiples del nervio oculomotor en pacientes con un defecto bitemporal del campo sugieren un proceso extrínseco al quiasma, más que una lesión infiltrante intrínseca. Este escenario clínico es más frecuente en pacientes con adenomas hipofisarios que se extienden lateralmente hacia uno o ambos senos cavernosos. También puede darse de forma aguda en el marco de una apoplejía hipofisaria. El inusual fenómeno del **nistagmo en sube y baja** puede darse en pacientes con tumores del diencéfalo y de las regiones quiasmáticas (**video 13-1**). Esta afección se caracteriza por la alternancia sincronizada de elevación y rotación interna de un ojo, y descenso y rotación externa del ojo opuesto. Se desconoce la causa de este tipo de nistagmo, pero puede estar relacionado con el daño en el núcleo intersticial de Cajal o en las estructuras adyacentes causado por el tumor.

Las lesiones que provocan un síndrome quiasmático pueden surgir del hipotálamo o extenderse a él. Los pacientes con tales lesiones pueden presentar o desarrollar diabetes insípida e hipopituitarismo hipotalámico. Es posible que estos pacientes necesiten ingerir líquido en exceso, lo que puede no ser evidente a menos que se les pregunte específicamente cuántos vasos de agua, por ejemplo, beben al día. Además, los niños prepuberales pueden sufrir un retraso tanto del crecimiento como en el desarrollo sexual, y los niños pequeños y los lactantes pueden presentar retraso del crecimiento (síndrome de Russell) y emaciación graves.

Diagnóstico tópico del daño en la vía visual posquiasmática

Las lesiones unilaterales de la vía sensorial visual más allá del quiasma óptico (tracto óptico, núcleo geniculado lateral [NGL], radiación óptica y corteza estriada [fig. 13-1A]) casi siempre producen defectos del campo visual homónimo sin pérdida de agudeza visual. Cuando tales defectos son completos, no permiten el diagnóstico tópico. En estos casos, el clínico debe basarse en otros hallazgos oculares, otros síntomas y signos de enfermedad neurológica (o su ausencia) y los estudios de neuroimagen, o en los tres en conjunto, para determinar el área y la extensión del daño, así como la etiología de la lesión (tabla 13-1).

Los defectos de los campos visuales homónimos suelen desarrollarse lentamente, cuando se deben a compresión, o rápidamente, cuando se deben a hemorragia, isquemia o inflamación. Con independencia de la causa, estos defectos incluyen cuadrantanopsias y hemianopsias homónimas completas, cuadrantanopsias y hemianopsias homónimas incompletas con diversos grados de congruencia, y escotomas paracentrales homónimos. Casi el 90% de los pacientes con hemianopsia homónima aislada presentan lesiones en el lóbulo occipital, normalmente causadas por una vasculopatía en el territorio de las arterias cerebrales posteriores, mientras que los pacientes con lesiones de la vía visual posquiasmática anterior a la corteza occipital pueden tener o no síntomas y signos neurológicos, o ambos (v. más adelante).

En algunos casos, la presencia de un defecto pupilar aferente relativo (DPAR) en el lado de la hemianopsia en ausencia de evidencia de neuropatía óptica u otra causa del defecto ayuda a localizar la ubicación de la lesión en el tracto óptico contralateral; las respuestas asimétricas a la estimulación optocinética (EOC) junto con respuestas más deficientes observadas cuando los objetivos se mueven hacia el lado opuesto a la hemianopsia (es decir, hacia el lado de la lesión) suelen indicar una lesión de las radiaciones ópticas en el lóbulo parietal (v. la sección Daño por lesiones en el lóbulo parietal). Sin embargo, en todos los casos, deben realizarse estudios de neuro-

imagen, preferiblemente resonancia magnética (RM), para verificar o determinar la localización y la etiología de una hemianopsia homónima.

Diagnóstico tópico del daño en el tracto óptico

Aunque las lesiones que afectan los tractos ópticos son poco frecuentes, son de gran importancia, ya que representan la primera región más allá del quiasma óptico, donde las lesiones producen un defecto del campo visual homónimo que suele ser muy incongruente y, a veces, escotomatoso. Las causas son variadas e incluyen tumores extrínsecos e intrínsecos, procesos vasculares, enfermedades desmielinizantes y traumatismos (figs. 13-14 y 13-15).

Como se ha señalado anteriormente, los pacientes con lesiones del tracto óptico suelen tener un hallazgo específico que permite determinar la localización de la lesión únicamente con base en la clínica. Todos los pacientes con una hemianopsia homónima completa o casi completa causada por una lesión aislada del tracto óptico (es decir, sin evidencia de neuropatía óptica asociada) tienen un DPAR en el ojo contralateral al lado de la lesión (es decir, el ojo del lado de la hemianopsia y que tiene un defecto del campo temporal). Esto ocurre porque: (1) el campo visual temporal es considerablemente mayor que el campo nasal y, por tanto, hay más fibras nasales que cruzan que fibras temporales que no cruzan; (2) las fibras pupilomotoras dentro de la vía sensorial visual se distribuyen a partes iguales en el quiasma óptico en conjunto o como parte de los axones visuales; y (3) las fibras pupilomotoras están presentes dentro del tracto óptico en la mayor parte de su extensión. Dado que el campo visual temporal es de 60% a 70% mayor que el nasal, existe una disparidad con respecto a la entrada de luz de los dos ojos hacia el centro pupilar mesencefálico. Así pues, una lesión completa de un tracto óptico reduce preferentemente la aferencia del ojo contralateral, y el resultado es un DPAR no asociado a pérdida de agudeza visual o de visión de los colores, sino a una eventual atrofia óptica y retiniana hemianópsica, típica de la degeneración retrógrada.

Otro fenómeno pupilar que a veces puede darse en pacientes con lesiones del tracto óptico que producen hemianopsia homónima completa o casi completa es la hemiacinesia o hipocinesia pupilar (también conocida como reacción pupilar hemianópsica o pupila de Wernicke). Dado que los aferentes pupilares están presentes en esta sección de la vía sensorial visual, la luz que se proyecta sobre los elementos retinianos «ciegos» (que sirven al campo visual nasal en el ojo ipsolateral y el campo visual temporal en el ojo contralateral), da lugar a una reacción pupilar nula o significativamente reducida. Sin embargo, cuando la luz se proyecta sobre los elementos retinianos intactos (que sirven al campo visual temporal en el ojo ipsolateral y al campo visual

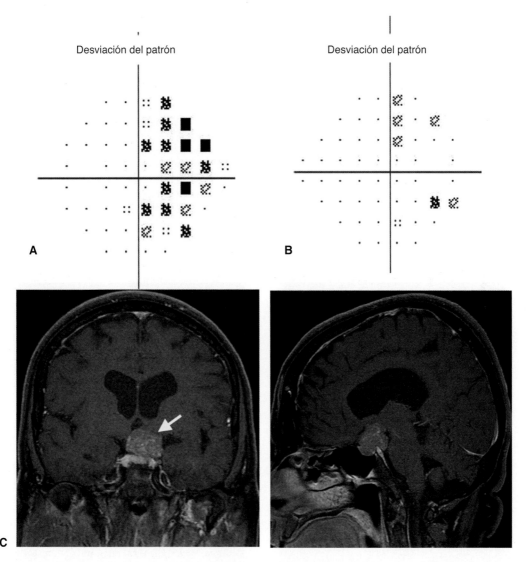

Figura 13-14 Una mujer sana de 67 años desarrolló dolor de cabeza constante. Pensó que necesitaba gafas y acudió a un oftalmólogo, quien le realizó un examen que incluía pruebas de campo visual. Su agudeza visual era normal en ambos ojos. **A:** Los campos visuales revelan hemianopsia homónima derecha leve e incongruente. Debido a estos cambios, la paciente se sometió a una resonancia magnética (RM). **B** y **C:** Las vistas coronal (**B**) y sagital (**C**) de la RM (ponderadas en T1, con reforzamiento de contraste) muestran una gran masa supraselar que comprime el tracto óptico izquierdo (*flecha*). En la intervención quirúrgica se comprobó que la lesión era un craneofaringioma.

nasal en el ojo contralateral), se observa una reacción pupilar normal. Este fenómeno se observa mejor con un haz de luz brillante y muy enfocado, como el de un biomicroscopio de lámpara de hendidura.

Las lesiones del tracto óptico no causan pérdida de agudeza visual ni afectan la visión del color a menos que también dañen el quiasma óptico o las porciones intracraneales de uno o ambos nervios ópticos. Así, los pacientes con lesiones limitadas a un tracto óptico que producen una hemianopsia homónima completa o casi completa tienen agudeza visual y visión del color normales, y no tienen sensación de reducción del brillo de

la luz en el ojo con el DPAR. Por otro lado, cuando las lesiones del tracto óptico también dañan el nervio óptico ipsolateral o el quiasma, en el lado de la lesión se observa siempre una reducción de la agudeza visual, discromatopsia y un DPAR.

Los pacientes con hemianopsia homónima completa o casi completa por una lesión del tracto óptico acaban desarrollando un patrón característico de atrofia óptica. Puede observarse una «banda» de palidez papilar horizontal en el ojo contralateral a la lesión (con pérdida del campo temporal; es decir, atrofia en «banda»; *v.* anteriormente). Este patrón de atrofia del nervio óptico

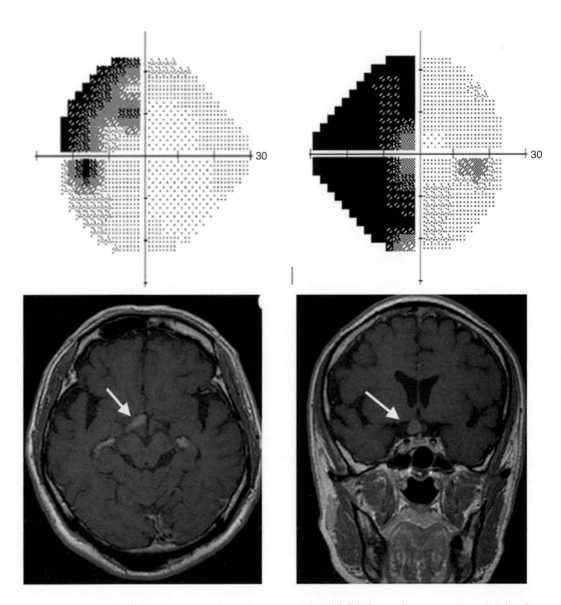

Figura 13-15 Una mujer de 77 años comenzó a experimentar cierta debilidad en su brazo y pierna izquierdos. Posteriormente, experimentó dificultad para ver hacia la izquierda. Las agudezas visuales eran normales, pero había un defecto pupilar aferente relativo izquierdo. **Arriba**, los campos visuales muestran un defecto homónimo izquierdo muy incongruente. La paciente se sometió después a una resonancia magnética (RM). **Abajo**, las vistas axial (**izquierda**) y coronal (**derecha**) ponderadas en T1 muestran un tracto óptico derecho engrosado e intensificado (*flechas*). A la paciente se le diagnóstico un linfoma del sistema nervioso central.

se debe a la atrofia de las fibras nerviosas de la retina que se originan en las CGR nasales a la fóvea, y es idéntico al que se observa en los dos ojos de pacientes con pérdida completa del campo bitemporal por síndromes quiasmáticos. Al mismo tiempo, sin embargo, se observa una palidez papilar generalizada en el ojo del lado de la lesión, asociada a una pérdida significativa de los detalles de la capa de fibras nerviosas de las regiones arqueadas superior e inferior, que comprenden la mayoría de las fibras que asisten al campo visual nasal y que se ori-

ginan en las células ganglionares temporales a la fóvea. Estos cambios pueden apreciarse tanto mediante oftalmoscopía como TCO (figs. 13-16 y 13-17). No en todos los pacientes con lesiones del tracto óptico se observa una hemianopsia homónima completa. Muchos de ellos tienen una cuadrantanopsia homónima completa o incompleta o una hemianopsia incompleta. Como se ha señalado anteriormente, estos defectos del campo suelen ser bastante incongruentes y pueden ser escotomatosos (fig. 13-14). De hecho, el tracto óptico es una

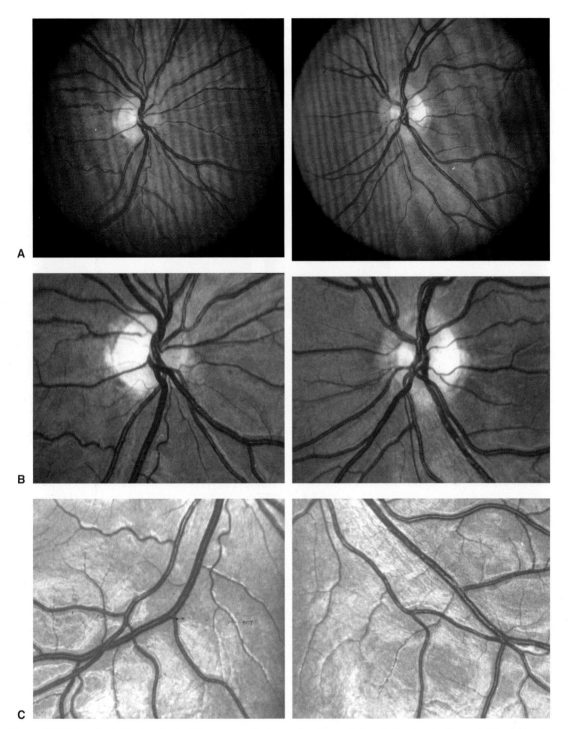

Figura 13-16 Atrofia óptica hemianópsica en un paciente con hemianopsia homónima izquierda por lesión del tracto óptico derecho. **A:** La papila óptica derecha (**izquierda**) presenta atrofia temporal algo difusa por la pérdida de fibras nerviosas de las células ganglionares temporales a la fóvea. La papila óptica izquierda (**derecha**) muestra atrofia en «banda» debido a la pérdida de fibras nerviosas de las células ganglionares nasales a la fóvea. **B:** Fotografías libre de rojo (540 nm) que muestran el patrón de atrofia de las papilas derecha e izquierda. Obsérvese el patrón de atrofia en «banda» de la papila izquierda (**derecha**). **C:** En la retina peripapilar temporal inferior del ojo derecho (**izquierda**) se observa la ausencia relativa de las fibras nerviosas arqueadas, a la vez que se observa la preservación relativa del haz de fibras arqueadas inferiores en el ojo izquierdo (**derecha**). En las retinas peripapilares temporales superiores de los ojos derecho e izquierdo se observan hallazgos similares.

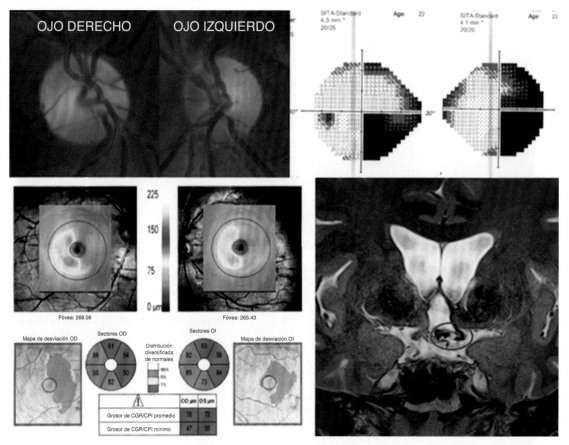

Figura 13-17 Hallazgos oftalmoscópicos, perimétricos, de tomografía de coherencia óptica (TCO) y de resonancia magnética (RM) en un hombre de 22 años con una malformación arteriovenosa que afecta el tracto óptico izquierdo. **Arriba a la izquierda**, la oftalmoscopía revela atrofia de la papila óptica en forma de arco en su ojo derecho y palidez temporal relativa de la papila óptica izquierda. **Arriba a la derecha**, la perimetría estática automatizada revela una hemianopsia homónima derecha incongruente. **Abajo a la izquierda**, la TCO muestra la atrofia relacionada al complejo de células ganglionares de la retina/capa plexiforme interna. **Abajo a la derecha**, la vista coronal de la RM ponderada en T2 muestra la afectación del tracto óptico izquierdo (*círculo rojo*).

de las dos únicas localizaciones de la vía posquiasmática en las que de forma rutinaria se producen escotomas homónimos. El lóbulo occipital es otra (*v.* sección Diagnóstico tópico del daño en el lóbulo occipital y la corteza estriada). Los pacientes con lesiones del tracto óptico suelen presentar manifestaciones neurológicas, además de los defectos del campo visual homónimo, porque las lesiones que afectan el tracto óptico también pueden dañar las estructuras neuronales adyacentes. Los déficits neurológicos que pueden presentarse en pacientes con lesiones del tracto óptico incluyen síntomas y signos hipotalámicos, y hemiparesia o hemiplejía contralateral.

Diagnóstico tópico del daño en el núcleo geniculado lateral

Las lesiones que afectan el NGL son con menor frecuencia las que afectan otras partes de la vía sensorial visual aferente, pero pueden deberse a distintos procesos,

como vasculopatías, neoplasias, inflamación, desmielinización y traumatismos.

Las lesiones del NGL pueden causar defectos del campo visual homónimo incongruentes o congruentes que no se parecen a los causados por lesiones de otras partes de la vía sensorial visual posquiasmática. El patrón específico está relacionado con la anatomía única y la irrigación sanguínea del NGL. La región dorsal del NGL asume la función macular, la cara lateral, la del campo visual superior, y la cara medial, la del campo inferior (fig. 13-18). Aunque la intrincada organización retinotópica del NGL puede dar lugar a la producción de defectos relativos, incongruentes e incluso (teóricamente) monoculares, es más probable que las lesiones vasculares respeten límites anatómicos específicos dentro del NGL y produzcan defectos homónimos sectoriales que son, de hecho, bastante congruentes, con bordes abruptos. Pueden producirse dos patrones específicos de defectos del campo visual homónimo relativamente

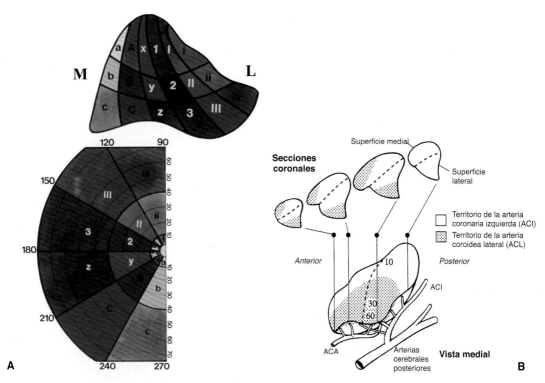

Figura 13-18 Anatomía y representación del campo visual en el núcleo geniculado lateral (NGL). **A:** La representación artística muestra que las áreas superior e inferior del campo visual están representadas en las regiones lateral y medial del NGL, respectivamente, mientras que el campo central está representado en el centro del NGL. **B:** La representación artística de la irrigación sanguínea del NGL muestra que las regiones medial y lateral del NGL (que representan las áreas superior e inferior del campo visual) son abastecidas por la porción distal de la arteria coroidea anterior, mientras que el centro del NGL (que representa el campo central) es abastecido por la porción lateral de la arteria coroidea.

congruentes, atribuibles la mayoría de las veces a una enfermedad focal del NGL causada por un infarto en el territorio de dos arterias específicas. La isquemia u otro daño en el territorio de la arteria coroidea lateral suele causar una **sectoranopía horizontal homónima congruente** (figs. 13-19 y 13-20). La isquemia en la región del NGL abastecida por la porción distal de la arteria coroidea anterior da lugar a la pérdida de los sectores homónimos superior e inferior en los campos visuales de los dos ojos, lo que produce **sectoranopía cuádruple homónima congruente** (figs. 13-21 y 13-22).

Debido a que las fibras pupilomotoras abandonan el tracto óptico para ascender en el braquio del colículo superior, las reacciones pupilares en pacientes con lesiones del NGL son normales (a menos que la lesión también afecte el tracto óptico o el braquio). Es decir, no se produce un fenómeno pupilar contralateral ni hemianópsico, pero los axones visuales de las CGR hacen su primera sinapsis en el NGL.

Así, en pacientes con lesiones del NGL que afectan los axones entrantes se produce atrofia sectorial o hemianópsica de la capa de fibras nerviosas de la retina y de la papila óptica. Tales defectos, cuando se asocian con defectos adquiridos del campo visual homónimo, ya

sean congruentes o incongruentes, deben tomarse en todos los casos como evidencia de afectación del tracto óptico o del NGL. Los pacientes con lesiones del NGL suelen presentar síntomas y signos neurológicos compatibles con afectación del tálamo o el tracto piramidal ipsolateral. El daño del tálamo puede dar lugar a una gran alteración de la sensibilidad en el lado opuesto a la lesión, o puede haber síntomas de dolor de origen central que refiere al lado opuesto del cuerpo. La afectación del tracto piramidal provoca debilidad contralateral de la mitad del cuerpo.

Diagnóstico tópico del daño en la radiación óptica

La radiación óptica es la parte de la vía sensorial visual posquiasmática que comienza en el NGL y transmite la información visual a la corteza estriada. Puede afectarse por lesiones en varias localizaciones diferentes, como la cápsula interna, el lóbulo temporal y el lóbulo parietal.

Daño por lesiones en la cápsula interna

Las fibras de proyección eferentes desde la corteza cerebral y las fibras de proyección aferentes hacia esta atra-

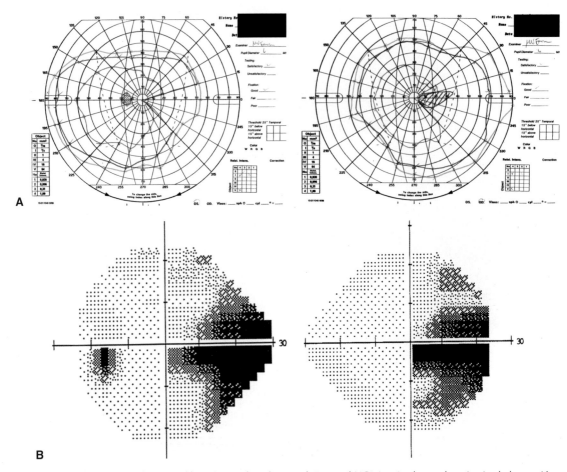

Figura 13-19 Sectoranopía horizontal homónima derecha por daño en el NGL izquierdo en el territorio de la porción lateral de la arteria coroidea. **A:** La perimetría cinética muestra la pérdida en forma de cuña del campo central del lado derecho en ambos ojos. **B:** La perimetría estática automatizada muestra con más detalle los defectos del campo en forma de cuña.

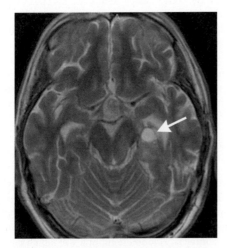

Figura 13-20 La resonancia magnética (RM) axial ponderada en T2 en el paciente cuyos campos visuales se muestran en la figura 13-19 constata una lesión bien circunscrita que afecta el núcleo geniculado lateral izquierdo (*flecha*).

viesan la sustancia blanca subcortical, donde forman una masa radiada de fibras, la corona radiada, que converge hacia el tronco del encéfalo (fig. 13-23). En la parte inferomedial de cada hemisferio cerebral, las fibras forman la *cápsula interna*, un amplio pero compacto tracto de materia blanca que está delimitado medialmente por el tálamo y el núcleo caudado y lateralmente por el núcleo lenticular. Las fibras aferentes comprenden las radiaciones talamocorticales en la rama posterior de la cápsula interna. Los haces eferentes incluyen los tractos corticoespinal y corticobulbar en la rama anterior, el tracto frontopontino procedente de las regiones prefrontal y precentral de la corteza cerebral en la rama anterior, el tracto temporoparietopontino procedente de los lóbulos temporal y parietal en la rama posterior, y la radiación óptica, que comienza en el NGL y ocupa solo una pequeña región de la cápsula porque no se dirige al tronco del encéfalo. Así pues, la cápsula interna está compuesta por todas las fibras, aferentes y eferentes, que se dirigen a la corteza cerebral o proceden de

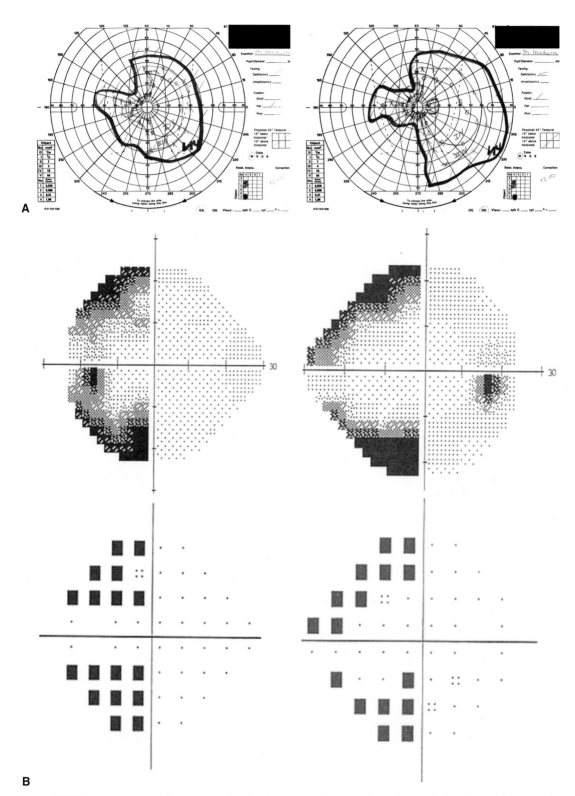

Figura 13-21 Sectoranopía cuádruple homónima izquierda por afectación del núcleo geniculado lateral derecho en el territorio de la porción distal de la arteria coroidea anterior. **A:** La perimetría cinética muestra defectos superiores e inferiores del lado izquierdo, con preservación del campo central en ambos ojos. **B:** La perimetría estática automatizada muestra con más detalle los defectos del campo.

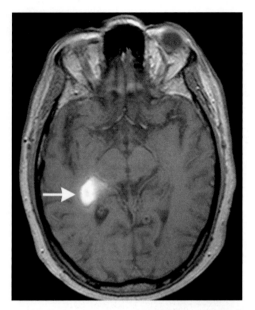

Figura 13-22 Resonancia magnética (RM) axial ponderada en T1 y poscontraste en la paciente cuyos campos visuales se muestran en la figura 13-21. Se observa una lesión hiperintensa que afecta el núcleo geniculado lateral derecho (*flecha*). Los hallazgos son consistentes con un angioma cavernoso que ha sangrado.

esta. El componente más posterior de la cápsula interna es la radiación óptica.

La interrupción de la radiación óptica dentro de la cápsula interna se caracteriza por una hemianopsia homónima contralateral, normalmente completa, que suele asociarse a pérdida hemisensitiva contralateral debido al daño de las fibras talamocorticales adyacentes en la rama posterior de la cápsula interna. Otros hallazgos oculares en las lesiones de la cápsula interna suelen incluir desviación transitoria de los ojos hacia el lado de la lesión y, raramente, debilidad del frontal y del orbicular del lado hemipléjico contralateral. Predominan las causas vasculares.

Daño por lesiones en el lóbulo temporal

Las lesiones del lóbulo temporal, en su mayoría tumores y abscesos, pueden afectar la radiación óptica. Además, diversas intervenciones quirúrgicas, como las realizadas para tratar las convulsiones del lóbulo temporal, pueden dar lugar a defectos del campo visual homónimo que a menudo son asintomáticos.

La cara anterior de la radiación óptica no se extiende hasta la punta del lóbulo temporal. Por tanto, la porción anterior del lóbulo temporal puede dañarse o extirparse sin que se produzca ningún defecto del campo visual. La cantidad de lóbulo temporal que puede ex-

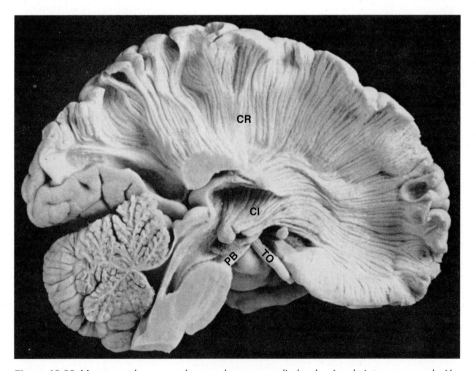

Figura 13-23 Muestra en la que se observan la corona radiada y la cápsula interna, y su relación con el tracto óptico. Ambas han sido expuestas mediante la extirpación del cuerpo calloso, el núcleo caudado y el diencéfalo. Obsérvese que las fibras de los pedúnculos de la base pasan junto al tracto óptico. *CR*, corona radiata. *CI*, cápsula interna. *PB*, pedúnculo de la base. *TO*, tracto óptico. (Reimpreso con permiso de Ghuhbegovic N, Williams TH. *The Human Brain. A Photographic Guide*. Hagerstown, MD: Harper & Row; 1980.)

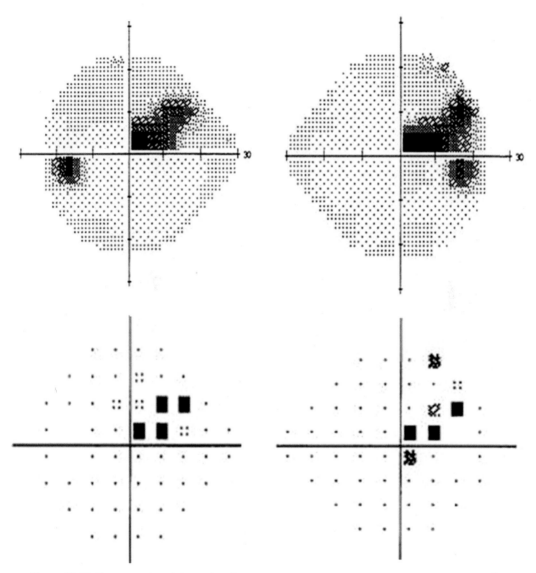

Figura 13-29 Escotomas homónimos derechos muy congruentes en un paciente con un pequeño infarto en la punta del polo occipital izquierdo.

lesiones de la punta del lóbulo occipital (el polo occipital) provocan defectos que suelen ser escotomatosos. Sin embargo, a diferencia de los escotomas homónimos que se producen en algunos pacientes con lesiones del tracto óptico (*v.* sección Diagnóstico tópico del daño en el tracto óptico), los escotomas homónimos que se originan debido a las lesiones de la punta del occipital son muy consecuentes (fig. 13-29). Aunque la ausencia de anomalías oftalmoscópicas es la norma en las lesiones del lóbulo occipital (de hecho, lo son en todas las lesiones posgeniculares), la TCO puede mostrar evidencias de **degeneración retrógrada** en pacientes con lesiones crónicas (fig. 13-30).

Lesiones unilaterales de la región anterior del lóbulo occipital

Dado que el campo temporal de cada ojo es mayor que el nasal, las fibras que asisten la porción del campo temporal periférico que no tienen correlación nasal deben estar desemparejadas en toda la porción posquiasmática de la vía sensorial visual. La afectación de fibras periféricas no emparejadas produce un defecto monocular en el campo visual temporal límite. Este defecto del campo tiene forma de medialuna, y su mayor extensión se encuentra en el meridiano horizontal, donde se extiende hacia fuera desde 60° hasta aproximadamente 90°. Debido a la forma peculiar del defecto, se dice que

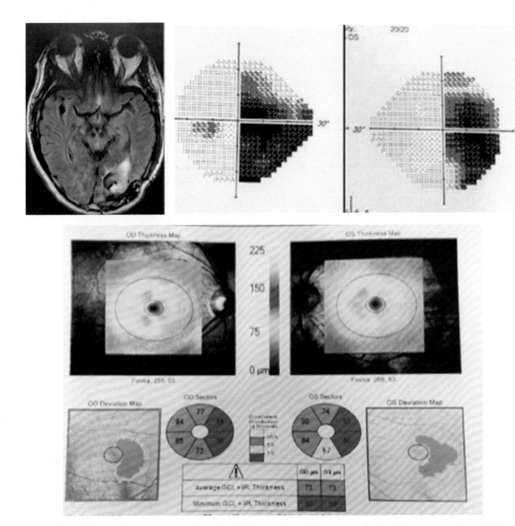

Figura 13-30 Hallazgos de resonancia magnética (RM), perimetral y tomografía de coherencia óptica (TCO) en un paciente de 54 años con antecedentes de infarto occipital izquierdo aproximadamente 2 años antes de la presentación. A la **izquierda**, la RM axial ponderada en T2 (FLAIR) muestra una extensa atrofia del lóbulo occipital izquierdo. A la **derecha**, la perimetría automatizada muestra una hemianopsia homónima derecha casi completa. **Abajo**, la TCO muestra atrofia del complejo de células ganglionares de la retina/capa plexiforme interna, sugestiva de degeneración transináptica retrógrada.

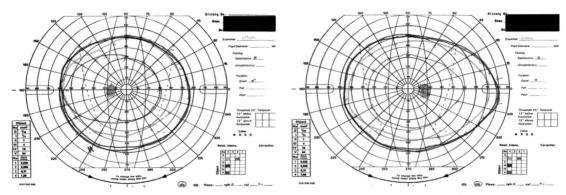

Figura 13-31 Pérdida de la media luna temporal en un paciente con infarto en la región anterior del lóbulo occipital derecho. La perimetría cinética constata un campo periférico completo en el ojo derecho (**derecha**), pero hay pérdida del campo temporal lejano (la media luna temporal) en el ojo izquierdo (**izquierda**).

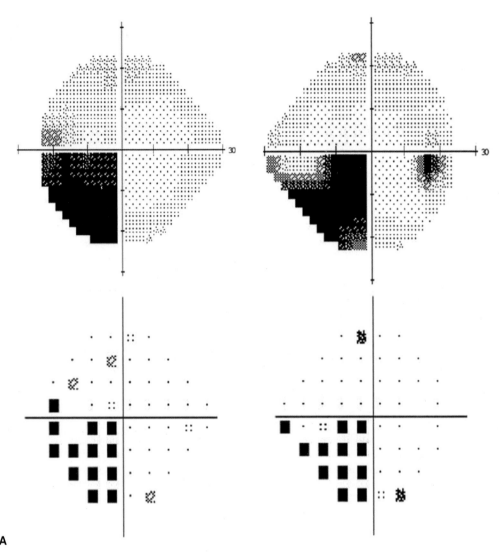

Figura 13-32 Conservación de la media luna temporal en un paciente con infarto en el lóbulo occipital izquierdo. **A:** La perimetría estática automatizada constata una cuadrantanopsia inferior homónima congruente izquierda. Obsérvese que no hay indicación de que el defecto en el ojo izquierdo sea escotomatoso porque el perímetro solo comprueba el campo temporal hasta 30° en el ojo derecho y 24° en el ojo izquierdo (*continúa*).

los pacientes que lo padecen tienen el **síndrome de media luna temporal** (fig. 13-31). Aunque las lesiones en cualquier parte de la vía visual quiasmática o posquiasmática podrían producir teóricamente un defecto temporal en media luna, a efectos prácticos dicho defecto solo se produce con lesiones de la porción más anterior de la corteza estriada, mientras que las lesiones de la corteza estriada posterior pueden prescindir de toda o parte de la media luna temporal (fig. 13-32).

Hay que tener en cuenta dos hechos importantes, aunque básicos, al considerar el síndrome de media luna temporal. En primer lugar, los defectos del campo visual temporal periférico monocular son causados con mayor frecuencia por lesiones retinianas, no intracra-neales. Así pues, la periferia retiniana nasal debe examinarse oftalmoscópicamente en los pacientes con un presunto síndrome de media luna temporal. En segundo lugar, dado que estos defectos comienzan aproximadamente a 60 grados de la fijación, la prueba de campo central (es decir, la realizada con la mayoría de los programas de perimetría estática automatizada) no detectará dichos defectos (*v.* cap. 2).

Preservación de la mácula

En una hemianopsia homónima completa o casi completa, cuando se conserva una parte del campo central afectado de cada ojo, se dice que hay «preservación de la

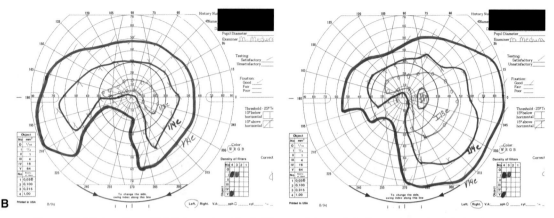

Figura 13-32 *(continuación)* **B:** La perimetría cinética constata un defecto cuadrangular inferior derecho que prescinde de casi todo el campo periférico lejano del ojo izquierdo (la media luna temporal).

mácula». En estos casos, la zona de campo visual preservado oscila entre pocos grados y casi 10° de extensión (fig. 13-33). La preservación de la mácula se observa con mayor frecuencia en pacientes con lesiones de la corteza estriada. Sin embargo, puede presentarse con lesiones en cualquier parte de la vía posquiasmática.

La etiología de la preservación de la mácula en lo que respecta a las lesiones de la corteza estriada es algo controvertida. Se han propuesto tres teorías para explicar el fenómeno: (1) artefacto de la prueba, (2) representación bilateral de la mácula en la corteza estriada, y (3) preservación del suministro vascular doble a la punta de la corteza estriada.

No hay duda de que algunos casos de preservación de la mácula aparente están causados por una fijación imprecisa. Es imposible, incluso para personas por lo demás sanas, alcanzar una fijación perfecta, y los movimientos fisiológicos del ojo fijo, tan leves que no pueden detectarse por medios ordinarios, probablemente son la causa al menos de 1 o 2 grados de desviación del meridiano vertical alrededor de la zona central.

Los estudios histoquímicos constatan que una porción muy pequeña de cada mácula tiene, probablemente, representación en cada lóbulo occipital. Existe una pequeña zona de superposición nasal-temporal a ambos lados del meridiano vertical. En esta región, algunos axones de las células ganglionares temporales a la fóvea se cruzan dentro del quiasma, y algunos axones de las células ganglionares nasales a la fóvea permanecen sin cruzarse. Sin embargo, solo la presencia de este solapamiento no tiene necesariamente ninguna consecuencia visual clínica.

De hecho, la mayoría de los casos clínicamente evidentes de hemianopsia homónima relacionada con el lóbulo occipital con preservación de la mácula están relacionados con un área residual intacta en la corteza estriada posterior. La singular irrigación sanguínea doble de la corteza occipital, procedente de las arterias cerebrales posteriores y las arterias cerebrales medias, proporciona un mecanismo para este daño parcial. Así, en los pacientes con hemianopsia homónima y preservación de la mácula considerable, no solo puede confirmarse la localización de la lesión, en el lóbulo occipital, sino que también puede confirmarse la patogenia, que suele ser un infarto en el territorio de la arteria cerebral posterior.

Lesiones bilaterales del lóbulo occipital

Las lesiones bilaterales de los lóbulos occipitales pueden producirse de forma simultánea o consecutiva. Además, dado que estas lesiones son asintomáticas desde el punto de vista neurológico, excepto en lo que respecta al sistema visual, los pacientes con lesiones unilaterales que provocan un defecto del campo visual homónimo pueden no ser conscientes del defecto hasta que se les presta atención (p. ej., durante un examen ocular rutinario o después de que el paciente sufra un accidente de tráfico) o hasta que experimentan un acontecimiento similar en el lado opuesto, que produce un déficit visual más generalizado.

Una doble hemianopsia homónima puede producirse a partir de un único acontecimiento. En la mayoría de estos casos, hay una pérdida visual completa al inicio (es decir, ceguera cortical) que suele ser transitoria, con una duración de minutos a días, seguida de un cierto grado de resolución en uno o ambos hemisferios homónimos. De forma similar, los pacientes afectados presentan defectos del campo visual en los lados correspondientes de la línea media vertical de cada ojo, asociados a una misma agudeza visual en cada ojo (suele ser normal), pupilas y fondos de ojo normales, y motilidad ocular completa, a menos que exista una lesión coexistente en el tronco del encéfalo. La causa más frecuente de pérdida visual en la mayoría de estos pacientes es vascular.

Lo más común es que las hemianopsias homónimas bilaterales se produzcan por diversos acontecimientos

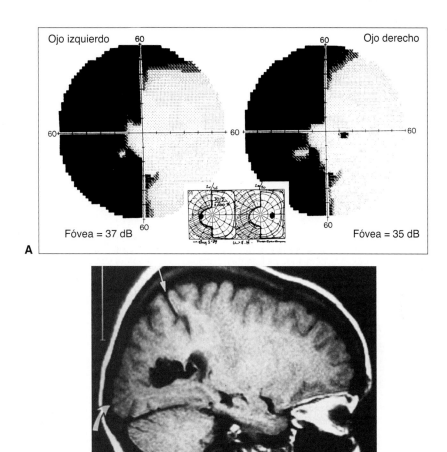

Figura 13-33 Conservación macular. Una mujer de 28 años sufrió un defecto del campo visual persistente tras un ataque de migraña inusualmente grave. **A:** Los campos visuales de umbral completo de 60° utilizando un analizador de campo Humphrey muestran que los 15° centrales del hemicampo izquierdo están intactos. En el **recuadro**, los campos visuales cartografiados en la pantalla tangencial muestran que el defecto del campo biseca la representación del punto ciego del ojo izquierdo. **B:** La resonancia magnética (RM) parasagital ponderada en T1 a través del lóbulo occipital derecho muestra una malformación arteriovenosa que afecta la porción anterior de la corteza calcarina derecha. El margen posterior de la lesión se sitúa a 31 mm de la punta occipital, lo que marca la ubicación aproximada de la representación del punto ciego del ojo izquierdo. Se indican los surcos calcarino (*flecha curva*) y parietooccipital (*flecha recta*). (De Horton JC, Hoyt WF. The representation of the visual field in human striate cortex. *Arch Ophthalmol* 1991;109:816-824. Copyright © 1991 American Medical Association. Todos los derechos reservados.)

consecutivos, siempre de naturaleza vascular. En estos casos, el paciente experimenta un defecto del campo visual homónimo incompleto agudo, con frecuencia asintomático, o hemianopsia homónima completa con retención de la agudeza y visión del color normales, con o sin preservación de la mácula. En un momento posterior, que puede variar de semanas a años, el paciente desarrolla hemianopsia homónima repentina en el lado opuesto, de nuevo con o sin preservación de la mácula. Después de este segundo acontecimiento, el paciente puede quedarse ciego o presentar una discapacidad visual grave.

Ya sea de forma simultánea o secuencial, y con independencia de la causa, la enfermedad bilateral del lóbulo occipital puede causar una variedad de defectos bilaterales del campo visual homónimos. En primer lugar, puede haber ceguera completa. En segundo lugar, puede haber hemianopsia completa en un lado y hemianopsia incompleta y congruente en el otro (fig. 13-34). En tercer lugar, puede haber hemianopsia homónima en un lado y cuadrantanopsia en el otro (fig. 13-35). En cuarto lugar, puede haber hemianopsia homónima bilateral con preservación de la mácula bilateral (fig. 13-36). En este caso, hay un campo visual significativamente constreñido asociado a una agudeza visual normal o casi normal, y puede pensarse que el paciente tiene una enfermedad bilateral del nervio óptico o de la retina o incluso que tiene una pérdida de campo visual no

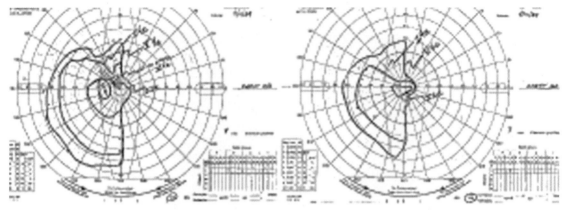

Figura 13-34 Campos visuales en un paciente que sufrió infartos bilaterales simultáneos en los lóbulos occipitales; el izquierdo es más extenso que el derecho. La perimetría cinética constata hemianopsia homónima derecha completa y hemianopsia homónima izquierda incompleta y congruente.

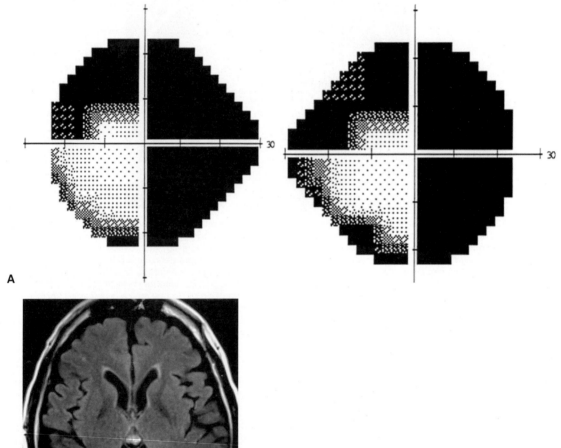

Figura 13-35 Campos visuales en una mujer de 75 años con hipertensión y diabetes de tipo 1 mal controlada sin síntomas oculares previos hasta que experimentó pérdida de visión repentina hacia el lado derecho. **A:** La perimetría estática automatizada constata hemianopsia homónima derecha completa y cuadrantanopsia homónima superior izquierda incompleta. **B:** La resonancia magnética (RM) axial ponderada en T2 revela infartos bilaterales del lóbulo occipital, agudos en la izquierda y antiguos (e inferiores al surco calcarino) en la derecha.

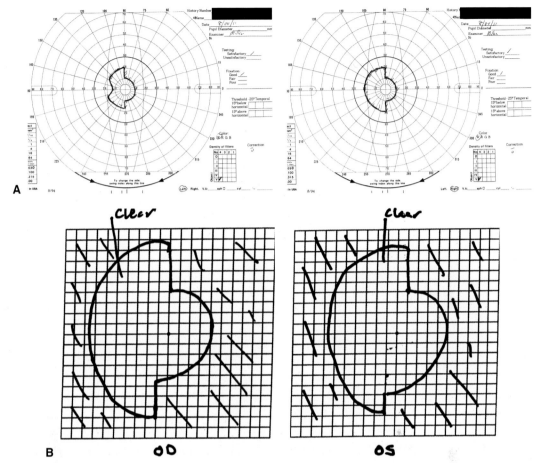

Figura 13-36 Campos visuales en un hombre de 67 años que sufrió un traumatismo generalizado en ambos polos occipitales y posteriormente se quejó de «visión en túnel». Tenía una agudeza visual en ambos ojos de 20/20, reacciones pupilares normales a la estimulación lumínica y fondos de ojo de apariencia normal. Inicialmente se pensó que tenía una pérdida visual no orgánica. **A:** La perimetría cinética constata una constricción significativa de los campos de ambos ojos que, de hecho, se debe a hemianopsias bilaterales homónimas con preservación de la mácula. Obsérvese la simetría del campo preservado en los lados derecho e izquierdo. **B:** Prueba de rejilla de Amsler en el mismo paciente.

orgánica, dado que las pupilas reaccionan con relativa normalidad a la estimulación lumínica. En quinto lugar, puede haber escotomas homónimos bilaterales con o sin preservación de la mácula (fig. 13-37). Por último, se produce un defecto homónimo «cuadrangular cruzado» cuando los pacientes desarrollan defectos cuadrangulares bilaterales que afectan el lóbulo occipital superior por encima del surco calcarino en un lado y el lóbulo occipital inferior por debajo del surco en el otro. Tales defectos se denominan a veces campos en «tablero de ajedrez»; se presentan con poca frecuencia, normalmente después de infartos consecutivos y no simultáneos (figs. 13-38 y 13-39).

Además de los defectos homónimos descritos anteriormente, los traumatismos, los infartos y, raramente, los tumores que afectan ambos lóbulos occipitales pueden producir defectos bilaterales **altitudinales** superiores o inferiores del campo visual (fig. 13-40). Aunque el daño vascular puede producir defectos superiores o inferiores, la lesión traumática (más comúnmente por heridas de bala) suele causar solo defectos altitudinales inferiores bilaterales, probablemente porque el daño a las porciones inferiores de los lóbulos occipitales, que produciría defectos altitudinales superiores bilaterales, suele dar lugar a la laceración de los senos de la duramadre o de la prensa de Herófilo, con resultados casi siempre mortales.

Ceguera cortical y ceguera cerebral

El término «ceguera cortical» indica la pérdida de visión en ambos ojos por daño en la corteza estriada. «Ceguera cerebral» es un término más general que indica ceguera por daño en cualquier parte de las dos vías visuales posteriores a los NGL. Por tanto, la ceguera cortical es una forma de ceguera cerebral.

Las características esenciales de la ceguera cerebral (y, por tanto, también cortical) son (1) pérdida de visión

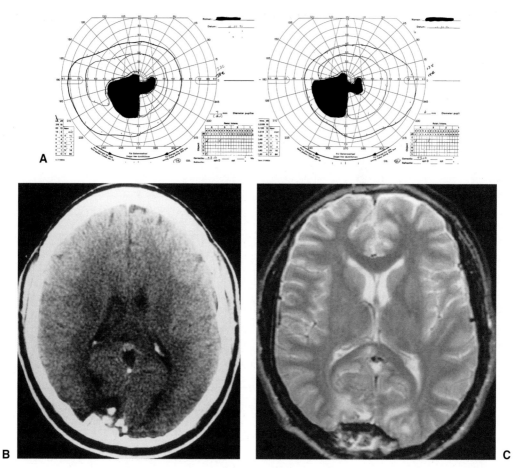

Figura 13-37 Un hombre de 40 años sufrió traumatismo craneal occipital, fractura craneal con hundimiento y síntomas visuales. La agudeza visual era de 20/20 en ambos ojos. **A:** La perimetría cinética revela escotomas homónimos bilaterales muy congruentes. **B:** La tomografía computarizada (TC) axial revela una lesión en el polo occipital derecho, pero la resonancia magnética (RM) axial (**C**) confirma la afectación del polo occipital bilateral.

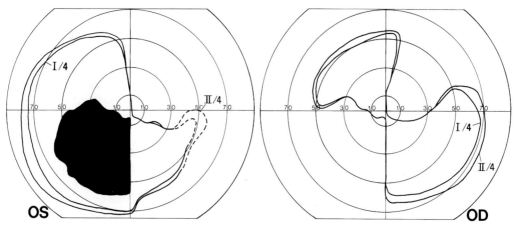

Figura 13-38 Hemianopsia en cuadrante cruzado (en «tablero de ajedrez»). Estos defectos del campo se produjeron repentinamente en una mujer de 70 años con una enfermedad de la arteria basilar. Obsérvense los defectos cuadrangulares en el campo superior derecho y en el campo inferior izquierdo, con el estrecho istmo congruente cerca de la fijación. Obsérvese también la preservación de la media luna temporal izquierda.

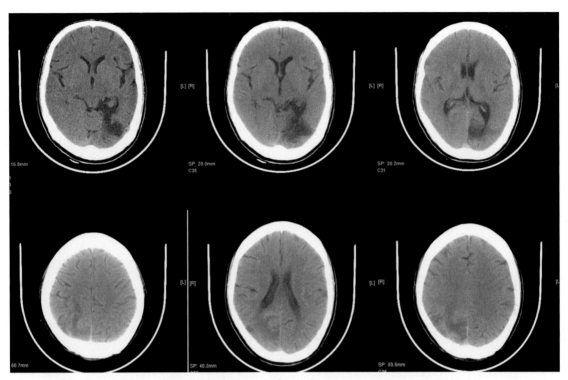

Figura 13-39 Las tomografías axiales del paciente cuyos campos se muestran en la figura 13-38 muestran infartos bilaterales en el lóbulo occipital. Obsérvese que el infarto del lado derecho está situado por encima del surco calcarino en el lóbulo occipital superior, mientras que el infarto del lado izquierdo está por debajo del surco calcarino en el lóbulo occipital inferior. Esto explica el defecto del campo en cuadrante cruzado (en «tablero de ajedrez»).

en ambos ojos; (2) retención de la constricción refleja de las pupilas a la iluminación y a los movimientos de convergencia (la respuesta de visión cercana); (3) integridad de la estructura normal de los ojos verificada con el oftalmoscopio (excepto en los pacientes ciegos por lesiones prenatales, perinatales o de muy larga duración); y (4) mantenimiento de los movimientos extraoculares completos, a menos que también haya daños en las estructuras motoras oculares.

Algunos autores suscriben que debe decirse que los pacientes con pérdida visual bilateral posgeniculada tienen ceguera cerebral o cortical solo si la agudeza visual es de percepción de luz o de no percepción de luz. Otros modifican esta definición para añadir que con la ceguera cerebral es posible cualquier nivel de agudeza visual, siempre que esta sea igual en los dos ojos (con el supuesto de que no haya ninguna anomalía superpuesta de las vías visuales anteriores).

La hipoxia o anoxia que afecta los lóbulos occipitales es la principal causa de ceguera cerebral (fig. 13-41). Dicho daño es, por supuesto, bilateral. Lo más habitual es que un infarto en el territorio de la arteria cerebral posterior pase inicialmente desapercibido, pero esta hemianopsia previamente silenciosa contribuye a la ceguera cortical completa cuando se produce una lesión contralateral. El mecanismo más común del infarto es la embolia cerebral procedente del corazón o de los vasos proximales del sistema vertebrobasilar. La hipotensión prolongada puede causar ceguera cerebral por infartos bilaterales de la zona vascular divisoria en las uniones parietooccipitales.

La ceguera cerebral se observa en muchas circunstancias distintas al infarto, como se muestra en la tabla 13-1. No siempre se conoce el mecanismo de lesión subyacente a la ceguera cerebral causada por estos acontecimientos o sustancias, pero la insuficiencia vascular desempeña un papel en muchos de ellos.

En ciertas situaciones, la ceguera cerebral es transitoria. Esto es especialmente cierto en los pacientes que experimentan una insuficiencia vascular temporal en el sistema vertebrobasilar, en los síndromes hipertensivos tras el restablecimiento de la presión arterial normal, después de la eliminación de muchos de los agentes tóxicos enumerados en la tabla 13-1, y tras un traumatismo. Los niños tienen más probabilidades de recuperarse de una ceguera cerebral que los adultos, independientemente de la causa subyacente. En raras ocasiones, la ceguera cerebral transitoria puede presentarse después de sufrir convulsiones o ser una manifestación ictal. Dado que las lesiones focales pueden ser responsables de la amaurosis ictal, creemos que debe realizarse una RM en todos los casos. También destacamos que puede

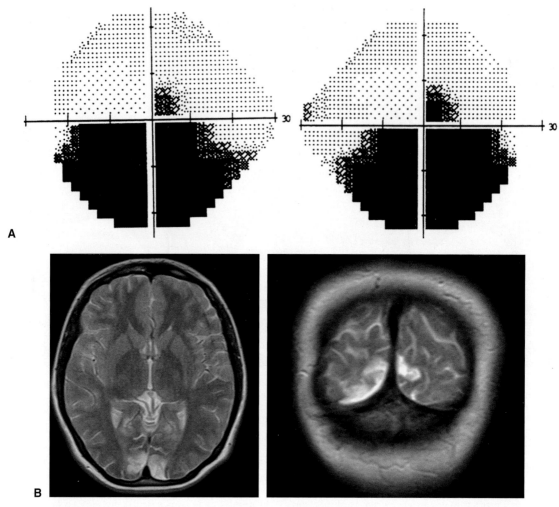

A

B

Figura 13-40 Defectos altitudinales del campo visual en un hombre de 81 años que experimentó pérdida visual completa repentina y aguda, seguida de una resolución superior. **A:** La perimetría estática automatizada evidencia defectos altitudinales inferiores bilaterales. El examen reveló una agudeza visual intacta, reacciones pupilares normales a la estimulación lumínica y fondos de ojo de apariencia normal, salvo leves drusas maculares. **B:** Las resonancias magnéticas (RM) axial (*izquierda*) y coronal (*derecha*) muestran infartos occipitales bilaterales.

producirse la recuperación completa de la ceguera ictal o postictal incluso si esta dura varios días.

No es raro que los pacientes con ceguera cortical no sean conscientes de su defecto. Esta negación se denomina **anosognosia** o **síndrome de Anton**. El síndrome también se da raramente en pacientes con ceguera por causas distintas a la enfermedad del lóbulo occipital, como cataratas, retinopatías o atrofia óptica. La explicación del síndrome de Anton no está clara y puede ser diferente en distintos casos. Es probable que en muchos pacientes con ceguera cerebral o cortical haya lesiones en varias áreas del cerebro responsables del reconocimiento y la interpretación de las imágenes visuales. En tales pacientes, la negación de la ceguera no es causada por la lesión en la vía visual primaria, sino por el daño en otra región del cerebro. En otros pacientes, la nega-

ción de la pérdida visual puede reflejar una respuesta emocional o psiquiátrica, o puede representar un trastorno de la memoria.

Otras características visuales de los daños en el lóbulo occipital

Algunos pacientes con hemianopsia homónima, especialmente aquellos con oclusión vascular en el lóbulo occipital, informan de fosfenos (destellos de luz brillante) en el campo visual ciego, especialmente al principio del curso de su trastorno. Muchos de los defectos del campo visual de estos pacientes se resuelven de forma sustancial, lo que sugiere que los fosfenos pueden considerarse un síntoma de pronóstico favorable. Las áreas de asociación visual que bordean la corteza primaria

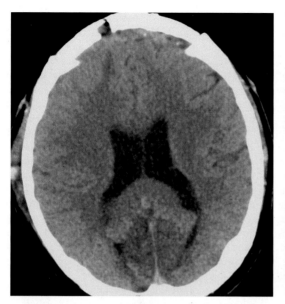 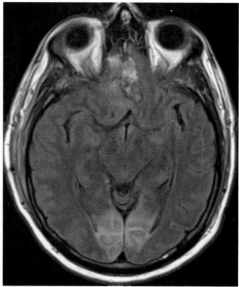

Figura 13-41 Tomografía computarizada (**izquierda**) y resonancia magnética (**derecha**) axiales en un paciente que experimentó ceguera bilateral cuando se le redujeron los corticoesteroides después de ser intervenido para extirpar un meningioma basal del cráneo. El paciente no tenía inicialmente percepción de la luz en ninguno de los dos ojos a pesar de las respuestas pupilares normales a la estimulación lumínica y de los fondos de ojo de apariencia normal. También presentaba síndrome de Anton, pues indicaba al personal de enfermería y a sus médicos que podía ver, pero, al ser evaluado, no era capaz de identificar ningún objeto que se le presentara, de encontrar la comida en su plato o de identificar a cualquier persona con la que entrara en contacto a menos que le hablaran. Posteriormente recuperó cierta apreciación del movimiento de los objetos que se le presentaban en su hemisferio homónimo izquierdo (fenómeno de Riddoch).

dañada pueden ser la fuente de estos síntomas visuales cuando se liberan de las señales inhibidoras normales de la corteza visual primaria.

Lesiones de la corteza estriada con defectos del campo visual

Se ha propuesto que una lesión en la corteza extraestriada, es decir, en las áreas 18 y 19 de Brodmann, puede causar un defecto del campo visual homónimo. De hecho, no solo una lesión de V2/V3 puede ser suficiente para crear un defecto del campo visual, sino que estas lesiones también pueden ser la causa principal de los defectos cuadránticos que respetan estrictamente el meridiano horizontal.

Disociación de las percepciones visuales

En el capítulo 14 de este texto se aborda el diagnóstico topográfico de los trastornos del procesamiento visual distal a la corteza visual primaria. Dado que muchos de estos trastornos son el resultado de lesiones en la corteza extraestriada de los lóbulos occipitales, merece la pena mencionar aquí algunos de los síndromes más destacados.

La corteza visual humana está especializada con respecto a funciones específicas. Por ejemplo, un área en las circunvoluciones lingual y fusiforme de la corteza preestriada corresponde al área V4 en el mono y asiste

en la percepción del color. Las lesiones en esta región pueden preservar el campo visual, pero producir una discromatopsia adquirida en el hemicampo contralateral. El área de especialización funcional para el movimiento visual se localiza en la unión temporoparietooccipital, una región que corresponde al área V5 en el mono. Las lesiones en esta región, especialmente cuando son bilaterales, pueden causar un déficit selectivo en la percepción del movimiento visual sin defecto del campo visual y sin deterioro de la percepción del movimiento no visual (es decir, el movimiento percibido por estimulación acústica o táctil).

En algunos pacientes, el daño a un lóbulo occipital puede causar hemianopsia homónima completa a los objetos no móviles con retención de la capacidad de detectar objetos en movimiento dentro del hemicampo ciego. Se trata de la disociación estaticocinética, también denominada **fenómeno de Riddoch**, que puede tener importancia pronóstica, porque su presencia suele significar que se puede esperar algún grado de recuperación. La disociación estaticocinética no es un fenómeno patológico que se limite solo a las lesiones del lóbulo occipital. También puede producirse en pacientes con lesiones en los nervios ópticos y del quiasma y en pacientes con daño en la vía visual posquiasmática que preservan los lóbulos occipitales. De hecho, los individuos sanos perciben mejor los objetos en movimiento que los objetos estáticos del mismo tamaño, forma y luminancia. Esto explica, al menos en parte, por qué la perimetría estática es más sensible que la cinética al momento de identificar un defecto leve del campo visual.

El fenómeno de Riddoch es una forma de una categoría general de fenómenos visuales designada como «visión ciega». Algunos pacientes con daño generalizado en los lóbulos occipitales parecen conservar una forma rudimentaria de visión que implica la percepción de estímulos visuales distintos de los objetos en movimiento. La mayoría de los pacientes no son conscientes de esta capacidad de mirar, señalar, detectar y discriminar sin «ver» realmente. En muchos casos, es muy probable que la visión ciega sea el resultado de islas del área 17 preservada. Sin embargo, en algunos casos, la visión ciega es un fenómeno genuino que refleja vías visuales no estriadas, como una proyección cortical geniculoextraestriada directa y una proyección retinocular que llega a las áreas visuales corticales extraestriadas a través del núcleo pulvinar.

Otra forma en la que las percepciones visuales pueden estar disociadas es en el síndrome de inatención o negación unilateral. Los pacientes con este defecto pueden parecer tener una función visual normal si se les somete a pruebas de rutina, porque son capaces de percibir correctamente los objetos de cada hemicampo con cualquiera de los dos ojos. Sin embargo, cuando los objetos de prueba se presentan simultáneamente en los hemisferios derecho e izquierdo de cada ojo, el paciente solo percibe el objeto de prueba en el hemisferio ipsolateral a la lesión.

Este fenómeno, denominado *extinción visual*, puede producirse tras el daño en la corteza parietal u occipitoparietal, así como en varias regiones diferentes del cerebro, lo que refleja la compleja red integrada que existe para la modulación de la atención dirigida dentro del espacio extrapersonal.

Síntomas y signos no visuales de la enfermedad del lóbulo occipital

Excepto en lo que respecta al sistema visual, las lesiones del lóbulo occipital suelen ser asintomáticas. Sin embargo, muchos pacientes con infartos occipitales experimentan dolor agudo de cabeza, cejas u ojos ipsolateral a la lesión. Esto refleja presumiblemente la doble inervación trigeminal de las estructuras de la duramadre posteriores y de la región periorbitaria.

Los pacientes con hemianopsia homónima también pueden presentar alteraciones del equilibrio, una sensación de que su cuerpo se balancea hacia el lado de la hemianopsia. Esta denominada «ataxia visual» puede reflejar una señal tónica sin oposición de la visión desde el hemicampo intacto, más que una verdadera alteración o negación vestibular.

Si se presenta oclusión proximal de la arteria cerebral posterior, los pacientes con infarto en el lóbulo occipital pueden desarrollar hemiplejía por el daño a la cápsula interna posterior o al pedúnculo cerebral, disfunción del lenguaje por el daño a las estructuras parietales y temporales posteriores, y síntomas indicativos de daño en el tálamo ipsolateral. Pueden presentarse hallazgos similares en pacientes que experimentan la oclusión de una «arteria cerebral posterior fetal», cuyo origen es la arteria carótida interna ipsolateral, en lugar de la arteria basilar. Esta configuración está presente en aproximadamente el 20 % de las personas. Además, dado que esta afección suele observarse en pacientes con ateroesclerosis grave, puede haber otros indicios de insuficiencia vertebrobasilar, como anomalías motoras oculares referidas a la región rostral del tronco del encéfalo. Los pacientes que desarrollan hemianopsia homónima bilateral en este contexto pueden presentar más deterioro que los pacientes con ceguera por enfermedad bilateral de la retina o del nervio óptico. Estos pacientes presentan problemas importantes en lo que respecta a la rehabilitación.

Los tumores del lóbulo occipital pueden causar manifestaciones no visuales en virtud de su efecto de masa. El dolor de cabeza es el síntoma más común, y se presenta hasta en el 90 % de los pacientes. Otros síntomas y signos son náusea y vómito, ataxia, alucinaciones que suelen ser de tipo no formadas (p. ej., luces parpadeantes, formas geométricas), convulsiones y cambios del estado mental. Muchos de estos síntomas no pueden localizarse y están relacionados con el aumento de la presión intracraneal.

Tratamiento y rehabilitación de la hemianopsia homónima

En algunos pacientes se produce una recuperación espontánea de los defectos del campo visual homónimo, normalmente entre 3 y 6 meses después de la lesión cerebral. A pesar de una cierta plasticidad incluso en la corteza cerebral adulta, los resultados de la rehabilitación en los pacientes con defectos del campo visual siempre son escasos. La localización anatómica exacta de la lesión que causa la hemianopsia homónima no parece afectar el resultado funcional. Sin embargo, cuanto mayor sea el número de déficits neurológicos asociados, más difícil será la rehabilitación y peor será el rendimiento funcional. La edad avanzada de la mayoría de estos pacientes contribuye aún más a la escasa mejora funcional, un factor asociado incluso en individuos sanos con déficits cognitivos, sensoriales y motores progresivos. Por último, la inatención o negación, especialmente en pacientes con lesiones en el hemisferio no dominante, también interfiere en el proceso de rehabilitación.

Varias técnicas pueden ayudar en el tratamiento y la rehabilitación de los pacientes con hemianopsia homónima. Estas técnicas suelen tener uno de estos dos objetivos 1) mejorar el uso del campo existente, o 2) ampliar el campo existente.

Con respecto a la mejora del uso del campo existente, a los pacientes que normalmente leen de izquierda a derecha y que tienen dificultades para leer debido a una hemianopsia homónima izquierda se les puede proporcionar una «pantalla de lectura», una pantalla negra con una apertura ajustable que les ayude a encontrar el comienzo de cada línea. Es igualmente útil el uso de una regla u otro objeto de bordes rectos colocado debajo de cada línea de texto, o hacer que el paciente coloque un dedo al principio de la línea de texto con objeto de que pueda utilizar la propiocepción para determinar dónde mirar. Para los pacientes que normalmente leen de izquierda a derecha y que tienen dificultades para leer debido a una hemianopsia homónima derecha, existe un «telescopio de inversión» que permite leer de derecha a izquierda. Es igualmente útil colocar un dedo en el borde derecho del texto.

Otra técnica utilizada para ayudar a pacientes con hemianopsia homónima a utilizar su campo existente es el entrenamiento sacádico exploratorio (ESE). En este método utiliza un ordenador portátil con un programa informático que genera una serie aleatoria de dígitos (del 0 al 9, con fuente Ariel de 12 puntos). Los dígitos se distribuyen con igual probabilidad en los hemisferios ciego y no ciego, y el paciente debe mover el cursor del ordenador sobre un dígito predefinido. Una vez que el cursor pasa por encima del dígito, el programa genera un sonido y el dígito se convierte en un signo de dólar rojo. Se ha constatado que este método mejora el comportamiento sacádico, la búsqueda natural y la exploración de la escena en la dirección del hemicampo ciego, y que esta mejora se asocia a un progreso subjetivo en diversas actividades de la vida diaria.

Otra técnica parece mejorar el uso del campo existente en pacientes con hemianopsia homónima es el «entrenamiento de la atención». En este método se utiliza un instrumento que posee dos matrices horizontales, una encima de la otra, de luces de diferentes colores, con un número igual de luces a cada lado de un punto de fijación. Inicialmente, se enciende una luz y se le dice al paciente que encuentre la luz que está encendida mediante movimientos oculares, de la cabeza o ambos. Una vez que el paciente domina esta tarea, se encienden dos luces simultáneamente y se le dice que identifique la luz que está más alejada del centro. El beneficio de este tipo de entrenamiento aún no está probado, y es posible que los resultados no sean mejores a los que el paciente alcanzaría con el paso del tiempo sin ser sometido a esta técnica.

Un último método para ayudar a los pacientes con hemianopsia homónima a utilizar su campo existente es la colocación de prismas de Fresnel de sector monocular. Estos prismas, que se colocan por encima y por debajo de la horizontal (fig. 13-42), son eficaces en todos

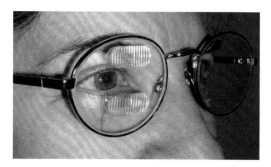

Figura 13-42 Prismas de Fresnel de sector monocular para el tratamiento de una hemianopsia homónima completa. Estos prismas, que se colocan por encima y por debajo de la horizontal, son eficaces en todos los ángulos de la mirada y han demostrado ser extremadamente útiles, sobre todo en pacientes sin otros déficits neurológicos.

los ángulos de la mirada y han demostrado ser extremadamente útiles, sobre todo en pacientes sin otros déficits neurológicos.

Algunos investigadores creen que los pacientes con hemianopsia homónima incompleta y relativa pueden experimentar una expansión del campo visual mediante la denominada terapia de restauración visual. Esta terapia se basa en la presunta plasticidad del sistema nervioso central, incluso en los adultos, y en la creencia de que la estimulación de las neuronas visuales adyacentes a una zona dañada y que están vivas, pero no funcionan normalmente, las inducirá a volver a funcionar con normalidad o a asumir el papel de las neuronas adyacentes muertas. Con esta técnica, los investigadores han documentado la expansión de un campo de visión entre 5° y 10°. Sin embargo, no existe ninguna correlación entre la mejora subjetiva de la visión o la capacidad de realizar actividades de la vida diaria y la mejora del grado de extensión del campo o si el campo se extiende o no. De hecho, algunos creen que la llamada expansión del campo es en realidad un artefacto debido a los cambios en la fijación inducidos durante el entrenamiento. Si la terapia de restauración visual funciona, lo hace mejor en un paciente por lo demás íntegro y motivado con un defecto del campo visual homónimo relativo y una buena visión central. No es probable que sea útil en un paciente con expectativas poco realistas, que tenga otros déficits neurológicos, en particular de inatención o negación ipsolateral, que tenga una mala agudeza visual y/o que tenga un defecto del campo absoluto.

En resumen, no existe un método perfecto para la rehabilitación visual en pacientes con un defecto del campo homónimo, independientemente de que esté aislado o asociado a otros defectos neurológicos. No obstante, existen algunos métodos disponibles, relativamente sencillos, para ayudar a estas personas.

Trastornos de la función visual de origen central

En este capítulo se tratan los aspectos relacionados con los trastornos del comportamiento causados por daños en la corteza visual y en las conexiones de la materia blanca. Estas afecciones suelen denominarse «trastornos de la visión de origen central», «trastornos cerebrales de la visión» o «trastornos superiores de la visión». La comprensión de estos trastornos sigue mejorando gracias al desarrollo de nuevas técnicas para evaluar la disfunción visual, obtener imágenes del cerebro, rehabilitar la disfunción visual en pacientes con daño cerebral e incluso crear sensaciones visuales, en personas ciegas, con prótesis que estimulen la corteza visual.

Años atrás, se pensaba que la visión era esencialmente un proceso en serie (o jerárquico) en el que las señales visuales cambiaban o mejoraban en sucesivas estaciones de paso desde la retina al cerebro, hasta un punto en el que surgía una imagen del mundo físico a nivel de la experiencia consciente. Años después, ha quedado claro que el procesamiento en serie representa solo uno de los diversos mecanismos que el cerebro utiliza para procesar las señales visuales. El sistema visual de los primates también utiliza un sistema paralelo de procesamiento, que comienza en la retina. Los diferentes tipos de células ganglionares de la retina funcionan de forma especializada como transductores de diferentes tipos de señales físicas, y dan lugar a diferentes canales. La comunicación entre estos canales se cruza en varios niveles, desde la retina hasta la corteza, y también hay conexiones de prealimentación y de retroalimentación entre las etapas tempranas y tardías del sistema sensorial visual. En lugar de un simple procesamiento en serie, las funciones visuales se explican en términos de múltiples interacciones entre regiones cerebrales especializadas del mismo hemisferio y a través del cuerpo calloso. Así, los trastornos de la visión de origen central pueden interpretarse como una consecuencia de la alteración del procesamiento en diferentes sectores o vías de una compleja red de interconexión.

Disociación de las entradas visuales

La disociación funcional de las entradas visuales en el sistema visual de los primates está bien documentada (figs. 13-25 y 14-1). La información de la retina se transmite a las neuronas corticales a través de un conjunto de vías aparentemente especializadas en transmitir una clase particular de información visual. Por ejemplo, la vía **parvocelular** o P, llamada así por sus conexiones con la corteza estriada de los simios (área V1) a través de las capas parvocelulares 3 a 6 del núcleo geniculado lateral (NGL), se caracteriza por oposición del color y axones de conducción lenta que transmiten señales constantes. Esta vía tiene fuertes proyecciones a áreas secundarias como V4 y la corteza temporal inferior (TI), situadas en el lóbulo occipital inferior y las regiones temporooccipitales adyacentes. Se supone que estas regiones, a lo largo de la vía cortical ventral o temporal (la vía del «qué»), desempeñan un papel en la percepción del color, la luminancia, la estereopsis y el reconocimiento de patrones. Por el contrario, la vía **magnocelular** o M se caracteriza por axones de gran tamaño y conducción rápida que transmiten información sobre señales visuales más transitorias. Esta vía conecta con áreas de la corteza de asociación visual, entre las que se encuentran las áreas temporal media (TM) y temporal media superior (TMS). Se cree que estas regiones, situadas a lo largo de la vía cortical dorsal o parietal (la vía del «dónde»),

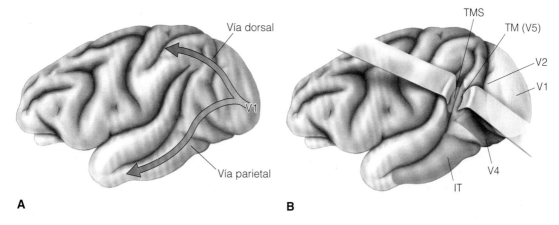

Figura 14-1 Procesamiento de la información visual fuera de la corteza visual. **A.** Las fibras que median la información visual pasan tanto dorsal como ventralmente desde la corteza visual primaria hasta los lóbulos parietal y temporal. **B.** La vía parietal también abastece a las neuronas de la corteza temporal y de la corteza parietal adyacente (TM [área temporal media] y TMS [área temporal medial superior]), que responden a propiedades direccionales específicas del movimiento de los objetos. La vía temporal suministra neuronas de la cara inferotemporal (IT) del lóbulo temporal, que responden a las caras. V1, área visual 1; V2, área visual 2; V4, área visual 4. (De Bear MF, et al.: *Neuroscience: Exploring the Brain*, 3rd ed. Philadelphia: Lippincott Williams & Wilkins, 2007, p. 333.)

analizan la ubicación espacial y el movimiento de los objetos en el panorama (fig. 14-1).

Los análisis de los datos de un gran número de pacientes con lesiones focales de la corteza visual y sus conexiones apoyan la idea general de la presencia de dos vías de procesamiento dorsal y ventral separadas entre sí como marco para interpretar los trastornos clínicos humanos. Por ejemplo, los daños en la corteza visual inferior y en las regiones temporales adyacentes deterioran el reconocimiento de patrones y el aprendizaje, y producen agnosia para objetos y rostros (prosopagnosia) o incapacidad para leer a pesar de la alfabetización previa (alexia). También puede reducir la percepción del color en el campo contralateral (acromatopsia cerebral). Por el contrario, los daños en la corteza visual superior y en la corteza parietal adyacente producen trastornos del análisis espaciotemporal (incapacidad para determinar la ubicación, la distancia, la orientación, el tamaño o el movimiento de los objetos), así como alteraciones significativas del control de los ojos y las manos guiado visualmente. El síndrome de Balint es un ejemplo destacado.

Es probable que cada una de estas divisiones principales tenga subdivisiones funcionales. Además, aunque la corteza visual dorsal y la ventral están asociadas a funciones diferentes y divisibles desde el punto de vista del comportamiento, cada vez existe más evidencia de que poseen funciones superpuestas.

Visión ciega y residual

Algunos pacientes con lesiones del área V1 que provocan un defecto del campo homónimo obtienen mejores resultados que los esperados en tareas sencillas de detección de elección forzada o en tareas de localización que evalúan la precisión de los movimientos de los dedos o de los ojos hacia objetivos presentados en el campo visual defectuoso. Algunos de estos pacientes niegan cualquier experiencia consciente de los objetos que supuestamente localizan o detectan, y por ello se dice que tienen **visión ciega**. Este fenómeno es distinto de la visión residual, que puede surgir de una pequeña población de neuronas preservadas en V1, y se necesita un análisis anatómico preciso, así como una evaluación clínica, para garantizar que esta categoría de deficiencia de la función visual no se confunda con visión ciega.

La hipótesis dominante en la investigación sobre la visión ciega es que el fenómeno representa una función residual en una vía visual paralela al sistema retinogeniculocalcarino. La vía candidata inicial era una vía alternativa que incluía el colículo superior, pero datos más recientes se dirigen a las áreas V5/TM. No obstante, ha sido difícil excluir por completo la contribución de la actividad residual de una pequeña población de neuronas en V1. En seres humanos, la lesión completa es casi imposible de confirmar *ante mortem*. Por ello, se han realizado investigaciones en primates no humanos utilizando imágenes de resonancia magnética (RM) antes y después de una lesión quirúrgica permanente y completa de V1, cuyos resultados indican una activación persistente, aunque débil, de V4 con la presentación de estímulos en el hemicampo lesionado. Se requieren más estudios que confirmen y desarrollen estos hallazgos.

La visión ciega también puede explicarse sin relacionarla con vías paralelas. Esta podría ser el resultado de un fenómeno que se da en algunas pruebas de evaluación, conocido como **cambio de criterio**. En este fenómeno, los pacientes tienden a utilizar criterios bastante conservadores cuando se les pide que respondan «sí» o «no» durante una tarea de detección, pero utilizan criterios más laxos cuando se les obliga a elegir una alternativa (es decir, a adivinar) en un paradigma discriminatorio. Además, los estudios que tratan de determinar si los pacientes hemianópsicos tienen visión ciega deben eliminar de las pruebas todos los posibles artefactos, incluidas la fijación inadecuada, la dispersión de la luz, las señales no visuales y la presentación no aleatoria de los objetivos.

Incluso si hay visión ciega, la discriminación visual en los hemicampos ciegos es menos precisa y más variable que en los hemicampos normales. No obstante, la variedad de funciones visuales constatada en pacientes con visión ciega o residual es impresionante, incluidas la percepción de la localización espacial y la discriminación de la forma, la orientación, el color y el movimiento. No se ha observado ningún patrón claro de conservación o pérdida de las capacidades visuales. La variabilidad de los perfiles de visión ciega puede tener una base anatómica en la inevitable variabilidad de las lesiones humanas que se producen de forma natural. La mayoría de las lesiones de la corteza estriada también afectan algunas regiones extraestriadas, pero el grado y las áreas afectadas difieren de un paciente a otro. La cuestión es que no todos los pacientes con defectos del campo corticales tienen visión ciega, y el motivo de ello no está muy claro. Aunque no se ha demostrado, la presencia o ausencia de visión ciega podría reflejar diferencias en la anatomía de la lesión. En algunos estudios se ha observado la presencia de visión ciega solo en pacientes con hemianopsia de inicio en la infancia, un período en el que se presume una mayor plasticidad neuronal, pero otros trabajos no lo han confirmado. El requisito de que el inicio se produzca en la infancia es incoherente con otros trabajos en los que se ha indicado que el entrenamiento en pacientes de mayor edad puede provocar visión ciega. En conclusión, la visión ciega es poco frecuente, si es que realmente existe.

Acromatopsia cerebral

La **acromatopsia cerebral**, también denominada acromatopsia central, es un defecto poco común de la percepción del color causado por una lesión en la corteza visual. Algunos pacientes con esta afección refieren que los colores se ven apagados, erróneos o menos brillantes, mientras que otros afirman que su mundo es completamente incoloro y que los objetos aparecen solo en tonos grises, como en las antiguas películas en blanco y negro. Aunque el término «acromatopsia cerebral» se utiliza a veces para incluir todos los grados de déficits cerebrales relacionados con el color, creemos que es mejor reservarlo para los casos más graves, y que en aquellos en los que existe una sensación de color residual debería utilizarse el término **discromatopsia cerebral**.

La acromatopsia o la discromatopsia cerebrales pueden ser un síntoma de presentación o pueden evolucionar durante la recuperación de la visión ciega cortical. El escenario más común es una isquemia vertebrobasilar que afecta el suministro de sangre arterial cerebral posterior a los lóbulos occipitales. Otras causas son encefalitis por herpes simple, metástasis cerebrales, convulsiones focales recurrentes y demencia con afectación visual cortical. La acromatopsia o la discromatopsia transitorias también pueden producirse como parte del aura de la migraña.

Los estudios de imagen anatómica y funcional indican que el color es procesado por una amplia red de estructuras, entre las que se encuentran V1, V2, V3, V4 (la más acentuada) y la corteza TI. Sin embargo, las lesiones que causan acromatopsia cerebral son bastante concretas y suelen afectar los sectores ventromediales del lóbulo occipital en las **circunvoluciones** lingual y fusiforme (fig. 14-2). Se dice que las lesiones del tercio medio de la circunvolución lingual o de la sustancia blanca situada inmediatamente por detrás del extremo posterior del ventrículo lateral son muy graves. Para una acromatopsia completa se requiere la presencia de lesiones bilaterales. Las lesiones occipitales unilaterales a la derecha o a la izquierda pueden producir hemiacromatopsia.

La acromatopsia cerebral se acompaña habitualmente de cuadrantanopsia homónima superior, agnosia visual y alexia adquirida. La **cuadrantanopsia** puede ser completa o incompleta, pero, en cualquier caso, la acromatopsia afecta los cuadrantes inferiores restantes de los campos visuales del lado opuesto a la lesión (es decir, del mismo lado que el defecto del campo visual). En los pacientes con acromatopsia cerebral, especialmente en aquellos con lesiones bilaterales, también se observa **agnosia visual**, es decir, la incapacidad de reconocer objetos previamente familiares o de aprender la identidad de nuevos objetos solo con la vista, a pesar de tener una capacidad sensorial visual adecuada. El síndrome en tales pacientes incluye la **prosopagnosia**, en la que el defecto agnóstico es más llamativo para las caras, y la **topografagnosia** o desorientación topográfica, en la que los pacientes tienden a perderse en entornos visuales familiares, en parte por la incapacidad de reconocer puntos de referencia locales previamente conocidos. Algunos pacientes presentan **alexia pura**, también conocida como **alexia sin agrafía**, que se define como la incapacidad adquirida para leer en personas previamente alfabetizadas (v. la sección Alexia adquirida). La acromatopsia cerebral puede acompañarse de defectos de la memoria visual e incluso de amnesia generalizada, en función de la extensión de la lesión hacia estructuras más anteriores y mesiales de los lóbulos temporales.

La interpretación del informe verbal de un paciente con acromatopsia cerebral requiere prudencia. La evaluación de la denominación y las asociaciones de los colores debe realizarse independientemente de las

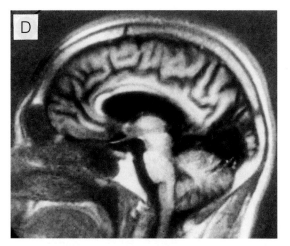
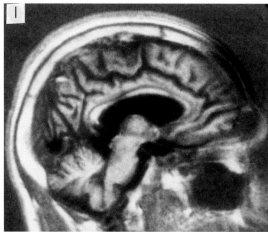

Figura 14-2 Resonancia magnética en un paciente con discromatopsia cerebral. Las imágenes sagitales ponderadas en T1 no reforzadas muestran lesiones bilaterales en las cortezas visuales. La lesión del hemisferio derecho (**D**) es la responsable de la hemianopsia homónima izquierda. La lesión del hemisferio izquierdo (**I**) se localiza por debajo del surco calcarino en la corteza de asociación visual inferior en regiones que se cree que procesan el color. (De Rizzo M, Nawrot M, Blake R, et al. A human visual disorder resembling area V4 dysfunction in the monkey. *Neurology* 1992;42:1175-1180.)

pruebas de percepción de estos. Es la mejor manera de distinguir la acromatopsia cerebral y la discromatopsia de la anomia para el color, la agnosia y los defectos relacionados del lenguaje y la memoria. Es fundamental utilizar tareas de emparejamiento, además de las de denominación.

La **anomia para el color** suele formar parte de una anomia más general en los pacientes afásicos, pero hay casos en los que hay una afectación desmesurada de la denominación de los colores. Estos casos tienden a producirse con lesiones occipitales izquierdas y se asocian a hemianopsia homónima completa derecha, en lugar de la cuadrantanopsia superior que se observa en la acromatopsia cerebral. Uno de los posibles mecanismos en estos casos es la presencia de un síndrome de desconexión interhemisférica asociado a hemianopsia homónima derecha y alexia pura. Debido a la hemianopsia homónima completa derecha, la señal visual hacia las áreas del lenguaje en el hemisferio izquierdo debe surgir de la corteza visual derecha. Sin embargo, una lesión concurrente del esplenio del cuerpo calloso interrumpe este proceso. Los pacientes afectados pueden percibir los colores, pero no pueden nombrarlos (anomia cromática); también pueden ver las letras, pero no son capaces de leerlas (alexia pura).

La preservación de la denominación táctil en estos pacientes sugiere la conservación de las fibras callosas anteriores a las requeridas para la lectura y la denominación de los colores. La anomia para el color, junto con la alexia pura, también puede producirse sin la presencia de lesión callosa cuando existe un daño cerca de la cara posterior del cuerno occipital de la izquierda, lo que interrumpe las conexiones de ambos campos visuales con las áreas del lenguaje.

Prosopagnosia y alteraciones relacionadas con el reconocimiento de objetos

La **agnosia visual** se define como la incapacidad para reconocer objetos familiares, a pesar de una adecuada atención a la percepción visual, así como inteligencia y lenguaje normales. La **prosopagnosia** es una forma de agnosia visual que se caracteriza por el deterioro de la capacidad para reconocer caras familiares o de aprender a reconocer caras nuevas. Es un trastorno funcional específico con una base neuroanatómica concreta. En realidad, la prosopagnosia puede abarcar un espectro de déficits, con variaciones en el grado de disfunción perceptiva frente a la de memoria o incluso desconexiones entre ambos procesos. Además, el reconocimiento anómalo de caras puede formar parte de problemas perceptivos, cognitivos o de memoria más generalizados. Reservamos el término «prosopagnosia» para los casos en los que el déficit de reconocimiento facial es mucho más grave que otros déficits relacionados.

Los pacientes con prosopagnosia suelen ser conscientes de su dificultad y se quejan de la vergüenza social que supone no reconocer a personas conocidas. Cuando logran reconocerlas, a menudo lo hacen basándose en rasgos faciales específicos o en elementos accesorios (p. ej., peinado, gafas, barba y bigote, ausencia de un diente o una cicatriz) que no hacen necesario el análisis global de la forma de la cara. También pueden utilizar señales visuales no faciales, como la marcha y la postura, o no visuales, como la voz. El entorno del encuentro también es importante. Por ejemplo, los pacientes con prosopagnosia pueden ser capaces de reconocer al personal del hospital, pero no pueden reconocer a las mismas personas cuando se las encuentran fuera del hospital. Las personas con prosopagnosia de inicio en la infancia y, en ocasiones, las personas con inicio en la edad adulta pueden ignorar su déficit.

A pesar del reconocimiento anómalo de los rostros familiares, muchos pacientes con prosopagnosia pueden discriminar con precisión los rostros desconocidos, incluso con variaciones en las condiciones de iluminación o de las vistas faciales (es decir, la prueba de reconocimiento facial de Benton). Sin embargo, pueden requerir mucho más tiempo del normal para llegar a conclusiones correctas, lo que sugiere que, en el procesamiento de la información relacionada con las caras, estos pacientes utilizan una ruta ineficiente y anómala.

Algunos individuos con prosopagnosia pueden determinar la edad, el sexo y la expresión emocional de los rostros que no pueden reconocer, y algunos incluso leen los labios. Una vez más, se confirma que pueden utilizar procesos perceptivos diferentes de los que utilizan las personas sin la afección. Por ejemplo, un paciente con prosopagnosia puede determinar la edad de alguien con base en la presencia de arrugas, mientras el resto de los individuos la determinan en ausencia de esos rasgos locales. Otros pacientes con prosopagnosia, por lo general aquellos con una disfunción perceptiva más generalizada, presentan un deterioro significativo con respecto a conocer la edad facial, el sexo, la expresión emocional y la dirección de la mirada de la persona, siendo este último punto una importante señal social.

Una cuestión teórica importante es si el defecto de la prosopagnosia es específico de las caras o afecta también la percepción de otros objetos. Algunos pacientes presentan dificultad para distinguir tipos de objetos, como marcas de coches, flores, alimentos y monedas. También tienen problemas para identificar objetos que les son familiares, como edificios, la escritura y objetos personales o ropa. Estos casos denotan que, en la prosopagnosia, el deterioro del reconocimiento facial puede ser solo la manifestación más destacada de un problema perceptivo o de reconocimiento más general. Por otro lado, algunos pacientes pueden distinguir relativamente bien objetos no faciales, a pesar de la presencia de una prosopagnosia grave. Pruebas específicas de reconocimiento de caras frente a objetos parecen confirmar esta disociación.

Aunque los pacientes con prosopagnosia niegan estar familiarizados con caras conocidas y no pueden identificarlas, algunos pacientes conservan un reconocimiento encubierto (es decir, no consciente) de estas a diversos niveles. Los investigadores han observado dos fenómenos principales: **familiaridad encubierta**, en la que el paciente es capaz de distinguir caras previamente familiares, pero no reconocidas, de caras completamente desconocidas, y **conocimiento semántico encubierto**, en el que el paciente retiene información sobre el nombre, la ocupación y otras características asociadas a una cara.

Los pacientes con prosopagnosia suelen presentar dificultad para reconocer las caras de las personas con las que estaban familiarizados antes del comienzo de la enfermedad (prosopagnosia retrógrada), así como de las personas que han conocido después de su manifestación (prosopagnosia anterógrada). Algunos pacientes reconocen mejor a las personas que conocen desde hace tiempo, mientras que otros solo muestran prosopagnosia anterógrada.

La prosopagnosia tiene dos formas principales: la **prosopagnosia aperceptiva**, en la que se produce un fallo para formar una percepción facial suficientemente precisa; y la **prosopagnosia asociativa**, en la que el paciente no puede combinar o ajustar una percepción precisa con los recuerdos faciales.

En la mayoría de los casos de prosopagnosia, la lesión se encuentra en la corteza temporooccipital inferior, normalmente en las circunvoluciones lingual y fusiforme (fig. 14-3). En algunas ocasiones, la lesión parece estar localizada en la corteza temporal más anterior. Aunque en la mayoría de los casos de autopsia analizados se observan lesiones **bilaterales**, a menudo simétricas, que presumiblemente afectan regiones homólogas de ambos hemisferios, imágenes de RM han constatado que en los pacientes con prosopagnosia adquirida puede haber lesiones bilaterales o unilaterales, y que estas últimas están casi siempre en el lado derecho. Además, una lesión en el hemisferio izquierdo o en el esplenio del cuerpo calloso puede desconectar un *locus* del hemisferio derecho relacionado con el reconocimiento facial de la aferencia visual del hemicampo derecho, lo que provoca efectos muy graves en los casos con hemianopsia homónima derecha. El tipo de déficits de percepción facial causados por lesiones cerebrales unilaterales o bilaterales puede ser diferente. Se ha sugerido que los tipos aperceptivos de prosopagnosia se producen con daños en las áreas temporooccipitales ventrales y dorsales derechas, mientras que las lesiones temporooccipitales ventrales bilaterales dan lugar a la forma asociativa de la afección.

La mayoría de los pacientes con prosopagnosia presentan otros déficits visuales. Son frecuentes los defectos del campo visual, los más comunes de los cuales son la hemianopsia homónima izquierda, la cuadrantanopsia homónima superior izquierda, la cuadrantanopsia superior bilateral o combinaciones de estas. Un defecto del campo visual, la acromatopsia o la hemicromatopsia, y la topografagnosia, suelen formar una tétrada común con la prosopagnosia. No obstante, se han descrito casos de prosopagnosia asociados a una visión del color normal, lo que constata que la prosopagnosia y la acromatopsia pueden ser independientes entre sí. La agnosia visual de objetos puede estar ausente en algunos pacientes con prosopagnosia y presente, aunque proporcionalmente más leve, en otros.

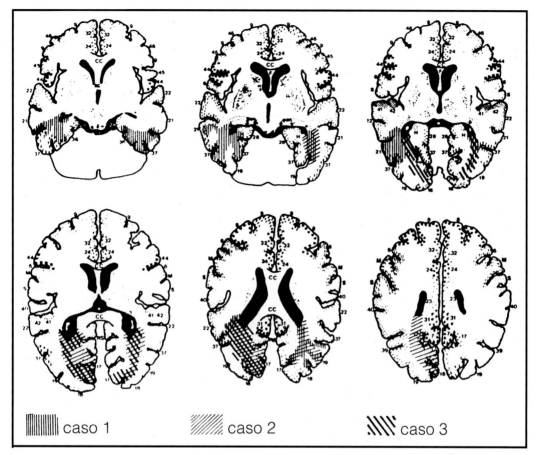

Figura 14-3 Localización de las lesiones bilaterales en tres pacientes con prosopagnosia. Dibujos con vistas axiales con áreas sombreadas que representan las lesiones de tres pacientes con prosopagnosia. La lesión bilateral, mayor en la izquierda que en la derecha, está presente en los tres casos. (Reproducido con permiso de Damasio AR, Damasio H, van Hoesen GW. Prosopagnosia: anatomic basis and behavioral mechanisms. *Neurology* 1982; 32:331–341.)

Otro hallazgo frecuente en la prosopagnosia es el deterioro de la memoria visual. En algunos de los pacientes, este déficit afecta también el material verbal. Otros pacientes presentan también simultagnosia, palinopsia, alucinaciones visuales, dificultades de construcción y heminegación izquierda.

En algunos pacientes con lesiones unilaterales del lado derecho se producen déficits hemisensoriales o hemiparesia, aunque en algunos de estos casos los hallazgos motores y sensoriales están relacionados con otras lesiones. En algunos pacientes puede producirse una alexia pura (v. la sección Alexia adquirida).

Las lesiones más comunes que causan prosopagnosia son infartos de la arteria cerebral posterior y, con menor frecuencia, encefalitis vírica. El predominio de estas afecciones puede estar relacionado con su potencial para infligir daños bilaterales, aunque los estudios de neuroimagen en algunos casos solo muestran una lesión unilateral. Otras lesiones unilaterales, como los tumores, los hematomas, los abscesos y las resecciones quirúrgicas, son menos frecuentes.

El deterioro del reconocimiento facial puede producirse como parte de la demencia generalizada en la enfermedad de Alzheimer, la enfermedad de Parkinson y, raramente, en pacientes mayores con degeneración bilateral o unilateral del lóbulo temporal derecho. Este último trastorno constituye una de las denominadas atrofias progresivas focales, otras de las cuales afectan los lóbulos frontal, parietal o temporal izquierdo, incluida la amplia categoría de las demencias frontotemporales.

También se ha descrito la **prosopagnosia del desarrollo**. La presencia y la localización de las anomalías cerebrales estructurales y/o funcionales que podrían subyacer a esta afección siguen siendo controvertidas. Los pacientes con prosopagnosia del desarrollo no suelen ser conscientes de que tienen problemas con el reconocimiento facial hasta que experimentan dificultades sociales relacionadas con la deficiencia. Además de los problemas de reconocimiento facial, estos pacientes tienen dificultades para determinar la edad, el sexo y las expresiones faciales. También realizan tareas de emparejamiento facial con mucha lentitud, lo que sugiere un proceso perceptivo diferente al normal. En algunos casos, la prosopagnosia del desarrollo se presenta en otros miembros de la familia, posiblemente como un rasgo autosómico dominante, y coexiste con el síndrome de Asperger del espectro autista. Se desconoce la prevalencia de la prosopagnosia entre aquellas personas con autismo, así como los efectos del trastorno de la percepción de la cara en otros aspectos del desarrollo psicosocial.

Alexia adquirida

La **alexia adquirida** es la pérdida de una lectura eficiente para la comprensión, a pesar de una agudeza visual adecuada. La lectura es un comportamiento complejo que requiere varios elementos: percepción de la forma, atención espacial, fijación ocular, movimientos oculares sacádicos de seguimiento y procesamiento lingüístico. No es de extrañar que muchos tipos de disfunción cerebral o visual puedan alterar el proceso de lectura. Aunque otros signos clínicos pueden esconder la dificultad, el deterioro de la lectura es a veces el síntoma principal. La gravedad de este síntoma puede variar desde un defecto leve, con lectura lenta y errores ocasionales que solo pueden identificarse mediante la comparación con controles normales de nivel educativo similar, hasta una incapacidad total para leer incluso números y letras. Por tanto, «dislexia» es el término más apropiado en la mayoría de los casos, y se utiliza de esta manera (y no para describir un trastorno del aprendizaje) en este capítulo. El análisis no solo de la gravedad, sino también del tipo de errores de lectura, puede ayudar a diferenciar entre las distintas formas de discapacidad lectora y sus causas.

La mayoría de los síndromes de alexia pueden explicarse por medio de las teorías «desconectivistas». La circunvolución angular izquierda almacena la representación visual de las palabras necesaria para la lectura y la escritura. Por tanto, desconectar las señales de entrada visuales de ambos hemisferios de la circunvolución angular izquierda podría interrumpir la lectura, pero dejar intacta la escritura (alexia pura).

La característica clave de la **alexia pura** (**alexia sin agrafía** o **ceguera para las palabras**) es una disociación dramática entre la capacidad de leer y la de escribir. Los pacientes con esta afección pueden escribir con fluidez y espontaneidad, pero, una vez hecho esto, son incapaces de leer lo que acaban de escribir. La gravedad varía desde una lectura lenta y laboriosa de las palabras letra a letra (alexia fonológica) hasta la incapacidad total de leer palabras o letras (alexia global) y a veces incluso números u otros símbolos. En algunos pacientes con alexia pura puede detectarse la capacidad de lectura encubierta. Estos pacientes mantienen intactos algunos aspectos de la capacidad de lectura de los que no son conscientes.

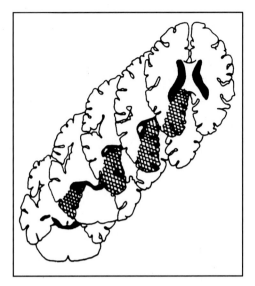

Figura 14-4 Localización de las lesiones que causan alexia pura, hemianopsia homónima derecha y disnomía cromática. Los dibujos con vistas axiales de TC, que son una combinación de cinco pacientes, muestran lesiones que afectan los lóbulos occipitales medial y lateral izquierdos, el lóbulo temporooccipital medial y la sustancia blanca paraventricular, y el fórceps mayor (o frontal), que a veces se extiende al esplenio propiamente dicho. (Reproducido con permiso de Damasio AR, Damasio H. The anatomic basis of pure alexia. *Neurology* 1983;33:1573-1583.)

Las lesiones que causan alexia pura se localizan casi siempre en el hemisferio izquierdo, más comúnmente en la región temporooccipital inferior (fig. 14-4). En esta región se ha identificado un área visual de formación de palabras mediante RM. La mayoría de las lesiones están causadas por un infarto dentro del territorio vascular de la arteria cerebral posterior izquierda, pero otras causas incluyen tumores primarios y metastásicos, malformaciones arteriovenosas, hemorragias, encefalitis por herpes simple y una rara demencia cortical posterior focal.

Una conocida explicación de la alexia pura es que se trata de una desconexión de la información visual de los centros de procesamiento lingüístico. La información visual procedente del hemisferio derecho está ausente en los casos de hemianopsia derecha, o bien se interrumpe en su curso a través de los centros extraestriados izquierdos hasta el centro de la lectura, en la circunvolución angular izquierda. Las vías callosas que transmiten la información visual desde la corteza de asociación visual del hemisferio derecho a las regiones homólogas del hemisferio izquierdo pueden interrumpirse por una lesión en el esplenio, el fórceps mayor o la sustancia blanca periventricular que rodea el cuerno occipital del ventrículo lateral. Por tanto, las palabras en el hemicampo izquierdo tampoco pueden acceder a la circunvolución angular izquierda. Del mismo modo, hay aislamiento de otra información visual, lo que provoca anomia para los colores y los objetos asociada.

Los signos asociados a la alexia pura son frecuentes. Suele haber un defecto del campo homónimo derecho, normalmente hemianopsia homónima completa, pero a veces solo cuadrantanopsia superior, en cuyo caso también puede haber hemiacromatopsia derecha. Sin embargo, la alexia pura no puede atribuirse al defecto del campo porque esta puede producirse sin dicho defecto, y muchos pacientes con hemianopsia homónima derecha con división de la mácula (es decir, no la respeta) no tienen alexia pura. Aunque la discromatopsia asociada suele limitarse al hemicampo homónimo derecho, la denominación de los colores en todo el campo puede ser anómala. La anomia no se limita necesariamente a la modalidad visual, sino que puede incluir objetos percibidos por el tacto, lo que implica una cierta alteración del lenguaje no visual por la extensión de la lesión más allá de la corteza de asociación visual. Pueden producirse déficits de memoria verbal y agnosia visual. Algunos autores describen una forma de ataxia óptica (véase la sección Síndrome de Balint y trastornos visuoespaciales relacionados) en la que la mano derecha dominante tiene dificultades para realizar movimientos intencionados hacia objetos del campo visual izquierdo no dominante.

La alexia pura sin hemianopsia homónima se produce en algunos pacientes con lesiones de la sustancia blanca subyacente a la circunvolución angular. De hecho, en un paciente con alexia pura sometido a resección de un pequeño foco epileptógeno, se ha observa-

do la degeneración del fascículo longitudinal inferior, que conecta el área visual de formación de palabras y la corteza occipital. Estudios con pacientes similares podrían ayudar a definir estas vías con más detalle.

Aunque algunos casos de alexia pura pueden representar una agnosia visual por daño extraestriado izquierdo, algunos casos representan una desconexión visual-verbal verdadera. Por ejemplo, la alexia pura puede producirse con la combinación de una lesión en el esplenio y una lesión nuclear geniculada izquierda que provoque una hemianopsia homónima derecha; en estos pacientes no se producen daños en la corteza estriada o extraestriada. Estos casos constatan que la desconexión es suficiente para causar alexia pura.

La hipótesis de la desconexión implica dos desaferenciaciones de la circunvolución angular izquierda: la desconexión de la visión del hemisferio derecho y la desconexión o destrucción de la visión del hemisferio izquierdo. Cada una de estas puede producirse de forma independiente (**hemialexia**). En la hemialexia izquierda, solo hay deterioro de la lectura en el hemisferio izquierdo, debido al daño aislado en el cuerpo calloso posterior o en las fibras callosas de otros lugares. La hemialexia derecha se produce cuando una lesión del lóbulo occipital medial y ventral izquierdo preserva otras funciones visuales en el campo derecho.

La **hemiparalexia** izquierda es un síndrome poco frecuente atribuido al daño en el esplenio del cuerpo calloso. El patrón de lectura en los pacientes con esta afección es similar al de los pacientes con heminegación izquierda, en el sentido de que se producen errores de

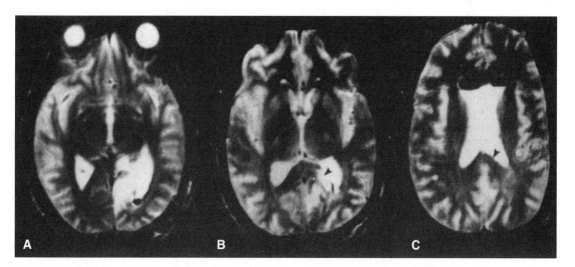

Figura 14-5 Neuroimagen en una paciente con hemiparalexia izquierda. **A:** RM axial ponderada en T2 en tres niveles sucesivos de una mujer de 40 años a la que se le practicó una embolización de una malformación arteriovenosa parietooccipital izquierda. Después de la intervención, presentaba hemianopsia homónima derecha, disnomia táctil unilateral izquierda y síndrome de mano ajena en la izquierda. Durante la lectura, no veía las letras del lado izquierdo de las palabras, aunque tenía un hemicampo homónimo izquierdo intacto y no presentaba heminegación izquierda. Las imágenes muestran cambios consistentes con un infarto en el esplenio ventral caudal izquierdo (*punta de flecha*, **B**) y en el lóbulo occipital medial (**A, B**), con preservación del esplenio rostral (*punta de flecha*, **C**). (Reproducido con permiso de Binder JR, Lazar RM, Tatemichi TK, et al. Left hemiparalexia. *Neurology* 1992;42:562-569.)

sustitución y omisión para la primera letra de las palabras. Sin embargo, no hay evidencia de heminegación, y aunque los pacientes con heminegación izquierda suelen tener una lesión hemisférica derecha (normalmente parietal) y hemianopsia homónima izquierda asociada, algunos de los pacientes con hemiparalexia izquierda tienen lesiones occipitales izquierdas y hemianopsia homónima derecha (fig. 14-5). Los pacientes con hemiparalexia izquierda pueden presentar otros signos de desconexión callosa, como incapacidad para nombrar objetos palpados por la mano no dominante (izquierda), agrafía de la mano izquierda e incapacidad para duplicar los movimientos no vistos de una mano por la otra.

La **alexia con agrafía** se define como una combinación de alteración de la lectura y la escritura. Este síndrome suele asociarse a lesiones de la circunvolución angular izquierda, aunque también se ha relacionado con lesiones de la unión temporoparietal adyacente. En los pacientes con lesiones parietales izquierdas, la alexia con agrafía puede ir acompañada de acalculia, desorientación derecha-izquierda y agnosia de los dedos, los otros elementos del **síndrome de Gerstmann**. En algunos casos raros se observa una conservación relativa de las funciones del lenguaje oral y auditivo, aunque lo más frecuente es que haya otros elementos de afasia.

Existe otra forma de alexia y agrafía que se describe como acompañante de la afasia de Broca (afasia no fluida), que está causada por lesiones del lóbulo frontal inferior dominante (izquierdo). Estos pacientes presentan dificultades para leer en voz alta y escribir, atribuibles a sus problemas con todas las formas de producción del lenguaje expresivo. Sin embargo, también suele haber deterioro para la comprensión de textos, a pesar de la preservación relativa de la comprensión del lenguaje auditivo. A diferencia de la lectura letra por letra en la alexia pura, en ocasiones estos pacientes pueden comprender mejor una palabra completa, aunque les sea imposible nombrar las letras que componen la palabra. Por ello, este tipo de alexia con agrafía se denomina a veces **alexia literal** o «ceguera para las letras». Estos pacientes también presentan un deterioro de la comprensión de la estructura sintáctica, y en la producción del habla suele observarse un deterioro significativo de la sintaxis (**agramatismo**). El mecanismo subyacente es desconocido. Se han propuesto la paresia de la mirada y la dificultad para mantener las secuencias verbales, pero no han podido demostrarse. Es posible que esta alexia frontal sea una variante de la dislexia profunda, un tipo de dislexia central.

Algunos pacientes con defectos del campo visual tienen problemas de lectura a pesar de tener una agudeza visual normal o casi normal. Estas personas tienen **dislexia hemianópsica**, resultado de la incapacidad para ver las letras en los 3 grados centrales del hemicampo ciego, no de un fallo en el reconocimiento o procesamiento de la información escrita. La velocidad de lectura en estos pacientes se reduce notablemente,

y puede ser resistente a los esfuerzos de entrenamiento compensatorio.

Las alteraciones de la atención también pueden causar varias de las denominadas dislexias periféricas. La simultagnosia, en la que la percepción de elementos individuales es adecuada, pero no la percepción simultánea de varios objetos, se ha relacionado con la **dislexia atencional**. Los pacientes con esta afección leen normalmente palabras sueltas, pero no palabras juntas. También identifican letras sueltas, pero no las letras de una palabra. La dislexia atencional se produce por lesiones en la unión temporooccipital izquierda y en el lóbulo parietal izquierdo. Su diagnóstico se basa en la diferencia entre la lectura de una sola palabra y la de varias y en la presencia de simultagnosia para otros elementos visuales, además de las palabras.

Además de las alteraciones más características descritas anteriormente, se producen otros déficits disléxicos adquiridos leves. Muchos de estos déficits se producen en asociación con otros rasgos afásicos y, por tanto, podrían clasificarse como alexias afásicas. Sin embargo, en ocasiones pueden presentarse como déficits aislados. Estos defectos en la lectura se catalogan a veces como **dislexias centrales**, porque reflejan una disfunción de los procesos centrales de lectura, más que déficits «periféricos» de atención o visuales.

Trastornos de la percepción del movimiento (acinetopsia cerebral)

La **acinetopsia** (acinetopsia cerebral) es el término utilizado para describir la pérdida completa de la percepción del movimiento por una lesión cerebral adquirida. Aunque la acinetopsia requiere lesiones cerebrales bilaterales, pueden producirse alteraciones leves y generalmente asintomáticas de la percepción del movimiento con lesiones cerebrales unilaterales.

La percepción del movimiento desempeña muchas funciones en la visión. Una de ellas es la percepción de los objetos en movimiento en el entorno. Dado que los objetos suelen ocupar solo una pequeña parte del campo visual, el movimiento en relación con el fondo inmóvil mejora su percepción. El movimiento de los objetos guía los movimientos de alcance de las extremidades y los movimientos oculares de seguimiento lento, e influye en la precisión sacádica. Además del movimiento del objeto, puede obtenerse información sobre el movimiento propio a partir de la percepción del movimiento. Cuando el observador mueve o gira la cabeza o los ojos, la imagen de todo el entorno visual se mueve en la dirección opuesta. Así, el movimiento de grandes porciones del campo visual suele requerir movimiento propio, más que movimiento de un objeto externo. Este movimiento de grandes porciones del campo visual genera respuestas optocinéticas que complementan el reflejo vestibuloocular en la estabilización de la vista

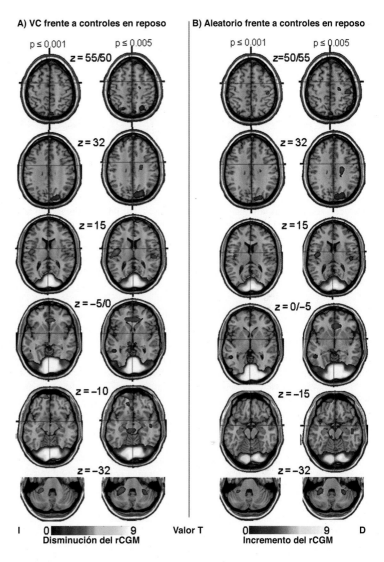

A) VC frente a controles en reposo

p ≤ 0,001 p ≤ 0,005

B) Aleatorio frente a controles en reposo

p ≤ 0,001 p ≤ 0,005

Figura 14-6 Estudio por tomografía de emisión de positrones (TEP) de la percepción del movimiento circular (**A**) frente a aleatorio (**B**). Las áreas de activación dentro de las estructuras cerebelosas de la línea media con la visualización del movimiento dirigido (circular) aparecen en tonos amarillo/rojo/naranja. rCGM, metabolismo regional de la glucosa; VC, vección circular. (De Becker-Bense S, Buchholz H, zu Eulenburg P, et al. Ventral and dorsal streams processing visual motion perception (FDG-PET study). *BMC Neuroscience* 2012;81:13. https://doi.org/10.1186/1471-2202-13-81. Copyright © 2012 Becker-Bense et al.; licencia de BioMed Central Ltd. https://creativecommons.org/licenses/by/2.0/.)

durante el movimiento de la cabeza o de uno mismo. La información sobre la identidad del objeto también está disponible a partir del movimiento visual.

Los estudios de tomografía por emisión de positrones (TEP) realizados en humanos sanos durante la percepción del movimiento muestran una activación en la circunvolución occipital lateral, en la unión de las áreas 19 y 37 de Brodmann. Esta área selectiva del movimiento está relacionada de forma más consistente con la conjunción de la extremidad anterior del surco TI con el surco occipital lateral. Otras áreas activadas durante la percepción del movimiento son V1, V2 y la cuña dorsal, que puede corresponder a V3 en los primates no humanos. La activación cerebelosa también se produce con el movimiento dirigido, más que con el aleatorio (fig. 14-6). Los cambios de señal de la RM en la corteza temporooccipital lateral se correlacionan con los efectos posteriores del movimiento. Tanto la percepción del

movimiento como las señales relacionadas con el seguimiento están presentes en la corteza temporooccipital lateral. Puede utilizarse la estimulación magnética para crear una disfunción temporal en áreas corticales específicas. La estimulación sobre la corteza temporooccipital lateral deteriora la discriminación de la dirección del movimiento, pero no la de la forma, en el hemicampo contralateral y, en menor grado, en el hemicampo ipsolateral.

Existen pocas pruebas clínicas para evaluar la percepción del movimiento. El seguimiento lento y el nistagmo optocinético pueden observarse y medirse, pero solo los estudios de laboratorio con grandes pantallas animadas que simulan el movimiento del entorno permiten investigar y caracterizar con precisión estos problemas. La acinetopsia cerebral parece requerir la presencia de lesiones bilaterales que afecten la corteza temporooccipital lateral.

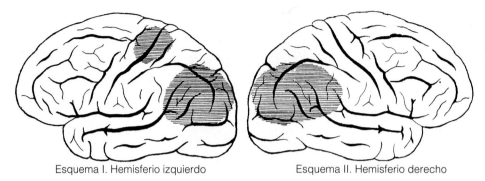

Esquema I. Hemisferio izquierdo   Esquema II. Hemisferio derecho

Figura 14-7 Dibujo de las localizaciones de las principales lesiones en el caso descrito por Balint 1909, tal y como aparecen en las vistas laterales de los hemisferios. Las vistas representan tan solo una idea y, por tanto, no transmiten toda la extensión de la enfermedad. La superficie del cerebro era realmente atrófica. En esta vista no se observan diversas lesiones de posible importancia para la presentación del comportamiento del paciente. Entre estas se incluyen las lesiones de la materia blanca posterior en la que viajan las radiaciones ópticas a ambos lados, y del núcleo pulvinar, una estructura crítica para la integración visuoespacial en los primates. (Reproducido con permiso de Balint R. Seelenlahmung des "Schauens", optische Ataxie, räumliche Störung der Aufmerksamkeit. *Monatschr Psychiatr Neurol* 1909;25:51-181.)

Sin embargo, infartos múltiples pero unilaterales del lóbulo parietal derecho y de la unión parietooccipital también pueden provocarla. La causa en un caso bien descrito fue una trombosis del seno sagital con infartos bilaterales que afectaron las caras laterales de las áreas de Brodmann 18, 19 y 39 (circunvoluciones occipital lateral, temporal media y angular). En otro caso bien estudiado, una hemorragia hipertensiva aguda dio lugar a lesiones bilaterales en las regiones temporooccipitales laterales.

Los pacientes con déficits de la percepción del movimiento pueden presentar otras anomalías causadas por lesiones del área temporooccipital lateral. La percepción de las formas puede ser anómala, así como el reconocimiento de objetos, la visión espacial y la estereopsis. Las hemianopsias de diversos grados son más a menudo del lado izquierdo, lo que refleja el predominio cerebral derecho de las lesiones causantes.

Síndrome de Balint y trastornos visuoespaciales relacionados

En 1909, Balint describió una tríada de defectos visuales en un hombre con lesiones parietooccipitales bilaterales (fig. 14-7). El déficit más significativo era la incapacidad de percibir, en un momento dado, los diversos elementos de una escena visual, lo que Balint interpretó como un «trastorno de la atención espacial». Otros términos utilizados posteriormente para describir este déficit fueron «desorientación visual» y «simultagnosia» (incapacidad para interpretar la totalidad de una escena visual a pesar de conservar la capacidad de comprender porciones individuales del conjunto). El paciente descrito por Balint tampoco podía mover los ojos voluntariamente hacia los objetos de interés a pesar de no presentar problemas fisiológicos para la rotación ocular, lo que se

denomina «parálisis psíquica de la mirada», «espasmo de fijación» o «apraxia ocular adquirida». El tercer déficit presente en el paciente descrito por Balint era un defecto de los movimientos de la mano bajo guía visual a pesar de la fuerza normal de las extremidades y el sentido de la posición, que se denomina «ataxia óptica». Entre las numerosas causas señaladas del denominado **síndrome de Balint** se encuentran enfermedades cerebrovasculares (especialmente los infartos en cuenca como en el caso original de Balint), tumores, traumatismos, enfermedad de Creutzfeldt-Jakob y afecciones degenerativas tales como la enfermedad de Alzheimer.

Una mejor definición de la simultagnosia puede ser la incapacidad para definir todos los elementos y relaciones presentes en una pantalla visual compleja, a pesar de los movimientos adecuados de cabeza y ojos. Una de las herramientas de evaluación es el *Cookie Theft Picture* (cuadro del robo de galletas) del *Boston Diagnostic Aphasia Examination* o cualquier cuadro similar que contenga un equilibrio de información entre los cuatro cuadrantes (fig. 14-8). Los resultados del paciente pueden compararse y correlacionarse después con una lista de comprobación de los elementos del cuadro.

Dado que se presupone la fluidez verbal, estas herramientas no deben utilizarse en pacientes gravemente afásicos. También es crucial excluir, o al menos ser consciente, del efecto de la mala agudeza visual o el deterioro de los campos visuales en estos pacientes. Por ejemplo, en un escotoma central, un escotoma paracentral o una hemianopsia puede parecer que los objetos se desvanecen, lo que provoca síntomas que simulan la simultaneidad.

El síndrome de Balint puede presentarse de forma no aislada. Los pacientes afectados suelen presentar otros graves defectos en el comportamiento, y los tres componentes clásicos descritos originalmente por Balint no están tan íntimamente unidos como a menudo se

table. En otros, sin embargo, persisten durante años o incluso décadas.

Aunque las alucinaciones de liberación no son molestas para muchos pacientes, una considerable minoría las encuentra muy perturbadoras. Por desgracia, no existe un tratamiento eficaz probado para estos pacientes. En algunos casos, la simple explicación del motivo de las alucinaciones reconforta al paciente, sobre todo cuando se reconoce que no está «loco». Trasladar a los pacientes socialmente aislados a un entorno más estimulante puede disminuir las alucinaciones, y los fármacos anticonvulsivos pueden mejorarlas, aunque no siempre.

Convulsiones visuales

Las convulsiones visuales no son frecuentes en los pacientes con epilepsia. Cuando se producen, pueden confundirse con migraña y alucinaciones de liberación. Gran parte de la confusión relacionada con el valor de localización del contenido visual de las alucinaciones se debe a que no se distingue entre las alucinaciones de liberación y las convulsiones visuales verdaderas. El contenido de las alucinaciones de liberación es muy variable e independiente del lugar de la enfermedad,

mientras que el contenido de las convulsiones visuales puede tener más valor de localización. En experimentos pasados de estimulación en humanos se descubrió que los simples destellos de luz y colores eran el resultado de la actividad eléctrica en la corteza estriada, mientras que la estimulación de la corteza de asociación visual en las áreas 19 y temporal daba lugar a imágenes formadas complejas. Es probable que pueda aplicarse una distinción similar e igualmente válida para las alucinaciones visuales epilépticas (fig. 14-10). Sin embargo, en ocasiones las lesiones del lóbulo temporal pueden producir alucinaciones simples no formadas, y las lesiones occipitales pueden producir alucinaciones complejas. En este último caso, es probable que la propagación de la actividad epiléptica hacia la corteza extraestriada sea la responsable del carácter complejo de las alucinaciones. Por tanto, el contenido al inicio de una convulsión visual es el que posee el mayor valor de localización.

La asociación con otros fenómenos epilépticos o con un defecto del campo visual homónimo puede ser útil para identificar las convulsiones visuales de una lesión cerebral. La desviación de la cabeza o de los ojos (normalmente, pero no siempre, contralateral) y el parpadeo rápido acompañan habitualmente a las crisis occipita-

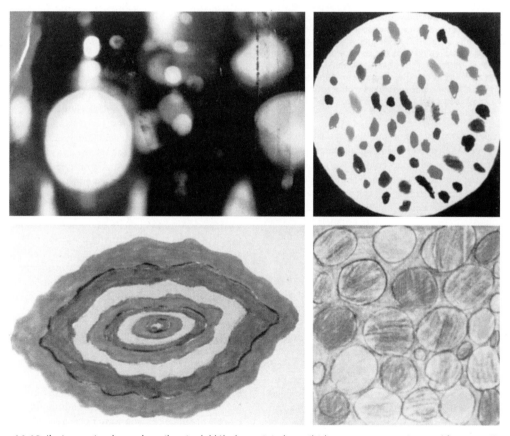

Figura 14-10 Ilusiones visuales en la epilepsia del lóbulo occipital percibidas por cuatro pacientes diferentes. (Reproducido con permiso de Panayiotopoulos CP. Elementary visual hallucinations in migraine and epilepsy. *J Neurol Neurosurg Psychiatry* 1994;57:1371-1374.)

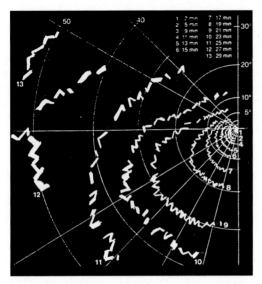

Figura 14-11 Negativo fotográfico de un protocolo de fosfenos en la migraña. El fosfeno centelleante avanzaba por el cuadrante inferior y parte del cuadrante superior del hemicampo visual izquierdo. Se realizaron 13 dibujos entre 2 min y 29 min después de que el fosfeno apareciera por primera vez cerca del centro del campo visual. Para evaluar la distancia entre el fosfeno y el centro del campo visual, se dibujaron varios radios a lo largo del protocolo. La distancia angular desde el centro de la fóvea, calculada en grados de ángulo visual, se indica con círculos. Los círculos y los radios se añadieron a la hoja después de realizar las observaciones. Distancia de observación = 34 cm. (Reimpreso con permiso de Grüsser OJ. Migraine phosphenes and the retino-cortical magnification factor. *Vision Res* 1995;35:1125-1134.)

les. Otras características que también ayudan a confirmar el origen epiléptico son los signos de propagación más distante de la actividad convulsiva, como confusión, disfasia, movimientos tónico-clónicos de las extremidades y automatismos de las crisis parciales complejas. Dado que las derivaciones electroencefalográficas rutinarias del cuero cabelludo no suelen localizar con precisión un foco occipital, la sospecha de dicho foco suele requerir electrodos intracraneales para su confirmación.

Aunque son varias las enfermedades en la corteza visual que pueden relacionarse con convulsiones visuales, existe un síndrome en el que hay que hacer hincapié, la **epilepsia infantil benigna con espigas-ondas occipitales**. Este síndrome epiléptico idiopático comienza entre los 5 y los 9 años y cesa espontáneamente en la adolescencia. Las crisis se caracterizan por visión ciega y/o alucinaciones de tipo simple y complejo, que pueden progresar a crisis motoras o parciales complejas. Algunos niños desarrollan náusea y cefalea tras la convulsión visual, lo que lleva al diagnóstico erróneo de migraña. El diagnóstico se establece en la electroencefalografía por el patrón de espigas-ondas occipitales que se produce durante el cierre de los ojos.

Alucinaciones migrañosas

En la migraña pueden producirse diversos fenómenos visuales. En la migraña con aura visual (migraña clásica), los fenómenos visuales suelen preceder a la cefalea, mientras que en la migraña con aura sin cefalea (migraña acefálica), los fenómenos visuales se producen solos. Las imágenes fotópicas son las más comunes en ambos escenarios y pueden describirse como manchas, líneas onduladas o centelleos del entorno similares a las olas de calor sobre una carretera en un día caluroso. El escotoma centelleante es una región ciega rodeada por un margen de luces centelleantes que a menudo se amplía pocoa poco con el tiempo y que puede desplazarse por todo el campo visual o expandirse concéntricamente desde un pequeño punto, para distorsionar parte o en su totalidad el campo de visión de ambos ojos. En algunos pacientes, el margen centelleante puede discernirse como un patrón de líneas en zigzag orientadas a 60 grados entre sí, normalmente en un hemicampo y en el borde anterior de un escotoma en forma de C (fig. 14-11). Se trata del «espectro de fortificación» o teicopsia (de la palabra griega *teichos*, que significa «muralla de la ciudad»), que recibe este nombre por el parecido del margen en zigzag con el plano de las fortificaciones de las ciudades en Europa. Puede haber varios conjuntos paralelos de líneas en zigzag, a menudo brillantes o con brillo oscilante. Pueden ser en blanco y negro o de colores vivos. Estas líneas en zigzag comienzan cerca del centro del campo y se expanden hacia la periferia con una velocidad creciente durante un período de unos 20 min, y tanto la velocidad como el tamaño de las líneas aumentan con la excentricidad de la retina. La relación de la velocidad y el tamaño con la excentricidad se predice mediante el factor de aumento cortical, que es una medida del área del campo visual representada en una cantidad determinada de corteza estriada en función de la excentricidad de la retina.

Esto sugiere que las alucinaciones migrañosas son generadas por una onda de excitación neuronal que se propaga de la corteza estriada posterior a la anterior a una velocidad constante, y que deja a su paso una depresión neuronal transitoria que provoca el escotoma temporal. También se ha planteado la hipótesis de que la naturaleza en zigzag de las líneas refleja la sensibilidad a la orientación de las líneas de la corteza estriada y el patrón de interconexiones inhibidoras dentro y entre las columnas estriadas.

Otros tipos de alucinaciones

Las alucinaciones asociadas a lesiones del mesencéfalo, las denominadas **alucinaciones pedunculares** (o alucinosis peduncular), son muy poco frecuentes. Tienen muchas similitudes con las alucinaciones de liberación complejas asociadas a la pérdida visual. Pueden ser continuas o episódicas, con imágenes detalladas formadas, como pájaros volando, perros, leones rugiendo, serpientes arrastrándose, mafiosos con heridas de cuchillo y personas arreando a su ganado. Estas alucinaciones no son estereotipadas y varían de un episodio a otro. En algunos pacientes con infartos talámicos, en lugar de mesencefálicos, las alucinaciones son de acontecimientos del pasado. Muchos pacientes con alucinaciones pedunculares se dan cuenta de que las alucinaciones no son reales. Se producen alucinaciones similares para los sonidos, y algunos pacientes experimentan alucinaciones multimodales, que incluyen la visión, el tacto, el sonido e incluso el sentido de la postura corporal.

La etiología más frecuentemente descrita de las alucinaciones pedunculares es el infarto que afecta la *pars reticulata* de la sustancia negra y sus conexiones con el núcleo pedunculopontino, la formación reticular y el sistema activador reticular ascendente, o todos ellos. Las alucinaciones pedunculares se asocian casi siempre a la inversión del ciclo sueño-vigilia, es decir, a la somnolencia diurna y al insomnio nocturno; esta asociación, así como el hecho de que el paciente no tenga pérdida de visión, permite diferenciarlas de las alucinaciones de liberación. Otros signos asociados por el daño a las estructuras adyacentes del mesencéfalo son la parálisis unilateral o bilateral del nervio oculomotor, el hemiparkinsonismo, la hemiparesia y la ataxia de la marcha. En los casos causados por un infarto, las alucinaciones pueden resolverse, pero suelen persistir de forma indefinida, si bien los episodios pueden acortarse.

En ocasiones muy poco frecuentes los pacientes experimentan **alucinaciones con el cierre de los ojos**. Los escenarios causales incluyen toxicidad por atropina y probablemente por lidocaína, infección con fiebre alta y después de una cirugía mayor. Se ha propuesto que estas alucinaciones son similares a las alucinaciones hipnagógicas, lo que sugiere una alteración de los mecanismos del ciclo sueño-vigilia.

Distorsiones visuales (dismetropsia)

Las ilusiones sobre la apariencia espacial de los estímulos visuales pueden separarse en tres categorías principales: (1) micropsia, o ilusión de que los objetos son más pequeños de lo que son en realidad; (2) macropsia, o ilusión de que los objetos son más grandes; y (3) metamorfopsia, o ilusión de que los objetos están distorsionados.

La **micropsia** es la más común de las distorsiones visuales y posee la mayor variedad de posibles etiologías. La micropsia convergente-acomodativa es un fenómeno normal y fisiológico en el que un objeto situado a una distancia determinada parece más pequeño cuando el observador enfoca de cerca, en lugar de hacerlo de lejos, aunque no haya ningún cambio en el ángulo retiniano cubierto por el objeto ni en sus relaciones espaciales con el entorno. No es habitual que la micropsia acomodativa sea una fuente de queja por parte del paciente.

La micropsia psicógena es objeto de extensas interpretaciones y teorías psicoanalíticas, la más predominante de las cuales es la que afirma que se produce en pacientes que intentan, literalmente, «distanciarse» de entornos con una alta carga de conflictos.

La micropsia retiniana se produce cuando la distancia entre los fotorreceptores aumenta. Suele producirse en la visión foveal y está causada por un edema macular. Puede haber metamorfopsia asociada si la separación de los receptores es irregular. La agudeza visual también se reduce en estos casos. Las causas del edema macular y la micropsia incluyen coriorretinopatía serosa central, retinopatía diabética, papiledema grave y desprendimiento de retina. La afección puede resolverse o persistir durante años.

La micropsia cerebral, a diferencia de la micropsia retiniana, es siempre binocular. Una de sus variantes, bastante inusual, es la hemimicropsia, que se produce en el hemicampo contralateral a la lesión cerebral. Dado el escaso número de casos, el valor de localización de la micropsia cerebral es incierto. En algunos casos hay lesiones temporooccipitales, con afectación medial o lateral. Una encuesta realizada a más de 3 000 estudiantes adolescentes reveló que los síntomas de micropsia o macropsia episódica no eran raros, pues se daban en el 9 %. Algunos se producían en estado hipnagógico o durante la fiebre, y existía una correlación con los antecedentes de migraña. De hecho, la micropsia no es infrecuente en la migraña, sobre todo en la infancia; de hecho, es probable que la migraña sea el escenario más común de micropsia cerebral (fig. 14-12).

La **macropsia** se describe con mucha menos frecuencia que la micropsia. La macropsia retiniana puede producirse en la fase de cicatrización tardía del edema macular, y puede ser un efecto secundario del fármaco zolpidem. La macropsia cerebral puede producirse, aunque con muy poca frecuencia, durante las convulsiones. Se ha documentado hemimacropsia cerebral en

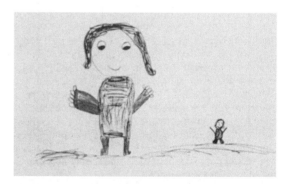

Figura 14-12 Dibujo que muestra la micropsia cerebral de una niña con migraña. La niña declaró que, durante algunos de sus ataques, otros niños (**derecha**) le parecían inusualmente pequeños (**izquierda**). (Reproducido con permiso de Hachinski VC, Porchawka J, Steele JC. Visual symptoms in the migraine syndrome. *Neurología* 1973;23:570-579.)

un paciente con un tumor occipital izquierdo y también en un paciente con un infarto occipital derecho. La micropsia y la macropsia pueden producirse episódicamente en los niños y parecen correlacionarse con la migraña infantil; este «síndrome de Alicia en el País de las Maravillas» también se ha atribuido a una serie de estados infecciosos, parainfecciosos y migrañosos sin que se haya establecido una causalidad definitiva.

Las causas oculares de la **metamorfopsia** son mucho más frecuentes que las cerebrales. La mayoría de las veces se produce por una enfermedad retiniana que provoca tracción, como una membrana epirretiniana, y, en esos casos, suele coexistir con la micropsia. Al igual que la micropsia retiniana, la metamorfopsia por enfermedad ocular suele ser monocular. En los raros casos en que es binocular, las distorsiones casi nunca son idénticas en los dos ojos. La evaluación de la metamorfopsia suele realizarse con una rejilla de Amsler.

Algunos pacientes experimentan metamorfopsia cerebral durante las convulsiones. Otras causas señaladas son tumores parietales derechos, malformación arteriovenosa parietal derecha, infarto de la arteria cerebral posterior medial, una etapa transitoria en el desarrollo de la ceguera cortical e incluso lesiones del tronco del encéfalo.

Síndrome de nieve visual

La percepción visual está creada por distintos fotorreceptores en la retina. Una compleja red de interneuronas en la retina y los centros de procesamiento visual del cerebro «suavizan» la apariencia potencialmente

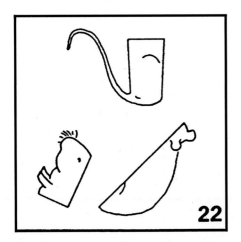

Figura 14-13 Pruebas de la función visual superior. Se muestra una lámina (número 22/30) de la Prueba de organización visual de Hooper. El paciente debe identificar cada uno de los 30 elementos de la lámina a partir de sus dibujos lineales recortados y reordenados. Esta prueba es dependiente de la memoria, ya que depende de los antecedentes de exposición del paciente a los elementos de la lámina.

pixelada de la visión humana para crear el entorno visual experimentado en la vida diaria. En las últimas décadas, tal vez en consonancia con el aumento de las pantallas de visualización de alta definición, un número cada vez mayor de individuos ha declarado percibir una sensación de parpadeo constante en los campos visuales de ambos ojos. Dado que se ha dicho que este fenómeno se asemeja al patrón estático de base visto en los televisores de tubo de rayos catódicos, se ha denominado «nieve visual». Casi todos los pacientes que describen haber visto esta «nieve» pueden remontar esta percepción a sus primeros recuerdos de la infancia, y muchos afirmarán que pensaban que esta percepción era normal hasta que lo comentaron con otras personas. No está claro si existe una asociación con la migraña y/o el aura migrañosa, ya que se ha postulado que puede ser el resultado de una hiperexcitabilidad neuronal. Muchos pacientes, una vez informados de la naturaleza benigna de la afección, podrán funcionar bien e ignorar sus síntomas. Otros informan de problemas visuales continuos, si bien pueden beneficiarse del tratamiento con lamotrigina, acetazolamida o verapamilo.

Pruebas de la función visual superior

El capítulo 1 de este texto contiene descripciones detalladas de las pruebas estándar de evaluación de la visión para medir la capacidad visual de los pacientes. Sin embargo, las herramientas estándar de visión y detección no suelen proporcionar una medida de las funciones visuales de orden superior, ni están pensadas para ello. Las categorías básicas de las pruebas de la función visual superior son las siguientes:

1 *Lectura,* como la Prueba de logros con intervalo amplio (*Wide Range Achievement Test*) y la Prueba de velocidad de lectura Chapman-Cook (*Chapman-Cook Speed of Reading Test*).
2 *Reconocimiento visual,* como el reconocimiento de caras famosas, la Prueba de denominación de Boston (*Boston Naming Test*) y la Prueba de denominación visual del Multilingual Aphasia Examination (*Visual Naming Test from the Multilingual Aphasia Examination*).
3 *Imágenes mentales,* como la Prueba de organización visual de Hooper (*Hooper Visual Organization Test*; fig. 14-13).
4 *Percepción visual,* como la Prueba de reconocimiento facial (*Facial Recognition Test*) y la prueba de Estimación de orientación de líneas (*Judgment of Line Orientation*).
5 *Atención visual,* como la imagen del robo de galletas (*Cookie Theft Picture*, fig. 14-8), y la tarea de bisección de líneas.
6 *Visuoconstrucción,* como el dibujo al dictado y la copia (fig. 14-14), la escritura al dictado y espontánea, y la

Prueba de construcción de bloques en 3D (*3-D Block Construction Test*).

7 *Memoria visual,* como la Prueba de retención visual de Benton (*Benton Visual Retention Test*) y las secciones pertinentes de la Escala de memoria de Wechsler (*Wechsler Memory Scale*).

Glosario de déficits visuales cerebrales

Acinetopsia cerebral. Procesamiento defectuoso de las señales visuales de movimiento debido a lesiones cerebrales. Puede haber alteración de la capacidad de percibir la dirección del movimiento, la forma a partir del movimiento y otros procesos de movimiento de «orden superior».

Acromatopsia cerebral (también conocida como acromatopsia central). Defecto poco común de la percepción del color causado por un daño en la corteza visual y sus conexiones. El término acromatopsia requiere la pérdida completa del color. El término discromatopsia debe emplearse cuando existe cierta preservación de la sensación del color.

Agnosia (también conocida como agnosia asociativa). Incapacidad de reconocer objetos previamente familiares a pesar de una percepción adecuada. Los objetos son efectivamente despojados de sus significados.

Agnosia aperceptiva. Fallo en la identificación de objetos previamente familiares debido a la alteración de la percepción.

Agnosia para el color. Incapacidad para identificar los colores a pesar de conservar la capacidad de discriminar entre estos.

Alexia sin agrafia (también conocida como alexia pura o dislexia adquirida). Incapacidad adquirida para leer en individuos previamente alfabetizados. No debe confundirse con la dislexia del desarrollo.

Anomia para el color. Incapacidad para nombrar los colores a pesar de una adecuada percepción y reconocimiento de estos.

Anosognosia. Incapacidad de reconocer la propia deficiencia (*v.* Síndrome de Anton).

Apraxia ocular (también denominada parálisis psíquica de la mirada o espasmo de fijación). Incapacidad para mover los ojos hacia los objetos de interés a pesar de no haber problemas para la rotación ocular.

Ataxia óptica. Defecto de los movimientos de la mano bajo guía visual a pesar de poseer una fuerza de las extremidades, un sentido de la posición y una coordinación adecuados.

Ceguera cerebral. Pérdida bilateral de la visión por daños bilaterales en las radiaciones ópticas o en la corteza estriada. La ceguera cortical (*v.* más adelante) es una forma de ceguera cerebral.

Prueba de la figura compleja de rey
(*Rey–Osterrieth Complex figure*)

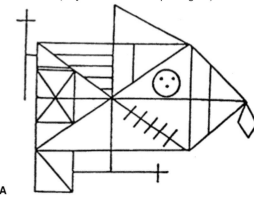

A

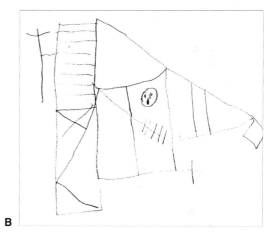

B

Figura 14-14 Pruebas de la función visual superior. **A:** Dibujo de la figura compleja de rey. **B:** Copia defectuosa de esta figura por un paciente con demencia frontotemporal.

Ceguera cortical. Incapacidad para ver tras daño bilateral en la corteza visual. Los pacientes afectados suelen tener un daño considerable que se extiende mucho más allá de V1. La ceguera cortical es una forma específica de ceguera cerebral (*v.* anteriormente).

Conservación foveal (macular). Hemianopsia homónima en la que se conservan de 2 a 10 grados de la visión central en el lado afectado.

Desdoblamiento foveal (macular). Hemianopsia homónima que incluye toda la representación foveal del lado afectado.

Escotoma. Área de ceguera rodeada de visión intacta. El punto ciego fisiológico es un escotoma.

Escotoma central (paracentral). Defecto del campo visual en (o cerca de) el punto de fijación.

Macropsia. Ilusión de que los objetos son más grandes de lo que son en realidad.

Metamorfopsia. Ilusión de que los objetos están distorsionados.

Micropsia. Ilusión de que los objetos son más pequeños de lo que son en realidad.

Palinopsia. Persistencia de las imágenes visuales consecutivas de un objeto a pesar de apartar la mirada.

Prosopagnosia. Incapacidad de reconocer rostros previamente familiares o de aprender rostros nuevos a pesar de una percepción adecuada. Es una forma restringida de agnosia (asociativa).

Simultagnosia. Suele equipararse con el «trastorno espacial de la atención» de Balint. Incapacidad para interpretar la totalidad de una escena pictórica a pesar de conservar la capacidad de aprehender porciones individuales del conjunto.

Síndrome de Anton. Negación de la ceguera cerebral.

Síndrome de Balint. Simultaneidad, apraxia ocular y ataxia óptica.

Visión ciega. Visión residual en los campos de un escotoma estriado putativo; redefinido más ampliamente como la «capacidad visual en un defecto del campo en ausencia de conciencia reconocida».

Visión en ojo de cerradura (visión en túnel). Las hemianopsias homónimas pueden ser bilaterales (hemianopsia homónima doble), lo que conlleva una pérdida grave de la visión periférica; si hay preservación foveal bilateral, se mantiene una visión en túnel u ojo de cerradura alrededor de la fijación.

Exploración de las pupilas y de la acomodación

Evaluación del tamaño, la forma y la función de las pupilas

La evaluación de las pupilas requiere una anamnesis precisa y un examen cuidadoso y puede ir seguida de pruebas farmacológicas.

Anamnesis

Los pacientes no suelen ser conscientes de ninguna anomalía en el tamaño de las pupilas hasta que un cónyuge, un amigo o un médico les alerta sobre la anomalía. La anomalía pupilar puede ser intermitente o episódica. Determinar el momento de su aparición puede ser más fácil mediante la revisión de fotografías con la ayuda de una lente de aumento, y también puede ser útil la revisión de las fotos del teléfono móvil.

Los síntomas asociados a las anomalías del tamaño y la forma de las pupilas incluyen sensibilidad a la luz, dificultad para enfocar al adaptarse a condiciones de luz cambiantes y visión borrosa. Los síntomas de visión borrosa suelen ser inespecíficos.

Entre los antecedentes médicos importantes se incluyen infecciones previas, traumatismos, cirugías (especialmente en el cuello) o migraña. Los antecedentes laborales pueden ser importantes. Por ejemplo, los agricultores o jardineros pueden estar expuestos a plantas o pesticidas que producen dilatación o constricción pupilar. Asimismo, médicos, personal enfermero u otros profesionales de la salud pueden trabajar con sustancias dilatadoras o constrictoras tópicas o tener acceso a estas. El historial de medicación también puede ser importante, ya que los opiáceos pueden causar constricción pupilar y los anticolinérgicos utilizados en los inhaladores para asmáticos pueden causar dilatación pupilar.

Exploración

La exploración con lámpara de hendidura del segmento anterior es esencial en los pacientes con una anomalía pupilar. Puede revelar una lesión corneal que podría afectar el tamaño de la pupila o inflamación de la cámara anterior que podría estar asociada con espasmo ciliar y miosis. El examen del iris debe incluir la evaluación del esfínter del iris, para detectar pequeños desgarros traumáticos, y la transiluminación del iris, para detectar defectos. Además, mediante la colocación de un haz ancho en ángulo con el iris, y apagando y encendiendo la luz, puede evaluarse el reflejo luminoso a fin de detectar defectos segmentarios, como los que se producen en ojos con pupilas tónicas o una regeneración aberrante del nervio oculomotor.

Las mediciones de la pupila pueden realizarse utilizando un pupilómetro manual, una cámara pupilar manual o una videopupilometría infrarroja. El pupilómetro manual se sostiene junto al ojo para determinar el tamaño de la pupila tanto en condiciones de luz como de oscuridad. Los pupilómetros consisten en una serie de círculos o semicírculos sólidos o abiertos con diámetros que aumentan 0.5 mm en pasos (fig. 15-1). La videopupilometría infrarroja es quizá el método más preciso para evaluar el tamaño de la pupila. Un videopupilómetro infrarrojo permite observar las pupilas no solo en condiciones de luz, sino también en la oscuridad total. Existen dispositivos comerciales de infrarrojos que sustituyen a la fotografía de la pupila, pero su uso en la clínica aún no se ha generalizado. Durante la evaluación clínica, primero debe evaluarse el tamaño de las pupilas. Asimismo, debe determinarse si las pupilas son iguales (es decir, isocóricas). Si no lo son, debe establecerse si la diferencia de tamaño es mayor en la luz o en la oscuridad. Otras preguntas que deben responderse son si las pupilas se contraen con la misma velocidad, si se vuelven a dilatar igualmente con la misma velocidad y cómo se compara la reacción pupilar a la luz con la reacción pupilar a la cercanía. Por último, debe evaluarse si existe un defecto pupilar aferente relativo (DPAR).

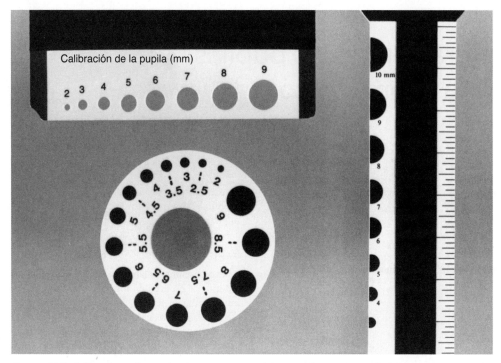

Figura 15-1 Calibradores de pupilas. Los mejores medidores miden en pasos de 0.5 mm.

Evaluación del tamaño de las pupilas

El diámetro de ambas pupilas debe estimarse o medirse con luz, ya sea la luz normal de la habitación o una fuente de luz manual. A continuación, el diámetro de las pupilas debe evaluarse en la oscuridad, con la luz ambiental más tenue en la que el examinador pueda seguir viendo el borde de la pupila. Por último, el tamaño de la pupila debe evaluarse durante la estimulación de cerca utilizando un objetivo de acomodación para lograr la máxima constricción de las pupilas.

Las mediciones de la pupila en la luz y en la oscuridad deben determinar si existe **anisocoria**, una diferencia del tamaño de las pupilas de 0.4 mm o más. Alrededor del 20 % de la población sana tiene anisocoria clínicamente detectable, la cual se denomina «anisocoria fisiológica». Las causas adquiridas de anisocoria son las que provocan daños en los músculos esfínteres o dilatadores del iris o en su suministro nervioso. El grado de anisocoria puede verse afectado por la iluminación. Por ejemplo, en los pacientes con anisocoria fisiológica y aquellos con síndrome de Horner, el grado es mayor en la oscuridad que en la luz. La anisocoria también puede verse afectada por el grado de acomodación, la fatiga y el impulso simpático.

Prueba de reacción pupilar a la luz

Cuando se comprueba la reacción de la pupila a la luz que incide en el ojo (**reacción directa de la pupila a la luz**) es importante disponer de una habitación tranquila y poco iluminada, ya que un ruido repentino puede sobresaltar al paciente y estimular la dilatación pupilar. El paciente debe fijar un objetivo a distancia para eliminar cualquier efecto de la acomodación sobre el tamaño pupilar.

La fuente de luz utilizada para iluminar las pupilas debe ser lo suficientemente brillante como para producir un índice máximo de constricción y redilatación. Si la fuente de luz es demasiado brillante, se producirá una contracción prolongada de varios segundos, lo que dificultará la determinación del reflejo luminoso normal. En algunos casos puede ser útil utilizar una fuente de luz secundaria que sea tenue para proporcionar una iluminación oblicua de la pupila, ya que esta técnica aumenta la visualización de los iris de pigmentación oscura.

La visualización de la pupila con iris muy oscuros también puede mejorarse haciendo que el paciente mire hacia arriba mientras la luz se dirige hacia adelante. Esta técnica aleja el reflejo luminoso corneal del eje de la pupila (fig. 15-2, **vídeos 15-1 y 15-2**).

La fuente de luz debe dirigirse directamente hacia el ojo durante unos segundos y, a continuación, alejarse de este, hacia abajo, para así eliminar la estimulación. La respuesta de la pupila debe evaluarse durante esta maniobra, que debe repetirse varias veces. La respuesta normal a una luz brillante es una contracción denominada «captura pupilar». El «escape pupilar», en cambio, es un fenómeno en el que la pupila se contrae inicialmente

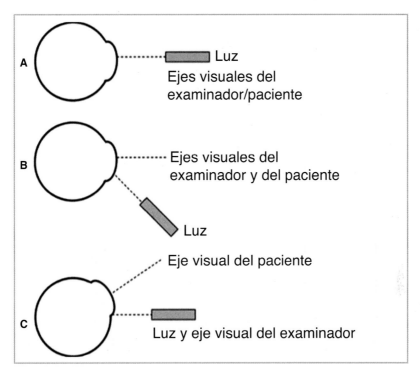

A   Luz
Ejes visuales del
examinador/paciente

B   Ejes visuales del
examinador y del paciente

Luz

Eje visual del paciente

C   Luz y eje visual del examinador

Figura 15-2 Diagrama esquemático que compara la técnica de iluminación oblicua y la técnica de examen de la pupila con la mirada hacia arriba. (Reproducido con permiso de Hsu JL, Weikert MP, Foroozan R. Modified upgaze technique for pupil examination. *J Neuroophthalmol* 2010;30(4):344-346.)

y luego se redilata lentamente y vuelve a su tamaño original. El escape pupilar se produce con más frecuencia en el lado de un nervio óptico o una retina enfermos y en personas sanas que se someten a pruebas con una fuente de luz de baja intensidad. El tamaño inicial de la pupila es importante para evaluar tanto la captura como el escape pupilares. Una pupila de mayor tamaño tiene más probabilidades de mostrar escape pupilar, mientras que una de menor tamaño es más probable que muestre captura pupilar. La latencia y la velocidad con la que una pupila se contrae a la luz y se redilata tras la estimulación lumínica pueden evaluarse mediante pupilografía. El uso de esta técnica para registrar las formas de onda de la constricción y dilatación pupilar suele limitarse al entorno de investigación, aunque existen dispositivos pupilográficos en el mercado.

Cuando se proyecta luz en un ojo, la pupila contralateral también se contrae. Esto se denomina **respuesta consensual a la luz**; se evalúa utilizando una fuente de luz para iluminar la pupila de un ojo y una fuente de luz más tenue que se mantiene oblicua al lado del ojo contralateral que se observa. La respuesta consensual a la luz debe ser aproximadamente igual a la respuesta directa tanto en velocidad como en extensión, porque la decusación pupilar en el mesencéfalo es de aproximadamente el 50 % para cada ojo.

Evaluación de la respuesta pupilar cercana

La respuesta cercana, un componente del reflejo de acercamiento (complejo de visión cercana) que también incluye la acomodación y la convergencia, debe evaluarse en una habitación con luz adecuada para que el paciente fije un objetivo de acomodación. Un objeto no acomodativo, como un lápiz o un dedo, puede no ser un estímulo suficiente para producir una respuesta cercana adecuada incluso en una persona sin problemas pupilares. La respuesta cercana no debe inducirse haciendo que el paciente mire un estímulo de luz brillante, ya que la propia luz puede producir constricción pupilar. Puede documentarse la respuesta lumínica y de cerca con fotografías o pupilometría (fig. 15-3).

Evaluación de la dilatación pupilar

La dilatación de las pupilas se produce en una variedad de situaciones. La mayoría de las veces, estas se dilatan después de haberse contraído a la luz o a la estimulación cercana. En pacientes con ciertas enfermedades de la retina y, con menor frecuencia, del nervio óptico, pueden dilatarse cuando se les ilumina un ojo (respuesta pupilar paradójica). Un ruido repentino o un pellizco en la nuca también puede provocar una dilatación pupilar refleja.

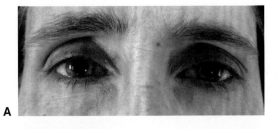

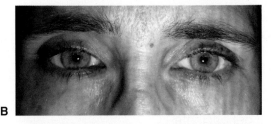

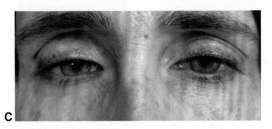

Figura 15-3 Uso de la cámara de un teléfono inteligente para documentar el tamaño de las pupilas en la luz y en la oscuridad en un sujeto sano. **A:** A la luz de la habitación sin ninguna otra estimulación. **B:** A la luz de la habitación durante la estimulación con una luz brillante. **C:** A la luz de la habitación durante la estimulación con un objetivo de acomodación. Obsérvese la convergencia asociada.

En la evaluación de la dilatación pupilar, debe buscarse específicamente el retraso de la dilatación. Este fenómeno se presenta cuando hay más anisocoria 4 a 5 segundos después de la constricción pupilar a la luz que la que se presenta 15 segundos después de la constricción pupilar. El retraso en la dilatación suele producirse en pacientes con un defecto en la inervación simpática de la pupila (p. ej., el síndrome de Horner), aunque también se produce en algunos sujetos normales.

El retraso de la dilatación pupilar puede comprobarse observando ambas pupilas simultáneamente con una luz muy tenue después de haber apagado una luz brillante. Las pupilas normales vuelven a su tamaño máximo en 12 s a 15 s, y la mayor parte de su dilatación se produce en los primeros 5 s. Las pupilas que muestran un retraso en la dilatación pueden tardar hasta 25 s en volver a su tamaño máximo en la oscuridad, y la mayor parte de la dilatación se produce entre 10 s y 12 s después de apagar la luz. La pupilografía infrarroja también puede ayudar a identificar el fenómeno (**video 15-3**), aunque algunos sistemas solo permiten ver un ojo a la vez.

Evaluación de la disociación luz-proximidad

Existen diferentes trastornos que provocan una diferencia en la velocidad, el alcance, o ambos, entre las respuestas pupilares a la estimulación de la luz y de cerca (disociación luz-proximidad; v. cap. 16). En casi todos los casos, se produce una alteración de la reacción pupilar a la luz, mientras que la respuesta pupilar cercana es normal o casi normal. Por tanto, la disociación luz-proximidad debe considerarse en cualquier paciente con una alteración de la reacción pupilar a la luz. Puede decirse que todos los casos de disociación luz-proximidad en los

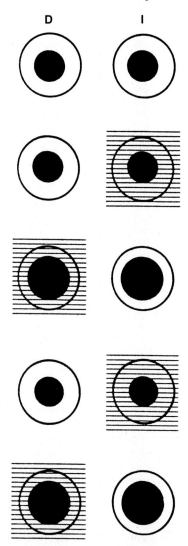

Figura 15-4 Defecto pupilar aferente relativo en el ojo izquierdo constatado por la prueba de oclusión alternada descrita por Kestenbaum. La pupila izquierda se dilata (al igual que la derecha) cuando se descubre el ojo izquierdo y se cubre el derecho. (Reproducido con la amable autorización del Royal College of Ophthalmologists de Thompson HS. Pupillary signs in the ophthalmologic diagnosis of optic nerve disease. *Trans Ophthalmol Soc* UK 1976;96:377-381.)

que hay una reacción pupilar a la luz normal y una respuesta cercana anómala se deben a la falta de esfuerzo del paciente durante el intento de ver de cerca.

Evaluación de un defecto pupilar aferente relativo

Cuando un paciente tiene una neuropatía óptica en un ojo o una neuropatía óptica bilateral asimétrica, al cubrir un ojo y luego el otro se observa que la pupila del ojo normal se contrae cuando se descubre y se cubre el ojo anómalo, mientras que la pupila del ojo anómalo se dilata cuando se descubre y la pupila del ojo normal se cubre (fig. 15-4). La pupila anómala suele denominarse «pupila de Marcus Gunn». Nosotros preferimos el término «defecto pupilar aferente relativo» (DPAR) porque describe la naturaleza de la anomalía pupilar y también porque dicha anomalía no se comprueba tapando un ojo y luego el otro, sino mediante la prueba de luz oscilante. La **prueba de luz oscilante** (fig. 15-5), que resalta las diferencias en la respuesta pupilar a la luz, es probablemente la prueba clínica más útil para la evaluación de la disfunción del nervio óptico en la medicina general. Sin embargo, antes de realizarla, debe evaluarse el reflejo pupilar a la luz en cada ojo por separado, ya que esto, junto con la historia clínica y ocular y otros hallazgos (p. ej., agudeza visual, prueba de visión en color o perimetría) puede alertar de la posibilidad de que exista un DPAR. A continuación, el paciente enfoca un objetivo lejano en una habitación oscura, y se hace oscilar una luz de un lado a otro varias veces para obtener la mejor respuesta posible de cada pupila.

La prueba de luz oscilante debe realizarse con una luz manual brillante en una habitación oscura, para así maximizar la amplitud del movimiento pupilar y facilitar la visualización de un DPAR pequeño. El uso de una luz demasiado brillante produciría una imagen posterior que mantendría las pupilas pequeñas durante varios segundos, lo que ocultaría la dilatación pupilar en el ojo anómalo. Durante la prueba, los pacientes deben fijarse en un objetivo lejano para evitar la miosis que se produce en la respuesta cercana. En los pacientes con desalineación ocular (es decir, estrabismo o desplazamiento del globo por un proceso orbitario o intracraneal), debe procurarse dirigir la luz a lo largo del eje visual. La luz debe cruzar de un ojo a otro con bastante rapidez, pero debe permanecer en cada uno de 3 s a 5 s, lo que permitirá la estabilización pupilar. Por tanto, durante la prueba de luz oscilante hay realmente dos partes de la respuesta pupilar que deben observarse: (1) la respuesta de constricción pupilar inicial y (2) el escape pupilar que se observa durante 3 s a 5 s después de que la luz se encuentre con la pupila. La mayoría de los examinadores varían la velocidad a la que mueven la luz de un ojo a otro. Suele haber una velocidad de oscilación óptima que permite poner de manifiesto un DPAR, la cual varía entre distintos pacientes.

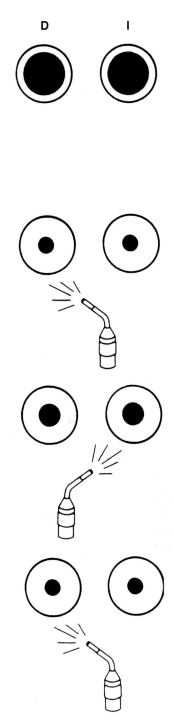

Figura 15-5 Defecto pupilar aferente relativo en el ojo izquierdo constatado mediante la prueba de luz oscilante. Las pupilas se contraen cuando la luz se proyecta directamente en el ojo derecho; sin embargo, cuando la luz se gira hacia el ojo izquierdo, ambas pupilas se dilatan. (Reproducido con la amable autorización del Royal College of Ophthalmologists de Thompson HS. Pupillary signs in the ophthalmologic diagnosis of optic nerve disease. *Trans Ophthalmol Soc UK* 1976;96:377-381.)

Para poner de manifiesto un DPAR, algunos autores recomiendan mover la luz de una pupila a la otra antes de que esta pueda salir de la respuesta consensual. Sin embargo, **la luz nunca debe dejarse más tiempo sobre un ojo que sobre el otro.** Esto podría desvelar un DPAR en el ojo con la exposición más larga a la luz, ya que, cuanto más tiempo se mantenga la luz sobre el ojo, mayor será la dilatación pupilar a medida que el ojo se adapte a la luz. Además, si la retina se blanquea en un ojo y no en el otro, se producirá un pequeño DPAR. Debe procurarse mantener el blanqueo de la retina igual, especialmente cuando se mide con filtros de densidad neutra de más de 1.2 unidades logarítmicas de densidad.

La prueba de luz oscilante puede realizarse siempre que haya dos pupilas, incluso cuando una de estas no sea reactiva y esté dilatada o constreñida a causa de una enfermedad neurológica, un traumatismo del iris o medicamentos tópicos. Recuérdese que, cuando la luz se desplaza del ojo normal al anómalo, el estímulo de entrada pupilomotor total se reduce. Por tanto, el estímulo eferente para la constricción pupilar se reduce en ambos ojos, de modo que ambas pupilas se dilatan. Al realizar la prueba de luz oscilante, se tiende a observar solo la pupila que está siendo iluminada: Sin embargo, la pupila opuesta responde de **forma idéntica.** Por tanto, si una de las pupilas es mecánica o farmacológicamente no reactiva, la prueba de luz oscilante puede realizarse **simplemente observando solo la pupila reactiva.** Si hay un DPAR en un ojo y ese ojo tiene una pupila fija, la pupila del ojo normal se contraerá bruscamente cuando la luz incida directamente en esta, pero se dilatará cuando la luz incida en el ojo opuesto. Si el ojo con DPAR es el ojo con la pupila reactiva, la pupila se contraerá

cuando la luz incida en el ojo opuesto, pero se dilatará cuando la luz incida directamente en el ojo con DPAR. Esto es muy útil para intentar determinar si un paciente con paresia del nervio oculomotor o parálisis del iris traumática tiene también una neuropatía óptica o una disfunción de la retina.

La prueba de luz oscilante puede refinarse aún más en los pacientes en los que se sospecha una neuropatía óptica unilateral pero que no parecen tener un DPAR cuando se les realiza una prueba de luz oscilante estándar. En estos pacientes, el uso de un filtro de densidad neutra con una transmisión de 0.3 unidades logarítmicas suele permitir la detección del defecto (fig. 15-6). La prueba se realiza de la siguiente manera: primero se coloca el filtro sobre un ojo y se realiza la prueba de luz oscilante; a continuación, se coloca el filtro sobre el ojo opuesto y se repite la prueba. Si realmente no hay ningún defecto en el sistema aferente de ninguno de los dos ojos, la colocación del filtro sobre cualquiera de estos inducirá un DPAR leve, pero **simétrico,** en el ojo cubierto por el filtro, por la reducción de la cantidad de luz que entra en el sistema a través de ese ojo. Por otro lado, si un ojo ya tiene un DPAR leve, la colocación del filtro sobre ese ojo reducirá aún más la cantidad de luz que entra en el sistema a través de ese ojo, lo que aumentará el defecto previamente inaparente y lo hará reconocible. Por otro lado, la colocación del filtro sobre el ojo opuesto (normal) equilibrará el defecto aferente en el ojo opuesto, y no habrá ninguna asimetría significativa en las respuestas pupilares a la luz.

Puede cuantificarse el DPAR con el uso de filtros graduados de densidad neutra que estén calibrados en porcentaje de transmitancia. Tras determinar la presencia

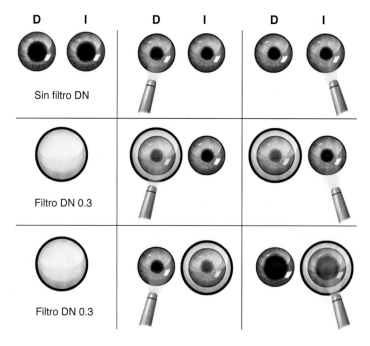

D   I   D   I   D   I

Sin filtro DN

Filtro DN 0.3

Filtro DN 0.3

Figura 15-6 El uso de filtros de densidad neutra para poner de manifiesto un defecto pupilar aferente relativo (DPAR). La realización de una prueba de luz oscilante anterior no ha podido constatar un DPAR convincente. Se coloca un filtro de densidad neutra de 0.3 unidades logarítmicas sobre el ojo derecho y se realiza una prueba de luz oscilante. A continuación, se coloca el filtro sobre el ojo izquierdo y se repite la prueba. Si existe una leve neuropatía óptica en el ojo izquierdo, la colocación del filtro delante de ese ojo reducirá aún más la estimulación lumínica, y se observará un DPAR durante la prueba de luz oscilante. Sin embargo, cuando el filtro se coloca delante del ojo derecho, la reducción de la luminosidad en el ojo derecho tenderá a equilibrar la reducción de la luminosidad en el ojo izquierdo (por la neuropatía óptica), y no se observará ningún DPAR. DN, densidad neutra.

Trastornos de la función pupilar y de la acomodación

Trastornos de la función pupilar

Nunca se insistirá lo suficiente en el valor de la observación del tamaño y la motilidad de las pupilas en la evaluación de los pacientes con enfermedades neurológicas. En muchos pacientes con pérdida visual, una respuesta pupilar anómala es el único signo objetivo de disfunción visual orgánica.

Anomalías eferentes: anisocoria

Las alteraciones eferentes de la pupila suelen ser unilaterales y, por tanto, producen una diferencia en el tamaño de las pupilas denominada **anisocoria**. Al evaluar las pupilas, siempre hay que intentar determinar si hay anisocoria. Cuando está presente, suele haber algún problema en uno o ambos iris o en la inervación de los músculos de este. Por consiguiente, una vez detectada la anisocoria, debe determinarse no solo si la anisocoria es más perceptible con una iluminación tenue o brillante, sino también qué pupila tiene anomalías en la reactividad o la dilatación, o en ambas. Las técnicas específicas de exploración de la pupila se analizan en el capítulo 15. Las causas de la anisocoria se describen en este capítulo, en la tabla 16-1.

Más anisocoria en la oscuridad

Anisocoria fisiológica (anisocoria simple, anisocoria central, anisocoria benigna). Con luz tenue, al menos el 20 % de la población general presenta una anisocoria de 0.4 mm o más en el momento de la exploración. A la luz de la habitación, esta cifra se reduce a aproximadamente el 10 %. Esta forma de anisocoria, denominada **anisocoria fisiológica**, no suele superar los 0.6 mm, pero puede llegar a 1.0 mm (fig. 16-1). La anisocoria es casi la misma en luz que en oscuridad, pero hay una tendencia a que disminuya en la luz, probablemente porque la pupila más pequeña alcanza primero la zona de resistencia mecánica, lo que proporciona a la pupila más grande la oportunidad de alcanzarla. Otros términos para la anisocoria fisiológica son «anisocoria simple», «anisocoria central» y«anisocoria benigna».

En un paciente con anisocoria fisiológica, el grado de desigualdad pupilar puede variar. La anisocoria fisiológica puede observarse en fotografías anteriores, incluso de la niñez o la infancia temprana. La anisocoria puede revertirse, pero a menudo no lo hace.

Síndrome de Horner

Cuando la inervación simpática del ojo se interrumpe, los músculos retractores de los párpados se debilitan, lo que permite que el párpado superior descienda y el inferior se eleve. El músculo dilatador del iris se debilita, lo que permite que la pupila se haga más pequeña, y puede perderse el control vasomotor y sudomotor de partes de la cara. Esta combinación de ptosis, miosis y anhidrosis se denomina **síndrome de Horner** (fig. 16-2, **video 16-1**).

Características clínicas. En los pacientes con síndrome de Horner, el ojo afectado suele observarse pequeño o hundido. Hay una ligera ptosis del párpado superior debido a la parálisis del músculo liso inervado simpáticamente (músculo de Müller), que contribuye a la posición del párpado superior abierto. Esta **ptosis** es a veces tan leve o variable que pasa desapercibida. Fibras musculares lisas similares del párpado inferior también pierden su suministro nervioso. Así, el párpado inferior suele estar ligeramente elevado, lo que produce «ptosis inversa», un mayor estrechamiento de la fisura palpebral y un **aparente enoftalmos**.

Tabla 16-1	Causas de anisocoria

Mayor anisocoria en oscuridad

Anisocoria simple (fisiológica)

Inhibición de la vía simpática
- Síndrome de Horner
- Fármacos (dapiprazol, timoxamina)

Estimulación de la vía simpática
- Pupilas en renacuajo
- Dilatación intermitente de una pupila causada por hiperactividad simpática
- Fármacos (cocaína, gotas para blanquear los ojos, fármacos adrenérgicos)

Estimulación farmacológica de la vía parasimpática (eserina, ésteres organofosforados, pilocarpina, metacolina, arecolina)

Mayor anisocoria en la luz

Daño al flujo parasimpático del músculo del esfínter del iris
- Parálisis del nervio oculomotor
- Síndromes de pupila tónica (incluyendo Adie)
- Dilatación intermitente de una pupila causada por la inhibición de la vía parasimpática

Traumatismo del esfínter del iris

Siderosis aguda del glaucoma

Inhibición farmacológica de la vía parasimpática (atropina, escopolamina)

La parálisis del músculo dilatador del iris en el síndrome de Horner permite que el esfínter del iris se contraiga, lo que produce **miosis**. Si se estimula el músculo dilatador (p. ej., tras el uso de un colirio adrenérgico), se producirá una amplia dilatación de la pupila. Las catecolaminas endógenas pueden producir un fenómeno similar si el músculo dilatador del iris es hipersensible debido a la desnervación. Esta «dilatación pupilar paradójica» se debe a la hipersensibilidad por desnervación del músculo dilatador a las sustancias adrenérgicas circulantes.

En el síndrome de Horner, la debilidad del músculo dilatador es más evidente en la oscuridad. La anisocoria es mayor en la oscuridad y casi desaparece en la luz. La anisocoria del síndrome de Horner disminuye en la luz brillante porque la acción normal de ambos esfínteres

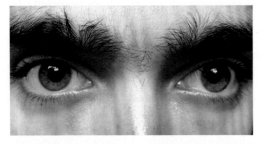

Figura 16-1 Anisocoria fisiológica (simple) en un hombre adolescente con antecedentes de migraña; la pupila derecha es 0.3 mm mayor que la izquierda. Ambas pupilas reaccionan normalmente a la luz y a los estímulos cercanos.

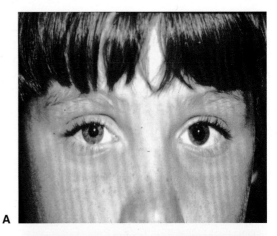

A

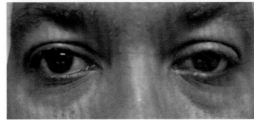

B

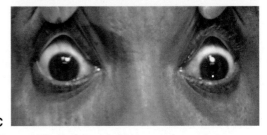

C

Figura 16-2 Síndrome de Horner en dos pacientes.
A: Síndrome de Horner congénito derecho. Obsérvese la heterocromía del iris asociada y la ptosis, mínima. **B:** Síndrome de Horner izquierdo espontáneo que muestra ptosis del párpado superior y elevación del párpado inferior. **C:** Mejor demostración de la anisocoria con los párpados levantados manualmente.

tiende a hacer que las dos pupilas se aproximen más a ser iguales.

La paresia del músculo dilatador en el síndrome de Horner puede detectarse de varias maneras. Cuando se apagan las luces, la pupila de Horner se dilata más lentamente que la pupila normal (**retraso de la dilatación**). Un ruido repentino producirá un aumento de la descarga simpática del músculo dilatador, lo que dará lugar a un aumento transitorio de la anisocoria. Cuando se busca el retraso de la dilatación en un paciente con anisocoria que pueda ser causada por el síndrome de Horner, es útil interponer un ruido repentino justo después de apagar las luces. Las pupilas deben examinarse inmediatamente después de apagar las luces, ya que la pupila afectada acabará dilatándose, si bien más lentamente que en el lado normal.

La **despigmentación del iris ipsolateral** no suele observarse en pacientes con síndrome de Horner adquirido, pero es una característica típica del síndrome de Horner congénito. Sin embargo, aunque con muy poca frecuencia, puede producirse tras una lesión del sistema nervioso simpático en adultos.

En algunos pacientes con síndrome de Horner se producen cambios vasomotores y sudomotores característicos de la piel facial del lado afectado. El cambio más conocido es la pérdida de sudoración (**anhidrosis**). En un ambiente cálido, la piel del lado afectado se sentirá seca, mientras que la piel del lado normal estará húmeda. Los pacientes pueden referir sudoración asimétrica o enrojecimiento facial, especialmente después de un esfuerzo. Las fibras sudomotoras simpáticas posganglionares para la cara, después de hacer sinapsis en el ganglio cervical superior, siguen la arteria carótida externa hasta la cara, mientras que las fibras simpáticas para el ojo viajan a través del plexo carotídeo de la arteria carótida interna, y transportan solo unas pocas fibras sudoríparas hacia la piel de la frente. Por tanto, la anhidrosis suele producirse en pacientes con síndrome de Horner central o preganglionar y, con menos frecuencia, con síndrome posganglionar, porque las fibras divergen muy rápidamente después de salir del ganglio cervical superior. Tras una desnervación simpática aguda, la temperatura de la piel aumenta en el lado de la lesión debido a la pérdida del control vasomotor y la consiguiente dilatación de los vasos sanguíneos, y puede haber algo de rubor e hiperemia conjuntival, epífora y congestión nasal. Entre las pruebas clínicas para evaluar la presencia de anhidrosis se incluye hacer pasar una cuchara metálica sobre la frente y determinar si esta se arrastra debido a la secreción de humedad inicial (normalidad) o se desliza suavemente (anomalía) debido a la desnervación simpática de la piel y la sequedad resultante.

Diagnóstico Es importante diferenciar el síndrome de Horner de la anisocoria fisiológica. El diagnóstico del síndrome de Horner puede realizarse mediante pruebas farmacológicas. La **prueba de la cocaína** sigue siendo el estándar de referencia, y se basa en el fallo de esta para dilatar una pupila con desnervación simpática. La cocaína bloquea la recaptación de noradrenalina en las terminaciones nerviosas simpáticas. En un ojo normal, una solución de cocaína al 10 % provoca la dilatación de la pupila, a menudo hasta 8 mm o más, en unos 45 min. Sin embargo, no se acumula una cantidad suficiente de noradrenalina en los receptores de las células efectoras a menos que esta sea liberada continuamente por los potenciales de acción dentro de los nervios simpáticos hacia esas células, lo que no ocurre cuando hay desnervación simpática del músculo dilatador de la pupila (fig. 16-3).

La primera gota de cocaína tópica produce un ardor breve hasta que se produce el efecto anestésico. El efecto máximo se alcanza en 40 min a 60 min. No hay efectos psicoactivos aparentes de una solución de cocaína al

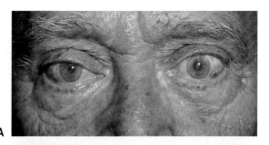

A

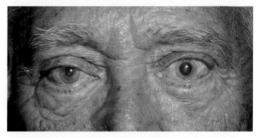

B

Figura 16-3 Respuesta de las pupilas de Horner a la cocaína. **A:** Síndrome de Horner derecho asociado a una neuralgia paratrigeminal de Raeder en un hombre de 65 años. **B:** Fotografía tomada 45 min después de la instilación conjuntival de 2 gotas de una solución de cocaína al 10 % en cada ojo.

10 %, pero pueden encontrarse metabolitos de la droga en la orina en el 100 % de los pacientes después de 24 h y en el 50 % a las 36 h.

La cocaína afecta solo el sistema simpático, no el parasimpático. Si se observa al paciente sentado en una sala iluminada, puede parecer que las pupilas no han respondido a la cocaína porque la luz tiende a producir una constricción pupilar. Hay que trasladar al paciente a la sala de exploración y atenuar las luces, momento en el que puede apreciarse fácilmente la dilatación farmacológica de una o ambas pupilas.

Las probabilidades de que una anisocoria se deba a una parálisis oculosimpática aumentan con el grado de anisocoria medida 45 min después de la instilación de cocaína al 10 % en ambos ojos. No es necesario comparar las mediciones antes y después; una anisocoria después de la instilación de 0.8 mm es suficiente para el diagnóstico de síndrome de Horner.

La prueba con apraclonidina, en solución al 0.5 % o al 1 %, aprovecha la hipersensibilidad por desnervación de la pupila afectada y produce dilatación pupilar y elevación del párpado en el lado afectado. A diferencia de la fenilefrina, que debería dilatar ambas pupilas, pero que puede tener un mayor efecto en el ojo con síndrome de Horner, la apraclonidina afecta solo el ojo anormal. La apraclonidina es un agonista adrenérgico débil de tipo α-1, y su acción principal es sobre los receptores α-2. En los ojos normales, la apraclonidina no tiene ningún efecto sobre la pupila o provoca una ligera miosis por estimulación α-2 e inhibición de la liberación de noradrenalina. Sin embargo, dado que la pupila del síndrome de Horner es hipersensible a la estimulación α-1 y la

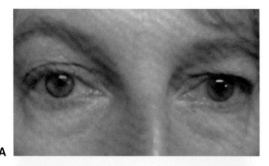

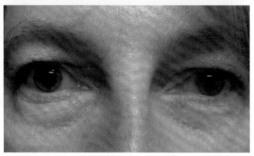

A

B

Figura 16-4 Respuesta de las pupilas de Horner a la apraclonidina. **A:** Síndrome de Horner del lado derecho tras un traumatismo cervical en una mujer de 52 años. **B:** Fotografía tomada 40 min después de la aplicación tópica de una solución de apraclonidina al 0.5 % en ambos ojos. Obsérvese la reversión de la ptosis y la anisocoria.

liberación de noradrenalina ya es mínima, predomina la actividad α-1 y la pupila de Horner se dilata. Del mismo modo, el párpado superior se eleva ligeramente con respecto al otro ojo (fig. 16-4). Tanto la anisocoria como la ptosis pueden revertirse (el ojo normal mostrará ahora miosis y un párpado superior «caído») a los 30 min o 45 min de la instilación de la gota, aunque en algunos casos es necesario observar 60 min después para confirmar los hallazgos.

Dado que la apraclonidina es una solución oftálmica estándar y es mucho más fácil de obtener en la mayoría de los entornos ambulatorios que la cocaína médica, esta sustancia ha desplazado a la prueba de la cocaína en la mayoría de los contextos clínicos. El tiempo transcurrido desde el inicio hasta la aparición de la hipersensibilidad debe tenerse en cuenta a la hora de interpretar la prueba de apraclonidina. Se han descrito pruebas positivas hasta en tan solo 24 h después de un suceso causante conocido de síndrome de Horner, pero la hipersensibilidad puede no desarrollarse al mismo ritmo en todos los pacientes. Cuando la sospecha clínica de síndrome de Horner es alta, una prueba de apraclonidina negativa debe repetirse varios días después (también puede considerarse la prueba de cocaína 1 o 2 días después).

En todos los casos, si las pruebas farmacológicas son negativas, pero la sospecha clínica de síndrome de Horner sigue siendo alta, puede realizarse una prueba de neuroimagen a lo largo de la cadena simpática a fin de excluir una lesión patológica.

Localización. Con independencia de la localización de la lesión en la vía simpática larga, todos los pacientes con síndrome de Horner tienen ptosis y miosis similares. Sin embargo, es clínicamente importante dividir la vía en tres partes principales: las neuronas centrales (de primer orden), las neuronas preganglionares (de segundo orden) y las neuronas posganglionares (de tercer orden).

Síndrome de Horner central. La neurona **central** (de primer orden) comienza en el hipotálamo ipsolateral y se extiende hasta el centro cilioespinal de Budge-Waller en la columna gris intermediolateral de la médula espinal en C8-T1 (fig. 16-5). La vía puede ser realmente polisináptica, pero parece mantenerse lateral en el tronco del encéfalo y la médula cervical. Así, el síndrome de Horner causado por un daño en la neurona central es casi siempre unilateral. No hay ninguna prueba farmacológica que identifique un síndrome de Horner de la neurona central, por lo que el peso debe enfocarse en los signos clínicos asociados. Por ejemplo, las lesiones del hipotálamo que causan un síndrome de Horner ipsolateral se asocian a menudo con hemiparesia contralateral, y en algunos de estos pacientes se observa también hipoestesia contralateral.

Otro síndrome neurológico caracterizado en parte por un síndrome de Horner central es el **síndrome de Wallenberg**. Esta afección, causada por una lesión en la médula lateral, se caracteriza también por una alteración ipsolateral de la sensación de dolor y temperatura en la cara, ataxia de las extremidades y alteración bulbar que provoca disartria y disfagia. Contralateralmente, el dolor y la sensación de temperatura están alterados en el tronco y las extremidades. La lateropulsión, una sensación imperiosa de desviarse hacia el lado de la lesión, es a menudo un síntoma prominente de los pacientes con síndrome de Wallenberg y también es evidente en los hallazgos motores oculares.

La aparición de síndrome de Horner unilateral y paresia del nervio troclear contralateral indica la afectación del núcleo troclear del lado del síndrome de Horner o del fascículo ipsolateral antes de su decusación. Sin embargo, no todos los pacientes con síndrome de Horner de primera neurona tienen otras manifestaciones neurológicas. Los pacientes con espondilosis cervical, por ejemplo, pueden no presentar síntomas o signos de enfermedad de la médula espinal. Dichos pacientes pueden presentar solo síndrome de Horner y quizá un ligero dolor de cuello (cervicalgia).

Síndrome de Horner preganglionar. La neurona **preganglionar** (de segundo orden) emerge del centro cilioespinal de Budge y pasa por el vértice pulmonar (fig. 16-5). Luego gira para ascender, pasa por el ganglio estrellado (cervicotorácico) y sube por la vaina carotídea hasta el ganglio cervical superior, cerca de la bifurcación de la arteria carótida común.

La ptosis y la miosis de un síndrome de Horner preganglionar son inespecíficas, pero la distribución de la

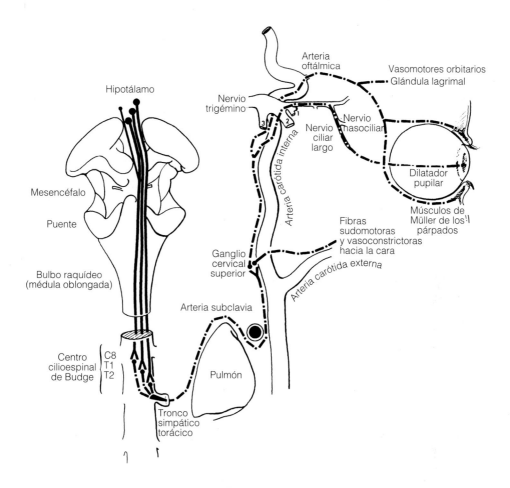

Figura 16-5 Vía oculosimpática. Obsérvese la localización de las neuronas centrales (de primer orden), preganglionares (de segundo orden) y posganglionares (de tercer orden). (Reproducido con permiso de Glaser JS. *Neuro-Ophthalmology*. 1st ed. Hagerstown, MD: Harper & Row; 1978:173.)

anhidrosis es característica. Suelen afectarse todo el lado de la cabeza, la cara y el cuello hasta la clavícula.

Una neoplasia local puede causar un síndrome de Horner preganglionar. Los tumores más comunes, como es lógico, son el cáncer de pulmón y de mama, pero el síndrome de Horner no suele ser un signo inicial de estos tumores. Los tumores que se extienden por detrás de la vaina carotídea a nivel de C6 pueden producir un síndrome de Horner preganglionar asociado a parálisis de los nervios frénico, vago y laríngeo recurrente («síndrome de Rowland Payne»). Los tumores benignos en esta región, como el schwannoma de la cadena simpática, así como el agrandamiento de la glándula tiroides como en el bocio, también pueden producir un síndrome de Horner preganglionar.

El síndrome de Horner preganglionar también puede deberse a una lesión accidental o quirúrgica (p. ej., hernia discal en C8 o T1, traumatismo en el plexo braquial, neumotórax, cirugía de derivación coronaria o

inserción de un marcapasos). También puede producirse un bloqueo transitorio de la neurona preganglionar por un anestésico epidural que fluye en sentido contrario o por un anestésico interpleural que se filtra a través de la pleura en el vértice pulmonar para llegar al ganglio estrellado. Tubos torácicos, catéteres vasculares y balas perdidas pueden lesionar directamente los nervios simpáticos preganglionares.

Síndrome de Horner posganglionar. La neurona **posganglionar** (de tercer orden) de la vía simpática hacia el músculo dilatador del iris se extiende desde el ganglio cervical superior, por detrás del ángulo de la mandíbula, y sube a lo largo de la arteria carótida interna, donde se denomina «plexo carotídeo» o «nervio carotídeo». Dentro del seno cavernoso, las fibras simpáticas salen de la arteria carótida interna, se unen brevemente con el nervio abducens y luego lo abandonan para unirse a la división oftálmica del nervio trigémino, y entran en la órbita en forma de ramo nasociliar. Las fibras simpáticas del nervio nasociliar se dividen en los dos largos nervios ciliares que viajan con los haces vasculares supracoroideos lateral y medial para alcanzar el segmento anterior del ojo e inervar el músculo dilatador del iris. Las fibras atraviesan el ganglio ciliar, pero no hacen sinapsis en este.

Las lesiones que afectan la neurona simpática posganglionar de tercer orden pueden ser extracraneales o intracraneales. Las primeras dañan los ganglios simpáticos cervicales en el cuello o en el mismo ganglio cervical superior, mientras que las lesiones intracraneales dañan la cadena simpática en la base del cráneo, el canal carotídeo y el oído medio, o en la región del seno cavernoso. Es muy inusual que una lesión orbitaria produzca un síndrome de Horner aislado.

Las lesiones de la arteria carótida interna o a lo largo de esta son una causa común de síndrome de Horner posganglionar. La **disección de la arteria carótida interna**, tanto traumática como espontánea, puede producir un dolor repentino en la cara y el cuello ipsolateral asociado a un síndrome de Horner posganglionar. La neuralgia paratrigeminal de Raeder, nombre dado a un síndrome de cefalea caracterizado por dolor persistente del trigémino asociado a síndrome de Horner posganglionar, probablemente representa una disección carotídea no descubierta en muchos pacientes.

El síndrome de Horner posganglionar puede estar causado por tumores, lesiones inflamatorias y otras masas en el cuello. Cualquier neoplasia que se extienda o haga metástasis en los ganglios linfáticos cervicales también puede dañar la cadena simpática cervical. Un síndrome de Horner posganglionar, la parálisis de la lengua, la anestesia de la faringe y la disfagia, todo ello en el mismo lado, puede indicar un tumor de la nasofaringe o del foramen yugular.

Los tumores, aneurismas, infecciones y otras lesiones en el seno cavernoso pueden también causar un síndrome de Horner posganglionar. En muchos de estos casos, existe una oftalmoplejía ipsolateral asociada, así como dolor o disestesia del lado ipsolateral de la cara, causadas por la afectación de uno o más nervios motores oculares y del nervio trigémino dentro del seno. Dado que el nervio abducens y los nervios oculosimpáticos se unen brevemente en el seno cavernoso, la conjunción de parálisis del abducens y síndrome de Horner posganglionar sin otros signos neurológicos debe sugerir inmediatamente una lesión del seno cavernoso.

La cefalea en racimos se manifiesta como un dolor intenso, unilateral lancinante o disestésico, que puede durar de 15 min a 180 min y que suele darse por la noche. Los pacientes afectados suelen experimentar una parálisis simpática asociada, así como congestión nasal ipsolateral. A menudo, el síndrome de Horner persiste después de resolverse la cefalea. Otras enfermedades isquémicas, como la arteritis de células gigantes, pueden causar síndrome de Horner posganglionar.

Una masa en la fosa media que invade el *cavum* de Meckel y la arteria carótida interna en el foramen rasgado también puede producir un síndrome de Horner posganglionar asociado al dolor. Otras lesiones en la base del cráneo, incluida una fractura basal del cráneo, pueden producir un cuadro clínico similar.

Diferenciación de las localizaciones. Puede utilizarse la **prueba de hidroxianfetamina** para diferenciar entre un síndrome de Horner posganglionar y uno preganglionar o central (fig. 16-6). Esta prueba debe realizarse solo después de haberse establecido el diagnóstico de síndrome de Horner mediante una prueba de cocaína o apraclonidina, o en un contexto en el que no haya

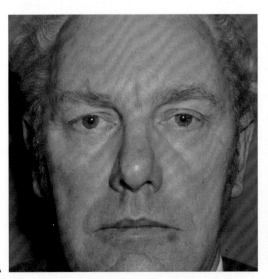 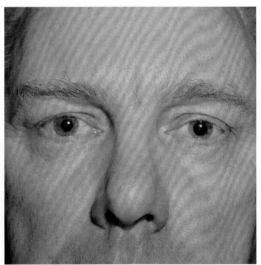

Figura 16-6 Respuesta de las pupilas de Horner a la hidroxianfetamina. **A:** Síndrome de Horner del lado izquierdo en un hombre de 55 años con un tumor pulmonar apical. **B:** A los 45 min de la instilación conjuntival de 2 gotas de solución de hidroxianfetamina al 1 % en cada ojo, ambas pupilas están dilatadas, lo que indica una neurona posganglionar intacta (es decir, síndrome de Horner preganglionar).

duda del diagnóstico. La prueba de hidroxianfetamina no debe realizarse hasta 24 h o 48 h después de la prueba de cocaína con éter o apraclonidina, a fin de permitir que las córneas y las pupilas se recuperen de los efectos de la droga. La prueba se realiza instilando 2 gotas de hidrobromuro de hidroxianfetamina al 1 % en el fondo de saco inferior de cada ojo y evaluando las pupilas, con una luz tenue, unos 45 min después de la instilación. La hidroxianfetamina libera la noradrenalina almacenada en la terminación nerviosa adrenérgica, lo que produce una midriasis variable, pero generalmente significativa, en la población general. Si la lesión que causa el síndrome de Horner se encuentra en la *neurona posganglionar*, y debido a la destrucción de las propias terminaciones nerviosas y a la ausencia de almacenes de noradrenalina que liberar, la hidroxianfetamina no producirá ningún efecto midriático. Si la lesión se produce en la neurona *preganglionar o central*, la pupila se dilatará por completo e incluso podría llegar a ser más grande que la pupila opuesta, presumiblemente debido a la regulación de los receptores postsinápticos en el músculo dilatador. En la primera semana después de que se haya desarrollado el síndrome de Horner (antes de que se hayan agotado las reservas de noradrenalina en las terminaciones presinápticas) pueden obtenerse resultados falsos negativos. Así, cuando una pupila pequeña no se dilata con la cocaína y/o se agranda con la apraclonidina, y posteriormente no se dilata tras la administración tópica de hidroxianfetamina o una sustancia similar, es probable que haya una lesión de la neurona simpática posganglionar. La disponibilidad limitada de la solución comercial de hidroxianfetamina puede hacer que esta prueba no sea práctica.

Síndrome de Horner infantil. Aunque muchos casos de síndrome de Horner en la infancia tienen una etiología congénita, benigna o idiopática, hasta el 25 % de los pacientes tendrán como causa una lesión de tipo masa, incluidos tumores de la médula espinal, carcinoma de células embrionarias, neuroblastoma y rabdomiosarcoma. El síndrome de Horner congénito es un trastorno poco frecuente. En su forma completamente desarrollada, consiste en ptosis, miosis, anhidrosis facial e hipocromía del iris afectado. La lesión del plexo braquial al nacer es responsable de muchos de estos casos (fig. 16-7), pero algunos se producen en asociación con tumores congénitos, y otros, después de infecciones víricas. Dado que incluso un síndrome de Horner congénito puede ser el resultado de una lesión tipo masa, se recomienda la realización de estudios de neuroimagen de toda la cadena simpática, como la resonancia magnética (RM) cerebral, cervical y torácica, cuando no pueda obtenerse una historia clara de traumatismo quirúrgico de las estructuras simpáticas.

Síndrome de Horner congénito. La mayoría de los pacientes con síndrome de Horner congénito pueden

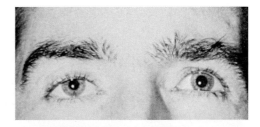

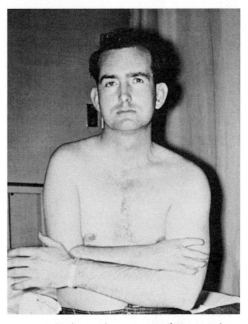

Figura 16-7 Síndrome de Horner (**arriba**) asociado a una lesión del plexo braquial derecho al nacer. Obsérvese el subdesarrollo del brazo y el antebrazo derechos (**abajo**).

ubicarse en uno de estos tres grupos: pacientes con evidencia de traumatismo obstétrico en el plexo simpático de la arteria carótida interna, pacientes sin historia de traumatismo en el parto, pero con una lesión localizada clínica y farmacológicamente en el ganglio cervical superior, y pacientes con evidencia de lesión quirúrgica u obstétrica en la vía simpática preganglionar.

El primer grupo de pacientes tiende a haber sufrido un importante traumatismo craneal perinatal como resultado de un parto difícil con fórceps. Clínicamente, estos pacientes presentan ptosis y miosis evidentes, con sudoración facial generalmente intacta. Las pruebas farmacológicas son consistentes con una lesión posganglionar.

En el segundo grupo de pacientes, las pruebas farmacológicas también son consistentes con una lesión posganglionar, pero en estos se produce anhidrosis facial, lo que indica una lesión proximal a la separación de las fibras sudomotoras con la arteria carótida externa. Las causas de esta lesión podrían incluir una embriopatía que afectó directamente el ganglio cervical superior, daño en el suministro vascular del ganglio cervical

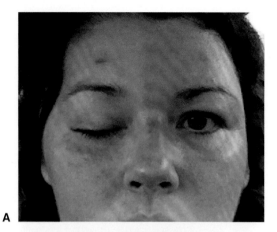

A

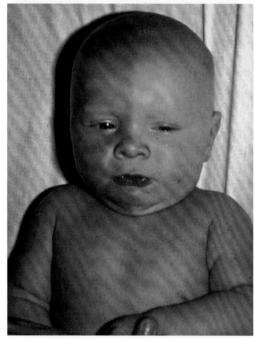

B

Figura 16-8 Cambios en la coloración facial de pacientes con síndrome de Horner. **A:** Ausencia de rubor facial y sudoración debido a la degeneración transináptica de las fibras simpáticas en una paciente que fue sometida a una extirpación extensa de un tumor del seno cavernoso derecho. También presentaba ptosis completa y oftalmoplejía por daños en los nervios craneales III, IV y VI. **B:** Rubor atropínico (vasodilatación cutánea) en un niño con síndrome de Horner congénito del lado izquierdo. Obsérvese que el rubor está presente solo en el lado de la cara opuesto al síndrome de Horner.

superior, o disgenesia transináptica del ganglio cervical superior tras un defecto localizado más en el nivel proximal en la vía simpática.

El tercer grupo de pacientes ha sufrido un traumatismo en la vía oculosimpática preganglionar. Las lesiones incluyen traumatismos en el plexo braquial y cirugía en la región torácica. Aunque estos pacientes deberían

presentar un síndrome de Horner preganglionar, algunos muestran pruebas farmacológicas consistentes con una lesión posganglionar, lo que presumiblemente indique una degeneración transináptica en la neurona posganglionar tras una lesión preganglionar (fig. 16-8A).

Los padres y madres de bebés con síndrome de Horner congénito a veces informan que el bebé desarrolla rubor hemifacial cuando está siendo amamantado o está llorando. Es probable que este rubor se produzca en el lado opuesto al síndrome de Horner y sea simplemente la respuesta normal, que parece más evidente debido a la alteración de la vasodilatación facial en el lado del síndrome de Horner congénito.

Cuando un niño experimenta ptosis unilateral y miosis ipsolateral, y existe la duda de si existe o no un defecto simpático, utilizar el procedimiento de refracción cicloplégica podría ayudar a resolver la duda, pues podría desencadenar la aparición de rubor atropínico. Esta reacción solo se produce cuando hay una parte de la inervación simpática en la piel intacta, la cual está ausente en el lado del síndrome de Horner (fig. 16-8B).

Los niños con síndrome de Horner y ojos muy azules no desarrollarán heterocromía visible del iris, pero la mayoría de los niños con el síndrome tienen el iris más pálido en el lado afectado. Esto ocurre tanto si la lesión es preganglionar como posganglionar, debido a la disgenesia transináptica anterógrada. Cuando la vía simpática se interrumpe en la neurona preganglionar, el siguiente ganglio distal (ganglio cervical superior) no se desarrolla normalmente. El ganglio posee menos células y hay menos almacenes de noradrenalina que puedan liberarse con hidroxianfetamina. Esto da lugar a un desarrollo deficiente de los melanóforos del iris, lo que provoca hipocromía del estroma del iris.

Las pruebas farmacológicas en niños menores de 2 años deben abordarse con precaución, ya que la absorción sistémica de la cocaína puede aumentar la presión arterial o la frecuencia cardíaca. La apraclonidina cruza la barrera hematoencefálica en este grupo de edad, de modo que debe evitarse para prevenir la depresión del sistema nervioso central (SNC).

Hiperactividad simpática

La hiperactividad simpática se produce en una serie de situaciones con afectación de las pupilas. En estos casos, puede haber anisocoria que es más evidente en la oscuridad que en la luz.

La **pupila en renacuajo** es un fenómeno típicamente intermitente y benigno en el que la pupila de un ojo se distorsiona durante 1 min o 2 min. La pupila es arrastrada en una dirección como la cola de un renacuajo. Puede deberse a ráfagas repetidas de inervación simpática, a una irritación que acaba provocando la pérdida de fibras, y a un síndrome de Horner. Esta afección es distinta de la **midriasis unilateral episódica** que se produce en algunos pacientes jóvenes durante un ataque típico de migraña, aunque existe cierta similitud. Debido a la posibilidad de una causa compresiva o incluso infecciosa (sifilítica), puede considerarse la posibilidad de realizar más estudios.

Algunos pacientes que sufren un traumatismo en las partes cervical inferior y torácica superior de la médula espinal experimentan episodios de dilatación pupilar unilateral asociados a sudoración unilateral. Este síndrome fue descrito a principios del siglo XVIII por el cirujano militar francés Francois Pourfour du Petit, y lleva su nombre. Las pruebas farmacológicas en estos pacientes sugieren que la midriasis se debe a una irritación simpática episódica.

Estimulación farmacológica del esfínter del iris

Casi todos los casos de anisocoria aguda en los que una de las pupilas no es reactiva se deben al bloqueo farmacológico del músculo del esfínter del iris. En estos casos, la anisocoria es peor en la luz que en la oscuridad porque la pupila afectada no puede contraerse. Sin embargo, en raras ocasiones, un fármaco, como un organofosforado utilizado en los plaguicidas, puede producir anisocoria mediante la estimulación, en lugar del bloqueo, del sistema parasimpático, lo que produce una pupila no reactiva y **miótica**. En estos casos, y en otros casos de estimulación farmacológica de la vía parasimpática ocular, una solución de tropicamida al 1 % dilatará la pupila de mayor tamaño y reactiva, pero no dilatará la pupila pequeña y no reactiva.

Estimulación farmacológica del dilatador del iris

La cocaína tópica en la nariz puede ascender por el conducto lagrimal hasta el saco conjuntival. La mayoría de las gotas para blanquear los ojos contienen componentes simpaticomiméticos que pueden causar una dilatación pupilar en individuos sensibles o en el contexto de una mayor permeabilidad de la córnea (es decir, por el uso de lentes de contacto). Otros fármacos adrenérgicos inhalados para el tratamiento pulmonar pueden escaparse por el borde de la máscara facial y condensarse en el saco conjuntival, lo que causaría una dilatación pupilar que es más evidente en la oscuridad que en la luz.

Mayor anisocoria en la luz

Daño en el flujo parasimpático hacia el músculo del esfínter del iris. La última vía común para la reactividad pupilar a la luz y la estimulación cercana comienza en el mesencéfalo con los núcleos oculomotores viscerales, continúa a través del nervio oculomotor hasta el ganglio ciliar, y llega al esfínter del iris a través de los nervios ciliares cortos. Las lesiones que afectan esta vía parasimpática pueden producir una parálisis absoluta de la constricción pupilar. En estos casos, la pupila está dilatada y no reacciona, y hay ausencia de todos los reflejos constrictores. En muchos casos, se daña simultáneamente toda señal de entrada parasimpática al ojo,

de modo que también se pierde la acomodación. Esta combinación de iridoplejía y cicloplejía suele denominarse **oftalmoplejía interna**, para así distinguirla de la oftalmoplejía externa, que se produce cuando los músculos extraoculares están paralizados en el contexto de respuestas pupilares normales.

El diagnóstico tópico de la parálisis del esfínter del iris es más fácil cuando hay signos de parálisis del nervio oculomotor. En el contexto de ptosis y parálisis de los músculos rectos superior, inferior y medial, así como del músculo oblicuo inferior, una pupila no reactiva y dilatada no es más que una parte del cuadro clásico de una lesión del nervio oculomotor. En este capítulo se ofrece una breve descripción de la enfermedad del nervio oculomotor que causa anisocoria. Para más consideraciones y detalles, consúltese el capítulo 19. Sin embargo, la parálisis aislada del iris puede ser un problema de diagnóstico difícil. Hay que tener en cuenta las lesiones del mesencéfalo, el nervio oculomotor, el ganglio ciliar, los nervios ciliares cortos y el propio ojo.

Daño en los núcleos de Edinger-Westphal. Las lesiones del mesencéfalo rostral casi nunca producen una pupila no reactiva y dilatada unilateral aislada. Cuando hay daño aislado en los núcleos de Edinger-Westphal, la regla son las anomalías pupilares bilaterales. Además, la mayoría de las lesiones en esta región que producen anomalías pupilares también afectan otras partes del núcleo oculomotor, lo que causa ptosis, oftalmoparesia o ambas.

Daño a las fibras pupilomotoras del nervio oculomotor. Dado que las fibras que emergen del núcleo de Edinger-Westphal se encuentran entre las más rostrales del grupo oculomotor (fig. 16-9), es posible que una lesión fascicular dañe solo las fibras que cumplen la función pupilar, y que produzca como resultado una pupila dilatada y no reactiva unilateral. Esto es muy excepcional. Los haces separados del nervio oculomotor que salen del mesencéfalo se unen para formar el nervio oculomotor en el espacio subaracnoideo. Las fibras pupilomotoras son superficiales y migran desde una posición medial superior a la parte inferior del nervio (fig. 16-10). Por tanto, las fibras pupilomotoras están sujetas a lesiones por procesos nocivos del LCR, como la meningitis basal, así como por lesiones compresivas, incluidos aneurismas y tumores cerebrales. La anomalía pupilar aislada sin disfunción oculomotora se observa muy raramente en las lesiones compresivas. Las lesiones intrínsecas del nervio oculomotor en el espacio subaracnoideo pueden producir una paresia del nervio oculomotor que comienza con una pupila dilatada. Estas lesiones incluyen schwannomas y malformaciones cavernosas.

Daño en el ganglio ciliar y sus raíces en la órbita: pupila tónica. La lesión de la inervación parasimpática posganglionar de los músculos intraoculares produce un síndrome característico. Inicialmente, puede haber

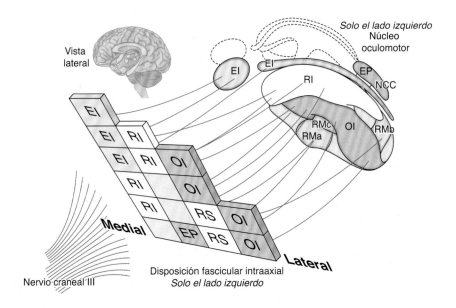

Figura 16-9 Posición de las fibras pupilomotoras en el fascículo del nervio oculomotor. Obsérvese que las fibras destinadas a inervar el músculo esfínter del iris (*EI*) están situadas rostral y medialmente con respecto a las fibras que inervan los músculos extraoculares y el elevador del párpado superior (*EP*). *OI*, oblicuo inferior; *RI*, recto inferior; *RM*, recto medial; *RS*, recto superior; *RMa, RMb* y *RMc*, subnúcleos que cumplen la función del recto medial en el complejo nuclear oculomotor; *NCC*, núcleo central caudal. (Reproducido con permiso de Ksiazek SM, Slamovits TL, Rosen CE, et al. Fascicular arrangement in partial oculomotor paresis. *Am J Ophthalmol* 1994;118:97-103.)

una oftalmoplejía interna aislada. Posteriormente, pueden observarse una o varias de las siguientes anomalías: mala reacción pupilar a la luz que puede verse como una parálisis regional del esfínter del iris mediante biomicroscopía con lámpara de hendidura, paresia de la acomodación, hipersensibilidad colinérgica de los músculos desnervados, respuesta pupilar a los estímulos cercanos inusualmente fuerte y tónica, y redilatación lenta y tónica tras la constricción a los estímulos cercanos.

Las pupilas que reaccionan de este modo se denominan **pupilas tónicas** (fig. 16-11). Las lesiones que las producen dañan el ganglio ciliar o los nervios ciliares cortos en el espacio retrobulbar o en el espacio intraocular supracoroideo (fig. 16-12). La lentitud y la tonicidad del movimiento pupilar se deben a una regeneración aberrante de los nervios ciliares en el esfínter del iris. Las pupilas tónicas pueden dividirse en tres categorías: locales, neuropáticas y síndrome de Holmes-Adie.

Pupila tónica local. La oftalmoplejía interna aguda seguida del desarrollo de una pupila tónica se produce por una variedad de inflamaciones, infecciones y procesos infiltrativos que afectan el ganglio ciliar de forma aislada o como parte de un proceso sistémico. Entre los trastornos que pueden causar la aparición de una pupila tónica **local** se incluyen herpes zóster, varicela, sarampión, difteria, sífilis (tanto congénita como adquirida), sarcoidosis, escarlatina, tosferina, viruela, gripe,

sinusitis, síndrome de Vogt-Koyanagi-Harada, artritis reumatoide, hepatitis vírica, coroiditis, tumores orbitarios y coroideos primarios y metastásicos, traumatismo contuso del globo ocular y lesiones orbitarias penetrantes. La siderosis debida a la presencia intraocular de un cuerpo extraño de hierro parece dañar más a los nervios que al músculo del esfínter, y puede producir midriasis por hierro. Diversos procedimientos quirúrgicos oculares u orbitarios, como la cirugía de reimplantación de la retina, la cirugía del músculo oblicuo inferior, la cirugía orbitaria, la fenestración de la vaina del nervio óptico, la fotocoagulación con láser, la crioterapia transconjuntival, la diatermia transescleral y las inyecciones retrobulbares de alcohol pueden provocar una pupila tónica local, al igual que los bloqueos dentales inferiores con anestesia local. La isquemia del ganglio ciliar o de los nervios ciliares cortos a causa de la migraña, la arteritis de células gigantes y otras vasculitis también pueden causar una pupila tónica.

Pupila tónica neuropática. Las **pupilas tónicas neuropáticas** se producen en pacientes en los que la pupila tónica forma parte de una neuropatía generalizada, diseminada, periférica o autónoma que también afecta el ganglio ciliar, los nervios ciliares cortos o ambos. En algunos casos, hay evidencia de una alteración tanto simpática como parasimpática. Las enfermedades que producen este síndrome son la sífilis, el alcoholismo crónico, la diabetes mellitus, algunas de las ataxias es-

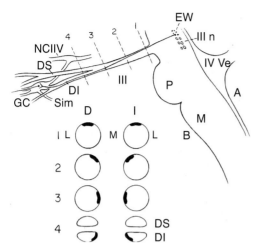

Figura 16-10 Curso de las fibras nerviosas autónomas preganglionares desde el tronco del encéfalo hasta el ganglio ciliar en humanos. En la parte superior se muestra una reconstrucción sagital del tronco del encéfalo con el recorrido del nervio oculomotor. Las localizaciones correspondientes de las fibras autónomas preganglionares para la pupiloconstricción y la acomodación dentro de los nervios oculomotores derecho (*D*) e izquierdo (*I*) se muestran en negro en secciones coronales a través de cortes en 1 (salida del tronco del encéfalo), 2 (punto medio en el espacio subaracnoideo), 3 (en el punto donde el tercer nervio entra en la duramadre) y 4 (en el seno cavernoso anterior donde las fibras han entrado en la división anatómica inferior del tercer nervio). Las fibras autónomas se sitúan en la parte superior cuando el nervio oculomotor sale del tronco del encéfalo y luego pasan a situarse más medialmente, cuando el nervio oculomotor pasa hacia la órbita. *A*, lado dorsal del tronco del encéfalo; *B*, lado ventral del tronco del encéfalo; *DI*, división inferior del nervio craneal III; *DS*, división superior del nervio craneal III; *EW*, núcleo de Edinger-Westphal; *GC*, ganglio ciliar; *III*, nervio craneal III; *IIIn*, porción somática del núcleo del nervio III; *l*, lateral *M*, médula; *m*, medial; *NCilV*, rama nasociliar del nervio craneal V; *P*, puente; *Sim*, ruta simpática. (Reimpreso de FW Kerr. The pupil-functional anatomy and clinical correlation. En: Smith JL, ed. *Neuro-Ophthalmology: Symposium of the University of Miami and the Bascom Palmer Eye Institute*, Vol. IV. Louis: CV Mosby; 1968;49-80. Copyright © 1968 Elsevier. Con permiso.)

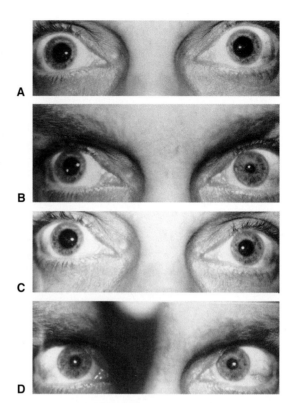

Figura 16-11 Síndrome de pupila tónica. Unos 4 meses antes, este hombre de 38 años notó que su pupila derecha era más grande que la izquierda. **A:** En la oscuridad mirando a lo lejos, ambas pupilas están dilatadas y tienen un tamaño relativamente igual. **B:** En la luz brillante, la pupila derecha no se contrae, mientras que la izquierda se contrae normalmente y produce una anisocoria significativa. **C:** A la luz de la habitación y mirando a lo lejos, se observa una anisocoria moderada. **D:** Durante la visión cercana, sin embargo, ambas pupilas se contraen. La pupila derecha se contrae mucho más lentamente que la izquierda, y se redilata lentamente.

pinocerebelosas, el síndrome de Guillain-Barré (SGB) y la variante de Miller Fisher del SGB. Otras enfermedades sistémicas que conllevan una disfunción del sistema nervioso autónomo y que pueden asociarse a pupila tónica son la pandisautonomía aguda, el síndrome de Shy-Drager y el síndrome de Ross (hiporreflexia, hipohidrosis segmentaria progresiva y pupila tónica). Los pacientes con lupus eritematoso sistémico pueden desarrollar pupilas tónicas en asociación con una neuropatía autónoma más generalizada, al igual que los pacientes con síndrome de Sjögren, en los que la alteración pupilar puede ser incluso el primer signo del trastorno. Las pupilas tónicas también pueden desarrollarse en pacientes con amiloidosis sistémica, neuropatía sensorial

hereditaria, un síndrome paraneoplásico y una neuropatía motora sensorial hereditaria (enfermedad de Charcot-Marie-Tooth).

Síndrome de la pupila tónica de Holmes-Adie. El **síndrome de la pupila tónica de Holmes-Adie** (también denominado síndrome de Adie) consiste en el desarrollo de pupilas tónicas unilaterales o bilaterales en personas por lo demás sanas y en pacientes con enfermedades no relacionadas. La mayoría de estos pacientes también presentan una alteración de los reflejos tendinosos profundos, pero no tienen evidencia de enfermedad ocular u orbitaria local ni de disfunción generalizada del sistema nervioso periférico o autónomo.

El síndrome de Adie no es frecuente. Casi siempre se presenta como una entidad esporádica, aunque puede ser familiar. La mayoría de los pacientes tienen entre 20 y 50 años en el momento de la detección. El 70 % de los casos se dan en mujeres y el 30 % en hombres.

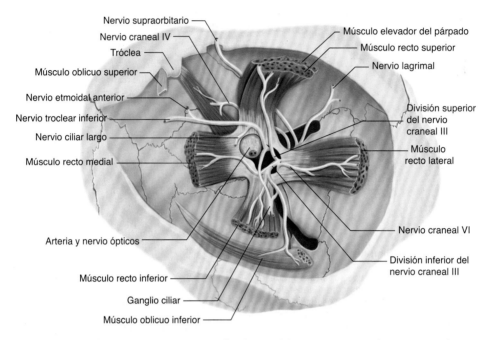

Nervio supraorbitario

Nervio craneal IV

Tróclea

Músculo oblicuo superior

Nervio etmoidal anterior

Nervio troclear inferior

Nervio ciliar largo

Músculo recto medial

Arteria y nervio ópticos

Músculo recto inferior

Ganglio ciliar

Músculo oblicuo inferior

Músculo elevador del párpado

Músculo recto superior

Nervio lagrimal

División superior del nervio craneal III

Músculo recto lateral

Nervio craneal VI

División inferior del nervio craneal III

Figura 16-12 Vista de la órbita posterior que muestra la relación del nervio óptico con los nervios oculomotores y los músculos extraoculares. Obsérvese la ubicación del ganglio ciliar. (Reimpreso de Wolff E. *Anatomy of the Eye and Orbit.* 6ª ed. Philadelphia, PA: WB Saunders; 1968. Copyright © 1968 Elsevier. Con permiso.)

El síndrome de Adie es unilateral en aproximadamente el 80% de los casos. Cuando la afección es bilateral, la aparición es ocasionalmente simultánea, pero suele producirse en episodios separados con meses o incluso años de diferencia.

La mayoría de los pacientes experimentan síntomas visuales entre los que se incluyen fotofobia, visión cercana borrosa, pupila dilatada y cefalea. Con el tiempo, la pupila dilatada se reduce y la acomodación mejora. Sin embargo, muchos pacientes siguen teniendo dificultades para enfocar. Si, algunos años más tarde, el otro ojo se ve afectado de forma similar, como ocurre en aproximadamente el 4% de los casos al año, parece producir muchos menos síntomas y, de hecho, puede pasar desapercibido.

También puede confundirse con midriasis y cicloplejia inducidas por fármacos hasta que se realiza un examen con lámpara de hendidura, momento en el que se observan contracciones segmentarias del esfínter del iris. Estas contracciones segmentarias o «movimientos vermiformes» se observan en todas las formas de pupila tónica, incluido el síndrome de Adie, mientras que un bloqueo farmacológico anticolinérgico siempre paraliza *todo* el esfínter. La parálisis segmentaria del esfínter del iris es una observación diagnóstica crítica. Casi todas las pupilas de Adie que tienen alguna reacción a la luz (alrededor del 90%) tienen una parálisis segmentaria del esfínter.

En la mayoría de los pacientes con síndrome de Adie, la paresia acomodativa se resuelve en varios meses. Sin embargo, en otros pocos pacientes, la regeneración aberrante dentro del músculo ciliar produce una paresia acomodativa que puede persistir hasta que se desarrolle la presbicia y disminuyan los síntomas.

Un número considerable de pacientes con síndrome de Adie desarrolla hiporreflexia o arreflexia. La explicación más probable es que la lesión responsable esté situada en el centro de la médula espinal. De hecho, los estudios anatomopatológicos realizados en algunos pacientes con el síndrome informan de cambios atróficos en las columnas dorsales.

Por tanto, parece más probable que la degeneración de los cuerpos celulares de las columnas dorsales, similar a la que se produce en el ganglio ciliar, sea la responsable de la pérdida de los reflejos tendinosos profundos que se produce en la mayoría de los pacientes con síndrome de Adie.

La pupila tónica de los pacientes con síndrome de Adie es hipersensible a la acetilcolina y a sustancias similares, incluida la pilocarpina. Por ejemplo, la administración conjuntival de 2 gotas de una solución de pilocarpina al 0.1% provoca una intensa miosis en la mayoría de las pupilas tónicas (fig. 16-13), mientras que las mismas soluciones no suelen provocar ningún cambio en el tamaño de las pupilas normales. Por desgracia, la utilidad clínica de la **prueba de hipersensibilidad a la desnervación** para una pupila tónica es limitada porque las pupilas de muchos pacientes con parálisis del nervio oculomotor se contraen tanto como las pupilas de Adie con soluciones débiles de pilocarpina.

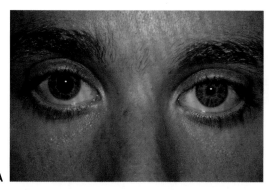 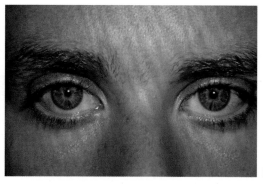

A

B

Figura 16-13 Hipersensibilidad posganglionar en el síndrome de la pupila tónica. **A:** Pupila tónica derecha en una mujer de 36 años. **B:** A los 45 min de la instilación conjuntival de 2 gotas de solución de pilocarpina al 0.1 % en cada ojo, la pupila derecha se observa contraída y no reactiva. La pupila izquierda permanece inalterada y normalmente reactiva.

La hipersensibilidad por desnervación en la pupila de Adie es paralela al fenómeno observado en el síndrome de Horner con el sistema simpático. Si el diagnóstico de una pupila tónica es incierto, es apropiado evaluar la hipersensibilidad colinérgica. Utilizamos una solución de pilocarpina al 0.0625 %, preparada en una jeringa a partir de una parte de pilocarpina al 1 % disponible en el mercado y 15 partes de solución salina normal. El esfínter no debe considerarse hipersensible a menos que se convierta en el menor de las dos pupilas medicadas.

Cinco características del síndrome de Adie cambian con el tiempo: la paresia de la acomodación parece recuperarse; la reacción pupilar a la luz no se recupera y puede volverse incluso más débil; los reflejos tendinosos profundos tienden a mostrar cada vez una mayor hiperreflexia; la pupila afectada se vuelve cada vez más pequeña, y hay una tendencia a que los pacientes con síndrome unilateral desarrollen, con el tiempo, una pupila tónica en el ojo opuesto.

La etiología del síndrome de Adie sigue siendo confusa. Tanto estudios farmacológicos como anatomopatológicos indican que la lesión que lo desencadena se ubica en el ganglio ciliar, los nervios ciliares cortos o ambos.

La explicación de por qué el reflejo luminoso está mucho más deteriorado que la constricción de la visión cercana es que la reacción de esta última no se **preserva** tanto como se **restablece**. Las fibras destinadas originalmente al músculo ciliar rebotan al azar, y algunas de ellas llegan al esfínter del iris y provocan una miosis cada vez que se estimula el músculo ciliar. Además, las fibras pupilomotoras destinadas al músculo del esfínter del iris constituyen solo un 3 % del número total de neuronas posganglionares que salen del ganglio ciliar; el resto inerva el músculo ciliar. Por tanto, cuando el ganglio ciliar se lesiona, hay más probabilidades de que sobrevivan las células o fibras que sirven a la acomodación que las que inervan el iris. Cuando surgen las nuevas fibras colaterales, la probabilidad de que estas nazcan de elementos acomodativos que de los que originalmente

inervaban el iris es mucho mayor. Estas nuevas fibras inervan ahora tanto el músculo ciliar como el iris, y la pupila vuelve a contraerse cuando el paciente mira un objeto cercano (fig. 16-14).

Daño en el esfínter del iris

Los traumatismos oculares pueden producir desgarros en el esfínter o en la base del iris. Este daño puede producir una pupila no reactiva o poco reactiva y con dilatación irregular que puede confundirse con la pupila dilatada de una parálisis del nervio oculomotor. En la mayoría de los casos, los desgarros del iris o la iridodiálisis se observan fácilmente con una lámpara de hendidura estándar o portátil. Otros signos que sugieren daño en el ojo son dispersión del pigmento en el estroma anterior del iris, pigmento en la cápsula anterior del cristalino (anillo de Vossius), catarata focal, rotura coroidea, conmoción de retina y hemorragias retinianas.

Bloqueo farmacológico con parasimpaticolíticos

La presencia de una pupila dilatada y no reactiva puede deberse a la administración tópica de uno de los diversos fármacos parasimpatolíticos, muchos de los cuales se describen más adelante en la sección de efectos farmacológicos. Hay que destacar que la midriasis farmacológica es extrema, normalmente de más de 8 mm. Dado que la pupila tónica aguda puede tener una apariencia algo similar, es necesario poder distinguir entre estas dos entidades. Además, aunque una pupila dilatada por afectación del nervio oculomotor rara vez está ampliamente dilatada y casi siempre está asociada a otros signos de disfunción del nervio oculomotor, en ocasiones existe la preocupación por parte de los clínicos de que una pupila dilatada y no reactiva pueda ser el signo más inicial de una parálisis aguda del nervio oculomotor. Puede utilizarse una solución de pilocarpina al 1 % para diferenciar la dilatación de una pupila debida al bloqueo farmacológico de las células del esfínter del

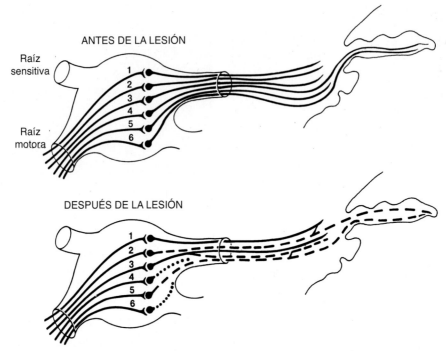

ANTES DE LA LESIÓN

Raíz
sensitiva

Raíz
motora

DESPUÉS DE LA LESIÓN

Figura 16-14 Teoría de la mala regeneración en relación con los hallazgos del síndrome de la pupila tónica. **Arriba**: Antes de la lesión, la mayoría de las fibras del ganglio ciliar están destinadas al músculo ciliar para producir la acomodación. **Abajo**: Tras la lesión, es más probable que una fibra posganglionar en regeneración lo sea para la acomodación; sin embargo, muchas de estas fibras envían ramificaciones o colaterales al iris, lo que produce constricción pupilar durante el intento de acomodación-convergencia. En este dibujo, la fibra posganglionar 1, para la acomodación, no se ha lesionado; las fibras 2 y 5, también acomodativas, se han regenerado y han emitido brotes tanto al músculo ciliar como al esfínter del iris; la fibra 3, para la constricción pupilar, ha emitido un brote al músculo ciliar a través de la vaina nerviosa restante de la fibra 4, que ha sido dañada; la fibra 6, para la constricción pupilar, ha sido destruida y no se ha regenerado. Por tanto, la acomodación y la constricción pupilar se producirán principalmente en el intento de acomodación-convergencia.

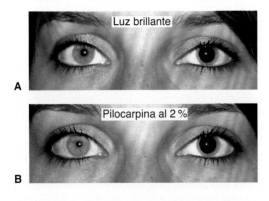

Luz brillante

A

Pilocarpina al 2 %

B

Figura 16-15 Pupila dilatada farmacológicamente. **A:** Pupila izquierda no reactiva y dilatada en una mujer de 25 años que se queja de dolor de cabeza y visión borrosa. **B:** A los 45 min de la instilación conjuntival de 2 gotas de pilocarpina al 2 % en cada ojo, no hay variaciones en la pupila izquierda, mientras que se observa una contracción significativa en la derecha. La paciente admitió posteriormente el uso reciente del parche de escopolamina y se presume que se tocó inadvertidamente el ojo izquierdo después de manipularlo. (Cortesía de Francois X. Borruat, M.D.)

iris de la debida a un posible daño neurológico en la vía parasimpática desde el tronco del encéfalo hasta el esfínter del iris. Una pupila dilatada por bloqueo farmacológico no cambiará, o solo se contraerá poco, con una solución tópica de pilocarpina lo suficientemente fuerte para contraer al máximo la pupila opuesta (fig. 16-15). Asimismo, una pupila tónica se contraerá con soluciones aún más débiles de pilocarpina debido a la hipersensibilidad por desnervación (v. la sección Síndrome de la pupila tónica de Holmes-Adie) y debería contraerse con pilocarpina al 1 %. Una pupila dilatada por una disfunción del nervio oculomotor también se contraerá al máximo tras la instilación de la misma cantidad de pilocarpina.

Anisocoria que puede ser más evidente en la oscuridad o en la luz

Cuando algunas personas sanas miran a un extremo lateral, la pupila de ese lado se hace más grande que la del lado opuesto, que se hace más pequeña. Este fenómeno se denomina **fenómeno de Tournay**. No posee relevancia clínica.

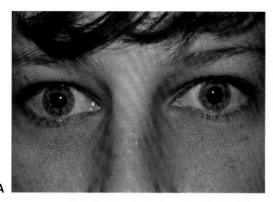
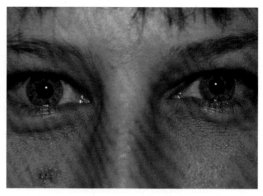

A   B

Figura 16-16 Dilatación pupilar unilateral intermitente en una mujer joven durante una migraña grave. **A:** Durante el ataque de migraña, la pupila izquierda está dilatada y poco reactiva. Sin embargo, la acomodación es normal, lo que sugiere que la dilatación está causada por hiperactividad simpática, no por hipoactividad parasimpática. **B:** Entre los ataques, las pupilas son isocóricas.

La **dilatación pupilar unilateral transitoria** se produce en adultos jóvenes por lo demás sanos en asociación con visión borrosa y cefalea (fig. 16-16). No se observan otros signos de parálisis del nervio oculomotor, y los estudios de neuroimagen, incluida la arteriografía cerebral, no muestran anomalías intracraneales. Antes se pensaba que lo que tenían estos pacientes era una variante de migraña oftalmopléjica, y se creía que la responsabilidad recaía en el daño a las fibras pupilomotoras eferentes a lo largo del nervio oculomotor o en la órbita. Sin embargo, en algunos pacientes se ha observado hiperactividad simpática del iris, en lugar de debilidad parasimpática.

Por tanto, el primer paso para determinar el tratamiento de un paciente con cefalea y una pupila dilatada unilateral es determinar, mediante la evaluación de la reactividad de las pupilas a la luz y la cantidad de amplitud acomodativa, si la anisocoria está causada por una disfunción parasimpática o simpática. Si hay hiperactividad simpática, no es necesaria ninguna otra evaluación. Aunque algunos pacientes con insuficiencia parasimpática pueden requerir una angiografía por catéter para excluir un aneurisma, la disponibilidad de estudios de neuroimagen cada vez más sensibles, como la RM estándar, la angiografía por RM y la angiografía por TC, permite evaluar a estos pacientes de forma no invasiva y, si los estudios son negativos, realizar un seguimiento para detectar la resolución de la dilatación pupilar o el desarrollo de otros signos de disfunción del nervio oculomotor.

La dilatación pupilar unilateral transitoria se produce en algunas personas sanas sin asociarse a cefalea, y este fenómeno también puede deberse a interrupción parasimpática o irritación simpática. Estos episodios pueden durar minutos, horas o incluso semanas, y pueden repetirse durante varios años. En algunos pacientes, la dilatación pupilar se asocia con evidencia de pérdida de la acomodación en el ojo afectado, lo que implica

un proceso parasimpático. Sin embargo, en otros, hay otras evidencia de disfunción autónoma, incluidas presión arterial lábil y eritromelalgia del cuello y el tórax. Estas características, junto con la acomodación normal, sugieren hiperactividad del sistema simpático. Así pues, la midriasis pupilar unilateral episódica, esté o no asociada a cefalea, puede deberse a hipofunción parasimpática o hiperfunción simpática.

Diferenciación de la anisocoria. Desde un punto de vista práctico, la anisocoria que es más evidente en la oscuridad que en la luz indica que los músculos del esfínter del iris y la vía parasimpática que los constriñe están intactos. Hay más dilatación en la oscuridad de una pupila que de la otra, porque ambas se contraen a la estimulación de la luz, pero en la oscuridad una se dilata más que la otra. Una anisocoria más evidente en la luz que en la oscuridad indica un defecto de la vía parasimpática ocular, de los músculos del esfínter del iris o de ambos. Esto permite un abordaje relativamente sencillo del paciente con anisocoria, con el uso de la reacción de las pupilas a la estimulación luminosa como rasgo diferenciador inicial (fig. 16-17).

Si hay una buena reacción a la luz en ambos ojos, el paciente casi siempre tiene anisocoria fisiológica o un síndrome de Horner. Estas dos entidades se diferencian mediante la prueba de la cocaína o la apraclonidina. Si estas indican que el paciente tiene un síndrome de Horner, puede realizarse la prueba de la hidroxianfetamina posteriormente, al menos 24 h después, para diferenciar un síndrome de Horner central o preganglionar de uno posganglionar.

Si hay una mala reacción a la luz en uno o ambos ojos, el paciente tiene un defecto del sistema parasimpático o del músculo del esfínter del iris. El iris debe examinarse con un biomicroscopia en lámpara de hendidura para determinar si hay desgarro del esfínter u otro daño y para ver si hay alguna evidencia de parálisis segmentaria del esfínter o de movimientos vermiformes. Si

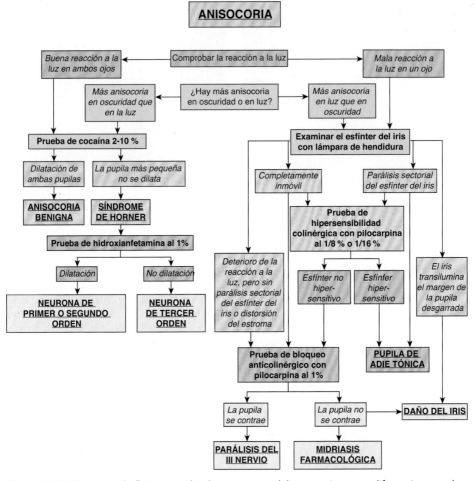

Figura 16-17 Diagrama de flujo que indica los pasos que deben seguirse para diferenciar entre las distintas causas de anisocoria.

no hay evidencia de daño, puede utilizarse una solución de pilocarpina al 1 % para distinguir entre una pupila bloqueada farmacológicamente y una causa neurógena. Si los resultados de la prueba indican anisocoria neurógena, pero no hay otros indicios de paresia del nervio oculomotor, puede utilizarse en otro momento una solución de pilocarpina al 0.1 % para detectar una posible hipersensibilidad por desnervación del sistema parasimpático, que se produce con mayor frecuencia en asociación con un síndrome de pupila tónica. De forma alternativa, puede comenzarse con una solución de pilocarpina al 0.1 % para comprobar si existe hipersensibilidad por desnervación. Si ninguna de las dos pupilas se contrae, puede utilizarse una solución de pilocarpina al 1 % en la misma sesión.

Anomalías aferentes

Defecto pupilar aferente relativo

El defecto pupilar aferente relativo (DPAR) es uno de los signos objetivos más importantes en oftalmología. Puede ser la única evidencia de disfunción orgánica del sistema sensorial visual aferente en un paciente que con síntomas de pérdida visual en uno o ambos ojos, pero con un fondo de ojo normal.

La mayoría de los pacientes con una **neuropatía óptica** unilateral o bilateral patológica, con independencia de la causa, tienen un DPAR (fig. 16-18). Los pacientes con **glaucoma** tienen un DPAR solo si el glaucoma es unilateral o asimétrico, y los pacientes con **drusas de la papila óptica** tienen un DPAR solo cuando hay pérdida de campo visual asociada en un solo ojo o asimétricamente en ambos. Si la agudeza visual es de 20/200 o mejor y se debe a una **enfermedad macular**, como por ejemplo degeneración macular, cualquier DPAR será normalmente de 0.5 unidades logarítmicas o menos. De hecho, es difícil que se produzca un DPAR superior a 1.0 unidades logarítmicas con una lesión limitada a la mácula. La coriorretinopatía serosa central, que puede simular clínicamente una neuropatía óptica, produce un DPAR mínimo, normalmente de 0.3 unidades logarítmicas o menos. El DPAR también puede desarrollarse en pacientes con **desprendimiento de retina**. Cada

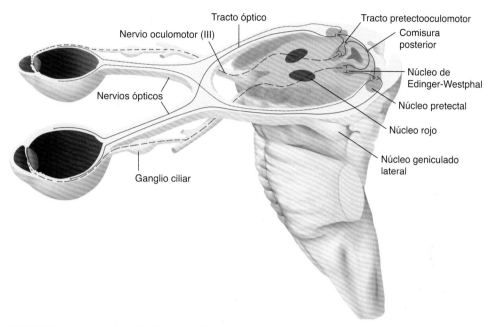

Figura 16-18 Diagrama del recorrido del reflejo luminoso pupilar.

cuadrante de un desprendimiento de retina abombado reciente produce alrededor de 0.3 unidades logarítmicas de DPAR, y, cuando la mácula se desprende, dicho defecto aumenta en otras 0.7 unidades logarítmicas. También, el DPAR puede deberse a la existencia de una **oclusión de la vena central de la retina (OVCR)**, especialmente cuando se trata de una oclusión isquémica. Alrededor del 90 % de las OVCR no isquémicas se asocian a un DPAR de 0.3 unidades logarítmicas o menos, y ninguna tiene un DPAR superior a 0.9. Por el contrario, más del 90 % de las OVCR isquémicas se asocian a un DPAR de 1.2 unidades logarítmicas o más, y en ninguna se observa un DPAR inferior a 0.6.

En la **anisocoria**, el ojo con la pupila más pequeña tiene una retina relativamente sombreada; cuando, durante la prueba de la luz oscilante, la luz incide menos en una retina, puede parecer un DPAR. Esta asimetría solo es clínicamente significativa cuando una de las pupilas es muy pequeña o cuando la anisocoria es grande (2 mm o más). En la **ambliopía** por supresión, a menudo puede observarse un pequeño DPAR en un ojo con ambliopía. Suele ser inferior a 0.5 unidades logarítmicas, y el número no se correlaciona bien con la agudeza visual. Un ojo **ocluido** se adapta cada vez más a la oscuridad y es más sensible a la luz durante los primeros 30 min de oclusión. Esto puede producir temporalmente hasta 1.5 unidades logarítmicas de un falso DPAR en el ojo no ocluido.

Una **catarata** unilateral, incluso si es muy densa y brunescente, produce poco o ningún DPAR. Esto puede deberse, en parte, a la retina adaptada a la oscuridad que hay detrás de la catarata y, en parte, a que el haz de luz que entra por la pupila es difundido por la catarata para cubrir una zona de la retina más amplia de lo normal. De hecho, una catarata unilateral, blanca y opaca parece producir habitualmente un pequeño DPAR en el ojo opuesto.

Una lesión completa o casi completa del **tracto óptico** no solo produce hemianopsia homónima contralateral, sino también un DPAR definido (0-3-1.8 unidades logarítmicas) en el ojo contralateral, el ojo con la pérdida del campo temporal. Esto se debe, en parte, a que hay más fibras cruzadas que no cruzadas en el quiasma, así como más fibras cruzadas que no cruzadas en la hemidecusación del mesencéfalo de las vías pupilares.

La mayoría de los pacientes con hemianopsias homónimas no tienen un DPAR a menos que la lesión afecte el tracto óptico contralateral. Existe una excepción en pacientes con **hemianopsia homónima congénita posgeniculada**. En estos casos, el DPAR está en el lado opuesto a la lesión (en el lado de la hemianopsia) y es el resultado de la degeneración transináptica del tracto óptico ipsolateral a la lesión. Estos pacientes también presentan atrofia bilateral hemianópsica de la retina y el nervio óptico.

Una lesión unilateral en el **núcleo pretectal o en el brazo del colículo superior** dañará las fibras pupilares procedentes del tracto óptico ipsolateral. Esto puede producir un DPAR contralateral sin pérdida de agudeza visual o de visión del color y sin defecto del campo visual, aunque en ocasiones el defecto puede asociarse a una paresia del nervio troclear ipsolateral o contralateral. Además, las lesiones que afectan el cuerpo geniculado lateral o la porción proximal de la vía retrogeniculada pueden asociarse a un DPAR contralateral no por la afectación de esa vía, sino por la afectación de las neuronas intercaladas adyacentes entre la vía visual y los centros pupilomotores de la región pretectal.

Ni la pérdida no orgánica de la agudeza visual ni la constricción no orgánica del campo visual en un ojo producirán un DPAR. En cambio, la gran mayoría de los pacientes con pérdida neurógena monocular del campo visual sí lo presentan. Por tanto, la ausencia de este signo en un paciente con pérdida monocular de la visión y sin evidencia de error refractivo, medios opacos o una pequeña lesión macular, debería sugerir un proceso no orgánico. Cuando un paciente tiene una supuesta neuropatía óptica unilateral, pero no presenta un DPAR, con independencia de la causa de la supuesta neuropatía, o bien no hay neuropatía óptica o bien la hay y esta es bilateral.

Algunos sujetos sanos muestran un DPAR persistente, pero pequeño, en ausencia de cualquier enfermedad detectable. En estos casos, el DPAR es bastante pequeño, normalmente de 0.3 unidades logarítmicas o menos, y de grado variable.

Pupila de Wernicke

Cuando el quiasma óptico está bisecado sagitalmente o hay una lesión quiasmática grave y permanente por una lesión compresiva, las mitades nasales de cada retina se vuelven insensibles a la luz, de modo que no solo hay hemianopsia bitemporal, sino también hemiacinesia pupilar bitemporal. La luz que incide en la retina nasal de cualquiera de los dos ojos no produce constricción pupilar.

Pupilas con respuesta deficiente por enfermedad del mesencéfalo

El daño en la entrada aferente hacia los núcleos oculomotores viscerales o en los núcleos y sus tractos de fibras eferentes pueden provocar pupilas dilatadas y no reactivas y con respuesta deficiente a los estímulos de luz y cercanos. La localización precisa de tales lesiones es casi imposible de determinar a menos que haya evidencia asociada de disfunción del nervio oculomotor. En los pacientes con tumores en la región pineal pueden detectarse diversas anomalías pupilares. Algunos

pacientes tienen un deterioro significativo de las reacciones a la luz, pero una respuesta relativamente intacta a los estímulos cercanos (disociación luz-proximidad clásica), mientras que otros poseen un deterioro tanto de las reacciones a la luz como a los estímulos cercanos; solo en raras ocasiones tienen una reacción a la luz relativamente intacta, si bien se observa un deterioro de la respuesta a los estímulos cercanos (pupila de Argyll Robertson inversa).

Las pupilas dilatadas no reactivas, o poco reactivas, que se producen en pacientes con pinealomas y otros tumores que dañan la región dorsal del mesencéfalo suelen ser bilaterales y pueden preceder al desarrollo de la parálisis supranuclear de la mirada conjugada hacia arriba. En algunos casos, inicialmente puede haber una disociación luz-proximidad.

Las pupilas no reactivas, dilatadas bilaterales rara vez se producen de forma aislada cuando la anomalía se debe al daño en el complejo nuclear oculomotor rostral. Las lesiones que producen estos cambios deben localizarse en la materia gris periacueductal, cerca del extremo rostral del acueducto. Las enfermedades vasculares, inflamatorias, neoplásicas y desmielinizantes que afectan esta zona casi siempre producen signos asociados, como oftalmoplejía nuclear, parálisis de la mirada vertical, pérdida de convergencia, exotropía, ptosis y otros defectos del movimiento ocular.

Reacción paradójica de las pupilas ante la luz y la oscuridad

Los pacientes con visión ciega nocturna estacionaria congénita, acromatopsia congénita, monocromatismo de conos azules y amaurosis congénita de Leber suelen presentar una respuesta pupilar «paradójica» caracterizada por constricción en la oscuridad. En una habitación iluminada, estos pacientes suelen mostrar dilatación moderada de las pupilas. Sin embargo, cuando se apagan las luces, estas se contraen intensamente y luego se vuelven a dilatar lentamente. En ocasiones, estas respuestas se producen en pacientes con hipoplasia de la papila óptica, atrofia óptica autosómica dominante y neuritis óptica bilateral. Es probable que estas respuestas

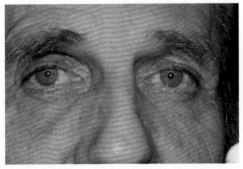
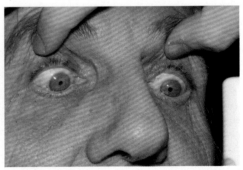

Figura 16-19 Pupilas de Argyll Robertson en un paciente con neurosífilis. **A:** Pupilas pequeñas e irregulares en la luz. **B:** Mayor constricción con el esfuerzo de acomodación.

pupilares no se produzcan por anomalías en el SNC, sino por retrasos selectivos en las señales aferentes de los fotorreceptores de la retina hacia el centro pupilomotor.

Disociación de luz-proximidad

Las pupilas normales se contraen no solo ante la estimulación lumínica, sino también durante la visión cercana, como parte del complejo de visión cercana (convergencia, acomodación y miosis). La constricción de las pupilas durante la visión cercana que es más fuerte que la respuesta a la luz (**disociación luz-proximidad**) puede deberse a un defecto en los sistemas aferente o eferente que sirven a la función pupilar. Por ejemplo, esta es la característica principal de las pupilas de Argyll Robertson que se producen por una disfunción eferente, pero también se observa en pacientes con visión ciega pregeniculada, lesiones mesencefálicas compresivas e infiltrativas y daños en la inervación parasimpática del esfínter del iris.

Pupilas de Argyll Robertson

Los rasgos característicos de este síndrome, tal y como se describieron por primera vez, son (1) retinas sensibles a la luz, (2) pupilas que no responden a la luz, (3) constricción pupilar normal durante la acomodación y la convergencia para los objetos cercanos, y (4) pupilas muy pequeñas (fig. 16-19). La pupila de Argyll Robertson es ampliamente aceptada como casi patognomónica de neurosífilis.

Las pupilas de Argyll Robertson suelen ser pequeñas, y se dilatan poco en la oscuridad. Otra característica importante es su irregularidad. En la pupila de Argyll Robertson completamente desarrollada, hay una pérdida completa de la constricción pupilar. Aunque la constricción a la estimulación cercana suele parecer normal, la reacción suele estar ligeramente alterada. Estas pupilas suelen ser bilaterales y simétricas (**video 16-2**).

El lugar de la lesión responsable de la producción de las pupilas de Argyll Robertson es la región del acueducto cerebral (de Silvio), en la región rostral del mesencéfalo. En esta localización, el daño interfiere con las fibras reflejas de la luz y las inhibidoras supranucleares cuando se acercan a los núcleos oculomotores viscerales, pero preserva las fibras que sirven para la constricción pupilar destinada a la visión cercana. El síndrome de Argyll Robertson «completo» puede observarse en pacientes con diabetes *mellitus*, alcoholismo crónico, encefalitis, esclerosis múltiple, enfermedades relacionadas con la edad y degenerativas del SNC, algunos tumores raros del mesencéfalo y, raramente, enfermedades inflamatorias sistémicas, incluidas sarcoidosis y neuroborreliosis. Sin embargo, debe asumirse que un paciente con pupilas de Argyll Robertson tiene neurosífilis hasta que se demuestre lo contrario.

Lesiones mesencefálicas

La presión sobre la región dorsal del mesencéfalo puede dar lugar al síndrome de Parinaud (también deno-

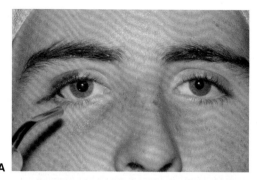

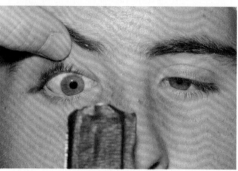

Figura 16-20 Disociación pupilar luz-proximidad en un paciente con un disgerminoma que produce un síndrome de la región dorsal del mesencéfalo. En una habitación poco iluminada, ambas pupilas se observaban grandes y ligera anisocoria. **A:** Cuando una luz brillante se ilumina en cualquiera de los ojos, ambas pupilas se contraen de forma lenta e incompleta. **B:** Cuando se solicita al paciente que mire a un objetivo de acomodación, ambas pupilas se contraen intensa y extensamente. El paciente también tiene dificultades con la mirada hacia arriba.

minado síndrome del acueducto Silvio o síndrome de la región dorsal del mesencéfalo). Este síndrome, en la región de la comisura posterior, consiste en parálisis supranuclear de la mirada hacia arriba (a menudo peor para los movimientos sacádicos que los de seguimiento), retracción de los párpados, dificultades de acomodación, nistagmo de convergencia-retracción al intentar mirar hacia arriba y trastornos de la función pupilar. Las pupilas de estos pacientes suelen ser grandes, no se contraen a la luz o lo hacen muy mal y, sin embargo, reaccionan bien a los estímulos cercanos (fig. 16-20). Estas pupilas pueden ser el primer signo de un tumor pineal o de otro tipo que comprime o infiltra la región dorsal del mesencéfalo o de una hidrocefalia, especialmente la causada por una estenosis del acueducto o una derivación bloqueada (**video 16-3**).

Lesiones de la vía aferente

Las lesiones de la vía sensorial visual desde la retina hasta el punto de salida de las fibras pupilomotoras deterioran la reacción a la luz, pero preservan la respuesta cercana. Si el paciente está ciego por una enfermedad del nervio óptico, por ejemplo, no habrá reacción de la pupila en el ojo ciego a la estimulación directa de la luz, pero la reacción de cerca puede estar bien conservada cuando se prueba utilizando la propiocepción como estímulo.

Regeneración aberrante tras un daño en la inervación del esfínter del iris

En algunos pacientes con daño en la inervación del esfínter del iris, en realidad la reacción a la luz no se preserva, sino que se restablece por la regeneración aberrante de las fibras dañadas. Este fenómeno se produce en el contexto de una regeneración aberrante tras el daño estructural del nervio oculomotor **preganglionar**. Las fibras que se dirigen a los músculos extraoculares o al músculo ciliar pueden desviarse hacia el esfínter del iris, que es un músculo tan pequeño que requiere tan solo unas pocas de estas fibras para provocar su contracción. Aunque estas pupilas se denominan a menudo pupilas «tónicas», no se observan dos características principales de las pupilas tónicas: contracción lenta y sostenida hasta casi el esfuerzo y redilatación lenta después de la constricción.

Alteraciones durante las convulsiones

Algunos pacientes, en su mayoría niños, experimentan midriasis pupilar unilateral y transitoria durante y después de las convulsiones. En la mayoría de los casos, son del tipo *petit mal*. El mecanismo de la dilatación pupilar que se produce durante y después de la actividad convulsiva parece ser una combinación de interrupción de los impulsos parasimpáticos e irritación del sistema simpático.

No todos los pacientes con alteraciones pupilares durante una convulsión presentan dilatación de las pupilas. Algunos experimentan constricción pupilar ictal unilateral o bilateral, con y sin ptosis.

Alteraciones en el coma

El coma es un estado de ausencia de respuesta psicológica profundo en el que el paciente yace con los ojos cerrados. Los pacientes no muestran ninguna respuesta psicológicamente comprensible a los estímulos externos o a las necesidades internas. Las causas del coma incluyen lesiones supratentoriales, lesiones infratentoriales y disfunciones cerebrales difusas debidas a diversos procesos inflamatorios, infecciosos, degenerativos y metabólicos. La prevalencia de las anomalías pupilares en los pacientes comatosos es alta y puede, en algunos casos, ayudar a la comprensión y localización inicial del proceso.

Las lesiones cerebrales que provocan el coma pueden producir anomalías primarias del tamaño y la reactividad de las pupilas. Por ejemplo, el daño al **hipotálamo**, especialmente en las regiones posterior y ventrolateral, puede producir síndrome de Horner central ipsilateral. El desplazamiento hacia abajo del hipotálamo con síndrome de Horner unilateral suele ser el primer signo claro de una hernia transtentorial incipiente. El daño al **diencéfalo**, particularmente durante el deterioro de la región rostral-caudal del tronco del encéfalo causado por lesiones supratentoriales, produce pupilas simétricamente pequeñas, pero de reacción rápida.

Las lesiones de las regiones tectal dorsal o pretectal del **mesencéfalo** interrumpen el reflejo pupilar a la luz, pero pueden preservar la respuesta a los estímulos cercanos (disociación luz-proximidad). Las pupilas están en posición media o ligeramente dilatadas y son redondas. Las lesiones mesencefálicas en la región del núcleo del nervio oculomotor casi siempre dañan las vías simpáticas y parasimpáticas del ojo. Las pupilas resultantes suelen ser ligeramente irregulares y desiguales. Son pupilas en posición media y no reaccionan a los estímulos luminosos.

Las lesiones de la porción tegmental del **puente (protuberancia)** pueden interrumpir las vías simpáticas descendentes y producir pupilas bilateralmente pequeñas. En muchos casos, especialmente en aquellos con hemorragia pontina (protuberancial), las pupilas son puntiformes, presumiblemente por una combinación de interrupción simpática y desinhibición parasimpática.

Las fibras pupilares dentro del **nervio oculomotor periférico** son particularmente susceptibles cuando una hernia tentorial comprime el nervio contra la arteria cerebral posterior o el borde de la tienda del cerebelo. En estos casos, la dilatación pupilar puede preceder a otros signos de parálisis del nervio oculomotor, y estos pacientes pueden presentar pupilas no reactivas, dilatadas u ovaladas.

Las lesiones supratentoriales producen disfunción neurológica por dos mecanismos: daño cerebral primario y disfunción secundaria del tronco del encéfalo por desplazamiento, compresión tisular, hinchazón y estasis vascular. De los dos procesos, la disfunción secundaria del tronco del encéfalo es la que más pone en peligro la vida. Suele presentarse como uno de los dos patrones principales. La mayoría de los pacientes desarrollan signos de deterioro diencefálico bilateral: **síndrome central**. En este síndrome, se desarrollan signos pupilares, oculomotores y respiratorios que indican que las funciones diencefálica, mesencefálica, pontina y, finalmente, medular se está perdiendo de forma ordenada, de rostral-caudal. Otros pacientes desarrollan signos de hernia tentorial con compresión del nervio oculomotor y del mesencéfalo lateral, ya sea ipsilateral o contralateralmente: el **síndrome tentorial**.

En los pacientes en coma profundo, el estado de las pupilas puede ser el criterio más importante para distinguir clínicamente entre la enfermedad metabólica y la estructural. Las vías pupilares son relativamente resistentes a las alteraciones metabólicas. Por tanto, la conservación de reflejos luminosos pupilares a pesar de la presencia concurrente de depresión respiratoria, falta de respuesta calórica, rigidez de descerebración o flacidez motora sugieren un **coma metabólico**. Por el contrario,

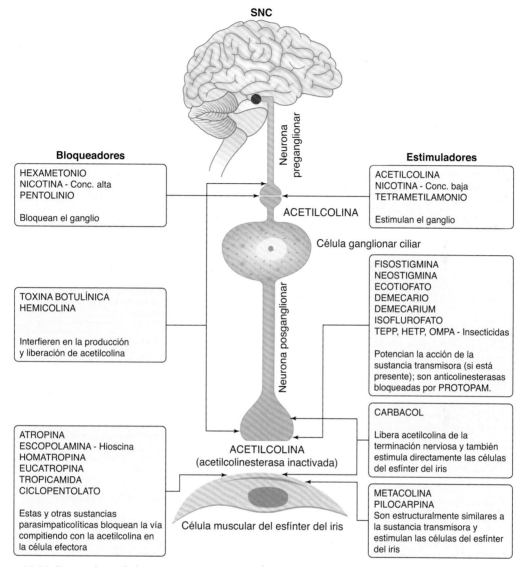

Figura 16-21 Farmacología de la inervación parasimpática del iris.

si la asfixia, la ingestión de fármacos o la enfermedad pupilar preexistente pueden excluirse como causa del coma, la ausencia de reflejos luminosos pupilares en un paciente comatoso sugiere intensamente una lesión estructural, más que un proceso metabólico.

Alteraciones en los trastornos de la unión neuromuscular

A pesar de ser de origen neuroectodérmico, la musculatura del iris puede afectarse por miopatías sistémicas y trastornos generalizados de la unión neuromuscular. Aunque la mayoría de los investigadores no describen anomalías pupilares en pacientes con **miastenia grave**, raramente los pacientes con miastenia grave ocular

tienen anisocoria, pupilas de reacción lenta, o ambas, que muestran fatiga ante la estimulación lumínica prolongada. Esta disfunción **no es clínicamente significativa** y no debe confundir el diagnóstico.

El **botulismo** es una enfermedad que puede llegar a ser mortal y que se desencadena por los efectos de la toxina producida por una de las diversas cepas del organismo *Clostridium botulinum*. En la mayoría de los casos, el origen es la ingestión oral de la toxina en alimentos en mal estado. Casi todos los pacientes que desarrollan botulismo tienen múltiples síntomas y signos de disfunción colinérgica, incluidas pupilas dilatadas, poco reactivas o no reactivas, paresia de la acomodación, ptosis y oftalmoplejía.

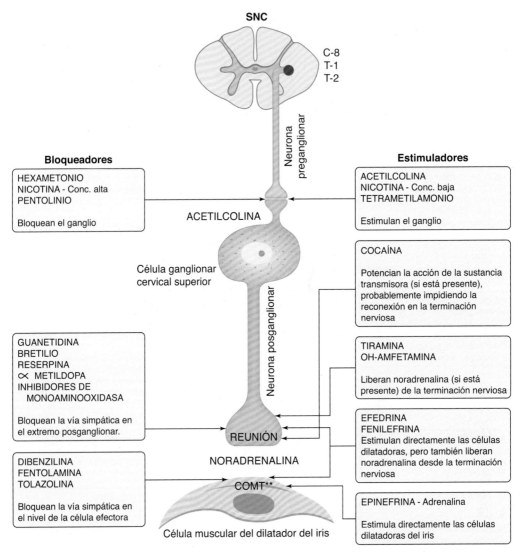

SNC

C-8
T-1
T-2

Neurona preganglionar

Bloqueadores

HEXAMETONIO
NICOTINA - Conc. alta
PENTOLINIO

Bloquean el ganglio

ACETILCOLINA

Célula ganglionar
cervical superior

Estimuladores

ACETILCOLINA
NICOTINA - Conc. baja
TETRAMETILAMONIO

Estimulan el ganglio

COCAÍNA

Potencian la acción de la sustancia transmisora (si está presente), probablemente impidiendo la reconexión en la terminación nerviosa

Neurona posganglionar

GUANETIDINA
BRETILIO
RESERPINA
∝ METILDOPA
INHIBIDORES DE
 MONOAMINOOXIDASA

Bloquean la vía simpática en el extremo posganglionar.

TIRAMINA
OH-AMFETAMINA

Liberan noradrenalina (si está presente) de la terminación nerviosa

REUNIÓN

NORADRENALINA

EFEDRINA
FENILEFRINA
Estimulan directamente las células dilatadoras, pero también liberan noradrenalina desde la terminación nerviosa

DIBENZILINA
FENTOLAMINA
TOLAZOLINA

Bloquean la vía simpática en el nivel de la célula efectora

COMT**

EPINEFRINA - Adrenalina

Estimula directamente las células dilatadoras del iris

Célula muscular del dilatador del iris

**COMT - catecol-O-metil transferasa

*Estas aminas simpaticomiméticas son estructuralmente similares a la sustancia transmisora

Figura 16-22 Farmacología de la inervación simpática del iris.

Efectos de los medicamentos

Fármacos dilatadores pupilares

Fármacos parasimpáticos (anticolinérgicos). La farmacología de la inervación parasimpática del iris se ilustra en la figura 16-21.

Fármacos simpaticomiméticos (adrenérgicos). La farmacología de la inervación simpática del iris se ilustra en la figura 16-22.

Fármacos que constriñen las pupilas

Fármacos parasimpaticomiméticos (colinérgicos). La farmacología de la inervación parasimpática del iris se ilustra en la figura 16-21.

Fármacos simpaticolíticos (antiadrenérgicos). La farmacología de la inervación simpática del iris se ilustra en la figura 16-22.

Defectos estructurales del iris

Defectos congénitos. La **aniridia** es una anomalía congénita en la que el iris parece clínicamente ausente (fig. 16-23A). En casi todos los casos, el examen histológico o gonioscópico revela pequeños restos de tejido del iris. La afección suele ser bilateral y puede presentarse como una afección hereditaria o como un fenómeno esporádico. Cuando es hereditaria, suele transmitirse de forma autosómica dominante. Sin embargo, hay casos raros de transmisión recesiva. Los pacientes con aniri-

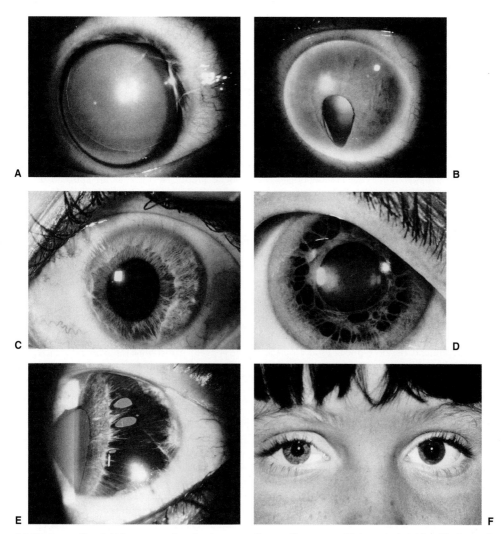

Figura 16-23 Anomalías del iris que pueden simular anomalías pupilares neurológicas. **A:** Aniridia. Obsérvese la dislocación del cristalino hacia arriba asociada. (Cortesía de la Dra. Irene H. Maumenee.) **B:** Coloboma del iris típico. (Cortesía de la Dra. Irene H. Maumenee.) **C:** Corectopía adquirida en el síndrome de adhesión iridocorneal-endotelial. (Cortesía del Dr. Harry A. Quigley.) **D:** Membrana pupilar persistente. (De Gutman ED, Goldberg MF. Persistent pupillary membrane and other ocular abnormalities. *Arch Ophthalmol* 1976;94(1):156-157. Copyright © 1976 American Medical Association. Todos los derechos reservados.) **E:** Seudopolicoria del síndrome de adhesión iridocorneal-endotelial. (Cortesía del Dr. Harry A. Quigley.) **F:** Iris heterocrómico en un paciente con síndrome de Horner congénito. Obsérvese que el iris más claro es el iris anómalo.

dia suelen tener mala agudeza visual y otras anomalías oculares, como nistagmo, glaucoma, cataratas, ectopia del cristalino, degeneración corneal e hipoplasia o aplasia del nervio óptico o de la mácula. Las anomalías sistémicas encontradas en pacientes con aniridia incluyen polidactilia, oligofrenia, disostosis craneal, malformaciones de las extremidades y oídos externos, hidrocefalia, ataxia cerebelosa y discapacidad intelectual. Sin embargo, la asociación más importante es con el cáncer infantil del tumor de Wilms, que resulta de un síndrome de deleción genética adyacente.

El **coloboma** es un defecto de espesor total que puede limitarse al tejido del iris o formar parte de un

defecto mayor que afecta el cuerpo ciliar, la coroides y la papila óptica (fig. 16-23B). El coloboma del iris puede transmitirse como un rasgo dominante o recesivo.

Las **pupilas** desplazadas o **ectópicas** (corectopía, ectopía pupilar) suelen ser bilaterales y simétricas. Suelen estar desplazadas hacia arriba y afuera del centro de la córnea. El desplazamiento puede ser aislado, pero se asocia con frecuencia a ectopia del cristalino, glaucoma congénito, microcórnea, coloboma ocular, albinismo, oftalmoplejía externa y miopía grave (fig. 16-23C).

Los **remanentes de la membrana pupilar persistente** son vestigios de la membrana pupilar embrionaria que pueden verse como bandas en forma de hilo que recorren el espacio pupilar y se adhieren al círculo menor del iris (fig. 16-23D). Estos restos no interfieren con los movimientos pupilares y no tienen relevancia clínica.

En la **policoria** verdadera, la(s) pupila(s) adicional(es) tiene(n) un músculo esfínter que se contrae al exponerse a la luz. En realidad, la mayoría de las pupilas adicionales son solo agujeros en el iris sin un músculo esfínter separado. Esta **seudopolicoria** puede ser un trastorno congénito, como un coloboma del iris o una membrana pupilar persistente, o puede formar parte de uno de los diversos síndromes de disgenesia del segmento anterior. Lo más común es que la seudopolicoria se produzca como un trastorno adquirido por un traumatismo directo del iris, incluidos cirugía, fotocoagulación, isquemia y glaucoma, o como parte de un proceso degenerativo como el síndrome ICE (síndrome endotelial iridocorneal; fig. 16-23E).

La **miosis congénita**, que suele ser bilateral, se caracteriza por unas pupilas extremadamente pequeñas que reaccionan levemente a los estímulos luminosos y se dilatan mal tras la instilación de simpaticomiméticos. La anomalía parece ser el resultado de la ausencia congénita del músculo dilatador del iris. La miosis congénita puede ser un fenómeno aislado o puede estar asociada a otras anomalías oculares, como microcórnea, atrofia del iris, miopía, iris heterocrómico y deformidades del ángulo de la cámara anterior.

La **midriasis congénita** es un trastorno unilateral o bilateral que puede ser difícil de distinguir de la aniridia a menos que se realice una exploración ocular cuidadosa. Parece que se desencadena por numerosas causas. Puede producirse como un fenómeno aislado o en asociación con un retraso del desarrollo, y se ha notificado en un paciente con síndrome de Waardenburg.

El color del iris depende del pigmento del estroma del iris. En el albinismo, hay un fallo en la pigmentación mesodérmica y ectodérmica. En consecuencia, el iris tiene un color transparente, rojo grisáceo, y se transilumina fácilmente. En una serie de enfermedades congénitas y adquiridas, el iris de un ojo difiere en color del iris del otro ojo. En otros casos, un iris es completamente normal y una parte del iris del ojo opuesto tiene un color diferente al resto del iris que lo rodea («iris bicolor»). Estas anomalías, denominadas colectivamente **heterocromía congénita del iris** o **iris heterocrómico**, pueden presentarse como (1) una anomalía congénita aislada; (2) en asociación con otras anomalías oculares, como el coloboma del iris o de la papila óptica; (3) en asociación con anomalías congénitas sistémicas, como en los pacientes con síndrome de Waardenburg, síndrome de Horner congénito o de incontinencia pigmentaria; o (4) por una afección ocular adquirida (fig. 16-23F).

Defectos adquiridos. La **iritis** o **iridociclitis** (inflamación del iris y del cuerpo ciliar) en sus fases agudas produce hinchazón del iris, miosis y un ligero enrojecimiento vascular de los tejidos pericorneales. La miosis de la iritis es el resultado de la liberación de la sustancia P, que produce miosis mediante la interacción con un receptor específico en el músculo del esfínter del iris. En pacientes con inflamación intraocular, la dilatación de la pupila con fármacos midriáticos puede ser difícil debido a las adherencias entre el iris y el cristalino (sinequias posteriores). Estas adherencias en la iritis crónica pueden distorsionar la forma de la pupila. También pueden fijar la pupila en una posición dilatada.

La **isquemia** del segmento anterior del globo puede producir iridoplejía. La dilatación transitoria de la pupila puede producirse durante un episodio de amaurosis monocular asociado a enfermedad oclusiva carotídea, migraña, arteritis de células gigantes o enfermedad de Raynaud. Este cambio pupilar unilateral *no* está causado por la ceguera, sino por el proceso de hipoxia que afecta todo el ojo, incluido el esfínter del iris. Si todo el globo está isquémico, la isquemia del iris relajará el esfínter del iris y dilatará la pupila. La isquemia crónica del segmento anterior del globo provoca la neovascularización del ángulo de la cámara y de la superficie del iris (rubeosis del iris), lo que produce atrofia del iris, ectropión de la capa pigmentaria en el margen pupilar (ectropión de la úvea), glaucoma e inmovilidad del iris.

Muy pocos **tumores** afectan el iris, pero los que lo hacen pueden causar irregularidad en su borde, anisocoria y una pupila demasiado reactiva. El leiomioma, el melanoma maligno y el linfoma pueden presentarse de esta manera.

La miosis espástica es una consecuencia constante e inmediata de los **traumatismos** del globo y se produce inmediatamente después de un traumatismo contuso en la córnea o una lesión perforante en el ojo. La constricción de la pupila es profunda, pero suele ser transitoria y a menudo va seguida de iridoplejía. Con frecuencia, hay dilatación de la pupila tras una contusión del globo y suele ir seguida de parálisis de la acomodación después de que se haya resuelto la intensa miosis inicial. La frecuente ausencia de cambios anatomopatológicos detectables sugiere que el efecto puede producirse por lesión de los nervios finos del plexo ciliar. En otros casos, pueden identificarse desgarros en el iris o rotura del esfínter mediante biomicroscopía con lámpara de hendidura con transiluminación, y puede haber iridodiálisis traumática y periférica (desprendimiento del iris en su raíz) o ciclodiálisis (desgarro y desprendimiento focal del cuerpo ciliar), con la consiguiente distorsión de la pupila normalmente redonda.

La **atrofia** del iris puede deberse a inflamación, isquemia o traumatismo. Puede ser circunscrita o difusa y puede afectar la capa del borde anterior, el estroma y el músculo del esfínter, el epitelio anterior y el músculo dilatador, el epitelio pigmentado posterior o una combinación de estas estructuras.

Algunos pacientes experimentan midriasis irreversible e inmovilidad pupilar después de una queratoplastia sin complicaciones o una extracción de cataratas no problemática. Esta **midriasis postoperatoria**, o «pupila atónica», es probablemente el resultado de un daño directo al músculo del esfínter del iris durante la cirugía.

Trastornos de la acomodación

Las anomalías de la acomodación suelen ser adquiridas, aunque también existen anomalías congénitas. Las alteraciones adquiridas de la acomodación se producen con mayor frecuencia como parte del proceso normal de envejecimiento (presbicia). Sin embargo, también pueden producirse en personas por lo demás sanas, con trastornos sistémicos y neurológicos generalizados, y con lesiones que producen una interrupción focal de la inervación parasimpática (y, en raras ocasiones, simpática) del cuerpo ciliar. Por último, la acomodación puede interrumpirse voluntariamente.

Insuficiencia de acomodación y parálisis

Insuficiencia y parálisis de acomodación congénita y hereditaria

Los defectos congénitos son una causa poco frecuente de ausencia de acomodación aislada. Sin embargo, el cuerpo ciliar es defectuoso en varias anomalías oculares congénitas. En la mayoría de los casos, la visión es tan defectuosa que la incapacidad de acomodación nunca es advertida ni por el paciente ni por el médico. La aniridia y el coloboma coroideo provocan defectos evidentes del cuerpo ciliar, pero la aplasia ciliar también se produce en ojos bien formados en los que el iris está intacto y reacciona normalmente a la luz.

Paresia de acomodación adquirida

Insuficiencia de acomodación aislada. La insuficiencia de acomodación puede dividirse en dos grupos: estática y dinámica.

Los pacientes con **insuficiencia estática** de acomodación tienen una inervación normal del cuerpo ciliar e impulsos de inervación normales, pero hay una respuesta inadecuada del cristalino o del músculo ciliar. La mayoría de los pacientes de este grupo padecen presbicia. La insuficiencia de acomodación estática suele producirse de forma gradual a medida que se producen cambios en el cristalino o el cuerpo ciliar. Sin embargo, en algunos casos se produce una pérdida repentina de la acomodación que no se recupera. Los pacientes con insuficiencia de acomodación estática requieren una corrección óptica adecuada.

Los pacientes con insuficiencia **dinámica** tienen impulsos parasimpáticos inadecuados para estimular la musculatura ciliar. Los pacientes tienen un tamaño y reactividad pupilar normales. El diagnóstico de insuficiencia de acomodación dinámica se realiza mediante mediciones de la acomodación que se encuentran por debajo del mínimo para la edad del paciente. Estos pacientes suelen tener asociada una insuficiencia de convergencia. Los síntomas son astenopía, fatiga ocular a veces asociada a dolor en la zona de las cejas, irritación y ardor en los ojos, visión borrosa sobre todo para el trabajo de cerca, incapacidad para concentrarse, y fotofobia. La insuficiencia dinámica de la acomodación suele producirse en personas asténicas que enferman de alguna afección no relacionada, aunque también puede producirse repentinamente en individuos por lo demás sanos. Por regla general, la acomodación se recupera una vez que la enfermedad del paciente es tratada con éxito.

El tratamiento de la insuficiencia de acomodación dinámica consiste en el tratamiento de la enfermedad subyacente, tras lo cual los síntomas del paciente suelen desaparecer. Si la insuficiencia de acomodación persiste está indicada la prescripción de lentes convexas, con independencia de la edad del paciente. En los pacientes con insuficiencia de convergencia asociada, los ejercicios de convergencia o los prismas de base añadidos a la corrección de cerca pueden ser beneficiosos.

Insuficiencia de acomodación asociada a enfermedad ocular primaria

Afecciones inflamatorias (iridociclitis), el glaucoma en pacientes jóvenes, metástasis coroideas, traumatismos oculares (incluida la cirugía) y otros procesos oculares primarios pueden dañar el cuerpo ciliar o su inervación. Reconocer estas entidades evita exploraciones innecesarias para trastornos más generalizados.

Insuficiencia de acomodación asociada a trastornos neuromusculares

Algunas enfermedades producen cambios miopáticos en las fibras musculares lisas del cuerpo ciliar. Sin embargo, la afectación ocular aislada de este tipo es muy poco frecuente.

La **distrofia miotónica** produce con frecuencia cambios degenerativos en el cristalino, la región de la *ora serrata* y el ángulo de la cámara anterior. Dado que en estos pacientes se producen otras disfunciones del músculo liso, el músculo ciliar también puede verse afectado.

La **miastenia grave** puede causar, aunque con muy poca frecuencia, defectos de la acomodación, que pueden ser el primer síntoma del trastorno.

La parálisis de la acomodación es un signo común y temprano del **botulismo**. En algunos casos, es el signo inicial de la afectación del sistema nervioso, y suele anunciar la aparición de oftalmoplejía interna y externa completa y diversas parálisis bulbares. Persiste hasta un año, si el paciente sobrevive.

El **tétanos** puede producir parálisis de la acomodación. En la mayoría de los casos, la parálisis se produce en el contexto de una oftalmoparesia generalizada.

Insuficiencia de acomodación asociada a enfermedad neurológica focal o generalizada

La paresia de la acomodación puede deberse a trastornos neurológicos tanto focales como generalizados que interrumpen la inervación del cuerpo ciliar. En algunos casos, las lesiones focales de la vía oculoparasimpática producen anomalías características de la acomodación combinadas con alteraciones de la función pupilar, la motilidad ocular o ambas. En otros casos, la inervación parasimpática del cuerpo ciliar se interrumpe como parte de la afectación general del sistema nervioso.

Puede haber paresia de la acomodación en ambos ojos debido a lesiones de los núcleos parasimpáticos en el mesencéfalo (p. ej., tras una encefalitis). Puede haber, o no, afectación de las pupilas. Las imprecisas molestias visuales derivadas de una anomalía de la acomodación pueden ser uno de los primeros síntomas de presión en la **región dorsal del mesencéfalo**, ya sea por hidrocefalia o por una lesión de tipo masa extrínseca como un tumor pineal. La esclerosis múltiple, el síndrome de Guillain-Barré y la isquemia pueden causar parálisis de la acomodación por sus efectos en el mesencéfalo. En la mayoría de los pacientes, hay otros signos de disfunción mesencefálica.

La disfunción neurológica aguda de los hemisferios puede causar insuficiencia de acomodación. Las lesiones que pueden producir este fenómeno incluyen el **accidente cerebrovascular** isquémico agudo y el **hematoma**. Hasta ahora, los casos notificados se limitan al hemisferio cerebral izquierdo.

La **enfermedad de Wilson** es un trastorno hereditario del metabolismo del cobre que se caracteriza por una degeneración progresiva del SNC asociada a cirrosis hepática. Los hallazgos oculares de los pacientes con la enfermedad de Wilson incluyen un anillo corneal periférico de deposición de cobre que afecta la membrana de Descemet (anillo de Kayser-Fleischer), pigmento de cobre bajo la cápsula del cristalino y diversas alteraciones motoras oculares. La paresia de la acomodación es frecuente en estos pacientes.

La mayoría de los pacientes con **síndromes de pupila tónica** presentan inicialmente paresia de la acomodación. En la mayoría de los casos del síndrome, especialmente en el síndrome de Adie, la insuficiencia de la acomodación muestra una mejoría significativa a lo largo de varios meses. Sin embargo, debido a la hipersensibilidad por desnervación del cuerpo ciliar, algunos tienen una acomodación tónica persistente, y otros tienen fluctuaciones persistentes de esta.

Insuficiencia de acomodación asociada a enfermedad sistémica

Los niños y los adultos pueden desarrollar paresia de la acomodación transitoria tras diversas enfermedades sistémicas. En estos casos, la paresia suele ser una complicación indirecta del trastorno sistémico y no una lesión directa del cuerpo ciliar o de su inervación. Sin embargo, hay ciertas enfermedades sistémicas que producen insuficiencia de acomodación por efectos directos en el cuerpo ciliar y el cristalino o en su inervación.

En los pacientes que desarrollan **difteria**, la parálisis de la acomodación suele ser bilateral y a menudo se produce durante o después de la tercera semana tras el inicio de la infección. Los pacientes suelen tener respuestas pupilares normales a la luz, pero casi ningún movimiento de la pupila cuando intentan ver de cerca.

En pacientes con **diabetes mellitus**, especialmente en los jóvenes, puede producirse una pérdida transitoria de la acomodación. Se desarrolla en el 14 % al 19 % de las personas con diagnóstico reciente de diabetes de todos los grupos de edad, pero en el 77 % de los pacientes menores de 30 años que también presentan cambios de refracción. Aunque la paresia de la acomodación puede desarrollarse en pacientes con diabetes no controlada, suele producirse tras el inicio del tratamiento. La hipermetropía y la debilidad acomodativa se desarrollan simultáneamente unos días después de que se haya reducido la glucemia del paciente, y luego vuelven gradualmente a la normalidad a lo largo de 2 a 6 semanas. Los mecanismos metabólicos o neurológicos pueden ser responsables de la paresia de la acomodación en pacientes con esta enfermedad.

Insuficiencia de acomodación asociada a traumatismo de cabeza y cuello

Los síntomas de dificultad para enfocar de cerca y de lejos, comúnmente asociados con dolor de cabeza y dolores alrededor de los ojos, son síntomas comunes en pacientes que han experimentado una conmoción cerebral o lesiones de extensión craneocervical. Estos síntomas, imprecisos y mal definidos, son más prominentes durante las primeras semanas o meses después de la lesión. La persistencia de estas molestias durante muchos meses o incluso años es más común en pacientes que buscan una compensación por su lesión a través de un litigio. Es difícil, si no imposible, establecer una base orgánica para estas molestias. Teóricamente, cualquier lesión cerebral podría afectar el complejísimo sistema neurofisiológico que interviene en la coordinación de la respuesta cercana.

Insuficiencia de acomodación y parálisis por fármacos

Algunos fármacos que producen midriasis pupilar tras la instilación ocular también producen ciclopejía, entre los cuales atropina, escopolamina, homatropina, eucatropina, tropicamida, ciclopentolato y oxifenonio. Ninguno de estos fármacos provoca parálisis persistente de la acomodación después de su interrupción. Cuando los ciclopléjicos. o sustancias relacionadas. se incorporan a medicamentos que se toman internamente o se aplican a la piel, puede haber una absorción suficiente para producir paresia de la acomodación. En estos casos, nunca se produce una parálisis completa, y la recuperación comienza poco después de suspender la medicación.

Parálisis de acomodación para la distancia: parálisis simpática

Las lesiones del flujo simpático cervical pueden producir un defecto que impida al paciente acomodarse completamente de cerca a lejos, pero la mayoría de los informes describen un *aumento* de la amplitud de acomodación en el lado del síndrome de Horner. La paresia de la acomodación para la distancia también puede darse periódicamente en pacientes con neuralgia paratrigeminal de Raeder.

Espasmo de acomodación y espasmo del reflejo de acercamiento

Espasmo de acomodación asociado a enfermedad orgánica

Las crisis o espasmos de acomodación producen un aumento de la miopía o seudomiopía. Este aumento de la miopía suele estar asociado a convergencia y miosis, es decir, a un **espasmo del reflejo de acercamiento**. En raras ocasiones, estos espasmos se deben o están asociados a diversas enfermedades orgánicas oculomotoras y neurológicas, como encefalopatía hepática, neurosífilis,

inflamación ocular, síndrome paratrigeminal de Raeder, parálisis oculomotora cíclica, coma y miastenia grave.

Los pacientes con **reinervación aberrante del nervio oculomotor**, tanto primaria como secundaria, presentan alteraciones pupilares, y estos pacientes también pueden tener una reinervación aberrante del cuerpo ciliar. La acomodación en estos pacientes puede estar aumentada, en comparación con la población general de la misma edad.

Espasmo de acomodación no asociado a enfermedad orgánica

Muchas personas jóvenes, cuando se someten a un procedimiento de refracción no ciclopléjica, aceptan sistemáticamente lentes cóncavas sobrecorregidas. Cuando los mismos pacientes se someten a refracción ciclopléjica (determinación del error de refracción después de la inhibición farmacológica de la acomodación),

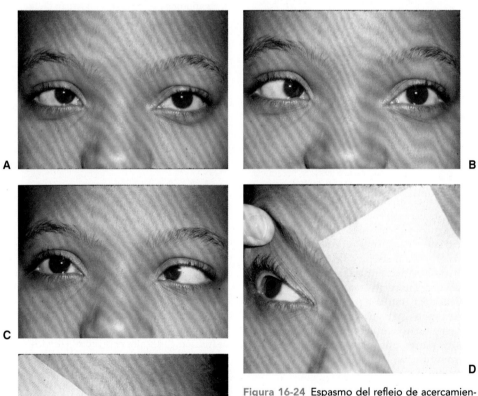

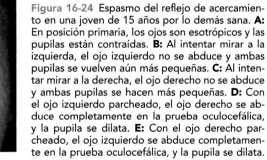

Figura 16-24 Espasmo del reflejo de acercamiento en una joven de 15 años por lo demás sana. **A:** En posición primaria, los ojos son esotrópicos y las pupilas están contraídas. **B:** Al intentar mirar a la izquierda, el ojo izquierdo no se abduce y ambas pupilas se vuelven aún más pequeñas. **C:** Al intentar mirar a la derecha, el ojo derecho no se abduce y ambas pupilas se hacen más pequeñas. **D:** Con el ojo izquierdo parcheado, el ojo derecho se abduce completamente en la prueba oculocefálica, y la pupila se dilata. **E:** Con el ojo derecho parcheado, el ojo izquierdo se abduce completamente en la prueba oculocefálica, y la pupila se dilata.

resultan ser emétropes o, al menos, significativamente menos miopes de lo que parecían ser sin ciclopejía. Estas personas presentan un aumento o «espasmo» de la acomodación. En algunos pacientes, el espasmo puede ser significativo, de hasta 10 dioptrías, y puede persistir durante varios años. Un espasmo de acomodación de tal magnitud se asocia a menudo con una convergencia excesiva que produce esotropía variable con miosis.

El espasmo de la acomodación es más frecuente en pacientes que están fingiendo o que tienen un trastorno de conversión. En estos pacientes, suele presentarse en forma de ataques intermitentes de espasmo de acomodación, convergencia y miosis (espasmo del reflejo de acomodación). El grado de espasmo de acomodación y de convergencia en estos pacientes es variable. Sin embargo, siempre hay miosis, que, además, es muy significativa (fig. 16-24).

El espasmo del reflejo de acercamiento puede asociarse a cefalea, fotofobia, visión cercana defectuosa y de lejos, incapacidad de concentración y diplopía con limitación bilateral o unilateral de los movimientos oculares horizontales. La observación de **miosis** en pacientes con aparente limitación unilateral o bilateral de la abducción y miopía grave (8 a 10 dioptrías) es crucial para alcanzar el diagnóstico correcto. Esta miosis suele resolverse con la oclusión de cualquiera de los dos ojos con un oclusor manual o un parche. Además, a pesar de la aparente debilidad para la abducción bilateral con ambos ojos abiertos, estos pacientes suelen mostrar abducción completa en cada ojo cuando se ocluye el ojo opuesto y se prueban las ducciones directamente. La refracción con y sin ciclopejía establecerá la presencia de seudomiopía.

El tratamiento de los pacientes con espasmo del reflejo de acercamiento depende del contexto en el que se produzca. Algunos pacientes solo necesitan que se les asegure que no tienen ningún trastorno visual o neurológico irreversible, mientras que para otros es apropiado el asesoramiento psiquiátrico. En algunos pacientes, puede lograrse un alivio sintomático con un cicloplejico y gafas bifocales o de lectura. También pueden utilizarse, para otros pacientes, gafas con un tercio interior opaco de la lente. Estas gafas están diseñadas para ocluir la visión cuando los ojos son esotrópicos, lo que interrumpe el espasmo de convergencia.

Espasmo de acomodación por fármacos

La mayoría de los fármacos colinérgicos que se mencionan en la sección anterior de este capítulo en relación con la miosis inducida farmacológicamente también producen un aumento de la acomodación y, en ocasiones, espasmos de acomodación. La pilocarpina, la fisostigmina y los ésteres organofosforados son los que más grado de acomodación producen, mientras que el efecto de la aceclidina sobre la acomodación es mínimo.

Trastornos relacionados con la producción de lágrimas

La secreción lagrimal puede verse alterada por lesiones supranucleares, así como por lesiones a lo largo de la vía que va del tronco del encéfalo a la glándula lagrimal. En la mayoría de los casos, existen otras anomalías neurológicas, especialmente las relacionadas con la función del nervio facial o del trigémino. El **reflejo gustativo-lagrimal paradójico congénito** es un fenómeno poco frecuente que puede estar asociado a la ausencia congénita de abducción ocular o al síndrome de Duane en el lado implicado. En ocasiones, los pacientes con pequeños schwannomas vestibulares informan de **lagrimeo excesivo** en el lado de su sordera. Este síntoma puede ser evidente solo durante las comidas. El lagrimeo inapropiado al masticar («lágrimas de cocodrilo») puede desarrollarse en pacientes con lesiones que afectan el ganglio de Gasser (ganglio del nervio craneal V) y el nervio petroso superficial mayor, en los que se produce una regeneración aberrante de las fibras del masetero. También puede observarse disfunción del abductor, y en los pacientes con un déficit de la abducción aparentemente aislado debe evaluarse la función lagrimal, además de realizarles pruebas oculares motoras y sensitivas.

Alteraciones generalizadas de la función autónoma

Las anomalías pupilares y de la acomodación pueden producirse como parte de una disfunción generalizada de diversas partes del sistema nervioso autónomo. Estos trastornos incluyen, entre otros, disautonomía familiar (síndrome de Riley-Day); neuropatía sensorial familiar congénita con anhidrosis; displasia ectodérmica anhidrótica hereditaria; síndrome de la cresta neural; disfunción congénita del sistema nervioso colinérgico; pupilas tónicas, arreflexia e hipohidrosis segmentaria progresiva (síndrome de Ross); disfunción autónoma primaria adquirida (síndrome de Shy-Drager); pandisautonomía aguda; hiperreflexia autónoma; y la variante Miller Fisher del síndrome de Guillain-Barré (oftalmoplejía, ataxia y arreflexia).

Exploración de la motilidad y la alineación ocular

Anamnesis
> Diplopía
> Confusión visual
> Visión borrosa
> Síntomas vestibulares: vértigo, oscilopsia e inclinación

Exploración
> Fijación y capacidad de mantener la mirada
> Gama de movimientos oculares
> Alineación ocular
> Rendimiento de las versiones

Anamnesis

Una anamnesis cuidadosa debe preceder siempre a la exploración completa del sistema oculomotor. Los pacientes con trastornos oculomotores pueden presentar síntomas de una serie de dificultades visuales, como diplopía, confusión visual, visión borrosa y síntomas vestibulares de vértigo, oscilopsia o inclinación. El interrogatorio dirigido puede ayudar a determinar si se trata de una causa neurológica central (supranuclear o nuclear) o localizada en los sistemas infranucleares (nervios craneales, unión neuromuscular, orbitaria o tejidos blandos).

Diplopía

Debido a que los defectos de alineación de los ejes visuales hacen que la imagen de un objeto de interés acabe en partes no correspondientes de las dos retinas (generalmente la fóvea de un ojo y la retina extrafoveal del otro), se produce un fenómeno sensorial que suele interpretarse como **diplopía** o visión doble, es decir, la visualización de un objeto en dos ubicaciones espaciales diferentes. La diplopía puede ser horizontal, vertical, de torsión o una combinación de ambas, es decir, oblicua.

La diplopía resultante de un defecto de alineación ocular desaparece con cualquiera de los dos ojos cerrados (es un fenómeno **binocular**). La diplopía binocular casi nunca se debe a una enfermedad intraocular, aunque en raras ocasiones puede producirse en el contexto de una lesión macular monocular, como una membrana neovascular subretiniana o una membrana epirretiniana. La fisiopatología de la diplopía binocular con

presencia de enfermedad monocular puede representar la existencia de una «rivalidad» entre los mecanismos de fusión centrales y periféricos, como se observa en el síndrome de diplopía «de fóvea arrastrada». Los pacientes con una distorsión significativa o una disparidad interocular percibida en el tamaño de las imágenes (micropsia o macropsia relativa) también pueden experimentar dificultades de fusión, lo que hace que se manifieste una foria preexistente.

La **diplopía** que persiste con un ojo cerrado, la **diplopía monocular**, rara vez se debe a una enfermedad neurológica. En casi todos los casos se produce por fenómenos oculares locales, como astigmatismo no corregido u otros errores de refracción; anomalías de la película lagrimal, la córnea y el iris; cataratas y enfermedades maculares. La mayoría de los pacientes con este tipo de diplopía monocular reconocen una diferencia en la intensidad de las dos imágenes que ven y las describen como una «imagen fantasma» que se superpone a la imagen clara. El agujero estenopeico suele eliminar esta forma de diplopía, lo que la convierte en una prueba útil en pacientes, incluso con una visión 20/20, en los que se sospecha que la diplopía monocular se debe a anomalías del segmento anterior o de la refracción. El parpadeo repetitivo puede ayudar en los casos de irregularidades de la superficie ocular, aunque solo proporciona un alivio intermitente.

Ocasionalmente se notifican casos de diplopía monocular y poliopía en pacientes con enfermedades del sistema nervioso central (SNC). Los pacientes con «poliopía cerebral» suelen ver cada imagen con la misma claridad y muchas copias de la misma imagen apiladas una sobre otra.

Además, la diplopía monocular en estos pacientes se detecta siempre con cualquiera de los dos ojos tapados. Estos pacientes suelen presentar lesiones en la región parietooccipital y defectos asociados del campo visual homónimo. Se desconoce el mecanismo subyacente a este trastorno de perseveración espacial.

Los ojos de los pacientes con diplopía binocular verdadera deben estar mal alineados, y el examinador debe determinar si la diplopía es horizontal, vertical u oblicua; si es mejor o peor en alguna dirección particular de la mirada; si es intermitente o constante; si es diferente al ver de lejos o de cerca; o si se ve afectada por la postura de la cabeza.

Confusión visual

En los pacientes con defectos de alineación de los ejes visuales, las máculas de los dos ojos ven simultáneamente dos objetos o áreas diferentes, y los interpretan como si existieran en el mismo punto del espacio. Este fenómeno sensorial se denomina **confusión visual**. Los pacientes refieren que las imágenes de los objetos de interés se superponen a fondos inapropiados.

Visión borrosa

Los defectos de alineación de los ejes visuales no siempre producen diplopía o confusión visual. En algunos pacientes, las imágenes de un objeto vistas por partes no correspondientes de la retina están tan próximas que el paciente no reconoce dos imágenes claramente separadas, sino que refiere que la visión es borrosa cuando ambos ojos están abiertos. En estos pacientes, la visión borrosa desaparece por completo cuando **cualquiera de los dos ojos** se cierra. Toda evaluación de la alineación ocular debe realizarse con la corrección refractiva optimizada del paciente. La realización cuidadosa de una prueba de oclusión alternada y de otras pruebas disociativas (p. ej., una prueba de parche monocular de 30 min) pueden ayudar a dilucidar grados leves de alineación incorrecta que inicialmente pueden no ser evidentes porque el paciente tiene una buena fusión.

La visión borrosa que se resuelve al ocluir un ojo, pero no cuando cualquiera de los dos se ocluye, suele sugerir un trastorno sensorial visual primario. La visión borrosa que no se resuelve al ocluir ninguno de los dos ojos también suele ser consecuencia de una enfermedad sensorial visual, pero también puede darse en algunos pacientes con oscilopsia, trastornos de los movimientos sacádicos o sacudidas oculares (p. ej., oscilaciones sacádicas como el aleteo ocular) y alteraciones del movimiento ocular de seguimiento, que conducen a trastornos del seguimiento.

Síntomas vestibulares: vértigo, oscilopsia e inclinación

Los pacientes con trastornos que afectan el sistema vestibular pueden presentar síntomas de desequilibrio o inestabilidad, que reflejan un desequilibrio del tono vestibular. Un síntoma común de los pacientes con desequilibrio vestibular (enfermedad del órgano vestibular periférico, del nervio o de los núcleos del tronco del encéfalo) es el **vértigo**, la sensación aparente de movimiento de uno mismo o del entorno. El vértigo suele reflejar un desajuste entre las entradas vestibulares, visuales y somatosensoriales relativas a la posición o el movimiento del propio cuerpo en el espacio. Lo mejor es evaluar solo el sentido vestibular mediante preguntas al paciente sobre la dirección percibida de la autorrotación con los **ojos cerrados**, lo que elimina los estímulos visuales conflictivos.

La **oscilopsia** es un movimiento ilusorio de vaivén del entorno que puede ser horizontal, vertical, de torsión o una combinación de estas direcciones, causado por una inestabilidad de la fijación, típicamente de origen neurológico. Cuando la oscilopsia se produce o se acentúa con el movimiento de la cabeza, suele deberse a un desequilibrio vestibular. La oscilopsia rara vez está presente cuando la disfunción oculomotora es congénita (p. ej., nistagmo congénito o latente). En algunos casos, la amplitud del movimiento ocular es tan pequeña que los pacientes pueden referir visión borrosa, en lugar de movimiento de la escena visual. Esta percepción es el resultado del «deslizamiento de la retina», en el que la imagen en movimiento se procesa a través de los campos receptivos de la retina.

Un tercer síntoma vestibular es la percepción de **inclinación**: rotación estática del mundo percibido o del cuerpo. Este síntoma suele reflejar una alteración de los órganos otolíticos por causas periféricas o centrales. Cuando se trata de pacientes que refieren una sensación de inclinación, al igual que con los pacientes que refieren vértigo, el examinador debe preguntar sobre la percepción de la posición del cuerpo en relación con la vertical de la tierra, con los ojos cerrados para eliminar los estímulos visuales conflictivos. La inclinación ocular, la desviación de la inclinación (alineación vertical incorrecta debida al desequilibrio otolítico) y la torsión ocular conjugada forman una tríada conocida como reacción ocular de inclinación (ROI), que se trata con más detalle en el capítulo 18.

Exploración

La exploración del sistema oculomotor suele consistir en la evaluación de: (1) la fijación y el mantenimiento de la mirada, (2) la amplitud de los movimientos oculares monoculares y binoculares, (3) la alineación ocular y (4) la realización de versiones (tanto sacádicas como de seguimiento). Además, en función de los resultados de la exploración básica, puede ser conveniente evaluar los reflejos vestibulooculares y optocinéticos para diferenciar los trastornos supranucleares de los nucleares o infranucleares (**video 17-1**).

Fijación y capacidad de mantener la mirada

Principios

En una persona sana y despierta, los ojos nunca están absolutamente quietos. La fijación se ve interrumpida por tres tipos distintos de minúsculos movimientos oculares, que incluyen los movimientos microsacádicos oculares, las microdesviaciones continuas y los microtemblores. En la mayoría de los individuos sanos también pueden observarse, durante la fijación, sacudidas oculares de onda cuadrada (sacudidas horizontales espontáneas de unos 0.5°, seguidas de una sacudida correctiva unos 200 ms después y que se producen a un ritmo de menos de 9 por minuto). Las sacudidas de onda cuadrada recuperan la fijación central después de cada intrusión, en contraste con las oscilaciones macrosacádicas, que tienden a atravesar y fluctuar a través de la línea media (rebasamiento bidireccional).

Cuando un paciente no hace ningún esfuerzo para fijar o acomodar, se dice que los ojos están en una posición «fisiológica» de reposo. Con la oftalmoplejía total, suele haber una ligera divergencia de los ejes visuales, y esta posición suele darse también durante el sueño, la anestesia profunda y al morir.

Gama de movimientos oculares

Principios

Para hablar de los movimientos oculares es necesario tener un marco de referencia con el que se pueda cuantificar cualquier movimiento. Por tanto, la posición **primaria** de los ojos se designa arbitrariamente como aquella posición a partir de la cual se inician o miden todos los demás movimientos oculares.

Todos los movimientos del globo ocular alrededor del hipotético centro de rotación pueden analizarse en términos de un sistema de coordenadas con tres ejes perpendiculares entre sí y que se cruzan en el centro de rotación (fig. 17-1). El eje Y equivale al eje visual, el eje Z es vertical (alrededor del cual el ojo gira horizontalmente), y el eje X es horizontal (alrededor del cual el ojo gira verticalmente). Las rotaciones de uno de los dos ojos por sí solas, sin prestar atención al movimiento del otro ojo, se denominan **ducciones**. La rotación horizontal se denomina **aducción** si el polo anterior del ojo gira en sentido nasal y **abducción** si lo hace en sentido temporal. La rotación vertical se denomina **elevación** si el polo anterior del ojo gira hacia arriba y **depresión** si gira hacia **abajo**.

La rotación alrededor del eje horizontal o vertical hace que el ojo se sitúe en una posición **secundaria** de la mirada. En esta posición no hay rotación del globo alrededor del eje Y (es decir, no hay torsión). Las posiciones oblicuas de la mirada se denominan posiciones **terciarias**. Se alcanzan mediante una rotación simultánea alrededor de los ejes horizontal y vertical. Cuando un ojo se desplaza oblicuamente fuera de la posición primaria, el eje vertical del globo se inclina con respecto

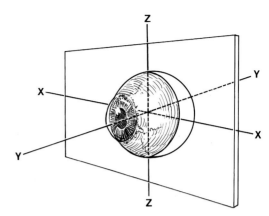

Figura 17-1 Los ejes de rotación del ojo. El eje Y corresponde a la línea de visión cuando el ojo está en posición primaria, mirando de frente.

a los ejes X y Z. La torsión ocular verdadera se define por la dirección de la rotación alrededor del eje Y (es decir, el eje visual) en relación con la nariz. Si la región de las 12 h del limbo gira hacia la nariz, el movimiento se denomina **intorsión** (incicloducción, inciclotorsión). Si la misma región gira en dirección contraria a la nariz, el movimiento se denomina **extorsión** (excicloducción, exciclotorsión).

La torsión se produce principalmente como parte de los movimientos compensatorios involuntarios de los ojos que se producen durante la inclinación de la cabeza. En este contexto, los movimientos de torsión se denominan **contratorsión** o **contragiro**. La **contratorsión dinámica** se produce durante la inclinación de la cabeza y **refleja** el reflejo vestibuloocular (RVO) de torsión inducido por el conducto semicircular óseo. La **contratorsión estática** persiste en un ángulo determinado de cualquier inclinación de la cabeza, pero la cantidad de rotación es menor comparada con la que se produce por la contratorsión dinámica. La contratorsión estática refleja un reflejo otolítico-ocular tónico. Cada utrículo influye en ambos ojos en ambas direcciones, pero controla principalmente la inclinación hacia el lado contralateral.

Las acciones de los músculos extraoculares suelen analizarse en términos de pares antagonistas individuales y tienen acciones principales y, solo algunos de ellos, secundarias y terciarias tabla 17-1). Los movimientos

Tabla 17-1 Acciones de los músculos extraoculares			
Músculo extraocular	**Primaria**	**Secundaria**	**Terciaria**
Recto medial	Aducción	Ninguna	Ninguna
Recto lateral	Abducción	Ninguna	Ninguna
Recto superior	Elevación	Inciclotorsión	Aducción
Recto inferior	Depresión	Exciclotorsión	Aducción
Oblicuo superior	Inciclotorsión	Depresión	Abducción
Oblicuo inferior	Exciclotorsión	Elevación	Abducción

oculares normales son binoculares. Estos movimientos se denominan **versiones** si los movimientos de los dos ojos van en la misma dirección y movimientos de **vergencia** si van en direcciones opuestas (es decir, divergencia o convergencia). A efectos prácticos, los músculos extraoculares de cada ojo trabajan por parejas durante los movimientos de versión y de vergencia, con la contracción de un músculo de cada ojo (el **agonista**) y la relajación del opuesto (el **antagonista**). Los tres pares de músculos agonistas-antagonistas de cada ojo son los músculos rectos medial y lateral, los rectos superior e inferior, y los oblicuos superior e inferior. Cada vez que un músculo agonista recibe un impulso neural para contraerse, se envía un impulso inhibitorio equivalente a las motoneuronas que suministran al músculo antagonista para que este se relaje. Esto se denomina **Ley de Sherrington o de la inervación recíproca**. Para que los ojos se muevan al unísono para producir una versión horizontal, el recto lateral de un ojo y el recto medial del ojo opuesto deben contraerse de forma simultánea. Estos músculos constituyen un **par de yugo**. Los otros dos pares de yugo son el músculo recto superior de un ojo y el músculo oblicuo inferior del otro ojo, y el músculo oblicuo superior de un ojo y el músculo recto inferior del otro. El concepto de par de yugo lleva implícito que dichos músculos reciben igual inervación para que los ojos se muevan juntos, lo que constituye la base de la **Ley de Hering o de la correspondencia motora**.

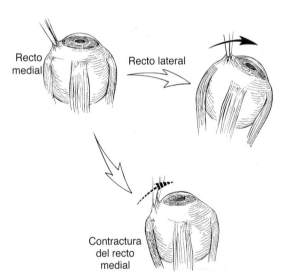

Figura 17-2 Prueba de ducción forzada. Después de anestesiar el ojo con proparacaína tópica y cocaína, se toma la conjuntiva inmediatamente después del limbo con una pinza de dientes finos en un punto opuesto a la dirección de la limitación. A continuación, se intenta girar el ojo en la dirección de la limitación. Si no hay limitación mecánica, el ojo puede moverse completamente en la dirección de la limitación (*flecha negra sólida*). Si existe limitación mecánica, el ojo se resistirá a los intentos de girarlo hacia el campo de la limitación (*flecha negra discontinua*).

Técnicas

Cuando se evalúa la amplitud de los movimientos oculares, debe solicitarse al paciente que siga un objetivo a través de toda la gama de movimientos, incluidas las posiciones cardinales (o de diagnóstico) de la mirada. Los ojos se evalúan tanto individualmente, con un ojo cubierto, como conjuntamente, con ambos ojos abiertos. La amplitud de movimientos normal es bastante estable a lo largo de la vida para todas las direcciones, excepto la mirada hacia arriba. La abducción normal suele ser de 50°; la aducción, de 50°; y la depresión, de 45°. La limitación de la mirada hacia arriba en un individuo mayor puede estar simplemente relacionada con la edad y no tiene por qué relacionarse con un proceso patológico de reciente aparición.

Cuando la amplitud de movimiento está limitada, es necesario determinar si la limitación es mecánica y, en caso contrario, si la alteración es supranuclear o periférica. Pueden llevarse a cabo varias pruebas para determinar si existe una restricción mecánica del movimiento ocular. La limitación mecánica del movimiento (como la que se observa en pacientes con oculopatía tiroidea o fractura del piso orbitario con atrapamiento; v. cap. 21) puede inferirse si la presión intraocular aumenta sustancialmente cuando el paciente intenta mirar en la dirección de la limitación de la mirada.

La limitación mecánica del movimiento puede detectarse de forma más fiable con las pruebas de **ducción forzada**. En estas, se intenta forzar el movimiento del ojo en la dirección o direcciones de la limitación de la mirada mientras el paciente intenta mirar en esa dirección (fig. 17-2). En la prueba de ducción forzada «clásica», se aplica una anestesia tópica adecuada y, con una pinza de dientes finos, se toma la conjuntiva cerca del limbo en el lado opuesto a la dirección en la que se va a mover el ojo. Se indica al paciente que intente mirar en la dirección de la limitación y se intenta mover el ojo en dicha dirección. Si no se encuentra resistencia, el defecto de motilidad no es restrictivo; si se encuentra resistencia, entonces existe restricción mecánica. En los niños o cuando se evalúa la restricción de los músculos oblicuos, la prueba de ducción forzada descrita debe realizarse generalmente bajo anestesia general.

La prueba de ducción forzada clásica puede ser muy incómoda para el paciente incluso después de la anestesia tópica, e incluso puede provocar desgarro de la conjuntiva y hemorragia subconjuntival. Por este motivo, existe otra técnica posible para algunos pacientes. En lugar de utilizar una pinza para agarrar la conjuntiva, se utiliza un aplicador con punta de algodón para intentar empujar el ojo en la dirección de la limitación mientras el paciente intenta mirar en dicha dirección. Esta técnica solo es útil en pacientes con una importante limitación del movimiento, y ambas técnicas solo funcionan en pacientes cooperativos (es decir, que intentan mirar en la dirección de la limitación cuando se les indica que lo hagan) o que están en coma.

La limitación no restrictiva de los movimientos oculares puede producirse por una enfermedad de las estructuras supranucleares o infranucleares. Dado que la evaluación y el tratamiento varían considerablemente en función de la localización de la lesión, es imprescindible distinguir los trastornos supranucleares de los infranucleares. Desde un punto de vista práctico, los trastornos supranucleares que causan anomalías en la gama de movimientos oculares suelen ser el resultado de lesiones de los hemisferios cerebrales o de las estructuras premotoras del tronco del encéfalo, mientras que los trastornos infranucleares pueden deberse a lesiones de los núcleos oculomotores, los fascículos o nervios oculomotores, la unión neuromuscular o los propios músculos extraoculares.

En todos los casos, la estimulación del aparato vestibular puede ayudar a evaluar la integridad de las vías motoras oculares periféricas, ya sea mediante **pruebas oculocefálicas** (**maniobra de la cabeza de muñeca**) o mediante **pruebas calóricas**. En la prueba oculocefálica, se solicita al paciente despierto que fije la vista en un objetivo en línea recta mientras su cabeza gira de lado a lado y de arriba a abajo. Para que la respuesta sea normal, debe haber una desviación ocular conjugada en la dirección opuesta a la rotación de la cabeza o del cuerpo, de manera que los ojos permanezcan estables con respecto al espacio a pesar del movimiento de la cabeza. La respuesta normal en esta prueba indica que las estructuras motoras oculares nucleares e infranucleares están intactas y que pueden ser estimuladas por un sistema vestibular intacto. Esta prueba también puede utilizarse en pacientes inconscientes y con limitación no orgánica de la mirada (p. ej., espasmo de convergencia) para constatar la posibilidad de inducir una gama completa de movimientos oculares.

La integridad del sistema vestibular también puede evaluarse mediante irrigación calórica. Esta prueba se realiza con una iluminación normal y con el paciente en posición supina con la cabeza flexionada 30°. Esto hace que los conductos semicirculares óseos laterales (horizontales) se ubiquen en una posición casi vertical, lo que permite que el estímulo térmico induzca las máximas corrientes de convección posibles en la endolinfa. Se infunden hasta 200 cm³ de agua caliente (44° C) o fría (30° C) en el conducto externo mediante un pequeño tubo acoplado a una jeringa.

En el paciente despierto, la respuesta normal consiste en un nistagmo conjugado, con la fase lenta hacia el lado de la irrigación de agua fría (o hacia el lado de la irrigación de agua caliente) y la fase rápida hacia el lado de la irrigación de agua fría (o hacia el lado de la irrigación de agua caliente). El nistagmo se genera porque se produce un movimiento inicial de fase lenta de los ojos, producido por la estimulación del sistema vestibular, al que le sigue un movimiento de refijación (fase rápida o movimiento sacádico). Si el nistagmo inducido es sistemáticamente menor cuando se irriga un oído, con independencia de la temperatura del estímulo, existe una alteración vestibular periférica en ese lado. Si el nistagmo es sistemáticamente mayor en una dirección, con independencia del oído que se estimule, el paciente presenta un predominio direccional del sistema vestibular que puede producirse con lesiones vestibulares centrales o periféricas y que, por lo demás, no es localizable.

En los pacientes comatosos con estructuras oculomotoras nucleares e infranucleares intactas y un sistema vestibular intacto, la respuesta normal consiste simplemente en una desviación ocular tónica y conjugada hacia el lado de la irrigación con agua fría y en sentido contrario al lado de la irrigación con agua caliente. No hay movimientos de refijación significativos, porque todas las fases rápidas horizontales son iniciadas por la formación reticular pontina paramediana (FRPP), que no funciona en estos pacientes. La observación de un nistagmo rítmico indica que el coma aparente es fingido (no orgánico), mientras que la ausencia del RVO en la estimulación calórica (u oculocefálica) indica la ausencia de función del tronco del encéfalo y se asocia sistemáticamente con un mal resultado.

En algunos pacientes con paresia de la mirada hacia arriba, el **fenómeno de Bell** puede ser útil para diferenciar una lesión infranuclear de una supranuclear. Este consiste en un movimiento hacia afuera y hacia arriba de los ojos cuando se hacen esfuerzos forzados para cerrar los párpados contra resistencia. La presencia de este movimiento en personas que no pueden elevar los ojos voluntariamente suele indicar que las vías del tronco del encéfalo entre el núcleo del nervio facial y la porción del núcleo oculomotor responsable de la elevación ocular están intactas. Por tanto, la paresia de la mirada hacia arriba es de origen supranuclear. La ausencia del fenómeno de Bell tiene menos utilidad diagnóstica, ya que alrededor del 10 % de los sujetos sanos no presentan este movimiento.

Alineación ocular

Principios

Cuando los ojos no están alineados en el mismo objeto, hay **estrabismo**, que puede ser congénito o adquirido y puede estar causado por una disfunción central o periférica. En algunas personas, en particular las que padecen estrabismo congénito aislado, la magnitud de la mala alineación ocular no varía, con independencia de la dirección de la mirada o del ojo que fije el objetivo. Este tipo de estrabismo se denomina **comitante** o **concomitante**. Cuando la cantidad de una desviación ocular cambia en varias direcciones de la mirada, con fijación de cualquiera de los dos ojos, o con ambos, se dice que el **estrabismo es incomitante** o **no comitante**. El estrabismo concomitante congénito se asocia en ocasiones a otra disfunción neurológica, y el estrabismo concomitante adquirido puede ser un signo de enfermedad

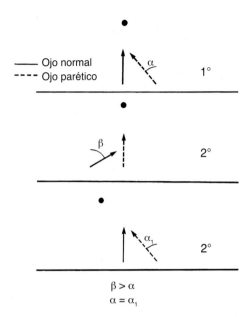

Figura 17-3 Principio de las desviaciones primaria y secundaria. **Arriba:** Cuando el ojo normal fija un objetivo ubicado directamente delante, el ojo parético se desvía de la posición primaria en una magnitud determinada (α). Esto se denomina desviación primaria. **En medio:** Cuando el ojo parético fija un objetivo en posición primaria, el ojo normal también se desvía en cierta medida de la posición primaria (β), pero esta desviación secundaria del ojo normal cuando el ojo parético está fijando es mayor que la magnitud de desviación del ojo parético cuando el ojo normal está fijando ($\beta > \alpha$). **Abajo:** Aunque la explicación común de la desviación primaria y secundaria se basa en la Ley de Hering de igual inervación de los músculos de yugo, algunos autores creen que en el estrabismo parético la desviación secundaria es mayor que la primaria, porque cuando el ojo parético está fijando en posición primaria se ve forzado a ir más lejos en su campo de limitación. Si el ojo parético fijara un objeto en la dirección opuesta, la desviación del ojo respecto a la posición primaria (α_1) sería la misma que si el ojo normal fijara un objeto en línea recta ($\alpha = \alpha_1$). Así, aunque se mantiene la Ley de Hering, la explicación de las desviaciones primaria y secundaria se basa en la posición de los ojos dentro de la órbita, no en qué ojo está fijando.

intracraneal (p. ej., malformación de Chiari I). Además, el estrabismo concomitante puede producirse por la **descompensación** de una foria preexistente en niños y adultos por lo demás sanos, así como en personas con enfermedades neurológicas o sistémicas. Sin embargo, la mayoría de los casos de estrabismo neuropático o miopático son de la variedad incomitante.

Desviación primaria y desviación secundaria

Cualquier paciente con una desviación manifiesta de un ojo (heterotropía) fijará un objetivo con un solo ojo a la vez. Durante la visualización con ese ojo, el eje visual del ojo opuesto (no fijador) se desviará en cierta medida del objetivo. Los pacientes con estrabismo concomi-

tante tienen la misma magnitud de desviación del ojo no fijador, con independencia del ojo que se esté fijando o del campo de la mirada. La mayoría de los pacientes con estrabismo incomitante (y especialmente paralítico) tienden a fijar con el ojo no parético si la agudeza visual es igual en ambos ojos. En estos pacientes, la desviación del ojo no fijador se denomina desviación **primaria**. Cuando se fuerza a estos pacientes a fijar el mismo objetivo con el ojo parético (paralítico), la desviación resultante se denomina desviación **secundaria**. La desviación secundaria es siempre mayor que la primaria (fig. 17-3). Esto se debe a que, cuando el ojo parético fija un objetivo, se mantiene en una posición orbitaria más alejada de la dirección de acción del músculo parético que cuando el ojo no parético fija el mismo objetivo. Esto da lugar a una desviación mayor que la desviación primaria, simplemente por el cambio de posición del ojo hacia la dirección de acción del músculo parético cuando el ojo parético se ve forzado a establecer la fijación. La inervación supranuclear a ambos músculos en el par de yugo aumenta en esa dirección, como predice la Ley de Hering, y este aumento de la inervación es más efectiva en el músculo no parético. Sin embargo, la inervación no aumenta más que si se fuerza al ojo no parético a establecer la fijación en la mirada excéntrica para lograr la misma posición orbitaria final.

Dismetría (past-pointing) y alteraciones de la localización egocéntrica

Los pacientes con estrabismo paralítico suelen presentar anomalías de la localización espacial denominadas dismetría (**past-pointing**) o **falsa orientación**. Si se solicita a un paciente que señale un objeto en el campo de acción de un músculo parético mientras el ojo parético está fijando, el dedo del paciente apuntará más allá del objeto, *hacia* el campo de acción del músculo parético. Durante esta prueba, es importante que el examinador indique al paciente que apunte rápidamente hacia el objeto para evitar la corrección visual del error de localización mientras la mano sigue moviéndose hacia el objeto.

Rotaciones e inclinaciones de la cabeza

Los pacientes con estrabismo suelen rotar o inclinar la cabeza para minimizar la diplopía. Las rotaciones de la cabeza suelen estar asociadas a la paresia de los músculos extraoculares horizontales, y la rotación se realiza hacia el lado de la debilidad. Del mismo modo, los pacientes con paresia de los músculos extraoculares verticales pueden llevar la cabeza flexionada o extendida. Algunos pacientes adoptan una postura de la cabeza que en realidad aumenta la distancia entre las dos imágenes, lo que permite ignorar una de estas.

La inclinación de la cabeza es más frecuente en pacientes con paresia de los músculos oblicuos, especialmente del oblicuo superior. En la parálisis del oblicuo superior adquirida, por ejemplo, la cara suele estar alejada del ojo parético; la barbilla, ligeramente baja; y la cabeza suele estar inclinada hacia el lado opuesto al músculo parético. Esto permite la fusión de imágenes. Los pacientes con desviación oblicua (*v.* cap. 18) también pueden mostrar inclinación de la cabeza, no para mejorar la diplopía, sino para corregir la inclinación subjetiva de la vertical visual (la percepción del paciente de la orientación vertical erguida).

Técnicas

La alineación ocular puede comprobarse de forma subjetiva u objetiva, en función de las circunstancias en las que se realice la exploración y del estado físico y mental del paciente.

Pruebas subjetivas

Cuando un paciente es cooperativo, las pruebas subjetivas de diplopía indican de forma fiable la disparidad de posición entre las imágenes retinianas. En las pruebas subjetivas más sencillas de alineación ocular se utilizan filtros de colores para disociar la desviación y para resaltar y diferenciar las imágenes de modo que el paciente y el observador puedan interpretarlas. Se utiliza una luz de fijación para proporcionar la imagen. En la mayoría de los casos basta con un filtro rojo colocado sobre un ojo. Sin embargo, la adición de un filtro verde sobre el ojo opuesto permite obtener mejores resultados. El uso de filtros de colores complementarios, uno sobre cada ojo, permite alcanzar la máxima disociación posible de las imágenes porque no hay ninguna parte del espectro visible común a ambos ojos (p. ej., la prueba rojo-verde de Lancaster). El filtro rojo se coloca siempre sobre el ojo derecho del paciente, y todas las preguntas que se le formulan se refieren a la relación de la imagen roja con respecto a la imagen blanca (o verde). Primero se pregunta al paciente si ve una o dos luces. Si ve dos luces, se le pregunta de qué color son. Tras la respuesta adecuada, se pregunta al paciente si la luz roja está, con respecto a la otra luz, a la derecha o a la izquierda y por encima o por debajo.

Hay que recordar que la imagen de un objeto siempre se desplaza en la dirección *opuesta* a la posición del ojo (fig. 17-4). Así, si un ojo es exotrópico, el paciente tendrá diplopía **cruzada**, y (con un filtro rojo sobre el ojo derecho) el paciente verá la imagen roja a la *izquierda* de la otra imagen. Del mismo modo, si el paciente tiene una esotropía, la imagen roja se verá a la *derecha* de la otra imagen (diplopía **no cruzada**). Si el paciente tiene una desviación vertical de los ojos, el ojo que está más elevado verá la imagen de un objeto *por debajo* de la del ojo contrario.

Una vez que el paciente indica la existencia de una clara separación de las imágenes cuando fija una luz que

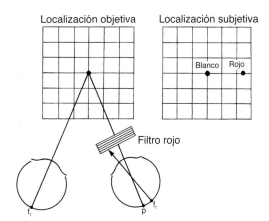

Figura 17-4 Principio de las pruebas de diplopía. Se coloca un filtro rojo delante del ojo derecho y el paciente fija una luz única en la distancia. Si los ojos están mal alineados, la luz se visualiza en la fóvea de un ojo (f_r) y en la retina no foveal (p) del ojo opuesto. De este modo, el paciente ve dos imágenes, blanca y roja, en lugares diferentes del espacio.

se mantiene justo al frente, el examinador puede determinar el área de máxima separación vertical, horizontal o ambas. Esto se hace de manera que el paciente mire una luz continuada en cada una de las otras ocho posiciones cardinales de la mirada.

Además del uso de filtros colocados sobre uno o ambos ojos, puede colocarse una varilla roja de Maddox sobre un ojo y hacer que el paciente fije la mirada en una luz blanca. La varilla la forman, de hecho, un conjunto de pequeños semicilindros alineados uno al lado del otro en una estructura de tal manera que, cuando el ojo ve una luz a través de los cilindros, la imagen visualizada es la de una línea perpendicular al eje del cilindro. Así, si uno ve una luz blanca con un ojo cubierto por una varilla de Maddox roja, las imágenes se corresponderán con una línea roja y una luz blanca. La varilla de Maddox puede colocarse de manera que produzca una línea vertical, horizontal u oblicua. Las personas con ortoforia (equilibrio de los músculos oculares) ven la línea atravesar la luz. Cuando la varilla se orienta para producir la imagen de una línea vertical (mantenida sobre el ojo del paciente con los cilindros orientados horizontalmente), los pacientes con estrabismo horizontal verán la línea a la izquierda o a la derecha de la luz. Cuando la varilla se orienta para producir la imagen de una línea horizontal, los pacientes con estrabismo vertical verán la línea por encima o por debajo de la luz (fig. 17-5).

La alineación torsional incorrecta de los ojos, por ejemplo, parálisis del oblicuo superior puede constatarse con dos varillas de Maddox, una sobre cada ojo. La mejor manera de hacerlo es con un armazón de lente de prueba. Si ambas varillas se orientan verticalmente para producir dos imágenes de líneas horizontales, un ojo con disfunción torsional visualizará una de las líneas como oblicua, en lugar de horizontal. A continuación,

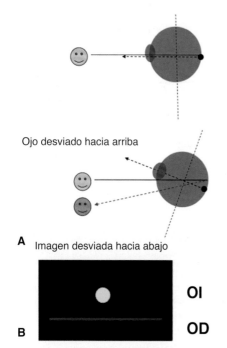

A Imagen desviada hacia abajo

B

OI

OD

Figura 17-5 A: La imagen del ojo parético (desviado) se proyecta en la dirección de acción del músculo parético. **B:** Varilla de Maddox delante del ojo derecho para un paciente con hipertropía de ojo derecho. (Cortesía de David S. Zee.)

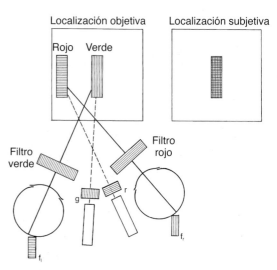

Figura 17-6 Principio de las pruebas haploscópicas. Se utilizan objetos de prueba rojos y verdes, y al paciente se le coloca un filtro rojo delante de un ojo y uno verde delante del otro.

se solicita al paciente que gire la varilla oblicua hasta que ambas líneas se perciban como horizontales. Con este método puede medirse y monitorizarse la cantidad de torsión (**video 17-2**).

Pueden utilizarse otras técnicas subjetivas para evaluar la alineación ocular incorrecta en las que se presentan al paciente dos objetos de prueba, en lugar de uno, de forma que cada objeto se vea con un solo ojo (fig. 17-6). A continuación, se solicita al paciente que coloque los dos objetos de forma que parezcan superpuestos. Los objetos solo aparecen superpuestos cuando sus imágenes caen sobre la fóvea de cada ojo. La alineación incorrecta de las fóveas hace que el paciente coloque los objetos en lugares diferentes del espacio. Los ojos se diferencian y disocian de varias maneras. A cada ojo se le puede presentar un objetivo diferente, o pueden colocarse colores complementarios en el campo visual, ya sea directamente o por proyección, y se suministra a cada ojo un filtro de color correspondiente. Estas pruebas **haploscópicas** incluyen el uso de un ambliocopio mayor, una pantalla de Hess y una tabla rojo-verde de Lancaster (fig. 17-6).

Pruebas objetivas

Prueba de reflejo corneal a la luz. El método objetivo más sencillo para determinar la alineación ocular es el uso de un dispositivo de iluminación manual cen-

tral para proyectar un reflejo sobre las superficies corneales de ambos ojos en las posiciones cardinales de la mirada. Si las imágenes de las dos córneas aparecen centradas, los ejes visuales suelen estar alineados. Si los reflejos luminosos no están centrados, puede estimarse la magnitud de alineación incorrecta con base en la cantidad aparente de descentramiento del reflejo luminoso (**prueba de Hirschberg**). Con la luz de fijación mantenida a 33 cm del paciente, 1 mm de descentramiento equivale aproximadamente a 7° (o 15 dioptrías prismáticas) de desviación ocular.

Otro método objetivo para determinar la alineación de los ojos es colocar prismas de graduación creciente sobre cualquiera de los ojos hasta que los reflejos luminosos aparezcan centrados (**prueba de Krimsky**). En general, los prismas se colocan sobre el ojo fijador. Sin embargo, en circunstancias en las que el ojo no fijador es demasiado excéntrico o tiene ducciones incompletas que imposibilitan la centralización del reflejo luminoso o que obligan al uso de una potencia excesiva del prisma sobre el ojo fijador, la colocación del prisma sobre el ojo fijador solo permite medir la desviación en la mirada excéntrica. En esencia, esto significa lo mismo que medir la desviación secundaria, en lugar de la primaria. En estos casos, poder centrar el reflejo luminoso y, por tanto, medir la desviación, puede lograrse con la colocación directa del prisma delante del ojo desviado. En situaciones en las que un ojo tiene una visión muy deficiente (no puede ver la luz de forma íntegra), el prisma debe colocarse sobre el ojo que ve (el desplazamiento de la imagen [hacia el vértice del prisma] induce un movimiento del ojo que no ve [**Krimsky inverso**]). La potencia adecuada del prisma se elige una vez que los reflejos luminosos están centrados.

Trastornos oculomotores supranucleares e internucleares

Los trastornos oculomotores supranucleares pueden ser causados por lesiones en el tronco del encéfalo (excluyendo los núcleos o fascículos de los nervios craneales), el cerebelo o los hemisferios cerebrales. Estas estructuras ejercen un control sobre los núcleos de los nervios craneales (III, IV y VI), que, a su vez, en última instancia son responsables de los impulsos motores hacia los músculos extraoculares. Los trastornos oculomotores internucleares, por definición, son causados por daño en las vías del tronco del encéfalo que coordinan los movimientos de los dos ojos. En este capítulo, se analizan las características y las causas de los trastornos oculomotores supranucleares e internucleares.

Síndromes oculomotores causados por lesiones en el bulbo raquídeo

El bulbo raquídeo (médula oblongada) contiene una serie de estructuras supranucleares que son importantes para el control de los movimientos oculares: los núcleos vestibulares, los núcleos perihipoglosos, la formación reticular medular, la oliva inferior y el cuerpo restiforme (pedúnculo cerebeloso inferior) (fig. 18-1). Los núcleos perihipoglosos están formados por el núcleo prepósito hipogloso (NPH), que se encuentra en el piso del cuarto ventrículo, el núcleo intercalado y el núcleo subhipogloso (de Roller). Estos núcleos tienen ricas conexiones con otras estructuras oculomotoras. El NPH y el núcleo vestibular medial (NVM) adyacente son de importancia vital para mantener las posiciones horizontales de la mirada (el integrador neural). Estas estructuras también participan en el mantenimiento vertical de la mirada, aunque las estructuras más rostrales (parte superior del mesencéfalo), especialmente el núcleo intersticial de Cajal (NIC), proporcionan la principal contribución tónica para los movimientos oculares verticales y de torsión. Las lesiones de las estructuras paramedianas de la médula producen a menudo nistagmo, normalmente ascendente, pero a veces horizontal, con un componente evocado por la mirada.

Las lesiones del **núcleo olivar inferior** (NOI) o de sus conexiones pueden producir **temblor oculopalatino** (TOP). Se cree que esta afección se produce debido a una interrupción en la vía dentorrubroolivar

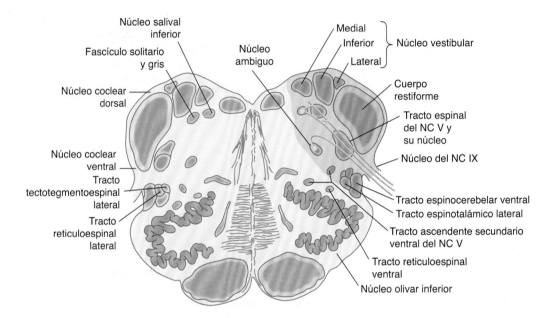

Figura 18-1 Dibujo esquemático del bulbo raquídeo (médula oblongada). Las estructuras neuronales específicas que son comúnmente dañadas en el síndrome de Wallenberg están sombreadas.

(triángulo de Guillain-Mollaret), que conecta el núcleo rojo con el NOI ipsolateral (a través del tracto tegmentario central), con el núcleo dentado contralateral (a través del pedúnculo cerebeloso inferior) y de nuevo con el núcleo rojo (a través del pedúnculo cerebeloso superior). Esta afección suele desarrollarse entre semanas y meses después de un infarto del tronco del encéfalo o del cerebelo, aunque también puede producirse en el contexto de afecciones degenerativas o tras un traumatismo craneal (lesión axónica difusa). El retraso en la presentación se debe a la desaferenciación crónica del NOI, que conduce a hipertrofia degenerativa vacuolar y da lugar a una alteración del control del NOI (fig. 18-2). Esta afección se denominó en su día «mioclonía oculopalatina». Sin embargo, el término *mioclonía* es engañoso, ya que los movimientos de los músculos afectados son de un lado a otro y están más o menos sincronizados, normalmente a un ritmo de 2 a 4 ciclos/s.

La mayoría de los casos de TOP presentan oscilaciones pendulares verticales que a menudo tienen un

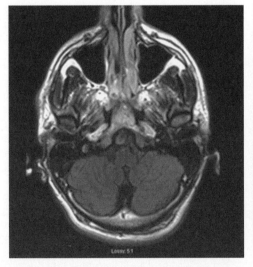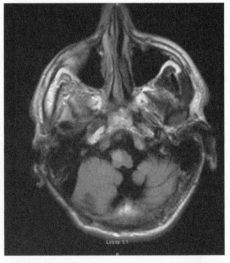

Figura 18-2 Hipertrofia del núcleo olivar inferior (NOI) derecho en un paciente con temblor oculopalatino (mioclonía). A la izquierda, en el momento de la presentación con hemorragia pontina por una malformación cavernosa (no visualizada), muestra una anatomía medular normal. A la derecha, 7 meses más tarde, en el momento de la presentación con temblor oculopalatino, donde se observa el agrandamiento del NOI derecho.

componente vertical y otro de torsión. Estas oscilaciones pueden parecerse al nistagmo en balancín, pero carecen de la alternancia de elevación característica de este último (*v.* cap. 22). Estas oscilaciones se asocian a ondulaciones rítmicas del paladar blando (**videos 18-1 y 18-2**). Suelen utilizarse dosis relativamente elevadas de gabapentina (1 200-2 400 mg/día) para intentar mejorar los movimientos oculares. En ocasiones se observan oscilaciones macrosacádicas (un signo de disfunción cerebelosa de la línea media), en lugar de movimientos pendulares verticales, en asociación con movimientos palatinos ondulantes (**video 18-3**).

A veces, los procesos patológicos agudos se limitan a los **núcleos vestibulares**. Por ejemplo, el vértigo puede ser el único síntoma de una exacerbación de la esclerosis múltiple (EM) y de la isquemia del tronco del encéfalo. El nistagmo causado por la enfermedad de los núcleos vestibulares puede ser puramente horizontal, vertical o de torsión. También pueden producirse patrones mixtos. Además, el nistagmo de una lesión vestibular central puede simular el causado por una vestibulopatía periférica. La dolicoectasia de la arteria basilar puede producir una variedad de combinaciones de síndromes vestibulares centrales y periféricos. La compresión microvascular del nervio vestibulococlear también puede dar lugar a vértigos paroxísticos.

Síndrome de Wallenberg (infarto lateral del bulbo raquídeo)

Normalmente, las lesiones de los núcleos vestibulares también afectan las estructuras colindantes, especialmente los pedúnculos cerebelosos y los núcleos perihipoglosos. El síndrome más conocido que afecta los núcleos vestibulares es el causado por un infarto lateral del bulbo raquídeo (síndrome de Wallenberg) (fig. 18-1). Los hallazgos típicos del síndrome de Wallenberg son la alteración ipsolateral de la sensación de dolor y temperatura en la cara, síndrome de Horner central, ataxia de las extremidades y alteración bulbar que provoca disartria y disfagia. **Contralateralmente**, hay alteración del dolor y la sensibilidad térmica en el tronco y las extremidades. Puede producirse diplopía vertical debida a una desviación oblicua (estrabismo vertical, cuyo patrón no es compatible con una parálisis del nervio craneal IV o una parálisis parcial del nervio craneal III; *v.* sección Desviación oblicua). El ojo que se encuentra más alto suele ser contralateral a la lesión y a menudo se asocia a una alteración de la vertical visual subjetiva, a la torsión de ambos ojos y a una inclinación de la cabeza, en cuyo caso la afección se denomina reacción de inclinación ocular (RIO; *v.* más adelante). El nervio facial también puede verse afectado si el infarto se extiende más rostralmente. La causa más frecuente de este trastorno es la oclusión de la arteria cerebelosa inferoposterior (ACIP) ipsolateral o de la arteria vertebral (fig. 18-3). La disección de la arteria vertebral (ya sea espontánea o traumática, p. ej., tras una manipulación quiropráctica) es a veces la causa. En raras ocasiones, una enfermedad desmielinizante produce este síndrome.

La **lateropulsión**, una sensación imperiosa de ser arrastrado hacia el lado de la lesión (afectación del tracto vestibuloespinal), es a menudo un síntoma prominente de los pacientes con síndrome de Wallenberg y

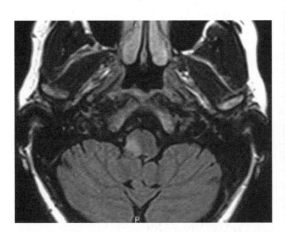
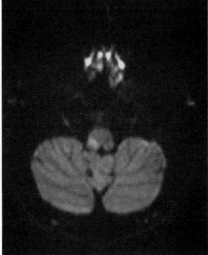

Figura 18-3 Neuroimagen del síndrome de Wallenberg. **Izquierda**: Resonancia magnética FLAIR axial, ponderada en T2, de un hombre que presenta hallazgos agudos del síndrome de Wallenberg, caracterizado en parte por lateropulsión de las oclusiones sacádicas hacia el lado derecho, desviación oblicua con el ojo derecho hipotrópico y reacción de inclinación ocular. Se observa un área hiperintensa en el lado derecho del bulbo raquídeo consistente con un infarto. **Derecha**: La imagen ponderada por difusión (DWI, *diffusion-weighted images*) del mismo paciente muestra que el infarto es relativamente agudo. (Cortesía de Carlos Torres, MD.)

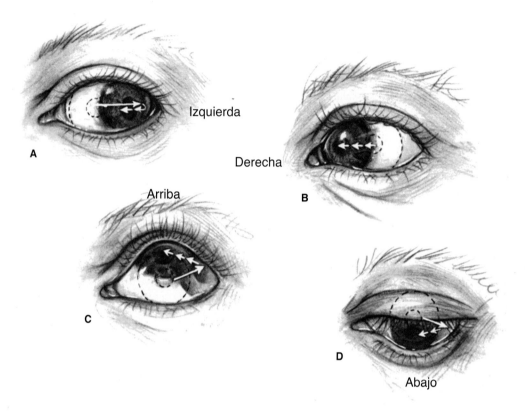

Figura 18-4 Lateropulsión sacádica en un paciente con síndrome de Wallenberg del lado izquierdo. **A:** Al intentar mirar hacia la izquierda, el paciente sobrepasa el objetivo y debe hacer un movimiento sacádico correctivo. **B:** Al intentar
mirar hacia la derecha, el paciente realiza una serie de movimientos sacádicos hipométricos. **C-D:** Al intentar mirar
hacia arriba y hacia abajo, los ojos se mueven oblicuamente hacia la izquierda y deben realizar varios movimientos de
refijación hacia el centro. (De Kommerell G, Hoyt WF. Lateropulsion of saccadic eye movements: electro-oculographic
studies in a patient with Wallenberg's syndrome. *Arch Neurol* 1973;28:313-318- Copyright © 1973 American Medical
Association. Todos los derechos reservados.)

también es evidente en los hallazgos oculomotores. Si
se solicita al paciente que fije la mirada hacia adelante
y luego cierre suavemente los párpados, los ojos se desvían conjuntamente hacia el lado de la lesión. Esto se
refleja en los movimientos sacádicos correctivos que el
paciente debe hacer al abrir los ojos para volver a cap-
tar el objetivo. La lateropulsión puede aparecer incluso
con el parpadeo.

Los movimientos oculares sacádicos también se ven
afectados por la lateropulsión (fig. 18-4). Horizontalmente, las sacudidas dirigidas hacia el lado de la lesión
suelen sobrepasar el objetivo, y las dirigidas lejos del lado
de la lesión no lo alcanzan; esto se denomina **ipsipulsión**
sacádica y debe diferenciarse de la **contrapulsión**, que se
produce con los infartos por oclusión de la arteria cerebelosa superior (ACS). Las fases rápidas del nistagmo se
ven afectadas de forma similar en el síndrome de Wallenberg, por lo que las sacudidas oculares dirigidas hacia
el lado de la lesión son más pequeñas que las que van
hacia la lesión. Al intentar una refijación puramente vertical, el paciente produce una sacudida oblicua dirigida
hacia el lado de la lesión. Los movimientos sacádicos
correctores devuelven los ojos al objetivo.

Cuando está presente, el **nistagmo** espontáneo en
el síndrome de Wallenberg suele ser horizontal o mixto
horizontal-torsional con un pequeño componente vertical. En posición primaria, la fase lenta se dirige hacia
el lado de la lesión («late hacia el oído mejor»), aunque
puede invertir la dirección en posiciones excéntricas, lo
que sugiere anomalías coexistentes del mecanismo de
mantenimiento de la mirada. También puede producirse nistagmo del párpado (sacudidas sincinéticas del
párpado con fases rápidas horizontales).

Como se ha señalado anteriormente, en el síndrome
de Wallenberg suele producirse una **reacción de inclinación ocular** (RIO). Consiste en una desviación oblicua
y un grado conjugado, pero asimétrico, de ciclotorsión
de ambos ojos. En concreto, el ojo superior se inclina,
mientras que el ojo hipotrópico se inclina más significativamente. Algunos pacientes presentan una inclinación
de la cabeza ipsolateral (es decir, hacia el ojo inferior).
La desviación oblicua y la inclinación de la cabeza que
componen la RIO surgen del desequilibrio en las vías
que median las respuestas otolíticas (fig. 18-5). Las sensaciones subjetivas de inclinación o inversión del mundo
probablemente también reflejan la participación de las

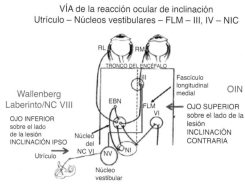

VÍA de la reacción ocular de inclinación
Utrículo – Núcleos vestibulares – FLM – III, IV – NIC

Wallenberg
Laberinto/NC VIII

OJO INFERIOR
sobre el lado
de la lesión
INCLINACIÓN IPSO

Utrículo

Núcleo
del
NC VI

Núcleo
vestibular

RL
RM
TRONCO DEL ENCÉFALO
III
EBN
FLM
VI
NV
NI

Fascículo
longitudinal
medial
OIN
OJO SUPERIOR
sobre el lado de la
lesión
INCLINACIÓN
CONTRARIA

- Desviación vertical, comitante, ojo inferior del lado del oído inferior
- Inclinación de la cabeza hacia el lado del ojo (y oído) inferior
- Contragiro (torsión) ocular, polos superiores hacia el ojo inferior
  (y oído inferior)

A

Figura 18-5 A: La reacción de inclinación ocular consiste en una alineación vertical incorrecta (desviación oblicua), ciclotorsión conjugada e inclinación de la cabeza. La vía otolítica-ocular se muestra en rojo. Una lesión anterior a la decusación (inclinación posterior) produce hipotropía ipsolateral, mientras que una lesión anterior (mesencéfalo, porción rostral del puente) produce hipertropía ipsolateral. El ojo superior siempre está en inciclotorsión, en contraste con una parálisis del nervio craneal IV (ilustración cortesía de David S. Zee, MD). **B:** Fotografías del fondo de ojo de un paciente con hipertropía izquierda debido a un infarto bulbar lateral, que muestra una mayor exciclotorsión del ojo hipotrópico (derecha), y una leve inciclotorsión del ojo superior (izquierda). III, nervio craneal III; IV, nervio craneal IV; VI, nervio craneal VI; VIII, nervio craneal VIII; EBN, neurona de ráfaga excitatoria (*excitatory burst neuron*); FLM, fascículo longitudinal medial; NIC, núcleo intersticial de Cajal; OIN, oftalmoplejía internuclear; RL, recto lateral; RM, recto medio.

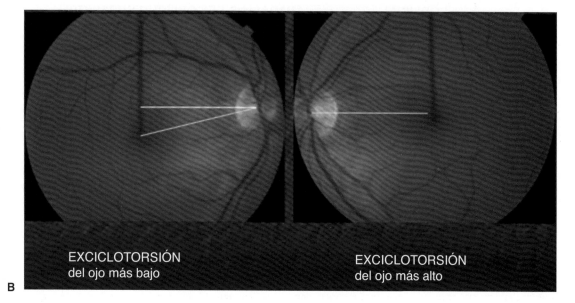

EXCICLOTORSIÓN
del ojo más bajo

EXCICLOTORSIÓN
del ojo más alto

B

proyecciones centrales de los gravirreceptores (el utrículo y el sáculo).

Desviación oblicua y reacción ocular de inclinación

La **desviación oblicua** consiste en una alineación vertical incorrecta de los ejes visuales causada por una alteración de las aferencias prenucleares: hay un desequilibrio en las aferencias otolíticas (es decir, las vías otolíticas-oculares). Puede haber desviaciones torsionales y horizontales como hallazgos asociados. La hipertropía puede ser la misma en todas las posiciones de la mirada (concomitante) o puede variar e incluso alternarse (p. ej., hipertropía derecha en la mirada hacia la derecha; hipertropía izquierda en la mirada hacia la izquierda; incomitante). Cuando la desviación oblicua es incomitante (y especialmente en el patrón de una parálisis muscular individual) puede diferenciarse de una parálisis muscular extraocular vertical por la coexistencia de signos de disfunción

neurológica central y la atención a la dirección de la ciclotorsión (fig. 18-6). A menudo, el desequilibrio utriculoocular puede suprimirse mediante patrones alterados de estimulación otolítica (prueba de la posición vertical-supina), con lo que puede confirmarse el origen supranuclear del desajuste. En los pacientes con un déficit puramente supranuclear (es decir, sin afectación asociada de un nervio craneal), la amplitud de la mala alineación vertical y torsional medida cuando el paciente está en posición vertical disminuye al menos en un 50 % cuando este se coloca en posición supina.

La desviación oblicua se produce con una variedad de anomalías en la periferia vestibular, el tronco del encéfalo o el cerebelo y, en raras ocasiones, como un hallazgo reversible en pacientes con presión intracraneal (PIC) elevada debido a tumores supratentoriales o seudotumor cerebral. En los bebés, la presencia de desviación oblicua puede ser el presagio de estrabismo horizontal posterior.

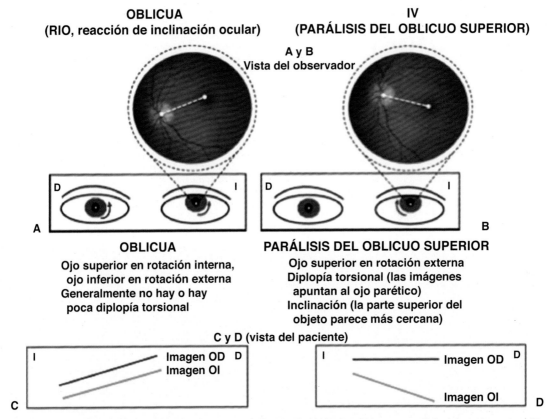

OBLICUA
(RIO, reacción de inclinación ocular)

IV
(PARÁLISIS DEL OBLICUO SUPERIOR)

A y B
Vista del observador

OBLICUA

Ojo superior en rotación interna,
ojo inferior en rotación externa
Generalmente no hay o hay
poca diplopía torsional

PARÁLISIS DEL OBLICUO SUPERIOR

Ojo superior en rotación externa
Diplopía torsional (las imágenes
apuntan al ojo parético)
Inclinación (la parte superior del
objeto parece más cercana)

C y D (vista del paciente)

Imagen OD
Imagen OI

Imagen OD

Imagen OI

Figura 18-6 En general, puede diferenciarse entre una desviación de la vista (**A**) y una parálisis del nervio craneal IV (**B**) mediante la observación de la dirección de la torsión del ojo superior en la oftalmoscopía o con la prueba de la varilla doble de Maddox. En la desviación (**C**), los ojos muestran ciclotorsión conjugada, con el ojo superior en inciclotorsión, mientras que en la parálisis del nervio craneal IV (**D**) hay exciclotorsión del ojo superior, sin cambio en la torsión del ojo contralateral. (Reproducido con permiso de Oxford Publishing Limited a través de PLSclear, de Leigh RJ, Zee DS. *The Neurology of Eye Movements.* 5th ed. Oxford: Oxford University Press; 2015.)

Las proyecciones utriculares de los núcleos vestibulares probablemente cruzan la línea media y ascienden en el fascículo longitudinal medial (FLM). Por tanto, la **oftalmoplejía internuclear** (OIN) unilateral se asocia a menudo con una desviación oblicua. La OIN suele estar en el lado del ojo hipertrófico, posiblemente debido a que las lesiones en el FLM provocan un desequilibrio de las entradas otolíticas ascendentes (fig. 18-5).

En el **mesencéfalo**, las proyecciones otolíticas entran en contacto con los núcleos nerviosos oculomotor y troclear, así como con el (núcleo intersticial de Caja) NIC. Por tanto, las lesiones mesencefálicas en el NIC o a su alrededor pueden causar desviación oblicua y RIO. Cuando la inclinación de la cabeza es sostenida (tónica), es contralateral al lado de la lesión; además, suele haber hipertropía ipsolateral a la lesión y ciclotorsión conjugada, caracterizada por la intorsión del ojo ipsolateral (fig. 18-5). Los defectos asociados de los movimientos oculares verticales y de la función del nervio oculomotor o troclear son frecuentes en estos pacientes, al igual que el nistagmo en balancín, pendular o con disparo hacia arriba (*v.* cap. 22).

En raras ocasiones, la desviación oblicua se alterna lentamente o varía de magnitud en el transcurso de unos minutos. La periodicidad del fenómeno recuerda al nistagmo periódico alternante (NPA; *v.* cap. 21) y, de hecho, los dos fenómenos pueden coexistir. Los pacientes con desviación oblicua alternante suelen tener lesiones en el mesencéfalo, mientras que los pacientes con NPA las suelen tener en el nódulo cerebeloso.

Síndrome de la arteria cerebelosa anteroinferior

La arteria cerebelosa anteroinferior (ACAI) irriga partes de los núcleos vestibulares, la porción dorsolateral adyacente del tronco del encéfalo y la porción lateral inferior del cerebelo. Además, suele ser el origen de la arteria laberíntica y también envía una pequeña rama al flóculo cerebeloso en el ángulo cerebelopontino. En consecuencia, la isquemia en la distribución de la ACAI puede causar vértigo, vómito, pérdida de audición, parálisis facial, ataxia de las extremidades ipsolaterales, déficit del mantenimiento de la mirada y de los movimientos oculares de seguimiento, y nistagmo vestibular. Los signos oculomotores reflejan una combinación de afectación del laberinto, los núcleos vestibulares y el flóculo.

Síndrome de la arteria cerebelosa superior

El infarto en el territorio de la ACS provoca ataxia de la marcha y de las extremidades, vértigo (fig. 18-7). Una anomalía característica es la **contrapulsión sacádica**. Consiste en un exceso de sacudidas oculares contralaterales y un defecto de las sacudidas ipsolaterales. Las sacudidas verticales que se intentan son oblicuas, con un componente horizontal alejado del lado de la lesión. Por tanto, este trastorno sacádico es lo *contrario* de la ipsipulsión sacádica observada en el síndrome de Wallenberg, y es probable que sea el reflejo de la interrupción de las eferencias del núcleo del fastigio, que discurre en el fascículo uncinado junto al pedúnculo cerebeloso superior. La restricción del infarto al vermis posteroinferior puede alterar de forma selectiva los movimientos oculares de seguimiento y optocinéticos.

Síndromes oculomotores causados por lesiones del cerebelo

Los clínicos son debidamente cautelosos a la hora de atribuir las anomalías de los movimientos oculares específicamente a una posible disfunción cerebelosa, dada la frecuente afectación del tronco del encéfalo en los pacientes con lesiones del cerebelo. No obstante, la mayoría de los estudios clínicos y experimentales proporcionan pruebas convincentes de que las lesiones

cerebelosas por sí solas pueden causar anomalías oculomotoras específicas (figs. 18-8 y 18-9). En esencia, pueden identificarse tres síndromes principales: (1) síndrome del vermis dorsal y los núcleos del fastigio posteriores subyacentes; (2) síndrome del flóculo y el paraflóculo; y (3) síndrome del nódulo y la úvula ventral. Las principales características de cada uno de estos síndromes se resumen en la figura 18-10.

Localización de las lesiones y manifestaciones

Los modelos experimentales de lesión del **vermis dorsal** (lóbulos VI y VII) y de los núcleos del fastigio subyacentes (denominados región oculomotora fastigial o ROF) causan dismetría sacádica, típicamente hipometría, cuando solo hay afectación del vermis (fig. 18-11; **video 18-4**), e hipermetría, cuando hay afectación de los núcleos profundos (figs. 18-8, 18-9 y 18-10). Las lesiones bilaterales de los núcleos profundos conducen a veces a oscilaciones macrosacádicas (**video 18-3**), que representan un grado extremo de hipermetría.

Las lesiones experimentales del **flóculo** y el **paraflóculo** provocan nistagmo evocado por la mirada, nistagmo de rebote y nistagmo vestibular central de ritmo lento (fig. 18-8). Las lesiones unilaterales producen déficits ipsolaterales en los movimientos oculares de seguimiento y del mantenimiento de la mirada. El flóculo envía fibras trepadoras a través del pedúnculo cerebeloso inferior para apoyar los integradores neurales horizontales y verticales.

Sin esta aferencia, la eferencia de los integradores no se mantiene (es decir, es «permeable»), lo que da lugar a una alteración del mantenimiento de la mirada que se manifiesta como nistagmo evocado por la mirada y desviación postsacádica.

Las lesiones experimentales del **nódulo** conducen a una perseveración no deseada de las respuestas vestibulares resultantes de la alteración del «mecanismo de almacenamiento de la velocidad». Esto predispone al animal a desarrollar nistagmo periódico alternante (NPA, v. cap. 22), un fallo de la supresión de la inclinación del nistagmo posrotativo (el denominado «*dumping* del nistagmo», con inclinación de la cabeza) y pérdida de la habituación. El nistagmo posicional suele producirse con lesiones del nódulo.

Otro signo oculomotor atribuible a una lesión cerebelosa focal es el nistagmo de torsión durante el seguimiento vertical. Los pacientes con lesiones en el pedúnculo cerebeloso medio presentan este fenómeno. La dirección del nistagmo de torsión cambia con la dirección del seguimiento, y la velocidad ocular de la fase lenta del nistagmo de torsión es directamente proporcional a la velocidad ocular de la fase lenta del seguimiento.

El cerebelo también es importante en las **funciones de adaptación** a largo plazo que mantienen los movimientos oculares adecuados al estímulo visual. Por ejemplo, la adaptación de la ganancia del reflejo

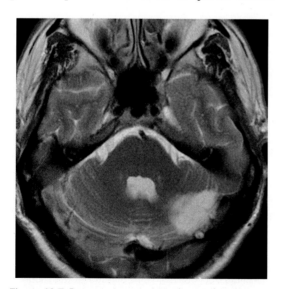

Figura 18-7 Resonancia magnética de un infarto en el territorio de la arteria cerebelosa superior (ACS) izquierda en un hombre de 77 años con hipertensión. Se observa una gran área hiperintensa en el hemisferio cerebeloso izquierdo, que se corresponde con la distribución de la ACS izquierda.

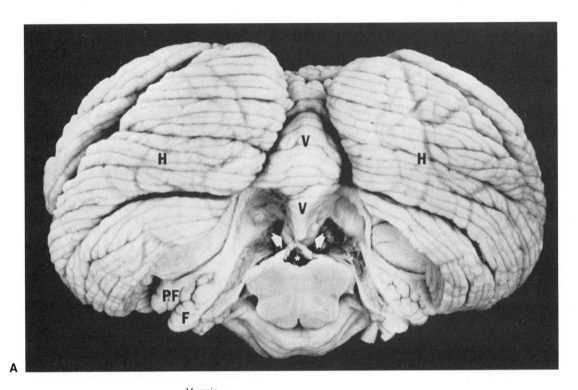

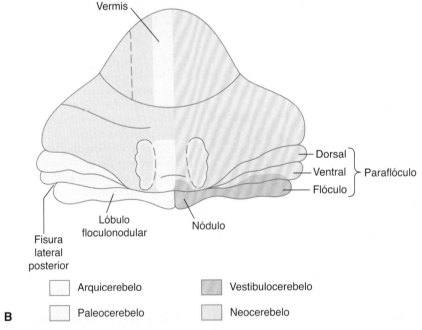

Figura 18-8 El cerebelo humano. **A:** Vista anteroinferior muestra los hemisferios cerebelosos (*H*), el vermis (*V*), el flóculo (*F*) y el paraflóculo (*PF*). *Puntas de flecha blancas*, nódulo; *asterisco*, 4.° ventrículo. (Reproducido con permiso de Ghuhbegovic N, Williams TH. The Human Brain: *A Photographic Guide*. Hagerstown, MD: Harper & Row, 1980.) **B:** Dibujo esquemático de las subdivisiones del cerebelo humano. La mitad izquierda del dibujo muestra las tres subdivisiones principales: arquicerebelo (lóbulo floculonodular), paleocerebelo (vermis anterior, pirámide, úvula y el paraflóculo) y el neocerebelo. La mitad derecha del dibujo muestra las estructuras del vestibulocerebelo: lóbulo floculonodular y paraflóculos dorsal y ventral. (De Brodal A. *Neurological Anatomy in Relation to Clinical Medicine*. 3ª ed. Nueva York: Oxford University Press; 1981; con permiso de Oxford University Press.)

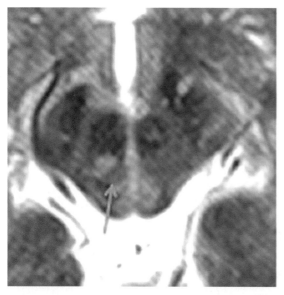
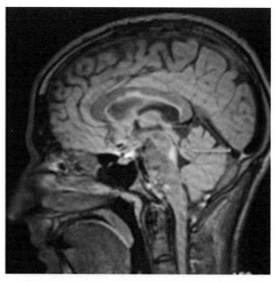

Figura 18-14 Neuroimagen en dos pacientes con esclerosis múltiple que se presentan con oftalmoplejía internuclear. **Izquierda**: Resonancia magnética (RM) axial ponderada en T2, en la que se observa una lesión hiperintensa en el área paramediana del mesencéfalo rostral que afecta el fascículo longitudinal medial (FLM) derecho (*punta de flecha*), inmediatamente dorsal al núcleo rojo. **Derecha**: RM T2-FLAIR sagital en la que se observa una placa que afecta el FLM en el nivel de la unión pontomesencefálica. (Cortesía de Carlos Torres, MD.)

El segundo signo principal de una OIN es el **nistagmo en abducción en el ojo contralateral**. Este nistagmo consiste en una deriva centrípeta (hacia adentro) seguida de una sacada correctiva que puede ser hipermétrica, hipométrica u ortométrica. Está presente en casi todos los pacientes con OIN. La causa del nistagmo en abducción debe estar relacionada con lesiones fuera del FLM o con una respuesta adaptativa a la debilidad inicial de aducción. En pacientes con «seudo-OIN» debido a trastornos de la unión neuromuscular (p. ej., miastenia grave; *v.* cap. 20), el nistagmo de abducción no suele acompañar al déficit de aducción.

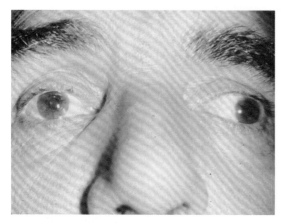

Figura 18-15 Oftalmoplejía internuclear derecha unilateral en un hombre de 32 años con esclerosis múltiple. Obsérvese la ausencia total de aducción en el ojo derecho al intentar la mirada horizontal izquierda.

Aquellas lesiones que dañan el FLM también pueden dañar el núcleo del nervio abducens, el fascículo o ambos en cualquier lado del tronco del encéfalo (fig. 18-16). Las lesiones que dañan el FLM de un lado y el núcleo del nervio abducens ipsolateral producen el síndrome del uno y medio (*v.* más adelante), mientras que las lesiones que dañan el fascículo abducens ipsolateral producen oftalmoplejía horizontal en el ojo ipsolateral por la combinación de OIN y parálisis del nervio abducens. El daño al FLM de un lado y al fascículo del nervio abducens contralateral producirá debilidad para la abducción del ojo contralateral combinada con debilidad para la aducción del ojo ipsolateral. En este caso, habrá una «parálisis de la mirada seudohorizontal» al intentar mirar horizontalmente en dirección contraria al lado de la lesión del FLM.

El diagnóstico puede sospecharse en un paciente que parece tener una parálisis de la mirada horizontal que es asimétrica, con un ojo (normalmente el ojo aductor) mucho más limitado que el otro.

Etiologías

En la tabla 18-2 se resumen algunas etiologías de la OIN. En general, la OIN unilateral suele estar causada por una isquemia, aunque, incluso en estos casos, a menudo hay una leve afectación del otro lado. La OIN bilateral suele estar causada por desmielinización (**video 18-8**). Aunque la RM muestra con frecuencia una lesión en el FLM en pacientes con OIN (fig. 18-14), hay muchas excepciones en las que el diagnóstico solo se sospecha y puede confirmarse mediante exploración clínica.

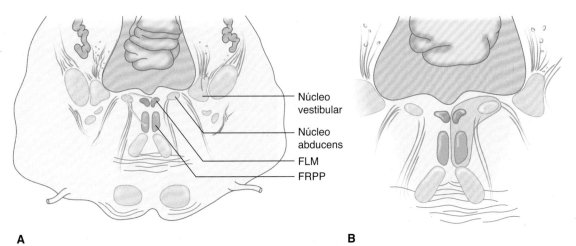

A   **B**

Figura 18-16 Dibujo del puente en el nivel de los núcleos abductores. **A:** El dibujo ilustra las estructuras importantes implicadas en la producción de la mirada horizontal. *FLM*, fascículo longitudinal medial; *FRPP*, formación reticular pontina paramediana. Obsérvese que las neuronas se proyectan desde la FRPP al núcleo del nervio abducens y que las neuronas del núcleo del nervio abducens son tanto motoneuronas (cuyos axones representan el nervio abducens) como neuronas internucleares, cuyos axones ascienden en el FLM *contralateral*. **B:** Áreas de posible afectación con el síndrome del uno y medio. Obsérvese que la afectación del núcleo del nervio abducens o de la FRPP puede causar parálisis de la mirada horizontal. El daño al fascículo longitudinal medial ipsolateral produce parálisis internuclear.

Tabla 18-2   **Etiología de la oftalmoplejía internuclear**

1. Esclerosis múltiple (comúnmente bilateral); desmielinización postirradiación
2. Infarto del tronco del encéfalo (comúnmente unilateral), incluidas complicaciones de la arteriografía; hemorragia
3. Tumores del tronco del encéfalo y del 4.° ventrículo y hendiduras mesencefálicas
4. Malformación de Chiari, e hidrocefalia y siringobulbia asociadas
5. Infección: bacteriana, vírica y otras formas de meningoencefalitis; en asociación con el sida
6. Hidrocefalia; hematoma subdural; malformación arteriovenosa supratentorial
7. Trastornos nutricionales: encefalopatía de Wernicke y anemia perniciosa
8. Trastornos metabólicos: encefalopatía hepática, enfermedad de la orina en jarabe de arce, abetalipoproteinemia, enfermedad de Fabry
9. Intoxicaciones por medicamentos: fenotiazinas, antidepresivos tricíclicos, narcóticos, propranolol, litio, barbitúricos, D-penicilamina, tolueno
10. Cáncer, ya sea por infiltración carcinomatosa o por efecto remoto
11. Traumatismo craneal, incluidas hiperextensión o manipulación cervical
12. Afecciones degenerativas: parálisis supranuclear progresiva
13. Sífilis
14. Oftalmoplejía seudointernuclear de la miastenia grave y del síndrome de Fisher

Lesiones del núcleo del nervio abducens

Las lesiones del núcleo del nervio abducens NO causan una parálisis del nervio. En realidad, causan una parálisis ipsolateral de la **mirada conjugada horizontal** debido a que el núcleo del nervio abducens contiene dos grupos de neuronas: motoneuronas abducens, que inervan el músculo recto lateral ipsolateral, y las neuronas internucleares abducens, que inervan las motoneuronas del recto medial contralateral a través del FLM (fig. 18-17). Sin embargo, los movimientos de vergencia de los ojos se preservan, por lo que la aducción es posible con un estímulo cercano. La mayoría de las veces, el núcleo del nervio abducens está afectado en asociación con las estructuras tegmentarias adyacentes, en particular la rodilla del nervio facial, el FLM y la formación reticular pontina paramediana (FRPP); es el llamado síndrome del ocho y medio (fig. 18-18). Las lesiones limitadas al núcleo del nervio abducens pueden distinguirse a menudo de las de la FRPP caudal adyacente, ya que solo en esta última pueden preservarse los movimientos de seguimiento y vestibulares. El nistagmo evocado por la mirada en la región contralateral también se produce en pacientes con presuntas lesiones del núcleo del nervio abducens. Los posibles mecanismos del nistagmo evocado por la mirada incluyen daños en las vías vestibulares o del NPH adyacentes que participan en la integración neural para mantener la mirada, o daños en las células y tractos paramedianos que se encuentran en parte en el núcleo del nervio abducens rostral y tienen conexiones recíprocas con el flóculo cerebeloso,

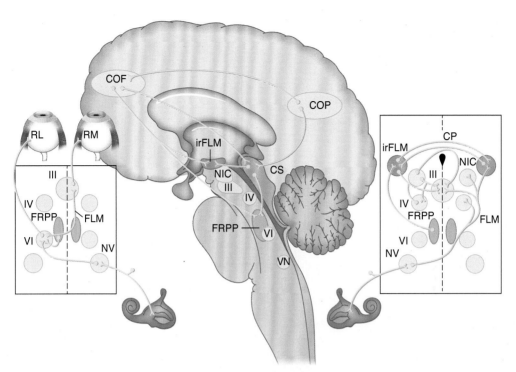

Figura 18-17 Resumen del control de los movimientos oculares sacádicos y vestibulares. En la figura central se muestran las conexiones supranucleares de los campos oculares frontales (*COF*) y parietales (*COP*) con el colículo superior (*CS*), el núcleo intersticial rostral del fascículo longitudinal medial (*irFLM*) y la formación reticular pontina paramediana (*FRPP*). El COF, el COP y el CS participan en la producción de movimientos oculares sacádicos. El dibujo esquemático de la izquierda muestra las vías del tronco del encéfalo para la mirada horizontal. Los axones de los cuerpos celulares localizados en la FRPP viajan al núcleo del nervio abducens ipsolateral (*VI*), donde hacen sinapsis con las motoneuronas abducens, cuyos axones viajan al músculo recto lateral ipsolateral (*RL*) y con las neuronas abducens internucleares, cuyos axones cruzan la línea media y viajan en el fascículo longitudinal medial (*FLM*) hasta las porciones del núcleo oculomotor (*III*) relacionadas con la función del recto medial (*RM*) (en el ojo contralateral). El dibujo esquemático de la derecha muestra las vías del tronco del encéfalo para la mirada vertical. Entre las estructuras importantes se encuentran el irFLM, la FRPP, el núcleo intersticial de Cajal (*NIC*) y la comisura posterior (*CP*). Obsérvese que los axones de los cuerpos celulares situados en los núcleos vestibulares (*NV*) viajan directamente a los núcleos abductores y, la mayoría a través del FLM, a los núcleos oculomotores. *IV*, núcleo del nervio troclear. (Modificado con permiso de Sharpe JA, Rosenberg MA, Hoyt WF, et al. Paralytic pontine exotropia: a sign of acute unilateral pontine gaze palsy and internuclear ophthalmoplegia. *Neurology* 1974;24(11):1076-1081.)

una estructura que soporta los centros de mantenimiento de la mirada del tronco del encéfalo.

Lesiones de la formación reticular pontina paramediana

La FRPP es un conjunto de neuronas en el puente caudal que contiene las neuronas excitadoras necesarias para la generación de movimientos oculares sacádicos. El núcleo interpósito del rafe contiene neuronas de pausa que inhiben las neuronas excitadoras en todo momento, excepto durante los movimientos oculares sacádicos. Las lesiones que afectan significativamente la FRPP, como el infarto y la hemorragia, tienden a afectar a todos los grupos celulares, junto con las fibras de paso que transmiten las señales de seguimiento ocular y vestibulares al núcleo del nervio abducens ipsolateral. Las lesiones graves **unilaterales** provocan una parálisis de la mirada horizontal ipsolateral y conjugada. En las lesiones agudas, puede haber desviación contralateral de los ojos. Las sacudidas oculares con dirección ipsolateral y las fases rápidas son pequeñas y lentas, y no llevan el ojo más allá de la línea media.

Las sacudidas verticales pueden ser ligeramente lentas, y durante los intentos para realizarlas puede producirse un componente horizontal inapropiado, dirigido hacia el lado de la lesión.

Las lesiones pontinas bilaterales pueden afectar los movimientos oculares verticales. Está bien establecido que las señales para los movimientos oculares verticales vestibulares y de seguimiento lento ascienden en el FLM y otras vías a través del puente, y también parece probable que las lesiones pontinas puedan causar un deterioro de los movimientos oculares sacádicos verticales, probablemente debido a las contribuciones de la FRPP al control de los movimientos oculares verticales, además de las estructuras del mesencéfalo (p. ej., el núcleo intersticial rostral del FLM, que se analiza más adelante).

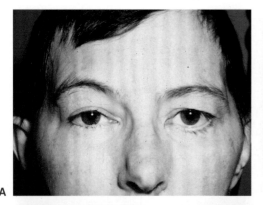

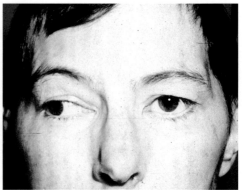

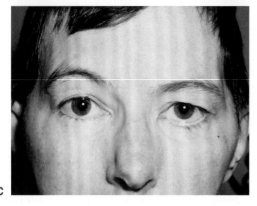

Figura 18-18 Paciente con síndrome de ocho y medio. **A:** Mirando al frente, los ojos están muy mal alineados, con debilidad facial izquierda; **B:** Intento de mirada hacia la derecha; obsérvese OIN izquierda; **C:** Intento de mirada hacia la izquierda; obsérvese la parálisis completa de la mirada izquierda.

Parálisis de la mirada conjugada unilateral combinada con oftalmoplejía internuclear (síndrome del uno y medio)

Las lesiones combinadas del núcleo del nervio abducens o de la FRPP, y del FLM adyacente en un lado del tronco del encéfalo causan una parálisis de la mirada horizontal ipsolateral y OIN. El único movimiento ocular horizontal que se conserva es la abducción del ojo contralateral; de ahí el nombre de **síndrome del uno y medio** (fig. 18-19). En los pacientes con esta afección puede observarse exotropía cuando intentan mirar de frente, mientras que el ojo opuesto al lado de la lesión se desvía hacia fuera. Se cree que este estrabismo se debe a los impulsos sin oposición por un centro pontino de la mirada intacto. Por ello, la afección suele denominarse **exotropía pontina paralítica**.

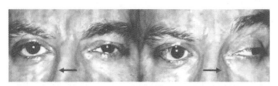

Figura 18-19 Un hombre de 67 años con síndrome del uno y medio debido a un pequeño infarto pontino. Obsérvese la parálisis completa de la mirada cuando intenta mirar a la derecha y la OIN (es decir, «parálisis de media mirada») cuando intenta mirar a la izquierda. De ahí el término «síndrome del uno y medio».

En ocasiones, hay conservación de las respuestas vestibulares horizontales ipsolaterales cuando se suprime la mirada voluntaria, lo que sugiere que la lesión pontina es más rostral en la FRPP o más leve (menos extendida) en la FRPP caudal, con lo que se preservan las proyecciones vestibulares al núcleo del nervio abducens. Aunque los intentos de movimientos conjugados (versión) no provocan aducción, los movimientos de vergencia pueden preservarse en estos casos. El síndrome del uno y medio puede ser consecuencia de isquemia del tronco del encéfalo, hemorragia, infiltración tumoral, traumatismo o desmielinización.

Sacudidas oculares lentas por lesiones pontinas

Ciertas afecciones metabólicas, tóxicas y degenerativas pueden causar déficits selectivos de la motilidad ocular que sugieren una pérdida predominante de población de neuronas del tronco del encéfalo (generadoras de actividad excitadora) relacionadas con los movimientos oculares rápidos. Este proceso puede explicar tanto las sacudidas oculares lentas como las oscilaciones sacádicas en pacientes con lesiones en el puente troncoencefálico (puente de Varolio).

Las sacudidas oculares lentas son características de muchas enfermedades degenerativas y metabólicas (tabla 18-3). Las sacudidas horizontales pueden ser lentas

Tabla 18-3	Etiología de las sacudidas oculares lentas

1. Atrofia olivopontocerebelosa y degeneraciones espinocerebelosas relacionadas
2. Enfermedad de Huntington
3. Parálisis supranuclear progresiva
4. Enfermedad de Whipple
5. Enfermedades por almacenamiento de lípidos
6. Degeneración hepatolenticular (enfermedad de Wilson)
7. Intoxicaciones por medicamentos: anticonvulsivos, benzodiacepinas
8. Tétanos
9. Demencia: Enfermedad de Alzheimer (dependiente del estímulo) y asociada al sida
10. Lesiones de la formación reticular pontina paramediana
11. Oftalmoplejía internuclear
12. Parálisis de los nervios periféricos; enfermedades que afectan la unión neuromuscular y el músculo extraocular (oftalmoplejía externa progresiva crónica)
13. Síndromes paraneoplásicos

en pacientes con enfermedades espinocerebelosas u olivopontocerebelosas. Las verticales suelen estar relativamente menos afectadas en estos pacientes. En las enfermedades que afectan principalmente el mesencéfalo, como la parálisis supranuclear progresiva (PSP), los movimientos oculares sacádicos verticales son las primeras en ralentizarse. Los pacientes con degeneraciones espinocerebelosas suelen realizar sacudidas con amplitudes normales a pesar de su baja velocidad. La PSP, sin embargo, provoca sacudidas horizontales lentas y pequeñas. Los pacientes con sacudidas oculares lentas pueden utilizar diversas estrategias de coordinación ojo-cabeza para mover los ojos más rápidamente hacia el objetivo.

Síndromes oculomotores causados por lesiones del mesencéfalo

Ubicaciones y manifestaciones de las lesiones

Las alteraciones de los movimientos oculares verticales por lesiones del mesencéfalo suelen deberse al daño en una o más de las tres estructuras principales: la comisura

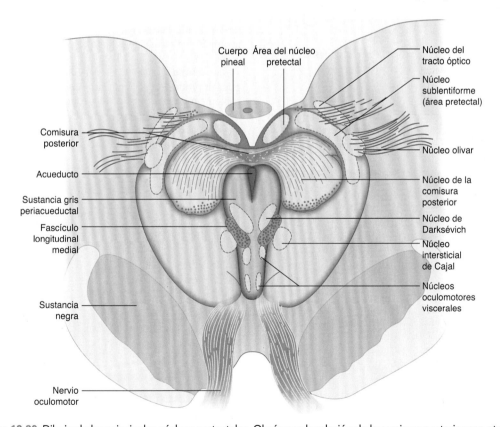

Figura 18-20 Dibujo de los principales núcleos pretectales. Obsérvese la relación de la comisura posterior con otras estructuras. (De Carpenter MB, Pierson RJ. Pretectal region and the pupillary light reflex: an anatomical analysis in the monkey. *J Comp Neurol* 1973;149(3):271-300. Copyright © 1973 The Wistar Institute Press. Reimpreso con permiso de John Wiley & Sons, Inc.)

Tabla 18-4 Características del síndrome de Parinaud

1. Limitación de los movimientos oculares hacia arriba (síndrome de Parinaud):
   Movimientos oculares sacádicos
   Seguimiento lento
   Reflejo vestibuloocular
   Fenómeno de Bell
2. Retracción del párpado (signo de Collier); ocasionalmente ptosis
3. Preferencia por la mirada hacia abajo («signo del sol poniente»)
4. Alteraciones de los movimientos oculares de vergencia:
   Nistagmo de convergencia-retracción al intentar mirar hacia arriba (más evidente en los intentos de movimientos sacádicos que en los de seguimiento) o en los intentos de convergencia
   Parálisis de la convergencia
   Espasmo de la convergencia
   Parálisis de la divergencia
   Parálisis seudoabducens
5. Inestabilidad de la fijación (sacudidas de onda cuadrada)
6. Desviación oblicua
7. Anomalías pupilares (disociación luz-proximidad)

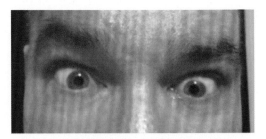

Figura 18-21 Apariencia de un paciente con síndrome de Parinaud. Con el paciente en posición primaria, se observa una retracción significativa del párpado superior (signo de Collier), pupilas medianamente dilatadas y desviación oblicua que produce hipertropía izquierda. (Reproducido con permiso de Bajandas FJ, Aptman M, Stevens S. The sylvian aqueduct syndrome as a sign of thalamic vascular malformation. En: Smith JL, ed. *Neuro-Ophthalmology Focus 1980*. New York: Masson; 1979:401-406.)

posterior, el núcleo intersticial rostral del fascículo longitudinal medial (irFLM) y el NIC (fig. 18-20).

Comisura posterior

Las lesiones de la **comisura posterior** provocan un síndrome conocido con diversos nombres: síndrome de Parinaud, síndrome pretectal, síndrome de la porción dorsal del mesencéfalo (síndrome de Parinaud) y síndrome del acueducto de Silvio. Este síndrome se caracteriza por una pérdida o limitación bilateral de la mirada hacia arriba que puede o no superarse mediante la prueba del RVO vertical y que suele ser peor para los movimientos oculares sacádicos que para los de seguimiento (disociación sacádica-seguimiento). El trastorno de la mirada hacia arriba no es aislado, sino que se acompaña de otros signos neurológicos (tabla 18-4, figs. 18-21 y 18-22, y **video 18-9**).

Las lesiones unilaterales del mesencéfalo también pueden producir el mismo síndrome oculomotor, probablemente al interrumpir las conexiones aferentes y eferentes de la comisura posterior.

Además de la pérdida o limitación de la mirada hacia arriba, el síndrome de Parinaud se caracteriza por alte-

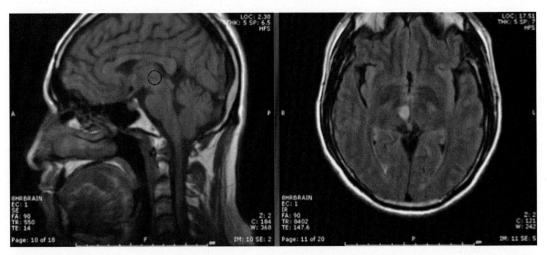

Figura 18-22 Un hombre de 47 años se presentó con un inicio subagudo de características consistentes con el síndrome de Parinaud, incluidos limitación de la mirada hacia arriba, nistagmo de convergencia-retracción al intentar mirar hacia arriba, disociación luz-proximidad, desviación oblicua y retracción leve del párpado. **Izquierda**: El círculo azul delimita la región de desmielinización aguda en esta resonancia magnética (RM) sagital ponderada en T1. **Derecha**: RM T2-FLAIR axial en la que se observa mejor la placa en la unión talamomesencefálica dorsal.

raciones de los movimientos oculares horizontales, especialmente de la vergencia. En algunos pacientes, hay parálisis de la convergencia, mientras que en otros es excesiva, lo que da lugar al **espasmo de convergencia**. Durante los movimientos oculares sacádicos horizontales, el ojo en abducción puede moverse más lentamente que su homólogo en aducción. Este hallazgo se denomina **parálisis seudoabducens** y puede reflejar un exceso de tono de convergencia.

El **nistagmo de convergencia-retracción** puede producirse en pacientes con enfermedades del mesencéfalo. Este trastorno es posiblemente el resultado de un daño en la comisura posterior, de modo que se ha reproducido experimentalmente en lesiones limitadas a esta estructura. El nistagmo de convergencia-retracción se considera un trastorno sacádico porque consiste en sacudidas asíncronas y opuestas. La cocontracción de los músculos rectos da lugar a una retracción y a un exceso de impulso de salida de convergencia cuando se intenta levantar la mirada, presumiblemente debido, en parte, al acoplamiento cruzado supranuclear de los movimientos oculares verticales y horizontales.

En los pacientes con lesiones dorsales del mesencéfalo se producen anomalías en los párpados. La más común es la **retracción del párpado** (signo de Collier), pero en ocasiones se produce ptosis. La retracción de los párpados que se da en pacientes con lesiones dorsales del mesencéfalo es el resultado de la disfunción del núcleo de la comisura posterior (NCP) que, en estado normal, proporciona una entrada inhibidora al núcleo central caudal (NCC) dentro del complejo nuclear oculomotor. Dado que la CNP es inmediatamente ventral con respecto a la comisura posterior (figs. 18-20 y 18-21), una lesión en esta área puede conducir a la liberación de la regulación del NCC, lo que resulta en la retracción bilateral del párpado superior.

El tamaño y la reactividad de las pupilas suelen ser anómalos en pacientes con lesiones del mesencéfalo en la región de la comisura posterior. Las pupilas suelen ser grandes y reacciona mejor a un estímulo acomodativo que a la luz (es decir, **disociación luz-proximidad**). La localización relativamente dorsal de los núcleos pretectales da lugar a una disfunción selectiva de la miosis pupilar impulsada por la luz, en comparación con la miosis relacionada con la convergencia/acomodación, que se supone que tiene una localización más ventral en el mesencéfalo.

Diversos procesos patológicos pueden dañar la comisura posterior. Los tumores pineales provocan síndrome de Parinaud ya sea por presión directa sobre la comisura posterior o por causar una hidrocefalia obstructiva. Esta última produce el síndrome al dilatar el acueducto y el tercer ventrículo o el receso suprapineal, lo que estira y comprime la comisura posterior. La disfunción de la derivación puede desencadenar el síndrome de Parinaud antes de que la dilatación de los ventrículos sea evidente en los estudios de neuroimagen

o de que las medidas de la PIC sean sistemáticamente elevadas. Una placa desmielinizante que afecta la región dorsal del mesencéfalo es una causa común del síndrome de Parinaud en adultos jóvenes (fig. 18-22), mientras que la hemorragia talámica es la causa más común en adultos mayores.

Núcleo intersticial rostral del fascículo longitudinal medial

El **núcleo intersticial rostral del FLM** se encuentra en los campos prerrúbricos del mesencéfalo. Contiene las neuronas excitadoras que proporcionan una aferencia supranuclear para la generación de sacudidas verticales y de torsión (fig. 18-17). El irFLM se encuentra dorsomedial a la mitad rostral del núcleo rojo e inmediatamente rostral al NIC. Los irFLM derecho e izquierdo están conectados a través de la comisura posterior dorsal y quizá también por una comisura que se encuentra ventral al acueducto. Las lesiones experimentales bilaterales del irFLM suprimen todos los movimientos sacádicos verticales y de torsión. Se postula que la cara lateral de cada irFLM contiene células implicadas en la mirada ascendente, mientras que las subpoblaciones mediales se centran en la mirada descendente y no pasan por la comisura posterior (CP). Dado que la mirada hacia arriba requiere la aferencia de ambos irFLM (cada irFLM contribuye con fibras que se cruzan en la comisura posterior), una lesión unilateral puede producir un déficit bilateral de la mirada hacia arriba, mientras que una lesión unilateral del irFLM (probablemente la parte medial) produce un déficit de depresión ipsolateral solo.

Las lesiones **unilaterales** del irFLM producen una ralentización o supresión de los movimientos oculares sacádicos en el plano vertical. También provocan un nistagmo torsional latiente contralateral, una desviación torsional tónica (de fase lenta) hacia el lado contralateral y un déficit en la generación de fases rápidas torsionales dirigidas ipsolateralmente (polo superior latiente hacia el lado de la lesión).

Las lesiones **bilaterales** del irFLM son más frecuentes que las unilaterales. Causan la pérdida de movimientos sacádicos oculares hacia abajo o la pérdida de todos los verticales. Si el seguimiento lento vertical y el reflejo vestíbulo-ocular se afectan con lesiones en esta área, es probable que haya daño en el NIC cercano, además del irFLM (fig. 18-23).

Las lesiones del irFLM suelen ser infartos en la distribución de la arteria paramediana talamosubtalámica posterior, un pequeño vaso perforante que nace entre la bifurcación de la arteria basilar y el origen de la arteria comunicante posterior. Este vaso puede ser par o único. Suministra estructuras que incluyen el irFLM, el núcleo rojo rostromedial, el subtálamo adyacente, la porción posterior inferior del núcleo dorsomedial y el núcleo parafascicular del tálamo.

El síndrome de uno y medio vertical consiste en la pérdida de todos los movimientos hacia abajo y la

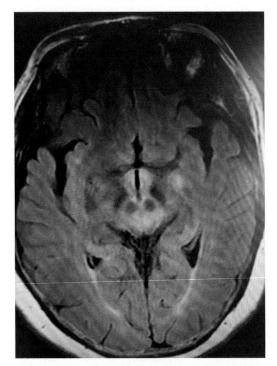

Figura 18-23 Imagen T2-FLAIR axial a través de la parte superior del mesencéfalo de una mujer de 53 años con supresión completa de los movimientos oculares verticales supranucleares y con todos los movimientos oculares horizontales intactos. No podía realizar sacudidas o movimientos de seguimiento lento hacia arriba o hacia abajo con ninguno de los ojos, pero era parcialmente capaz de superar estos déficits con la rotación de la cabeza (RVO). Se descubrió que tenía una encefalitis paraneoplásica del tronco del encéfalo superior (obsérvense las hiperintensidades bilaterales que afectaban el hipotálamo y el parénquima cerebral medio superior, que se extendía dorsalmente hasta el nivel del colículo superior). Su cáncer primario fue un carcinoma de uraco, una forma rara de cáncer urológico.

pérdida selectiva de los movimientos hacia arriba en un ojo o, más comúnmente, el deterioro de todos los movimientos oculares hacia arriba y un déficit selectivo de sacudidas hacia abajo en el ojo del lado de la lesión (fig. 18-24). Las lesiones unilaterales del mesencéfalo pueden producir parálisis combinadas de la mirada ascendente y descendente, parálisis aisladas de la mirada ascendente o parálisis monocular del elevador, así como síndrome de uno y medio vertical. Las lesiones de la **sustancia gris periacueductal** adyacente del mesencéfalo pueden causar un desequilibrio del mecanismo de mantenimiento de la mirada vertical.

Núcleo intersticial de Cajal

Las lesiones restringidas al **NIC** pueden producir dos déficits distintos: una reacción de inclinación ocular (*v.* anteriormente) y un defecto en los movimientos oculares de seguimiento verticales y en el mantenimiento de la mirada vertical/torsional. En la RIO, hay una desviación tónica contralesional y un nistagmo torsional ipsolesional. Si el irFLM también está dañado en el mismo lado, también se suprimirán las fases rápidas ipsolesionales, lo que dará lugar a una rotación torsional tónica de los ojos hacia el lado contralesional. Esto explica por qué una lesión del NIC derecho puede dar lugar a hipertropía derecha, inciclotorsión del ojo derecho (el polo superior se aleja del lado de la lesión) y exciclotorsión del ojo izquierdo (desviación oblicua). Puede producirse un nistagmo en balancín en pacientes con lesiones que dañan el NIC, normalmente debido a una enfermedad desmielinizante.

Trastornos neurológicos que afectan principalmente el mesencéfalo

Parálisis supranuclear progresiva

La **PSP** es una enfermedad degenerativa, típica en la edad avanzada, que se caracteriza por alteraciones del tono y la postura que provocan caídas, dificultades para tragar y hablar, y enlentecimiento mental. La alteración de los movimientos oculares suele estar presente al principio de la enfermedad, pero a veces se observa tarde o no se observa. La enfermedad, que suele ser esporádica, acostumbra a provocar la muerte a los 6 años de su aparición, la cual suele estar causada por una neumonía por aspiración.

En los pacientes con PSP se producen diversas anomalías en los párpados. Estas incluyen blefaroespasmo típico, apraxia de cierre o apertura de los párpados, retracción de los párpados y retraso de los párpados. Más de una de estas anomalías puede coexistir en un mismo paciente.

El déficit oculomotor inicial de la PSP consiste en el **deterioro de los movimientos oculares sacádicos verticales y las fases rápidas**. Las sacudidas descendentes suelen afectarse primero y están más deterioradas que las ascendentes, al menos en las primeras fases de la enfermedad. La alteración de las sacudidas se manifiesta al principio con movimientos lentos y más tarde también pequeños, y acaba con una pérdida completa de la refijación vertical voluntaria. Los movimientos de seguimiento lento verticales suelen estar relativamente conservados, y el RVO está intacto hasta una fase posterior de la enfermedad, si bien una característica rigidez nucal puede dificultar la realización de la maniobra «de cabeza de muñeca» vertical.

Las deficiencias funcionales de los pacientes con PSP incluyen problemas con las tareas que requieren una buena visión cercana, en particular la lectura y la alimentación, para las que hay que mirar hacia abajo. A estos pacientes se les puede ayudar proporcionándoles un juego separado de gafas de lectura para que no tengan que utilizar gafas bifocales o progresivas que les obliguen a mirar hacia abajo, a través de una pequeña

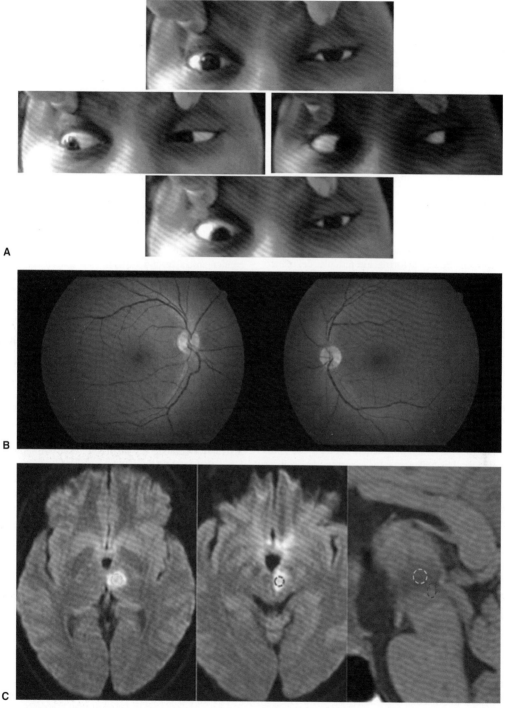

Figura 18-24 Síndrome de uno y medio vertical. Cuatro días después de una cirugía transesfenoidal para extirpar un craneofaringioma, una mujer de 43 años desarrolló una diplopía vertical binocular repentina. Al intentar mirar hacia arriba no había sacudidas ni movimientos de seguimiento lento. **A:** Al intentar bajar la mirada, solo descendió el ojo derecho. El fenómeno de Bell y los movimientos oculocefálicos estaban conservados. Además, tenía inclinación de la cabeza hacia la derecha e hipertropía izquierda. **B:** La oftalmoscopía reveló cicloversión bilateral (inciclotorsión del ojo izquierdo, exciclotorsión del ojo derecho), consistente con una reacción de inclinación ocular (RIO). Los hallazgos fueron consistentes con un síndrome de uno y medio vertical. **C:** La resonancia magnética (RM) mostró un infarto del núcleo intersticial rostral del fascículo longitudinal medial (irFLM) izquierdo (*círculo azul*), e isquemia que afectaba el núcleo intersticial de Cajal (NIC) izquierdo (*círculo rojo*). (Cortesía del Dr. Josh Beh.)

zona inferior de la lente de la gafa, para ver de cerca. También se les puede ayudar con gafas que contengan prismas rectificados, conjugados y con base hacia abajo (6-8 dioptrías de prisma) que permitan la visualización de objetos por debajo de la dirección de la mirada.

Los pacientes con PSP también muestran alteraciones características de los **movimientos oculares horizontales**. Estas incluyen alteraciones de la fijación con sacudidas de onda cuadrada, alteraciones de los movimientos de seguimiento, alteraciones de la supresión vestibular, y sacudidas y fases rápidas que son pequeñas y, finalmente, lentas. En una fase avanzada de la enfermedad, el déficit oculomotor puede progresar hasta convertirse en una oftalmoplejía completa.

La PSP es un trastorno difuso del tronco del encéfalo, aunque también puede contribuir una cierta afectación cortical. Desde el punto de vista histológico, la pérdida neuronal, los ovillos neurofibrilares y la gliosis afectan principalmente la formación reticular del tronco del encéfalo y los núcleos oculomotores. El mesencéfalo puede soportar la mayor parte de la enfermedad en sus fases iniciales, lo que explica la relativa vulnerabilidad de los movimientos oculares sacádicos verticales.

La **enfermedad de Whipple** es un trastorno infeccioso multisistémico poco frecuente que se caracteriza por pérdida de peso, diarrea, artritis, linfadenopatía y fiebre que puede afectar al sistema nervioso central (SNC) e incluso limitarse a este. Esta enfermedad puede causar un defecto de la motilidad ocular que puede simular la PSP. Inicialmente, los movimientos oculares sacádicos verticales y las fases rápidas son anómalos. Sin embargo, con el tiempo pueden perderse todos los movimientos. Un hallazgo muy característico son las oscilaciones pendulares de la vergencia y las contracciones concurrentes de los músculos masticatorios, la **miorritmia oculomasticatoria**.

Las oscilaciones pendulares están siempre asociadas a una parálisis de los movimientos oculares sacádicos verticales. La oftalmoplejía puede darse en asociación con la miorritmia de la pierna, pero no de los ojos o la mandíbula. La enfermedad de Whipple está causada por la bacteria grampositiva *Tropheryma whippelii*. Puede diagnosticarse mediante análisis molecular y puede tratarse con antibióticos.

Anomalías oculomotoras y enfermedades de los ganglios basales

Una serie de enfermedades caracterizadas por daños en los ganglios basales se asocian con alteraciones específicas de la motilidad y la alineación ocular.

Enfermedad de Parkinson

Los pacientes con enfermedad de Parkinson pueden mostrar una serie de hallazgos oculares. Suele interrumpirse la fijación estable por sacudidas de onda cuadrada, y suele haber una restricción moderada de la mirada hacia arriba, aunque esta anomalía también es habitual en personas por lo demás sanas de edad avanzada. La insuficiencia de convergencia es una alteración particularmente común y a menudo sintomática.

Las **sacudidas** en la enfermedad de Parkinson son, de forma característica, hipométricas, particularmente cuando se solicita a los pacientes que hagan refijaciones rápidas y a su ritmo entre dos objetivos estables y sin movimiento. Las sacudidas realizadas en anticipación a la aparición de una luz objetivo o a una ubicación objetivo recordada también son hipométricas, y los pacientes con la enfermedad presentan dificultades para generar secuencias de sacudidas guiadas por la memoria a todo tipo de estímulos. Por el contrario, los movimientos oculares sacádicos realizados **de forma refleja** ante nuevos estímulos visuales son de amplitud normal y suelen iniciarse con rapidez. Los pacientes con enfermedad de Parkinson leve tienen un rendimiento normal en la tarea antisacádica (se les indica que miren en la dirección opuesta a un objeto presentado). No obstante, en las fases avanzadas de la enfermedad, la cantidad de errores aumenta, especialmente cuando los pacientes también toman fármacos anticolinérgicos. En contraste con la PSP, los pacientes con la enfermedad de Parkinson no muestran una ralentización significativa de los movimientos oculares sacádicos.

Las **crisis oculógiras**, que antes se daban sobre todo en pacientes con parkinsonismo postencefálico, se producen ahora principalmente como efecto secundario extrapiramidal de los fármacos, especialmente de los neurolépticos. El ataque típico comienza con sentimientos de miedo o depresión que dan lugar a una fijación obsesiva de un pensamiento. Los ojos suelen desviarse hacia arriba y a veces lateralmente (fig. 18-25); rara vez se desvían hacia abajo. Los fármacos anticolinérgicos ponen fin rápidamente al trastorno del pensamiento como a la desviación ocular.

Las crisis oculógiras son distintas de las breves desviaciones oculares hacia arriba que se producen en el síndrome de Tourette, el síndrome de Rett y en la mayoría de los pacientes con discinesia tardía. Sin embargo, en algunos pacientes con discinesia tardía, las desviaciones oculares hacia arriba son más duraderas y también tienen los rasgos neuropsicológicos característicos de las crisis oculógiras, lo que dificulta, si no hace imposible, la diferenciación entre ambas entidades.

En general, el tratamiento de la enfermedad de Parkinson con fármacos dopaminérgicos como la L-dopa no parece mejorar los déficits oculomotores, excepto en lo que respecta a la precisión sacádica (es decir, los movimientos oculares sacádicos se hacen más grandes). En ocasiones, con el tratamiento se produce una inversión de la ralentización sacádica, y los pacientes recién diagnosticados con enfermedad de Parkinson idiopática pueden experimentar una mejora de los movimientos

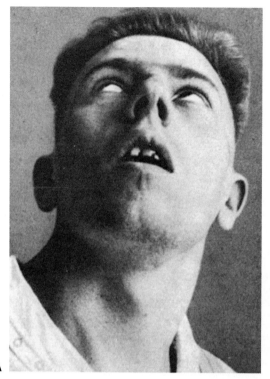
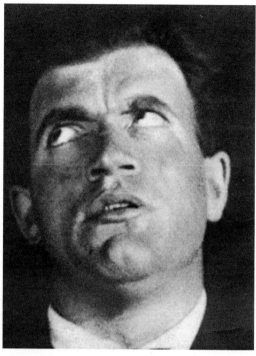

A

B

Figura 18-25 Crisis oculógiras en pacientes con parkinsonismo postencefálico. **A:** En un hombre joven. Obsérvese la hiperextensión del cuello, la apertura de la boca y la desviación conjugada de los ojos hacia arriba y hacia la derecha. **B:** En un hombre de mediana edad. De nuevo, hay desviación conjugada de los ojos hacia arriba y hacia la derecha. (Reproducido con permiso de Kyrieleis W. Die Augenveränderungen bei entzündlichen Erkrankungen des Zentralnervensystems. III. Die nichteitrigen entzündlichen Erkrankungen des Zentralnervensystems. A. Die nichteitrige epidemische Encephalitis (Encephalitis epidemica, lethargica). En: Schieck F, Brückner A, eds. Kurzes Handbuch der Ophthalmologie. Vol 6. Berlín: Julius Springer, 1931:712-738.)

de seguimiento lento tras el comienzo del tratamiento dopaminérgico. La educación sobre la lubricación de la superficie ocular, el fomento del parpadeo forzado y los prismas de base interna (para la insuficiencia de convergencia) pueden ser útiles para los pacientes que presentan dificultades con la lectura.

Enfermedad de Huntington

La enfermedad de Huntington produce alteraciones de la mirada voluntaria, especialmente de los **movimientos oculares sacádicos**. El inicio de estos movimientos en pacientes con la enfermedad puede ser difícil. Todos ellos muestran latencias prolongadas, especialmente cuando la sacudida debe realizarse siguiendo una orden o en previsión de un objetivo que se mueve de forma predecible. El inicio del movimiento del ojo puede requerir un parpadeo obligatorio o un giro de cabeza. Las sacudidas pueden ser lentas en el plano horizontal o vertical. Los pacientes suelen presentar dificultades para suprimir los movimientos oculares sacádicos reflexivos, como lo constata el bajo rendimiento en la tarea antisacádica.

Puede haber un deterioro de los **movimientos de seguimiento lentos**, que se manifiesta con una reducción de la ganancia, si bien suelen estar relativamente

conservados, en comparación con los movimientos oculares sacádicos. Por el contrario, el mantenimiento de la mirada y el RVO están conservados. En una fase avanzada de la enfermedad, la estimulación rotacional hace que los ojos se desvíen de forma tónica con pocas, o ninguna, fase rápida. La **fijación** es anómala en algunos pacientes con la enfermedad debido a las intrusiones sacádicas. Así, los pacientes muestran dificultades para iniciar sacudidas voluntarias y un exceso de sacudidas extrañas durante el intento de fijación.

Síndromes oculomotores causados por lesiones en los hemisferios cerebrales

Lesiones agudas unilaterales

Tras una lesión aguda con afectación significativa de un hemisferio cerebral, los ojos suelen desviarse conjuntamente hacia el lado de la lesión (signo de Prevost o Vulpian). Las desviaciones de la mirada son más comunes después de grandes accidentes cerebrovasculares que afectan predominantemente la corteza posrolándica

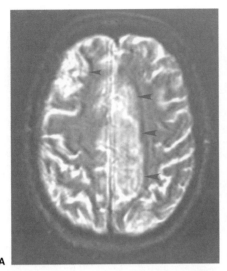 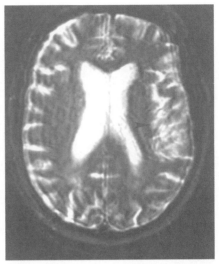

A **B**

Figura 18-26 Neuroimagen de un infarto agudo en el territorio de las arterias cerebral anterior y cerebral media izquierdas. **A:** La resonancia magnética (RM) axial ponderada en T2 muestra una hiperintensidad difusa en la distribución de la arteria cerebral anterior izquierda (*puntas de flecha grandes*). Obsérvese también una pequeña área de hiperintensidad en la región frontal derecha, consistente con un infarto antiguo (*cabeza de flecha pequeña*). **B:** La RM ponderada en T2 en un plano inferior revela un área de hiperintensidad en la región de la arteria cerebral media izquierda (*cabeza de flecha*). El paciente presentaba una paresia supranuclear de la mirada hacia el lado izquierdo y heminegación derecha. También tenía dificultad para generar sacudidas oculares hacia la derecha. Los signos oculomotores fueron transitorios, como era de esperar en una lesión cerebral del lado izquierdo.

(parietal) derecha (fig. 18-26). Estas desviaciones suelen acompañarse de heminegación visual. La desviación de la mirada que se produce después de un accidente cerebrovascular suele resolverse en unos días o una semana. En general, para lesiones de tamaño comparable, los defectos oculomotores (tanto de seguimiento como sacádicos) son más intensos cuando la lesión está en el hemisferio no dominante.

En la fase aguda, los pacientes pueden no ser capaces de dirigir voluntariamente sus ojos hacia el lado del hemisferio intacto, en parte debido a la negación. Sin embargo, poco después, la estimulación vestibular suele producir una gama completa de movimientos horizontales (con la fase lenta), en contraste con la mayoría de las parálisis de la mirada asociadas a las lesiones pontinas (*v.* anteriormente).

Cuando las lesiones agudas del hemisferio cerebral derecho causan una desviación conjugada de los ojos, las lesiones se localizan predominantemente en la región frontoparietal subcortical y en la cápsula interna. En el hemisferio izquierdo, las lesiones suelen ser más grandes y abarcan toda la región frontotemporoparietal. Cuanto mayor es la lesión, más persistente es la desviación conjugada.

En ocasiones, la desviación ocular conjugada se produce en sentido contrario, es decir, contralateral al lado de la lesión. Las lesiones responsables son casi siempre hemorrágicas, sobre todo en el tálamo. Los pacientes afectados suelen presentar signos de disfunción de la porción rostral del tronco del encéfalo y un desplazamiento de las estructuras de la línea media. Como

posibles explicaciones se mencionan fenómenos epilépticos, el deterioro de las vías de seguimiento ipsolaterales y el daño más caudal de las vías descendentes cercanas al tronco del encéfalo. Las lesiones agudas del hemisferio pueden provocar crisis epilépticas («irritativas» para la corteza) con desviación contralateral de los ojos o nistagmo, a menudo con giro de cabeza asociado.

Déficits persistentes causados por lesiones unilaterales de grandes dimensiones

Los déficits oculomotores persistentes causados por lesiones tales como la hemidecorticación por convulsiones intratables se resumen en la tabla 18-5. Aunque puede no haber desviación de los ojos en reposo, el cierre forzado de los párpados puede causar un movimiento ocular conjugado contralateral **espástico**, cuyo mecanismo no se comprende. Esta desviación tónica (signo de Cogan) difiere de la desviación tónica asociada al síndrome de Wallenberg. En la primera, es necesario el cierre activo o el intento de cierre de los párpados para provocar la desviación de los ojos, mientras que, en la segunda, la desviación se produce incluso con los ojos abiertos en la oscuridad. El signo de Cogan es más frecuente en pacientes con lesiones parietotemporales.

En posición primaria, puede haber un nistagmo de pequeña amplitud, que se observa mejor durante la oftalmoscopía. Se caracteriza por fases lentas dirigidas hacia el lado del hemisferio intacto y puede representar un desequilibrio en el tono de seguimiento lento. La ganancia de seguimiento horizontal (velocidad del ojo/

Tabla 18-5	Efectos persistentes sobre la función oculomotora de las lesiones unilaterales de grandes dimensiones en los hemisferios cerebrales
Fijación	En la oscuridad, los ojos suelen alejarse del lado de la lesión. Esto también puede ser evidente durante la fijación (en la exploración oftalmoscópica[a]) como nistagmo con fases rápidas hacia el lado de la lesión; sacudidas de onda cuadrada.
Movimientos sacádicos	Movimientos más lentos hacia ambos lados, especialmente contralateralmente; latencia más larga para los pequeños movimientos oculares sacádicos dirigidos contralateralmente a la lesión; sacudidas imprecisas (hipométricas e hipermétricas) hacia el hemisferio «ciego».
Movimientos de seguimiento lento	Reducción de la ganancia de seguimiento hacia el lado de la lesión; la ganancia de seguimiento lento lejos del lado de la lesión puede aumentar para los objetivos que se mueven a baja velocidad.
Movimientos optocinéticos	Reducción de la ganancia para los estímulos dirigidos hacia el lado de la lesión; alteración del posnistagmo optocinético; los movimientos pueden estar relativamente conservados, en comparación con los de seguimiento, con un aumento prolongado de la velocidad de fase lenta.[b]
Movimientos vestibulares	Durante la rotación sinusoidal, la ganancia del reflejo vestibuloocular en la oscuridad puede ser ligeramente asimétrica (mayor para los movimientos oculares que se alejan del lado de la lesión); con el intento de fijación de un objetivo inmóvil imaginado o real, la asimetría aumenta.
Cierre forzado del párpado	Los ojos suelen desviarse conjugadamente hacia el lado de la lesión («espasticidad de la mirada conjugada»).

[a]Recuerde que la dirección de los movimientos oculares se observa invertida durante la oftalmoscopía.
[b]Registrado en pacientes con lesiones del lóbulo parietal.

velocidad del objetivo) es baja para el seguimiento de objetivos que se mueven hacia el lado de la lesión para todas las velocidades del estímulo. Para los objetivos que se mueven lentamente hacia el hemisferio intacto, los movimientos oculares pueden ser demasiado rápidos (ganancia de seguimiento > 1); para velocidades de objetivos mayores, la ganancia de seguimiento hacia el lado intacto es normal. Esta alteración del seguimiento lento refleja probablemente la pérdida de las influencias posteriores (occipitoparietotemporal) y frontales.

El uso de una cinta o tambor optocinético manual permiten constatar de forma adecuada la asimetría del seguimiento lento que se produce con las lesiones de grandes dimensiones en los hemisferios. La respuesta disminuye cuando se mueve la cinta o se gira el tambor hacia el lado de la lesión.

Lesiones focales

Las alteraciones oculomotoras que se producen por lesiones focales de los hemisferios cerebrales dependen de diversos factores, como la localización y el tamaño de la lesión y si esta es unilateral o bilateral.

Lesiones del lóbulo occipital

Una lesión pequeña y unilateral de cualquiera de los lóbulos occipitales provoca un defecto de campo visual homónimo contralateral sin ninguna alteración significativa de la función oculomotora. Sin embargo, una lesión de grandes dimensiones y unilateral de cualquiera de los lóbulos occipitales suele provocar hemianopsia homónima contralateral y déficit oculomotor

(dismetría sacádica) que está relacionado principalmente con el defecto de campo. Las sacudidas hacia el campo visual hemianópsico suelen ser hipométricas.

Lesiones del lóbulo parietal

Las lesiones unilaterales de los lóbulos parietales, especialmente las que afectan el lóbulo parietal inferior y la sustancia blanca profunda subyacente, provocan anomalías en el seguimiento visual de los objetivos en movimiento, incluida una asimetría del seguimiento

Movimientos sacádicos (COF y COP) y de seguimiento (TMS)

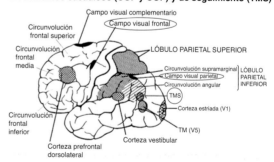

Figura 18-27 Ilustración de las regiones corticales implicadas en varios sistemas de movimiento ocular supranuclear. Obsérvense los campos oculares frontales dentro del lóbulo frontal inferior, los campos oculares parietales sombreados en gris, las regiones de procesamiento del movimiento TMS y TM. *TM*, temporal medio; *TMS*, temporal medio superior. (De Leigh RJ, Zee DS. The Neurology of Eye Movements. 4.ª edición. Nueva York: Oxford University Press; 2006; con permiso de Oxford University Press.)

lento y de la respuesta optocinética, tal y como constata la prueba con tambor o cinta manuales. Las lesiones en la unión temporoparietooccipital probablemente afectan áreas visuales secundarias que son importantes para el procesamiento del movimiento y para la programación de los movimientos de seguimiento lento. Una de estas áreas es probablemente el homólogo humano de lo que, en primates, se denomina área visual temporal media (TM) (fig. 18-27).

Las lesiones del área TM en primates impiden la capacidad de estimar la velocidad de un objetivo en movimiento ubicado dentro del campo visual afectado, aunque los objetos estables pueden verse y localizarse con precisión. Las consecuencias oculomotoras de este **escotoma para el movimiento** son que los movimientos oculares sacádicos realizados hacia objetivos en movimiento en el hemisferio contralateral afectado son imprecisos, y que se afecta el inicio del movimiento de seguimiento lento. Este déficit de comportamiento se produce en pacientes con lesiones que afectan la corteza temporoparietooccipital.

Las lesiones de la corteza adyacente, correspondientes al área visual temporal media superior (TMS) y a la sustancia blanca subyacente, provocan un **defecto direccional** del seguimiento lento caracterizado por un deterioro de dicho seguimiento (reducción de la ganancia) para los objetivos en movimiento hacia el lado de la lesión, con independencia del hemicampo visual en el que se encuentre el objetivo.

En algunos pacientes, también hay una reducción leve de la ganancia de seguimiento lejos del lado de la lesión del lóbulo parietal, especialmente cuando los ojos se mueven hacia el campo de la mirada contralateral. Este fenómeno probablemente es el resultado de la negación contralateral existente. En otros pacientes, se produce un aumento de la ganancia de seguimiento contralateral. Las lesiones subcorticales, talámicas y del tronco del encéfalo pueden causar un defecto ipsolateral por el daño a la vía descendente para el seguimiento lento.

Las lesiones unilaterales del lóbulo parietal pueden afectar la iniciación sacádica, lo que provocará aumento de las latencias sacádicas, ya sea bilateralmente o solo para los movimientos oculares sacádicos hacia objetivos contralaterales. Estos cambios son independientes de cualquier defecto de campo visual. Los defectos de la latencia aumentan cuando el objetivo de fijación permanece presente y se muestra un nuevo objetivo en la periferia (tarea de «superposición»), mientras que disminuyen cuando el objetivo de fijación desaparece antes de la presentación del nuevo objetivo en la periferia (tarea de «intervalos»). Estos fenómenos representan probablemente perseveración en el procesamiento.

Lesiones del lóbulo temporal

En pacientes con lesiones temporales posteriores, la supresión de la fijación por el nistagmo inducido con pruebas calóricas se ve afectada cuando las fases lentas se dirigen hacia el lado de la lesión. Esta anomalía puede reflejar una alteración de las vías de movimiento visual o de seguimiento lento, más que un efecto sobre el nistagmo vestibular por sí mismo. Los pacientes con hemianopsia homónima y lesiones que afectan los lóbulos temporales pueden carecer de la sensación de autorrotación (circularvección) que se produce normalmente durante la estimulación optocinética de campo completo, en comparación con los pacientes que tienen una hemianopsia homónima por lesiones occipitales y que sí experimentan la sensación de autorrotación. Estos resultados apoyan la localización de la corteza vestibular en la circunvolución temporal superior y, quizá, en la corteza parietal adyacente. Los pacientes con lesiones parietoinsulares pueden presentar inclinaciones de la vertical visual subjetiva, generalmente en contraversión. Esto no se asocia con una desviación oblicua, aunque ocasionalmente hay algo de torsión monocular. Los pacientes con lesiones en la misma área también pueden tener un defecto en la generación de movimientos sacádicos guiados por la memoria después de un estímulo vestibular (rotacional). Por último, los pacientes con lesiones en el lóbulo temporal medial (hipocampo) muestran un deterioro significativo en la generación de secuencias de sacudidas, mientras que su memoria espacial está intacta.

Lesiones del lóbulo frontal

Las lesiones del lóbulo frontal pueden producir una desviación conjugada ipsolateral de los ojos, que se resuelve con el tiempo. En raras ocasiones, se produce una desviación contralateral con lesiones frontales agudas o lesiones frontoparietales. Entre los déficits a largo plazo se incluyen anomalías de los movimientos oculares sacádicos y de seguimiento lento. Tres áreas de los lóbulos frontales desempeñan un papel importante en el control de los movimientos oculares: (1) campo ocular frontal (COF); (2) campo ocular suplementario (COS) en el área motora suplementaria; y (3) corteza prefrontal (CPF) (fig. 18-27).

Las lesiones unilaterales del COF provocan un ligero aumento de la latencia de los movimientos oculares sacádicos desencadenados por reflejo, con una hipometría predominantemente contralateral. Las latencias son mayores en la tarea de superposición (cuando el objetivo de fijación inicial permanece presente, incluso después de que aparezca el objetivo periférico), lo que sugiere un papel del COF en la desconexión de la fijación central. Las sacudidas pueden mostrar una latencia prolongada a los saltos predecibles del objetivo, en especial en pacientes con lesiones frontales del lado derecho. Los pacientes con esta afección muestran un déficit bilateral en la latencia y la precisión de los movimientos oculares sacádicos hacia un objetivo visual recordado, pero no en los recordados después de una aferencia vestibular (rotación). Al intentar realizar sacudidas verticales, puede producirse una desviación horizontal hacia el

Generación de sacudidas hacia la izquierda

Hemisferio cerebral derecho

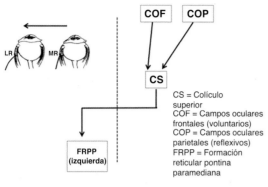

CS = Colículo superior
COF = Campos oculares frontales (voluntarios)
COP = Campos oculares parietales (reflexivos)
FRPP = Formación reticular pontina paramediana

Figura 18-28 Esquema simplificado que constata la aferencia excitadora cortical ipsolateral (COF y COP) al colículo superior (CS), que luego se proyecta a la FRPP contralateral. El resultado de la estimulación del COF o COP derechos es la mirada conjugada hacia la izquierda. (Cortesía del Dr. David S. Zee.)

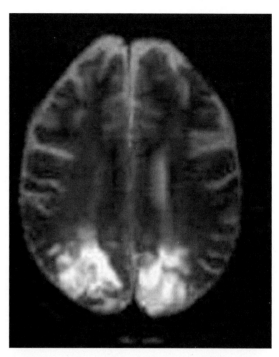

Figura 18-29 Un hombre de 73 años se presenta con características de síndrome de Balint tras una cirugía de derivación cardíaca. La resonancia magnética axial ponderada por difusión (DWI, *diffusion-weighted images*) constata isquemia aguda bilateral del lóbulo parietal posterior.

lado de la lesión, lo que da lugar a un movimiento oblicuo. En algunos pacientes se produce una leve ralentización de los movimientos oculares sacádicos contralaterales. Las lesiones profundas y unilaterales del lóbulo frontal provocan un aumento de la latencia de estos mismos movimientos. Es muy probable que este déficit se deba al daño en las conexiones tanto eferentes como aferentes del COF.

Además de la disfunción sacádica, los pacientes con lesiones unilaterales del lóbulo frontal también muestran déficits de seguimiento. El COF, el COS y quizás la CPF desempeñan un papel en esta anomalía. Los defectos se producen tanto en la iniciación como en el mantenimiento (en mayor medida a velocidades y frecuencias más altas). Si las lesiones están en el COS, los defectos son ipsolaterales; si las lesiones están en el COF, son bilaterales, pero suelen ser mayores para el seguimiento ipsolateral. Los pacientes con lesiones en el COS pueden tener un retraso en la inversión con estímulos periódicos de velocidad constante, lo que implica un deterioro en la anticipación de la trayectoria del objetivo. Las sacudidas hacia objetivos en movimiento también son imprecisas en algunos de estos pacientes.

Las lesiones frontales o frontoparietales bilaterales agudas pueden producir un llamativo trastorno de la motilidad ocular que se denomina **apraxia oculomotora adquirida**. Se caracteriza por una pérdida del control voluntario de los movimientos oculares tanto sacádicos como de seguimiento, con preservación de los movimientos reflejos, incluidos el RVO y las fases rápidas del nistagmo. También hay una preservación relativa de los movimientos oculares sacádicos realizados hacia objetivos visuales, en comparación con aquellos guiados internamente realizados a la orden y con el parpadeo o los movimientos de la cabeza. Los movimientos voluntarios de los ojos están limitados en el plano horizontal y normalmente también en el vertical. El defecto de los movimientos voluntarios de los ojos probablemente refleja la interrupción de las vías descendentes tanto del COF como de la corteza parietal, de modo que el colículo superior y la formación reticular del tronco del encéfalo están desprovistos de sus aferencias supranucleares (fig. 18-28).

La **apraxia oculomotora** se caracteriza por una alteración de la capacidad de generar sacudidas a voluntad. En la apraxia oculomotora congénita (AOMC), puede reconocerse una anomalía en los movimientos oculares poco después del nacimiento, cuando el niño no parece fijarse en los objetos con normalidad y puede pensarse que es ciego. Entre los 4 y los 6 meses de edad, se desarrollan unos característicos movimientos horizontales de la cabeza, a veces con parpadeo prominente, o incluso frotando los párpados, cuando el niño intenta cambiar la fijación. En los niños con un mal control de la cabeza, el desarrollo de los movimientos de impulso cefálico de esta puede retrasarse o directamente no desarrollarse. Casi todos los pacientes con AOMC muestran también un defecto en la generación de fases rápidas del nistagmo, que suele apreciarse clínicamente girando manualmente al niño, ya sea manteniéndolo a la distancia de un brazo o haciéndolo girar en una silla giratoria (si es necesario, sentado en el regazo de un adulto). A pesar de las dificultades para desplazar la

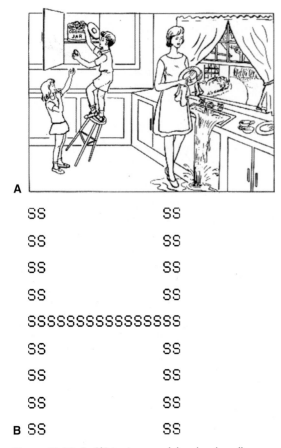

Figura 18-30 A: Clásica imagen del «robo de galletas» (*Cookie Theft Picture*) diseñada para simular una escena visual compleja. Los pacientes con simultagnosia tienen dificultades para percibir más de un aspecto de la escena a la vez. **B:** Figura de Navon. Los pacientes con simultagnosia notan la serie de «s», pero no se dan cuenta de que juntas forman una gran «H», o, menos comúnmente, al revés.

mirada horizontal, los movimientos oculares voluntarios verticales son normales en los niños con AOMC, un importante punto de diagnóstico diferencial dado que **la mayoría de los casos adquiridos de apraxia oculomotora causan defectos tanto en el plano horizontal como en el vertical**.

El impulso cefálico realizado por los pacientes con AOMC probablemente refleja una de las diversas estrategias de adaptación para facilitar los cambios de la mirada. Los pacientes más jóvenes parecen hacer uso de un RVO intacto, lo que lleva a sus ojos a una posición de contraversión extrema en la órbita. A medida que la cabeza continúa moviéndose más allá del objetivo, los ojos son arrastrados en el espacio hasta que se alinean con el objetivo. A continuación, la cabeza vuelve a girar para alinearse con el objetivo, y los ojos mantienen la fijación mientras el RVO los devuelve a la posición primaria en la órbita. Por el contrario, los pacientes de mayor edad parecen utilizar solo el movimiento de

la cabeza para desencadenar la generación de un movimiento ocular sacádico que normalmente no puede realizarse con la cabeza inmóvil. Esta estrategia puede reflejar el uso de una relación vestigial entre la cabeza y los movimientos oculares sacádicos que se produce de forma refleja en animales sin fóvea cuando estos desean redirigir su centro de atención visual.

Una variedad de trastornos que dañan directamente los mecanismos del tronco del encéfalo para generar sacudidas (incluidos los procesos estructurales o degenerativos dentro de las formaciones reticulares pontina y mesencefálica) se caracterizan por el desarrollo de una estrategia de impulso cefálico o parpadeo para cambiar la mirada que se asemeja superficialmente a la AOMC. Estos trastornos suelen diferenciarse de la AOMC porque suele haber afectación de todos los tipos de sacudidas y fases rápidas (tanto horizontales como verticales), y porque los movimientos oculares sacádicos pueden ser lentos. Sin embargo, en las primeras fases de estas enfermedades, la apraxia oculomotora puede ser indistinguible de la AOMC.

Las lesiones parietales posteriores bilaterales (fig. 18-29) pueden producir un conjunto de dolencias conocido como síndrome de Balint, caracterizado por apraxia oculomotora adquirida, simultagnosia (incapacidad para reconocer más de un objeto a la vez dentro de una escena visual compleja; fig. 18-30) y ataxia óptica (dificultad para alcanzar con precisión un objetivo visual). Los déficits se deben a daños en las regiones corticales de procesamiento visuoespacial.

Movimientos oculares anómalos y demencia

Los pacientes con diversos procesos de demencia presentan movimientos oculares anómalos, que reflejan alteraciones en las estructuras corticales cerebrales o en otras estructuras subcorticales que también pueden verse afectadas por esa enfermedad concreta. Los errores excesivos en la prueba antisacádica, especialmente cuando se asocian a un «reflejo de agarre visual», son un indicador útil de un proceso orgánico cuando la seudodemencia es una consideración diagnóstica en un paciente con un posible deterioro cognitivo.

Los pacientes con **enfermedad de Alzheimer** (EA) presentan un número excesivo de sacudidas de onda cuadrada y defectos en la latencia de los movimientos oculares sacádicos y, en ocasiones, en su precisión y velocidad. Los pacientes con EA muestran duraciones medias de fijación prolongadas y un número reducido de sacudidas de exploración al ver escenas simples, pero no complejas, lo que quizá refleje un déficit motivacional. El deterioro de la atención espacialmente dirigida también puede reflejarse en las anomalías de los movimientos oculares, y puede desarrollarse un síndrome similar al de Balint. En pacientes con EA también se dan anomalías del seguimiento.

Tabla 18-6 Posibles efectos de los fármacos en los movimientos oculares

Efectos notificados de los fármacos

Amiodarona
  Ataxia
  Nistagmo evocado por la mirada
Anfetaminas
  Reducción de la latencia sacádica
  Aumento de la relación AC/A
Baclofeno
  Reducción de la constante de tiempo del reflejo
    vestibuloocular (RVO)
  Parálisis completa de la mirada
Benzodiacepinas
  Reducción de la velocidad y aumento de la duración
    de los movimientos oculares sacádicos
  Deterioro de los movimientos de seguimiento lento
  Disminución de la ganancia y aumento de la constan-
    te de tiempo del RVO
  Parálisis por divergencia
Agentes bloqueadores β-adrenérgicos
  Oftalmoplejía internuclear
  Exacerbación de la oftalmoplejía relacionada con la
    miastenia grave
Carbamazepina
  Disminución de la velocidad de los movimientos
    oculares sacádicos
  Deterioro de los movimientos de seguimiento lento
  Nistagmo evocado por la mirada
  Crisis oculógiras
  Nistagmo descendente
Hidrato de cloral
  Deterioro de los movimientos de seguimiento lento
  Alcohol etílico
  Reducción de la velocidad máxima de los movimien-
    tos oculares sacádicos
  Aumento de la latencia de los movimientos oculares
    sacádicos
  Sacudidas hipométricas
  Deterioro de los movimientos de seguimiento lento y
    de la supresión del RVO
  Nistagmo evocado por la mirada

Carbonato de litio
  Dismetría sacádica
  Deterioro de los movimientos de seguimiento lento
  Nistagmo evocado por la mirada
  Nistagmo descendente
  Crisis oculógiras
  Oftalmoplejía internuclear
  Opsoclonía
Metadona
  Sacudidas hipométricas
  Deterioro de los movimientos de seguimiento lento
Fenobarbital y otros barbitúricos
  Reducción de la velocidad sacádica máxima
  Nistagmo evocado por la mirada o por el movimiento
    ascendente
  Deterioro de la vergencia
  Disminución de la ganancia del RVO
Fenotiazinas
  Crisis oculógiras
  Oftalmoplejía internuclear
Fenitoína
  Deterioro de los movimientos de seguimiento lento y
    de la supresión del RVO
  Nistagmo evocado por la mirada
  Nistagmo descendente
  Nistagmo alternante periódico
  Parálisis completa de la mirada
  Espasmo de convergencia
Tabaco
  Nistagmo ascendente en la oscuridad (cigarrillos)
  Sacudidas de onda cuadrada (nicotina)
  Deterioro de los movimientos de seguimiento lento
    (nicotina)
Tolueno
  Nistagmo pendular
  Oftalmoplejía internuclear
Antidepresivos tricíclicos
  Oftalmoplejía internuclear
  Opsoclonía

y duradera, pueden persistir las anomalías oculomotoras, entre las que se incluyen sacudidas oculares lentas e imprecisas, alteración del seguimiento lento y nistagmo evocado por la mirada. En el síndrome de Wernicke agudo, puede observarse edema del cuerpo mamilar en los estudios de neuroimagen, y mostrar atrofia en los casos más crónicos.

El **síndrome de Leigh** es una encefalopatía necrosante subaguda de la infancia o la niñez que se caracteriza por retraso psicomotor, convulsiones y anomalías del tronco del encéfalo, incluidos los movimientos oculares. Es siempre mortal. Es un trastorno hereditario de la función mitocondrial y puede deberse a anomalías del ADN mitocondrial o a una enfermedad cromosómica. Tanto las alteraciones de la motilidad ocular como los

hallazgos anatomopatológicos se parecen a los causados por la insuficiencia experimental de tiamina o la encefalopatía de Wernicke.

La **insuficiencia de vitamina E** puede causar una afección neurológica progresiva caracterizada por arreflexia, ataxia cerebelosa y pérdida del sentido de la posición articular. La afectación oculomotora incluye una restricción progresiva de la mirada, a veces con estrabismo. Suele haber oftalmoplejía y nistagmo disociados en los que la aducción es rápida, pero con un rango limitado, y la abducción es lenta, pero con un rango completo (OIN posterior de Lutz). La combinación de hallazgos oculomotores en pacientes con insuficiencia de vitamina E probablemente refleja una mezcla de enfermedad central y periférica. La insuficiencia de vitamina

E es más frecuente en los niños, en los que puede estar causada por la abetalipoproteinemia (enfermedad de Bassen-Kornzweig). También puede darse en adultos con enfermedades intestinales o hepáticas que interfieren en la absorción de las grasas o como parte de una ataxia hereditaria causada por un defecto del cromosoma 8q13, el lugar donde se encuentra el gen de la proteína de transferencia del α-tocoferol.

La **degeneración hepatolenticular**, también denominada enfermedad de Wilson, es un trastorno hereditario del metabolismo del cobre que se transmite de forma autosómica-recesiva. El defecto se encuentra en un gen de la ATPasa transportadora de cobre en q14.3 del cromosoma 14. El cuadro clínico clásico es un trastorno del movimiento con síntomas psiquiátricos y hepatopatía asociada. Los trastornos oculomotores en la degeneración hepatolenticular incluyen distracción de la mirada, con incapacidad para la fijación voluntaria en un objeto a menos que se eliminen otros estímulos visuales competitivos. También pueden producirse sacudidas oculares lentas y apraxia de la apertura de los párpados.

La **esclerosis lateral amiotrófica** se asocia a diversos trastornos de los movimientos oculares, como nistagmo, alteraciones de los movimientos oculares sacádicos, que sugieren una alteración del lóbulo frontal, y deterioro de los movimientos de seguimiento. Sin embargo, la existencia de enfermedades multisistémicas en las que la degeneración de la motoneurona es solo una característica neurológica dificulta los diagnósticos clínicos específicos.

Efectos de los fármacos en los movimientos oculares

Muchas sustancias afectan los movimientos oculares (tabla 18-6). En algunos casos, el fármaco induce anomalías de los movimientos oculares en concentraciones terapéuticas (p. ej., los anticonvulsivos). En otros casos, las anomalías se desarrollan solo cuando las concentraciones del fármaco en el SNC son demasiado elevadas. Por último, algunas de las anomalías de los movimientos oculares se deben a sustancias no destinadas a uso interno.

Los pacientes con anomalías de los movimientos oculares inducidas por fármacos suelen referir diplopía causada por mala alineación ocular, u oscilopsia causada por nistagmo espontáneo o un RVO inadecuado. Muchos fármacos tienen su efecto en las conexiones vestibulares y cerebelosas centrales, y provocan ataxia y nistagmo evocado por la mirada. La amiodarona, el consumo crónico de alcohol y las benzodiacepinas pueden producir una serie de anomalías en el control de los movimientos oculares cerebelosos, como nistagmo evocado por la mirada o nistagmo vestibular central de ritmo lento, alteración de los movimientos oculares de seguimiento y dismetría sacádica.

Aunque todas las clases de movimientos oculares pueden verse afectadas por **dosis terapéuticas** de diversos fármacos, los movimientos de seguimiento lento, el mantenimiento excéntrico de la mirada y la convergencia son particularmente susceptibles. Por ejemplo, el diazepam, la metadona, la fenitoína, los barbitúricos, el hidrato de cloral y el alcohol alteran los movimientos de seguimiento lento.

A **niveles tóxicos**, los fármacos neuroactivos pueden alterar todos los movimientos oculares, especialmente cuando también hay alteración de la conciencia. La fenitoína puede causar una oftalmoplejía completa en un paciente despierto, y las concentraciones terapéuticas pueden causar oftalmoplejía en pacientes en estado de estupor. La fenitoína y el diazepam pueden provocar opsoclonía. Los antidepresivos tricíclicos pueden causar oftalmoplejía completa u OIN en pacientes con estupor. El litio provoca diversas anomalías, como inestabilidad de la fijación y nistagmo vestibular central de ritmo lento.

Además de los fármacos, ciertas **toxinas** pueden provocar movimientos oculares anómalos. Algunas, como la clordecona y el talio, provocan oscilaciones sacádicas. La intoxicación con hidrocarburos puede causar una vestibulopatía, y la exposición al tricloroetileno y otros disolventes puede afectar los movimientos oculares sacádicos y de seguimiento y la supresión del RVO. La exposición prolongada al tolueno, especialmente en la adicción a la inhalación de pegamento, puede provocar una serie de alteraciones oculomotoras, como nistagmo pendular y descendente, oscilaciones sacádicas y OIN (**video 18-12**). El tabaco tiene varios efectos oculomotores. Puede causar nistagmo ascendente, alteración de los movimientos de seguimiento, disminución de la latencia sacádica y aumento de las sacudidas de onda cuadrada durante el seguimiento, aunque el rendimiento es normal en la prueba antisacádica. La cocaína puede afectar los movimientos oculares, con la opsoclonía como anomalía más grave.

La ototoxicidad, especialmente la asociada a la administración de aminoglucósidos, es una causa importante de pérdida del reflejo vestibuloocular. La gentamicina intravenosa es la responsable más frecuente. Su toxicidad puede ser insidiosa, y producirse sin síntomas auditivos e incluso con concentraciones sanguíneas normales y períodos de administración relativamente cortos. Algunos pacientes que desarrollan ototoxicidad pueden estar genéticamente predispuestos a sus efectos secundarios tóxicos. La gentamicina tópica (intratimpánica) se utiliza para suprimir deliberadamente la función laberíntica como parte del tratamiento del síndrome de Ménière intratable o del fenómeno de Tullio (estimulación vestibular inducida por el sonido), pero en ocasiones puede provocar una pérdida laberíntica no deseada cuando se utiliza para tratar infecciones del oído externo.

Trastornos nucleares e infranucleares de la motilidad ocular

El sistema oculomotor se divide desde el punto de vista anatómico y fisiológico en componentes infranucleares (periféricos), nucleares, internucleares y supranucleares. En este capítulo, consideramos las alteraciones oculomotoras causadas por lesiones congénitas y adquiridas de las estructuras neurales nucleares e infranucleares, es decir, las lesiones de los núcleos y nervios oculomotores. Los trastornos que producen una disfunción de los nervios oculomotor, troclear y abducens pueden localizarse en cualquier lugar desde los núcleos oculomotores hasta la terminación de los nervios en los músculos extraoculares dentro de la órbita. Las parálisis de los nervios oculomotores pueden presentarse en una de estas cuatro maneras:

1 Como parálisis nerviosa parcial o completa aislada, sin otros signos neurológicos y sin otros síntomas que los relacionados con la propia parálisis.
2 Asociado a síntomas distintos de los relacionados con la parálisis (p. ej., dolor, disestesia, parestesias), pero sin signos de enfermedad neurológica o sistémica.
3 Asociado a otras parálisis del nervio oculomotor (p. ej., aparición simultánea de una parálisis oculo-

motora y una parálisis del abducens), pero sin otros signos neurológicos.
4 En asociación con signos neurológicos distintos de la parálisis del nervio oculomotor.

Parálisis del nervio oculomotor (III)

Congénita

Las parálisis nerviosas oculomotoras congénitas constituyen casi la mitad de las parálisis nerviosas oculomotoras que se observan en la infancia (fig. 19-1). La mayoría de los casos son unilaterales. Por regla general, los pacientes con este tipo de parálisis no presentan otras anomalías neurológicas o sistémicas. Normalmente, estos pacientes tienen algún grado de ambliopía.

Todos los pacientes con parálisis congénita del nervio oculomotor presentan algún grado de ptosis, oftalmoparesia y afectación pupilar. En la mayoría de estos casos, la pupila está contraída (miosis), en lugar de dilatada, posiblemente debido a una regeneración del nervio oculomotor mal dirigida (aberrante). Las anomalías del nervio oculomotor que están presentes al nacer pueden deberse a la falta de desarrollo, o al desarrollo incompleto, del núcleo, el nervio o ambos. Una lesión del nervio oculomotor durante la gestación o en el momento del parto puede producir parálisis congénita del nervio oculomotor. Estos pacientes pueden presentar o no otros signos físicos de traumatismo u otros signos neurológicos.

Además de la parálisis congénita del nervio oculomotor, otros síndromes congénitos también están relacionados con un mal desarrollo oculomotor, con inervación anómala o paradójica de los músculos extraoculares. Estos síndromes incluyen (1) parálisis congénita de la aducción con divergencia sinérgica, (2) síndrome de retracción vertical atípica y (3) parálisis cíclica del nervio oculomotor (POMC) con espasmo cíclico.

Parálisis congénita de la aducción con divergencia sinérgica

Los pacientes con este síndrome presentan una parálisis unilateral congénita de la aducción asociada a una abducción bilateral simultánea al intentar mirar hacia el campo de acción del músculo recto medial (RM)

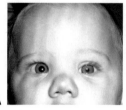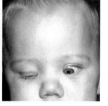

Figura 19-1 Parálisis congénita del nervio oculomotor izquierdo con regeneración aberrante en un niño con antecedentes de traumatismo al nacer. **A:** En la posición primaria, hay hipotropía izquierda. Obsérvese la pupila izquierda miótica. **B:** Al intentar mirar hacia abajo, hay retracción del párpado superior izquierdo (signo de seudo-Graefe).

parético (fig. 19-2). La mayoría de los pacientes con parálisis congénita de la aducción con divergencia sinérgica no presentan otras anomalías neurológicas.

Los estudios electromiográficos realizados en pacientes con esta afección sugieren que está causada por la ausencia de inervación del nervio oculomotor del músculo RM afectado, combinada con ausencia de inervación, o mínima, del músculo recto lateral (RL) por el nervio abducens, pero con un ramo del nervio oculomotor que inerva el músculo RL (fig. 19-3).

Síndrome de retracción vertical

La principal característica clínica del síndrome de retracción vertical es la limitación del movimiento del ojo afectado en la elevación o el descenso, asociada a una retracción del globo y al estrechamiento de la fisura palpebral. Puede haber esotropía o exotropía asociadas a la mirada vertical, más marcada en la dirección del campo de acción vertical restringido. La afección suele ser unilateral. Los resultados tanto de la electrooculografía como de la electromiografía en pacientes con esta afección son consistentes con una inervación oculomotora anómala de los músculos rectos verticales del ojo afectado.

Paresia oculomotora con espasmos cíclicos (paresia oculomotora cíclica)

La POMC suele ser unilateral y, en la mayoría de los casos, está presente desde el nacimiento. El paciente típico con esta enfermedad muestra paresia del nervio oculomotor con ptosis, midriasis, reducción de la acomodación y oftalmoparesia.

Aproximadamente cada 2 min, el párpado con ptosis se eleva, el globo ocular comienza a aducirse, la pupila se contrae y la acomodación aumenta. Estos espasmos duran de 10 a 30 s y luego dan paso a la fase parética. La parálisis oculomotora cíclica suele continuar durante toda la vida (**video 19-1**).

En la mayoría de los pacientes con proopiomelanocortina (POMC) unilateral se observa una reducción de la agudeza visual en el ojo afectado debido a la ambliopía. El síndrome se asocia, en ocasiones, a otras situaciones de enfermedad, como traumatismos durante el

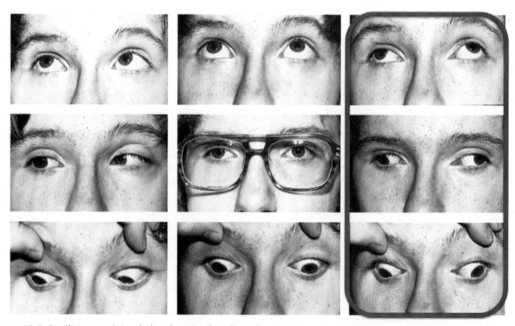

Figura 19-2 Parálisis congénita de la aducción derecha y divergencia sinérgica. Movimientos extraoculares en nueve campos de la mirada. El ojo derecho se abduce ligeramente en el intento de mirada lateral derecha, pero también se abduce en la mirada lateral izquierda. (Reimpreso de Wilcox LM Jr, Gittinger JW Jr, Breinin GM. Congenital adduction palsy and synergistic divergence. *Am J Ophthalmol* 1981;91(1):1-7. Copyright © 1981 Elsevier Inc. Con permiso.)

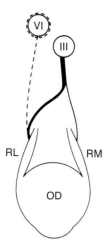

producir defectos bilaterales en la motilidad ocular, en la posición de los párpados o en ambas. La bilateralidad de la afectación se explica por la anatomía del núcleo y sus fibras. Ambos músculos elevadores del párpado superior están inervados por un único subnúcleo en la línea media situado en el extremo caudal del complejo nervioso oculomotor (el núcleo central caudal) (fig. 19-4). Una lesión que dañe esta región produce, por tanto, ptosis bilateral y simétrica. En raros casos, la ptosis es aislada, mientras que en la mayoría hay oftalmoplejía asociada.

Las lesiones del complejo nuclear oculomotor pueden no afectar el núcleo central caudal. Los pacientes con tales lesiones tienen pupilas fijas y dilatadas y oftal-

Figura 19-3 Anomalía de la inervación periférica que puede explicar la divergencia sinérgica con limitación congénita de la aducción. El nervio oculomotor proporciona la inervación principal del músculo recto lateral (que puede o no estar también inervado por el nervio abducens). El grosor de la línea que representa el nervio representa la inervación cuantitativa. Las *líneas discontinuas* indican hipoplasia o aplasia del núcleo y/o nervio abducens. *III*, núcleo del oculomotor; *OD*, ojo derecho; *RL*, músculo recto lateral; *RM*, músculo recto medial; *VI*, núcleo del nervio abducens. (Extraído de Wilcox LM Jr, Gittinger JW Jr, Breinin GM. Congenital adduction palsy and synergistic divergence. *Am J Ophthalmol* 1981;91(1): 1-7. Copyright © 1981 Elsevier. Con permiso).

parto e infecciones congénitas. En raras ocasiones, los casos se producen tras una parálisis adquirida del nervio oculomotor, como por ejemplo por un tumor de la fosa posterior, pero los pacientes con paresia congénita del nervio oculomotor con espasmos cíclicos verdadera no requieren ningún estudio a menos que haya otras pruebas de enfermedad neurológica o haya antecedentes de disfunción neurológica progresiva. La carbamazepina ha demostrado ser útil para algunos pacientes. Es probable que la POMC y la neuromiotonía ocular (NMO, que se comenta más adelante en este capítulo) compartan un mecanismo patogénico similar. Sin embargo, difieren en que los pacientes con POMC no suelen tener antecedentes de radioterapia previa y muestran paresia preexistente del nervio oculomotor, a diferencia de los pacientes con NMO.

Adquirida

La disfunción adquirida del nervio oculomotor es mucho más común que su homóloga congénita, y puede estar causada por casi todos los procesos patológicos.

Lesiones del núcleo del nervio oculomotor

Las lesiones que dañan el núcleo del oculomotor son relativamente poco frecuentes. Cuando se dan, suelen

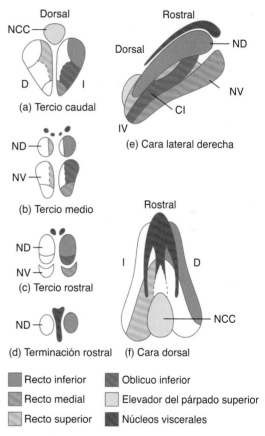

Recto inferior	Oblicuo inferior
Recto medial	Elevador del párpado superior
Recto superior	Núcleos viscerales

Figura 19-4 Esquema de Warwick de la organización topográfica del núcleo del oculomotor. Obsérvese la posición dorsal y caudal de la línea media del núcleo central caudal (NCC), el grupo motor del elevador del párpado superior. El grupo motor del recto superior (*sombreado en rosa claro*) es **contralateral** al músculo extraocular que inerva. Los núcleos viscerales (parasimpáticos) se muestran en rosa oscuro. *CI*, columna intermedia; *IV*, región del núcleo troclear; *ND*, núcleo dorsal; *NV*, núcleo ventral. (Reimpreso con permiso de John Wiley & Sons, Inc. Representación de los músculos extraoculares en los núcleos oculomotores del mono. *J Comp Neurol* 1953;98(3):449-504. Copyright © 1953 The Wistar Institute of Anatomy and Biology.)

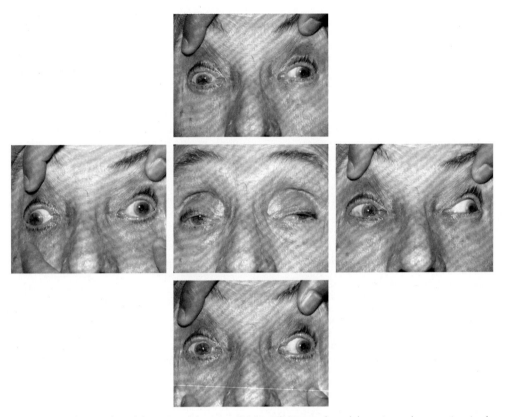

Figura 19-5 Parálisis nuclear del nervio oculomotor. Hay parálisis completa del nervio oculomotor izquierdo. Sin embargo, además hay ausencia de elevación del ojo derecho. El ojo derecho también tiene una limitación significativa para el descenso, lo que sugiere que la lesión no se limita al núcleo del nervio oculomotor izquierdo, sino que afecta también el núcleo derecho. Ni la estimulación oculocefálica, ni la calórica produjeron ninguna mejora en la mirada vertical.

moparesia que afecta uno o más de los músculos inervados por el nervio oculomotor, pero no tienen ptosis.

Una segunda característica anatómica del complejo nuclear oculomotor que da lugar a daño ocular bilateral es la dirección del nervio del músculo recto superior (RS), que es cruzada. El subnúcleo para la función del RS en cada lado del tronco del encéfalo da lugar a fibras que pasan por el subnúcleo del RS contralateral sin hacer sinapsis e inervan el músculo del RS contralateral. Las lesiones que afectan esta región provocan, por tanto, no solo una debilidad ipsolateral del RS, el RM, el recto inferior (RI), el oblicuo inferior (OI) o una combinación de estos músculos, sino también una limitación de la elevación del ojo contralateral por el deterioro de la función del RS en ese lado. Tales pacientes tienen una limitación bilateral de la mirada hacia arriba, en ocasiones peor en el lado contralateral (figs. 19-5 y 19-6; tabla 19-1).

La mayoría de las lesiones del núcleo del oculomotor se deben a isquemia, generalmente por oclusión embólica o trombótica de pequeñas ramas perforantes dorsales de la porción mesencefálica de la arteria basilar o, en menor frecuencia, por oclusión de la porción distal de la

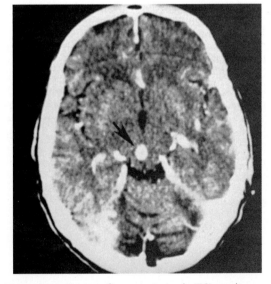

Figura 19-6 Tomografía computarizada (TC) en el paciente cuyo aspecto se observa en la figura 19-5. Obsérvese como se refuerza la lesión en la porción dorsal del mesencéfalo (*flecha*).

Cuadro 19-1 Parálisis nuclear del nervio oculomotor

Lesiones nucleares:

Parálisis bilateral del NC III + preservación de la función del elevador

Parálisis unilateral del NC III + paresia contralateral del recto superior

Parálisis unilateral del NC III + ptosis bilateral

Lesiones posiblemente nucleares:

Ptosis bilateral

Paralizaciones completas bilaterales del NC III

Debilidad aislada de un solo músculo, excepto el elevador del párpado superior o el recto superior

Lesiones probablemente no nucleares:

Parálisis unilateral del NC III +/− afectación pupilar, y función del recto superior contralateral normal

Oftalmoplejía interna unilateral (más probablemente Adie, traumatismo, migraña)

Debilidad unilateral o bilateral aislada de la resonancia magnética (con más probabilidad, OIN)

NOTA: En cualquier caso de disfunción motora sin afectación pupilar, considerar la posibilidad de miastenia grave.

De Leigh RJ, Zee DS. *The Neurology of Eye Movements.* 4th ed. New York: Oxford University Press; 2006; con permiso de Oxford University Press.

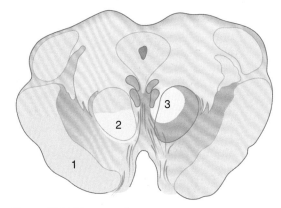

Figura 19-7 Diagrama de una sección a través del mesencéfalo que muestra las regiones en las que el fascículo del nervio oculomotor puede lesionarse y causar síndromes neurológicos específicos. 1, Síndrome de Weber; 2, Síndrome de Benedikt; 3, Síndrome de Claude (núcleo rojo y pedúnculo cerebeloso superior).

propia arteria basilar («síndrome de la porción superior de la arteria basilar»). Otras etiologías son hemorragia, infiltración por un tumor, inflamación y compresión del tronco del encéfalo. La afectación de las estructuras mesencefálicas premotoras inmediatas situadas junto al complejo de núcleos oculomotores puede producir dificultades en la motilidad ocular que inicialmente pueden ser indistinguibles de un daño directo en el propio núcleo. Estos defectos supranucleares suelen diferenciarse de sus homólogos nucleares e infranucleares mediante la estimulación del sistema vestibular con pruebas oculocefálicas o calóricas.

Lesiones del fascículo del nervio oculomotor

Las lesiones de los fascículos de los nervios oculomotores producen parálisis completas e incompletas que no pueden diferenciarse clínicamente de las parálisis causadas por lesiones fuera del tronco del encéfalo. Aunque la mayoría de las lesiones que afectan el fascículo producen parálisis del nervio oculomotor con afectación de la pupila, en ocasiones la pupila no se ve afectada. Una parálisis del nervio oculomotor fascicular puede surgir como un hallazgo aislado o en asociación con otros signos neurológicos (fig. 19-7).

Las parálisis del nervio oculomotor fasciculares que se asocian a otras manifestaciones neurológicas producen varios síndromes característicos. Las lesiones en la zona del *brachium conjunctivum* (pedúnculo cerebeloso superior) pueden producir parálisis del nervio oculomotor ipsolateral y ataxia cerebelosa (**síndrome de Noth-**

nagel). El síndrome de parálisis del nervio oculomotor ipsolateral combinado con movimientos involuntarios contralaterales (hemitemblor rúbrico) se conoce como **síndrome de Benedikt** y refleja el daño en el núcleo rojo, especialmente en su porción dorsocaudal, por donde pasa el fascículo oculomotor (fig. 19-7). Las lesiones mesencefálicas ventrales al núcleo rojo pueden dañar las fibras oculomotoras fasciculares y las fibras motoras del pedúnculo cerebeloso, lo que producirá una parálisis del nervio oculomotor con hemiplejía o hemiparesia contralateral, incluidas la parte inferior de la cara y la lengua (**síndrome de Weber**) (figs. 19-7 a 19-9). El daño simultáneo en el mesencéfalo del núcleo rojo y del *brachium conjunctivum* produce un síndrome con las características de los síndromes de Benedikt y de Nothnagel (parálisis del nervio oculomotor), asinergia contralateral, ataxia, dismetría y disdiadococinesia (denominado **síndrome de Claude**; fig. 19-7). La mayoría de los síndromes mesencefálicos son de origen vascular y están causados por la oclusión u otra lesión del área vascular de la arteria basilar o de las ramas perforantes de la arteria cerebral posterior. Sin embargo, el síndrome de Claude puede ser el resultado de una trombosis de la rama interpeduncular medial de la arteria cerebral posterior.

Aunque las paresias divisionales del nervio oculomotor suelen deberse a lesiones en el seno cavernoso o en la órbita posterior, la separación anatómica en divisiones superior e inferior comienza en el tronco del encéfalo. Por tanto, las lesiones de los fascículos oculomotores rara vez pueden causar una disfunción aislada de la división superior o inferior del nervio oculomotor. Además, la resonancia magnética (RM) ha constatado que las lesiones fasciculares pueden causar una debilidad aislada de uno solo de los músculos inervados por el nervio oculomotor.

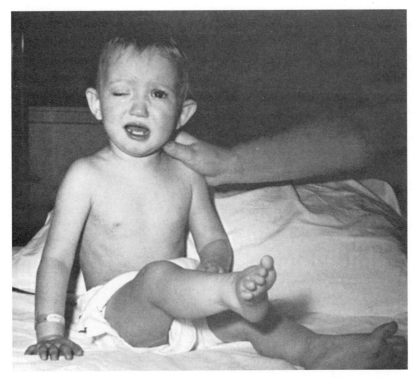

Figura 19-8 Síndrome de Weber producido por un glioma del tronco del encéfalo que infiltra el mesencéfalo. Obsérvese la parálisis del nervio oculomotor a la derecha y la hemiplejía a la izquierda.

Al igual que en las parálisis oculomotoras nucleares, las lesiones fasciculares pueden ser isquémicas, hemorrágicas, compresivas, infiltrantes, traumáticas o, raramente, inflamatorias. Dado que los fascículos son tractos de materia blanca, la enfermedad desmielinizante también puede causar una paresia del nervio oculomotor que puede ser aislada o estar asociada a otras manifestaciones neurológicas.

Lesiones del nervio oculomotor en el espacio subaracnoideo

Las lesiones que dañan el nervio oculomotor en la fosa interpeduncular pueden localizarse en cualquier lugar desde el surgimiento del nervio en la superficie ventral del mesencéfalo hasta el punto en que el nervio penetra en la duramadre junto al proceso clinoides posterior para entrar en el seno cavernoso (fig. 19-10). El daño interpeduncular del nervio oculomotor puede ser parcial o completo. En algunos casos, la parálisis es inicialmente incompleta, pero progresa durante horas, días, semanas o incluso meses. En la mayoría de los casos, existe un cierto grado de paresia acomodativa, pero la afectación pupilar es variable y depende principalmente de la naturaleza de la lesión. La disfunción del nervio oculomotor producida por el daño de su porción subaracnoidea puede presentarse como (1) dilatación pupilar aislada con una reacción a la luz reducida o ausente, (2) oftalmoplejía con afectación pupilar, u (3) oftalmoplejía con tamaño y reactividad pupilar normales.

Pupila fija y dilatada aislada como única manifestación de parálisis subaracnoidea del nervio oculomotor

Muchas lesiones diferentes que compriman el nervio oculomotor desde arriba y medialmente pueden, en raras ocasiones, producir una dilatación pupilar aislada, dado que los núcleos de Edinger-Westphal están cubiertos por la cara superomedial de cada nervio oculomotor. Los aneurismas intracraneales, especialmente los situados en la unión de la arteria carótida interna y la arteria comunicante posterior, son capaces de producir una dilatación fija de la pupila en las primeras fases de la afectación del nervio oculomotor, pero otros signos de parálisis del nervio *oculomotor suelen desarrollarse en pocas horas.* Los aneurismas de la arteria basilar o la meningitis basal pueden producir una pupila no reactiva o poco reactiva aislada que puede ser el único signo de una parálisis del nervio oculomotor durante días o incluso semanas. Por tanto, se recomienda un seguimiento estrecho (controles diarios de la pupila durante la primera semana) o la realización de un estudio de neuroimagen en los pacientes que

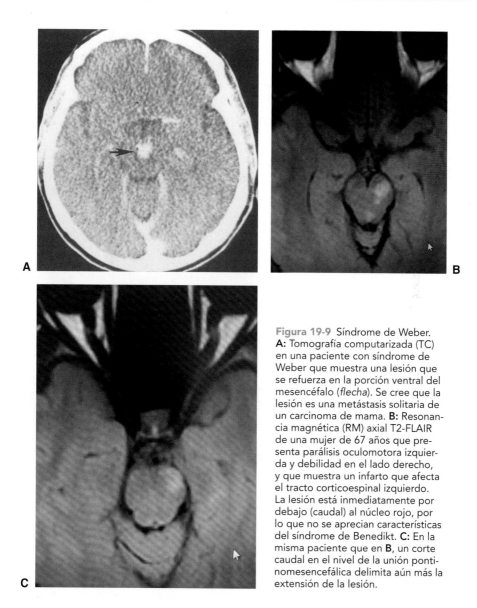

Figura 19-9 Síndrome de Weber. **A:** Tomografía computarizada (TC) en una paciente con síndrome de Weber que muestra una lesión que se refuerza en la porción ventral del mesencéfalo (*flecha*). Se cree que la lesión es una metástasis solitaria de un carcinoma de mama. **B:** Resonancia magnética (RM) axial T2-FLAIR de una mujer de 67 años que presenta parálisis oculomotora izquierda y debilidad en el lado derecho, y que muestra un infarto que afecta el tracto corticoespinal izquierdo. La lesión está inmediatamente por debajo (caudal) al núcleo rojo, por lo que no se aprecian características del síndrome de Benedikt. **C:** En la misma paciente que en **B**, un corte caudal en el nivel de la unión pontinomesencefálica delimita aún más la extensión de la lesión.

presenten este hallazgo aislado. No obstante, la dilatación pupilar verdaderamente aislada por la afectación de la porción interpeduncular del nervio oculomotor es **excepcionalmente rara**. Es más probable que la aparición de una pupila ampliamente dilatada y no reactiva en un paciente por lo demás sano, incluso en un paciente que refiere cefalea, se deba a la afectación del ganglio ciliar (es decir, una pupila tónica) o por un bloqueo farmacológico directo, ambos fácilmente diagnosticables mediante pruebas farmacológicas.

Parálisis subaracnoidea del nervio oculomotor con afectación pupilar

Los aneurismas intracraneales son una causa importante de parálisis aislada del nervio oculomotor con afectación pupilar, sobre todo cuando hay antecedentes de dolor intenso y repentino en el ojo o su alrededor (figs. 19-11 y 19-12). El aneurisma causante suele surgir de la unión de las arterias carótida interna y comunicante posterior. Sin embargo, los aneurismas situados en la porción superior de la arteria basilar y los aneurismas situados en la unión de la arteria basilar y la arteria cerebelosa superior pueden producir un cuadro clínico similar. Estos aneurismas pueden lesionar el nervio oculomotor por compresión directa, por una pequeña hemorragia o en el momento de una ruptura importante. El traumatismo del nervio oculomotor puede producirse durante la cirugía de un aneurisma.

La parálisis dolorosa del nervio oculomotor con afectación pupilar puede ser el resultado de una fístula carotidocavernosa de bajo flujo y drenaje posterior. Los

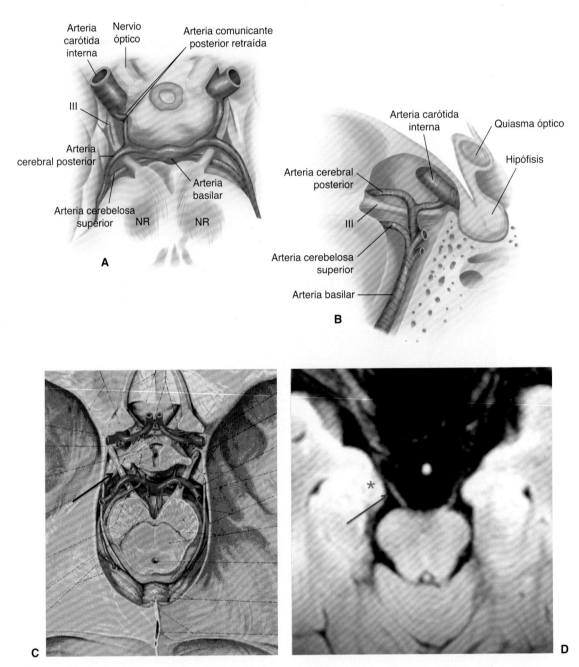

Figura 19-10 Relación del nervio oculomotor con las arterias intracraneales en el espacio subaracnoideo. **A:** Los nervios oculomotores (III) se visualizan desde arriba. A la izquierda, la arteria comunicante posterior se ha retraído para mostrar el surco que puede producir por su contacto con el nervio oculomotor. *NR*, núcleo rojo. **B:** Vista lateral del nervio oculomotor izquierdo (III) en la que se muestran sus relaciones arteriales. **C:** Esquema que muestra el surgimiento de los nervios oculomotores desde el tronco del encéfalo, accediendo a la región de la cisterna desde entre las arterias cerebral posterior y cerebelosa superior, viajando en dirección anterolateral. **D:** Resonancia magnética (RM) axial T2-FLAIR, con la flecha señalando el nervio oculomotor derecho (porción cisternal); obsérvese la proximidad con la circunvolución del hipocampo suprayacente (uncus).

tumores y otras lesiones compresivas, como los vasos ectásicos de la arteria cerebral posterior o basilar, pueden a veces extender o comprimir el nervio oculomotor en la fosa interpeduncular. Las lesiones intrínsecas del nervio oculomotor, como los schwannomas o los angiomas cavernosos, también pueden producir paresia aguda o progresiva del nervio oculomotor (fig. 19-13). La presencia de dolor en un paciente con parálisis oculo-

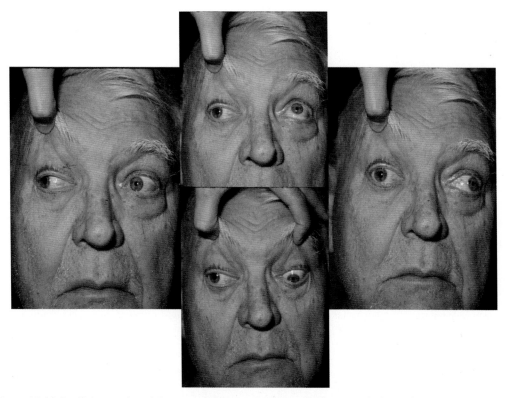

Figura 19-11 Parálisis completa del nervio oculomotor derecho con afectación de la pupila. El paciente también refirió un fuerte dolor retroorbitario en el lado derecho.

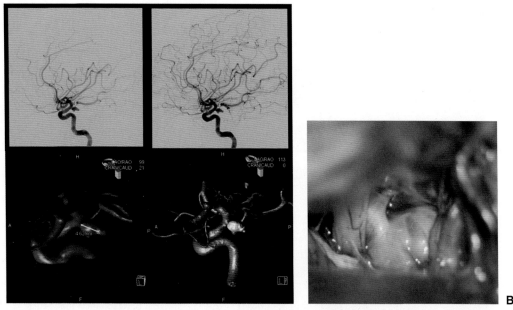

Figura 19-12 A: Los **recuadros superiores** muestran una arteriografía selectiva de la carótida interna izquierda en la que se observa un gran aneurisma en la unión de las arterias carótida interna izquierda y comunicante posterior izquierda. Los **recuadros inferiores** muestran la reconstrucción de la angiografía por resonancia magnética en 3D (ARM 3D) del aneurisma (*izquierda*) y del aneurisma después de la embolización (*derecha*). (Cortesía del Dr. Carlos Torres) **B:** La foto intraoperatoria muestra la compresión del nervio oculomotor (*flecha roja*) por un gran aneurisma de la arteria comunicante posterior (*óvalo azul*).

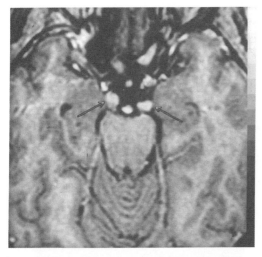

Figura 19-13 Imagen de resonancia magnética (RM) axial ponderada en T1 en una mujer de 31 años con paresia oculomotora bilateral progresiva con afectación pupilar y neurofibromatosis. Hay lesiones bilaterales que se refuerzan en la cisterna interpeduncular (*flechas*) consistentes con schwannomas de los nervios oculomotores.

motora no sugiere necesariamente una lesión compresiva, ya que una lesión isquémica también puede producir dolor periorbitario. No obstante, un dolor que dure más de 1 o 2 semanas debe hacer sospechar de un proceso distinto a la isquemia microvascular. En el caso de que la pupila no pueda ser evaluada de forma fiable (p. ej., distorsión posquirúrgica, traumatismo previo, fotocoagulación panretiniana intensa previa), debe asumirse que está afectada.

Parálisis subaracnoidea del nervio oculomotor con preservación de la pupila

La isquemia es la causa más frecuente de las parálisis del nervio oculomotor que no afectan la pupila, sobre todo las que no se asocian a ningún otro signo o síntoma neurológico (fig. 19-14). En la mayoría de los casos, el paciente tiene diabetes mellitus, pero la hipertensión sistémica, la ateroesclerosis y la migraña pueden producir un cuadro clínico similar. En los casos de parálisis isquémica del nervio oculomotor, la lesión se localiza con mayor frecuencia en el fascículo del nervio oculomotor, donde las fibras eferentes pupilares están

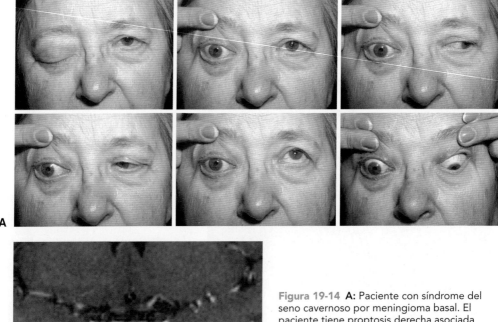

A

B

Figura 19-14 A: Paciente con síndrome del seno cavernoso por meningioma basal. El paciente tiene proptosis derecha asociada a parálisis completa del nervio oculomotor derecho, paresia del nervio abducens derecho y síndrome de Horner derecho. Obsérvese que la pupila derecha es ligeramente más pequeña que la izquierda. **B:** Resonancia magnética (RM) coronal reforzada con gadolinio en T1 que muestra los nervios craneales que viajan dentro del seno cavernoso. *Flecha roja*, nervio oculomotor; *verde*, nervio troclear; *amarilla*, división oftálmica del trigémino; *púrpura*, división maxilar del trigémino; y *azul*, nervio abducens.

Tabla 19-2 Evaluación de las parálisis oculomotoras/riesgo de lesión por compresión

Oftalmoplejía interna y externa	Riesgo de lesión por compresión	Recomendación
Disfunción interna completa (pupila dilatada)		
+ Disfunción externa completa	El más alto	1. RM/ARM o ATC 2. Angiografía si son negativas
+ Disfunción externa parcial	El más alto	1. RM/ARM o ATC 2. Angiografía si son negativas
+ Sin disfunción externa	Extremadamente bajo	Sin estudios de imagen, seguir de cerca durante ~1 semana para evolución
Disfunción interna incompleta (pupila lenta)		
+ Disfunción externa completa	De bajo a moderado	1. RM/ARM o ATC 2. Angiografía si sigue habiendo sospecha, dolor persistente o evolución
+ Disfunción externa incompleta	De bajo a mínimo	1. IRM/ARM o ATC 2. Angiografía si sigue habiendo sospecha, dolor persistente o evolución
+ Sin disfunción externa	Extremadamente bajo	Sin estudios de imagen: probablemente no es una parálisis del nervio oculomotor
Sin disfunción interna (no hay afectación de las pupilas)		
+ Disfunción externa completa	Muy bajo	1. Observar si hay factores de riesgo isquémico 2. Considerar arteritis de células gigantes 3. Resonancia magnética/ATC si el dolor persiste o empeora más allá de 2 semanas
+ Disfunción externa incompleta	Incierto	1. Considerar miastenia grave 2. RM/ARM o ATC 3. Angiografía si sigue habiendo sospecha, dolor persistente o evolución

anatómicamente separadas de las fibras que van a los músculos extraoculares, o en la porción subaracnoidea del nervio, donde las fibras pupilares ocupan una ubicación periférica (superomedial) y reciben más aporte sanguíneo colateral (piamadre) que el tronco principal del nervio. Los pacientes con parálisis del nervio oculomotor causadas por isquemia suelen experimentar dolor intenso, con independencia de que haya afectación o no de la pupila. Las parálisis nerviosas oculomotoras isquémicas suelen resolverse en un plazo de 4 a 16 semanas sin tratamiento. La resolución casi siempre es completa, y casi nunca hay evidencia de regeneración aberrante. Alrededor del 20 % de los pacientes con parálisis nerviosas oculomotoras isquémicas presentarán alguna afectación pupilar.

Aunque la mayoría de las parálisis del nervio oculomotor con preservación de la pupila (con o sin dolor asociado) son causadas por isquemia, dichas parálisis también pueden estar provocadas por lesiones compresivas subaracnoideas, particularmente aneurismas, astrocitomas del lóbulo temporal ipsolateral y hematomas subdurales agudos ipsolaterales. Se estima que alrededor del 5 % de las parálisis oculomotoras compresivas son de tipo pupilar. Tales parálisis son casi siempre incompletas y con frecuencia se acompañan de dolor ocular u orbitario persistente. Los pacientes con parálisis del nervio oculomotor dolorosa, incompleta y con preservación de la pupila deben someterse a una RM, así como a una angiografía por tomografía computarizada (ATC) o una angiografía por resonancia magnética (ARM). En función de los resultados de estos estudios, puede ser conveniente realizar una angiografía convencional, aunque muy raramente se realiza en este momento con fines diagnósticos, dadas las opciones de imagenología no invasivas y altamente sensibles disponibles actualmente (tabla 19-2).

Parálisis subaracnoidea del nervio oculomotor por afectación en o cerca de su entrada al seno cavernoso

El nervio oculomotor es especialmente vulnerable a las lesiones por estiramiento y contusión, ya que está firmemente unido a la duramadre adyacente al proceso clinoides posterior, inmediatamente después del seno cavernoso. Los traumatismos craneales frontales, los aneurismas y las intervenciones quirúrgicas en la región paraselar son causas comunes de lesiones en este lugar.

La hernia de la circunvolución del hipocampo (uncus) comprime el nervio oculomotor por donde pasa, sobre la cresta de la duramadre asociada a la unión del borde libre de la tienda del cerebelo con el clivus. A medida que la circunvolución del hipocampo herniada desciende hacia la incisura de la tienda, presiona la superficie superior del nervio oculomotor ipsolateral, que pasa por debajo de ella (fig. 19-10D) y tira del nervio oculomotor para que entre en contacto más firmemente con el proceso clinoides posterior. La masa cerebral que se hernia acaba por alcanzar e incidir en la superficie dorsal del puente troncoencefálico (puente de Varolio) del mismo lado. Las arterias cerebrales posteriores también son arrastradas hacia abajo a través de la superficie dorsal de los nervios oculomotores, lo que produce aún más compresión (fig. 19-10A). La dilatación pupilar suele ser el primer signo de un edema cerebral creciente o de una masa supratentorial ipsolateral en expansión. Este signo pupilar inicial es causado por la presión sobre la porción periférica del nervio. Al aumentar la compresión, aparecen otros signos de deterioro de la función del nervio oculomotor.

Lesiones del nervio oculomotor en el seno cavernoso y la fisura orbitaria superior

Las lesiones dentro del seno cavernoso o de la fisura orbitaria superior pueden producir una disfunción aislada del nervio oculomotor, pero lo más frecuente es que causen una polineuropatía craneal. Debido a que el seno cavernoso contiene estructuras que continúan a través de la fisura orbitaria superior, con frecuencia es imposible determinar con certeza si la lesión se limita al seno, está en la fisura o afecta ambas estructuras. Es razonable considerar el daño en esta región como una entidad única, el **síndrome esfenocavernoso**. Este síndrome se caracteriza por la parálisis o paresia de los nervios oculomotor, troclear y abducens, generalmente asociada a la afectación de la división oftálmica (y en el seno cavernoso, la división maxilar) del nervio trigémino (fig. 19-14). La afectación del nervio óptico, ya sea dentro de la órbita o intracraneal, suele causar pérdida visual. Debido a la frecuente afectación del nervio trigémino por lesiones del seno cavernoso y de la fisura orbitaria superior, los pacientes con dichas lesiones suelen referir dolor intenso cuando desarrollan oftalmoplejía. En muchos casos, hay paresia oculosimpática, y puede haber proptosis, edema de los párpados y quemosis de la conjuntiva.

En los pacientes con paresia oculomotora y desnervación simpática combinadas, la pupila puede ser pequeña o estar en posición media y ser poco reactiva. Esta apariencia es casi patognomónica de una lesión del seno cavernoso. El dolor con hipoestesia asociada (anestesia dolorosa) sugiere una lesión compresiva o infiltrante del ganglio del trigémino o del propio nervio, mientras que el dolor periorbitario/hemicraneal sin anestesia en este contexto puede deberse a la afectación de la duramadre adyacente.

El síndrome esfenocavernoso puede ser provocado por lesiones primarias o secundarias dentro del seno cavernoso o la fisura orbitaria superior o por lesiones dentro de la órbita o la cavidad intracraneal que comprimen los nervios craneales que pasan por estas estructuras. Entre las lesiones comunes que pueden provocar este síndrome se incluyen aneurismas, meningiomas, tumores hipofisarios, craneofaringiomas, tumores nasofaríngeos, tumores metastásicos, linfomas y procesos infecciosos e inflamatorios.

La inflamación granulomatosa idiopática puede producir una oftalmoplejía dolorosa por afectación de los nervios craneales dentro del seno cavernoso y la fisura orbitaria superior: el **síndrome de Tolosa-Hunt (STH)**. Los pacientes con este síndrome suelen mejorar rápida y radicalmente cuando son tratados con corticosteroides sistémicos. Sin embargo, tanto las remisiones espontáneas de los signos y síntomas como las inducidas por los corticoesteroides, a veces de duración prolongada, se dan en casos de oftalmoplejía dolorosa causada por tumores, condiciones infiltrantes, condiciones linfoproliferativas y aneurismas. Por tanto, debido a la similitud de los síntomas, signos y respuesta al tratamiento de las lesiones inflamatorias y no inflamatorias del seno cavernoso (incluidas las lesiones isquémicas), los pacientes con síndrome de oftalmoplejía dolorosa requieren una evaluación completa, que incluya estudios de neuroimagen, evaluación sistémica para detectar un trastorno vascular o inflamatorio subyacente y, en la mayoría de los casos, punción lumbar (fig. 19-15A,B), seguida de biopsia de la lesión apical si no se produce una resolución rápida con el tratamiento con corticosteroides. En el STH se espera una resolución casi total del dolor a las 72 h del tratamiento. Sin embargo, los déficits oculomotores pueden persistir durante semanas o más. La enfermedad infiltrante por IgG4 se reconoce cada vez más como una etiología potencial en muchos casos presuntamente «idiopáticos» de inflamación orbitaria. Esta afección tiene implicaciones sistémicas, como tiroiditis, fibrosis retroperitoneal, paraaortitis y paquimeningitis (fig. 19-15C).

Los procesos vasculares pueden producir una oftalmoplejía dolorosa por el daño a las estructuras del seno cavernoso y la fisura orbitaria superior. La trombosis del seno cavernoso y las fístulas carotidocavernosas pueden producir síndromes típicos del seno cavernoso. La oftalmoplejía dolorosa también se produce en pacientes con sífilis, arteritis de células gigantes (temporal), diabetes mellitus, artritis reumatoide y lupus eritematoso sistémico. La isquemia que produce una disfunción del nervio oculomotor en pacientes con diabetes mellitus se debe, al menos en algunos casos, a una lesión en la porción intracavernosa del nervio. Lesiones similares pueden ser responsables de parálisis aisladas del nervio oculomotor que se desarrollan en pacientes con hiper-

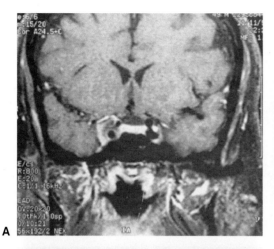

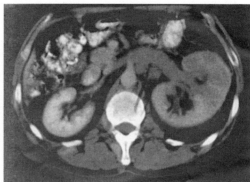

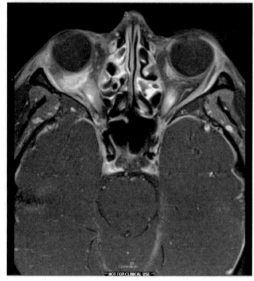

Figura 19-15 Neuroimagen en un paciente con oftalmoplejía dolorosa. Se trata de un hombre de 49 años con dolor retrobulbar derecho y limitación generalizada del movimiento del ojo derecho. Se pensó que el paciente tenía el síndrome de Tolosa-Hunt y se le trató con corticosteroides orales, pero no mejoró. La oftalmoparesia evolucionó hacia una oftalmoplejía completa asociada a la pérdida de visión del ojo. **A:** Imagen de resonancia magnética (RM) coronal ponderada en T1 después de la inyección intravenosa de medio de contraste paramagnético, que revela el agrandamiento del seno cavernoso derecho. **B:** La tomografía computarizada (TC) del abdomen revela una masa renal izquierda. Se descubrió que el paciente tenía un carcinoma de células renales metastásico. (Reproducido con permiso de Mehelas TJ, Kosmorsky GS. Painful ophthalmoplegia syndrome secondary to metastatic renal cell carcinoma. J *Neuroophthalmol* 1996;16(4):289-290.) **C:** RM axial reforzada en T1 de un paciente que presenta dolor frontal bilateral, proptosis leve y quemosis derecha > izquierda. Obsérvese el engrosamiento de duramadre a lo largo de la convexidad temporoparietal izquierda y el infiltrado inflamatorio orbitario bilateral. La biopsia reveló enfermedad infiltrante relacionada con IgG4 (*continúa*).

tensión sistémica, migraña oftalmopléjica, herpes zóster oftálmico y arteritis de células gigantes.

Un traumatismo en el seno cavernoso y la fisura orbitaria superior puede producir una parálisis aislada del nervio oculomotor. Estas parálisis se deben a una hemorragia intra y perineural en el seno cavernoso o en la fisura orbitaria superior, y suelen estar asociadas a una fractura craneal.

Lesiones orbitarias del nervio oculomotor

El síndrome esfenocavernoso se caracteriza por oftalmoplejía dolorosa, generalmente no asociada a pérdida visual por neuropatía óptica. Por el contrario, las lesiones en el vértice de la órbita producen oftalmoplejías que pueden o no ser dolorosas, pero que sí suelen estar relacionadas con pérdida de visión por neuropatía óptica y proptosis variable. La distinción entre estas dos entidades (síndrome esfenocavernoso y síndrome del vértice orbitario) puede hacerse con frecuencia tanto clínicamente como por estudios de neuroimagen.

El nervio oculomotor entra en la órbita como dos divisiones separadas: la división superior, que inerva el músculo elevador del párpado superior y el músculo RS; y la división inferior, que inerva los músculos RM y RI, el músculo OI y la raíz motora del ganglio ciliar. Por tanto, una paresia incompleta del nervio oculomotor en la distribución de cualquiera de las divisiones suele deberse a una lesión en la región esfenocavernosa o en el vértice de la órbita (fig. 19-15D). Sin embargo, como se ha señalado anteriormente, el nervio oculomotor tiene una disposición topográfica en divisiones que comienza en el tronco del encéfalo. Por tanto, las paresias divisionales del nervio oculomotor pueden ser el resultado de lesiones no solo en el seno cavernoso y el vértice de la órbita, sino también en el tronco del encéfalo o en el espacio subaracnoideo, aunque esta última localización es bastante poco frecuente. Así, la localización

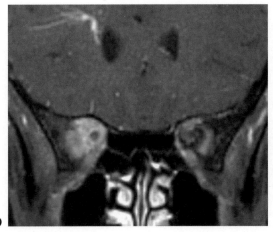
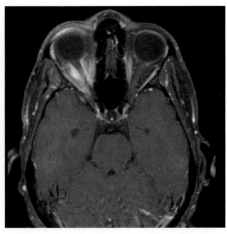

Figura 19.15 *(continuación)* **D:** RM reforzada en T1, vistas coronal (**izquierda**) y axial (**derecha**), que muestran un tejido que se refuerza significativamente en el vértice orbitario, y que se extiende hacia delante. Esta paciente presentaba dolor orbitario del lado derecho, plenitud del párpado superior derecho, proptosis de 3 mm y leve parálisis en la división superior derecha del nervio oculomotor. Respondió rápidamente a los corticoesteroides, lo que sugirió una inflamación orbitaria idiopática con afectación apical.

clínica posterior se basa en la obtención de signos y síntomas adicionales, a la vez que se conoce la anatomía relacional relevante. Aunque los estudios de neuroimagen pueden ser útiles para identificar la localización de la lesión causante, algunas lesiones se escapan de la resolución de las técnicas de imagen incluso más sofisticadas.

Recuperación de una parálisis nerviosa oculomotora adquirida

La parálisis del nervio oculomotor, ya sea completa o incompleta, puede tener varios resultados clínicos. En primer lugar, puede producirse una recuperación completa. En estos casos, puede ser completa en un plazo de 1 a 2 semanas tras la aparición de los síntomas. En otros casos, sobre todo los asociados a diabetes mellitus e hipertensión sistémica, la recuperación no comienza hasta pasado un mes o más, pero suele completarse en 3 meses. Finalmente, la recuperación también puede requerir mucho más tiempo, a veces hasta 3 años. Esta recuperación más prolongada suele darse tras un daño en la porción fascicular del nervio.

En algunos casos de parálisis del nervio oculomotor, la parálisis persiste completamente sin cambios. En estas situaciones, suele haberse producido una transección del nervio por un traumatismo o una compresión crónica, o bien ha sido infiltrado por un tumor.

Sincinesia oculomotora adquirida: dirección anómala de las fibras regeneradoras en el nervio oculomotor

Algunos pacientes con paresia del nervio oculomotor experimentan una recuperación parcial de la función del nervio. Los nervios motores y sensoriales periféri-cos, incluidos los autónomos, pueden regenerarse. El proceso de regeneración produce más axones de los que había antes de la interrupción del nervio. Los axones surgen del extremo proximal del nervio seccionado y de los nervios colaterales que no han sufrido daños graves. Se forman cordones de células de Schwann en el segmento periférico del nervio para que las nuevas fibras nerviosas sean conducidas hasta el órgano terminal. Las neuronas recién formadas llegan a los tubos vacíos (tubos de Schwann) que contenían neuronas funcionales antes de la degeneración. Los axones en regeneración tienen la capacidad de cubrir largas brechas en los nervios dañados.

En los nervios periféricos que inervan más de un músculo, puede producirse una mala dirección de las fibras nerviosas en regeneración. Así, los brotes regeneradores de los axones que anteriormente inervaban un grupo muscular acaban inervando un grupo muscular diferente con una función distinta. Este fenómeno de **sincinesia adquirida del nervio oculomotor** puede producirse tras una lesión del nervio en cualquier punto de su recorrido desde el tronco del encéfalo hasta la órbita. En los adultos, la evidencia de la sincinesia aparece por primera vez unas 9 semanas después de la lesión, mientras que, en los bebés con parálisis del nervio oculomotor por un traumatismo al nacer, estos signos pueden observarse entre 1 y 6 semanas después del nacimiento. En estos casos, el elevador del párpado superior puede recibir fibras que originalmente estaban destinadas al músculo RM, o fibras originalmente destinadas al músculo SR pueden llegar a los músculos OI, RI o RM. La elevación activa del párpado durante el intento de movimiento ocular hacia abajo se denomina signo de seudo-Graefe, para distinguirlo del retraso del párpado en la mirada hacia abajo que se produce en los pa-

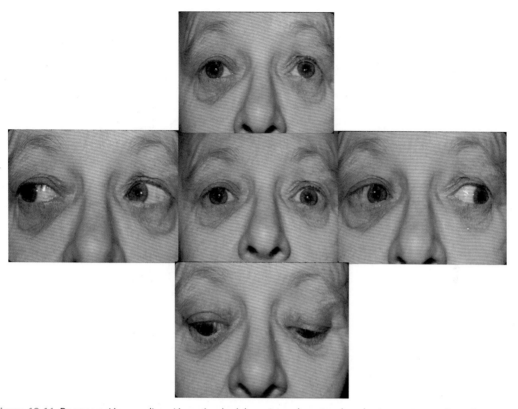

Figura 19-16 Regeneración con dirección anómala del nervio oculomotor derecho tras un traumatismo (regeneración aberrante secundaria). Obsérvese la elevación del párpado superior derecho, sobre todo al intentar mirar hacia abajo (signo de seudo-Graefe), y levemente al intentar la aducción del ojo derecho. Aunque la pupila derecha es poco reactiva a la luz y está ligeramente dilatada en la mirada hacia arriba, está un poco contraída en posición primaria y en el intento de aducción del ojo.

cientes con enfermedad ocular tiroidea (signo de Graefe, *v.* cap. 21; fig. 19-16).

Además de la dirección errónea de las fibras que originalmente inervaban un músculo extraocular hacia otro, las fibras originalmente destinadas a cualquiera de los músculos inervados por el nervio oculomotor pueden llegar al ganglio ciliar para hacer sinapsis con las fibras parasimpáticas posganglionares que inervan el músculo del esfínter del iris, el del cuerpo ciliar o ambos. Con frecuencia, esta reinervación anómala de la pupila se observa fácilmente porque la pupila se contrae solo cuando se solicita al paciente que mire en una dirección que requiere la función del nervio oculomotor.

En otros casos, la pupila puede parecer permanentemente paralizada en la posición de dilatación media, pero la biomicroscopía con lámpara de hendidura permitirá observar anomalías leves del movimiento pupilar que reflejen una mala regeneración del esfínter del iris (figs. 19-17 y 19-18).

Los signos de regeneración aberrante del nervio oculomotor pueden resumirse como sigue:

1 **Músculo a músculo:** aducción del ojo implicado en el intento de elevación o descenso (RS o RI a RM). O a la inversa, elevación del ojo en el intento de aducción (RM a RS u OI).

2 **Músculo del párpado:** signo de seudo-Graefe; retracción y elevación del párpado al intentar mirar hacia abajo. También puede producirse elevación del párpado en el intento de aducción.

3 **Músculo de la pupila:** Pupila de seudo-Argyll Robertson; la pupila afectada no reacciona o reacciona mal y de forma irregular a la estimulación luminosa, pero se contrae en la aducción durante la mirada conjugada.

4 Limitación de la elevación y el descenso del ojo, con retracción ocasional del globo en el intento de movimiento vertical.

La **sincinesia secundaria del nervio oculomotor** se produce en casi todos los pacientes con parálisis congénita del nervio. Sin embargo, la mayoría de los pacientes con este síndrome han experimentado un episodio primario y agudo que inicialmente produjo una parálisis completa del nervio. La sincinesia secundaria suele producirse tras una parálisis del nervio oculomotor por aneurismas intracraneales, traumatismos (incluidos los quirúrgicos), sífilis y meningitis basal. Por regla general,

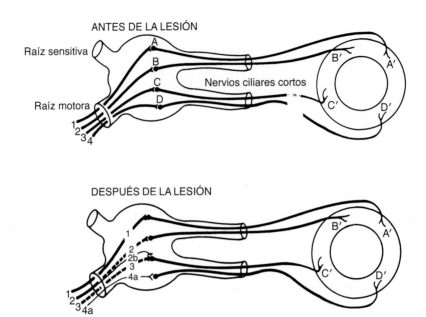

ANTES DE LA LESIÓN

Raíz sensitiva

Nervios ciliares cortos

Raíz motora

DESPUÉS DE LA LESIÓN

Figura 19-17 Diagrama de la regeneración aberrante del nervio oculomotor que afecta la función pupilar. **Arriba:** Antes de la lesión, las fibras preganglionares que asisten a la reacción pupilar a la luz hacen sinapsis en el ganglio ciliar con axones que luego siguen a lo largo de los nervios ciliares cortos para abastecer sectores específicos del esfínter del iris. Así, la fibra preganglionar 1 hace sinapsis con la fibra posganglionar A para irrigar el sector A' del esfínter del iris. **Abajo:** Tras una lesión de la vía preganglionar, pueden producirse varios fenómenos. Una fibra puede no estar dañada (fibra 1). Una fibra puede estar completamente afectada y no crecer nunca (fibras 3 y 4), o puede estar dañada y producirse una regeneración (fibras 2 y 2b). En este caso, podría crecer un brote colateral a partir de una fibra preganglionar distinta de la destinada originalmente al esfínter del iris. Si la fibra 4a creciera a partir de un nervio originalmente destinado al músculo recto inferior, el segmento D' del esfínter del iris se contraería cada vez que el paciente intentara mirar hacia abajo. (De Czarnecki JS, Thompson HS. The iris sphincter in aberrant regeneration of the third nerve. *Arch Ophthalmol* 1978;96:1606-1610. Copyright © 1978 American Medical Association. Todos los derechos reservados.)

los movimientos sincinéticos *no se producen* tras lesiones isquémicas del nervio. La liberación de factores neurotróficos que guían el derrame colateral de los axones se debe generalmente en respuesta a un grado de lesión por aplastamiento. Por tanto, en un paciente del que se sospecha una parálisis isquémica del nervio oculomo-

tor, especialmente si no ha habido episodios anteriores, el desarrollo de sincinesia oculomotora debe sugerir una etiología alternativa, como compresión o inflamación activa.

Aunque el síndrome de la sincinesia adquirida del nervio oculomotor es más frecuente después de una

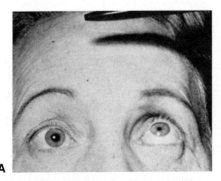

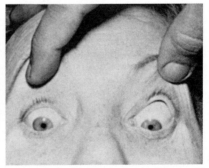

Figura 19-18 Regeneración aberrante del nervio oculomotor derecho con afectación de la pupila. **A:** Durante el intento de elevación de los ojos, la pupila derecha permanece medio dilatada. **B:** Durante el descenso de los ojos, la pupila derecha se contrae.

parálisis aguda del nervio oculomotor, también se produce como un fenómeno «primario», es decir, sin paresia aguda preexistente del nervio oculomotor. Los pacientes con *sincinesia primaria del nervio oculomotor* suelen albergar lesiones de crecimiento lento del seno cavernoso, especialmente meningiomas, aneurismas o schwannomas del trigémino. Sin embargo, las lesiones de crecimiento lento en el espacio subaracnoideo, incluidos los aneurismas no rotos, también pueden producir sincinesia primaria. Las lesiones que causan una regeneración primaria aberrante lo hacen porque crecen tan lentamente que el leve daño del nervio oculomotor resultante no produce dificultades visuales importantes y, además, permite que la regeneración se produzca en paralelo al daño a los axones oculomotores nativos.

En los pacientes con recuperación parcial tras un período de observación de al menos 6 meses, diversos procedimientos de estrabismo pueden ser beneficiosos para proporcionar una visión única binocular, al menos en posición primaria, y también puede realizarse una cirugía para la ptosis a fin de mejorar la posición del párpado afectado. Muchos pacientes experimentan una cierta resolución de la ptosis a través de la regeneración aberrante de las fibras (del músculo al párpado), por lo que con el tiempo empiezan a notar diplopía. Por tanto, la cirugía para la ptosis debe retrasarse hasta que no se observe ninguna mejora en la observación seriada. Las inyecciones de toxina botulínica en el músculo RL pueden realinear los ojos para una mejor fusión en pacientes con parálisis nerviosa oculomotora leve que están esperando una mejora. Otros pacientes parecen contentarse con la simple oclusión del ojo afectado o llegan a poder ignorar la doble imagen. Una lente de contacto opaca proporciona un medio cosméticamente aceptable para aliviar la diplopía subjetiva en estos pacientes, del mismo modo que las gafas con una lente cubierta con cinta de raso.

Parálisis del nervio troclear (IV)

La parálisis del nervio troclear es la causa más común de estrabismo vertical adquirido en la población general. Otras causas son las miopatías oculares (p. ej., enfermedad ocular tiroidea; v. cap. 21), los trastornos de la unión neuromuscular (p. ej., miastenia grave; v. cap. 20), la paresia incompleta del nervio oculomotor y la desviación de la dirección (v. cap. 18). La parálisis del nervio troclear causa una parálisis parcial o completa del músculo oblicuo superior (OS), normalmente asociada con el tiempo a un exceso de función de su antagonista, el músculo OI ipsolateral (figs. 19-19 y 19-20). Los pacientes con este trastorno refieren diplopía vertical que es mayor en la mirada hacia abajo y hacia el lado opuesto. Estos pacientes también presentan exciclotorsión cuando se les hace la prueba con varillas dobles de Maddox o gafas rojo-verde de Lancaster. Esta característica ayuda a distinguir la parálisis del nervio troclear de la desviación oblicua, en la que el ojo superior está siempre en inciclotorsión (fig. 19-21).

La capacidad del músculo OS para el movimiento de rotación interna del ojo es particularmente importante cuando se evalúa su función en pacientes con parálisis del nervio oculomotor. En estos casos, la ausencia del

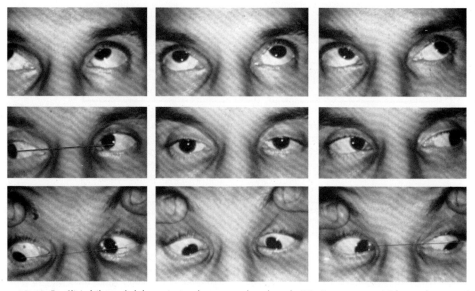

Figura 19-19 Parálisis bilateral del nervio troclear en un hombre de 28 años tras un accidente de motocicleta. El paciente sufrió un fuerte golpe en el vértice de la cabeza. Obsérvese la incapacidad del paciente para hacer descender completamente cualquiera de los ojos en aducción. Hay una hiperfunción bilateral de ambos músculos oblicuos inferiores. (Cortesía de Jacqueline Morris, C.O.)

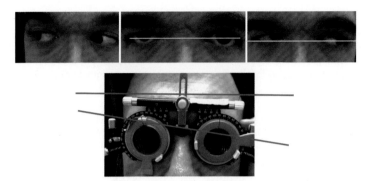

Figura 19-20 (Parálisis nervio troclear derecho, constatada con la prueba de Maddox con varilla doble) Hombre de 39 años con diplopía vertical que empeora cuando mira hacia la izquierda, con evidencia de función excesiva del oblicuo inferior derecho. La prueba de Maddox con varilla doble revela aproximadamente 10° de exciclotorsión del ojo derecho. Obsérvese que el ojo derecho en exciclotorsión y con hipertropía ve la imagen inferior, que aparece en inciclotorsión para el paciente. Por tanto, produce la exciclotorsión de la imagen girando la lente derecha dentro del marco de prueba hasta que las imágenes se observan paralelas. El grado de exciclotorsión puede leerse en las marcas de la montura de prueba. Lo anterior es consistente con una parálisis del nervio troclear derecho.

movimiento cuando el paciente intenta descender el ojo mientras está abducido indica también la ausencia de función del músculo (**video 19-2**).

La mayoría de los pacientes con parálisis del nervio troclear tienen tortícolis ocular. Estos pacientes suelen inclinar la cabeza hacia el lado opuesto al músculo OS

paralizado. Esta tortícolis espontánea está ausente en pacientes con mala visión en cualquiera de los dos ojos y en pacientes con grandes amplitudes de fusión vertical que les permiten fusionar en todas las posiciones de la mirada. En ocasiones, algunos pacientes con parálisis del nervio troclear inclinan la cabeza hacia el lado de la

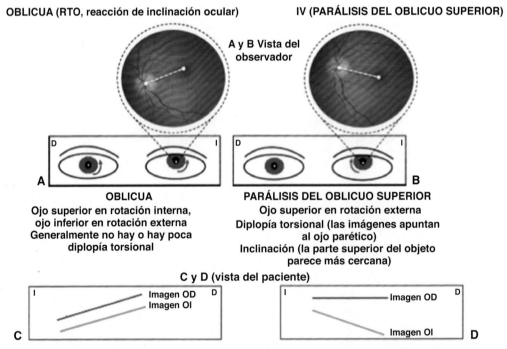

Figura 19-21 La diferenciación entre una desviación de la vista y una parálisis del nervio troclear es con frecuencia posible sobre la base de la observación de la dirección de la torsión del ojo superior, tanto en la oftalmoscopía como en la prueba de Maddox con varilla doble. En la desviación (**A, C**), los ojos muestran ciclotorsión conjugada, con el ojo superior en inciclotorsión, mientras que la parálisis del nervio troclear (**B, D**) muestra exciclotorsión solo del ojo superior, sin cambio en la torsión del ojo contralateral. (Reproducido con permiso de Oxford Publishing Limited a través de PLSclear, de Leigh RJ, Zee DS. *The Neurology of Eye Movements*. 5th ed. Oxford: Oxford University Press; 2015.)

parálisis. Esto da lugar a una mayor separación de las imágenes, lo que permite ignorar una de ellas.

Congénita

La parálisis congénita del nervio troclear es frecuente. La etiología es desconocida, si bien se han dado algunos casos de aplasia en el núcleo del nervio troclear y también de hipoplasia. La mayoría de las parálisis trocleares congénitas son esporádicas. La mayoría de los pacientes no presentan alteraciones neurológicas, si bien muchos presentan algún grado de asimetría facial.

Los pacientes con parálisis congénita del nervio troclear suelen desarrollar grandes amplitudes de fusión vertical que, asociadas a la inclinación de la cabeza, les permiten compensar la debilidad muscular. Sin embargo, pueden desarrollar diplopía por descompensación de la parálisis tras un pequeño traumatismo craneal o incluso a medida que envejecen. Cuando se evalúa a estos pacientes, la revisión de fotografías antiguas suele revelar inclinación de la cabeza preexistente. Además, la medición directa de las amplitudes de fusión vertical puede establecer el diagnóstico. La población general tiene una amplitud de fusión vertical de 2 a 4 dioptrías de prisma (DP), mientras que los pacientes con paresia congénita del OS pueden tener de 8 a 25 DP de amplitud de fusión vertical. La parálisis congénita del OS puede ser bilateral. En algunos casos, parece haber solo parálisis unilateral hasta que el paciente se somete a un intento de corrección quirúrgica, momento en el que la parálisis contralateral se hace evidente. Sin embargo, en la mayoría de los casos, las mediciones cuidadosas de la desviación vertical y de torsión permiten diferenciar entre parálisis unilaterales y bilaterales.

Adquirida

Cuando puede determinarse una etiología, el traumatismo craneoencefálico, generalmente un golpe directo orbitario, frontal, basal u oblicuo, es la causa más común de parálisis del nervio troclear aislada, adquirida, unilateral y bilateral, tanto en adultos como en niños. Al igual que ocurre con otras parálisis de nervios oculomotores, casi cualquier proceso patológico puede dañar el nervio troclear en cualquier punto desde su núcleo hasta su terminación en la órbita, donde inerva el músculo OS.

Lesiones del núcleo del nervio troclear

Las lesiones del tronco del encéfalo que dañan el núcleo del nervio troclear no pueden localizarse con certeza clínicamente a menos que haya otros signos neurológicos que sugieran un daño mesencefálico intrínseco. Incluso cuando tales signos están presentes, distinguir la afectación nuclear de la fascicular es casi imposible. Además, las lesiones extrínsecas que compriman la porción dorsal del mesencéfalo pueden dañar los nervios trocleares cuando emergen del tronco del encéfalo y, al mismo tiempo, producir daños en las estructuras intrínsecas del tronco. Las células del núcleo troclear suelen resultar dañadas por lesiones que afectan al tegmento en la unión del puente troncoencefálico (puente de Varolio) y el mesencéfalo, en particular por contusiones y hemorragias causadas por impactos contra el margen de la tienda del cerebelo. Otras lesiones que pueden producir daños intrínsecos en los núcleos del nervio troclear son la isquemia, tumores primarios y metastásicos, y malformaciones vasculares. Sin embargo, la paresia del músculo OS con dichas lesiones puede quedar oculta por los defectos asociados de la mirada conjugada o internucleares. En estos pacientes, el reconocimiento de una parálisis del nervio troclear solo es posible cuando se resuelven los problemas supranucleares.

La paresia del OS, tanto unilateral como bilateral, puede estar asociada al síndrome de Parinaud de la porción dorsal del mesencéfalo debido a tumores pineales, estenosis del acueducto e hidrocefalia. La diplopía vertical en este contexto suele deberse más a la disfunción del nervio troclear de lo que se había reconocido anteriormente. La parálisis del nervio troclear también puede producirse después de procedimientos neuroquirúrgicos en la fosa posterior.

Lesiones del fascículo del nervio troclear

La afectación fascicular del nervio troclear puede ser causada por los mismos procesos que provocan daños en el núcleo del nervio. Estos procesos incluyen compresión, infiltración, isquemia, hemorragia, traumatismo e inflamación, especialmente la esclerosis múltiple (EM).

Debido a la localización dorsal de los fascículos trocleares, los signos neurológicos asociados son de menor ayuda en el diagnóstico topográfico de dichas lesiones que los estudios de neuroimagen. Sin embargo, hay dos importantes signos asociados que sugieren que el lugar de una paresia del nervio troclear es el núcleo o el fascículo troclear: síndrome de Horner central y un defecto pupilar aferente relativo (DPAR) no asociado a la evidencia de neuropatía óptica o daño en el tracto óptico.

El síndrome de Horner está causado por el daño de las fibras simpáticas descendentes en la porción dorsal del tronco del encéfalo, que suelen ser adyacentes al núcleo del nervio troclear (v. cap. 16). Por tanto, el síndrome de Horner suele darse en el lado opuesto a la paresia del nervio troclear (porque los nervios trocleares están cruzados). La única excepción es si la lesión afecta la porción posdecúbito del fascículo del nervio troclear, en cuyo caso tanto la paresia del nervio troclear como el síndrome de Horner están en el mismo lado. Este último escenario es indistinguible de una localización en el seno cavernoso, a menos que haya otros signos que permitan la localización.

El DPAR que a veces acompaña a una parálisis del fascículo o el núcleo del nervio troclear está causado por el daño de las fibras pupilares aferentes en el *brachium* del colículo superior. Si la paresia se debe a una lesión de la porción predecusada del fascículo (o del nú-

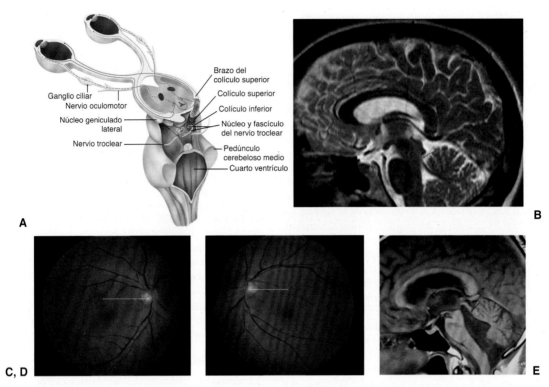

Figura 19-22 A: Supuesto lugar de la lesión (*óvalo azul*) en una mujer joven que desarrolló paresia del nervio troclear izquierdo y a la que se le detectó un defecto pupilar aferente relativo izquierdo (mayor número de fibras retinianas nasales decusadas que temporales) no asociado a ningún déficit sensorial visual. La parte *sombreada* de la ilustración indica una lesión que afecta el braquium del colículo superior derecho y la porción dorsal del mesencéfalo derecho, incluidos el núcleo del nervio troclear derecho o la porción predecusada del fascículo del nervio troclear derecho. Se descubrió que la paciente tenía un astrocitoma anaplásico del tronco del encéfalo. (Reproducido con permiso de Eliott D, Cunningham ET Jr, Miller NR. Fourth nerve paresis and ipsilateral relative afferent pupillary defect without visual sensory disturbance: a sign of contralateral dorsal midbrain disease. *J Clin Neuroophthalmol* 1991;11(3):169-171.) **B:** La *flecha* señala el velo medular superior (anterior), que forma el techo del cuarto ventrículo y es el lugar de decusación de los fascículos trocleares, y con frecuencia el lugar de lesión por cizallamiento en los casos de traumatismo cerrado que causan parálisis bilateral del nervio troclear. **C, D:** Fotografías del fondo de ojo derecho e izquierdo, respectivamente, de un paciente con parálisis bilateral del nervio troclear. Obsérvese la importante exciclotorsión de ambos ojos, más grave en el izquierdo. La *línea blanca* representa la posición normal esperada de la fóvea, que típicamente se alinea horizontalmente con la papila a 1/3 del camino superior, desde el borde inferior. Obsérvese el significativo desplazamiento inferior de ambas fóveas, que indica exciclotorsión. **E:** La resonancia magnética (RM) sagital ponderada en T1 demuestra la expansión del cuarto ventrículo y del acueducto cerebral, lo que resulta en la elongación del velo medular anterior (*flecha roja*), que es el sitio de decusación del nervio troclear.

cleo), el DPAR está en el mismo lado que la paresia del nervio troclear, mientras que, si la paresia se debe a un daño en la porción posdecusada del fascículo, el DPAR está en el lado opuesto a la paresia del nervio troclear (fig. 19-22A).

Lesiones del nervio troclear en el espacio subaracnoideo

El nervio troclear es particularmente susceptible a la lesión o la compresión cuando emerge de la superficie dorsal del tronco del encéfalo (fig. 19-22B). Las lesiones en esta localización pueden producir la avulsión de las raíces del nervio emergente, o puede haber lesiones por estiramiento o contusión por hemorragia dentro del nervio.

Cuando se producen daños en los nervios trocleares a su salida del tronco del encéfalo, con frecuencia se ven afectados ambos nervios (fig. 19-22C-E). La presencia de parálisis bilaterales puede manifestarse por primera vez después de que el paciente se someta a una corrección quirúrgica de la aparente parálisis unilateral. Un traumatismo que no es suficiente para producir fractura craneal o pérdida de conciencia puede causar parálisis del nervio troclear debido a la naturaleza extremadamente frágil del nervio y a su largo recorrido por el espacio subaracnoideo. La porción subaracnoidea del nervio troclear puede resultar a veces dañada por aneurismas de la fosa posterior. En la mayoría de los casos, el aneurisma surge de la unión de las arterias basilar y cerebelosa superior.

La porción subaracnoidea del nervio troclear puede afectarse en pacientes con meningitis basal. La sífilis, la tuberculosis, la sarcoidosis y la enfermedad de Lyme son las causas más comunes.

Los schwannomas del nervio troclear pueden producir diplopía por parálisis del nervio troclear debido a la afectación del nervio en el espacio subaracnoideo. Otras lesiones intrínsecas de la porción subaracnoidea del nervio troclear son los angiomas cavernosos y las malformaciones arteriovenosas.

La asociación de la parálisis del nervio troclear y la presión intracraneal (PIC) elevada está bien documentada. Algunos de estos pacientes tienen un seudotumor cerebral, mientras que otros tienen hidrocefalia relacionada con una variedad de procesos diferentes, incluida una derivación ventriculoperitoneal o ventriculoatrial ocluida. De hecho, la paresia bilateral del nervio troclear puede ser un signo localizador de la afectación del velo medular superior por un acueducto cerebral dilatado o por la presión descendente de un tercer ventrículo agrandado.

Lesiones del nervio troclear en el seno cavernoso y la fisura orbitaria superior

Las lesiones que producen un síndrome del seno cavernoso se han analizado anteriormente. Cuando estas lesiones producen parálisis de los nervios oculomotores combinados, suele haber afectación del nervio troclear. Sin embargo, es inusual que se produzca una parálisis aislada del nervio troclear por enfermedad del seno cavernoso, aunque las afecciones isquémicas (p. ej., diabetes mellitus) pueden afectar el nervio troclear en esta localización al igual que al nervio oculomotor. En este sentido, la parálisis aislada del nervio troclear que se produce en algunos pacientes con herpes zóster puede estar producida por una vasculitis granulomatosa local que se origina en la división oftálmica del nervio trigémino y que se extiende hacia la porción esfenocavernosa del nervio troclear. Sin embargo, este no puede ser el único mecanismo, porque la parálisis del nervio troclear también se produce en algunos pacientes con herpes zóster geniculado (es decir, síndrome de Ramsay-Hunt).

Lesiones orbitarias del nervio troclear

Los traumatismos (incluidas las lesiones por cirugía) pueden dañar el nervio troclear dentro de la órbita. Sin embargo, en muchos casos, es imposible determinar si el daño se ha producido en el nervio, la tróclea, el músculo o el tendón del OE, o en varias de estas estructuras. Existe un problema similar cuando se evalúa a pacientes con inflamación orbitaria, isquemia o malformaciones vasculares que se asocian a disfunción del OE. La parálisis del OE que se produce en los pacientes con enfermedad de Paget de la órbita y artritis hipertrófica también puede deberse a la alteración mecánica del ten-

dón del OE dentro de la tróclea, no por la afectación del propio nervio troclear.

La recuperación de una parálisis adquirida del nervio troclear es muy variable. Las parálisis resultantes de la isquemia o la desmielinización tienden a mejorar a lo largo de varias semanas o meses, con frecuencia con una resolución completa. Por tanto, las parálisis ocasionadas por un traumatismo (por cirugía o de otro tipo) deben monitorizarse durante varios meses antes de contemplar la posibilidad de una realineación quirúrgica. Dicha intervención puede requerirse en los casos en que no hay una recuperación completa. Los pacientes con parálisis congénita del nervio troclear descompensada pueden recuperar ocasionalmente la fusión, pero suelen mantener un cierto grado de mala alineación una vez se ha producido la descompensación.

Evaluación y tratamiento de la parálisis del nervio troclear

El diagnóstico de una parálisis del nervio troclear se hace principalmente con la «prueba en tres pasos». Hay que destacar que esta prueba solo es útil si la paresia es de un solo músculo ciclovertical. Además, aunque creemos que la prueba es extremadamente útil en pacientes con presunta parálisis del nervio troclear, su fiabilidad en el diagnóstico de parálisis en otros músculos verticales es cuestionable. Además, la oftalmoplejía restrictiva, la miastenia grave y la desviación de la inclinación pueden simular una parálisis del nervio troclear cuando se evalúan con esta prueba (fig. 19-23).

El tratamiento de la diplopía vertical o de torsión que experimentan los pacientes que esperan la resolución de una parálisis del nervio troclear adquirida o congénita descompensada puede ser un reto, especialmente en el caso de los que presentan una mala alineación torsional importante o parálisis bilateral del nervio troclear. En otros casos, en particular aquellos que presentan un desplazamiento vertical leve, el uso de un prisma vertical de Fresnel colocado sobre las gafas de uso cotidiano puede ser beneficioso, aunque casi siempre se presenta algún grado de diplopía en los extremos de la mirada, dada la incomitancia habitual de la desviación.

Los pacientes con lesiones del nervio troclear de larga duración suelen presentar una «dispersión de la comitancia», lo que hace que las estrategias de realineación óptica sean mucho más eficaces. En los casos de parálisis adquirida del nervio troclear, no debe considerarse ningún intento de corrección quirúrgica hasta que hayan transcurrido al menos 6 meses durante los cuales no se produzcan cambios en las mediciones ortópticas, a menos que se sepa con certeza que el nervio troclear ha sido seccionado.

Cuando la parálisis del nervio troclear se ha estabilizado durante un período determinado, puede intentarse la corrección de la diplopía persistente mediante uno de los diversos procedimientos quirúrgicos. Estos procedimientos están diseñados para (1) fortalecer todo o

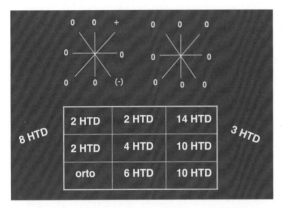

Figura 19-23 Medidas ortopédicas obtenidas de un paciente con parálisis del nervio troclear derecho. La aplicación de la prueba en tres pasos constata: (1) hipertropía derecha en la mirada primaria; (2) empeoramiento de la hipertrofia derecha (HTD) en la mirada contralateral; y (3) empeoramiento con la inclinación de la cabeza ipsolateral. Obsérvese el ligero exceso de función del oblicuo inferior derecho y la escasez de función del oblicuo superior. Con frecuencia se incluye un cuarto paso, que constata el aumento de la hipertropía en la mirada hacia abajo.

una porción del músculo OS, (2) debilitar su antagonista, el músculo OI ipsolateral, o (3) debilitar su músculo yugo, el músculo RI contralateral.

Muchos cirujanos prefieren utilizar una técnica de sutura ajustable en estos casos, dado el estrecho rango vertical de la fusión y la variabilidad de la dosis quirúrgica entre los individuos. La decisión de utilizar uno u otro de estos procedimientos o de utilizar varios combinados depende de los resultados de un examen ortóptico cuidadoso. Se aplican consideraciones similares para el tratamiento de las parálisis bilaterales del nervio troclear. Dada la gran cantidad de exciclotorsión en los casos bilaterales, suele ser necesario realizar el procedimiento de Harada-Ito. Aunque los resultados de la cirugía para las parálisis del nervio troclear, tanto congénitas como adquiridas, suelen ser excelentes, desde el principio debe aconsejarse a los pacientes que es posible que se requiera más de un procedimiento para lograr una alineación adecuada, especialmente en los casos bilaterales.

Parálisis del nervio abducens (VI) y parálisis nuclear de la mirada horizontal

El nervio abducens es único en el sentido de que la lesión de su núcleo provoca una parálisis de la mirada horizontal hacia el lado de la lesión. Además, la localización anatómica precisa del nervio produce síndromes diferentes de los que se observan con daño a los nervios oculomotor o troclear.

Congénita

La ausencia congénita de abducción como fenómeno aislado es muy poco frecuente, pero puede producirse por una lesión del nervio abducens poco antes o durante el nacimiento. La incidencia de debilidad congénita de la abducción en los bebés aumenta progresivamente desde el 0 % en los partos por cesárea hasta el 0.1 % en los partos vaginales espontáneos, el 2.4 % en los partos con fórceps y el 3.2 % en los partos con ventosas.

La **parálisis congénita de los movimientos oculares horizontales conjugados** es más frecuente que la debilidad de abducción unilateral o bilateral. La parálisis congénita de la mirada horizontal puede darse como un hallazgo esporádico aislado, o puede ser familiar. Los hallazgos histológicos en pacientes con parálisis de la mirada horizontal bilateral aislada incluyen núcleos del abducens ausentes o hipoplásicos y ausencia de nervios abducens. Mucho más comunes son las alteraciones congénitas de la mirada horizontal asociadas a dos afecciones: síndrome de Möbius y síndrome de retracción ocular de Duane (SD).

Síndrome de Möbius (parálisis bulbar congénita)

Este síndrome afecta la cara y los mecanismos de la mirada horizontal de forma bilateral. Los pacientes afectados tienen una facies en máscara, con la boca constantemente abierta. Los párpados con frecuencia no pueden cerrarse por completo. En algunos pacientes solo se observa esotropía asociada a una limitación unilateral o bilateral de la abducción, y algunos pueden incluso ser capaces de producir convergencia. En la mayoría de los casos, sin embargo, los ojos están rectos y no se mueven horizontalmente en ninguna dirección (fig. 19-24). Otros defectos congénitos de los pacientes con síndrome de Möbius son sordera; sindactilia de los dedos de las manos o los pies; dedos supernumerarios; atrofia de los músculos del tórax, el cuello, y, sobre todo, de la lengua; y ausencia de manos, pies, o dedos de las manos o de los pies. Casi todos los pacientes con el síndrome presentan algún grado de deterioro del desarrollo cognitivo.

La diversidad de hallazgos anatomopatológicos en el tronco del encéfalo de los pacientes con síndrome de Möbius sugiere que en realidad se trata de un grupo heterogéneo de trastornos congénitos que en algunos casos están causados por defectos del desarrollo, y en otros, por lesiones hipóxicas adquiridas o de otro tipo. La mayoría de los casos de síndrome de Möbius son esporádicos.

Síndrome de Duane (síndrome de retracción ocular, síndrome de Stilling-Turk-Duane)

El SD es un trastorno congénito del movimiento ocular que se caracteriza por una marcada limitación o

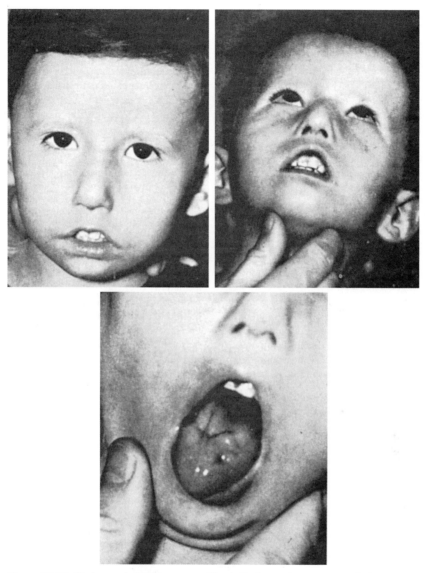

Figura 19-24 Síndrome de Möbius en un niño de 3 años, quien posee movimientos oculares verticales espontáneos, pero no horizontales. Obsérvese la parálisis facial bilateral y la atrofia de la lengua.

ausencia de abducción, una limitación variable de la aducción, y un estrechamiento de la fisura palpebral y una retracción del globo al intentar la aducción. A menudo se presentan movimientos oculares verticales en la aducción (disparo hacia arriba), con más frecuencia en dirección ascendente. El trastorno de los movimientos oculares horizontales es común a todos los pacientes con SD. En la mayoría de los casos, las anomalías son unilaterales, pero el SD bilateral se produce en el 15 % al 20 % de los pacientes afectados. En la mayoría de ellos, la mirada se dirige hacia el lado del ojo no afectado y, en algunos casos, la cara se gira hacia el lado afectado para permitir la visión única binocular. La visión es casi siempre normal. Por tanto, en la mayoría de los casos, no es necesario ningún tratamiento a menos que el paciente tenga un marcado giro de cabeza.

Los estudios electromiográficos muestran que el SD es un trastorno neurógeno en el que ramos del nervio oculomotor inervan el músculo RL. La retracción del globo se produce por una cocontracción de los músculos rectos horizontales. Los estudios de autopsia han confirmado la inervación anómala de los músculos extraoculares. Los núcleos y nervios del abducens están ausentes, y el músculo RL está inervado por ramos del nervio oculomotor. Curiosamente, en la región de los núcleos del nervio abducens, los cuerpos celulares que representan las neuronas internucleares suelen permanecer intactos.

Existen tres tipos de SD: Duane tipo I, caracterizado por abducción limitada o ausente con aducción relativamente normal; Duane tipo II, consistente en aducción limitada o ausente con abducción relativamente normal; y Duane tipo III, que se caracteriza por limitación tanto de la abducción como de la aducción. Todos los casos se deben a una anomalía de la inervación motora ocular que afecta los nervios oculomotor y abducens.

Aunque algunos casos de SD parecen deberse a un traumatismo al nacer, entre el 30 y el 50% de los pacientes tienen defectos congénitos asociados que afectan estructuras oculares, esqueléticas y neurales. La diferenciación de estas estructuras frecuentemente afectadas se produce entre la cuarta y la octava semana de gestación, coincidiendo con el desarrollo de los nervios oculomotores. Por tanto, en algunos casos el SD puede estar causado por un episodio teratógeno durante el segundo mes de gestación. La mayoría de los casos de SD son esporádicos, pero alrededor del 10% de los casos observados son familiares unilaterales y bilaterales. Además, en raras ocasiones, los pacientes pueden desarrollar un síndrome similar al SD tras un traumatismo grave con lesión por aplastamiento y afectación de los nervios oculomotores del vértice orbitario.

Adquirida

Lesiones del núcleo del nervio abducens

El núcleo del nervio abducens contiene no solo motoneuronas que inervan el RL ipsolateral, sino también cuerpos celulares de neuronas internucleares que cruzan la línea media y ascienden en el fascículo longitudinal medial (FLM) contralateral para hacer sinapsis en el subnúcleo RM de ese lado (fig. 19-25). Así, las lesiones que dañan el núcleo producen **parálisis de la mirada conjugada** hacia el lado ipsolateral, y las lesiones de ambos núcleos eliminan completamente la mirada horizontal conjugada.

Dado que el núcleo del nervio abducens proporciona la orden motora final a los respectivos músculos extraoculares, la parálisis de la mirada horizontal resultante no puede superarse mediante reflejos oculocefálicos (vestibulooculares), a diferencia de las lesiones en la formación reticular pontina paramediana (FRPP) ipsolateral o en la corteza contralateral (v. cap. 18). **Una lesión del núcleo del abducens nunca provoca debilidad de abducción aislada unilateral o bilateral.** En la mayoría de los casos, aunque no en todos, en los que el núcleo del nervio abducens está dañado, también se produce una parálisis del nervio facial ipsolateral y periférico, ya que el fascículo del nervio facial hace

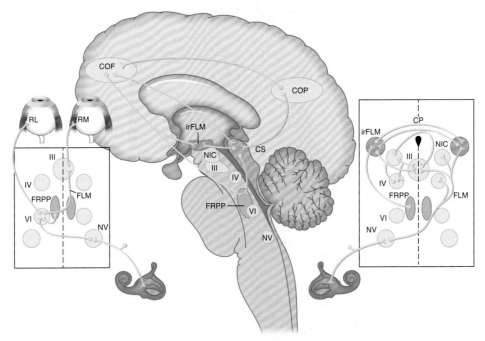

Figura 19-25 El diagrama de la **izquierda** muestra que el núcleo del nervio abducens (VI) no solo contiene motoneuronas que inervan el recto lateral ipsolateral (RL), sino también cuerpos celulares de neuronas internucleares que cruzan la línea media y ascienden en el fascículo longitudinal medial (FLM) contralateral para hacer sinapsis en el subnúcleo del recto medial de ese lado (III). *COF*, campo ocular frontal; *COP*, campo ocular parietal; *CP*, comisura posterior; *CS*, colículo superior; irFLM, núcleo interstial rostral del fascículo longitudinal medial; *FLM*, fascículo longitudinal medial, *FRPP*, formación reticular pontina paramediana; *IV*, núcleo del nervio troclear; *NIC*, núcleo interstial de Cajal; *NV*, núcleo vestibular; *RM*, músculo recto medial.

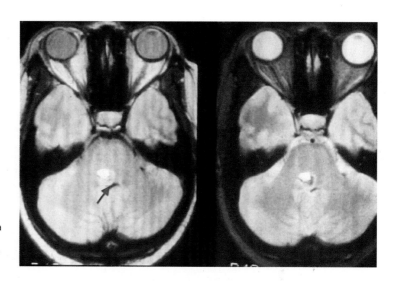

Figura 19-26 Resonancia magnética (RM) de una mujer de 62 años con paresia horizontal derecha lentamente progresiva y debilidad facial ipsolateral. Las imágenes axiales de densidad de protones (**izquierda**) y ponderadas en T2 (**derecha**) muestran una lesión en la región del núcleo del nervio abducens derecho y el colículo facial adyacente (*flecha*, fascículos del nervio facial). La evaluación reveló un carcinoma de mama con evidencia de metástasis sistémicas; se pensó que la lesión del tronco del encéfalo era una metástasis.

un bucle alrededor del núcleo antes de salir del tronco del encéfalo.

La parálisis de la mirada horizontal que se produce por una lesión del núcleo del nervio abducens no siempre es simétrica, quizá porque los cuerpos celulares de las motoneuronas del abducens son más vulnerables que en las neuronas internucleares a determinadas lesiones, lo que produce una parálisis de la mirada horizontal asimétrica que es peor en el ojo abductor. Las lesiones del núcleo del nervio abducens dañan a veces el FLM ipsolateral, lo que produce el **síndrome de uno y medio**. Este síndrome consiste en parálisis de la mirada horizontal combinada con oftalmoplejía internuclear (OIN) (*v.* cap. 18).

Las lesiones que producen daño intrínseco en el tronco del encéfalo y provocan parálisis unilateral o bilateral adquirida de la mirada horizontal por daño en los núcleos del abducens incluyen isquemia, infiltración, traumatismo, inflamación y compresión (fig. 19-26).

Los pacientes con síndrome de Wernicke-Korsakoff con frecuencia desarrollan parálisis de la mirada conjugada, presumiblemente por una lesión metabólica en los núcleos del abducens. Pérdida neuronal y neurogliosis son daños posibles en los núcleos de los pacientes con esclerosis lateral amiotrófica (ELA).

Lesiones del fascículo del nervio abducens

Cuando una parálisis del nervio abducens coexiste con una parálisis de la mirada hacia el mismo lado por daño tanto del núcleo como del fascículo del nervio abducens ipsolateral, la identificación del elemento nervioso periférico en la parálisis de la mirada no puede ser evaluada a menos que haya una asimetría significativa entre los dos ojos, con la abducción el ojo tiene un movimiento más limitado que el ojo aductor. En otros casos, la afectación fascicular del nervio abducens produce una debilidad de abducción aislada que no puede diferenciarse

clínicamente de la afectación fuera del tronco del encéfalo. Sin embargo, la mayoría de las lesiones que dañan el fascículo producen síndromes clínicos distintivos del daño en el tejido neurológico circundante.

Una lesión en el tegmento pontino puede dañar los fascículos de los nervios abducens y facial, el núcleo del tracto solitario, el tracto tegmentario central, el tracto espinal del nervio trigémino (y su núcleo), el núcleo olivar superior o una combinación de estas estructuras. Dicha lesión puede producir parálisis ipsolateral de la abducción, parálisis facial ipsolateral (flácida), pérdida del gusto de los dos tercios anteriores de la lengua, síndrome de Horner central ipsolateral, analgesia ipsolateral de la cara, sordera periférica ipsolateral y debilidad contralateral. En conjunto, estos signos conforman el síndrome de la arteria cerebelosa inferoanterior (**síndrome de Foville o síndrome pontino inferomedial**). La expresión clínica de este síndrome rara vez es completa, y muchas de sus características pueden darse en asociación con la parálisis ipsolateral de la mirada horizontal, en lugar de la parálisis ipsolateral de la abducción, lo que indica una afectación nuclear y no fascicular.

Una lesión más ventral dentro del puente paramediano puede dañar, además de la porción ventral del fascículo del abducens, el tracto corticoespinal, la porción ventral del fascículo del nervio facial, o ambos. Tal lesión produce parálisis del nervio abducens ipsolateral y hemiplejía contralateral, con (**síndrome de Millard-Gubler**) o sin (**síndrome de Raymond-Céstan**) parálisis facial periférica ipsolateral (fig. 19-27).

Las lesiones fasciculares del nervio abducens pueden producirse por isquemia, compresión o infiltración tumoral, infección e inflamación. La desmielinización es la etiología inflamatoria más común de la paresia fascicular del nervio abducens, que generalmente mejora en varias semanas. Las placas de EM que afectan el fascículo o el núcleo del abducens suelen dañar también los fascículos adyacentes del nervio facial, lo que pro-

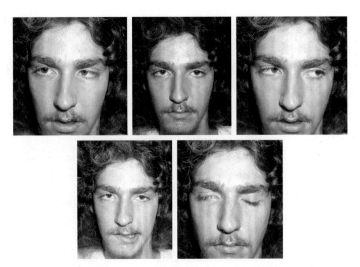

Figura 19-27 Síndrome de Millard-Gubler en un hombre de 23 años con hemorragia intrapontina. El paciente tiene paresia del nervio abducens derecho, paresia del nervio facial periférico derecho y hemiparesia izquierda (contralateral).

voca hiperactividad del nervio facial (similar al espasmo hemifacial), en lugar de debilidad facial. Por tanto, la evaluación de un paciente que presenta hiperactividad muscular facial, y del que se sospecha una compresión microvascular del área de entrada de la raíz del nervio facial, debe incluir una RM cerebral para visualizar el parénquima, además de una ARM.

Lesiones del nervio abducens en el espacio subaracnoideo

Las causas de las lesiones del nervio abducens en el espacio subaracnoideo son numerosas y variadas. El largo recorrido del nervio suele citarse como la razón de su frecuente afectación. Sin embargo, el recorrido del nervio troclear es más largo y, sin embargo, las parálisis del nervio troclear son menos frecuentes que las del nervio abducens. De hecho, la localización y el recorrido del nervio abducens, más que su longitud, son los principales factores que conducen a su posible paresia. El nervio abducens se encuentra a lo largo de la superficie ventral del puente y está unido a esa estructura por la arteria cerebelosa inferior anterior. Por tanto, el nervio puede ser comprimido por este vaso, por la arteria cerebelosa inferior posterior o por la arteria basilar, especialmente cuando el vaso está ateroesclerótico o dolicectásico. Los aneurismas de estos vasos también pueden causar parálisis del abducens. En la mayoría de estos casos, no hay otros hallazgos en los nervios craneales, pero puede haber cefalea grave.

Tras su salida del puente troncoencefálico (puente de Varolio), el nervio abducens pasa casi verticalmente a través del espacio subaracnoideo para perforar la duramadre que recubre el clivus (fig. 19-28A-C). Durante su recorrido, es vulnerable a los daños producidos por una variedad de procesos en la fosa posterior, incluidos

el descenso del tronco del encéfalo asociado a golpes en el vértice, masas ocupantes de espacio por encima de la tienda del cerebelo (hernia transtentorial), masas en la fosa posterior y anomalías estructurales (p. ej., malformación de Chiari, infiltraciones del clivus [fig. 19-29A,B]). En estos casos, el nervio abducens puede estirarse y lesionarse en su unión con el puente troncoencefálico o el clivus. El traumatismo puede ser directo, incluido el neuroquirúrgico, o indirecto, por un traumatismo craneal cerrado. Se ha informado de parálisis del abducens tanto unilateral como bilateral, normalmente asociada a otros signos y síntomas neurológicos, en pacientes sometidos a tracción halopélvica.

La meningitis puede producir parálisis del nervio abducens. Al igual que otras parálisis de nervios oculomotores producidas por la meningitis, las del nervio abducens suelen ser bilaterales. La meningitis puede dar lugar a una elevación de la PIC, que en sí misma puede producir parálisis unilaterales o bilaterales del abducens, como en los pacientes con seudotumor cerebral, trombosis del seno venoso dural o hidrocefalia aguda. En estos casos, las parálisis pueden representar falsos signos de localización de tumores intracraneales. Tras una punción lumbar puede aparecer una parálisis unilateral del abducens (y ocasionalmente bilateral), haya o no un aumento de la PIC. De hecho, puede producirse estiramiento (y la paresia resultante) de los nervios abducens en su recorrido por el clivus con una PIC elevada, así como en pacientes con hipotensión intracraneal, dada la presión descendente ejercida por el cerebro sobre los nervios abducens subyacentes en ambos casos.

La paresia del nervio abducens, tanto unilateral como bilateral, puede producirse en pacientes con paquimeningitis craneal hipertrófica idiopática, una enfermedad caracterizada por una inflamación crónica no

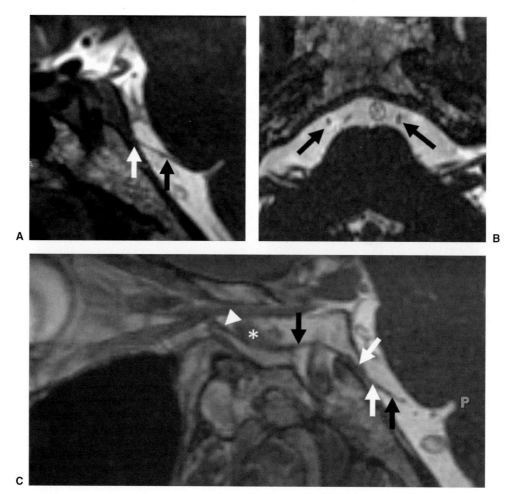

Figura 19-28 A: RM cerebral oblicua sagital sin contraste, secuencia CISS, que constata que el nervio craneal VI (*flecha negra*) emerge de la unión pontinomedular y se extiende superior y anteriormente hacia el clivus dorsal. El nervio es poco profundo en este caso, sin evaginación significativa del líquido cefalorraquídeo (*flecha blanca*). **B:** CISS axial que constata ambos segmentos del nervio craneal VI en el componente medioesternal (*flechas*). **C:** CISS sagital oblicua poscontraste que constata que el nervio craneal VI (*flecha negra hacia arriba*) se extiende hasta perforar la capa interna de la duramadre sin un segmento de duramadre significativo (*flecha blanca hacia arriba*). El nervio craneal VI se extiende a través de la región petroclival (*flecha blanca hacia abajo*) hacia el segmento cavernoso (*flecha negra hacia abajo*), y pasa junto a la arteria carótida interna cavernosa (*asterisco*) para entrar en la fisura orbitaria superior (*punta de flecha*). (Cortesía de Blitz AM, Macedo LL, Chonko ZD, et al. High-resolution CISS MR imaging with and without contrast for evaluation of the upper cranial nerves: segmental anatomy and selected pathologic conditions of the cisternal through extraforaminal segments. *Neuroimaging Clin N Am* 2014;24(1):17-34. Copyright © 2014 Elsevier. Con permiso.)

granulomatosa de las meninges (fig. 19-30). La paquimeningitis relacionada con IgG4 y la paquimeningitis causada por bacterias también pueden producir paresia unilateral o bilateral del nervio abducens.

Lesiones de la porción epidural (extradural) del nervio abducens en el vértice petroso

Después de que el nervio abducens penetre en la duramadre que recubre el clivus, pasa por debajo del ligamento petroclinoide (de Gruber). En esta región, es adyacente a las celdillas neumáticas mastoideas. En los

pacientes con mastoiditis grave, el proceso inflamatorio puede extenderse hasta la punta del hueso petroso, lo que produce una inflamación localizada de las meninges en el espacio epidural y un cuadro clásico denominado **síndrome de Gradenigo**. El nervio abducens adyacente se inflama y se vuelve parético. Además, dado que el ganglio de Gasser (del trigémino) y el nervio facial también están cerca, estos pacientes tienen un dolor intenso en el lado ipsilateral de la cara y alrededor del ojo, y también pueden desarrollar parálisis facial ipsilateral. La paresia del nervio abducens puede no producirse hasta 2 o 3 días después de la aparición del dolor.

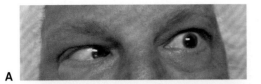

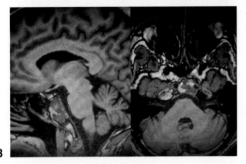

Figura 19-29 Hombre de 55 años con carcinoma metastásico de células renales. **A:** La fotografía superficial demuestra una parálisis del abducens izquierdo casi completa. **B:** La resonancia magnética (RM) sagital (izquierda) y axial (derecha) ponderada en T1 revela una señal heterogénea moteada dentro del clivus (rodeado) con pérdida de la señal brillante normal en las imágenes ponderadas en T1. Esto indica infiltración del clivus, que daña el nervio abducens a lo largo de su curso subaracnoideo.

Con frecuencia hay fotofobia y lagrimeo, y puede haber una reducción en la sensibilidad de la córnea. En algunos pacientes se desarrolla una meningitis, mientras que en otros solo se produce una inflamación localizada. Debido al uso rápido y casi universal de antibióticos en niños con otitis media aguda conocida o presunta, la incidencia del síndrome de Gradenigo es extremadamente baja.

Otras lesiones distintas de la inflamación pueden afectar el vértice petroso y producir síntomas sugestivas de síndrome de Gradenigo. Estas lesiones incluyen tumores y aneurismas del segmento intrapetroso de la arteria carótida interna. Por tanto, los pacientes que presentan el síndrome del vértice petroso deben ser evaluados cuidadosamente con estudios de neuroimagen adecuados antes de concluir que la afectación es inflamatoria.

Cuando la trombosis del seno lateral o la flebitis se extienden al seno petroso inferior (SPI), el nervio abducens puede volverse parético, dado que el nervio abducens y el SPI comparten el estrecho espacio dentro del canal de Dorello. Una situación similar puede producirse cuando se liga una vena yugular (especialmente la yugular derecha) durante la disección radical del cuello o en pacientes con una fístula carotidocavernosa de drenaje posterior. La trombosis del SPI puede explicar la parálisis del nervio abducens que a veces se produce en pacientes con mastoiditis.

Lesiones del nervio abducens en el seno cavernoso y la fisura orbitaria superior

La parálisis del nervio abducens, ya sea de forma aislada o en combinación con otras neuropatías craneales, puede producirse por lesiones dentro del seno cavernoso. La ubicación del nervio abducens dentro del propio cuerpo del seno, en lugar de en la capa profunda de la pared del seno lateral, donde se encuentran los nervios oculomotor, troclear y oftálmico, lo predispone a

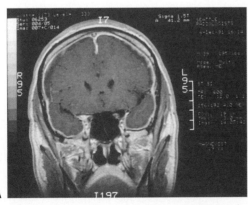

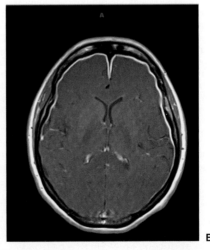

Figura 19-30 A: Neuroimagen en un hombre de 39 años con déficit de abducción derecho lentamente progresivo asociado a cefalea. La resonancia magnética (RM) axial ponderada en T1 muestra reforzamiento meníngeo difuso, así como cambios inflamatorios en el seno cavernoso derecho. La biopsia de las meninges estableció el diagnóstico de paquimeningitis craneal hipertrófica idiopática. La enfermedad fue detenida con irradiación craneal e inmunoterapia. **B:** RM axial en T1 de una mujer de 43 años con enfermedad infiltrante relacionada con IgG4 que revela un reforzamiento y engrosamiento paquimeníngeo principalmente anterior.

sufrir daños por lesiones vasculares intracavernosas tales como aneurismas, fístulas carotidocavernosas directas y durales, y, en raras ocasiones, disección de la arteria carótida interna.

Los tumores infiltrantes del seno cavernoso, así como los que compriman las estructuras de su interior, pueden producir una parálisis del abducens aislada. Entre ellos se encuentran el meningioma, el carcinoma metastásico, el carcinoma nasofaríngeo, el linfoma, el adenoma hipofisario con o sin apoplejía, el craneofaringioma y una variedad de otras lesiones infrecuentes en la región del quiasma óptico y el seno cavernoso, como el germinoma supraselar, el sarcoma osteógeno, el teratoma y el mieloma múltiple o el plasmocitoma. Cuando estas lesiones son lo suficientemente grandes, pueden afectar ambos senos cavernosos y producir parálisis bilaterales del nervio abducens.

Las afecciones isquémicas, como la hipertensión, la diabetes mellitus, la arteritis de células gigantes, el lupus eritematoso sistémico y la migraña, pueden dañar el nervio abducens dentro del seno cavernoso, al igual que las inflamaciones granulomatosas (p. ej., tuberculosis, sarcoidosis o STH) y no granulomatosas (p. ej., absceso del seno del esfenoides o paquimeningitis hipertrófica idiopática). El herpes zóster también puede producir parálisis del abducens por afectación del nervio en el seno cavernoso.

Aunque la afectación aislada del nervio abducens por enfermedad del seno cavernoso no es rara, es mucho más frecuente que dicha afectación se asocie a otros signos y síntomas neurológicos, aunque no haya otras parálisis de los nervios oculomotores. Uno de los más importantes de estos síndromes del seno cavernoso consiste en la combinación de una parálisis del abducens aislada y un síndrome de Horner posganglionar ipsolateral. Este síndrome puede darse en asociación con aneurismas intracavernosos primarios y traumáticos, y con tumores tanto benignos como malignos que surgen en el seno cavernoso o lo invaden. La aparición de este síndrome se explica por el curso anatómico de las fibras oculosimpáticas dentro del seno cavernoso, que salen de la arteria carótida interna y se unen brevemente con el nervio abducens antes de separarse y fusionarse con la división oftálmica del nervio trigémino.

Lesiones orbitarias del nervio abducens

El nervio abducens tiene un recorrido muy corto en la órbita; perfora el músculo RL a solo unos milímetros de la fisura orbitaria superior. Por esta razón, la afectación aislada de este nervio dentro de la órbita es infrecuente, aunque puede darse en pacientes con un schwannoma orbitario primario que se origina en la vaina de la porción orbitaria del nervio abducens. También puede producirse paresia del nervio abducens tras la inyección de una solución anestésica en la preparación de una cirugía mandibular.

Parálisis crónica y aislada del nervio abducens

La mayoría de los pacientes que desarrollan paresia del nervio abducens experimentan una mejora espontánea de la paresia o se descubre que tienen una lesión subyacente que la ha causado. Algunos pacientes, sin embargo, no se recuperan y no muestran una lesión evidente a pesar de una evaluación exhaustiva (v. la sección Evaluación y tratamiento de la parálisis del nervio abducens). Debe seguirse a estos pacientes a intervalos regulares, y obtener una historia clínica y realizar un examen completo en cada visita. Si durante este tiempo el paciente desarrolla otros signos neurológicos o la paresia empeora, debe realizarse un abordaje completo, incluidos estudios de neuroimagen y evaluación otorrinolaringológica. Si no se producen cambios en un período de 3 meses, debe realizarse o repetirse una evaluación completa del paciente. Aunque muchos pacientes con parálisis del nervio abducens aisladas y crónicas que duran más de 6 meses siguen un curso completamente benigno, un número considerable de estos pacientes albergan tumores basales que pueden ser susceptibles de tratamiento si se identifican en una fase inicial.

La recuperación espontánea de una parálisis del nervio abducens no excluye la presencia de un proceso neoplásico. Los posibles mecanismos de recuperación en estos casos incluyen remielinización, regeneración de los axones, alivio de la compresión transitoria, por ejemplo, reabsorción de la hemorragia), restablecimiento del flujo sanguíneo alterado, deslizamiento de un nervio previamente estirado sobre el tumor o respuestas inmunitarias al tumor.

Evaluación y tratamiento de la parálisis del nervio abducens

Existe la tendencia a asumir que todos los pacientes con esotropía asociada a debilidad de abducción unilateral o bilateral tienen una paresia del nervio abducens. De hecho, el médico que se encuentra con un paciente de este tipo debe considerar primero la posibilidad de que la afección sea miopática (p. ej., enfermedad ocular tiroidea; v. cap. 21) o neuromuscular (p. ej., miastenia grave; v. cap. 20). Una anamnesis y una exploración cuidadosas dirigidas a estas posibilidades pueden ser suficientes para excluirlas como etiologías. Como alternativa, puede requerirse la realización de más estudios, incluidos la ultrasonografía orbitaria, imágenes orbitarias, estudios de la función tiroidea, análisis de suero para anticuerpos antirreceptores y otros anticuerpos relacionados con la miastenia, y electromiografía de fibra única.

Una vez establecido el convencimiento de una parálisis del nervio abducens, debe iniciarse una evaluación que, al igual que la realizada en pacientes con parálisis del nervio oculomotor, depende de los síntomas y signos asociados y de la edad del paciente. Todos los pacientes con una presunta parálisis del nervio abducens deben someterse a una evaluación neurológica exhaustiva, especialmente en lo que respecta a los ocho primeros nervios craneales y a la integridad de la vía oculosimpática. Si hay otros signos neurológicos por ejemplo, neuropatía sensorial del trigémino, paresia facial, pérdida de audición, síndrome de Horner), estos pacientes deben someterse a un estudio de neuroimagen, preferiblemente una RM con gadolinio de las órbitas y el cerebro. Debe añadirse una ARM o una ATC a los pacientes en los que se sospeche un aneurisma o que presenten un leve enrojecimiento, hinchazón o proptosis del ojo afectado, dada la posibilidad de una fístula carotidocavernosa espontánea o incluso de una trombosis del seno cavernoso si el paciente parece aletargado o no se encuentra bien. Los pacientes con trombosis séptica del seno cavernoso casi siempre tienen manifestaciones sistémicas prominentes de sepsis.

Si un paciente con aparente paresia del nervio abducens no presenta otros hallazgos y tiene una enfermedad vascular sistémica subyacente o se encuentra en el grupo de edad vasculopático (es decir, mayor de 60 años), y si la aparición de la parálisis es repentina, el paciente podría ser sometido a estudios de imagen o ser monitorizado a intervalos regulares, a fin de obtener una historia en cada intervalo y realizar un examen completo en cada visita. Si durante este tiempo el paciente desarrolla otros signos neurológicos o la paresia empeora, se lleva a cabo un abordaje completo, que incluya neuroimagen y una evaluación otorrinolaringológica. Si no se producen cambios en un período de 3 meses, debe realizarse una reevaluación completa. Por otro lado, si el paciente es menor de 60 años y no tiene factores de riesgo de enfermedad isquémica o inflamatoria, debe realizarse una RM con atención cuidadosa al trayecto del nervio abducens desde el tronco del encéfalo hasta la órbita. En algunos pacientes puede estar indicada una punción lumbar.

La parálisis del nervio abducens puede resolverse o no, y la resolución puede ser completa o incompleta. Los pacientes con paresias isquémicas generalmente se recuperan por completo, normalmente en un plazo de 2 a 4 meses. En el 30 al 54 % de los pacientes con paresias del abducens traumáticas se produce un cierto grado de recuperación espontánea, que puede tardar más de 1 año. Entre los pacientes que no se recuperan, suele haber una enfermedad grave (p. ej., tumor, accidente cerebrovascular, aneurisma), lo que subraya la importancia de realizar una evaluación en los pacientes cuya parálisis del nervio abducens no se soluciona en un plazo de 3 a 6 meses.

En general, no debe considerarse la posibilidad de realizar una cirugía de estrabismo para corregir la parálisis del nervio abducens hasta que hayan pasado al menos 6 meses sin que se produzca una mejora, a menos que se sepa que el nervio abducens ya no está intacto. Durante este período, algunos pacientes prefieren ocluir un ojo, mientras que otros pueden llegar a ignorar su diplopía o confusión visual. Aunque el parche es la forma más sencilla de ocluir un ojo, también puede utilizarse una lente de contacto opaca o unas gafas con una lente cubierta con cinta de raso. Los pacientes menores de 8 años deben someterse a parches alternativos en los ojos para evitar la ambliopía. En la mayoría de los pacientes con paresia abducens unilateral, los prismas no son de gran beneficio, aunque a veces son útiles para lograr la visión única binocular en posición primaria, y si la desviación no es particularmente grande, en casos de paresia parcial.

La quimiodesnervación del músculo antagonista del RM con toxina botulínica puede utilizarse para tratar a pacientes con parálisis del nervio abducens tanto aguda como crónica. Esto puede combinarse con la cirugía, cuando sea necesario. Las estrategias incluyen debilitamiento del músculo RM ipsilateral combinado con fortalecimiento del músculo RL ipsilateral (cuando el tono parcial está presente en el músculo parético) o algún tipo de procedimiento de transposición muscular vertical (Knapp completo, Hummelsheim o Jensen) con o sin suturas ajustables.

Para pacientes con parálisis completa, si se contempla la cirugía, se requiere un procedimiento de transposición tendinosa y puede mejorar las ducciones al campo parético hasta cierto punto. Sin embargo, el objetivo principal es mejorar la alineación en posición primaria. Siempre que el cirujano y el paciente comprendan claramente estos objetivos y limitaciones, los resultados suelen ser muy gratificantes.

Hiperactividad de los nervios oculomotores

Varios síndromes oculomotores se caracterizan por hiperactividad, más que hipoactividad, de uno o varios de los nervios oculomotores. Los más comunes son la NMO y la mioquimia del músculo oblicuo superior (MOS).

Neuromiotonía ocular

La NMO se caracteriza por episodios de varios minutos de duración en los que se observa hiperfunción de los músculos inervados por los nervios oculomotor, troclear o abducens (**video 19-3**). La afección suele ser unilateral, pero hay casos bilaterales. En la mayoría de los casos, se afectan los músculos extraoculares correspondientes a uno solo de los nervios oculomotores. Sin embargo, algunos pacientes presentan afectación de los músculos inervados por más de uno de los nervios oculomotores de un lado (fig. 19-31). Cuando la NMO afecta el músculo inervado por el nervio oculomotor, puede confundirse con POMC. Sin embargo, en la NMO hay hiperfunción de los músculos extraoculares inervados por el nervio oculomotor (es decir, el ojo afectado se vuelve esotrópico por la función excesiva del músculo RM, la pupila puede constreñirse y el párpado puede retraerse) seguido del retorno del ojo, la pupila y el párpado a la normalidad, mientras que, en la POMC, el período de exceso de función (es decir, el espasmo) se alterna con un período en el que el nervio oculomotor está parético (es decir, el ojo se vuelve exotrópico, la pupila se dilata y el párpado se vuelve ptósico). En la mayoría de los pacientes, la NMO es permanente. Sin embargo, se resuelve espontáneamente en algunos pacientes y desaparece con el tratamiento en otros.

La mayoría de los pacientes que desarrollan NMO han recibido previamente radioterapia en la base del cráneo. Sin embargo, no siempre es así. Por ejemplo, algunos pacientes han recibido radiación indirecta, como ocurrió en un paciente que desarrolló NMO muchos años después de haberse sometido a una mielografía con iofendilato, una sustancia ligeramente radioactiva. Otros pacientes han desarrollado la enfermedad en el marco de una enfermedad orbitaria distiroidea.

La evaluación de los pacientes con NMO, en particular los que no tienen antecedentes de radioterapia previa, debe incluir una RM del cerebro, con especial atención a la región supraselar y la fosa posterior. La carbamazepina puede ser eficaz en el tratamiento de esta enfermedad.

Mioquimia del músculo oblicuo superior (microtemblor del músculo oblicuo superior)

La MOS se caracteriza por síntomas típicos de visión borrosa monocular o sensaciones de temblor en el ojo. Los pacientes suelen experimentar breves episodios de oscilopsia torsional que suelen caracterizarse como una sensación de «brillo», diplopía vertical o torsional, o ambas cosas. Los ataques suelen durar menos de 10 s, pero pueden darse muchas veces al día.

Los ataques pueden producirse al mirar hacia abajo, al inclinar la cabeza hacia el lado del ojo afectado o al parpadear. Los movimientos oculares de la MOS consisten en movimientos de torsión unilaterales, de alta frecuencia y baja amplitud, que con frecuencia son difíciles de apreciar en el examen macroscópico, aunque suelen ser evidentes durante el examen con el oftalmoscopio o el biomicroscopio con lámpara de hendidura (**video 19-4**).

La mayoría de los pacientes con MOS son adultos jóvenes sin enfermedad subyacente, aunque se han descrito casos individuales en pacientes jóvenes y mayores tras una parálisis del nervio troclear, después de un traumatismo craneoencefálico leve, en el contexto de la EM, tras un accidente cerebrovascular, en asociación con una fístula arteriovenosa dural y en pacientes con tumores cerebelosos. Un número creciente de informes ha constatado la existencia de una compresión vascular del nervio troclear en la zona de entrada en su raíz. La etiología de la MOS puede ser el daño neuronal y la posterior regeneración, lo que lleva a una contracción no sincronizada de las fibras musculares, tal como se cree que ocurre en pacientes con hiperactividad de otros nervios craneales, como la neuralgia del trigémino y el espasmo hemifacial.

La MOS se resuelve espontáneamente en algunos pacientes. Otros pacientes pueden experimentar largos (años) períodos de alivio espontáneo. Otros más no sufren los síntomas y, por tanto, no necesitan tratamiento. Para aquellos con síntomas especialmente molestos,

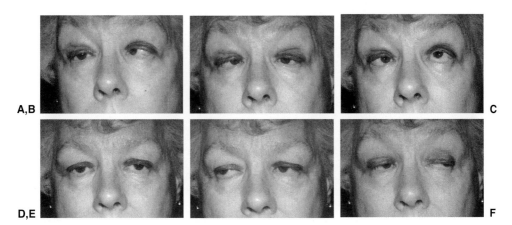

Figura 19-31 Neuromiotonía ocular. Aspecto de una mujer de 62 años que había sido tratada con radiación en todo el cerebro por un tumor hipofisario 15 años antes de su presentación. La paciente presentaba espasmos paroxísticos de aducción del ojo derecho, del ojo izquierdo (**A**), o de ambos ojos (**B**), de varios segundos de duración. Las pupilas permanecían normales durante los espasmos, y no había evidencia de espasmos de acomodación como podría esperarse si la paciente estaba experimentando espasmos de la respuesta cercana. Además, hubo espasmos ocasionales de elevación del ojo izquierdo (**C**). Entre los episodios de espasmo, los ojos estaban rectos (**D**) y la mirada horizontal a la derecha (**E**) y a la izquierda (**F**) era normal. Los espasmos respondieron inicialmente a la quinina (agua tónica), pero posteriormente requirieron carbamazepina.

existen tratamientos médicos y quirúrgicos. Los pacientes pueden, de forma individualizada, responder a una serie de fármacos, como la gabapentina (normalmente de primera línea), la carbamazepina, el baclofeno y los bloqueantes β-adrenérgicos administrados por vía tópica o sistémica. Los pacientes que no responden al tratamiento farmacológico, que desarrollan efectos secundarios de los fármacos o que no desean tomar fármacos para su enfermedad pueden experimentar un alivio completo de los síntomas después de ser sometidos a cirugía del músculo extraocular, la más exitosa de las cuales es la tenectomía del músculo OS afectado combinada con la miectomía del OI ipsolateral.

Sincinesias que afectan los nervios oculomotores y otros nervios craneales

Una sincinesia es un movimiento simultáneo o un conjunto coordinado de movimientos de músculos inervados por diferentes nervios o diferentes ramos del mismo nervio. Las sincinesias craneales que se producen normalmente se ejemplifican con la succión, la masticación, los movimientos conjugados de los ojos y el fenómeno de Bell. Las sincinesias anómalas de los nervios craneales se producen con mayor frecuencia en el SD (v. anteriormente) y en el fenómeno de parpadeo de la mandíbula de Marcus Gunn (sincinesia motora trigeminoocular). En raras ocasiones se producen sincinesia similares que afectan varios músculos faciales y del cuello y los músculos extraoculares. Una sincinesia entre el músculo OS (inervado por el nervio troclear) y uno de los músculos que elevan la lengua y el hioides (inervados por el nervio trigémino, facial o hipogloso) puede causar visión doble producida por la deglución. Del mismo modo, los movimientos de balanceo de los ojos pueden estar asociados a los movimientos de la mandíbula, lo que sugiere una forma compleja de sincinesia motora trigeminoocular similar al clásico fenómeno de parpadeo de la mandíbula de Marcus Gunn, pero que afecta algo más que solo el músculo elevador.

Trastornos de la transmisión neuromuscular

Transmisión neuromuscular normal

La acetilcolina (ACh) es un transmisor natural que se sintetiza principalmente en las terminaciones nerviosas motoras y se almacena en vesículas para su posterior liberación.

La neurotransmisión comienza con la liberación del contenido de las vesículas por exocitosis, que se produce en sitios de liberación especializados situados directamente delante de las áreas de mayor concentración de receptores de ACh en las membranas postsinápticas (fig. 20-1), lo que minimiza la distancia que debe recorrer el transmisor para llegar al sitio receptor. Cuando la ACh se combina con su receptor, se produce un aumento transitorio de la permeabilidad a los iones de sodio y potasio, lo que da lugar a la despolarización de la membrana. Cuando un impulso nervioso llega a la terminación del nervio motor, la amplitud de la despolarización normalmente es suficiente para desencadenar un potencial de acción que se propaga a lo largo de la membrana muscular. El potencial de acción muscular, a su vez, inicia la secuencia de acontecimientos que conduce a la contracción muscular. Todo el proceso es rápido, en el orden de un milisegundo. Finaliza con la eliminación de ACh, en parte por su difusión fuera de la unión neuromuscular (UNM), pero sobre todo por la acción de la acetilcolinesterasa, que hidroliza rápidamente la ACh.

Miastenia grave

La miastenia grave (MG) es una enfermedad caracterizada clínicamente por debilidad muscular y fatiga. Está causada por una reducción del número de receptores de ACh disponibles en las UNM. El agotamiento de los receptores está mediado por uno o más anticuerpos dirigidos contra los receptores de ACh u otros constituyentes de la membrana postsináptica de las UNM, como la proteína 4 relacionada con el receptor de lipoproteínas de baja densidad (RLBD4), lo que provoca un deterioro de la transmisión neuromuscular.

Tales anticuerpos, que degradan, bloquean o modulan los receptores para que no puedan aceptar ACh, se encuentran en el suero del 80 % al 90 % de los pacientes con MG, aunque algunos pacientes con MG que no tienen anticuerpos antirreceptores tienen un anticuerpo de inmunoglobulina (Ig) G que se une a la cinasa específica del músculo (o cinasa mioespecífica; MuSK). Por último, alrededor del 9 % de los pacientes con MG son seronegativos tanto para los anticuerpos anti-receptor ACh como para los anticuerpos anti-MuSK. Estos pacientes doblemente seronegativos suelen tener una enfermedad puramente ocular.

Epidemiología

La MG autoinmunitaria afecta todas las etnias y edades, con una incidencia de 4 a 5 por cada 100 000. En general se observa un predominio femenino, pero la predilección por el sexo depende de la edad, ya que las mujeres predominan entre los pacientes más jóvenes y los hombres entre los que tienen más edad en el momento del diagnóstico.

MG ocular frente a MG generalizada

En alrededor del 60 % al 70 % de los pacientes, la MG afecta primero, o afecta solo, los músculos extraoculares, el elevador del párpado superior, el orbicular de los párpados o una combinación de estos. Los pacientes con afectación única de los músculos oculares tienen MG «ocular».

Los pacientes con afectación inicial de los músculos no oculares o con afectación simultánea a la de los oculares, o con afectación de los no oculares después de la de los oculares, se dice que tienen MG «generalizada».

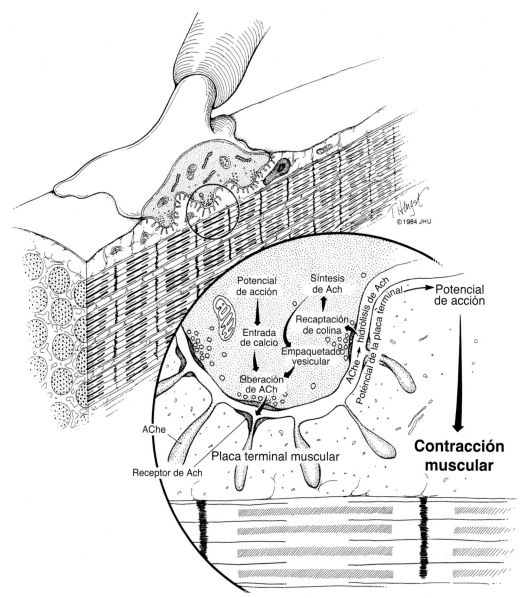

Figura 20-1 Dibujo de la unión neuromuscular normal. Obsérvense los sitios de liberación de acetilcolina (ACh), la ubicación de los receptores de ACh y la ubicación de la acetilcolinesterasa (AChE).

De hecho, al menos la mitad de los pacientes con MG «ocular» desarrollarán evidencia de la enfermedad «generalizada», normalmente entre 18 y 24 meses después de la aparición de los signos oculares. Por tanto, los pacientes en los que se ha diagnosticado MG «ocular» sobre la base de manifestaciones oculares aisladas deben ser advertidos sobre el potencial de generalización, y deben revisarse con ellos los signos de generalización (v. sección Signos no oculares).

Existe cierta evidencia que indica que el tratamiento de los pacientes con MG ocular con corticoesteroides sistémicos disminuye la probabilidad del desarrollo posterior de una MG generalizada.

Signos oculares

El rasgo característico de la MG ocular y generalizada es la debilidad variable de los músculos afectados. La debilidad varía de un día a otro, de una hora a otra e incluso de un minuto a otro, pero suele aumentar hacia la noche. La debilidad transitoria suele estar asociada al esfuerzo físico. Los músculos afectados se fatigan si la contracción se mantiene o se repite. En los pacientes con MG ocular, los músculos más evidentemente afectados son el elevador del párpado superior, los músculos extraoculares y el orbicular de los párpados. De hecho, como se ha señalado anteriormente, el elevador del

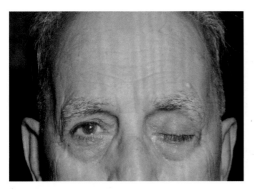

Figura 20-2 Ptosis unilateral en un hombre de 73 años con miastenia grave.

párpado superior y los músculos extraoculares se ven afectados inicialmente en el 60 % al 70 % de los casos, y estos músculos acaban afectándose en más del 90 % de los pacientes. Cuando la debilidad de estos músculos se combina con la debilidad del orbicular, la combinación es muy sugerente de MG.

Ptosis y otros signos que afectan el elevador del párpado superior

La ptosis puede presentarse como un signo aislado o en asociación con la afectación de los músculos extraoculares. Se caracteriza por su naturaleza fluctuante y con frecuencia se desplaza de un ojo a otro. La ptosis suele ser inicialmente unilateral (fig. 20-2), pero casi siempre acaba siendo bilateral (fig. 20-3). Cuando es bilateral, puede ser simétrica o asimétrica (fig. 20-3); la afectación simétrica es la más común en pacientes que también tienen oftalmoparesia grave. La ptosis suele estar ausente cuando el paciente se despierta por la mañana o después de una siesta, pero aparece más tarde en el día o con la actividad posterior, y acaba siendo más pronunciada por la noche. El cierre repetido de los párpados puede provocar la aparición de ptosis o puede empeorarla cuando inicialmente era mínima. La mirada prolongada hacia arriba también suele provocar un descenso gradual de los párpados (fig. 20-4), pero la fatiga de la ptosis bilateral no excluye una causa no miasténica, como la

compresión dorsal del mesencéfalo por una lesión de tipo masa.

Los pacientes con ptosis relacionada con MG suelen presentar un empeoramiento de la ptosis de un lado cuando se eleva el párpado opuesto y se mantiene en posición fija (fig. 20-5). Este «aumento de la ptosis» se produce porque los músculos elevadores normalmente reciben la misma inervación del núcleo central caudal del nervio oculomotor. La elevación manual del párpado disminuye el esfuerzo necesario para la elevación del párpado ipsolateral y, por tanto, provoca la relajación del elevador contralateral y el consiguiente empeoramiento o desarrollo de ptosis en ese lado (**video 20-1**). Sin embargo, el aumento de la ptosis no es patognomónico de la MG. Puede observarse en pacientes con ptosis congénita y en aquellos con ptosis adquirida por causas distintas de la MG. Sin embargo, a menudo es más significativa en pacientes con MG, y, en pacientes con ciertos antecedentes, la observación de la intensificación de la ptosis con la elevación manual del párpado contralateral es altamente sugerente de MG.

El tic del párpado de Cogan es otro signo importante sugerente de MG. Cuando los ojos del paciente se dirigen hacia abajo durante 10 s o 20 s y luego se le indica que realice un movimiento sacádico vertical para volver a la posición primaria, el párpado superior se eleva y comienza a caer lentamente o realiza varias sacudidas antes de adquirir en una posición estable (**video 20-2**). Este signo se debe a la rápida recuperación y fácil fatiga del músculo miasténico.

Oftalmoparesia y otras anomalías del movimiento ocular

La afectación de los músculos extraoculares, al igual que la ptosis, es muy frecuente en los pacientes con MG, aunque se desconoce la razón de ello. En la mayoría de los casos, las alteraciones de la motilidad y la alineación ocular están asociadas a la ptosis. Sin embargo, es frecuente que haya casos sin afectación clínica de los músculos elevadores. No existe un patrón establecido para la diplopía que experimentan estos pacientes ni para la naturaleza de la afectación de los músculos

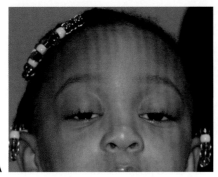
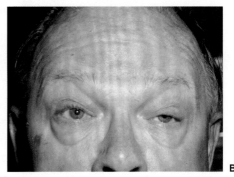

Figura 20-3 Ptosis bilateral en dos pacientes con miastenia grave. **A:** Ptosis bilateral simétrica en una niña de 4 años. **B:** Ptosis bilateral asimétrica en un hombre de 58 años.

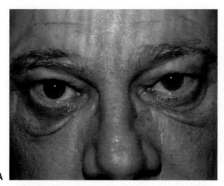
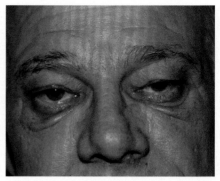

A **B**

Figura 20-4 Fatiga de los párpados tras una mirada hacia arriba prolongada en un paciente con miastenia grave. El paciente es un hombre de 52 años con antecedentes de ptosis intermitente y diplopía. **A:** Antes de la mirada hacia arriba prolongada, el paciente tiene una ptosis bilateral mínima. **B:** Después de 1 min mirando hacia arriba, la ptosis del paciente es mucho peor.

extraoculares. Se dan todos los grados de disfunción oculomotora, desde la afectación aparente de un solo músculo aislado hasta una oftalmoplejía externa completa. Por tanto, las anomalías pueden simular alteraciones neurológicas tales como parálisis del nervio oculomotor, oftalmoplejía internuclear unilateral o bilateral, o parálisis de la mirada vertical u horizontal (fig. 20-6). Sin embargo, a diferencia de los pacientes con oftalmoparesia neurológica, en los que los movimientos oculares sacádicos (rápidos) tienen poca velocidad, los pacientes con oftalmoparesia relacionada con MG tienen movimientos sacádicos con velocidades normales o velocidades que están aumentadas en relación con la extensión de la sacudida. Incluso los pacientes

con oftalmoplejía completa relacionada con la MG pueden mostrar pequeños «movimientos de temblor» en los intentos de realizar movimientos oculares.

Afectación del orbicular del ojo

Los pacientes con MG suelen tener una afectación de los músculos orbiculares que puede no ser evidente cuando predomina la ptosis o la oftalmoplejía. La combinación de ptosis, alteraciones de la motilidad ocular y debilidad de los orbiculares se encuentra solo en unos pocos trastornos, incluidas MG, distrofia miotónica, distrofia oculofaríngea y miopatía mitocondrial. De todas ellas, la MG es, con diferencia, la más común. Por tanto, los pacientes con sospecha de MG deben someterse a

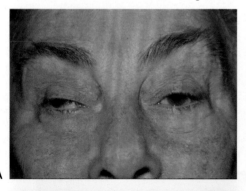
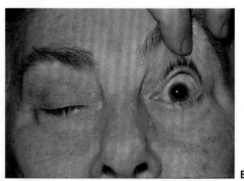

A **B**

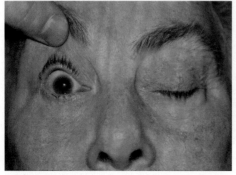

C

Figura 20-5 Aumento de la ptosis en una mujer de 61 años con miastenia grave. **A:** La paciente tiene ptosis bilateral. Obsérvese también una exotropía derecha. **B:** Cuando el párpado izquierdo se eleva manualmente, la ptosis derecha aumenta. **C:** Cuando el párpado derecho se eleva manualmente, la ptosis izquierda aumenta. (*v.* también el **video 20-1.**)

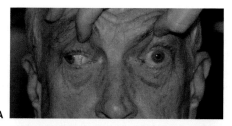

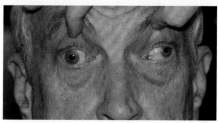

A

B

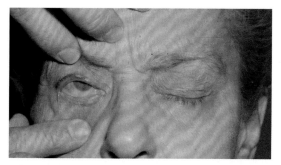

Figura 20-7 Debilidad del orbicular en una mujer de 78 años con miastenia grave. La paciente intenta cerrar lo más posible los ojos. Sin embargo, el cierre puede vencerse fácilmente con una fuerza suave. Obsérvese que no puede enterrar las pestañas de la izquierda.

Figura 20-6 Oftalmoplejía seudointernuclear bilateral en un hombre de 72 años con miastenia grave. **A:** Al intentar mirar hacia la derecha, el ojo izquierdo se aduce solo hacia la línea media. **B:** Al intentar mirar hacia la izquierda, el ojo derecho se aduce solo hacia la línea media.

una prueba de la fuerza del orbicular haciendo que el paciente cierre forzadamente los ojos mientras el examinador intenta abrir los párpados manualmente contra el cierre forzado del párpado (fig. 20-7).

Algunos pacientes con MG presentan el denominado signo de Peek, causado por la fatiga del orbicular. En estos pacientes, el cierre suave del párpado provoca la contracción del músculo orbicular, e inicialmente se logra la aposición del párpado. Sin embargo, el músculo se fatiga rápidamente, y la fisura palpebral se ensancha, lo que expone la esclera. Así, el paciente parece «mirar» al examinador.

Función pupilar

Los pacientes con MG no presentan reacciones pupilares clínicamente anómalas a la luz o a la estimulación cercana, aunque a veces puede detectarse una afectación subclínica con la pupilometría. No obstante, cuando se producen alteraciones oculomotoras en el contexto de una pupila dilatada, poco reactiva o no reactiva, la MG no debe considerarse como una causa probable. Por el contrario, la MG debe figurar en el diagnóstico diferencial de cualquier paciente en el que una alteración oculomotora, una ptosis o ambas se asocien con pupilas normalmente reactivas.

Signos no oculares

En los pacientes con afectación generalizada de los músculos esqueléticos, la facies puede ser característica; se observa con debilidad generalizada de la expresión. Esta debilidad también es frecuente en los extensores del cuello y en los músculos de las extremidades proximales. Cuando hay afectación de los músculos de la expresión, la fonación, la articulación, la deglución y la

masticación, puede haber un «gruñido» facial característico, habla disártrica, regurgitación nasal de líquidos o la necesidad de mantener la mandíbula cerrada, o una combinación de todos ellos. Cuando hay afectación de los músculos de la respiración o la deglución, el término «crisis miasténica» indica la gravedad de la enfermedad. En raras ocasiones, la MG se presenta solo con insuficiencia respiratoria. En la exploración física, los hallazgos se limitan por completo a la unidad motora inferior, sin pérdida de reflejos ni alteración de la sensibilidad o la coordinación.

Pruebas diagnósticas

Las pruebas utilizadas para diagnosticar la MG incluyen pruebas clínicas, ensayos de anticuerpos circulantes contra los componentes de la UNM, pruebas farmacológicas, estimulación nerviosa repetitiva y electromiografía de fibra única.

Pruebas clínicas

Hay dos pruebas sencillas que pueden realizarse en el consultorio que son especialmente útiles para confirmar el diagnóstico clínico de MG: la prueba de sueño y la prueba de hielo. Estas pruebas han reemplazado en general a las pruebas farmacológicas, y son particularmente útiles en pacientes mayores o en aquellos en los que las pruebas farmacológicas pueden ser peligrosas.

Prueba de sueño. La prueba de sueño se basa en la observación de que cuando muchos pacientes con MG se despiertan por la mañana presentan poca o nula ptosis o diplopía. Sin embargo, estas manifestaciones aparecen o empeoran durante el día. La prueba de sueño se realiza de la siguiente manera: el paciente se somete primero a una exploración ocular completa y a fotografías externas. A continuación, se traslada al paciente a una habitación tranquila y oscura y se le indica que cierre los ojos e intente dormir. Treinta minutos después, se despierta al paciente, se le fotografía inmediatamente y se toman medidas de sus fisuras palpebrales, de la alineación ocular y de la motilidad ocular. La mayoría de los pacientes con MG muestran una notable mejora de la ptosis, de la disfunción oculomotora o de ambas cosas inmediatamente después de despertar (fig. 20-8). La mejora dura de 2 min a 5 min, tras lo cual la ptosis y la oftalmoparesia reaparecen. Los pacientes con ptosis y oftalmoparesia causadas por otros trastornos distintos de la MG no muestran dicha mejora después del sueño. Así pues, la prueba de sueño es una forma segura, moderadamente sensible y específica para confirmar un presunto diagnóstico de MG.

Prueba de hielo. La fuerza de los músculos miasténicos suele mejorar cuando se enfrían los músculos, probablemente porque la disminución de la temperatura reduce los efectos de la acetilcolinesterasa. En los pacientes con ptosis en los que se considera el diagnóstico de MG, el uso del enfriamiento local para eliminar o reducir la ptosis es una prueba rápida, sencilla y barata con un alto grado de sensibilidad y especificidad para la MG. La prueba de hielo se realiza de la siguiente manera: se miden los tamaños de las fisuras palpebrales, se fotografían o ambas cosas. Se indica al paciente que cierre los ojos durante 2 min, tras lo cual se evalúan de nuevo las fisuras palpebrales. A continuación, se aplica una bolsa de hielo o un guante quirúrgico con hielo picado o cubitos de hielo sobre el párpado con ptosis (si es unilateral) o sobre el que presente más ptosis (si es bilateral) durante 2 min. Pasado este tiempo, se retira

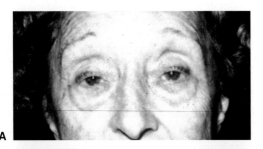

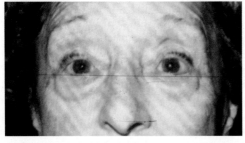

Figura 20-8 Prueba de sueño para la miastenia grave. La paciente era una mujer de 80 años con ptosis bilateral de nueva aparición. Tenía una cardiopatía, de modo que no se consideró apta para pruebas farmacológicas. **A:** En la presentación, la paciente tiene ptosis bilateral. Obsérvese el uso de su frontal para abrir los ojos. Se colocó a la paciente en una silla reclinable y se le dijo que cerrara los ojos y se durmiera. **B:** Después de 45 min de descanso/sueño, la paciente ya no presentaba ptosis significativa.

el guante y se mide o se fotografía inmediatamente el tamaño de la fisura palpebral. La prueba se considera positiva si el tamaño de la fisura es mayor tras el enfriamiento que tras el período de reposo de 2 min. Esta diferencia suele ser > 2 mm en los pacientes con MG, y la mejora suele durar aproximadamente 1 min (fig. 20-9). La prueba de hielo tiene una sensibilidad del 90 % y una especificidad de casi el 100 % para el diagnóstico de MG, lo que la convierte en una de las pruebas clínicas más útiles. Curiosamente, es más probable que la prueba arroje resultados falsos negativos en pacientes con MG en los que hay ptosis completa o casi completa. La prueba de hielo también puede utilizarse en pacientes con oftalmoparesia, pero sin ptosis, pero los resultados son mucho menos sensibles.

Ensayos de autoanticuerpos específicos

El radioinmunoanálisis para detectar anticuerpos contra el receptor de ACh es una de las pruebas diagnósticas estándar para la MG. Sin embargo, si bien con esta pueden detectarse anticuerpos en aproximadamente el 85 % de los pacientes con MG generalizada, estos no se detectan en más de la mitad de los pacientes con MG ocular. Además, los anticuerpos anti-MuSK son también muy poco frecuentes en el tipo ocular. Por tanto, el diagnóstico clínico de MG ocular sin evidencia de anticuerpos antirreceptor o anti-MuSK no descarta la posibilidad del diagnóstico.

Pruebas farmacológicas

La fatiga anómala de los músculos esqueléticos puede evaluarse mediante la observación y la cuantificación de su resistencia antes y después de la inyección de un fármaco anticolinesterásico. Las pruebas farmacológicas con anticolinesterasa tienen una sensibilidad de entre el 50 % y el 75 % en la MG. Por tanto, cuando hay una fuerte sospecha de MG y las pruebas de hielo o de sueño son negativas, esta alternativa puede ser útil.

Prueba de cloruro de edrofonio. El cloruro de edrofonio es un anticolinesterásico de acción rápida y rápidamente hidrolizado que compite con la ACh por la acetilcolinesterasa y, por tanto, permite una acción prolongada y repetitiva de la ACh en la sinapsis. Tiene un inicio rápido (≤ 30 s) y sus efectos duran poco (unos 5 min), pero ha sido sustituida mayoritariamente por la prueba del bromuro de neostigmina (v. la sección Prueba de neostigmina) por diversas razones.

La prueba de edrofonio (prueba de Lancaster®) se realiza de la siguiente manera: se verifica la posición de los párpados, así como cualquier mala alineación ocular y restricción de movimiento. Se extrae un total de 10 mg (1 cm³) de edrofonio en una jeringa de 1 cm³ (si se realiza la prueba a través de un catéter intravenoso) o una jeringa de 3 cm³ (si se realiza una inyección venosa directa). Se inyecta una dosis de prueba de 2 mg por vía

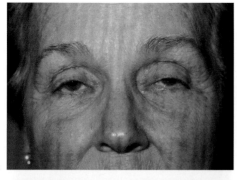

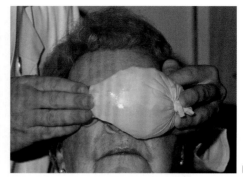

A

B

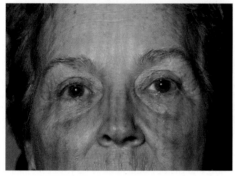

C

Figura 20-9 Resultados de una prueba de hielo en una mujer de 62 años con miastenia grave. **A:** La paciente tiene ptosis bilateral. **B:** Se coloca un guante quirúrgico lleno de hielo sobre el ojo izquierdo durante 2 min. **C:** Apariencia de la paciente después de retirar el hielo. Obsérvese la notable mejora de la ptosis.

intravenosa y se observa al paciente para ver si mejoran la ptosis, la alineación ocular, la amplitud de movimiento o una combinación de estas (fig. 20-10). Si se produce una mejora definitiva, la prueba se considera positiva y se da por terminada. Si no se producen dichos cambios en 30 s, se inyecta el resto de la dosis (8 mg) en un solo bolo y se observa al paciente para comprobar si se produce la mejora en las características citadas. Dado que los pacientes con diplopía y estrabismo pueden no apreciar los cambios en su alineación ocular, cuando se realiza la prueba de edrofonio en un paciente con estrabismo pero sin ptosis, es útil solicitarle que sostenga un cristal rojo sobre un ojo (o que utilice gafas rojo-verde), que fije la mirada en una luz blanca lejana y que describa cualquier cambio en las posiciones relativas de las dos luces observadas tras la inyección del edrofonio. Otra opción es utilizar una pantalla de Hess o realizar la prueba rojo-verde de Lancaster para trazar la posición de los dos ojos antes y después de la inyección. Para la prueba de Hess se utiliza una pantalla gris o negra marcada con una escala tangente sobre la que se proyectan o colocan objetivos rojos donde se cruzan las líneas tangentes. Un objetivo o luz verde se superpone subjetivamente al objetivo de fijación rojo. Se colocan filtros rojos y verdes complementarios para permitir (y estimular) la disociación binocular, lo que revela la desviación ocular en cada posición de fijación. La prueba se realiza con el paciente a 0.5 m de la pantalla.

La prueba de Lancaster incorpora los mismos principios que la pantalla de Hess, pero para la primera se utiliza una rejilla bidimensional, en lugar de una pantalla

tangente, y se realiza con el paciente a 1 m o 2 m de la rejilla.

Las pruebas de Hess y Lancaster proporcionan una determinación extremadamente precisa de la posición de los ojos y son más fiables que preguntar al paciente si nota alguna mejora en su diplopía. La prueba del prisma con oclusión alternada también puede utilizarse para documentar los efectos del edrofonio en la alineación oculomotora, pero puede ser más adecuada para evaluar los efectos más prolongados de la neostigmina (v. la sección Prueba de neostigmina).

A veces se produce una breve reacción paradójica (p. ej., empeoramiento de la ptosis) tras la administración de edrofonio. La explicación de este fenómeno no está clara, y la reacción puede ser o no una respuesta positiva. Por otra parte, casi todos los pacientes experimentan un temblor transitorio de los párpados, lagrimeo y salivación tras la inyección, y estas respuestas definitivamente **no** constituyen una prueba positiva. La respuesta positiva suele durar al menos unos minutos.

Dado que el edrofonio es un anticolinesterásico periférico, el fármaco permite una acumulación breve de la ACh en los ganglios, en las terminaciones nerviosas parasimpáticas y en las UNM de todos los tipos de músculos: cardíaco, liso y estriado. El exceso transitorio de ACh en las sinapsis nicotínicas arroja un resultado positivo de la prueba en los pacientes con MG, pero este mismo exceso también puede producir efectos secundarios colinérgicos muscarínicos por una breve sobreestimulación del sistema nervioso parasimpático. Los principales efectos secundarios se producen en aproximadamente

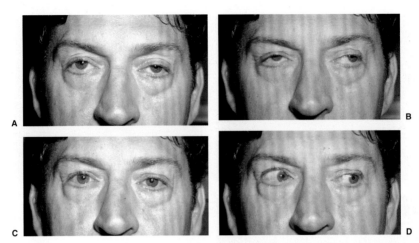

Figura 20-10 Resultados de una prueba de Tensilon® (cloruro de edrofonio) en un hombre de 34 años con ptosis y diplopía de reciente aparición. **A:** El paciente tiene ptosis bilateral izquierda, más a la izquierda que a la derecha. Obsérvese también la retracción escleral inferior bilateral por laxitud de los párpados inferiores. **B:** El paciente puede aducir el ojo derecho solo hacia la línea media cuando intenta mirar hacia la izquierda (oftalmoplejía seudointernuclear). **C:** Un minuto después de la inyección intravenosa de 2 mg de cloruro de edrofonio, la ptosis del paciente ha mejorado notablemente y la retracción escleral inferior ha desaparecido. **D:** Al mismo tiempo, la aducción del ojo derecho del paciente es ahora completa.

1 de cada 1 000 personas e incluyen bradicardia, asistolia, síncope y convulsiones. Entre los efectos secundarios menos graves se incluyen casi síncope, mareos y defecación involuntaria. Aunque la mayoría de los efectos secundarios asociados a la prueba del edrofonio probablemente puedan evitarse tratando previamente a los pacientes con una inyección intramuscular de sulfato de atropina, estas reacciones son lo suficientemente poco frecuentes como para que no sea necesario hacerlo. No obstante, es prudente tener siempre disponible el fármaco durante la prueba. Además, debe tenerse mucha precaución al realizar pruebas con edrofonio (o neostigmina) en pacientes mayores, especialmente en aquellos con cardiopatía conocida. En su lugar, el clínico puede depender de los resultados de otras características de la presentación, o de los resultados de las pruebas de hielo o de sueño (v. las secciones Prueba de hielo y Prueba de sueño), para dirigir una evaluación diagnóstica adicional. En caso de que sea necesario realizar una prueba de edrofonio en un paciente con cardiopatía, el paciente debe tener siempre una vía intravenosa colocada y estar conectado a una máquina de electrocardiograma en un entorno en el que se disponga de soporte vital cardíaco avanzado.

El resultado positivo en una prueba de edrofonio suele ser, aunque no siempre, indicativo de MG. No se dispone de estimaciones cuantitativas fiables de la especificidad de la prueba, pero se cree que es bastante alta. No obstante, aunque con poca frecuencia, los pacientes con lesiones intracraneales que producen parálisis del nervio oculomotor de la pupila y otros trastornos oculomotores pueden mostrar una mejora transitoria de sus hallazgos cuando se les realiza la prueba. Algunos de estos pacientes pueden tener tanto MG como

una lesión intracraneal. En otros, sin embargo, no hay ninguna otra evidencia de MG, y la respuesta al edrofonio es un falso positivo. Por este motivo, es aconsejable realizar estudios de neuroimagen en todos los pacientes con oftalmoparesia aislada, unilateral y que respeta la pupila, y en pacientes seleccionados con otras paresias musculares oculares, incluso cuando el diagnóstico de MG parece seguro. Otros trastornos neuromusculares descritos que arrojan un resultado positivo en la prueba de edrofonio son el síndrome miasténico de Lambert-Eaton (SMLE), el botulismo, la intoxicación por mordedura o picadura de animal, el síndrome de Guillain-Barré, la esclerosis lateral amiotrófica y el síndrome de pospoliomielitis.

Del mismo modo que una prueba de edrofonio positiva no indica necesariamente la existencia de MG, un resultado negativo no excluye el diagnóstico. La sensibilidad de la prueba en pacientes con MG generalizada oscila entre el 73 % y el 96 %, mientras que su sensibilidad en la MG ocular oscila entre el 60 % y el 95 %. Por tanto, en los pacientes con sospecha de MG, una prueba de edrofonio negativa debe ir seguida de una prueba de neostigmina o de otras pruebas diagnósticas no oculares (v. las secciones Prueba de neostigmina y Pruebas electrofisiológicas).

Prueba de neostigmina. Debido a la naturaleza transitoria de los cambios oculares (y sistémicos) en la resistencia muscular que se producen tras la administración de edrofonio, la prueba del bromuro de neostigmina sigue siendo un método excepcionalmente valioso para el diagnóstico de MG, especialmente en pacientes con diplopía, pero sin ptosis, y en niños. La mayor duración de los efectos de este fármaco es suficiente para permi-

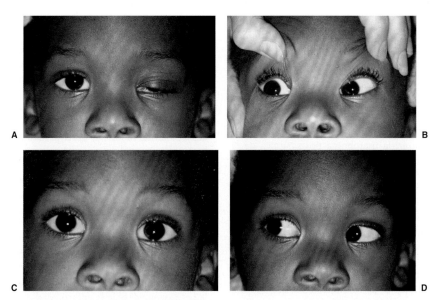

Figura 20-11 Prueba de bromuro de neostigmina para la miastenia grave. **A:** El niño de 10 años tiene una marcada ptosis izquierda. **B:** Al intentar mirar hacia la derecha, hay limitación de la abducción del ojo derecho y de la aducción del ojo izquierdo. **C:** Tras 45 min de la inyección intramuscular de 1.5 mg de neostigmina combinada con 0.3 mg de atropina, la ptosis del niño se ha resuelto. **D:** Los movimientos oculares horizontales hacia la derecha son ahora completos.

tir una evaluación cuidadosa no solo de la posición y la fuerza de los párpados, sino también de la motilidad y de la alineación ocular. En adultos con ptosis y/o oftalmoparesia evidentes, se combinan 0.6 mg de sulfato de atropina con 1.5 mg de neostigmina en una jeringa de 3 cm³ y se inyecta la mezcla en uno de los músculos deltoides o glúteos. Tras la inyección, entre 30 min y 45 min después suele observarse un cambio en la motilidad ocular y la ptosis (fig. 20-11). La sensibilidad de esta prueba oscila entre el 70 % y el 94 %.

Como se ha señalado anteriormente, la prueba de neostigmina es especialmente útil para el diagnóstico de MG en niños, en los que la inyección intravenosa de edrofonio puede ir acompañada de llanto y falta de cooperación, lo que impide cualquier evaluación significativa de su efecto. En estos pacientes, la neostigmina se inyecta por vía intramuscular, y para cuando la neostigmina hace efecto, el niño suele haber dejado de llorar y puede evaluarse la posición de los párpados, así como la alineación y motilidad ocular. En los niños, la cantidad de neostigmina administrada está relacionada con el peso corporal y es de 0.025 mg/kg a 0.04 mg/kg, sin superar una dosis total de 1.5 mg (la dosis para adultos). La dosis de atropina en niños se ajusta a 0.01 mg/kg, hasta un máximo de 0.6 mg.

Los efectos adversos de la prueba con neostigmina incluyen bradicardia, síncope, casi síncope y taquicardia paradójica (especialmente a dosis bajas). Los efectos autónomos muscarínicos combinados de la neostigmina y la atropina a menudo no se equilibran completamente. Si predomina la neostigmina, el paciente puede experimentar un aumento transitorio de la salivación, lagrimeo,

borborigmos y ganas de defecar u orinar. El predominio de la atropina produce sequedad de boca, taquicardia, etc. El equilibrio relativo de estos efectos contrapuestos puede cambiar con el tiempo durante el período de prueba. Además, después de la administración de neostigmina casi siempre se producen fasciculaciones en sujetos por lo demás sanos, así como en pacientes miasténicos, lo que no debe considerarse como evidencia ni positiva ni negativa para el diagnóstico de MG.

Al igual que con el edrofonio, el resultado positivo en una prueba de neostigmina suele indicar, aunque no siempre, la presencia de MG. No obstante, se han notificado respuestas positivas en pacientes con esclerosis múltiple, tumores del tronco del encéfalo y ptosis congénita. Por tanto, pueden producirse resultados positivos aislados y no reproducibles en pacientes sin MG.

Pruebas electrofisiológicas

La estimulación nerviosa repetitiva se ha utilizado durante mucho tiempo para el diagnóstico de MG. Sin embargo, en los últimos años se ha constatado que la electromiografía de fibra única es una técnica mucho más sensible y específica.

Estimulación nerviosa repetitiva. La técnica principal utilizada por la mayoría de los electrofisiólogos clínicos para el diagnóstico de MG consiste en provocar una respuesta decreciente entre la primera y la cuarta o quinta respuesta a la estimulación nerviosa motora supramáxima repetitiva. Se estimula a los nervios apropiados con una frecuencia de 2 Hz a 3 Hz, y se registran los potenciales de acción muscular compuestos de los músculos. Una disminución de la amplitud del 10 % o más suele considerarse anómala. La sensibilidad de la estimulación nerviosa repetitiva para el diagnóstico de MG generalizada varía considerablemente entre el 51% y el 100%, en función de la técnica utilizada y de la gravedad de la miastenia en los pacientes muestreados. El amplio rango de sensibilidad de la prueba indica que una prueba normal no excluye la posibilidad de MG.

Electromiografía de fibra única.

Los potenciales de la placa terminal en la membrana postsináptica de la UNM alcanzan el umbral para desencadenar un potencial de acción de la fibra muscular con una variabilidad aleatoria, lo que da lugar a una latencia variable entre un estímulo nervioso y el potencial de acción de la fibra muscular que responde. Por tanto, las latencias de las respuestas de las fibras pertenecientes a la misma unidad motora no son del todo sincrónicas. La variabilidad entre cualquier fibra y una fibra de referencia de la misma unidad se denomina *jitter* (fluctuación del retraso). Cuando el factor de seguridad de la transmisión es bajo, estas variabilidades de latencia (*jitters*) aumentan. También hay más fallos de respuesta («bloqueo»), en los que un potencial de acción de la fibra muscular no se desencadena por la llegada de un potencial de acción de la terminación nerviosa. El *jitter* y el bloqueo pueden detectarse en los músculos utilizando electrodos adecuadamente selectivos, y las latencias pueden estudiarse estadísticamente durante la contracción voluntaria o la estimulación indirecta mediante una técnica denominada electromiografía de fibra única (EMG de fibra única). En los pacientes que se someten a la evaluación de MG con anticuerpos negativos y en los que la estimulación nerviosa repetitiva es negativa o equívoca, la EMG de fibra única es una prueba diagnóstica extremadamente útil; es positiva en el 88% al 99% de todos los pacientes con MG. Se requiere un electrofisiólogo experimentado para realizar esta prueba.

Al igual que las pruebas de edrofonio y neostigmina, una prueba EMG de fibra única negativa en un músculo con resistencia normal no excluye la posibilidad de MG. No obstante, si un músculo clínicamente débil tiene un *jitter* normal en todas las placas terminales, sí puede excluirse el diagnóstico. Por el contrario, también son frecuentes las anomalías en el EMG de fibra única en otros trastornos de la transmisión neuromuscular, como el SMLE, los síndromes miasténicos congénitos y el botulismo. El aumento de la fluctuación puede tener causas distintas de un posible defecto de la transmisión neuromuscular, como desnervación por muchas causas, esclerosis lateral amiotrófica, citopatía mitocondrial y distrofia oculofaríngea.

Pruebas adicionales

Debido a la presencia de un tumor del timo en aproximadamente el 10% de los pacientes con MG, la evaluación de un paciente con sospecha o evidencia de MG debe incluir una tomografía computarizada (TC) o una resonancia magnética (RM) de la porción anterior del mediastino. Las radiografías de tórax no deben utilizarse debido a la baja sensibilidad para detectar un timoma.

Debe realizarse un recuento sanguíneo completo, una prueba de velocidad de sedimentación globular, una prueba de anticuerpos antinucleares y pruebas de función tiroidea en todos los pacientes diagnosticados con MG, debido a la mayor prevalencia de otras enfermedades autoinmunitarias en estos pacientes. Además, todo paciente que pueda ser candidato a un tratamiento con corticoesteroides debe ser sometido a una prueba de detección de diabetes *mellitus*, y todos los pacientes deben someterse a una prueba de detección de tuberculosis antes de iniciar una terapia de inmunosupresión crónica.

Tratamiento

La mayoría de los pacientes con MG tanto ocular como generalizada pueden llevar una vida plena y productiva con un tratamiento adecuado. Por desgracia, debido a la heterogeneidad de la enfermedad, no existe un abordaje terapéutico adecuado para todos los pacientes. Por ello, en 2013, la Myasthenia Gravis Foundation of America nombró un grupo de trabajo para desarrollar una guía de tratamiento. Los 15 miembros del grupo desarrollaron declaraciones orientativas relacionadas con los tratamientos sintomáticos e inmunosupresores, la inmunoglobulina intravenosa (IgIV) y el intercambio de plasma (PLEX, *plasma exchange*), el manejo de la crisis miasténica inminente y manifiesta, la timectomía, la MG juvenil, la MG asociada con anticuerpos contra la MuSK y la MG en el embarazo.

Para el tratamiento sintomático e inmunosupresor de la MG tanto ocular como generalizada, el grupo de trabajo recomendó que la piridostigmina forme parte del tratamiento inicial en la mayoría de los pacientes, con dosis ajustadas según sea necesario en función de los síntomas, y que se utilicen corticoesteroides sistémicos en los pacientes que no cumplan los objetivos del tratamiento tras un intento adecuado con piridostigmina. El mismo grupo aconsejó el uso de un ahorrador de corticoesteroides cuando haya efectos secundarios significativos de los mismos, cuando no haya respuesta con el tratamiento con estos o cuando haya dificultad para reducir su dosis debido a la recaída de los síntomas. Los expertos también recomendaron la azatioprina frente a la ciclosporina, el micofenolato y el tacrolimús, y señalaron que la MG resistente al tratamiento puede responder a IgIV, PLEX, ciclofosfamida y rituximab. La duración del tratamiento para estos pacientes no está clara, aunque el consenso de los expertos fue que es necesario mantener la inmunosupresión durante muchos años en la mayoría de los pacientes. En el caso de los ahorradores de corticoesteroides, el consenso fue no reducir el tratamiento hasta que se hayan mantenido los objetivos de este durante al menos 6 meses, y que los ajustes de la dosis no se hagan más de una vez cada 3 a 6 meses.

El grupo de trabajo concluyó que tanto la IgIV como el PLEX son eficaces como tratamiento a corto plazo para la crisis miasténica, que ambos son igualmente eficaces para la MG generalizada, que el PLEX es más eficaz que la IgIV para la MG positiva para MuSK, y que la IgIV es un tratamiento de mantenimiento eficaz para los pacientes con MG resistente al tratamiento o con contraindicaciones para otras terapias.

El grupo recomendó que todos los pacientes con timoma se sometieran a una timectomía, aunque la radiación podría ser un tratamiento alternativo para los pacientes mayores o con enfermedad grave. También concluyeron que la timectomía puede ser beneficiosa en pacientes con MG no timomatosa generalizada seropositiva. De hecho, un ensayo clínico prospectivo ha constatado recientemente la eficacia de la cirugía para extirpar el tejido tímico incluso en ausencia de timoma en pacientes con MG generalizada. Ni el grupo de expertos ni este estudio abordaron el uso de la timectomía en pacientes con MG ocular resistente al tratamiento.

El grupo observó que los niños con MG ocular tienen más probabilidades que los adultos de entrar en remisión espontánea, y que deben ser tratados únicamente con piridostigmina, si es posible. Recomiendan que los corticoesteroides se utilicen en los niños solo cuando no se alcancen los objetivos del tratamiento con la dosis efectiva más baja, debido al alto riesgo de efectos secundarios de estos.

El grupo observó que los pacientes con MG positiva para MuSK tienden a responder mal a la piridostigmina y a la IgIV, pero responden bien a los corticoesteroides, a los ahorradores de corticoesteroides, al PLEX y al rituximab.

Por último, el grupo concluyó que la piridostigmina debiera ser el tratamiento de primera línea para la MG durante el embarazo y que los corticoesteroides son el fármaco inmunosupresor de elección. Señalaron que, aunque tanto la azatioprina como la ciclosporina son relativamente seguras durante el embarazo cuando la MG no se controla con piridostigmina y corticoesteroides, el micofenolato mofetilo y el metotrexato aumentan el riesgo de teratogenicidad.

A pesar de las conclusiones del grupo de trabajo, hay que destacar que, aunque los inhibidores de la anticolinesterasa tienden a ser el tratamiento principal para los pacientes con MG, las manifestaciones oculares de la enfermedad, en particular la diplopía y el estrabismo, a menudo son resistentes al tratamiento a estos fármacos. De hecho, responden más a los corticoesteroides sistémicos o a la timectomía. Además, existe evidencia de que el tratamiento temprano de la MG ocular con corticoesteroides sistémicos previene la generalización de la enfermedad. Por tanto, la elección del tratamiento para un determinado paciente con MG ocular es mejor dejarla en manos de un especialista en enfermedades neuromusculares, siempre con la aportación adecuada del oftalmólogo.

Síndromes miasténicos congénitos

La MG congénita comprende un grupo heterogéneo de trastornos genéticos de la transmisión neuromuscular. Estas afecciones pueden diferenciarse de la MG autoinmunitaria adquirida mediante evidencia clínica, electromiografía, electrofisiología, citoquímica, pruebas estructurales y pruebas genéticas moleculares. Muchos de los casos, aunque no todos, se presentan de forma neonatal o en la infancia con ptosis, oftalmoparesia fluctuante, mala alimentación y dificultad respiratoria. Los síntomas pueden ser episódicos o pueden mostrar fatiga que empeora con el llanto, la actividad o la fiebre. La persistencia de los síntomas, más que un curso monofásico transitorio, distingue un síndrome miasténico congénito de la MG neonatal. Algunos síndromes pueden incluso no presentarse hasta la adolescencia o la edad adulta. Los anticuerpos séricos contra el receptor de ACh están ausentes. En muchos casos, existe la misma afectación en hermanos o padres y madres, pero los antecedentes familiares negativos no excluyen la herencia autosómica recesiva. La prueba de edrofonio, que depende de la acetilcolinesterasa intacta y de los tiempos normales de apertura del canal para su efecto, es negativa en muchos síndromes miasténicos congénitos. Por tanto, una prueba negativa no excluye el diagnóstico, y una prueba positiva no puede distinguir ninguno de los síndromes miasténicos congénitos de la miastenia autoinmunitaria. El diagnóstico se basa en los resultados de las pruebas electrofisiológicas y otras características clave.

Los síndromes miasténicos congénitos pueden separarse entre aquellos en los que el defecto es principalmente presináptico y aquellos en los que el defecto es principalmente postsináptico. Los principales síndromes en los que el defecto es presináptico están relacionados con defectos en la síntesis, la movilización o la liberación de ACh. Los síndromes postsinápticos se deben principalmente a la deficiencia de acetilcolinesterasa en la placa terminal y deficiencia de los receptores de ACh, así como los trastornos de la cinética de los receptores de ACh, incluidos los síndromes de los canales rápido y lento. No obstante, casi cualquier gen o proceso implicado en la transmisión neuromuscular es un blanco potencial de estas infrecuentes mutaciones genéticas.

Trastornos adquiridos de la transmisión neuromuscular distintos de la MG

Al igual que los síndromes «miasténicos» congénitos, los trastornos adquiridos de la transmisión neuromuscular distintos de la MG pueden deberse a anomalías presinápticas o postsinápticas. Además, otros síndromes se caracterizan por anomalías tanto presinápticas como postsinápticas. La mayoría de los trastornos adquiridos de la transmisión neuromuscular distintos de la MG están causados por los efectos de agentes exógenos en la UNM.

Síndrome miasténico de Lambert-Eaton

El SMLE se caracteriza principalmente por debilidad, pero también por fatiga, hiporreflexia y disfunción autónoma. La debilidad es proximal y más prominente en las piernas y los músculos del tronco que en los brazos. A veces se afectan los músculos oculares y bulbares, pero de forma leve, en contraste con su afectación prominente en la MG.

El SMLE suele presentarse como un síndrome paraneoplásico asociado al cáncer microcítico de pulmón (CMP) y, ocasionalmente, al linfoma no Hodgkin, la leucemia y otras neoplasias.

El SMLE paraneoplásico se presenta antes del descubrimiento de la neoplasia en más del 80 % de los pacientes, y en la gran mayoría de ellos se descubre el tumor en los 2 años siguientes a la aparición de los síntomas neurológicos. Aunque la mayoría de los pacientes afectados son adultos, el trastorno también puede presentarse en niños. Además, el SMLE puede desarrollarse en pacientes con otros trastornos autoinmunitarios, como anemia perniciosa, enfermedad tiroidea, lupus eritematoso sistémico, enfermedad celíaca, diabetes mellitus de tipo I, colitis ulcerosa, enfermedad de Addison, artritis reumatoide y síndrome de Sjögren.

Fisiopatología

El defecto de transmisión neuromuscular en el SMLE es presináptico. Está causado por la alteración de la liberación de ACh en las terminaciones nerviosas motoras debido a los anticuerpos dirigidos contra los canales de calcio activados por voltaje en la terminación nerviosa motora y en las terminaciones nerviosas autónomas colinérgicas. Estos anticuerpos reducen el número de canales de calcio y, por tanto, la probabilidad de liberación sinaptosomal de ACh en las zonas activas. Los CMP enriquecidos con canales de calcio activados por voltaje proporcionan el estímulo antigénico compartido en el SMLE paraneoplásico. Así, casi todos los pacientes con el síndrome asociado a CMP tienen anticuerpos contra los canales de calcio activados por voltaje. En los pacientes con SMLE sin cáncer subyacente, entre el 85 % y el 90 % tienen anticuerpos contra los canales de calcio activados por voltaje.

La síntesis y la movilización de ACh no están alteradas en el SMLE, y la cantidad de despolarización producida por los cuantos individuales es normal. La alteración de la liberación de ACh da lugar a potenciales de placa terminal compuestos que pueden ser demasiado pequeños para desencadenar potenciales de acción muscular. Como resultado, los músculos se fatigan y los potenciales de acción muscular evocados compuestos son de baja amplitud. La movilización normalmente mayor de calcio que se produce en la terminación nerviosa inmediatamente después del ejercicio o de la activación eléctrica de los nervios motores a velocidades superiores a 10 Hz aumenta transitoriamente la liberación de ACh, lo que produce un aumento de la amplitud del potencial de placa terminal. Esta «facilitación» es la base del diagnóstico electrofisiológico.

Manifestaciones oculares

Los síntomas y signos oculares son mucho menos comunes en el SMLE que en la MG, pero la ptosis y la afectación oculomotora, tanto clínica como subclínica, están presentes. No obstante, un paciente con ptosis evidente y disfunción oculomotora sin afectación pupilar tiene muchas más probabilidades de padecer MG u oftalmoplejía externa progresiva crónica (v. cap. 21) que SMLE.

Tratamiento

En general, el SMLE responde ligeramente menos al tratamiento que la MG. Un abordaje terapéutico individualizado y combinado incluye el tratamiento de cualquier cáncer subyacente, el tratamiento farmacológico del defecto de transmisión neuromuscular y la inmunomodulación. Dado que el síndrome puede preceder al descubrimiento de un tumor durante varios años, la evaluación debe incluir no solo una búsqueda inicial exhaustiva de una neoplasia subyacente, incluyendo un TC o una RM de tórax, sino también una monitorización frecuente si la evaluación inicial es negativa. La remisión parcial y finalmente completa puede lograrse mediante la extirpación o el control del CMP subyacente con cirugía, radioterapia o quimioterapia.

Trastornos neuromusculares causados por fármacos o toxinas

Las sustancias que provocan alteraciones neuromusculares lo hacen mediante la afectación de los mecanismos presinápticos, postsinápticos o ambos. Estas sustancias son principalmente fármacos y toxinas.

Los escenarios comunes en los que aparecen los efectos de los fármacos son: (*a*) en un paciente con mayor riesgo debido a un aumento anómalo de la concentración del fármaco; (*b*) como parte de un trastorno inmunitario generalizado inducido por un fármaco; (*c*) con la recuperación retardada de la fuerza tras una anestesia general durante la cual pueden haberse utilizado fármacos bloqueadores neuromusculares; y (*d*) desenmascaramiento o empeoramiento de la MG o el síndrome miasténico. Las alteraciones de la transmisión neuromuscular inducidas por fármacos suelen parecerse a la MG natural, y causar ptosis prominente y oftalmoparesia, así como grados variables de debilidad muscular facial, bulbar y de las extremidades. Las dificultades respiratorias pueden aparecer pronto, y a menudo son graves. El tratamiento consiste en suspender la sustancia causante y revertir el bloqueo con diversos agentes, como gluconato de calcio, potasio y anticolinesterásicos.

Las toxinas que alteran la transmisión neuromuscular pueden proceder de muchas fuentes, como bacterias, artrópodos y serpientes. El tratamiento depende del reconocimiento de la toxina específica, la disponibilidad de la antitoxina y el tratamiento de soporte.

Daño autoinmunitario inducido por fármacos en la UNM

En pacientes que toman D-penicilamina para la artritis reumatoide o la enfermedad de Wilson puede desarrollarse un síndrome miasténico. Este puede manifestarse solo en forma de síntomas y signos oculares o puede estar asociado a una afectación muscular generalizada. Se asemeja a la MG verdadera no solo en sus características clínicas, sino también en que los pacientes afectados tienen los mismos antígenos de histocompatibilidad y anticuerpos contra el receptor de ACh que bloquean, degradan o modulan los receptores de ACh.

Por tanto, la D-penicilamina no tiene un efecto de bloqueo neuromuscular directo, sino que produce un síndrome miasténico muy similar a la MG natural. La aparición se produce en promedio 8 meses después del inicio del tratamiento, y el síndrome no está relacionado con la dosis diaria o la dosis acumulada.

Fármacos que afectan la transmisión neuromuscular por medio de efectos presinápticos o postsinápticos

Hay una serie de fármacos que actúan en los sitios pre y postsinápticos de la UNM alterando la transmisión neuromuscular en los seres humanos. Estos fármacos pueden «desenmascarar» una MG subclínica o empeorar una ya diagnosticada. La tabla 20-1 enumera algunas de las sustancias que interfieren en la función de la UNM.

Toxinas que dañan la transmisión neuromuscular presináptica

Intoxicación por artrópodos. La intoxicación por una variedad de artrópodos, incluida la hembra de la araña viuda negra (*Latrodectus mactans*), la araña viuda marrón (*Latrodectus geometricus*), varias especies de escorpiones y una variedad de garrapatas como las especies *Dermacentor*, *Amblyomma* e *Ixodes*, causan una variedad de alteraciones sistémicas y oculares relacionadas con los efectos del veneno en la porción presináptica de la UNM. El tratamiento de este tipo de intoxicación suele ser de soporte.

Botulismo. El botulismo se presenta de tres formas: transmitido por alimentos, por heridas e infantil. La enfermedad es producida por una toxina polipeptídica elaborada por el organismo: *Clostridium botulinum*. En el botulismo de origen alimentario, los síntomas comienzan entre 8 h y 36 h después de la ingestión de alimentos que contienen la toxina preformada. La toxina está intacta porque no se ha realizado la coc-

Tabla 20-1 Sustancias que interfieren con la función de la unión neuromuscular	
Sustancia	**Sitio de acción**
Fármacos de bloqueo neuro-muscular (pancuronio, vecuronio, alcuronio)	Postsináptico
Inhibidores de la acetilcolinesterasa: Medicamentos: piridostigmina, neostigmina Plaguicidas-organofosfatos, carbamatos Sustancias de guerra química: sarina (gas sarín), VX	Postsináptico
Fenotiacinas	Postsináptico
Trimetafán	Postsináptico
D,L-Carnitina	Postsináptico
Anestésicos inhalatorios (éter, ketamina, halotano)	Postsináptico
Anfetamina	Presináptico
Corticoesteroides	Pre y postsináptico
Antiarrítmicos (procainamida, quinidina)	Pre y postsináptico
Antibióticos: Aminoglucósidos (p. ej., gentamicina) Polimixinas (p. ej., polimixina B) Penicilinas (p. ej., ampicilina) Macrólidos (p. ej., eritromicina) Tetraciclinas (p. ej., minociclina) Quinolonas (p. ej., ciprofloxacina) Aminoácidos monobásicos (p. ej., clindamicina)	Pre y postsináptico
Anticonvulsivos (p. ej., fenitoína)	Pre y postsináptico
Bloqueadores β-adrenérgicos	Pre y postsináptico
Cloroquina	Pre y postsináptico
Cisplatino	Desconocido
Litio	Pre y postsináptico
Magnesio	Pre y postsináptico
Sustancias de contraste radiográfico yodadas	Desconocido

ción adecuada que normalmente desnaturalizaría la toxina. En el botulismo por heridas, los organismos contaminan la herida y producen la toxina, que se absorbe sistémicamente. Casi todos los casos se desarrollan a partir de heridas en las extremidades que se producen fuera del hogar o por el consumo intravenoso de drogas ilegales contaminadas (p. ej., heroína de color negro alquitrán). Los síntomas comienzan entre 4 y 17 días después de la herida o la inyección, con un tiempo medio de incubación de 7 días. Las heridas que causan botulismo pueden parecer clínicamente no infectadas. Sin embargo, cuando estas se exploran cuidadosamente y se cultivan, suelen mostrar el organismo. En el botulismo infantil, los organismos del tubo gastrointestinal producen una toxina que se absorbe sistémicamente.

Se han caracterizado al menos ocho tipos de toxina botulínica (A, B, Cα, Cβ, D, E, F y G). Los tipos A y B son las causas más comunes de botulismo en Estados Unidos, aunque debe sospecharse el tipo E cuando se consume marisco. Todas estas toxinas deterioran la transmisión neuromuscular presináptica al interferir con la liberación exocitótica de vesículas de ACh tras el influjo de calcio inducido por el estímulo en la terminación nerviosa. Eventualmente se produce la recuperación cuando las fibras nerviosas brotan y se establecen nuevas UNM, pero el proceso puede tardar meses o incluso años.

El diagnóstico de botulismo depende de los hallazgos clínicos, epidemiológicos y electrofisiológicos y puede confirmarse por el descubrimiento de la toxina o el organismo en los alimentos, las heces o una herida. Los signos de botulismo infantil son estreñimiento, apatía, mala succión, regurgitación y debilidad generalizada. En niños y adultos, los síntomas incluyen náusea, vómitos, visión borrosa, disfagia y acumulación de secreciones en la boca y la faringe, seguidos de debilidad generalizada, sobre todo en las extremidades superiores, y diplopía. La exploración de los pacientes afectados revela debilidad facial, faríngea y proximal generalizada, pero sensibilidad normal. Los hallazgos oftalmológicos en pacientes con botulismo incluyen ptosis bilateral asociada a oftalmoparesia u oftalmoplejía (**video 20-3**). En este sentido, la afección simula superficialmente a la MG. Sin embargo, los pacientes con botulismo siempre presentan también debilidad o parálisis de la acomodación, disminución del lagrimeo y pupilas dilatadas que tienen poca o ninguna reacción a la luz o a la estimulación cercana. El diagnóstico de botulismo debe sospecharse por los antecedentes y los hallazgos clínicos. Cuando sea necesario, puede realizarse una electromiografía que muestre hallazgos consistentes con un trastorno presináptico análogo al SMLE. El botulismo se trata con antitoxina bivalente (A y B) o trivalente (A, B y E), además de eliminar el contenido estomacal e intestinal si se cree que la ingestión es la vía probable

de entrada. En los pacientes con botulismo en heridas, el tratamiento más importante es abrirlas y desbridarlas ampliamente. Debe administrarse penicilina u otro antibiótico, y la elección del antibiótico debe basarse en las sensibilidades del cultivo de la herida. Con independencia de la gravedad aparente de la enfermedad cuando se atiende al paciente por primera vez, puede ser necesario el soporte respiratorio y nutricional completo. Por suerte, la mayoría de los pacientes se recuperan por completo con un tratamiento adecuado y oportuno (**video 20-3**). Los pacientes con botulismo no suelen responder al tratamiento con anticolinesterásicos.

Tétanos. Al igual que el *Clostridium botulinum*, el *Clostridium tetani* produce una neurotoxina que bloquea la liberación de ACh dependiente del calcio en las UNM, pero estos efectos (incluidas la ptosis bilateral, la oftalmoplejía y pupilas dilatadas y no reactivas) quedan eclipsados por sus efectos en el sistema nervioso central. El diagnóstico suele ser obvio a partir de los antecedentes y los hallazgos clínicos. El tratamiento consiste en la administración de antitoxinas y cuidados de soporte, y el pronóstico depende de la rapidez del diagnóstico y el tratamiento.

Toxinas que dañan la transmisión neuromuscular pre y postsináptica

La intoxicación por mordedura de serpiente es un problema importante en todo el mundo. De las cuatro familias más grandes de serpientes venenosas (*Elapidae*, cobras, serpientes de coral, mambas, búngaros; *Hydrophiidae*, serpientes de mar; *Viperidae*, víboras del Viejo Mundo; y *Crotalidae*, serpientes de cascabel y especies relacionadas), solo las dos primeras tienen un veneno con potentes propiedades de bloqueo neuromuscular.

En la mayoría de los casos de envenenamiento *por Elapidae*, la actividad de bloqueo neuromuscular del veneno es la principal causa de muerte y discapacidad. A la intoxicación le siguen, en minutos u horas, signos de bloqueo neuromuscular similares a los causados por los fármacos bloqueadores neuromusculares competitivos. Los pacientes intoxicados desarrollan rápidamente ptosis bilateral, oftalmoparesia y disfagia, seguidas de debilidad lingual, laríngea y faríngea. Al final se produce una parálisis respiratoria que puede provocar la muerte si los pacientes no son tratados a tiempo y de forma adecuada. La oftalmoparesia y la ptosis son componentes frecuentes, relacionados con los efectos pre y postsinápticos en la transmisión neuromuscular. Las serpientes de mar, miembros de *Hydrophiidae*, producen un veneno neurotóxico que también puede producir ptosis y oftalmoplejía. Muchos de los síntomas mejoran con anticolinesterásicos, aunque la administración de antitoxina y el soporte ventilatorio y cardiocirculatorio son los pilares del tratamiento.

su característica calvicie frontal, cara alargada, ptosis, ahuecamiento de los músculos maseteros y temporales, aflojamiento de la boca, debilidad facial, y cuello y extremidades delgados (fig. 21-4). Otros rasgos son deterioro intelectual, atrofia testicular, somnolencia diurna excesiva, resistencia a la insulina y defectos de conducción cardíaca. El hallazgo más importante en la exploración física es la miotonía (relajación retardada voluntaria) después de una contracción, por ejemplo después de un agarre sostenido de la mano. Sin embargo, la mayoría de los pacientes con DM1 refieren debilidad, no miotonía.

La catarata es la anomalía ocular más común en los pacientes con DM1, pues se da en casi el 100 % de los pacientes con la enfermedad. La gravedad de la catarata no está relacionada con la gravedad de la enfermedad. Las cataratas miotónicas pueden ser de dos tipos. El primer tipo consiste en pequeños cristales iridiscentes y coloreados (normalmente rojos, verdes o azules) que se localizan en una fina banda de la corteza anterior y posterior inmediatamente por debajo de la cápsula del cristalino (fig. 21-5A). Esta catarata en forma de «árbol de Navidad» puede ser el primer signo de la enfermedad. El segundo tipo de catarata en pacientes con DM1 es una agrupación en forma de estrella de opacidades en el polo posterior a lo largo de las líneas de sutura posteriores, lo que origina una apariencia radial (fig. 21-5B). Se presenta con menos frecuencia que el tipo de catarata de «árbol de Navidad».

Además de las cataratas, también es frecuente la ptosis, que puede ser leve (fig. 21-4) o profunda (fig. 21-6A). Además, puede haber debilidad de los músculos orbiculares (fig. 21-6B), lo que produce parpadeo frecuente y dificultad para cerrar los ojos. Cuando hay afectación del orbicular, puede haber una retracción bilateral del párpado inferior o un retraso en la apertura de los ojos tras un cierre forzado.

En muchos pacientes con DM1 se observan movimientos oculares anómalos. En su forma más leve, el

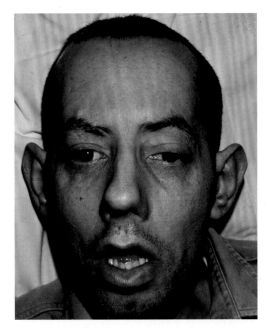

Figura 21-4 Apariencia clínica de un hombre de 56 años con distrofia miotónica (DM1). Obsérvense la ptosis bilateral, la exotropía, la facies miopática y la calvicie frontal típicas de este trastorno.

y el metabolismo celular al interactuar con las proteínas de unión al ARN.

Distrofia miotónica de tipo 1 (DM1)

La DM1 es la miopatía hereditaria más común en adultos, con una prevalencia de cerca de 5 por cada 100 000; afecta por igual a hombres y mujeres. Se trata de un trastorno multisistémico caracterizado por desgaste progresivo y debilidad de los músculos distales y miotonía.

Manifestaciones sistémicas y oculares. Muchos pacientes con DM1 pueden reconocerse al instante por

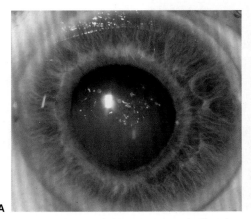
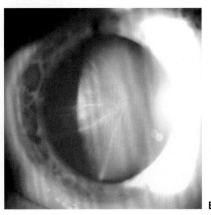

A B

Figura 21-5 Apariencia típica de las cataratas en la distrofia miotónica (DM1). **A:** Numerosas opacidades en forma de punto, cada una con un color diferente, localizadas principalmente en la región subcortical posterior del cristalino. **B:** Opacidades radiales en la región subcortical posterior del cristalino.

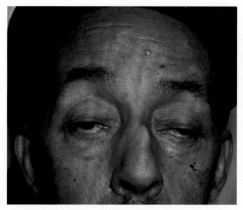
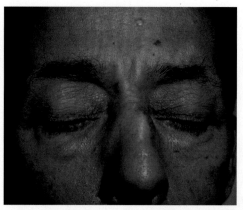

A

B

Figura 21-6 Ptosis grave y debilidad orbicular en un hombre de 65 años con distrofia miotónica (DM1). **A:** El paciente tiene una marcada ptosis bilateral. **B:** Al intentar cerrar el párpado de forma forzada, el paciente tiene un leve lagoftalmos del lado derecho y no puede enterrar las pestañas de ambos lados.

compromiso oculomotor consiste en movimientos sacádicos lentos en pacientes con la gama completa de movimientos oculares y sin síntomas visuales. En otros pacientes, sin embargo, hay varios grados de oftalmoparesia (fig. 21-7). Esta, particularmente cuando se combina con ptosis y debilidad orbicular, puede sugerir un diagnóstico de miastenia grave u oftalmoplejía externa progresiva crónica (OEPC), los dos trastornos con los que la DM1 se confunde con mayor frecuencia.

Las pupilas de los pacientes con DM1 tienden a ser mióticas, reaccionan de forma lenta e incompleta a los estímulos de luz y cercanos, reaccionan normalmente a los estímulos psicosensoriales y no tienden a fatigarse

ante estímulos repetidos más que las pupilas normales. A pesar de estas anomalías, la mayoría de los pacientes con DM1 parecen tener pupilas normalmente reactivas desde el punto de vista clínico.

También son bastante frecuentes las anomalías vasculares del iris. Estos ovillos neovasculares del iris suelen poder identificarse mediante biomicroscopía con lámpara de hendidura. En la mayoría de los casos, no tienen consecuencias, pero pueden sangrar espontáneamente o después de un traumatismo ocular leve, lo que da lugar a un hifema.

Los procesos ciliares pueden ser cortos y no tener pigmento en pacientes con DM1. Estas anomalías pue-

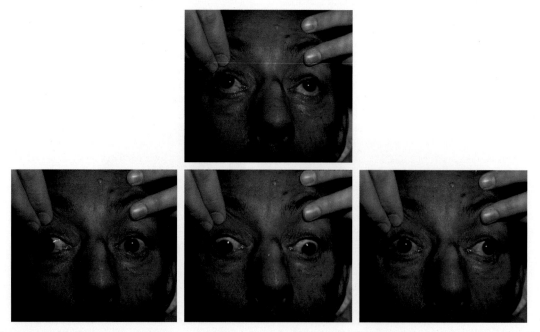

Figura 21-7 Oftalmoparesia asimétrica en el paciente con distrofia miotónica (DM1) presentado en la figura 21-6. Obsérvese la oftalmoplejía seudointernuclear bilateral, más a la derecha que a la izquierda, así como la limitación bilateral moderada de la depresión.

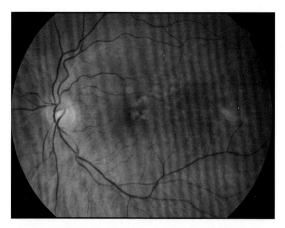

Figura 21-8 Coriorretinopatía que afecta el polo posterior en la distrofia miotónica (DM1).

den explicar el hallazgo de hipotonía ocular en muchos pacientes con este trastorno.

En los pacientes con DM1 se producen anomalías en la retina. La afectación oscila desde anomalías en la adaptación a la oscuridad y en la electrorretinografía en pacientes sin síntomas visuales y con fondos de ojo de apariencia normal, hasta la disminución de la visión con retinopatía pigmentaria que involucra la mácula, la retina periférica o ambas (fig. 21-8). Con independencia del grado de retinopatía relacionado con la DM1, nunca es tan grave como la retinosis pigmentaria y no causa ceguera. De hecho, la retinopatía observada en pacientes con DM1 es similar en apariencia, disfunción electrofisiológica y pronóstico visual a la de los pacientes con la variante Kearns-Sayre de la OEPC (oftalmoplejía externa progresiva crónica (v. más adelante).

Pueden detectarse potenciales evocados visuales anómalos en pacientes con DM1 sin alteraciones retinianas visibles en la oftalmoscopia y con electrorretinograma (ERG) normal, lo que sugiere que al menos algunos pacientes con DM1 tienen una disfunción en el sistema de conducción sensorial visual que no está a nivel de la retina.

Anatomopatología. Los rasgos característicos en los músculos de los pacientes con DM1 son una variación significativa en el calibre de las fibras, degeneración y regeneración de las miofibras, fibras anilladas o miofibrillas con un recorrido aberrante, masas sarcoplásmicas de miofilamentos desordenados muy empaquetados, áreas focales de disrupción miofibrilar y transmisión de las bandas Z, y cambios secundarios asociados en las mitocondrias o el sistema sarcotubular. En las fases avanzadas de la enfermedad, una gran proporción de la población de fibras es sustituida por tejido conectivo y adipocitos. Esta fase final patológica es indistinguible de la fase avanzada de otras distrofias musculares.

En los pacientes con DM1 con oftalmoparesia, los músculos extraoculares pueden sufrir cambios similares a los del músculo estriado. Además, algunos pacientes muestran una proliferación de mitocondrias en los músculos extraoculares.

Los cristales iridiscentes que componen algunas cataratas miotónicas no son cristales, sino que representan espirales de la membrana plasmática de las fibras del cristalino. Los cambios patológicos en el iris y el cuerpo ciliar en pacientes con DM1 son inespecíficos y consisten en hialinización, degeneración de vacuolas y proliferación intersticial. No está claro si estos cambios son responsables de las anomalías pupilares observadas en pacientes con DM1.

La anatomopatología de la retina en pacientes con DM1 es muy variable. Se produce atrofia de las capas internas de la retina con conservación de los fotorreceptores, especialmente en la retina periférica. En la mácula puede haber un aumento de la pigmentación con un patrón granular, estriado o estrellado. También pueden aparecer focos de células pigmentadas en la capa plexiforme externa y edema macular sobre el líquido subretiniano.

Diagnóstico. El diagnóstico de la DM1 debe sospecharse por una combinación de la apariencia externa del paciente, ptosis que puede estar asociada a oftalmoparesia externa, cristales subcorticales multicolor y/o cataratas posteriores radiales, hipotonía y cambios en la retina. El diagnóstico puede confirmarse mediante el hallazgo de miotonía en la electromiografía (EMG). Además, cuando el diagnóstico no es clínicamente obvio, pueden realizarse pruebas genéticas de sangre para la repetición de CTG, lo que hace que no se requiera una biopsia muscular.

Tratamiento. Cuando es problemática, la miotonía puede tratarse con fármacos como la metformina y el resveratrol, que contrarrestan la alteración del empalme alternativo de un subconjunto de los genes afectados en la DM1, pero son pocos los pacientes que requieren este tratamiento. La debilidad distal que provoca la caída del pie se trata con ortesis de tobillo-pie. Los pacientes con defectos de conducción cardíaca pueden necesitar marcapasos.

El tratamiento de la oftalmoparesia asociada a DM1 suele ser innecesario porque la limitación del movimiento ocular suele ser simétrica. Por tanto, estos pacientes no suelen referir diplopía. Pueden utilizarse prismas para tratar a los pacientes con diplopía en posición primaria. La cirugía de los músculos extraoculares no suele estar justificada, pero puede ser apropiada en algunas ocasiones poco frecuentes.

El tratamiento de la ptosis es algo problemático en los pacientes con DM1 causado por la debilidad orbicular comúnmente asociada. Si los párpados se levantan a un nivel «normal», estos pacientes pueden desarrollar lagrimeo grave e irritación por la queratopatía por exposición, y algunos pueden incluso desarrollar ulceración de la córnea, lo que conduce a ceguera. Por tanto, los párpados deben elevarse solo cuando la ptosis interfiera con la función y solo hasta donde sea necesario para mejorar la visión.

Distrofia miotónica de tipo 2

La DM2 tiene ciertas características en común con la DM1, pero una presentación clínica muy diferente. Los síntomas iniciales suelen desarrollarse entre los 20 y los 60 años, y las características clínicas son rigidez muscular, miotonía, debilidad y dolor muscular.

De hecho, muchos pacientes refieren primero de rigidez intermitente en los músculos del muslo de una o ambas piernas y miotonía de agarre intermitente. Algunos pacientes desarrollan rasgos parkinsonianos, y en algunos se producen arritmias cardíacas. Estos problemas pueden producirse por separado o en varias combinaciones.

En algunos pacientes con DM2, las cataratas son la primera manifestación del trastorno. Estas pueden aparecer en la infancia tardía o en la adolescencia temprana y suelen ser del tipo subcapsular posterior, idénticas a las que se observan en los pacientes con DM1 (v. anteriormente). Otros pacientes con DM2 desarrollan las típicas cataratas en forma de «árbol de Navidad», pero estas son mucho menos comunes que las de tipo subcapsular posterior.

La EMG suele revelar descargas miotónicas en los pacientes afectados, incluso en aquellos sin miotonía clínica evidente. Sin embargo, estas descargas son escasas y difíciles de detectar. La biopsia muscular suele revelar una miopatía inespecífica. A diferencia de la DM1, no hay masas anilladas o subsarcolémicas, y no hay evidencia de atrofia selectiva de las fibras tipo 1.

El pronóstico de la DM2 es más favorable que el de la DM1. La mayoría de los pacientes no muestran ningún deterioro del estado mental, disartria, disfagia o insuficiencia respiratoria. Pueden utilizarse antiinflamatorios no esteroideos y relajantes musculares para tratar el dolor muscular que experimentan estos pacientes, y el tratamiento antimiotónico puede utilizarse en pacientes con rigidez miotónica grave y miotonía de agarre. La cirugía de cataratas está justificada en algunos pacientes.

Distrofia muscular oculofaríngea

La distrofia muscular oculofaríngea (DMOF) es un trastorno hereditario que suele transmitirse de forma autosómica dominante, aunque se han descrito casos raros autosómicos recesivos. La mutación se localiza en el cromosoma 14q11 y aumenta la longitud de una secuencia de polialanina situada en el extremo N de la proteína nuclear de unión a poliadenilato 1 (PABPN1).

Las dos características clínicas esenciales de la DMOF son la ptosis y la disfagia (fig. 21-9). Ninguna de ellas suele presentarse hasta una edad avanzada, pero la ptosis leve suele preceder a cualquier disfagia significativa, a menudo durante varios años. La ptosis acaba siendo bilateral, pero rara vez es completa. Suele ser simétrica,

aunque un párpado puede volverse ptósico semanas o meses antes que el otro. La oftalmoplejía externa está presente en la mayoría de los pacientes, pero no en todos. Las pupilas nunca son anómalas desde el punto de vista clínico.

La disfagia puede ser incapacitante en los pacientes con DMOF. Al principio solo hay dificultad para tragar alimentos sólidos, pero con el tiempo la deglución de líquidos también se complica, y pueden ser necesarios varios intentos de deglución para vaciar la faringe superior. El examen de los mecanismos de deglución en los pacientes afectados suele revelar movimientos débiles en la faringe y laringe. La musculatura faríngea no puede impulsar el bolo alimenticio hacia la parte superior del esófago, en parte por la disfunción de la musculatura faríngea y también por la ausencia de relajación refleja del músculo cricofaríngeo. La degeneración de la musculatura estriada faríngea da lugar, evidentemente, a una actividad descoordinada, con acumulación de material en los senos piriformes y regurgitación hacia la nasofaringe, en lugar de pasar al esófago. Así, el material ingerido puede ser aspirado. Algunos pacientes con disfagia grave son tratados con éxito mediante una miotomía cricofaríngea, si bien la gastrostomía percutánea para la alimentación es un tratamiento más práctico y, por tanto, se utiliza con mayor frecuencia.

El sello morfológico de la DMOF es la presencia de inclusiones filamentosas intranucleares que contienen PABPN1, ARN poliadenilado secuestrado y ubiquitina, todo ello confinado en las células musculares, donde PABPN1 desempeña un papel específico en la diferenciación. Se cree que la solubilidad reducida del PABPN1 mutante y su tendencia a formar agregados intranucleares desempeñan un papel directo en la patogenia de la DMOF.

Como en otras distrofias, las biopsias de los músculos afectados muestran cambios degenerativos avanzados, fibrosis, abundantes núcleos centrales, miofibrillas y bandas Z alteradas y otros cambios inespecíficos. A veces se encuentran fibras «rojas desiguales» con proliferación mitocondrial y otras anomalías mitocondriales, pero estas son probablemente el resultado de mutaciones del ADN mitocondrial (ADNmt) relacionadas con la edad que no están relacionadas con la patogenia de la DMOF.

Trastornos de los canales iónicos (miotonía)

La miotonía es un fenómeno en el cual las fibras musculares tienen una actividad patológicamente persistente después de una fuerte contracción o están continuamente activas cuando deberían estar relajadas. La miotonía se identifica desde el punto de vista fisiológico como un retraso en la relajación muscular tras la percusión o la estimulación eléctrica de un músculo, o tras una contracción voluntaria. El fenómeno está causado por mutaciones que afectan los canales iónicos de cloruro, sodio y calcio en las membranas superficiales. Persiste

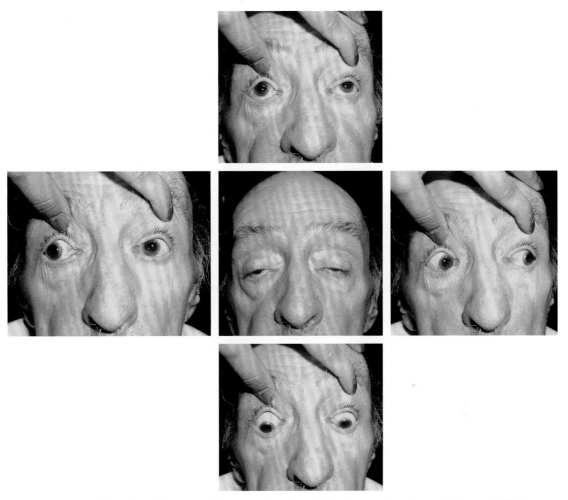

Figura 21-9 Ptosis bilateral y oftalmoparesia leve en un hombre de 78 años con distrofia oculofaríngea (DMOF).

tras el bloqueo del nervio periférico o de la unión neuromuscular. En los pacientes con miotonía, los potenciales de acción espontáneos registrados en el EMG (electromiografía) son descargas de alta frecuencia de fibras musculares individuales que aumentan y disminuyen tanto en amplitud como en frecuencia. Cuando se traducen en sonido, estas descargas producen un ruido parecido al de un motor de motocicleta.

La miotonía clínica es una característica común de varias enfermedades musculares primarias determinadas genéticamente, como la miotonía congénita autosómica dominante y autosómica recesiva, la paramiotonía congénita, las parálisis periódicas familiares y la miotonía condrodistrófica.

Miotonía congénita

La miotonía congénita autosómica dominante y autosómica recesiva es el resultado de mutaciones alélicas del gen del canal de cloruro codificado en el cromosoma 7q35. Los síntomas miotónicos, que se manifiestan en los primeros años de vida y suelen ser peores en los hombres que en las mujeres, suelen disminuir a los 20 o 30 años. La miotonía de los músculos de las extremidades es más probable que se produzca después de un esfuerzo o de otra actividad muscular; entonces va seguida de una debilidad transitoria. A diferencia de la paramiotonía, la miotonía no se agrava con el enfriamiento y no se produce una parálisis duradera. Se trata de una de las pocas miopatías en las que puede producirse una hipertrofia prominente, especialmente en el masetero, la parte proximal de los brazos, los muslos, las pantorrillas y el extensor de los dedos.

Los pacientes con miotonía congénita suelen experimentar miotonía de los párpados. Como mínimo, suele haber retraso de los párpados, y en algunos pacientes puede producirse un blefaroespasmo transitorio tras el cierre forzado de estos. Se dice que en algunos pacientes se produce estrabismo, pero no ptosis ni oftalmoplejía generalizada. No hay afectación de la deglución y la voz, pero a veces sí de la masticación.

La EMG con aguja muestra recorridos miotónicos típicos. La biopsia muscular es inespecífica. Es posible el diagnóstico genético específico. Se cree que la fisiopatología de la miotonía está causada tanto por la baja conductancia de los canales de cloruro como por la reapertura anómala de los canales de sodio. El tratamiento responde mejor si se realiza varios días antes de una actividad vigorosa en lugar de realizarlo de forma regular.

Paramiotonía congénita

La paramiotonía congénita es una enfermedad autosómica dominante que se caracteriza por miotonía paradójica (es decir, miotonía que se produce **durante** el ejercicio), exacerbación de la miotonía por el frío y ataques periódicos de debilidad.

El trastorno está causado por mutaciones en el gen del canal de sodio y es alélico a la parálisis periódica hipercalémica, lo que explica el gran solapamiento entre ambos síndromes. No se produce ptosis ni oftalmoplejía en los pacientes con esta enfermedad. Sin embargo, algunos muestran un retraso miotónico del párpado similar al observado en otros trastornos miotónicos, incluida la miotonía congénita.

Parálisis periódica familiar

La parálisis periódica familiar es un síndrome poco frecuente que se caracteriza por un flujo anómalo de potasio a través de las membranas musculares y por episodios de debilidad flácida grave en los músculos de las extremidades que duran de minutos a horas y que se desencadenan con el reposo después del ejercicio. Muy pocas veces hay afectación de los músculos bulbares y oculares, por lo que los pacientes con este trastorno no suelen acudir al oftalmólogo. Casi nunca se afectan tampoco los músculos respiratorios. Existen cuatro formas de parálisis periódica familiar: hipocalémica, hipercalémica, tirotóxica y síndrome de Andersen Tawil. En la forma hipocalémica, la parálisis se debe a concentraciones bajas de potasio. En la forma hipercalémica, la parálisis está causada por concentraciones elevadas de potasio en la sangre. En la forma tirotóxica, la parálisis se desencadena por concentraciones bajas de potasio en la sangre asociadas a hipertiroidismo, y, en el síndrome de Andersen Tawil, las concentraciones de potasio pueden ser altas, bajas o normales. La mayoría de los genes que causan la parálisis periódica familiar están implicados en la actividad de los canales de sodio activados por voltaje, cuyos defectos causan el flujo anómalo de iones de potasio a través de las membranas celulares. Las mutaciones del gen *CACNAIS* en el cromosoma 1q32.1 y del gen *SCN4A* en el cromosoma 17q.23.3 causan parálisis periódica hipocalémica. La forma hipercalémica también se debe a mutaciones en el gen *SCN4A*.

El síndrome de Andersen Tawil, también denominado síndrome de QT largo, se debe a una mutación heterocigótica del gen *KCNJ2* en el cromosoma 17q24.3 que, a diferencia de los genes que afectan los canales de sodio activados por voltaje, afecta directamente los canales de potasio.

La mayoría de los casos de parálisis periódica familiar se caracterizan por presentarse en la tercera década de la vida, ser más graves en los hombres, tener una herencia autosómica dominante y presentar oliguria antes de los ataques. En muy pocos pacientes, la hipo o hiperpotasemia provoca una arritmia cardíaca que complica la situación, y el síndrome de Andersen Tawil constituye una canalopatía multisistémica caracterizada no solo por parálisis periódica, sino también por arritmias ventriculares, y rasgos faciales o esqueléticos dismórficos carácterísticos. También se han notificado casos de riñón hipoplásico y valvulopatías. Los pacientes con parálisis periódica familiar tienen una fuerza normal entre los ataques, pero si estos son frecuentes y no se tratan, puede desarrollarse una leve debilidad proximal fija. Puede observarse miotonía, especialmente de los párpados, que se manifiesta en forma de retraso intermitente de los párpados o episodios de mirada fija que duran de segundos a un minuto o más. Durante los ataques de parálisis, los músculos no son excitables y los reflejos tendinosos profundos son hipoactivos o están ausentes. El sello distintivo desde el punto de vista histológico es una miopatía vacuolar asociada a la miopatía permanente que se desarrolla después de ataques repetidos.

Miotonía condrodistrófica (síndrome de Schwartz-Jampel)

Este raro síndrome de enanismo, anomalías de los huesos largos y de la cara, blefaroespasmo y síntomas miotónicos, es causado por la mutación de un gen que se localiza en el cromosoma 1p36.12 y que codifica el perlecán, un proteoglucano de sulfato de heparano componente de la membrana basal que es responsable de la localización de la acetilcolinesterasa en las hendiduras postsinápticas de la unión neuromuscular.

Es muy característica la combinación de blefaroespasmo, labios fruncidos, espasmos mioquímicos del mentón, orejas con implantación baja, mentón retraído, voz aguda y forzada, y paladar alto. Aparte de tener el blefaroespasmo, algunos rasgos oculares frecuentes incluyen miopía, cataratas, estrabismo y nistagmo.

Las concentraciones séricas de CK suelen ser normales. Aunque las biopsias musculares muestran muchos cambios, ninguno es específico. Esta afección no es una miotonía verdadera, debido a que las descargas del EMG de los músculos afectados son suprimirdas por la *d*-tubocurarina. En cambio, la actividad anómala de los músculos afectados parece reflejar una activación prolongada de los receptores postsinápticos resultante de la degradación alterada de la acetilcolina en la unión neuromuscular.

Miopatías mitocondriales

Las miopatías mitocondriales son un conjunto de trastornos genética y bioquímicamente diversos causados

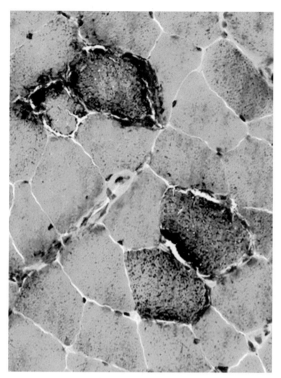

Figura 21-10 Fibras musculares de color rojo intenso en un paciente con oftalmoplejía externa progresiva crónica. Tinción de tricromía de Gomori modificada.

por una disfunción mitocondrial. El rasgo histológico distintivo de estos trastornos es la acumulación anómala de un mayor número de mitocondrias aumentadas de tamaño bajo el sarcolema de las fibras musculares afectadas. Debido a su apariencia irregular y a su llamativo color rojo oscuro cuando se tiñen con tinción tricrómica de Gomori modificada, estas fibras musculares anómalas se denominan **fibras rojas rasgadas** (FRR) (fig. 21-10). En los pacientes con oftalmoplejía, las FRR están presentes no solo en los músculos esqueléticos, sino también en los músculos orbicular de los párpados y extraoculares.

Cuando se observa con el microscopio electrónico, las mitocondrias de las fibras musculares afectadas parecen más numerosas y de tamaño más variable que en las fibras musculares normales. Las mitocondrias suelen estar agrandadas, con crestas distorsionadas o desorganizadas que a veces están dispuestas de forma concéntrica. Hay inclusiones paracristalinas dentro de las crestas mitocondriales, y también pueden observarse inclusiones similares fuera de las crestas. Pueden observarse inclusiones mitocondriales similares en las células hepáticas, en las glándulas sudoríparas y en las células granulares y de Purkinje del cerebelo de los pacientes afectados.

La miopatía mitocondrial más común en la que la oftalmoparesia es una característica prominente es la OEPC y sus variantes, incluidos el síndrome de Kearns-Sayre (SKS), el síndrome mitocondrial de encefalomiopatía neurogastrointestinal (EMNG) y el síndrome de neuropatía atáxica sensitiva con disartria y oftalmoparesia (NASDO).

Oftalmoplejía externa progresiva crónica

El síndrome conocido como OEPC es, con diferencia, la más común de las miopatías mitocondriales. La enfermedad es esporádica en aproximadamente el 50 % de los casos. Cuando es esporádica, suele detectarse una única y gran supresión de ADNmt *de novo* mediante técnicas de *Southern blot* o de reacción en cadena de la polimerasa (PCR, *polymerase chain reaction*), y normalmente no se transmite a la descendencia. El tamaño y la localización de la supresión única pueden predecir el fenotipo clínico, ya que las supresiones más grandes se asocian a una enfermedad más grave.

La mitad de los casos de OEPC que se heredan se producen por transmisión autosómica dominante, autosómica recesiva o materna. En los pacientes con OEPC autosómica dominante, los síntomas pueden comenzar desde la primera infancia hasta el final de la edad adulta. Es causada por mutaciones en al menos siete genes codificados por el ADN nuclear. La polimerasa γ 1 (*POLG1*) es la más común. Este gen está situado en el cromosoma 15q22-26 y produce la subunidad α de la polimerasa γ, una enzima necesaria para la replicación del ADNmt. Una segunda mutación común es la del gen translocador de nucleótidos de adenina 1 (*ANT1*), situado en el cromosoma 4q35. Este gen regula la reserva de nucleótidos de adenina dentro de las mitocondrias y es un elemento estructural del poro de permeabilidad mitocondrial. Una tercera mutación responsable de los casos de OEPC autosómica dominante se encuentra en el gen del marco abierto de lectura 2 del cromosoma 10 (*C10orf2*). Este gen produce Twinkle, una helicasa del ADNmt dependiente de los nucleótidos de adenina, cuyas alteraciones perjudican la replicación del ADNmt. Otros casos de OEPC autosómica dominante se asocian a mutaciones en los genes *POLG2*, *RRM2B*, *DNA2* u *OPA1*. La consecuencia de todas estas mutaciones en el ADN nuclear es el deterioro del mantenimiento y la replicación del ADNmt, o la alteración del metabolismo de los nucleótidos mitocondriales, lo que lleva al desarrollo secundario de múltiples supresiones de ADNmt detectables mediante PCR cuantitativa en tiempo real.

La OEPC autosómica recesiva es menos común que la forma autosómica dominante. Puede deberse a mutaciones en los genes *TYMP*, *POLG1*, *DGUOK*, *TK2*, *MGM1* y *RNASEH1*. Las mutaciones recesivas en los genes nucleares pueden dar lugar a múltiples supresiones de ADNmt o pueden desestabilizar el ADNmt, lo que da lugar a una supresión del mismo. En estos trastornos, el OEPC no suele ser un síndrome aislado, sino que forma parte de un síndrome más complejo, como

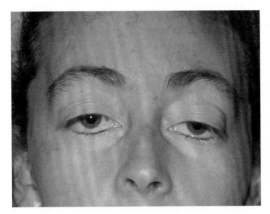

Figura 21-11 Ptosis bilateral en una mujer de 26 años con oftalmoplejía externa progresiva crónica.

EMNG o NASDO. La edad de inicio en estas afecciones suele ser antes de los 20 años. La OEPC heredada por vía materna está causada por mutaciones puntuales del ARNmt. Aunque la oftalmoplejía puede ser aislada, lo más frecuente es que exista un trastorno multisistémico, como encefalomiopatía mitocondrial, acidosis láctica y episodios similares a un accidente cerebrovascular (miopatía juvenil, encefalopatía, acidosis láctica y accidente cerebrovascular [MELAS]).

La mayoría de los pacientes con OEPC también presentan debilidad muscular esquelética generalizada. No obstante, algunos pacientes no presentan debilidad en otras partes o es lo suficientemente leve como para que el paciente y el médico la pasen por alto.

La **ptosis** suele ser el primer signo de afectación y puede preceder a la oftalmoparesia en meses o años (fig. 21-11). La ptosis es lentamente progresiva y tiende a ser completa en la mayoría de los casos, aunque esto puede tardar décadas. Es característico que sea bilateral, pero la ptosis unilateral puede estar presente durante años antes de que el lado opuesto se vea afectado o se observe oftalmoparesia. A medida que la ptosis progresa, acaba interfiriendo con la visión, y el paciente debe inclinar la cabeza hacia atrás y utilizar los músculos frontales para elevar los párpados. La ptosis en los pacientes con OEPC suele ser fija, a diferencia de la ptosis variable y fatigable de la miastenia grave, pero, en algunos pacientes, la ptosis aumenta a última hora del día y/o con la prolongación de la mirada hacia arriba.

La característica distintiva de la OEPC es una **oftalmoparesia externa** que progresa lentamente a lo largo de los años y que puede llegar a ser completa. Puede comenzar simultáneamente con la ptosis, meses o años después de su inicio, o incluso antes de su aparición. Al igual que la ptosis de la OEPC, la oftalmoparesia/plejía externa suele ser bilateral, pero puede comenzar como un fenómeno unilateral y permanecer así durante meses o años.

Dado que la limitación del movimiento ocular suele ser simétrica, la mayoría de los pacientes con OEPC no informan de diplopía y no son conscientes de un

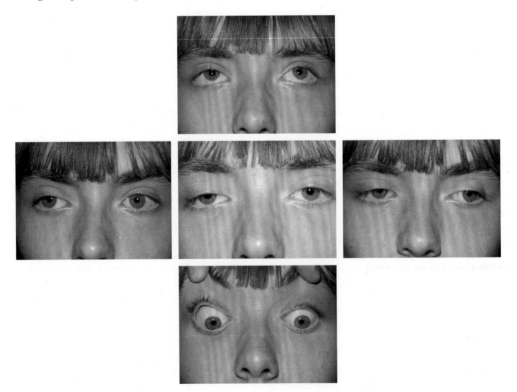

Figura 21-12 Ptosis moderada y oftalmoparesia externa en un niño de 15 años con OEPC.

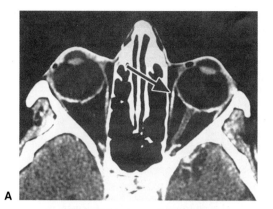

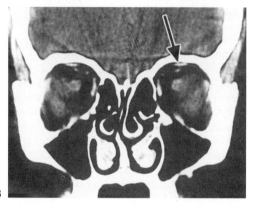

Figura 21-13 Tomografía computarizada (TC) de los músculos extraoculares en un paciente con OEPC. **A:** La vista axial muestra un adelgazamiento significativo del músculo recto medial izquierdo (*flecha*). **B:** La vista coronal muestra un adelgazamiento similar del músculo recto superior izquierdo (*flecha*). (De Wallace DK, Sprunger DT, Helveston EM, et al. Surgical management of strabismus associated with chronic progressive external ophthalmoplegia. *Ophthalmology* 1997;104(4):695-700. Copyright © 1997 American Academy of Ophthalmology. Con permiso.)

problema de motilidad ocular hasta que es de tal gravedad que limita la visión periférica o hasta que alguien se lo señala. Por esta razón, la inmovilidad de los ojos suele ser grave cuando se examina a estos pacientes por primera vez (fig. 21-12).

En los pacientes con OEPC de larga duración, tanto la ecografía como la TC muestran músculos extraoculares delgados, presumiblemente atróficos (fig. 21-13). El adelgazamiento suele ser simétrico.

Debido a su limitación simétrica del movimiento ocular, la mayoría de los pacientes con OEPC no requieren una realineación quirúrgica de los ojos. Los pocos pacientes que experimentan visión doble debido a la limitación asimétrica del movimiento ocular pueden beneficiarse del tratamiento con prismas, cirugía de los músculos extraoculares o ambos. La cirugía para elevar los párpados puede realizarse en pacientes con ptosis grave, pero, debido a que estos pacientes también

pueden tener o acabar desarrollando debilidad de los músculos orbiculares, debe tenerse cuidado para evitar elevar los párpados tanto que el paciente desarrolle queratopatía por exposición por la incapacidad de cerrar los ojos.

Síndromes OEPC plus

Existen diversas variantes de la OEPC que merecen un análisis individual. Estas variantes, a menudo denominadas «OEPC plus», tienen importantes manifestaciones no oculares, cuyo reconocimiento puede tener importantes implicaciones para su manejo. Los síndromes OEPC plus suelen ser el resultado de mutaciones en *POLG1*, pero pueden ocurrir en mutaciones en *ANT1* o Twinkle. Curiosamente, a menudo hay una sorprendente variedad de fenotipos dentro de los probandos relacionados que portan la misma mutación.

Síndrome de Kearns-Sayre

El síndrome de Kearns-Sayre (SKS) es una variante de la OEPC caracterizada por oftalmoparesia/plejía externa típica asociada a retinopatía pigmentaria bilateral y a anomalías de la conducción cardíaca, incluido el bloqueo cardíaco completo. La mayoría de los pacientes desarrollan estas manifestaciones antes de los 20 años.

A diferencia de la retinosis pigmentaria, que suele afectar inicialmente la retina periférica y medioperiférica, la retinopatía del SKS suele aparecer inicialmente en el fondo de ojo posterior (fig. 21-14). En los casos avanzados, un brillo metálico o una apariencia fluorescente moteada rodea el nervio óptico (fig. 21-14, derecha). La formación de «espículas óseas» de pigmento, una característica común de la retinosis pigmentaria, es muy poco frecuente. El examen del fondo de ojo afectado suele mostrar despigmentación difusa del epitelio pigmentario de la retina con un patrón moteado en «sal y pimienta» característico por aglomeración de pigmento similar al que se observa en la retinopatía por rubéola congénita. Esta apariencia puede ser más notoria alrededor de la mácula. La palidez de la papila óptica, la atenuación de los vasos de la retina y las cataratas posteriores, que son comunes en los pacientes con retinosis pigmentaria, son muy raras. Como cabría esperar, aunque los síntomas visuales, como la ceguera nocturna o la disminución de la agudeza visual, se dan de un 40 % a un 50 % de los pacientes, suelen ser bastante leves. Por tanto, la retinopatía del SKS es similar a la de la distrofia miotónica de tipo 1, más que a la típica retinosis pigmentaria. Sin embargo, hay casos raros de SKS con afectación del SNC en los que la formación de «espículas óseas» y la aglomeración de pigmento en la mácula se asocian con una profunda pérdida de agudeza visual.

Los resultados de las pruebas electrofisiológicas realizadas en pacientes con SKS también difieren de los de los pacientes con retinosis pigmentaria. Aunque existen casos excepcionales, la electrorretinografía suele ser normal o ligeramente anómala.

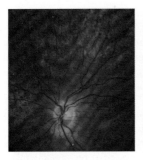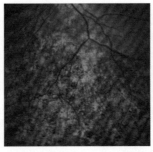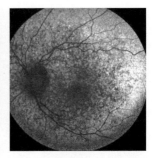

Figura 21-14 Retinopatía pigmentaria en el síndrome de Kearns-Sayre. Obsérvese la alteración pigmentaria retiniana difusa punteada.

Las alteraciones de la conducción cardíaca que se producen en los pacientes con SKS suelen hacerlo años después de la aparición de la ptosis y la oftalmoplejía. Por tanto, los pacientes con OEPC y retinopatía pigmentaria o disfunción neurológica, pero con ECG normal, deben ser advertidos de la posibilidad de una futura cardiopatía, y se les debe indicar que se sometan regularmente a un examen cardíaco, con independencia de su edad.

Aunque la disfunción cardíaca que se produce en los pacientes con SKS con frecuencia puede tratarse eficazmente con un marcapasos artificial, los pacientes pueden morir repentinamente incluso después de la inserción del dispositivo, normalmente debido a una disminución de la respuesta ventilatoria a la hipoxia y a la hipercarbia causada por deficiencias en los mecanismos de control respiratorio del tronco del encéfalo. La insuficiencia cardíaca en pacientes con SKS también puede tratarse con un trasplante cardíaco.

Las anomalías cardíacas distintas de los defectos de conducción son poco frecuentes en los pacientes con SKS, pero incluyen hipertrofia del tabique intraventricular del tipo estenosis subaórtica hipertrófica idiopática y prolapso de la válvula mitral con regurgitación mitral.

Algunos pacientes con SKS presentan debilidad de los músculos esqueléticos, además de ptosis y oftalmoplejía. Pueden afectarse los músculos faciales, especialmente los orbiculares. Cuando pasa, los pacientes pueden ser incapaces de abrir los párpados y también de cerrarlos con fuerza. La afectación del músculo frontal hace que los pacientes no puedan arrugar la frente y produce ptosis de las cejas, lo que resulta en una posición aún más baja de los párpados superiores. Con el tiempo, puede haber afectación de todos los músculos de la cara, y esta se adelgaza y pierde expresividad. En algunos pacientes, los músculos de la masticación se ven afectados de tal manera que refieren dificultades para masticar.

Con la progresión del SKS suele haber debilidad y desgaste de los músculos del cuello y los hombros. Aunque puede haber afectación de los músculos de las extremidades, la debilidad suele ser leve.

Los pacientes con SKS suelen presentar evidencia de disfunción neurológica. Entre las anomalías se incluyen ataxia cerebelosa, nistagmo pendular, disfunción vestibular, pérdida de audición, deterioro de la función in-

telectual y neuropatía periférica. Además, muchos pacientes presentan un aumento del contenido proteico del líquido cefalorraquídeo (LCR) en la punción lumbar. Se observan cambios espongiformes cerebrales en las autopsias de casi todos los pacientes.

La afectación del SNC en el SKS se refleja en las anomalías de las imágenes de RM, que tienen una alta intensidad de señal en las secuencias de densidad de protones, ponderadas en T2 y FLAIR (recuperación de inversión atenuada de líquidos). Estas anomalías están presentes en el tronco del encéfalo, el globo pálido, el tálamo y la sustancia blanca del encéfalo y el cerebelo. Además, en los pacientes con SKS pueden constatarse anomalías regionales del metabolismo cerebral mediante espectroscopia por RM (ERM). Estos cambios incluyen un aumento de la relación de intensidad de resonancia lactato/creatina (un índice de deterioro del metabolismo oxidativo) en la corteza occipital en reposo y una disminución de N-acetilaspartato/creatina (una medida de la pérdida o disfunción neuronal) en la corteza cerebral. Aunque probablemente deberían obtenerse imágenes de RM en pacientes con SKS conocido o presunto, la ERM es actualmente una herramienta de investigación y no tiene ningún papel en el diagnóstico o el tratamiento de estos pacientes.

La disfunción endocrina es común en los pacientes con SKS. Además de la baja estatura, otras manifestaciones incluyen hipoparatiroidismo con tetania como síntoma de presentación, disfunción gonadal y diabetes mellitus.

No existe un tratamiento adecuado para el SKS, aunque algunos pacientes parecen responder a la ingesta controlada de carbohidratos y al tratamiento con coenzima Q10. Como en el caso de la OEPC, algunos pacientes con diplopía se benefician del tratamiento con prismas o de la cirugía para el estrabismo. La ptosis también puede tratarse quirúrgicamente.

Miopatía juvenil, encefalopatía, acidosis láctica y accidente cerebrovascular

La **miopatía juvenil, encefalopatía, acidosis láctica y accidente cerebrovascular** (MELAS) es una enfermedad mitocondrial hereditaria que se caracteriza por la acumulación de ácido láctico en la sangre, los músculos y el cerebro. La presentación clínica puede ser muy variada, pero puede incluir problemas respiratorios, debilidad, convulsiones, anomalías visuales corticales (episodios similares a un accidente cerebrovascular), confusión e incluso deterioro cognitivo.

Las anomalías de la motilidad ocular pueden parecerse a las de la OEPC. En la mayoría de los pacientes se presenta en las dos primeras décadas de la vida. Aunque no existe un tratamiento específico, algunos pacientes pueden beneficiarse de la administración de suplementos de coenzima Q10. La administración de L-arginina puede contrarrestar algunos de los efectos nocivos del agotamiento de óxido nítrico durante los episodios de apoplejía.

Síndrome mitocondrial de encefalomiopatía neurogastrointestinal

El síndrome mitocondrial EMNG se caracteriza por dismotilidad intestinal progresiva, oftalmoplejía externa, leucoencefalopatía y neuropatía periférica. La mayoría de los pacientes desarrollan manifestaciones alrededor de los 18 años, pero existe un amplio rango. Afecta por igual tanto a hombres como a mujeres. Los síntomas y signos gastrointestinales (diarrea recurrente, náusea, vómito, seudoobstrucción, pérdida de peso y caquexia) son la manifestación de presentación en aproximadamente el 45 % de los pacientes, pero acaban desarrollándose en todos ellos. La oftalmoparesia externa es el rasgo característico de presentación en aproximadamente el 25 % de los pacientes, pero, de nuevo, acaba desarrollándose en todos ellos (fig. 21-15).

Alrededor del 15 % de las personas afectadas presentan primero una neuropatía periférica. Otras manifestaciones clínicas incluyen ataxia, pérdida de audición y disfunción cognitiva.

Los hallazgos de laboratorio en el síndrome mitocondrial EMNG incluyen leucoencefalopatía cerebral difusa y respuestas anómalas en el EMG y de conducción nerviosa, que suelen indicar disfunción neurógena y miógena. Las biopsias de músculo esquelético en estos pacientes constatan atrofia neurógena y deficiencia de las fibras en citocromo oxidasa.

Como se ha señalado anteriormente, el síndrome mitocondrial EMNG es un trastorno autosómico recesivo. Se asocia a mutaciones en el gen de la timidina fosforilasa (*TYMP*) en el cromosoma 22 (22q13.32-qter) que codifica la enzima timidina fosforilasa. Las mutaciones

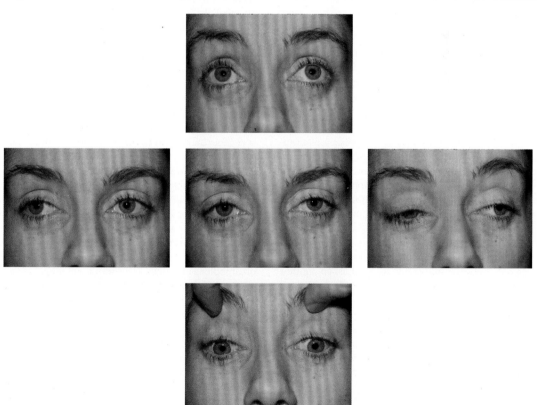

Figura 21-15 Ptosis bilateral y oftalmoparesia en una mujer de 26 años con síndrome mitocondrial de encefalomiopatía neurogastrointestinal (EMNG). La paciente había ingresado en el hospital para el tratamiento de una dismotilidad gastrointestinal grave y se observó que tenía ptosis bilateral. No tenía problemas visuales y negaba específicamente tener diplopía.

reducen gravemente la actividad de la enzima, lo que da lugar a concentraciones plasmáticas elevadas de timidina. La acumulación de timidina altera las reservas de desoxinucleósidos y nucleótidos, y perjudica la replicación y/o reparación del ADNmt, lo que da lugar a mutaciones del ADNmt. Las mutaciones, a su vez, incapacitan a las mitocondrias para la síntesis *de novo* de timidina. Por tanto, aunque este síndrome es una mitocondriopatía, la disfunción mitocondrial es, al igual que el SKS, secundaria a mutaciones genómicas nucleares, más que mitocondriales.

Sin tratamiento, el síndrome mitocondrial EMNG es mortal, y la mayoría de los pacientes mueren cerca de los 40 años por complicaciones tales como neumonía por aspiración, desequilibrio electrolítico, acidosis metabólica y arritmias cardíacas. Sin embargo, existen varias opciones de tratamiento, como el trasplante alógeno de células madre, el TP recombinante con *Escherichia coli* encapsulada en eritrocitos, el trasplante hepático ortotópico y la diálisis peritoneal continua. Aunque se ha informado de que algunos pacientes que reciben estos tratamientos han experimentado una mejora tanto en las manifestaciones gastrointestinales como en las neurológicas, se desconocen los efectos a largo plazo de estos, y ninguno ha tenido un porcentaje total de éxito.

Neuropatía atáxica sensitiva con disartria y oftalmoplejía

La neuropatía atáxica sensitiva con disartria y oftalmoplejía (NASDO) se presenta como un trastorno esporádico en asociación con múltiples supresiones de ADNmt.

Diagnóstico

Es importante distinguir las miopatías mitocondriales de otras afecciones caracterizadas por ptosis y oftalmoparesia, como la DMOF (distrofia muscular oculofaríngea) autosómica dominante y la miastenia grave, porque estos trastornos tienen implicaciones terapéuticas y genéticas claramente diferentes. La biopsia muscular es la herramienta diagnóstica más útil para evaluar a los pacientes con sospecha de enfermedad mitocondrial. La presencia de FRR en la biopsia muscular, por encima de lo que puede explicarse por la edad, establece el diagnóstico de miopatía mitocondrial. Además, en algunos casos pueden detectarse mutaciones del ADNmt (tanto supresiones como mutaciones puntuales) en el músculo, la sangre, la saliva y otros tejidos de la biopsia, especialmente en aquellos con afectación multisistémica.

El diagnóstico del SKS se ve favorecido por el hallazgo de concentraciones elevadas de ácido láctico en sangre o LCR y por lesiones de baja densidad en los ganglios basales en las imágenes de RM. La ERM es una herramienta valiosa para diagnosticar anomalías del metabolismo energético en el cerebro y otros tejidos, pero no está disponible para las pruebas de detección generalizadas en pacientes con sospecha de mutaciones mitocondriales.

Todos los pacientes con OEPC conocida o presunta deben someterse a una cuidadosa evaluación oftalmológica, incluido un examen oftalmoscópico con dilatación para determinar si existe una retinopatía pigmentaria. Además, los pacientes con OEPC con retinopatía pigmentaria o disfunción neurológica deben someterse a una evaluación inmediata de la función cardíaca, y aquellos en los que no se encuentren alteraciones deben, no obstante, ser monitorizados con ECG periódicos. Los pacientes con OEPC que también presentan síntomas gastrointestinales deben ser evaluados por un especialista en gastroenterología, así como someterse a pruebas genéticas para determinar si tienen el síndrome mitocondrial EMNG.

Encefalomiopatía con oftalmoplejía por insuficiencia de vitamina E

La abetalipoproteinemia, también denominada síndrome de Bassen-Kornzweig, se caracteriza por acantocitosis, retinopatía pigmentaria, ataxia progresiva y neuropatía. El trastorno se debe a la ausencia de apolipoproteína B, que es esencial para el transporte de vitaminas liposolubles, y está provocado por la insuficiencia de vitamina E debido a la alteración de la absorción intestinal de lípidos y vitaminas liposolubles. De hecho, el trastorno neurológico de la abetalipoproteinemia es idéntico al observado en otras formas de insuficiencia de vitamina E, ya sea por malabsorción, hepatopatía colestásica con secreción alterada de sales biliares, resección intestinal o fibrosis quística. Los signos neurológicos en pacientes con insuficiencia de vitamina E incluyen ataxia, arreflexia y pérdida de la sensación vibratoria debido tanto a la neuropatía desmielinizante como a la degeneración neuronal del cerebro.

Las anomalías oculomotoras de los pacientes con este trastorno incluyen ralentización de los movimientos sacádicos voluntarios, componentes rápidos ausentes o lentos en el nistagmo vestibular u optocinético, estrabismo, oftalmoplejía seudointernuclear con nistagmo disociado en el ojo aductor al intentar la mirada horizontal, oftalmoplejía externa progresiva de moderada a grave, y oftalmoplejía internuclear de abducción (p. ej, oftalmoplejía internuclear posterior de Lutz).

Muchos pacientes con síndromes por insuficiencia de vitamina E desarrollan retinopatía pigmentaria, además de anomalías oculomotoras. Esta retinopatía es similar en apariencia y resultado visual a las retinopatías observadas en pacientes con citopatías mitocondriales (v. anteriormente).

La insuficiencia de vitamina E produce un trastorno multisistémico verdadero. Inicialmente, la enfermedad parecía ser una miopatía pura, ya que las muestras de biopsia de los pacientes afectados mostraban inclusiones autofluorescentes características en las fibras musculares. Sin embargo, también hay una afectación generalizada del tejido nervioso periférico y central, incluidos

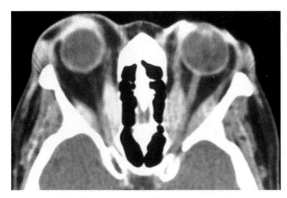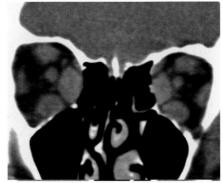

Figura 21-16 Imágenes de tomografía computarizada (TC) orbitaria en un paciente con enfermedad ocular tiroidea. A la izquierda, la vista axial muestra un crecimiento de los músculos rectos mediales que no afecta los tendones. A la derecha, la vista coronal muestra un marcado crecimiento de los músculos rectos superior, medial e inferior, pero no de los rectos laterales.

cambios distróficos en el cerebro, la médula espinal y las raíces dorsales.

En los pacientes con el síndrome por insuficiencia de vitamina E, los defectos neurológicos, incluidas las alteraciones oculomotoras, pueden mejorar si la concentración sérica de vitamina E se normaliza con suplementos de vitamina E, administrados por vía oral o parenteral. También deben administrarse otras vitaminas liposolubles.

Enfermedad ocular tiroidea (también conocida como orbitopatía distiroidea)

Tal vez el trastorno sistémico más común asociado a diplopía, oftalmoparesia e infiltración de los músculos extraoculares sea la enfermedad tiroidea autoinmunitaria, que a menudo se asocia con la enfermedad ocular tiroidea (EOT), también conocida como orbitopatía distiroidea u oftalmopatía distiroidea. La EOT puede aparecer meses o años antes de que haya cualquier evidencia clínica o de laboratorio de disfunción tiroidea.

Los músculos extraoculares son el foco principal de la enfermedad tiroidea dentro de la órbita, y el músculo más comúnmente afectado clínicamente es el recto inferior, seguido en frecuencia por el recto medial, el recto superior y los oblicuos. Las alteraciones de la motilidad ocular se producen en aproximadamente el 80 % de los pacientes. Tanto los estudios de imagen (es decir, ecografía, TC, RM) como el examen anatomopatológico de los músculos afectados constatan la afectación directa del tejido muscular, con preservación de los tendones musculares (fig. 21-16). Este hallazgo contrasta con la afectación de los músculos por inflamación orbitaria idiopática, inflamación orbitaria relacionada con la inmunoglobulina 4 y miositis orbitaria, que suelen afectar tanto al músculo como al tendón (fig. 21-17).

El examen patológico de los músculos extraoculares en pacientes con EOT revela infiltración de linfocitos y células plasmáticas junto con edema en el endomisio de los músculos extraoculares. El principal objetivo autoinmunitario en la EOT parecen ser los fibroblastos orbitarios, más que las células musculares. Se desconoce la naturaleza del antígeno orbitario reconocido por los linfocitos T infiltrantes. Sin embargo, las citocinas (es decir, interleucina 1α, factor de crecimiento transformante β e interferón γ) liberadas por los linfocitos T parecen estimular la proliferación de fibroblastos orbitarios y aumentar su síntesis de glucosaminoglucanos (fig. 21-18). Aunque los músculos están agrandados, las células musculares están morfológicamente intactas. Además de la diplopía, la afectación de los músculos extraoculares puede producir proptosis unilateral o bilateral (fig. 21-19), edema de la conjuntiva y del párpado (fig. 21-20), y/o neuropatía óptica resultante de la compresión del nervio óptico por los músculos agrandados en el vértice de la órbita (fig. 21-21). La infiltración de

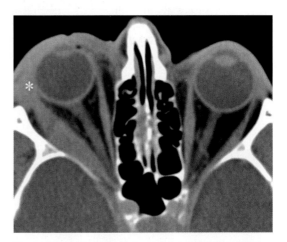

Figura 21-17 Tomografía computarizada (TC) orbitaria en un paciente con miositis orbitaria derecha. Obsérvese el marcado aumento de tamaño del recto lateral derecho, incluido el tendón (*asterisco*).

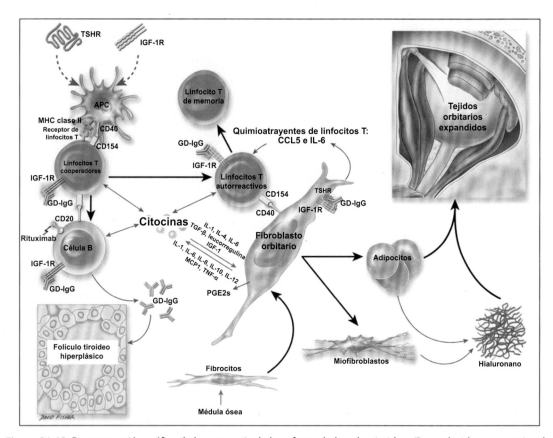

Figura 21-18 Representación gráfica de la patogenia de la enfermedad ocular tiroidea. (Reproducido con permiso de Shan SJ, Douglas RS. pathophysiology of thyroid eye disease. *J Neuroophthalmol* 2014;34(2):177-185.) APC, células presentadoras de antígenos; GD-IgG, inmunoglobulinas de la enfermedad de Graves; IGF-1R, receptor del factor de crecimiento insulinoide 1; IL, interleucina; MCP1, proteína quimiotáctica para los monocitos; MHC, complejo mayor de histocompatibilidad; PGE2s, prostaglandina E_2 sintasa; TGF-β, factor de crecimiento transformante β; TNF-α, factor de necrosis tumoral α; TSHR, receptor de tirotropina.

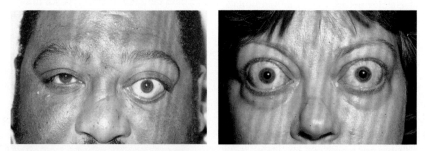

Figura 21-19 Proptosis en dos pacientes con enfermedad ocular tiroidea. **Izquierda**, unilateral; **derecha**, bilateral.

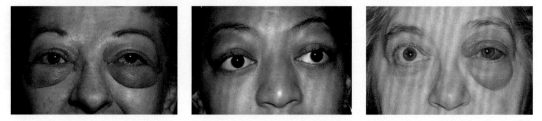

Figura 21-20 Hinchazón de los párpados en tres pacientes con enfermedad ocular tiroidea. **Izquierda**, párpado inferior bilateral; **Centro**, párpado superior bilateral; **Derecha**, párpado superior e inferior unilateral.

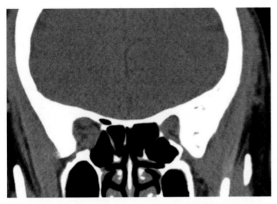

Figura 21-21 Tomografía computarizada (TC) coronal de la órbita en un paciente con neuropatía óptica compresiva bilateral en el contexto de una enfermedad ocular tiroidea. Obsérvese la marcada inflamación de los músculos extraoculares con compresión de los nervios ópticos en el vértice de la órbita.

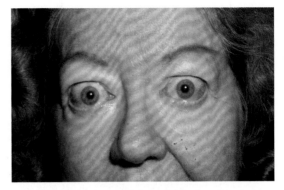

Figura 21-22 Retracción bilateral del párpado superior en un paciente con enfermedad ocular tiroidea.

los músculos elevadores producirá retracción y retraso del párpado (fig. 21-22).

En las primeras fases de la afectación de los músculos extraoculares, estos se agrandan, lo que provoca una limitación de la motilidad ocular. Si esta limitación es simétrica entre los músculos de ambos ojos, los pacientes no referirán diplopía, aunque puedan tener una limitación grave de la motilidad ocular. Sin embargo, en la mayoría de los casos, la afectación asimétrica de los dos ojos o de los músculos extraoculares de un ojo provoca una diplopía que puede ser vertical, horizontal, oblicua o de torsión (figs. 21-23 y 21-24). El músculo extraocular más comúnmente afectado clínicamente en la EOT es el recto inferior, seguido del medio y el superior. Los oblicuos también pueden ser disfuncionales. No obstante, casi nunca hay afectación clínica del recto lateral. Por tanto, en los pacientes con sospecha de EOT con un recto lateral notablemente agrandado y exotropía debe sospecharse alguna otra causa (p. ej., infiltración tumoral) (fig. 21-25).

A medida que la EOT progresa, la infiltración y el edema de los músculos extraoculares producen una pérdida de tejido muscular, y los músculos se vuelven fibróticos. En estos casos, la proptosis puede ser mínima a pesar de la diplopía grave, y los estudios de imagen pueden mostrar músculos extraoculares normales o adelgazados.

En los pacientes con presunta EOT como causa de la diplopía, una anamnesis cuidadosa, un examen clínico, pruebas de laboratorio (v. más adelante) y estudios de imagen de la órbita suelen diferenciar entre los distintos trastornos orbitarios, como infección, inflamación y neoplasias (p. ej., linfoma o lesiones metastásicas). En lo que respecta a las imágenes de la órbita, la ecografía, la TC y la RM pueden utilizarse para diagnosticar una enfermedad ocular tiroidea. Para que la ecografía sea útil, la prueba debe ser llevada a cabo por un ecografista experimentado que pueda realizar la exploración tanto en modo B como en modo A estandarizado. La TC debe incluir vistas axiales y coronales directas de los músculos extraoculares. La RM debe concentrarse en la órbita, y puede proporcionar una mejor evaluación del vértice de la órbita para la valoración de la neuropatía óptica compresiva que las otras modalidades de imagen, dada

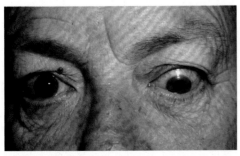

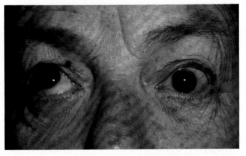

Figura 21-23 Hipotropía izquierda significativa en una paciente con enfermedad ocular tiroidea. **A la izquierda**, la paciente fija con su ojo derecho. Obsérvese la marcada hipotropía izquierda y la retracción del párpado superior izquierdo. **A la derecha**, cuando la paciente intenta fijar con el ojo izquierdo, el ojo derecho se eleva completamente; sin embargo, el ojo izquierdo no puede elevarse por encima de la línea media debido a la tensión del músculo recto inferior izquierdo.

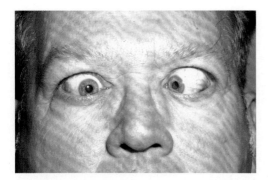

Figura 21-24 Esotropía significativa en un paciente con enfermedad ocular tiroidea.

su mayor sensibilidad a la diferenciación de los tejidos blandos.

Los pacientes con evidencia clínica y de imagen de EOT deben someterse a pruebas de la función tiroidea para determinar el estado de las glándulas tiroides e hipófisis y la necesidad de tratamiento. Las dos hormonas tiroideas, tiroxina (T4) y triyodotironina (T3), se miden directamente en suero, al igual que la tirotropina (TSH). La mayor parte de la T4 y T3 en suero circula unida a proteínas específicas, pero la fracción no unida, la T4 libre, se correlaciona mejor con la actividad hormonal.

En los pacientes con sospecha de EOT pero en los que la T3, la T4 libre e incluso la TSH son normales, pueden ser útiles los ensayos para detectar autoanticuerpos específicos, ya que la enfermedad tiroidea autoinmunitaria se caracteriza por la presencia de autoanticuerpos contra varios componentes tiroideos, es decir, el receptor de tirotropina (receptor de la tirotropina [TSHR]), tiroperoxidasa (TPO) y tiroglobulina (Tg). Entre estos anticuerpos, los autoanticuerpos contra el TSHR son los que más se asocian a la patogenia de la

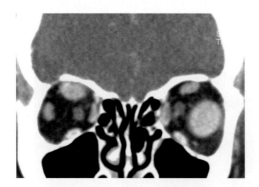

Figura 21-25 Tomografía computarizada (TC) coronal en un paciente con sospecha de enfermedad ocular tiroidea debido a la proptosis bilateral y al estrabismo, que consiste en hipertropía derecha y exotropía izquierda. Obsérvese el agrandamiento extremo del recto superior derecho, así como del lateral izquierdo. La biopsia del músculo recto superior derecho reveló un linfoma asociado a mucosas.

enfermedad. No obstante, pueden ser útiles los ensayos de anticuerpos TPO y de inmunoglobulinas inhibidoras de la TSHR. Los estudios de captación radioactiva también pueden ser útiles para confirmar el diagnóstico.

Los pacientes con características de distiroidismo sistémico con evidencia de EOT deben tener un abordaje agresivo para la normalización de su enfermedad sistémica, no solo por el riesgo de complicaciones del distiroidismo sistémico no tratado, sino también porque alrededor del 60 % de los pacientes con EOT experimentan una mejora en su orbitopatía una vez que alcanzan la función normal de la tiroides. Por tanto, los pacientes con hipotiroidismo deben iniciar un tratamiento sustitutivo y deben ser monitorizados cuidadosamente con estudios de laboratorio más o menos cada mes. Los pacientes con hipertiroidismo sistémico pueden ser tratados con medicación oral, tiroidectomía subtotal o radioablación de la glándula tiroides. Aunque existe una cierta controversia respecto a la posibilidad de que la radioablación de la glándula tiroides produzca o exacerbe la EOT en pacientes con hipertiroidismo, nosotros (y otros) creemos que es el mejor método para lograr el funcionamiento normal permanente de la tiroides. El mayor riesgo de la radioablación de la glándula tiroides es el cambio repentino de hipertiroidismo a hipotiroidismo que se produce en los pacientes tratados de esta manera. Este cambio repentino es el que, de acuerdo a nuestra experiencia, suele desencadenar el desarrollo o la exacerbación de la orbitopatía. En consecuencia, recomendamos que los pacientes con EOT que son tratados con radioablación sean monitorizados cuidadosamente después del tratamiento para que puedan ser tratados con terapia de reemplazo tan pronto se detecte una hipofunción de la tiroides. Existe una cierta cantidad de evidencia que también apunta a la utilidad de un curso de 6 a 8 semanas de prednisona oral iniciado junto con la radioablación, aunque esta práctica no se ha adoptado de forma general.

El tratamiento de la EOT es muy exitoso una vez la tiroides funciona con normalidad. Para los pacientes con enfermedad activa, la irritación y la inflamación pueden tratarse con un curso corto (1 a 2 meses) de corticoesteroides sistémicos administrados por vía oral en dosis diarias o por vía intravenosa en dosis semanales. La radioterapia orbitaria de dosis bajas (2 000 cGy) también es muy eficaz en pacientes con EOT activa (fig. 21-26), aunque no es beneficiosa en pacientes con enfermedad latente. La retracción del párpado suele tratarse con cirugía (fig. 21-27). La proptosis puede tratarse con corticoesteroides sistémicos o radioterapia en pacientes con enfermedad activa o con descompresión orbitaria mediante diversas técnicas en pacientes con enfermedad latente (fig. 21-28). El estrabismo puede tratarse de varias maneras. Algunos pacientes pueden ser tratados con prismas, mientras que otros son tratados con cirugía (fig. 21-29). En algunos casos, se requiere una combinación de ambos tratamientos. Existe un gran interés

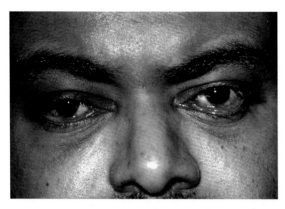
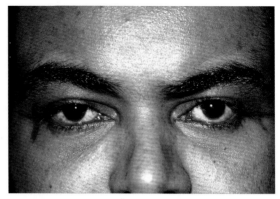

Figura 21-26 Apariencia externa de un paciente con quemosis conjuntival por enfermedad ocular tiroidea antes (**izquierda**) y después (**derecha**) de la radioterapia orbitaria de baja dosis.

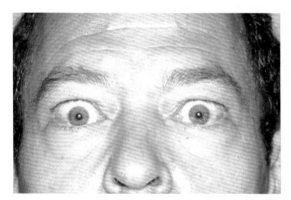
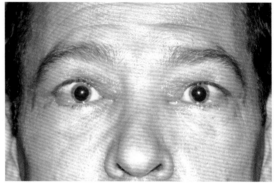

Figura 21-27 Apariencia externa de un paciente con retracción del párpado por enfermedad ocular tiroidea antes (**izquierda**) y después (**derecha**) de ser sometido a cirugía del párpado.

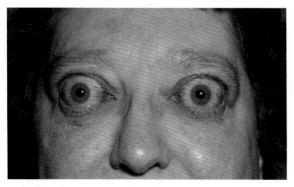
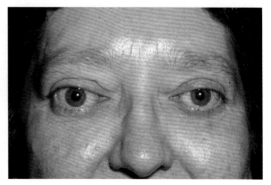

Figura 21-28 Apariencia externa de una paciente con proptosis bilateral antes (**izquierda**) y después (**derecha**) de ser sometido a descompresiones orbitarias bilaterales.

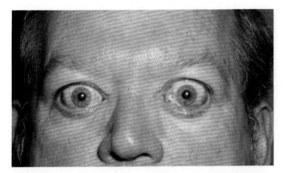

Figura 21-29 Apariencia externa del paciente visto en la figura 21-24 después de ser sometido a cirugía para el estrabismo.

en el papel potencial de una terapia biológica recientemente aprobada, conocida como teprotumumab, un bloqueador del receptor de IGF-1. Los estudios iniciales sugieren que este fármaco puede reducir la proptosis y el volumen de los músculos extraoculares en los casos de EOT activa. Queda por determinar qué lugar ocupará en el arsenal de opciones terapéuticas.

Como se ha señalado anteriormente, un pequeño porcentaje de pacientes con EOT desarrollará una neuropatía óptica unilateral o bilateral por la compresión del nervio óptico por el agrandamiento de los músculos extraoculares en el vértice de la órbita (fig. 21-21). Estos pacientes no suelen tener una proptosis especialmente grave. La neuropatía óptica suele responder al tratamiento con corticoesteroides sistémicos, radioterapia o descompresión orbitaria posterior. La decisión sobre la modalidad a utilizar depende de muchos factores, entre los que se incluyen si la EOT es activa o latente, y la salud general y preferencias del paciente. Si un tratamiento no tiene éxito, es probable que otro lo tenga.

Síndrome del ojo caído

Los músculos rectos están conectados por ligamentos o bandas de tejido conectivo. La banda que conecta los músculos recto lateral y recto superior normalmente sostiene el recto lateral verticalmente dentro de la órbita frente a la tensión inferior ejercida por el músculo oblicuo inferior. Con el envejecimiento, esta banda puede alargarse y romperse progresivamente, lo que da lugar a un estrabismo que frecuentemente es de inicio agudo e indoloro. El estrabismo puede constituir una esotropía de leve a moderada con las características de insuficiencia de divergencia por la acción debilitada del recto lateral, hipotropía por la acción debilitada del recto superior, o una combinación de esotropía e hipotropía. Esta afección se denomina «síndrome del ojo caído», y su aparición aguda o subaguda puede parecerse a la de una parálisis parcial oculomotora o del nervio abducens. Sin embargo, los pacientes con el síndrome suelen tener movimientos extraoculares completos o casi completos (p. ej., los pacientes con esotropía tienen una abducción completa), movimientos sacádicos de velocidad normal y ausencia, o signos neurológicos.

A diferencia del síndrome del ojo pesado (*v.* más adelante), los pacientes con síndrome del ojo caído presentan elongación significativa, así como desplazamiento significativo, de los cuatro músculos rectos lejos del centro orbitario. Además, el recto lateral está desplazado inferiormente, y el recto superior lo está medialmente. Además del estrabismo, los pacientes con síndrome del ojo caído suelen tener un pliegue del párpado superior alto o ausente, un surco superior profundo o incluso ptosis debido a los cambios involutivos que afectan el párpado y el tendón del elevador (fig. 21-30). Este hallazgo puede ayudar a realizar el diagnóstico. La mayoría de los pacientes con síndrome del ojo caído tienen 70 años

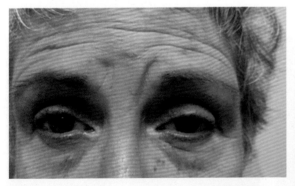

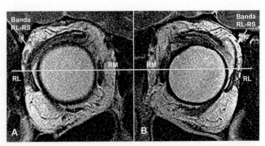

Figura 21-30 Síndrome del ojo caído. Izquierda, apariencia externa de una mujer de edad avanzada con aparición repentina de diplopía binocular oblicua y estrabismo, que consiste en una pequeña esotropía comitante e hipotropía izquierda. Obsérvese la ptosis bilateral asociada a un surco del párpado superior alto y profundo debido a cambios involutivos que afectan los párpados y los tendones del elevador. El paciente tenía movimientos extraoculares completos. **Derecha,** Resonancias magnéticas (RM) orbitarias coronales de un paciente sano (**A**) y un paciente con síndrome de ojo caído (**B**). Obsérvese que el paciente sano tiene una banda intacta (banda RL-RS) entre el músculo recto lateral (RL) y el músculo recto superior (RS) y que estos músculos están en posición normal con respecto a las líneas medias horizontales y verticales, mientras que el paciente con síndrome de ojo caído tiene una banda RL-RS alargada y rota, lo que provoca un desplazamiento inferior significativo del RL. (Figura de la derecha por cortesía del Dr. Joseph Demer.)

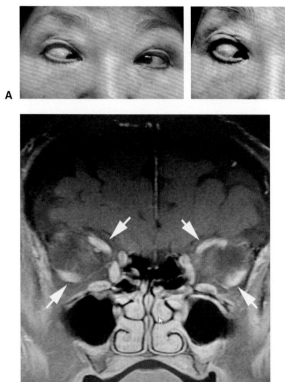

A

B

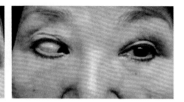

Figura 21-31 Síndrome del ojo pesado en una mujer de mediana edad con miopía grave (-12 D). **A:** Apariencia externa. Obsérvese la esotropía significativa y la hipotropía derecha asociadas a una grave limitación bilateral de la abducción. Obsérvese también la ausencia de ptosis. **B:** Resonancia magnética (RM) coronal en la que se muestra el desplazamiento nasal significativo de ambos músculos rectos superiores y el desplazamiento inferior de ambos músculos rectos laterales (*flechas*), debido al estiramiento de la banda de tejido conectivo entre estos músculos por la compresión de la banda debido al ojo elongado.

o más. El tratamiento suele consistir en terapia con prismas o cirugía para el estrabismo.

Cabe señalar que no todos los expertos en estrabismo creen que la insuficiencia de divergencia de inicio en la edad adulta se deba a los fenómenos mecánicos descritos anteriormente. Algunos plantean la hipótesis de que los individuos de edad avanzada no miran hacia abajo lo suficiente como para utilizar toda la extensión de sus gafas de potencia progresiva, por lo que activan su tríada de visión cercana para intentar ver mejor cuando ven objetos cercanos. Esto produce un aumento de la convergencia que con el tiempo podría acortar el recto medial, y provocar así una esotropía en la distancia.

Síndrome del ojo pesado

Los pacientes con miopía axial grave (es decir, ≥ 8 D) pueden desarrollar un estrabismo que simula al de la EOT. Sin embargo, los pacientes con esta afección, conocida como «síndrome del ojo pesado», no tienen evidencia clínica o de laboratorio de la EOT. Dado que los pacientes con miopía axial grave tienen los ojos alargados, originalmente se creía que el alargamiento causaba una restricción mecánica a la rotación completa debido al contacto entre las caras posteriores de los globos y los huesos de los vértices de la órbita. De hecho, el síndrome del ojo pesado se produce por el estiramiento de la banda de tejido conectivo entre los músculos rectos superior y lateral, relacionado con la compresión de la banda por el ojo alargado. Aunque el estrabismo en el síndrome del ojo pesado es similar al que se produce en el síndrome del ojo caído, se presenta a una edad más temprana, normalmente entre los 30 y los 40 años. El estrabismo tiende a ser mayor que el que se produce en el síndrome del ojo caído y suele estar asociado a ducciones limitadas (fig. 21-31). Asimismo, los pacientes con esta afección no suelen tener la ptosis que se observa en muchos pacientes con síndrome del ojo caído (*v.* anteriormente). Debido a la limitación de las ducciones, es aún más probable que se piense que los pacientes con síndrome del ojo pesado tienen una paresia del nervio oculomotor, lo que hace necesario realizar estudios de neuroimagen. En las secuencias coronales de RM, puede visualizarse la banda de tejido conectivo elongada, con el músculo recto lateral muy adherido al globo y desplazado inferiormente, en contraste con los hallazgos del síndrome del ojo caído, en el que el recto lateral está desplazado inferiormente y alejado del globo. El síndrome del ojo pesado suele tratarse con cirugía.

Nistagmo y trastornos de la motilidad ocular relacionados

Conceptos generales y abordaje clínico

En este capítulo se abordan los movimientos oculares anómalos que interrumpen la fijación estable y, por tanto, degradan la visión. En la primera sección, se analizan los mecanismos por los que la mirada mantiene una visión fija normal para conseguir una visión clara y estable. A continuación, se describen la patogenia y las características clínicas de cada uno de los trastornos que alteran la fijación de la mirada, incluidas las diversas formas de nistagmo patológico y las intrusiones sacádicas. Por último, se resumen los tratamientos disponibles actualmente para estos movimientos oculares anómalos.

Mecanismos normales de estabilidad de la mirada

Para que una persona vea mejor un objeto, su imagen debe mantenerse fija sobre la región foveal de la retina. Aunque el sistema visual puede tolerar cierto movimiento de las imágenes en la retina, si este movimiento se vuelve excesivo, la visión disminuye. Además, si la imagen se desplaza de la fóvea a la retina periférica, se verá con menos claridad.

En las personas sanas, tres mecanismos distintos actúan conjuntamente para evitar la desviación de la línea de visión del objeto que se mira. El primero es la fijación, que tiene dos componentes distintos: (a) la capacidad del sistema visual para detectar la desviación de la imagen de la retina y programar movimientos oculares correctivos y (b) la supresión de movimientos sacádicos no deseados que apartarían el ojo del objetivo. El segundo mecanismo es el reflejo vestibuloocular (RVO), por el que los movimientos oculares compensan las perturbaciones de la cabeza con una latencia corta y mantienen así una visión clara durante las actividades naturales, especialmente la locomoción. El tercer mecanismo es la capacidad del cerebro de mantener el ojo en una posición excéntrica en la órbita contra la atracción elástica de los ligamentos suspensorios y músculos extraoculares, que tienden a devolverlo a la posición central. Para que los tres mecanismos de mantenimiento de la mirada funcionen eficazmente, su rendimiento debe ajustarse por mecanismos de adaptación que controlen las consecuencias visuales de los movimientos oculares.

Tipos de movimientos oculares anómalos que interrumpen la fijación estable: nistagmo e intrusiones sacádicas

La diferencia esencial entre el nistagmo y las intrusiones sacádicas radica en el movimiento ocular **inicial** que aleja la línea de visión del objeto de observación. En el caso del nistagmo, se trata de una desviación lenta (o «fase lenta»), a diferencia de un movimiento sacádico inadecuado que se interpone en la fijación estable. Tras el movimiento inicial, pueden producirse movimientos oculares correctivos u otros movimientos anómalos. Por tanto, el nistagmo puede definirse como un movimiento repetitivo de ida y vuelta de los ojos que se inicia con una fase lenta (desviación). Las intrusiones sacádicas, por otro lado, son movimientos oculares rápidos (REM, *rapid eye movements*) que sacan al ojo del objetivo. Incluyen un espectro de movimientos anómalos, que van desde movimientos sacádicos únicos hasta oscilaciones sacádicas sostenidas.

Diferencias entre nistagmo fisiológico y nistagmo patológico

No todos los nistagmos son patológicos. El **nistagmo fisiológico** preserva la visión clara durante la autorrotación. En la mayoría de las circunstancias, por ejemplo, durante la locomoción, los movimientos de la cabeza son pequeños y el RVO es capaz de generar movimientos oculares compensatorios. Por tanto, la línea de visión sigue apuntando al objeto que se mira. Sin embargo, en respuesta a grandes rotaciones de la cabeza o del cuerpo, el RVO por sí solo no puede preservar una visión clara porque los ojos están limitados en su rango de rotación. Por tanto, durante las rotaciones sostenidas, se producen fases rápidas para reajustar los ojos a su rango de trabajo: **nistagmo vestibular**. Si la rotación se mantiene durante varios segundos, las aferencias vestibulares ya no señalan con precisión la rotación de la cabeza, y el **nistagmo** guiado visualmente u **optocinético** toma el relevo para detener el deslizamiento excesivo de las imágenes retinianas fijas. A diferencia del nistagmo vestibular y optocinético, el **nistagmo patológico** provoca un deslizamiento excesivo de las imágenes retinianas estacionarias que degrada la visión y puede producir un movimiento ilusorio del mundo visto: la **oscilopsia**. Una excepción es el nistagmo congénito, que puede estar asociado a una agudeza visual normal y que rara vez causa oscilopsia.

El nistagmo, tanto fisiológico como patológico, puede consistir en la alternancia de desviaciones lentas (fases lentas) en una dirección y sacudidas oculares correctivas (fases rápidas) en la otra: nistagmo **en sacudidas** o **rítmico** (fig. 22-1A). Sin embargo, el nistagmo patológico también puede consistir en oscilaciones suaves de ida y vuelta: **nistagmo pendular** (fig. 22-1D). Por convención, el nistagmo en sacudidas se describe según la dirección de la fase rápida. Así, si el movimiento lento se desplaza hacia arriba, el nistagmo se denomina «descendente»; si el movimiento lento es hacia la derecha, el nistagmo es «horizontal izquierdo». Aunque es conveniente describir la frecuencia, la amplitud y la dirección de las fases rápidas del nistagmo, es la fase lenta la que refleja la anomalía subyacente.

El nistagmo puede producirse en cualquier plano, aunque suele ser predominantemente horizontal, vertical o rotatorio (de torsión). El nistagmo fisiológico es esencialmente conjugado. El patológico, por el contrario, puede tener amplitudes diferentes en los dos ojos (nistagmo disociado); puede ir en diferentes direcciones, lo que da lugar a diferentes trayectorias del nistagmo en los dos ojos; o puede tener diferentes propiedades temporales, es decir, un cambio de fase entre los dos ojos, lo que da lugar a movimientos que a veces van en direcciones opuestas (nistagmo desconjugado).

Métodos de observación, provocación y registro del nistagmo

A menudo es posible diagnosticar la causa del nistagmo mediante una anamnesis cuidadosa y una exploración sistemática del paciente. La anamnesis debe incluir la duración del nistagmo, si interfiere con la visión y causa oscilopsia, y los síntomas neurológicos que lo acompañan (en particular, vestibulares o cerebelosos). También debe determinarse si el nistagmo y los síntomas visuales que lo acompañan empeoran al ver objetos lejanos o cercanos, con el movimiento del paciente o con diferentes ángulos de la mirada (p. ej., si empeora con la mirada derecha). Si el paciente inclina o gira habitualmente la cabeza, debe determinarse si estas características son evidentes en fotografías antiguas.

Antes de evaluar los movimientos oculares, debe examinarse el sistema visual para determinar si el paciente

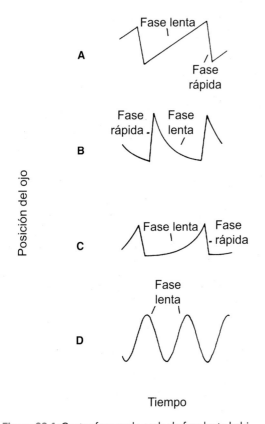

Figura 22-1 Cuatro formas de onda de fase lenta habituales del nistagmo. **A:** Desviación de los ojos a velocidad constante. Esto ocurre en el nistagmo causado por una vestibulopatía periférica o central y también con lesiones del hemisferio cerebral. Las fases rápidas añadidas dan una apariencia de «dientes de sierra». **B:** Desviación de los ojos desde una posición orbitaria excéntrica hacia la línea media (nistagmo evocado por la mirada). La desviación muestra un curso temporal exponencial negativo, con velocidad decreciente. Esta forma de onda refleja una señal de posición ocular no sostenida causada por un integrador neural «con fugas». **C:** Desviación de los ojos fuera de la posición central con un curso temporal exponencial positivo, con velocidad creciente. Esta forma de onda sugiere un integrador neural inestable y suele encontrarse en el nistagmo congénito. **D:** Nistagmo pendular, que se encuentra como un tipo de nistagmo congénito y con enfermedad adquirida del tronco del encéfalo. (De Leigh RJ, Zee DS. *The Neurology of Eye Movements*. 5th ed. Nueva York, Oxford University Press; 2015.)

tiene algún déficit aferente congénito o adquirido que pueda indicar la causa del nistagmo. La estabilidad de la fijación debe evaluarse con los ojos cerca de la posición central, visualizando objetivos cercanos y lejanos, y con ángulos de mirada excéntricos. A menudo resulta útil registrar la dirección y la amplitud del nistagmo para cada una de las posiciones cardinales de la mirada. Si el paciente tiene la cabeza girada o inclinada, deben observarse los ojos en varias direcciones de la mirada cuando la cabeza está en esa posición, así como cuando esta se mantiene recta. Durante la fijación, debe ocluirse cada

ojo por turnos para comprobar si hay nistagmo latente. La presencia de seudonistagmo y oscilopsia en pacientes con temblor de cabeza que han perdido el RVO debe diferenciarse del nistagmo verdadero.

Las formas leves de nistagmo, debido a su baja amplitud o a su presencia inconstante, requieren una observación prolongada durante 2 min o 3 min. El nistagmo de baja amplitud solo puede detectarse mediante la observación de la retina del paciente con un oftalmoscopio. Sin embargo, hay que tener en cuenta que la dirección del nistagmo horizontal o vertical se invierte cuando se observa a través del oftalmoscopio. Siempre debe determinarse el efecto de la **supresión de la fijación**. El nistagmo causado por el desequilibrio vestibular periférico puede ser evidente **solo** en estas circunstancias. El cierre del párpado, por supuesto, eliminará la fijación, pero el propio cierre del párpado puede afectar el nistagmo. Por tanto, es mejor evaluar los efectos de la supresión de la fijación con los párpados abiertos. Existen varios métodos clínicos, como las lentes de Frenzel: lentes esféricas convexas de 10 a 20 dioptrías colocadas en una montura que tiene su propia fuente de luz. Las lentes desenfocan la visión del paciente, lo que impide la fijación de objetos y también proporcionan al examinador una visión ampliada e iluminada de los ojos del paciente. Una alternativa es utilizar dos lentes esféricas de gran tamaño de una caja de pruebas, o determinar el efecto de cubrir transitoriamente el ojo fijador durante la oftalmoscopia en una sala oscura.

La evaluación del nistagmo es incompleta si no se examina sistemáticamente cada clase funcional de movimientos oculares (vestibulares, optocinéticos, de seguimiento lento, sacádicos, de vergencia) y su efecto en el nistagmo, ya que las diferentes formas de nistagmo pueden atribuirse directamente a anomalías de algunos de estos movimientos. Por ejemplo, el sistema vestibular puede evaluarse con la maniobra oculocefálica o haciendo rotar al paciente en una silla giratoria durante 30 s, deteniendo después la rotación y observando los ojos para ver si se produce un nistagmo posrotacional. El sistema optocinético puede evaluarse haciendo girar un pequeño tambor o moviendo una cinta con un patrón repetitivo impreso. Las fases lentas generadas con esta técnica representan el seguimiento visual, incluido el seguimiento lento, mientras que las fases rápidas de reajuste son de origen sacádico.

A menudo es útil **determinar la forma de onda del nistagmo** porque la forma de la fase lenta puede proporcionar una firma fisiopatológica del trastorno subyacente. Para caracterizar correctamente el nistagmo, es importante medir la posición y la velocidad del ojo, así como la posición del objetivo, durante el intento de fijación en diferentes ángulos de la mirada, en la oscuridad y durante los movimientos vestibulares, optocinéticos, sacádicos, de seguimiento y de vergencia. En la figura 22-1 se muestran las formas de onda de fase lenta más comunes del nistagmo.

Convencionalmente, el nistagmo se mide en términos de su amplitud, frecuencia y su producto: la intensidad. Los síntomas visuales causados por el nistagmo suelen correlacionarse mejor con la velocidad de la fase lenta y la duración de la fijación (foveación) durante la fase lenta antes de que esta se rompa.

Actualmente existen muchos métodos diferentes para registrar los movimientos oculares. Dado que muchos pacientes con nistagmo no pueden apuntar los ojos con precisión hacia objetivos visuales, se prefiere una medición precisa mediante la técnica de bobina de búsqueda en campo magnético, que permite medir las oscilaciones horizontales, verticales y de torsión en una amplia gama de amplitudes y frecuencias. Sin embargo, el análisis computarizado de la videooculografía infrarroja con captura de imágenes de alta velocidad ha demostrado ser una herramienta mucho más asequible y práctica para la evaluación clínica de pacientes con nistagmo; también es bastante útil para fines de investigación.

Clasificación del nistagmo según su patogenia

La clasificación del nistagmo puede establecerse con base en la relación de las distintas formas de nistagmo con los trastornos de la fijación visual, el RVO o el mecanismo de mantenimiento excéntrico de la mirada.

Nistagmo asociado a enfermedades del sistema visual y sus proyecciones al tronco del encéfalo y el cerebelo

Origen y naturaleza del nistagmo asociado a enfermedades de las vías visuales

Los trastornos de las vías visuales suelen estar asociados al nistagmo. El ejemplo más evidente es el nistagmo que acompaña a la ceguera. Se produce por al menos dos mecanismos distintos: la disfunción del propio mecanismo de fijación visual y la disfunción del mecanismo de calibración mediado visualmente que optimiza su acción. El mecanismo de fijación visual lento normalmente impide que los ojos se alejen de un objeto fijo. Este mecanismo de fijación depende de la parte de detección de movimiento del sistema visual que es intrínsecamente lenta, con un tiempo de respuesta de unos 100 ms, que engloba todos los movimientos oculares mediados visualmente, incluidos la fijación, el seguimiento lento y las respuestas optocinéticas. Si el tiempo de respuesta se retrasa aún más debido a la presencia de una enfermedad del sistema visual, los intentos del cerebro por corregir las desviaciones oculares pueden aumentar el error retiniano, en lugar de reducirlo, lo que conduce a oscilaciones oculares.

La visión también es necesaria para recalibrar y optimizar todo tipo de movimientos oculares. Estas funciones dependen de las proyecciones visuales al cerebelo. Las lesiones en cualquier parte de esta vía de recalibración pueden privar al cerebro de las señales que mantienen cada uno de los ojos en el objeto a observar, lo que resulta en desviaciones de los ojos con respecto al objetivo, lo que, a su vez, provoca nistagmo.

Características clínicas del nistagmo con lesiones que afectan las vías visuales

Enfermedades de la retina

Los trastornos congénitos o adquiridos de la retina que causan ceguera, como la amaurosis congénita de Leber (ACL), provocan un nistagmo en sacudidas continuas con componentes en los tres planos y que cambia de dirección en el transcurso de segundos o minutos. Este nistagmo se asocia a un «punto nulo» de desviación (la posición del ojo en la que el nistagmo cambia de dirección) que probablemente refleja la incapacidad de calibrar el sistema oculomotor. Este tipo de nistagmo suele mostrar una forma de onda de velocidad creciente (fig. 22-1C). Los resultados de la terapia génica para la ACL indican que existe una correlación entre la mejora de la agudeza visual y la reducción del nistagmo.

Enfermedades que afectan los nervios ópticos

La enfermedad del nervio óptico suele estar asociada al nistagmo pendular. Con la enfermedad unilateral del nervio óptico, el nistagmo afecta en gran medida el ojo anormal, lo que da lugar a un nistagmo monocular o marcadamente asimétrico. Cuando hay afectación de ambos nervios ópticos, la amplitud del nistagmo suele ser mayor en el ojo con peor visión (fenómeno de Heimann-Bielschowsky). Este fenómeno también se produce en pacientes con ambliopía profunda, catarata densa y miopía grave (**video 22-1**). Las oscilaciones pueden desaparecer cuando se restablece la visión, lo que respalda el argumento de que, en estos casos, las oscilaciones oculares se deben a la pérdida de visión, no a un trastorno primario del sistema oculomotor.

Enfermedades que afectan el quiasma óptico

Las lesiones paraselares, como los tumores hipofisarios, se han asociado tradicionalmente, aunque con poca frecuencia, al **nistagmo en sube y baja** (o en balancín; *v.* más adelante). El nistagmo en sube y baja también se produce en personas cuyos axones del nervio óptico no se cruzan en el quiasma óptico, como algunos pacientes con albinismo grave. Por tanto, es posible que las aferencias visuales, especialmente las cruzadas, sean importantes para optimizar los movimientos oculares de torsión vertical y, si se interrumpen, provoquen oscilaciones en sube y baja.

Enfermedades que afectan la vía visual posquiasmática

El nistagmo horizontal es un hallazgo documentado en pacientes con enfermedad unilateral de los hemisferios cerebrales, especialmente cuando la lesión es grave y

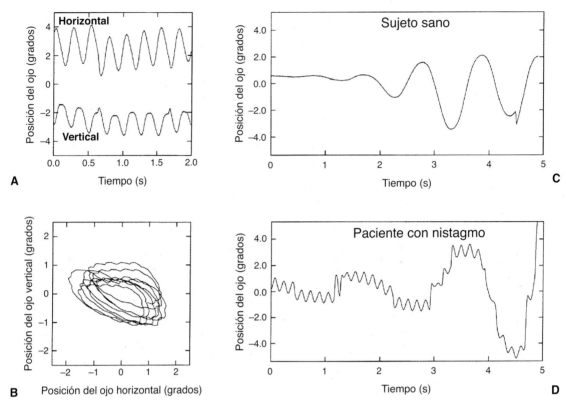

Figura 22-2 Nistagmo pendular adquirido. Obsérvense las formas de onda pendulares horizontales y verticales. Representadas en función del tiempo (**A**) o con componentes horizontales y verticales coincidentes en cualquier punto de tiempo (**B**). El sujeto sano muestra movimientos voluntarios, lentos y suaves de lado a lado (**C**), mientras que el paciente con nistagmo presenta un movimiento en sube y baja mucho más rápido y de menor amplitud (**D**).

posterior. Estos pacientes muestran una desviación de velocidad constante de los ojos hacia el hemisferio intacto (es decir, fases rápidas dirigidas hacia el lado de la lesión, que suelen ser de baja amplitud) y también suelen mostrar una asimetría del seguimiento lento horizontal que puede ponerse de manifiesto mediante el uso de una cinta o tambor optocinético. La respuesta se reduce cuando las cintas se mueven, o el tambor se gira, hacia el lado de la lesión. No está claro si esta asimetría se produce principalmente por el deterioro de la corteza parietal, necesaria para dirigir la atención visual, o por la alteración de áreas corticales importantes para el procesamiento de la visión del movimiento.

Nistagmo pendular adquirido y su relación con las enfermedades de las vías visuales

El nistagmo pendular adquirido (fig. 22-2) es uno de los tipos más comunes de nistagmo y se asocia con los síntomas visuales más molestos. Su patogenia no está definida y puede haber más de un mecanismo responsable. Se encuentra en una variedad de afecciones (tabla 22-1).

El nistagmo pendular adquirido suele tener componentes horizontales, verticales y de rotación con la misma frecuencia, aunque puede predominar uno de los componentes (**video 22-2**). La forma de onda temporal suele aproximarse a una onda sinusoidal, pero se han observado oscilaciones más complejas. La frecuencia de las oscilaciones está entre 1 Hz y 8 Hz, con un valor típico de 3.5 Hz. En cualquier paciente concreto, la frecuencia tiende a permanecer bastante constante. Solo en raras ocasiones la frecuencia de las oscilaciones es diferente en los dos ojos. En algunos pacientes, el

Tabla 22-1 Etiología del nistagmo pendular
Pérdida visual (incluida la enfermedad unilateral del nervio óptico)
Trastornos de la mielina 　Esclerosis múltiple 　Enfermedad de Pelizaeus-Merzbacher 　Trastornos del ensamblaje peroxisómico 　Síndrome de Cockayne 　Abuso de tolueno
Mioclonía oculopalatina
Accidente cerebrovascular agudo
Enfermedad de Whipple
Degeneraciones espinocerebelosas
Nistagmo congénito

nistagmo se detiene momentáneamente después de un movimiento sacádico. Este fenómeno se denomina supresión postsacádica. El nistagmo pendular adquirido puede ser suprimido o producido por el cierre de los párpados, o provocado por la convergencia.

Nistagmo pendular adquirido con enfermedad desmielinizante

El nistagmo pendular adquirido es una característica común de los trastornos adquiridos y congénitos de la mielina central, como la esclerosis múltiple (EM), el abuso de tolueno, la enfermedad de Pelizaeus-Merzbacher y los trastornos peroxisómicos. Dado que la neuritis óptica suele coexistir en pacientes con EM que presentan nistagmo pendular, el mayor tiempo de respuesta del procesamiento visual podría ser el responsable de las oscilaciones oculares. Sin embargo, el nistagmo suele permanecer sin cambios en la oscuridad, cuando las aferencias visuales no deberían influir en los movimientos oculares. Existe una posibilidad más probable, que haya un deterioro de las proyecciones visuales hacia el cerebelo, lo que conduce a la inestabilidad de las conexiones recíprocas entre los núcleos del tronco del encéfalo y el cerebelo que son importantes para la recalibración.

Mioclonía oculopalatina (temblor oculopalatino)

El nistagmo pendular adquirido puede ser un componente del síndrome de mioclonía oculopalatina (faringolaringodiafragmática). Esta afección suele desarrollarse varios meses después de un infarto del tronco del encéfalo o del cerebelo, aunque puede no reconocerse hasta años después. La mioclonía oculopalatina también se produce con afecciones degenerativas. El término «mioclonía» es engañoso, porque los movimientos de los músculos afectados son en sube y baja y están más o menos sincronizados, normalmente a un ritmo de unos dos ciclos por segundo. Por tanto, los movimientos palatinos pueden denominarse de «temblor», en lugar de mioclonía, y los movimientos oculares son realmente una forma de nistagmo pendular. Aunque el paladar es la estructura más frecuentemente afectada, pueden producirse movimientos oculares, de los músculos faciales, la faringe, la lengua, la laringe, el diafragma, la boca de la trompa de Eustaquio, el cuello, el tronco y las extremidades.

Los movimientos oculares suelen consistir en oscilaciones en sube y baja. Suelen tener un gran componente vertical, aunque también pueden tener pequeños componentes horizontales o de rotación. Los movimientos pueden ser algo desconjugados (tanto horizontal como verticalmente), con cierta dependencia de la posición orbitaria, y algunos pacientes muestran oscilaciones de ciclovergencia (vergencia de torsión). En ocasiones, los pacientes desarrollan oscilaciones oculares sin movimientos palatinos, especialmente tras un infarto del tronco del encéfalo. El cierre de los párpados puede poner de manifiesto las oscilaciones oculares verticales. El nistagmo a veces desaparece con el sueño, pero los movimientos palatinos suelen persistir. El trastorno suele ser intratable y la remisión espontánea es poco frecuente.

El principal hallazgo anatomopatológico del mioclono palatino es la hipertrofia del núcleo olivar inferior, que puede observarse mediante resonancia magnética (RM) (fig. 22-3A,B). También puede haber destrucción del núcleo dentado contralateral. Histológicamente, el núcleo olivar tiene neuronas agrandadas y vacuoladas con astrocitos agrandados. Se ha postulado que el nistagmo del temblor oculopalatino es el resultado de la inestabilidad de la proyección del núcleo olivar inferior al flóculo cerebeloso, una estructura que se considera importante en el control adaptativo del RVO.

Oscilaciones pendulares convergentes-divergentes

Las oscilaciones pendulares de la vergencia se producen en pacientes con EM, accidente cerebrovascular y enfermedad de Whipple cerebral. En la enfermedad de Whipple, las oscilaciones suelen tener una frecuencia de aproximadamente 1.0 Hz y se acompañan de contracciones concurrentes de los músculos masticatorios, un fenómeno denominado miorritmia oculomasticatoria

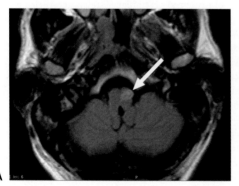
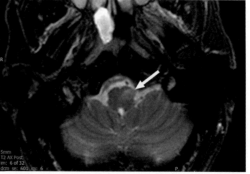

Figura 22-3 Hallazgos por estudios de neuroimagen en la mioclonía oculopalatina. A: FLAIR e (B) imágenes ponderadas en T2 en un paciente con mioclonía oculopalatina tras la resección de una malformación cavernosa pontina; se observa degeneración olivar hipertrófica izquierda (*flechas*).

(**video 22-3**). La parálisis supranuclear de la mirada vertical también se produce en este contexto, y es similar a la que se encuentra en la parálisis supranuclear progresiva.

Se han propuesto al menos dos posibles explicaciones para explicar la naturaleza convergente-divergente de las oscilaciones pendulares de la vergencia: un cambio de fase entre los ojos, producido por una disfunción en los mecanismos normales de acoplamiento, o una oscilación que afecta el propio sistema de vergencia. Esta última explicación es más plausible, ya que los pacientes que se han estudiado no muestran ningún desplazamiento de fase (es decir, son conjugados) verticalmente, y porque la relación entre los componentes horizontales y de torsión es similar a la que se produce durante los movimientos de vergencia normales (exciclovergencia con convergencia horizontal).

Nistagmo por desequilibrio vestibular

El nistagmo relacionado con el desequilibrio de la vía vestibular puede estar causado por daños en las estructuras periféricas o centrales. Dado que el nistagmo varía, normalmente es posible distinguir el nistagmo por desequilibrio vestibular periférico del producido por desequilibrio vestibular central.

Nistagmo por desequilibrio vestibular periférico

Características clínicas del nistagmo vestibular periférico

Las enfermedades que afectan la vía vestibular periférica (es decir, el laberinto, el nervio vestibular y su área de entrada a la raíz) provocan nistagmos con fases lentas lineales (fig. 22-1A). Estas desviaciones unidireccionales de fase lenta reflejan un desequilibrio en el nivel de actividad neuronal tónica en los núcleos vestibulares. Si la enfermedad provoca una reducción de la actividad, por ejemplo, en los núcleos vestibulares del lado izquierdo, entonces los mismos núcleos del lado derecho conducirán los ojos en fase lenta hacia la izquierda. En este ejemplo, las fases rápidas se dirigirán hacia la derecha, por lo que se alejarán del lado de la lesión. Dos características del propio nistagmo son útiles para identificar la periferia vestibular como causante: su trayectoria (dirección) y si se suprime con la fijación visual.

La trayectoria del nistagmo puede relacionarse a menudo con las relaciones geométricas de los conductos semicirculares y con el hallazgo de que la estimulación experimental de un conducto individual produce un nistagmo en el plano de ese conducto. Así, la destrucción laberíntica unilateral completa conduce a un nistagmo mixto horizontal-de torsión (la suma de las direcciones de los conductos de un oído), mientras que en el vértigo posicional paroxístico benigno (VPPB), un nistagmo mixto ascendente-de torsión refleja la estimulación del conducto semicircular posterior.

Los nistagmos vertical o de torsión puros casi nunca se producen con una enfermedad vestibular periférica, ya que esto requeriría lesiones específicas de los conductos individuales de uno o ambos oídos, un hecho poco probable.

El nistagmo causado por una enfermedad de la periferia vestibular suele ser más prominente, o solo puede hacerse evidente, cuando se impide la fijación visual. El motivo es que, cuando los movimientos oculares generados visualmente funcionan con normalidad, como suele ocurrir en los pacientes con enfermedad vestibular periférica, frenan o impiden la desviación de los ojos.

Otra característica común, aunque no específica, del nistagmo causado por una enfermedad vestibular periférica es que su intensidad aumenta cuando los ojos se giran en la dirección de la fase rápida (**ley de Alexander**). Es probable que esto refleje una estrategia adaptativa desarrollada para contrarrestar la desviación del nistagmo vestibular y establecer así una posición orbitaria (es decir, en la dirección de las fases lentas) en la que los ojos están relajados y la visión es clara. Este fenómeno constituye la base de una clasificación común del nistagmo unidireccional. El nistagmo se denomina de «primer grado» si solo está presente al mirar en la dirección de las fases rápidas, de «segundo grado» si también está presente en la posición central y de «tercer grado» si lo está al mirar en todas las direcciones de la mirada.

Aunque estas características clínicas ayudan a establecer el diagnóstico de enfermedad vestibular periférica, es importante tener en cuenta que los trastornos del tronco del encéfalo y del cerebelo pueden a veces simular una enfermedad periférica y, especialmente en los pacientes de edad avanzada o con factores de riesgo de vasculopatía, la observación cuidadosa es el camino más prudente.

Nistagmo vestibular periférico inducido por un cambio de posición de la cabeza

Los cambios en la posición de la cabeza suelen influir en el nistagmo vestibular. Esta característica puede ser útil para establecer el diagnóstico, especialmente del **VPPB**. Los pacientes con esta afección refieren breves episodios de vértigo precipitados por el cambio de posición de la cabeza, como cuando se dan la vuelta en la cama o miran hacia un estante alto. La afección puede ser consecuencia de un traumatismo craneal o de una neurolaberintitis vírica.

Para evaluar el nistagmo y el vértigo en un paciente con posible VPPB, el examinador debe colocar al paciente en posición supina y girar la cabeza hacia un hombro y, a continuación, mover rápidamente la cabeza y el cuello, juntos, hacia una posición de cabeza colgante (hacia abajo, unos 30-45°). Aproximadamente de 2 s a 5 s después de que el oído afectado se mueva a esta posición inferior, el paciente con VPPB referirá la aparición de vértigo, y se desarrollará un nistagmo mixto ascendente-de torsión, que se visualiza mejor con las lentes de Frenzel. La dirección del nistagmo cambia con la dirección de la mirada. Al mirar hacia el oído más inferior, adquiere una naturaleza más de torsión, mientras que, al mirar hacia el oído superior, se vuelve más vertical. Este patrón de nistagmo tiene una alta correspondencia con la estimulación del conducto semicircular posterior del oído inferior (que provoca fases lentas principalmente al activar los músculos oblicuo superior ipsolateral y recto inferior contralateral). El nistagmo aumenta hasta 10 s, pero luego disminuye y suele desaparecer a los 40 s. Cuando el paciente se vuelve a sentar, se produce una recurrencia similar, pero más leve, de estos síntomas, con el nistagmo dirigido en sentido contrario al inicial. Si se repite este procedimiento varias veces, los síntomas disminuirán y los signos serán más difíciles de inducir. Esta habituación de la respuesta tiene valor diagnóstico, ya que existe un cuadro clínico similar al del VPPB que puede estar causado por tumores cerebelosos, EM o infarto de la circulación posterior. Sin embargo, en los procesos centrales no hay latencia hasta la aparición del nistagmo ni habituación de la respuesta con la repetición de las pruebas.

Los restos otolíticos en los conductos respectivos (canalolitiasis) interfieren con el flujo de endolinfa o el movimiento de la cúpula y son, probablemente, responsables del VPPB. El movimiento del cuello que causa el acodamiento vertebrobasilar y el vértigo como manifestación aislada de la isquemia transitoria del tronco del encéfalo es un mecanismo poco común. En tales casos, suele haber síntomas neurológicos asociados.

Nistagmo vestibular periférico inducido por estímulos propioceptivos y auditivos

La percepción del movimiento pasivo del cuerpo se basa principalmente en la información vestibular y visual. Sin embargo, es posible inducir una ilusión de rotación del cuerpo acompañada de nistagmo conjugado, horizontal y en sacudidas (**nistagmo artrocinético**) cuando el brazo extendido horizontalmente de una persona por lo demás sana e inmóvil gira pasivamente alrededor de un eje vertical en la articulación del hombro. La fase lenta del nistagmo tiene una dirección opuesta a la del movimiento del brazo. La velocidad media de la fase lenta aumenta con el incremento de la velocidad del brazo, y el nistagmo continúa durante un breve período tras el cese del movimiento del brazo (postnistagmo artrocinético). La existencia de circularvección artrocinética y de nistagmo sugiere que en el sistema vestibular de los seres humanos sanos existe una interacción somatosensorial-vestibular funcionalmente significativa, al menos para las vías aferentes que transportan información de posición y cinestésica desde las articulaciones.

Los sujetos sanos en posición estacionaria en la oscuridad pueden experimentar una autorrotación ilusoria cuando se exponen a un campo sonoro giratorio. Esta ilusión suele ir acompañada de **nistagmo audiocinético**, que es conjugado y horizontal, con la fase lenta en la dirección opuesta a la de la autorrotación experimentada. Este nistagmo indica que la orientación aparente, así como la real, del cuerpo puede influir en el control oculomotor. Ni la autorrotación ilusoria ni el nistagmo se producen cuando el sujeto se expone a un campo sonoro giratorio en la luz, lo que sugiere que la información visual debe dominar la información auditiva a la hora de determinar la orientación aparente del cuerpo y la localización sensorial. Los pacientes que desarrollan síntomas vestibulares y nistagmo cuando se exponen a determinados sonidos (**fenómeno de Tullio**) suelen presentar dehiscencia del conducto semicircular superior o estimulación patológica de los órganos otolíticos.

Nistagmo vestibular periférico inducido por estimulación calórica

El nistagmo inducido por estimulación calórica de un oído tiene todas las características del causado por una enfermedad vestibular periférica unilateral o asimétrica. Durante la estimulación calórica, un gradiente de temperatura a través del hueso temporal induce una corriente de convección en la endolinfa de un conducto semicircular si este está orientado verticalmente con respecto a la tierra. Antes de intentar inducir el nistagmo calórico, el médico debe comprobar que la membrana timpánica es visible y está intacta. A continuación, se coloca al sujeto en posición supina y se flexiona el cuello 30°. Un estímulo frío (30 °C) induce componentes horizontales de fase lenta dirigidos hacia el oído estimulado (fases rápidas en sentido contrario). Con un estímulo cálido (44 °C) y la misma orientación de la cabeza, las fases rápidas se dirigen hacia el oído estimulado (de ahí la mnemotecnia **COWS**: frío-opuesto, cálido-mismo lado [*cold-opposite, warm-same*]).

La estimulación calórica es una forma importante de evaluar cada laberinto periférico. La prueba con agua helada es especialmente útil en la evaluación del paciente inconsciente. En este contexto, la desviación tónica del ojo indica la conservación de la función pontina. La inducción del nistagmo calórico también es una forma útil de confirmar la preservación de la conciencia en pacientes que fingen estar en coma.

Nistagmo por desequilibrio vestibular central

Características clínicas del nistagmo vestibular central

En esta sección se describen las características clínicas de tres formas comunes de nistagmo que se cree que están causadas por un desequilibrio de las conexiones vestibulares centrales: nistagmo vertical hacia abajo, nistagmo vertical ascendente y nistagmo de torsión. También se analiza el fenómeno menos común de nistagmo

Tabla 22-2 Etiología del nistagmo vertical hacia abajo

Degeneración cerebelosa, incluida la ataxia episódica familiar, y degeneración paraneoplásica

Anomalías craneocervicales, incluida la malformación de Chiari I

Infarto del tronco del encéfalo o del cerebelo

Dolicoectasia de la arteria vertebrobasilar

Esclerosis múltiple

Tumor cerebeloso, incluido el hemangioblastoma

Siringobulbia

Encefalitis

Traumatismo craneal

Tóxico-metabólico

Medicación anticonvulsiva

Intoxicación por litio

Alcohol

Encefalopatía de Wernicke

Depleción del magnesio

Insuficiencia de vitamina B_{12}

Abuso de tolueno

Anticuerpos contra la descarboxilasa del ácido glutámico

Congénito

Hallazgo transitorio en bebés por lo demás sanos

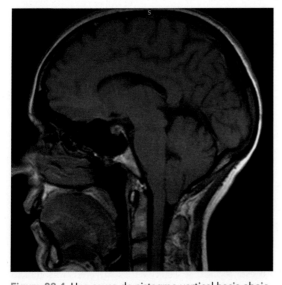

Figura 22-4 Una causa de nistagmo vertical hacia abajo. La resonancia magnética (RM) sagital muestra la malformación de Chiari I con el característico descenso de las amígdalas (tonsilas) cerebelosas a través del foramen mayor. La descompresión de la malformación dio lugar a la resolución del nistagmo.

horizontal causado por un desequilibrio vestibular central. Por último, se ofrece un esquema fisiopatológico para explicar estas formas de nistagmo vestibular central.

El **nistagmo vertical hacia abajo** (nistagmo vestibular central de ritmo lento) se produce en una variedad de trastornos (tabla 22-2), pero se asocia más comúnmente con enfermedades que afectan el vestibulocerebelo (flóculo, paraflóculo, nódulo y úvula) y el bulbo raquídeo subyacente. Entre estas se encuentran las lesiones intrínsecas del tronco del encéfalo y del cerebelo, como la EM y la malformación de Chiari I (fig. 22-4), y las lesiones extrínsecas de la unión craneocervical, como el meningioma. También puede ser una manifestación de la intoxicación por fármacos, especialmente por litio. El nistagmo vertical hacia abajo suele presentarse con los ojos en posición central, pero su amplitud puede ser tan pequeña que solo pueda detectarse observando el fondo de ojo con un oftalmoscopio. Por lo general, se cumple la ley de Alexander en el sentido de que la intensidad del nistagmo es mayor en la mirada hacia abajo y menor en la mirada hacia arriba.. En la mayoría de los casos, el nistagmo aumenta si el paciente mira hacia abajo y hacia un lado (**video 22-4**). A diferencia de los pacientes con nistagmo vestibular periférico, el descendente no cambia sustancialmente al eliminar la fijación (p. ej., con las lentes de Frenzel).

Una variedad de anomalías oculomotoras suelen acompañar al nistagmo vertical hacia abajo, y reflejan una afectación cerebelosa concurrente. Entre estas anomalías se incluyen alteraciones del seguimiento vertical lento y del RVO vertical, desviación oblicua, y deterioro del mantenimiento de la mirada horizontal excéntrica, el seguimiento lento y el seguimiento combinado ojo-cabeza.

El **nistagmo ascendente** (nistagmo vestibular central de ritmo rápido) que se presenta con los ojos cerca

Tabla 22-3 Etiología del nistagmo ascendente

Degeneraciones cerebelosas, incluida la ataxia familiar episódica

Esclerosis múltiple

Infarto de la médula, el mesencéfalo o el cerebelo

Tumores de la médula, el mesencéfalo o el cerebelo

Encefalopatía de Wernicke

Encefalitis del tronco del encéfalo

Síndrome de Behçet

Meningitis

Amaurosis congénita de Leber u otro trastorno congénito de las vías visuales anteriores

Malformación arteriovenosa talámica

Intoxicación por organofosfatos

Tabaco

Asociado a la enfermedad del oído medio

Congénito

Hallazgo transitorio en bebés por lo demás sanos

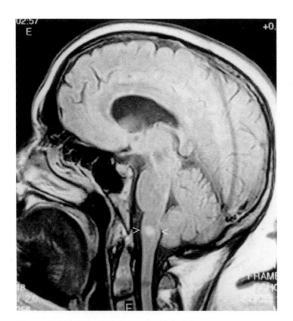

Figura 22-5 Una de las causas del nistagmo ascendente. La resonancia magnética (RM) axial muestra una señal hiperintensa en el bulbo raquídeo de un paciente con nistagmo ascendente y esclerosis múltiple.

Tabla 22-4 Etiología del nistagmo de torsión
Siringobulbia, con o sin siringomielia y malformación de Chiari I
Accidente cerebrovascular (síndrome de Wallenberg)
Malformación arteriovenosa del tronco del encéfalo
Tumor en el tronco del encéfalo
Esclerosis múltiple
Mioclonía oculopalatina
Traumatismo craneal
Congénito
Asociado a reacción ocular de inclinación

de la posición central se produce en muchas afecciones clínicas (tabla 22-3). Es más frecuente en pacientes con lesiones medulares que afectan los núcleos perihipoglosos y el núcleo vestibular medial adyacente (estructuras importantes para el mantenimiento de la mirada) y el tegmento ventral, que contiene proyecciones de los núcleos vestibulares que reciben aferencias de los conductos semicirculares anteriores (fig. 22-5). También se produce en pacientes con lesiones que afectan la porción caudal de la médula, el vermis anterior del cerebelo o el conjuntivo braquial adyacente y el mesencéfalo. Con independencia de la ubicación o la naturaleza de la lesión, la intensidad del nistagmo suele ser mayor en la mirada ascendente (p. ej., obedece a la ley de Alexander), no suele aumentar en la mirada derecha o izquierda y la supresión de la fijación visual tiene poco o ningún efecto en su forma de onda (**video 22-5**). La convergencia puede aumentar o suprimir el nistagmo vertical hacia arriba e incluso convertirlo en nistagmo vertical hacia abajo. Al igual que en el caso del nistagmo vertical hacia abajo, los pacientes con nistagmo ascendente suelen mostrar asimetrías en los movimientos vestibulares verticales y de seguimiento lento, así como hallazgos de movimientos oculares cerebelosos asociados.

El **nistagmo de torsión** (rotacional) es una forma mucho menos común de nistagmo vestibular central que los nistagmos verticales hacia abajo o hacia arriba. A menudo es difícil de detectar, excepto mediante una observación cuidadosa de los vasos conjuntivales u observando con un oftalmoscopio o una lente de contacto la dirección del movimiento de la retina a ambos

lados de la fóvea (**video 22-6**). Aunque tanto el nistagmo vestibular periférico como el congénito pueden tener componentes de torsión, el nistagmo puramente de torsión, al igual que el puramente vertical, indica la existencia de una enfermedad que afecta las conexiones vestibulares centrales (v. tabla 22-4). El nistagmo de torsión comparte muchas de las características de los nistagmos verticales hacia abajo o hacia arriba, incluida la modulación por rotaciones de la cabeza, la variabilidad en las formas de onda de fase lenta y la supresión por convergencia.

El **nistagmo horizontal** en posición central por desequilibrio vestibular central es un fenómeno poco frecuente, pero bien documentado. El trastorno subyacente suele ser una malformación de Chiari. La forma de onda de fase lenta en esta forma de nistagmo puede ser del tipo de velocidad creciente, lo que dificulta su distinción con el nistagmo congénito. Sin embargo, los pacientes con nistagmo horizontal vestibular central adquirido suelen informar de la aparición reciente de síntomas visuales, como oscilopsia, y las mediciones suelen constatar un componente vertical asociado que está ausente en el nistagmo congénito. Los pacientes con nistagmo horizontal presente en la posición central siempre deberían ser observados de forma continua durante 2 min o 3 min para excluir la posibilidad de que el nistagmo sea realmente un nistagmo periódico alternante (NPA).

Nistagmo periódico alternante

El NPA es un nistagmo horizontal espontáneo, presente en la mirada central, que invierte su dirección aproximadamente cada 90 s a 120 s (**video 22-7**). Dado que el período de oscilación es de unos 4 min, el trastorno puede pasar desapercibido a menos que el examinador observe el nistagmo durante varios minutos. Cuando el nistagmo finaliza un semiciclo (p. ej., el nistagmo pulsátil derecho), antes de que comience el siguiente semiciclo (nistagmo pulsátil izquierdo en este ejemplo) se produce un breve período de transición durante el cual puede haber nistagmo hacia arriba o hacia abajo o movimientos sacádicos. También existe una forma congénita de NPA, pero suele ser mucho menos regular en el momento de la inversión de la dirección y muestra

Tabla 22-5 Etiología del nistagmo periódico alternante
Malformaciones de Chiari y otras anomalías del rombencéfalo
Esclerosis múltiple
Degeneraciones cerebelosas
Tumor cerebeloso, absceso, quiste y otra lesión ocupante de espacio
Enfermedad de Creutzfeldt-Jakob
Ataxia telangiectasia
Infarto del tronco del encéfalo
Medicamentos anticonvulsivos
Intoxicación por litio
Infecciones que afectan el cerebelo, incluida la sífilis
Encefalopatía hepática
Traumatismo
Tras la pérdida visual (por hemorragia vítrea o catarata)
Nistagmo congénito

Tabla 22-6 Etiología del nistagmo en sube y baja
Enfermedad mesodiencefálica[a]
Masas paraselares
Derrame cerebral
Displasia septoóptica
Malformación de Chiari I
Siringobulbia
Retinosis pigmentaria
Traumatismo craneal
Forma congénita, incluida agenesia del quiasma óptico, y como hallazgo transitorio en el albinismo

[a]Incluye nistagmo hemisférico.

formas de onda de fase lenta típicas del nistagmo congénito. La NPA debe diferenciarse de la «mirada en ping-pong», una desviación ocular que invierte la dirección no durante varios minutos, sino cada pocos segundos, y que se encuentra en pacientes inconscientes con grandes lesiones bihemisféricas.

El NPA adquirido se produce en asociación con una serie de enfermedades (tabla 22-5), muchas de las cuales afectan el nódulo y la úvula del cerebelo. El baclofeno elimina este nistagmo.

Nistagmo en sube y baja

En el nistagmo en sube y baja y en hemi-sube y baja, un semiciclo consiste en la elevación y rotación interna de un ojo y el descenso y rotación externa concurrentes del otro. Durante el siguiente semiciclo, los movimientos verticales y de torsión se invierten (fig. 22-6; **video 22-8**). El nistagmo en sube y baja puede ser congénito o adquirido (tabla 22-6), y la forma de onda puede ser pendular o en sacudida.

El nistagmo en sube y baja en sacudida se denomina a menudo nistagmo en hemi-sube y baja y suele producirse en pacientes con lesiones en la región del núcleo intersticial de Cajal (NIC). Estos pacientes también suelen presentar una **reacción ocular de inclinación** contralateral. Con una lesión del NIC derecho, la reacción consiste en inclinación de la cabeza hacia la izquierda, desviación oblicua con hipertropía derecha, rotación interna tónica del ojo derecho y rotación externa del ojo izquierdo, y percepción errónea de que la vertical terrestre está inclinada hacia la izquierda.

El nistagmo pendular en sube y baja es más frecuente en pacientes con grandes tumores en la región del quiasma óptico y el diencéfalo. Aunque estas oscilaciones se han atribuido a la compresión del diencéfalo o a los efectos de los defectos del campo visual quiasmático, tanto las formas en sacudida como las pendulares surgen probablemente del desequilibrio o la mala calibración de las respuestas vestibulares que normalmente optimizan la mirada durante las rotaciones de la cabeza en movimiento.

Nistagmo debido a anomalías del mecanismo de mantenimiento de la mirada excéntrica

Nistagmo evocado por la mirada

El nistagmo inducido al girar el ojo hacia una posición excéntrica en la órbita se denomina **nistagmo evocado por la mirada**. Es la forma más común de nistagmo que se encuentra en la práctica clínica. Aunque los términos nistagmo evocado por la mirada, nistagmo de punto final y nistagmo parético de la mirada se utilizan

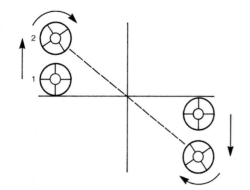

Figura 22-6 Apariencia del nistagmo en sube y baja. Dibujo esquemático que muestra que, a medida que el ojo derecho se eleva, también rota internamente. Al mismo tiempo, el ojo izquierdo desciende y rota externamente. A continuación, el ojo derecho desciende y rota externamente, mientras que el ojo izquierdo se eleva y rota internamente.

a menudo como sinónimos, nistagmo evocado por la mirada es un término general que incluye tanto el nistagmo fisiológico como el patológico. Cuando este es fisiológico, es apropiado utilizar el término **nistagmo de punto final** (*v.* más adelante). Cuando el nistagmo evocado por la mirada está asociado a una paresia de la mirada, como en los pacientes con parálisis de los nervios oculomotores o debilidad de los músculos extraoculares, el término **nistagmo parético de la mirada** es el adecuado.

El nistagmo evocado por la mirada suele producirse con la mirada lateral o hacia arriba (**video 22-9**), y rara vez con la mirada hacia abajo. Si la fijación está alterada u obstaculizada (p. ej., en la oscuridad), las fases lentas consisten en desviaciones centrípetas que pueden tener una forma de onda en declive exponencial (fig. 22-1B). Sin embargo, si la fijación visual es posible, las fases lentas tienen un perfil más lineal.

El nistagmo evocado por la mirada está causado por un paso deficiente de la inervación, de manera que los ojos no pueden mantenerse en una posición orbitaria excéntrica y son tirados hacia la posición central por las fuerzas elásticas de la fascia orbitaria. Posteriormente, fases rápidas de corrección devuelven los ojos a la posición deseada en la órbita. El nistagmo evocado por la mirada puede estar causado por una serie de medicamentos, como el alcohol, los anticonvulsivos y los sedantes. También puede deberse a lesiones estructurales que dañan la red neuronal de la mirada, especialmente las lesiones de la región del núcleo prepósito hipogloso/núcleo vestibular medial.

Otra causa de nistagmo evocado por la mirada es la ataxia episódica familiar de tipo 2 (AE-2), que se caracteriza por ataques de ataxia y vértigo que duran horas, con nistagmo interictal. El nistagmo es típicamente evocado por la mirada, con un componente vertical que puede ser hacia arriba o hacia abajo.

Diferencias entre el nistagmo de punto final fisiológico y el nistagmo evocado por la mirada patológico

El nistagmo evocado por la mirada es un nistagmo en sacudidas con la fase rápida en la dirección de la mirada que suele darse en personas sanas, en cuyo caso, como se ha indicado anteriormente, debe denominarse nistagmo de punto final. Este suele producirse en la mirada lejana hacia la derecha o hacia la izquierda y es poco sostenido. Suele ser horizontal y simétrico, pero puede ser asimétrico, y es más prominente al mirar hacia un lado que hacia el otro. El nistagmo de punto final no se acompaña de ninguna otra anomalía oculomotora, mientras que el nistagmo evocado por la mirada patológico suele estar asociado a otros defectos de los movimientos oculares, como la alteración del seguimiento lento. La mejor manera de determinar si un nistagmo en sacudidas presente en la mirada excéntrica extrema es hacer que el paciente mueva los ojos fuera de la mirada

lejana, y asegurarse de que ambos ojos pueden ver un objetivo lejano. El nistagmo de punto final se atenuará inmediatamente y desaparecerá, mientras que el nistagmo evocado por la mirada patológico persistirá.

Nistagmo disociado

Un tipo especial de nistagmo evocado por la mirada patológico es el nistagmo disociado o «atáxico». Este tipo de nistagmo es el más frecuente en pacientes con **oftalmoplejía internuclear** (OIN). En estos casos, el nistagmo solo está presente en el ojo abductor y no en el aductor (**video 22-10**). Se han ofrecido varias explicaciones para explicar el nistagmo disociado en la OIN; la más plausible es la idea de que representa un intento del cerebro de corregir adaptativamente las sacudidas hipométricas debido a la debilidad del músculo recto medial.

El nistagmo disociado consiste, de hecho, en una serie de sacudidas seguidas de una desviación postsacádica que se produce cuando el paciente intenta mirar lateralmente fuera del lado de la lesión. Dado que las oscilaciones se inician con las sacudidas, esta anomalía oculomotora no se considera un nistagmo verdadero, sino una serie de pulsos sacádicos. Además de la cirugía previa de los músculos extraoculares, tanto la miastenia grave como la variante Miller Fisher del síndrome de Guillain-Barré pueden producir un nistagmo disociado similar al observado en una OIN.

El nistagmo disociado, caracterizado por movimientos más amplios en el ojo **aductor**, se produce cuando algunos pacientes con parálisis del nervio abducens miran hacia el campo parético. De hecho, siempre que un paciente prefiera fijar habitualmente con un ojo parético, el ojo normal mostrará un nistagmo disociado al mirar en la dirección de acción del músculo parético, con independencia de la patogenia de la debilidad.

Nistagmo de Bruns

Los tumores del ángulo pontinocerebeloso, como los meningiomas o los schwannomas del nervio vestibulococlear, pueden producir un nistagmo de baja frecuencia y gran amplitud cuando el paciente mira hacia el lado de la lesión, y un nistagmo de alta frecuencia y pequeña amplitud cuando el paciente mira hacia el lado opuesto a la lesión. El nistagmo que se produce al mirar hacia el lado de la lesión es un nistagmo evocado por la mirada, causado por un defecto en el mantenimiento de la mirada, mientras que el nistagmo que se produce durante la mirada hacia el lado opuesto a la lesión está causado por un desequilibrio vestibular. Este nistagmo especial se denomina **nistagmo de Bruns**.

Nistagmo de convergencia-retracción

El denominado nistagmo de convergencia-retracción se caracteriza por fases rápidas que hacen converger o retraer los ojos al intentar mirar hacia arriba. Se provoca solicitando al paciente que realice un movimiento sacádico hacia arriba o utilizando un tambor o cinta

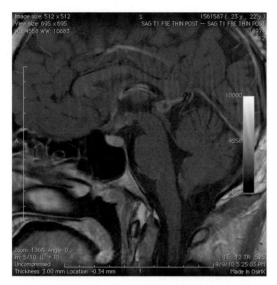

Figura 22-7 Lesión que causa nistagmo de convergencia-retracción. La afectación de la glándula pineal en un hombre de 22 años con germinoma dio lugar a un síndrome dorsal parcial del mesencéfalo con incapacidad para elevar los ojos por encima de la línea media horizontal.

optocinética manual y moviendo las rayas o figuras hacia abajo. Esta maniobra produce movimientos oculares de seguimiento lentos y hacia abajo, pero las fases rápidas hacia arriba son reemplazadas por movimientos convergentes rápidos, movimientos de retracción o ambos. Los pacientes afectados suelen tener alterada o ausente la mirada hacia arriba tanto para los movimientos oculares de seguimiento como para los sacádicos. Sin embargo, en algunos casos existe una disociación de seguimiento-sacudida: el seguimiento hacia arriba parece normal, mientras que las sacudidas hacia arriba son manifiestamente lentas o están ausentes.

El nistagmo de convergencia-retracción suele producirse por lesiones del mesencéfalo que dañan la comisura posterior, como los tumores pineales (fig. 22-7, **video 22-11**). También puede producirse con una malformación de Chiari o durante ataques epilépticos.

El nistagmo de convergencia-retracción suele ser intermitente, ya que está determinado por la actividad sacádica, por lo que puede diferenciarse de otras formas más continuas de nistagmo no conjugado, como el nistagmo pendular convergente-divergente y la miorritmia oculomasticatoria característica de la enfermedad de Whipple (**video 22-3**).

Nistagmo de divergencia

El **nistagmo de divergencia** con forma de onda en sacudida es poco frecuente, pero puede darse en pacientes con disfunción cerebelosa crónica, como la que se produce en la malformación de Chiari o en la EM. En estos casos, las fases lentas se dirigen hacia dentro y las rápidas hacia fuera.

Nistagmo centrípeto y por rebote

Si un paciente con nistagmo evocado por la mirada intenta mirar de forma excéntrica durante un período prolongado, el nistagmo puede empezar a disminuir su amplitud e incluso invertir su dirección, de forma que el ojo empieza a desviarse de forma centrífuga («nistagmo centrípeto»). Si los ojos vuelven a la posición central, se produce un nistagmo de corta duración con desviaciones lentas en la dirección de la mirada excéntrica anterior. Esto se denomina nistagmo por rebote. El nistagmo por rebote suele producirse en pacientes con enfermedades cerebelosas crónicas, en la mayoría de los casos EM.

Formas congénitas de nistagmo

En esta sección, se revisan las formas de nistagmo que se desarrollan durante la infancia. Actualmente se reconocen tres síndromes distintos: nistagmo idiopático infantil (NII), nistagmo por mal desarrollo de la fusión y espasmo de cabeceo.

Nistagmo idiopático infantil
Características clínicas

El NII suele diagnosticarse en el primer año de vida, pero en ocasiones se presenta durante la edad adulta, cuando puede crear un problema de diagnóstico, especialmente si el paciente tiene otros síntomas, como cefalea o mareo. Ciertas características clínicas suelen diferenciar el NII de otras oscilaciones oculares. Casi siempre es conjugado y horizontal, incluso en la mirada hacia arriba o hacia abajo. Es común un pequeño componente de torsión, pero es difícil de identificar clínicamente. Sólo en raras ocasiones el NII es puramente vertical. Suele acentuarse al intentar fijar visualmente un objeto lejano, mientras que el cierre de los párpados y la convergencia suelen eliminarlo. El NII suele disminuir cuando los ojos se mueven hacia una posición particular en la órbita, denominada región «nula».

El NII tiene una de las tres formas de onda: en sacudida, pendular o mixta. A menudo, a estas formas se les superponen los denominados **períodos de fijación**, que son el rasgo distintivo del NII. Durante cada ciclo, normalmente después de una fase rápida hay un breve período en el que el ojo está inmóvil y apunta al objeto a observar. Estos períodos son probablemente una de las razones (junto con los umbrales elevados para la detección del movimiento) por las que la mayoría de los pacientes con NII no refieren oscilopsia, a pesar de que el movimiento de sus ojos es casi continuo, y por las que muchos tienen una agudeza visual normal. Sin embargo, los períodos de fijación no están siempre presentes en el NII, y cuando están ausentes o mal desarrollados, suele haber deterioro de la visión. Los pacientes con nistagmo adquirido casi nunca tienen períodos de fijación.

Un hallazgo comúnmente descrito en pacientes con NII es el «seguimiento invertido» o «nistagmo optocinético invertido». Con un tambor o una cinta optocinética manual, las fases rápidas se dirigen en la misma dirección en que gira el tambor o se mueve la cinta. Esto es diferente de las personas sin el nistagmo, que realizan los movimientos de seguimiento en la dirección de la rotación del tambor o del movimiento de la cinta y las fases rápidas en la dirección opuesta.

Los giros de la cabeza son comunes en los pacientes con NII y son una estrategia adaptativa para acercar los ojos a la región nula en la órbita, donde se reduce el nistagmo. La observación de dicho giro en las fotografías de la infancia suele ser útil para el diagnóstico. Otra estrategia utilizada por los pacientes con nistagmo de aparición temprana es inducir deliberadamente una esotropía para suprimir el nistagmo. Dicha esotropía requiere un giro de la cabeza para dirigir el ojo fijador hacia el objeto de interés. Este fenómeno se denomina síndrome de bloqueo del nistagmo.

Algunos pacientes con NII también muestran oscilaciones de la cabeza. Sin embargo, estos movimientos de la cabeza no pueden actuar como una estrategia adaptativa para mejorar la visión, a menos que se suprima el RVO. Dado que dicho reflejo en la mayoría de los pacientes con NII es normal, sus movimientos de cabeza no son compensatorios, sino que representan un proceso patológico.

Patogenia del nistagmo infantil idiopático

El NII puede surgir cuando los órganos tendinosos terminales anómalos de los músculos extraoculares no proporcionan una retroalimentación propioceptiva adecuada al sistema oculomotor. Por el contrario, los trastornos de la vía visual aferente pueden producir un nistagmo de inicio temprano clínicamente similar, pero patológicamente distinto.

Los trastornos asociados a este nistagmo congénito «sensorial» incluyen albinismo ocular y oculocutáneo, acromatopsia, distrofia de los conos de la retina, hipoplasia del nervio óptico, ACL, coloboma de la retina, aniridia, corectopía, ceguera nocturna estacionaria congénita, síndrome de Chédiak-Higashi, síndrome de Joubert y trastornos peroxisómicos. La distinción clínica de ambas formas es esencial, ya que el tratamiento exitoso del nistagmo idiopático se asocia a una mejora de la función sensorial visual, mientras que la eliminación del nistagmo sensorial no conlleva una mejora de la visión. Debido a las numerosas posibilidades de diagnóstico, a los pacientes con nistagmo congénito asociado a disminución de la agudeza visual o a disfunción visual debe realizárseles una evaluación oftalmológica completa y un electrorretinograma.

El nistagmo congénito, tenga o no anomalías del sistema visual asociadas, puede ser familiar. Se han descrito varios modos de herencia, incluidos el autosómico recesivo, el autosómico dominante y el ligado a X.

Nistagmo por mal desarrollo de la fusión (latente)

El nistagmo por mal desarrollo de la fusión (latente) es un nistagmo en sacudidas horizontales que está ausente cuando se visualizan ambos ojos, pero que aparece cuando se ocluye uno. Este nistagmo conjugado se caracteriza por fases rápidas en ambos ojos que laten hacia el lado del ojo fijador. Este fenómeno no se observa en otros tipos de nistagmo.

En muchos pacientes, también se observa un nistagmo de baja amplitud cuando los dos ojos están mirando, que se denomina «nistagmo latente manifiesto». El nistagmo por mal desarrollo de la fusión suele invertir su dirección al ocluir cualquiera de los ojos.

El nistagmo por mal desarrollo de la fusión suele estar asociado a estrabismo, típicamente esotropía. La ambliopía es frecuente, mientras que la visión binocular con estereopsis normal es muy poco frecuente.

Este nistagmo suele producirse a partir de la ley de Alexander, y el nistagmo es mayor al mirar en la dirección de las fases rápidas, lejos del ojo ocluido. Por tanto, algunos pacientes giran la cabeza para mantener el ojo fijador en posición de aducción, donde el nistagmo es mínimo. Además del estrabismo, los pacientes con nistagmo por mal desarrollo de la fusión muestran con frecuencia una desviación hacia arriba del ojo ocluido (desviación vertical disociada). En estos pacientes, el nistagmo suele tener un componente de torsión.

Se cree que la mayoría de los casos de nistagmo por mal desarrollo de la fusión se producen debido al estrabismo asociado que da lugar a un fallo temprano en el desarrollo de la binocularidad. Los defectos en el procesamiento cortical del movimiento pueden ser consecuencia de deficiencias en la binocularidad. Una posible teoría es la que afirma que el nistagmo por mal desarrollo de la fusión está causado por un desequilibrio en el sistema optocinético subcortical, quizá secundario a una pérdida de los detectores corticales de movimiento. Otra teoría es que se debe a un defecto en la influencia de la representación interna de las coordenadas egocéntricas sobre la dirección de la mirada. Ambos mecanismos propuestos no son excluyentes.

El nistagmo por mal desarrollo de la fusión es bastante común, y su reconocimiento y diagnóstico preciso son importantes para evitar estudios inadecuados.

Espasmo de cabeceo

El espasmo de cabeceo se caracteriza por la tríada de nistagmo, cabeceo y una posición anómala de la cabeza, como la tortícolis. Suele comenzar en el primer año de vida, aunque puede no detectarse hasta los 3 o 4 años. No hay anomalías neurológicas, aunque pueden coexistir estrabismo o ambliopía. El síndrome es a veces familiar y se ha descrito en gemelos monocigóticos. El espasmo de cabeceo remite espontáneamente, por lo general entre 1 y 2 años después de su aparición, aunque puede durar más de 8 años.

El rasgo más característico del espasmo de cabeceo es el nistagmo, aunque la inclinación de la cabeza puede ser la primera anomalía observada (**video 22-12**). Dado que el nistagmo suele ser intermitente y tiene una forma de onda pendular de pequeña amplitud y alta frecuencia (3-11 Hz), puede pasarse por alto fácilmente. Sin embargo, cuando se reconoce, tiene una propiedad «reluciente».

El nistagmo del espasmo de cabeceo casi siempre difiere en los dos ojos, e incluso puede ser monocular. Otras características que lo diferencian del nistagmo congénito simple son la variabilidad de la amplitud del nistagmo en cada ojo y la diferencia en la relación de fase entre los dos ojos. Incluso en el transcurso de unos segundos o minutos, las oscilaciones pueden ser conjugadas, no conjugadas, disociadas o puramente monoculares. El plano del nistagmo es predominantemente horizontal, pero puede tener componentes verticales o de torsión. Puede ponerse de manifiesto con la provocación de la respuesta de visión cercana.

La flexión de la cabeza en el espasmo de cabeceo es irregular, con componentes horizontales o verticales. Suele ser más prominente cuando el niño intenta inspeccionar algo de interés. En aproximadamente dos terceras partes de los pacientes se observa una inclinación o giro de cabeza adicional. En algunos pacientes, la flexión de la cabeza parece suprimir el nistagmo. Sin embargo, no está claro si la flexión de la cabeza, el giro o la inclinación son siempre estrategias adaptativas para reducir el nistagmo o son simplemente otra manifestación de la anomalía subyacente en el sistema nervioso central.

El espasmo de cabeceo es un trastorno benigno y autolimitado. Sin embargo, las enfermedades de la retina y de las vías ópticas, incluido el glioma quiasmático, pueden causar un síndrome clínicamente indistinguible (**video 22-13**). Por tanto, debe realizarse una evaluación oftalmológica cuidadosa en todos los niños, y deben obtenerse estudios de neuroimagen a menos que existan contraindicaciones graves.

Intrusiones sacádicas

Existen varios tipos de movimientos oculares sacádicos inadecuados que pueden interferir con la fijación estable. Estas **intrusiones sacádicas** deben diferenciarse del nistagmo, en el que la principal anomalía es una desviación de los ojos de la posición deseada de la mirada, y de la dismetría sacádica (fig. 22-8A), en la que el ojo se desvía por encima o por debajo de un objetivo, a veces varias veces, antes de lograr una fijación estable. En esta sección, se describen primero las características de cada tipo de intrusión sacádica y luego se revisan los posibles mecanismos patogénicos.

Ondas cuadradas oculares

Las ondas cuadradas oculares, también llamadas Gegenrücke, son un hallazgo común en personas sanas,

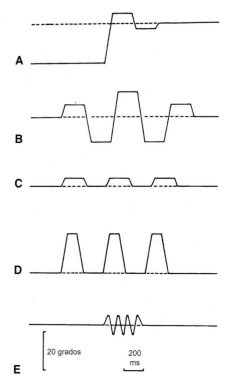

Figura 22-8 Dibujos esquemáticos de diversas oscilaciones sacádicas. **A:** Dismetría sacádica: sacudidas dentro de amplitudes adecuadas que se producen en respuesta a saltos del objetivo. **B:** Oscilaciones macrosacádicas: sacudidas hipermétricas en torno a la posición del objetivo. **C:** Ondas cuadradas oculares: pequeñas sacudidas que se producen de forma inadecuada alejándose y volviendo a la posición del objetivo. **D:** Macroondas cuadradas oculares: grandes sacudidas que se producen de forma inadecuada alejándose y volviendo a la posición del objetivo. **E:** Aleteo ocular: sacudidas de ida y vuelta sin intervalo entre sacudidas. (De Leigh RJ, Zee DS. *The Neurology of Eye Movements*. 5th ed. New York: Oxford University Press; 2015.)

especialmente en adultos mayores. Se observan mejor cuando el paciente intenta fijar un objetivo lejano o cercano; consisten en pequeñas sacudidas conjugadas, de entre 0.5° y 5.0°, que alejan el ojo de la fijación y lo devuelven tras unos 200 ms (fig. 22-8C, **video 22-14**). El perfil dibujado en las grabaciones oculomotoras (los ojos se alejan rápidamente de la fijación, permanecen en una posición estable durante unos 200 ms y luego vuelven a la fijación, lo que produce un patrón de «onda cuadrada») es el origen de su denominación.

Las ondas cuadradas oculares con un aumento de la frecuencia (hasta 2 Hz) se producen en ciertos síndromes cerebelosos, en la parálisis supranuclear progresiva y en la enfermedad hemisférica cerebral. Cuando son muy frecuentes, se denominan oscilaciones de onda cuadrada, y constituyen movimientos que pueden confundirse con el nistagmo. El hábito tabáquico aumenta la frecuencia de las ondas cuadradas oculares.

Macroondas cuadradas oculares (pulsos de onda cuadrada)

Las **macroondas cuadradas oculares** son grandes movimientos oculares, normalmente superiores a 5°, que se producen con una frecuencia de unos 2 Hz a 3 Hz. Después de apartar el ojo del objetivo, lo devuelven tras una latencia de unos 80 ms (fig. 22-8D). Las macroondas cuadradas oculares están presentes tanto en la luz como en la oscuridad, se producen en ráfagas y varían en amplitud. Se encuentran en estados de enfermedad que interrumpen el flujo cerebeloso, como la EM.

Oscilaciones macrosacádicas

Las **oscilaciones macrosacádicas** consisten en sacudidas horizontales que se producen en ráfagas, que inicialmente aumentan y luego disminuyen en amplitud, con intervalos entre las sacudidas de unos 200 ms (fig. 22-8B, **video 22-15**). Descritas originalmente en pacientes con enfermedades cerebelosas, las oscilaciones macrosacádicas se consideran una forma extrema de dismetría sacádica, en la que las sacudidas del paciente son tan hipermétricas que continuamente sobrepasan el objetivo en ambas direcciones y, por tanto, oscilan alrededor del punto de fijación.

Suelen ser inducidas por un desplazamiento de la mirada, pero también pueden producirse durante el intento de fijación y, por tanto, suelen ser visualmente incapacitantes. Pueden tener componentes verticales o de torsión y, en ocasiones, los primeros pueden ser bastante prominentes desde el punto de vista clínico. Las oscilaciones macroscádicas se observan a veces en pacientes con miastenia grave tras la administración de edrofonio.

Pulsos sacádicos, aleteo ocular y opsoclonía

Los **pulsos sacádicos** son breves intrusiones en la fijación estable. Se producen cuando un pulso sacádico no va acompañado de una orden cronológica. El movimiento ocular consiste, por tanto, en una sacudida de la posición de fijación con un rápido retorno. Los pulsos sacádicos pueden producirse en serie o como dobletes. Se encuentran en algunos sujetos sanos y en pacientes con EM.

Normalmente, hay un período de inactividad después de una sacudida voluntaria. Este intervalo entre sacudidas suele durar unos 150 ms. Algunos pulsos sacádicos se producen de forma consecutiva, sin intervalo entre las sacudidas. Cuando estos pulsos se producen en un solo plano, normalmente el horizontal, se denominan **aleteo ocular** (fig. 22-8E); cuando son multivectoriales, se denominan **opsoclonía**. La frecuencia de las oscilaciones del aleteo ocular y de la opsoclonía suele ser alta, normalmente de 10 a 15 ciclos por segundo.

La opsoclonía sostenida es un hallazgo llamativo: las sacudidas conjugadas multidireccionales, normalmente

Tabla 22-7 Etiología del aleteo ocular y la opsoclonía[a]
Encefalitis vírica
Como componente del síndrome de encefalopatía mioclónica infantil («ojos bailarines-pies bailarines»)
Paraneoplásico (tumor oculto, especialmente cáncer microcítico de pulmón y de mama)
Neuroblastoma
Otros tumores
Traumatismos (en asociación con hipoxia y sepsis)
Meningitis
Tumores intracraneales
Hidrocefalia
Hemorragia talámica
Esclerosis múltiple
Coma hiperosmolar
Asociado a enfermedad sistémica, como hepatitis vírica, sarcoidosis, sida
Efectos secundarios de los medicamentos: litio, amitriptilina, fenitoína y diazepam
Toxinas: clordecona, talio, estricnina, tolueno y organofosforados
Fenómeno transitorio de los neonatos sanos
Nistagmo voluntario o aleteo psicógeno

[a]No todos los informes de casos han documentado la anomalía con registros de movimientos oculares.

de gran amplitud, interfieren con la fijación estable, el seguimiento lento o la convergencia. Estos movimientos pueden persistir durante el sueño. La opsoclonía suele ir acompañada de mioclonías (movimientos involuntarios bruscos de las extremidades), de ahí el término «opsoclonía-mioclonía». En los niños, este síndrome se denomina «ojos bailarines-pies bailarines». La ataxia y la encefalopatía también pueden acompañar a la opsoclonía.

Las causas del aleteo ocular y la opsoclonía se resumen en la tabla 22-7. En los niños, alrededor del 50% de los casos de opsoclonía son un fenómeno paraneoplásico, que resulta del efecto a distancia de tumores de origen en la cresta neural, como el neuroblastoma. Los casos restantes se producen tras una infección vírica conocida o presunta, o son de origen incierto. En los adultos, la opsoclonía suele corresponderse con una afección paraneoplásica asociada a carcinoma microcítico de pulmón, carcinoma de mama u otras neoplasias, pero también puede producirse tras una infección vírica o de forma espontánea. Tanto los niños como los adultos con opsoclonía paraneoplásica tienen una variedad de autoanticuerpos en el suero, el líquido cefalorraquídeo (LCR) o ambos, incluidos anti-Ri, anti-Hu y un anticuerpo contra los neurofilamentos.

El pronóstico de la opsoclonía idiopática (incluidos los pacientes con manifestaciones de encefalitis del tronco del encéfalo) suele ser bueno, aunque muchos niños presentan déficits neurológicos persistentes. Los pacientes con síndrome opsoclonía-mioclonía paraneoplásica pueden mostrar remisiones espontáneas, con independencia del tumor subyacente. Además, aquellos cuyo tumor puede ser identificado y tratado con éxito pueden recuperarse completamente.

Oscilaciones sacádicas voluntarias o nistagmo voluntario

Aproximadamente entre el 5% y el 8% de las personas sanas pueden inducir voluntariamente oscilaciones sacádicas, normalmente convergentes, un fenómeno denominado nistagmo voluntario. Las oscilaciones son conjugadas, con una frecuencia y amplitud similares a las del aleteo ocular y la opsoclonía. Aunque suele limitarse al plano horizontal, el nistagmo voluntario puede ser a veces vertical o de torsión y puede ir acompañado de temblor de la cabeza. El nistagmo voluntario puede producirse en la luz o en la oscuridad y con los ojos abiertos o cerrados. Provoca oscilopsia y reducción de la agudeza visual y suele ir acompañado de aleteo de los párpados, expresión facial forzada y convergencia. El reto clínico consiste en distinguir las formas voluntarias de las oscilaciones sacádicas, que no tienen relevancia clínica, de trastornos tales como el aleteo ocular y la opsoclonía, que requieren una evaluación completa. El nistagmo voluntario puede ser un rasgo familiar.

Oscilaciones con enfermedades que afectan las motoneuronas oculares y el músculo extraocular

Mioquimia del músculo oblicuo superior (microtemblor del músculo oblicuo superior)

La mioquimia del músculo oblicuo superior (MOS) se caracteriza sintomáticamente por una visión borrosa monocular, sensaciones temblorosas en el ojo, episodios breves de diplopía vertical o de torsión y oscilopsia vertical o de torsión. Los movimientos oculares propiamente dichos consisten en espasmos monoculares de movimientos de ciclotorsión y verticales que a menudo son difíciles de apreciar en el examen macroscópico, pero que suelen ser evidentes durante la oftalmoscopia o la biomicroscopía con lámpara de hendidura (**video 22-16**). Los ataques duran menos de 10 s y pueden darse muchas veces al día. Pueden provocarse con la mirada hacia abajo, la inclinación de la cabeza hacia el lado del ojo afectado y el parpadeo.

La mayoría de los pacientes con mioquimia del MOS no tienen ninguna enfermedad subyacente, aunque se han descrito casos tras una parálisis del nervio troclear,

después de un traumatismo craneoencefálico leve, en el contexto de la EM, tras un accidente cerebrovascular y en pacientes con un tumor cerebeloso.

La etiología de la mioquimia del MOS es desconocida, pero muchos autores creen que se trata de un síndrome de hiperfunción del nervio craneal similar a la neuralgia del trigémino y al espasmo hemifacial causado por la compresión vascular del nervio troclear. Se ha informado de un alivio tras la descompresión microvascular del nervio troclear.

Aunque la mioquimia del MOS puede resolverse espontáneamente, suele ser un trastorno crónico con períodos de remisión de duración variable. Muchos pacientes no requieren tratamiento, pero para los que sí, algunos pueden ser tratados con éxito con medicación o con cirugía de los músculos extraoculares (v. sección Tratamientos para el nistagmo y las intrusiones sacádicas).

Neuromiotonía ocular

Este raro trastorno, generalmente monocular, se caracteriza por episodios de diplopía que suelen precipitarse al mantener el ojo afectado en una mirada excéntrica. Estos síntomas se deben a la contracción involuntaria del músculo recto lateral, el músculo oblicuo superior, o uno o más músculos extraoculares inervados por el nervio oculomotor. En algunos casos pueden afectarse los músculos extraoculares inervados por más de un nervio oculomotor, y se han descrito pacientes con neuromiotonía ocular bilateral, aunque con muy poca frecuencia. La mayoría de los pacientes con neuromiotonía ocular han sufrido radiación previa en la región paraselar, pero se han descrito casos infrecuentes con otras enfermedades (**video 22-17**). Se desconoce el mecanismo responsable de la afección, aunque se han sugerido tanto la transmisión neural efáptica como los cambios en el patrón de transmisión neuronal tras la desnervación.

La naturaleza episódica de la diplopía asociada a la neuromiotonía ocular suele sugerir la existencia de miastenia grave, pero los medicamentos anticolinérgicos son ineficaces en esta enfermedad. Otras enfermedades que pueden simular la neuromiotonía ocular son la mioquimia del MOS, la enfermedad ocular tiroidea y la parálisis oculomotora cíclica.

Movimientos oculares espontáneos en pacientes inconscientes

El examen de los movimientos oculares suele proporcionar información diagnóstica importante en pacientes inconscientes. Por ejemplo, los movimientos oculares erráticos lentos, conjugados o no conjugados, similares a los movimientos oculares del sueño ligero, pero más lentos que los movimientos rápidos del sueño paradójico o REM, indican que los mecanismos de la mirada del tronco del encéfalo están intactos.

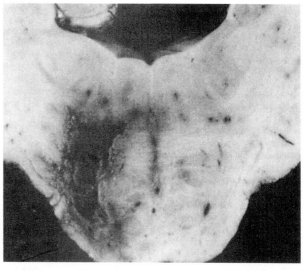

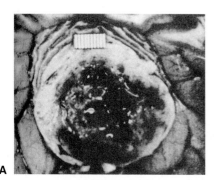

A **B**

Figura 22-9 Enfermedad del bamboleo ocular. **A:** Sección a través del puente en la que se observa un área masiva de hemorragia y necrosis en una niña de 2 años con glioblastoma pontino que desarrolló hemiparesia izquierda, obtundación, convulsiones y bamboleo ocular. **B:** Hematoma en organización en la porción caudal de la base del puente del lado derecho en una mujer de 57 años que desarrolló parálisis de la mirada derecha, parálisis facial derecha y obtundación. (**A**, de Daroff RB, Waldman J. Ocular bobbing. *J Neurol Neurosurg Psychiatry* 1965;28:375-377; **B**, reproducido con permiso de Katz B, Hoyt WF, Townsend J. Ocular bobbing and unilateral pontine hemorrhage. Report of a case. *J Clin Neuroophthalmol* 1982;2(3):193-195.)

El **bamboleo ocular** consiste en un movimiento rápido e intermitente de los ojos hacia abajo, normalmente conjugado, seguido de un retorno más lento a la posición primaria. No suele haber movimientos oculares horizontales reflejos. El bamboleo ocular es un signo clásico de lesiones pontinas intrínsecas, normalmente hemorragias (fig. 22-9), pero también se ha descrito en pacientes con lesiones cerebelosas que compriman el puente troncoencefálico (puente de Varolio) y en algunos casos con encefalopatías metabólicas y tóxicas.

Existe una forma inversa de bamboleo ocular caracterizada por un movimiento lento hacia abajo y un rápido retorno a la posición media. Esta afección se denomina **inmersión ocular**.

El **bamboleo ocular inverso** se caracteriza por una desviación rápida de los ojos hacia arriba y un lento retorno a la horizontal, mientras que el **bamboleo recíproco** se caracteriza por una desviación lenta de los ojos hacia arriba seguida un retorno rápido a la posición primaria. En general, Estas variantes de bamboleo ocular son menos fiables para la localización que el bamboleo ocular típico.

La **mirada en ping-pong** consiste en desviaciones lentas, horizontales y conjugadas de los ojos que se alternan cada pocos segundos. Suele producirse con un infarto bilateral de los hemisferios cerebrales o de los pedúnculos cerebrales. En algunos pacientes con encefalopatía hepática se produce una **desviación periódica de la mirada**, en la que las desviaciones conjugadas de la mirada cambian de dirección cada 2 min. Este fenómeno está relacionado con el NPA (*v.* anteriormente).

Tratamientos para el nistagmo y las intrusiones sacádicas

Aunque se ha informado de que varios fármacos mejoran el nistagmo en pacientes individuales, pocos se han sometido a ensayos clínicos controlados. Cuando los tratamientos farmacológicos fallan o el paciente no tolera los fármacos, pueden utilizarse ciertos dispositivos ópticos para suprimir el nistagmo o suprimir sus consecuencias visuales. Por último, puede intervenirse quirúrgicamente para debilitar los músculos extraoculares o volver a unirlos al globo ocular de forma que la posición de reposo de los ojos sea el punto de bloqueo del nistagmo.

Tratamientos farmacológicos

Nistagmo vestibular

Desequilibrio vestibular periférico. El nistagmo causado por lesiones vestibulares periféricas suele resolverse espontáneamente en el transcurso de unos días. Los abordajes actuales utilizan supresores vestibulares durante 24 h a 48 h, principalmente para el vértigo grave y la náusea.

Si el nistagmo persiste después de este tiempo, se utilizan ejercicios para acelerar la capacidad del cerebro de recuperarse del desequilibrio. En el caso del VPPB, suelen ser eficaces las maniobras para desplazar los restos otolíticos del conducto semicircular afectado y los ejercicios para mantener la recuperación.

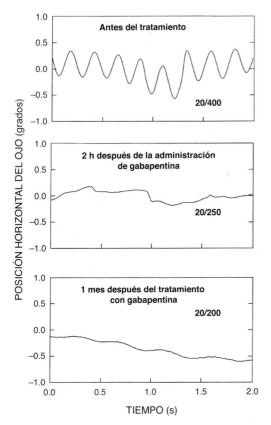

Figura 22-10 Efecto de la gabapentina sobre el componente horizontal del nistagmo pendular en una mujer de 41 años con esclerosis múltiple. Tras el registro inicial (**arriba**), la paciente recibió 300 mg de gabapentina, lo que redujo sus oscilaciones y mejoró su visión (**centro**). El efecto seguía presente 2 meses después, mientras tomaba una dosis de 300 mg tres veces al día. Las medidas de agudeza visual del ojo registrado se muestran a la **derecha** en cada gráfico.

Nistagmo vestibular central

Se han utilizado varios fármacos para tratar a los pacientes con nistagmo vertical hacia abajo, y el más eficaz parece ser la 4-aminopiridina, un bloqueador de los canales de potasio. Hay que monitorizar a los pacientes cuando se utiliza este medicamento, para evitar posibles convulsiones. El único fármaco que ha resultado eficaz en algunos casos de nistagmo hacia arriba es el baclofeno.

Nistagmo periódico alternante

La mayoría de los casos de NPA adquirido responden al baclofeno. De hecho, esta forma de nistagmo es la que tiene más probabilidades de responder al tratamiento médico.

Nistagmo pendular adquirido

Este tipo de nistagmo solía tratarse con barbitúricos, pero su eficacia está limitada por sus efectos secundarios sedantes. Otros fármacos que han resultado útiles en pacientes seleccionados, incluidos aquellos con mioclonía oculopalatina, son el trihexifenidilo, la escopolamina intravenosa, el valproato, la isoniazida, la gabapentina y la memantina (fig. 22-10). Además de estos tratamientos más o menos «tradicionales», se ha informado de que el alcohol suprime el nistagmo pendular adquirido, al igual que el cannabis.

Nistagmo en sube y baja

Se ha descrito una mejora del nistagmo en sube y baja en algunos pacientes tratados con alcohol. El clonazepam reduce este tipo de nistagmo y su oscilopsia asociada en algunos pacientes, al igual que la gabapentina.

Ataxia episódica familiar con nistagmo

Los ataques de ataxia, así como el nistagmo, que se producen en pacientes con AE-2, una canalopatía del calcio, responden bien al tratamiento con acetazolamida, al igual que algunos casos de AE-1, una canalopatía del potasio.

Ondas cuadradas oculares y oscilaciones macrosacádicas

Varias benzodiacepinas (diazepam, clonazepam) y el barbitúrico fenobarbital pueden ser eficaces para suprimir las ondas cuadradas oculares de gran amplitud y las oscilaciones macrosacádicas. También hay evidencia de que las anfetaminas pueden suprimir las ondas cuadradas oculares en algunos pacientes.

Aleteo ocular y opsoclonía

Los pacientes con mioclonía-opsoclonía parainfecciosa suelen mejorar espontáneamente, pero la inmunoglobulina intravenosa puede acelerar la recuperación. Del mismo modo, aunque se ha informado de que el propranolol, el verapamilo, el clonazepam, la gabapentina y la tiamina disminuyen el aleteo ocular macroscópico en estos pacientes, el efecto puede deberse a la remisión espontánea.

La opsoclonía asociada a los tumores de la cresta neural en los niños suele responder al tratamiento con corticoesteroides. Sin embargo, como se ha señalado anteriormente, hasta el 50 % de estos niños presentan discapacidades neurológicas persistentes, como ataxia, dificultad para hablar y problemas cognitivos. Pueden producirse respuestas similares a los corticoesteroides en niños con opsoclonía parainfecciosa o idiopática. El tratamiento con corticoesteroides siempre tiene éxito en estos casos, como tampoco lo tienen la plasmaféresis, la inmunoglobulina intravenosa y la terapia de inmunoadsorción.

Mioquimia del músculo oblicuo superior y neuromiotonía ocular

Los pacientes con mioquimia del MOS que solicitan tratamiento pueden beneficiarse de la carbamazepina, el propranolol, el baclofeno o la gabapentina administrados por vía sistémica o tópica. Los pacientes que no responden al tratamiento farmacológico, que desarrollan efectos secundarios de los fármacos o que no desean tomar medicamentos para su enfermedad, pueden experimentar un alivio completo de los síntomas tras la cirugía de músculos extraoculares. La neuromiotonía ocular suele responder a la carbamazepina.

Tratamientos ópticos

Los prismas de convergencia pueden ser útiles para aquellos pacientes con nistagmo congénito o adquirido que disminuye cuando ven un objetivo cercano. En algunos pacientes con nistagmo congénito, la mejora resultante de la visión es suficiente para que puedan obtener el permiso de conducir. Los pacientes cuyo nistagmo empeora durante la visión cercana pueden beneficiarse del uso de prismas con base hacia adentro (divergencia).

En ocasiones, las lentes de contacto suprimen el NII. Este efecto no procede de la masa de las lentes, sino que probablemente está mediado por aferentes del trigémino.

El principal tratamiento óptico para el nistagmo por mal desarrollo de la fusión consiste en medidas para mejorar la visión, en particular los parches para la ambliopía en los niños.

Tratamiento del nistagmo con toxina botulínica

La parálisis de los músculos extraoculares mediante inyección muscular directa o retrobulbar reducirá o eliminará el nistagmo en el ojo tratado. Sin embargo, es frecuente que se produzca ptosis, diplopía y empeoramiento del nistagmo en el otro ojo. De hecho, en un estudio, el nistagmo desapareció o se redujo en el ojo tratado durante unos 2 o 3 meses, pero ningún paciente quedó satisfecho con los resultados de estos efectos secundarios y ninguno decidió continuar el tratamiento. Por tanto, la inyección de toxina botulínica debe utilizarse con gran precaución para el tratamiento del nistagmo congénito o adquirido.

Procedimientos quirúrgicos para el nistagmo

Los pacientes con NII y punto de bloqueo excéntrico pueden beneficiarse de la intervención de Anderson-Kestenbaum, diseñada para mover las fijaciones de los músculos extraoculares de forma que la nueva posición central de los ojos esté en el punto de bloqueo. Se lleva a cabo después de realizar mediciones cuidadosas de la intensidad del nistagmo con los ojos en varias posiciones de la mirada y determinar el punto de bloqueo aproximado. A continuación, los músculos extraoculares correspondientes se debilitan o refuerzan para conseguir el cambio de punto de bloqueo. El procedimiento de Anderson-Kestenbaum no solo desplaza y amplía el punto

de bloqueo, sino que también provoca una disminución del nistagmo fuera de la región. Su valor es incierto en el tratamiento de las formas adquiridas de nistagmo.

El debilitamiento de los músculos rectos mediales también puede ayudar a los pacientes con NII cuyo nistagmo desaparece o disminuye durante la visión cercana y que tienen estereopsis. Los estudios que comparan estos dos métodos indican que la cirugía de divergencia artificial suele dar mejores resultados visuales que el procedimiento de Anderson-Kestenbaum solo.

Varios autores han recomendado realizar grandes retracciones de todos los músculos rectos horizontales para el tratamiento de los pacientes con NII. Posteriormente, Hertle y Dell'Osso constataron en un ensayo controlado que la desinserción y reinserción de los músculos rectos horizontales reduce el nistagmo y mejora la fijación en algunos pacientes con NII. El mecanismo por el que este tipo de procedimiento suprime el nistagmo no está claro.

El papel de la cirugía en el tratamiento del nistagmo adquirido no está bien establecido, aunque algunos pacientes pueden beneficiarse de las intervenciones de retroceso. También pueden producirse respuestas idiosincrásicas a la cirugía. Aunque es evidente que la descompresión suboccipital (con apertura de la duramadre) mejora el nistagmo vertical hacia abajo en pacientes con malformación de Chiari y también evita la progresión de otros déficits neurológicos, también se ha observado la aparición de un nuevo nistagmo vertical hacia abajo tras la descompresión.

Como se ha señalado anteriormente, la mioquimia del MOS que no responde al tratamiento con medicamentos puede responder a la cirugía de músculos extraoculares.. El procedimiento utilizado por la mayoría de los cirujanos es una tenotomía del oblicuo superior combinada con una miectomía del músculo oblicuo inferior ipsolateral.

Otras formas de tratamiento

Para tratar el nistagmo se han utilizado diversos métodos distintos a los descritos anteriormente, principalmente para la variedad congénita. La estimulación eléctrica o la vibración sobre la frente pueden suprimir el NII. Se cree que el efecto supresor del NII de este tratamiento, al igual que el asociado a las lentes de contacto, puede ejercerse a través del sistema trigeminal, que recibe la propiocepción extraocular. La acupuntura administrada en los músculos del cuello puede suprimir el nistagmo congénito en algunos pacientes mediante un mecanismo similar. También se ha informado de que la biorretroalimentación ayuda a algunos pacientes con nistagmo congénito. El papel de cualquiera de estos tratamientos en la práctica clínica aún está por demostrarse.

Función normal y anómala de los párpados

Los trastornos de importancia neurooftalmológica pueden afectar no solo la función sensorial visual, oculomotora y pupilar, sino también la función de los párpados. De hecho, la imposibilidad de un paciente para abrir o cerrar completamente los párpados puede ser el primer signo de un proceso más generalizado, cuyo diagnóstico y tratamiento, en fases iniciales, pueden ser cruciales para el bienestar final del paciente. En este capítulo se describen los elementos que componen una evaluación completa de la función de los párpados, la anatomía de las estructuras que proporcionan la función normal de los párpados y diversos procesos patológicos que alteran su apertura y cierre. Sin embargo, el capítulo se centra principalmente en los trastornos de los párpados de importancia neurooftalmológica.

Exploración de la función de los párpados

La observación detallada de la posición y el movimiento de los párpados es una parte importante, pero frecuentemente descuidada, de la exploración neurooftalmológica (tabla 23-1). En la evaluación de estos, debe observarse la posición de reposo de los párpados superiores e inferiores, evaluar la capacidad de los superiores para abrirse y cerrarse, y observar los diversos escenarios en los que se produce la apertura y el cierre, incluidos el parpadeo voluntario, reflejo y espontáneo, y los movimientos de los párpados que acompañan a los movimientos oculares.

Los pacientes con disfunción palpebral suelen referir problemas visuales. Muchos de estos problemas son de origen neurológico. Por ejemplo, la laxitud de los párpados por parálisis facial puede provocar una queratopatía por exposición con visión borrosa, dolor ocular y lagrimeo asociados. Sin embargo, los mismos síntomas clínicos también pueden ser el resultado de cambios involutivos en el tejido conectivo elástico que sostiene los párpados. La ptosis, que también puede ser de origen neurológico y no neurológico, puede producir problemas visuales, incluso cuando es incompleta, si las pestañas o el borde palpebral cubren la pupila. Al realizar la anamnesis, es importante preguntar sobre el inicio, la duración y la progresión del problema, así como las fluctuaciones de los síntomas en diferentes momentos del día, en diferentes estaciones y en diferentes condiciones ambientales. Las enfermedades sistémicas suelen afectar la función de los párpados, pero los pacientes pueden no tener motivos para asociarlas con sus problemas oculares. Por tanto, debe obtenerse una anamnesis completa con especial atención a las afecciones tiroideas, la diabetes mellitus, la hipertensión sistémica, las miopatías, la miastenia grave, la sarcoidosis y la paresia facial. En muchas situaciones, las fotografías antiguas pueden ayudar a establecer la presencia de una afección preexistente, como ptosis o retracción palpebral, que solo recientemente puede haberse vuelto sintomática o haber sido advertida por el paciente.

La exploración detallada de los párpados debe proceder como se indica en la tabla 23-1, y debe anotarse cualquier anomalía o asimetría. Además, dado que las anomalías de la posición de los párpados, de su función o de ambas suelen estar asociadas a otros signos neurooftálmicos, la evaluación completa debe ir acompañada de una valoración de la función sensorial visual, de la motilidad y la alineación ocular, del tamaño y la función de la pupila, de la función de los nervios trigémino y facial, y del estado de la órbita, en particular de los signos de enfermedad orbitaria tales como proptosis o enoftalmos.

Todos los movimientos del párpado son el resultado de la interacción de cuatro fuerzas simples: (a) una fuerza activa de cierre producida por el músculo orbicular de los ojos, (b) una fuerza activa de apertura generada por el músculo elevador del párpado superior (con frecuencia llamado músculo elevador o, simplemente,

Tabla 23-1	Exploración de los párpados

1. Observación general del contorno, la forma y la simetría de los párpados
2. Movimientos anómalos (contracciones involuntarias, fasciculaciones y sincinesia con otros músculos faciales)
3. Fisura palpebral (apertura) medida en posición primaria, y en mirada hacia arriba y hacia abajo, para cada ojo (ojo contralateral ocluido si se observa estrabismo o retracción aparente del párpado)
4. Medición de la distancia entre el borde palpebral superior y el reflejo luminoso de la córnea (distancia margen-reflejo o DMR-1).
5. Desplazamiento del borde palpebral superior evaluada por la función del elevador desde la mirada hacia abajo hasta la mirada hacia arriba, con la ceja inmovilizada manualmente
6. Movimiento de los párpados durante los movimientos de seguimiento lento de la mirada hacia arriba hasta la mirada hacia abajo para evaluar el retraso del párpado
7. Mirada elevada sostenida durante al menos 1 min para evaluar la fatiga del elevador
8. Búsqueda de una contracción palpebral de Cogan (rebasamiento del párpado hacia arriba al pasar de la posición desde abajo a la posición primaria)
9. Inspección de la sincinesia entre el elevador y otros músculos (especialmente los músculos oculomotores, pero también ocasionalmente con músculos inervados por los nervios craneales V, VII, IX y XI).
10. Observación de contracciones espontáneas anómalas del orbicular, el prócer, el frontal y los corrugadores
11. Evaluación de la fuerza del orbicular de los ojos cuando se intentan abrir los párpados cerrados a la fuerza

en la actividad del elevador. Este músculo recibe una aferencia de movimiento ocular cualitativamente idéntica a la de su progenitor de desarrollo, el músculo recto superior. Cuando el ojo se eleva, la actividad tónica del elevador aumenta y eleva el párpado. Con la disminución de la actividad del elevador, las fuerzas pasivas hacia abajo tiran del párpado hasta que las fuerzas pasivas de cierre y activas de apertura vuelven a coincidir. La comprensión del funcionamiento de estas fuerzas permite determinar el elemento o elementos del sistema palpebral que se afectan por una alteración local, sistémica o neurológica.

Anatomía de los párpados

Los párpados poseen tres músculos principales inervados por tres redes neuronales diferentes. El nervio oculomotor (v. cap. 19) proporciona inervación al músculo elevador del párpado superior, que mantiene los párpados abiertos, una función asistida en cierta medida por el músculo de Müller, que está inervado por el sistema nervioso simpático. El cierre de los párpados se logra mediante la contracción del músculo orbicular, inervado por el nervio facial.

Anatomía de los músculos de apertura del párpado

El elevador del párpado superior es principal músculo relacionado con la apertura del párpado superior y el mantenimiento de la posición normal del párpado. Dos músculos accesorios, el músculo de Müller y el músculo frontal, desempeñan solo un papel menor.

Elevador del párpado superior

El músculo elevador del párpado superior se origina en el anillo tendinoso común (anillo de Zinn) y se dirige hacia adelante a lo largo de la cara superior de la órbita, pasando por una estructura suspensoria, el ligamento de Whitnall (también denominado ligamento transverso

«el elevador»), (c) una fuerza activa de apertura generada por el músculo liso de Müller (también denominado musculo tarsal superior), y (d) fuerzas pasivas de cierre del párpado producidas por el estiramiento de los ligamentos y tendones del párpado. Por ejemplo, el parpadeo normal es el resultado de un cese en la función tónicamente activa del elevador seguido de un estallido transitorio del orbicular de los ojos, normalmente en reposo. La fuerza activa del orbicular de los ojos combinada con la fuerza pasiva de cierre del párpado hacen que este descienda rápidamente. Cuando la actividad del orbicular de los ojos finaliza, la actividad tónica del elevador se reanuda. Esta acción eleva lentamente el párpado hasta que las fuerzas pasivas de cierre coinciden con las fuerzas activas de apertura generadas por el elevador. El movimiento del párpado en conjunción con movimientos oculares verticales solo involucra cambios

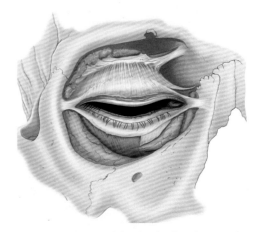

Figura 23-1 Anatomía del músculo elevador superior del párpado y su aponeurosis.

Figura 23-2 Anatomía del músculo de Müller. Vista anterior de una sección transversal de los párpados superior e inferior parcialmente disecados. La porción lateral del tabique orbitario y el elevador han sido extirpados para mostrar las relaciones adyacentes. Obsérvese que el músculo de Müller (*mm*) está situado inmediatamente por debajo de la aponeurosis del elevador (*ae*) y se inserta directamente en la cara superior del tarso superior (*ts*), mientras que la aponeurosis del elevador se inserta en la cara anterior del tarso (*in-ae*); *ti*, tarso inferior; *cl-ae*, cuerno lateral de la aponeurosis del elevador; *tcl*, tendón cantal lateral; *lo-gl*, lóbulo orbitario de la glándula lagrimal; *lp-gl*, lóbulo palpebral de la glándula lagrimal; *rpi*, retractores del párpado inferior; *gol*, grasa orbitaria lateral; *to*, tabique orbitario (borde del corte); *gpa*, grasa preaponeurótica; *lw*, ligamento de Whitnall. (Reproducido con permiso de Rootman J, Stewart B, Goldberg RA. *Orbitary Surgery: A Conceptual Approach*. Philadelphia, PA: Lippincott-Raven; 1995.)

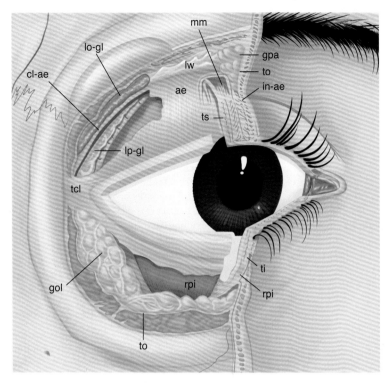

superior), al que está unido por haces de tejido conectivo (fig. 23-1). El músculo elevador no se extiende desde su origen hasta el tarso superior, sino que comienza a convertirse en tendón inmediatamente después del ligamento de Whitnall, de manera que antes de dicho ligamento solo existe como aponeurosis tendinosa. Esta aponeurosis se fusiona con el tabique orbitario y se une al tarso superior. El elevador del párpado superior está inervado por ramos de la división superior del nervio oculomotor.

Músculo de Müller

El músculo de Müller es una delgada banda de músculo liso de unos 10 mm de ancho que se inserta en el borde superior del tarso superior (fig. 23-2). El músculo se origina de 10 a 12 mm por encima del tarso a partir de los tendones que se insertan cerca del origen de la aponeurosis del elevador. El músculo de Müller está inervado por fibras de la vía oculosimpática.

Aunque el músculo de Müller se localiza en el párpado superior, existe un músculo similar, mucho más

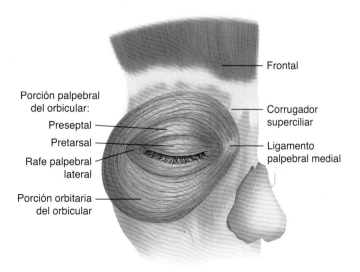

Figura 23-3 Anatomía de los músculos orbicular, frontal, prócer y corrugador.

pequeño, inervado simpáticamente, situado en el párpado inferior. La hipofunción de este músculo (como ocurre en el síndrome de Horner) provoca una ligera elevación del párpado inferior («ptosis inversa»; *v.* cap. 16).

Músculos frontales y asociados

Los músculos que controlan la ceja contribuyen a la apariencia del párpado y, en menor medida, a su elevación. En el control de las cejas intervienen tres grupos de músculos: el frontal, el prócer y el corrugador superciliar (fig. 23-3). El frontal tiene inserciones cutáneas a la altura de la ceja, y las fibras de este también se entremezclan con las fibras periféricas del músculo orbicular. La contracción del frontal eleva toda la ceja y el párpado superior a través de sus conexiones cutáneas y con el orbicular. El músculo prócer se origina en la porción medial de la región inferior del músculo frontal y se inserta en el hueso nasal. La contracción de este músculo tira de la porción medial de la ceja hacia abajo. El corrugador superciliar se origina en el hueso frontal y se encuentra debajo del frontal y del orbicular. Se extiende de 2 a 3 cm lateralmente, donde se mezcla con las fibras del frontal y del orbicular. La contracción del corrugador superciliar tira de la ceja medialmente y hacia abajo.

Anatomía de los músculos de cierre del párpado

El músculo principal responsable del cierre del párpado, el **orbicular**, es un músculo estriado típico. Cubre completamente la apertura orbitaria mediante la formación de anillos concéntricos alrededor de la fisura palpebral y el hueso circundante (fig. 23-3). Es responsable no solo del cierre activo de los párpados, sino también de gran parte de la expresión facial alrededor de los ojos. Puede dividirse en tres porciones: orbitaria, preseptal y pretarsal.

Anomalías de la apertura de los párpados

Las anomalías de la apertura de los párpados incluyen **ptosis** (apertura insuficiente del párpado), que puede ser causada por diversos trastornos congénitos y adquiridos, muchos de los cuales son de importancia neurooftalmológica; **apraxia de la apertura palpebral** (AAP) causada por la inhibición supranuclear de la función de los elevadores; y **retracción palpebral**, el único signo patognomónico de la enfermedad ocular tiroidea y un signo importante de otros trastornos neuropáticos, neuromusculares, miopáticos y mecánicos.

Ptosis

Una deficiencia en el tono del músculo elevador produce el signo clínico denominado blefaroptosis o ptosis. Puede producirse por un daño en el sistema motor que controla la elevación y la posición del párpado en cualquier punto de la vía, desde la corteza cerebral hasta el propio músculo elevador. El diagnóstico de ptosis depende del carácter de la deficiencia y de la evidencia de enfermedad neuropática, neuromuscular, aponeurótica, del desarrollo, mecánica o miopática. En este capítulo solo se considera un subconjunto de estos temas.

El grado de ptosis puede cuantificarse clínicamente mediante la medición de la altura de la fisura palpebral (alrededor de 9 mm en sujetos sanos) con la suposición de que el párpado inferior está en posición normal. Existe otra medida de más ayuda, la distancia entre el borde palpebral superior y el reflejo corneal medio cuando el globo ocular está en posición primaria. Esto se llama la distancia margen-reflejo (DMR)-1. La ptosis puede definirse como una DMR-1 menos de 2 mm o una asimetría de más de 2 mm entre ambos ojos. Utilizando esta definición, la mayoría de los pacientes con ptosis presentan una contracción del campo visual hasta 30° o menos.

Ptosis neurógena

La ptosis neurógena puede estar causada por una disfunción supranuclear, nuclear o infranuclear. En algunos casos, los síntomas y signos asociados hacen evidente la distinción entre estas causas. En otros casos, sin embargo, ni la localización ni la naturaleza de la lesión están claras.

Ptosis supranuclear. La ptosis unilateral es una manifestación poco frecuente de la disfunción del hemisferio cerebral. Esta manifestación, denominada ptosis cortical, suele ser, aunque no siempre, contralateral a la lesión. Se ha descrito ptosis unilateral contralateral con respecto a lesiones de la circunvolución angular, focos convulsivos en el lóbulo temporal, accidentes cerebrovasculares hemisféricos y malformaciones arteriovenosas (MAV) del lóbulo frontal. También se ha descrito

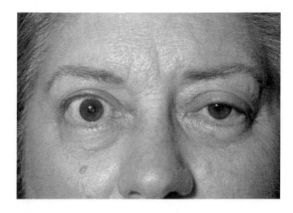

Figura 23-4 Ptosis en una paciente después de un accidente cerebrovascular (De Tasman, W., & Jaeger, E. (2001). *The Wills eye hospital atlas of clinical ophthalmology* (2nd ed.). Philadelphia, PA: Lippincott Williams & Wilkins.

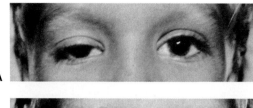

A

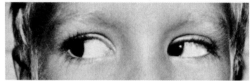

B

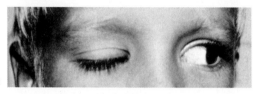

C

Figura 23-5 Sincinesia oculopalpebral unilateral con-génita. **A:** Este niño tiene una ptosis derecha moderada cuando mira al frente. **B:** Cuando el paciente mira hacia la derecha, la posición de ambos párpados superio-res es normal. **C:** En la mirada hacia la izquierda, hay ptosis derecha casi completa por inhibición del músculo elevador. Obsérvese que el párpado superior izquierdo permanece en posición normal en todas las posiciones de la mirada. (Cortesía del Dr. C. Hedges.)

ipsolateral con respecto a accidentes cerebrovasculares hemisféricos isquémicos (fig. 23-4).

También puede producirse ptosis cortical bilateral. Es más frecuente que se asocie a lesiones generalizadas del hemisferio no dominante. En la mayoría de los ca-sos, la ptosis se acompaña de desplazamiento de la línea media, desviación de la mirada hacia la derecha y otros signos de disfunción del hemisferio derecho, incluida hemiparesia izquierda. La ptosis suele ser asimétrica. En el contexto de un infarto cerebral, la ptosis es transitoria y dura desde varios días hasta 5 meses o más.

La ptosis puede desarrollarse en ciertas posiciones excéntricas de la mirada a partir de la inhibición supra-nuclear congénita del elevador; es decir, **sincinesia ocu-lopalpebral supranuclear**. En estos casos, la posición del párpado en la mirada primaria puede ser normal, o el párpado puede presentar ptosis leve. Sin embargo,

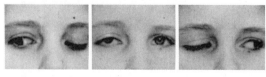

Figura 23-6 Sincinesia oculopalpebral bilateral congé-nita. **Centro:** En posición primaria, el paciente tiene una ptosis derecha moderada. En la mirada hacia la derecha (**derecha**), el paciente desarrolla ptosis izquierda signifi-cativa, mientras que en la mirada izquierda (**izquierda**), la ptosis significativa es hacia el lado derecho. (Cortesía del Dr. H. Rose.)

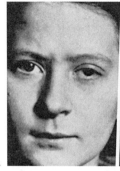 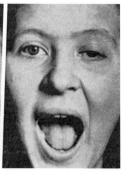

A B

Figura 23-7 Fenómeno de Marcus Gunn inverso. **A:** Cuando la paciente mira al frente, tiene una leve ptosis iz-quierda. **B:** Cuando la paciente abre la boca, la ptosis au-menta por la inhibición del músculo elevador izquierdo.

cuando el paciente aduce (u ocasionalmente abduce) el ojo del lado afectado, el párpado desciende brusca-mente debido a la pérdida de tono del músculo eleva-dor. Cuando el ojo vuelve hacia el centro, o hacia el lado opuesto, el elevador se contrae y el párpado vuelve a su posición normal. La sincinesia puede ser unilateral (fig. 23-5) o bilateral (fig. 23-6). Puede producirse como un fenómeno aislado o en asociación con otros síndromes congénitos, como el síndrome de retracción de Duane. Las causas de la inhibición supranuclear paradójica del elevador no están claras. Pueden contribuir una varie-dad de mecanismos, incluidas la transmisión efáptica o alteraciones en las vías supranucleares responsables del tono, la excitación y la inhibición del elevador.

La ptosis asociada a la apertura de la boca (**fenómeno de Marcus-Gunn inverso**) es una afección poco fre-cuente en la que el párpado ipsolateral se cierra cuando el músculo pterigoideo externo mueve la mandíbula hacia el lado opuesto (fig. 23-7). Los pacientes con esta afección presentan una leve ptosis del párpado afectado cuando los ojos están en posición primaria y la boca está cerrada. La ptosis asociada es consecuencia de la inhi-bición del elevador sin contracción del orbicular. Este síndrome es inverso al fenómeno de parpadeo mandi-bular de Marcus-Gunn y probablemente representa una sincinesia supranuclear que afecta los nervios oculomo-tor y trigémino. Se trata de un fenómeno similar, aun-que distinto, a otro fenómeno de sincinesia conocido como síndrome de Marin-Amat, en el que la lesión del séptimo nervio craneal (NC VII o facial) conduce poste-riormente a una reconexión aberrante entre los ramos del nervio. El nervio facial transporta los impulsos pro-pioceptivos que se activan al abrir ampliamente la boca. Cuando se daña, la regeneración aberrante entre estas fibras propioceptivas y las fibras motoras del orbicular (ambos son ramos del NC VII) puede dar lugar al cierre del párpado por estimulación del orbicular (fig. 23-8). La evaluación electromiográfica (EMG) en estos casos muestra la contracción del orbicular en respuesta a la apertura total de la boca sin inhibición de la activación

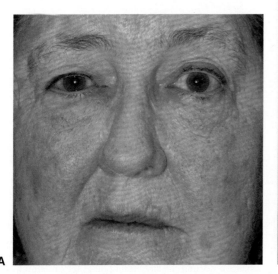
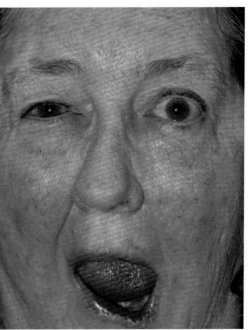

Figura 23-8 Síndrome de Marin-Amat: **A:** Paciente con lesión remota del nervio facial derecho que presenta un estrechamiento relativamente leve de la fisura palpebral y profundización del surco nasolabial derecho en reposo. **B:** Acentuación del estrechamiento de la fisura palpebral del ojo derecho debido a la estimulación aberrante del orbicular ipsolateral, provocada por la apertura amplia de la boca.

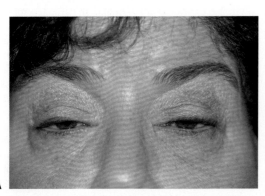
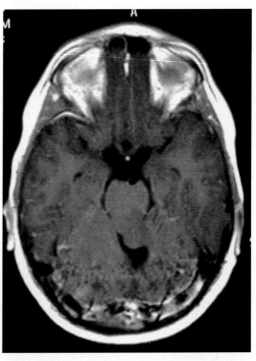

Figura 23-9 Ptosis del mesencéfalo. Ptosis bilateral aislada en un paciente con una lesión de tipo masa que infiltra las porciones posterior y caudal del mesencéfalo. **A:** Ptosis bilateral grave. **B:** Resonancia magnética (RM) axial ponderada en T1 con gadolinio en la que se observa una lesión sin reforzamiento que afecta la porción central del mesencéfalo. La motilidad ocular era completamente normal.

del elevador. Dada esta ambigüedad, creemos que debe reservarse el término «guiño mandibular inverso» para los casos congénitos (entre los grupos inervados por el trigémino y el oculomotor), y que «síndrome de Marin-Amat» debe utilizarse para describir el cierre de los párpados tras una lesión adquirida del NC VII.

Ptosis por lesiones del núcleo o fascículo del nervio oculomotor o del nervio propiamente dicho.
Con diferencia, las causas más comunes de ptosis neurógena adquirida están relacionadas con la disfunción del núcleo o fascículo del nervio oculomotor o del nervio propiamente dicho. Dado que el subnúcleo central caudal del núcleo oculomotor suministra la misma inervación bilateral a los músculos elevadores, la ptosis resultante de una lesión nuclear del mesencéfalo es siempre bilateral y simétrica, y suele ser completa o al menos muy grave (fig. 23-9). Esta **ptosis del mesencéfalo** suele estar asociada a otros signos de disfunción mesencefálica. Sin embargo, en algunos casos, solo se afecta el subnúcleo central caudal del complejo nuclear oculomotor o está mucho más gravemente afectado que los otros subnúcleos oculomotores, y la ptosis bilateral, grave y simétrica es la manifestación predominante o única de la lesión nuclear.

La ptosis del mesencéfalo puede llegar a ser congénita, como consecuencia de una displasia o aplasia del núcleo oculomotor, o adquirida. Las causas adquiridas incluyen isquemia, inflamación, infiltración, compresión y procesos metabólicos y tóxicos.

Las lesiones del **fascículo del nervio oculomotor** producen una disfunción unilateral del nervio oculomotor que puede ser leve o grave (v. cap. 19). Cuando la ptosis se produce en pacientes con una lesión del fascículo oculomotor, siempre es unilateral, de gravedad variable y, según nuestra experiencia, se asocia a la debilidad de uno o más de los músculos extraoculares inervados por el nervio oculomotor (fig. 23-10). La afectación de las pupilas es frecuente, pero no siempre ocurre. Los pacientes en los que la paresia del nervio oculomotor se debe a daño fascicular casi siempre tienen otras manifestaciones neurológicas, como temblor contralateral (síndrome de Benedikt) o hemiparesia contralateral (síndrome de Weber) (v. cap. 19).

La ptosis que acompaña a una lesión del nervio **oculomotor periférico** es, al igual que la causada por una lesión fascicular, unilateral, y suele ir acompañada de oftalmoparesia, afectación pupilar o ambas (fig. 23-11). Sin embargo, en raras ocasiones, la ptosis precede a los demás signos de disfunción del nervio oculomotor durante días, semanas o incluso meses, en función de la localización y la naturaleza de la lesión. La ptosis aislada causada por la disfunción del nervio oculomotor periférico se ha descrito en pacientes con aneurismas, adenomas hipofisarios, meningiomas y meningitis. Algunos de estos casos son ejemplos de ptosis aislada verdadera. En otros casos, se observan otros síntomas,

como cefalea, o hay signos leves de disfunción oculomotora, pupila ligeramente dilatada pero reactiva, foria incomitante o infraactividad asintomática del recto superior que solo es evidente en la mirada superior extrema y que puede pasar desapercibida si no se realiza una exploración cuidadosa. Se ha descrito una ptosis recurrente y aislada de 6 a 8 semanas de duración en pacientes con la denominada migraña oftalmopléjica. La ptosis aislada, completa y neurógena también puede producirse por un traumatismo orbitario que genera un fuerte desplazamiento anterior del párpado superior con desnervación del músculo elevador. Esta forma de ptosis suele resolverse espontáneamente en varias semanas.

Ptosis por lesiones de las vías oculosimpáticas.
Las lesiones de la vía oculosimpática desencadenan el síndrome de Horner, una enfermedad caracterizada en parte por una parcial y unilateral por hipofunción del músculo de Müller. La ptosis del síndrome de Horner suele ser leve, variable y siempre se asocia a miosis ipsilateral (fig. 23-12), a diferencia de la ptosis, más grave, asociada a midriasis en pacientes con lesión del nervio oculomotor. El síndrome de Horner se trata con detalle en el capítulo 16.

La ptosis que se observa en ocasiones tras la instilación conjuntival de maleato de timolol, un bloqueador β-adrenérgico, puede deberse al el bloqueo del músculo de Müller. Del mismo modo, la timoxamina, un bloqueador α-adrenérgico, puede causar ptosis cuando se administra por vía tópica o parenteral.

Ptosis miopática
La ptosis que se produce por un daño al músculo elevador del párpado superior (a diferencia de su tendón) puede ser congénita (es decir, del desarrollo) o adquirida; esta última se analiza a continuación.

Ptosis miopática adquirida. La ptosis miopática adquirida se produce en varias de las citopatías mitocondriales que se caracterizan por oftalmoplejía externa progresiva (OEP) crónica (v. cap. 21). En algunos pacientes, la ptosis es el signo de presentación y puede persistir de forma aislada durante meses o años antes del desarrollo de la oftalmoplejía, mientras que en otros pacientes se desarrolla meses o años después de que esta sea evidente. En otros pacientes, la oftalmoplejía y la ptosis aparecen simultáneamente. En todos los casos de OEP crónica, la ptosis suele ser bilateral, relativamente simétrica y de progresión muy lenta. El pliegue palpebral superior puede estar completamente ausente. Para facilitar la visión por debajo de los párpados caídos, suelen arquearse excesivamente las cejas e inclinar la cabeza hacia atrás (fig. 23-13). La función del orbicular de los párpados, que se evalúa mediante el cierre forzado de los mismos, suele ser débil, y esta combinación de debilidad tanto en la apertura como en el cierre palpebral sirve para distinguir la afección de la mayoría de las otras causas de ptosis, excepto miastenia grave y distrofia miotónica.

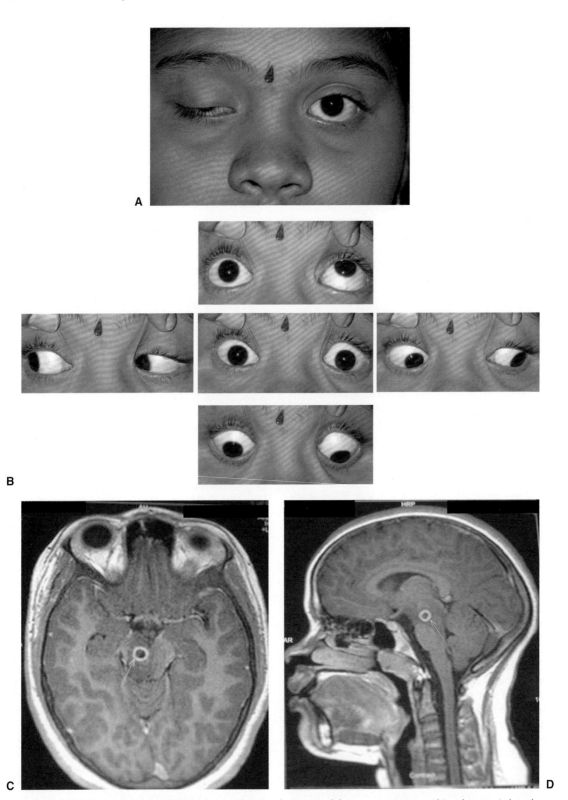

Figura 23-10 Ptosis unilateral asociada a otras evidencias de paresia del tercer nervio craneal (oculomotor) derecho causada por daño en el fascículo del nervio por un quiste cisticerco del lado izquierdo del cerebro. **A, B:** Apariencia del paciente. **C:** Resonancia magnética (RM) axial y (**D**) sagital en las que se observa el quiste (*flecha*).

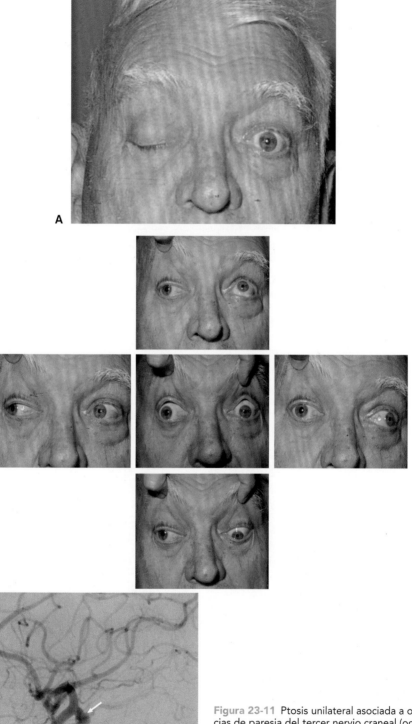

Figura 23-11 Ptosis unilateral asociada a otras evidencias de paresia del tercer nervio craneal (oculomotor)
causada por daño en la porción subaracnoidea del
nervio por un aneurisma intracraneal. **A:** Apariencia del
paciente en la mirada primaria y (**B**) en diferentes posiciones de la mirada. **C:** Angiograma en otro paciente
que muestra un aneurisma (*flecha*) en la unión de la
arteria carótida interna izquierda y la arteria comunicante posterior izquierda.

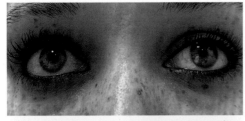

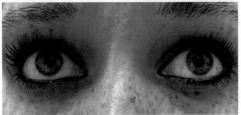

Figura 23-12 Síndrome de Horner izquierdo. **Arriba:** Obsérvese una muy leve ptosis superior izquierda, una ligera ptosis «inversa» (es decir, elevación) del párpado inferior izquierdo y anisocoria con la pupila más pequeña en el lado de la ptosis. **Abajo:** Tras la instilación de apraclonidina al 0.5 % en cada ojo, la anisocoria se invierte y el tono muscular simpático del párpado superior e inferior mejora.

Debido a que las manifestaciones de la OEP crónica son tan lentamente progresivas y, en parte, a que tienden a ser simétricas, los pacientes con ptosis asociada a OEP crónica son notablemente tolerantes a sus síntomas y, por tanto, suelen presentarse relativamente tarde en su evolución.

La ptosis parcial bilateral contribuye a la apariencia característica de los pacientes con distrofia miotónica. También puede observarse en otros tipos de distrofias musculares, pero en estos casos suele estar presente al nacer.

El músculo elevador del párpado superior puede resultar dañado por diversos procesos inflamatorios, isquémicos o infiltrantes. Por ejemplo, linfoma, leucemia, sarcoidosis, amiloidosis y las enfermedades inflamatorias de la órbita, tanto idiopáticas como relacionadas con la inmunoglobulina G4 (IgG4), a veces pueden afectar solo el elevador y preservar la función de los músculos extraoculares. Los pacientes con diabetes mellitus o arteritis de células gigantes también pueden desarrollar ptosis unilateral o bilateral asociada a otras evidencias de cambios microangiopáticos en otras partes del cuerpo. Aunque es probable que la mayoría de estos pacientes tengan un infarto localizado en el mesencéfalo o en el nervio oculomotor periférico, la hipoxia o incluso la isquemia del músculo elevador es responsable de esta forma de ptosis en algunos pacientes.

Ptosis neuromuscular

El reconocimiento de la ptosis neuromuscular depende en parte de la ausencia de signos clínicos de una lesión oculomotora o simpática, y de la presencia de signos clínicos de enfermedad neuromuscular. La ptosis en la miastenia grave puede producirse de forma aislada, pero es más frecuente que se asocie con diplopía, grados variables de oftalmoparesia, debilidad del orbicular y función pupilar normal mediante pruebas clínicas

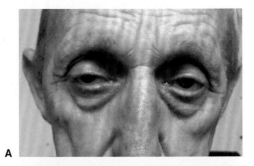

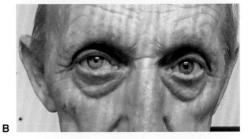

Figura 23-13 Ptosis en un paciente con oftalmoplejía externa progresiva (OEP) crónica. Obsérvese también los rasgos faciales planos e inexpresivos asociados al continuo esfuerzo del frontal para levantar las cejas (la dilatación de la pupila es farmacológica).

Figura 23-14 Ptosis en un paciente con miastenia grave. **A:** Antes de la inyección de neostigmina, el paciente tiene ptosis bilateral. **B:** Media hora después de una inyección intramuscular de 1.5 mg de neostigmina y 0.6 mg de atropina, la ptosis ha desaparecido.

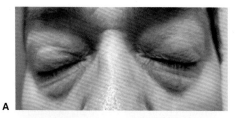

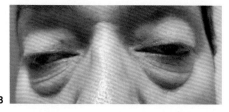

Figura 23-15 Signo de «asomo» orbicular en la miastenia grave. **A:** El paciente muestra un cierre completo de los párpados cuando se le solicita que contraiga con fuerza el orbicular de los ojos. **B:** Veinte segundos después, debido a la fatiga del músculo, se evidencia un leve lagoftalmos.

(*v.* cap. 20). En última instancia, la ptosis se produce en la mayoría de los pacientes con miastenia grave. Con independencia del momento en que se desarrolle, la ptosis de la miastenia grave puede ser unilateral o bilateral; cuando es bilateral, puede ser simétrica o asimétrica (fig. 23-14).

El rasgo distintivo de la ptosis miasténica es su fatigabilidad y su tendencia a fluctuar en términos de gravedad, aunque esta característica no es en absoluto patognomónica. Una tendencia similar a la fatiga-bilidad (aunque no en el mismo grado) se da en pacientes con defectos aponeuróticos y parálisis del nervio oculomotor. Los pacientes con ptosis por miastenia grave, síndromes miasténicos, botulismo o fármacos que afectan la transmisión neuromuscular suelen tener signos y síntomas suficientes como para permitir el diagnóstico correcto, como el signo de contracción palpebral de Cogan (**video 23-1**), el aumento de la ptosis con la elevación manual del párpado contralateral (**video 23-2**) y el signo de «asomo» orbicular (fig. 23-15). Además, a menos que sea completa, la ptosis miasténica suele mejorar cuando se mantiene hielo en el párpado afectado durante 2 min (fig. 23-16; *v.* también el cap. 20 para un análisis más completo de la miastenia grave).

La ptosis puede ser producida por trastornos neuromusculares distintos de la miastenia grave, incluidos el botulismo y ciertas intoxicaciones. En estos casos, la anamnesis, así como los signos o síntomas que la acompañan, sobre todo la afectación pupilar, permiten el diagnóstico correcto.

Seudoptosis

La seudoptosis es una ptosis aparente no relacionada con defectos en los componentes neurales, neuromusculares o miogénicos de la elevación del párpado. La seudoptosis puede estar presente porque el ojo del mismo lado es anómalo en términos de tamaño, forma o posición. Por ejemplo, en pacientes con anoftalmía, ptisis bulbar, microftalmía o enoftalmía. Por el contrario, a veces se piensa erróneamente que los pacientes con

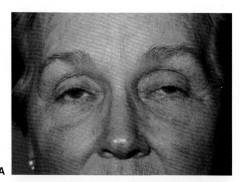

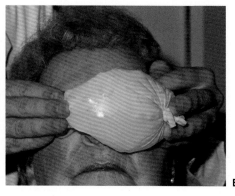

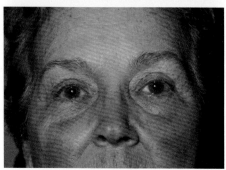

Figura 23-16 Prueba de hielo para la miastenia grave. **A:** Antes de colocar el hielo, el paciente tiene una ptosis bilateral grave. **B:** Colocación de hielo sobre ambos párpados. **C:** Tras 2 min de aplicación de hielo, la ptosis se ha resuelto.

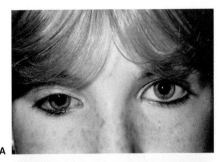

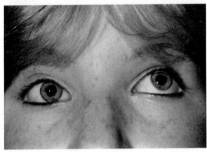

Figura 23-17 Seudoptosis causada por hipotropía ipsolateral y limitación de la mirada hacia arriba en un paciente que fija con el ojo contralateral hipertrópico. **A:** Cuando la paciente mira al frente y fija con el ojo izquierdo, muestra hipotropía derecha y parece tener una ptosis derecha moderada. **B:** Cuando la paciente fija con el ojo derecho hipotrópico, sin embargo, la aparente ptosis desaparece. (Cortesía del Dr. Nicholas T. Iliff.)

retracción unilateral aislada del párpado y proptosis de la orbitopatía tiroidea tienen ptosis del otro ojo.

La seudoptosis se produce con frecuencia en pacientes con hipotropía que fijan con el mejor ojo. La posición del párpado superior del lado de la hipotropía es la adecuada para la posición de ese ojo, pero, dado que el paciente fija con el mejor ojo, el párpado del lado del ojo hipotrópico muestra ptosis. Cuando se cubre el ojo hipertrópico que está fijando y se obliga al paciente a fijar con el ojo previamente hipotrópico, la ptosis desaparece (fig. 23-17).

La seudoptosis puede darse en pacientes con parálisis de la mirada hacia abajo. Cuando estos pacientes intentan mirar hacia abajo, sus ojos permanecen en la posición primaria, pero sus párpados bajan normalmente.

El estrechamiento de la fisura palpebral por contractura hemifacial, espasmo hemifacial, blefaroespasmo o parálisis de la porción anterior del nervio facial puede simular la ptosis. En tales pacientes, la presencia de otras evidencias de movimiento facial anómalo suele sugerir el diagnóstico correcto.

Puede haber ptosis aparente causada por la estimulación voluntaria de uno o ambos músculos orbiculares. Los pacientes con hiperactividad no orgánica del músculo orbicular suelen mostrar un arrugamiento leve o pronunciado de los párpados proporcional al grado de estrechamiento de la fisura y al descenso de la ceja (aunque en ocasiones la ceja está elevada)

(*v.* cap. 24). El pliegue del párpado superior, indicativo del tono del elevador, está presente en la mirada primaria y puede profundizarse en la mirada hacia arriba. Además, con frecuencia pueden verse (y siempre sentirse) finos temblores del párpado afectado cuando el paciente intenta mantener la posición posición del párpado «ptósico». Los pacientes con ptosis orgánica no muestran un retraso para volver a la posición basal del párpado después de la elevación manual del mismo. Por el contrario, los pacientes con ptosis no orgánica a veces muestran un ligero retraso antes de que se provoque la reactivación del orbicular de los ojos. La ptosis no orgánica puede darse de forma aislada o en asociación con otros síntomas somáticos.

Apraxia de la apertura palpebral

Existe una insuficiencia supranuclear de la apertura de los párpados más común que la ptosis cortical: la AAP. Las principales características clínicas de la AAP incluyen una incapacidad transitoria para iniciar la apertura de los párpados, ausencia de cualquier evidencia significativa de contracción del orbicular, como el descenso de la ceja por debajo del borde orbitario (signo de Charcot), contracción del frontal durante los intentos de abrir los párpados, y ausencia de cualquier otro signo de disfunción neural o miopática. La mayoría de los pacientes con AAP muestran escasez de parpadeo interrumpida por un cierre suave de ambos párpados que puede durar desde 30 s o más. La AAP es frecuente en pacientes con parálisis supranuclear progresiva, enfermedad de Parkinson y parkinsonismo atípico, incluido el inducido por metilfeniltetrahidropiridina (MPTP). En la tabla 23-2 se enumeran otras relaciones.

El tratamiento del cierre involuntario de los párpados causado por la inhibición supranuclear de la actividad del elevador no es especialmente exitoso. Los informes de casos individuales sugieren que existen varios fármacos que pueden ayudar, como la desipramina y la levodopa. La inyección de los músculos orbicular de los ojos y frontal con toxina botulínica produce resultados

Tabla 23-2 Trastornos asociados a la apraxia de la apertura palpebral
Parálisis supranuclear progresiva
Enfermedad de Parkinson
Parkinsonismo (incluido el complejo parkinsonismo-demencia)
Síndrome de Shy-Drager
Enfermedad de Hallervorden-Spatz en adultos
Corea de Huntington
Herida de bala frontotemporal
Accidente cerebrovascular del hemisferio derecho
Enfermedad de Wilson
Esclerosis lateral amiotrófica
Causas idiopáticas

variables, en función del grado de contracción del orbicular que suele acompañar a la inhibición del elevador, y creemos que es importante tomar en cuenta este tratamiento en pacientes con AAP, aunque los resultados sean menos que satisfactorios.

Retracción palpebral

La elevación inadecuada y excesiva de los párpados (retracción palpebral) hace que el paciente parezca estar mirando fijamente y también produce una ilusión de exoftalmos. Mientras que la retracción significativa del párpado suele ser evidente para el observador, los grados leves de retracción palpebral pueden ser difíciles de evaluar. La posición de reposo del párpado superior está influenciada por muchos factores, como la edad, el estado de alerta y la dirección de la mirada. Las variaciones normales en la posición de reposo del párpado, o la postura del párpado superior, se ejemplifican con la sorprendente diferencia entre lactantes y adultos. El párpado del bebé, que apenas toca el limbo esclerocorneal superior, puede parecer normal, mientras que una posición similar del párpado en un adulto es anómala y representa una elevación excesiva del párpado. En general, la posición del párpado superior es anómala si expone la esclera entre el borde palpebral y el limbo esclerocorneal superior cuando la cabeza del paciente está recta y ambos ojos del paciente están dirigidos hacia adelante.

La retracción palpebral puede ser unilateral o bilateral. El músculo elevador es el único que está sometido a la influencia de **dos** músculos yugo: el elevador contralateral y el recto superior ipsolateral. Por tanto, la retracción palpebral puede ser el resultado de una excitación o una hiperactividad inapropiada de las neuronas del elevador ipsolateral, directa o indirectamente a través de sus músculos yugo, o de una excitación o hiperactividad oculosimpática inadecuada. También puede deberse a la contracción o el acortamiento del músculo elevador o su tendón, el músculo de Müller o el músculo recto superior. Por tanto, las causas de la retracción palpebral, al igual que las causas del estrabismo, pueden clasificarse como neuropáticas, neuromusculares, miopáticas y mecánicas.

Retracción palpebral neuropática

La retracción palpebral neuropática puede estar causada por mecanismos supranucleares, nucleares o infranucleares. En algunos casos, la fisiopatología está clara; en otros, es desconocida o multifactorial.

Retracción palpebral supranuclear. Aunque la retracción palpebral verdadera no suele producirse por lesiones en los hemisferios cerebrales, a veces se produce una apertura inapropiada intermitente o prolongada de los párpados en pacientes con enfermedad del hemisferio cerebral unilateral no dominante o bilateral. Los pacientes con este tipo de retracción palpebral pueden

ser incapaces de cerrarlos a la orden (es decir, apertura compulsiva de los ojos) o, cuando se les dice que mantengan los ojos cerrados, pueden cerrarlos solo brevemente antes de volver a abrirlos (es decir, impersistencia motora). Estos pacientes presentan una alteración supranuclear del control del orbicular y muestran una relajación normal del elevador.

La retracción palpebral supranuclear (**signo de Collier**) se produce con mayor frecuencia en las lesiones de la porción dorsal del mesencéfalo. Este tipo de retracción palpebral se asocia casi siempre con otras evidencias de disfunción de la mencionada región, la mayoría de las veces un defecto de la mirada hacia arriba, pero también nistagmo de convergencia-retracción y disociación pupilar de luz-proximidad. El síndrome del acueducto Silvio o síndrome de la porción dorsal del mesencéfalo, también denominado síndrome de Parinaud, se trata en el capítulo 18. Basta con destacar aquí que la retracción palpebral que se produce con las lesiones de la porción dorsal del mesencéfalo suele ser bilateral, simétrica y

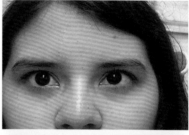

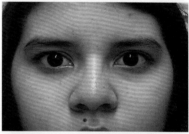

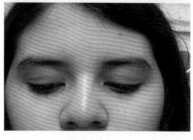

Figura 23-18 Retracción bilateral de los párpados en un paciente con síndrome de la porción dorsal del mesencéfalo (signo de Collier). La figura compuesta muestra la retracción palpebral en posición primaria (fotografía **central**), al intentar mirar hacia arriba (fotografía **superior**) y al mirar hacia abajo (fotografía **inferior**). Obsérvese que los párpados superiores están en posición normal en el intento de mirar hacia abajo (es decir, no hay retracción palpebral).

se mantiene mientras el paciente dirige los ojos hacia adelante o ligeramente hacia arriba, aumenta cuando mira hacia arriba, y sigue los ojos de forma normal al mirar hacia abajo (fig. 23-18). Estas características distinguen la retracción palpebral de las lesiones de la porción dorsal del mesencéfalo de la forma más común de retracción palpebral que se observa en la orbitopatía distiroidea, en la que siempre está presente el retraso de los párpados al intentar mirar hacia abajo (v. cap. 21).

El núcleo de la comisura posterior (NCP) parece ser la estructura premotora responsable de la retracción mesencefálica del párpado. Como se ha señalado anteriormente, las lesiones que dañan esta estructura en la porción dorsal del mesencéfalo suelen producir retracción bilateral del párpado. Sin embargo, además, pueden dañar el fascículo del nervio oculomotor en un lado y producir así una ptosis en el lado del daño fascicular. Esto resulta en una afección caracterizada por la ptosis en un lado y la retracción primaria del párpado (es decir, no secundaria a la ptosis contralateral) en el otro. Esta afección se denomina «síndrome de más-menos». Los estudios de imagen en pacientes con este síndrome muestran lesiones paramedianas unilaterales, generalmente infartos, dorsales y rostrales al núcleo rojo en la región del NCP, que se extienden ventrocaudalmente hasta el fascículo del nervio oculomotor en el lado de la ptosis.

Así, el daño al NCP causa aparentemente una retracción supranuclear bilateral del párpado que puede estar enmascarada en un lado por una parálisis del nervio oculomotor fascicular asociada. La retracción palpebral sostenida puede observarse con cualquiera de los trastornos conocidos que producen un síndrome de la porción dorsal del mesencéfalo. Algunas causas comunes son hidrocefalia, accidente cerebrovascular, esclerosis múltiple (EM), mal funcionamiento de una derivación y tumores tanto intrínsecos como extrínsecos (fig. 23-19).

Las afecciones neurodegenerativas que causan alteraciones supranucleares en la mirada hacia arriba pueden causar la retracción palpebral. Por ejemplo, esta es común entre los pacientes con parálisis supranuclear progresiva, enfermedad de Parkinson y enfermedad de Machado-Joseph (ataxia espinocerebelosa de tipo 3). Además, algunos pacientes con síndrome de Guillain-Barré (SGB) grave presentan, durante la fase aguda de su enfermedad, una limitación bilateral significativa del descenso del párpado superior

La retracción palpebral y la mirada leve hacia abajo de ambos ojos en respuesta a una disminución repentina de la luz ambiental es un reflejo fisiológico observado en los lactantes entre 1 y 5 meses de edad. A veces denominado «reflejo del ojo saltón» o «retracción palpebral no patológica», es una forma útil de evaluar la función del elevador en los lactantes. La retracción transitoria, clónica y bilateral del párpado con desviación espástica de la mirada hacia abajo que se resuelve después de varias semanas también se produce en neonatos por lo demás sanos. Esto puede ser una variante de las alteraciones benignas, transitorias y supranucleares de la motilidad ocular que suelen producirse en estos lactantes.

El coma y el estupor se asocian comúnmente con el cierre de los párpados causado por la ausencia de tono del elevador. En ocasiones, sin embargo, el tono persiste y produce la incongruente imagen de apertura

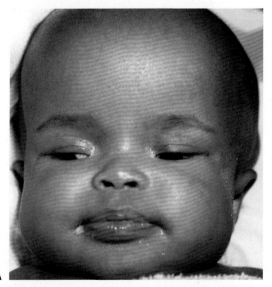 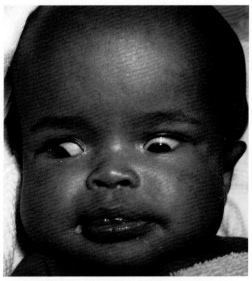

A **B**

Figura 23-19 Retracción palpebral bilateral en un lactante con hidrocefalia comunicante. **A:** Ojos ligeramente desviados hacia abajo en reposo. **B:** Al intentar mirar hacia arriba, no hay movimiento ascendente de los ojos (de hecho, los ojos están en reposo ligeramente por debajo de la línea media horizontal), pero los párpados se elevan normalmente. Esta apariencia se denomina a menudo «signo del sol poniente».

intermitente de los párpados en un paciente que no responde (coma vigil). Este signo suele indicar enfermedad de la porción ventral del mesencéfalo y del puente troncoencefálico (puente de Varolio), pero puede darse con enfermedad difusa del hemisferio (estado vegetativo persistente). Los pacientes comatosos con respiración de Cheyne-Stokes a veces abren los ojos durante la fase de respiración rápida y los cierran durante la lenta.

Algunos pacientes con síndromes extrapiramidales (p. ej., parkinsonismo postencefálico, parálisis supranuclear progresiva) presentan un defecto de la inhibición de los párpados durante la mirada hacia abajo. Estos pacientes tienen una posición normal de los párpados cuando miran al frente. Sin embargo, los párpados se retrasan y quedan brevemente atrás cuando los ojos siguen un objeto hacia abajo. Los pacientes con una lesión unilateral en el mesencéfalo que es dorsal al núcleo rojo también pueden mostrar un retraso de los párpados sin retracción de estos. Se postula que la lesión en estos pacientes interrumpe las vías entre el núcleo intersticial rostral del fascículo longitudinal medial (irFLM) y el subnúcleo central caudal del complejo nuclear oculomotor, mientras que preserva el NCP.

Retracción palpebral sincinética. La elevación del párpado ipsolateral puede observarse en sujetos sanos durante la abducción y, con menor frecuencia, en la aducción. La retracción palpebral al intentar la abducción en pacientes con síndrome de retracción de Duane y con parálisis adquirida del nervio abducens puede representar una expresión exagerada de esta sincinesia fisiológica (**video 23-3**).

El **fenómeno de parpadeo mandibular de Marcus Gunn** se define como la elevación paradójica de un párpado que se produce con determinados movimientos de la mandíbula. Está causado por una sincinesia entre los músculos pterigoideo y elevador. La afección suele diagnosticarse poco después del nacimiento, durante la lactancia. Se desconoce la causa, y el tratamiento depende del estado oftalmológico y cosmético. La ambliopía debe tratarse siempre de forma agresiva, y el estrabismo vertical debe corregirse antes de intentar la reparación quirúrgica de la ptosis. La cirugía de los párpados debe contemplarse solo después de que el paciente (cuando la edad lo permita), los padres y madres y el cirujano estén de acuerdo en que el guiño de la mandíbula, la ptosis, o ambos, son inaceptables. La cirugía suele consistir en el debilitamiento del complejo aponeurótico del elevador combinado con un procedimiento de elevación del párpado.

Retracción palpebral causada por una disfunción del nervio oculomotor. La causa más común de este tipo de retracción es la regeneración aberrante congénita o adquirida del nervio oculomotor. En este escenario, la retracción no está presente en todo momento y, de hecho, la ptosis puede estar presente cuando el paciente está mirando hacia adelante. Sin embargo, el párpado se retrae, o como mínimo «cuelga», durante el intento de infraducción, aducción, o ambos.

La retracción palpebral debida a la regeneración aberrante del nervio oculomotor suele desarrollarse varios meses después de una parálisis aguda no isquémica del nervio oculomotor, en cuyo caso la afección se conoce como **regeneración aberrante secundaria del nervio oculomotor**. Sin embargo, cuando un proceso compresivo lentamente progresivo (como un aneurisma, un meningioma o un schwannoma que normalmente, pero no siempre, se localiza dentro del seno cavernoso; v. cap. 19) daña el nervio tan lentamente que este tiene tiempo para regenerarse, la afección se denomina **regeneración aberrante primaria del nervio oculomotor**.

Otras afecciones que afectan el nervio oculomotor y que pueden causar una retracción periódica de los párpados son la parálisis cíclica del nervio oculomotor con espasmos cíclicos, una afección que suele ser congénita, aunque no siempre (**video 23-4**), y la neuromiotonía ocular (v. cap. 19). En ambos padecimientos, la retracción palpebral suele ser unilateral y estar asociada a la constricción pupilar y a los espasmos de uno o más de los músculos extraoculares inervados por el nervio oculomotor.

Retracción palpebral unilateral asociada a ptosis contralateral. Los pacientes con ptosis unilateral que, por cualquiera de las razones (p. ej., estrabismo congénito o adquirido, ambliopía, catarata), fijan con el ojo del lado de la ptosis, pueden desarrollar retracción palpebral del lado opuesto (fig. 23-20). Cuando esto ocurre en un paciente con ptosis unilateral por miastenia grave, la realización de una prueba de edrofonio o neostigmina (v. cap. 20) puede dar lugar a la resolución tanto de la ptosis como de la retracción secundaria del párpado. En otros casos, este fenómeno puede diagnosticarse más fácilmente mediante la oclusión prolongada (> 5 min) del ojo del lado de la ptosis, lo que hará que el párpado retraído adopte una posición más normal. Por el contrario, la oclusión breve del ojo del lado de la ptosis es probablemente el método menos sensible, porque la reposición del párpado retraído contralateral puede no ser inmediata.

La explicación del fenómeno de la retracción palpebral unilateral asociada a ptosis contralateral se basa en que ambos músculos elevadores reciben la misma cantidad de energía del subnúcleo caudal central del nervio oculomotor.

Otros han apelado a la ley de Hering, que establece que los músculos extraoculares unidos reciben el mismo grado de inervación. En cualquier caso, el impulso de inervación a ambos párpados aumenta en un esfuerzo para elevar el lado de la ptosis. El párpado con ptosis asume una posición más normal, y el párpado no afectado se retrae. La retracción secundaria del párpado en pacientes con ptosis contralateral es más probable que se produzca cuando la ptosis es grave, adquirida e

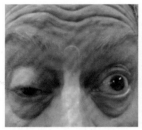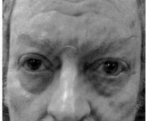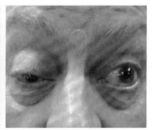

Figura 23-20 Retracción palpebral unilateral secundaria a ptosis contralateral (retracción palpebral secundaria) en un paciente con miastenia grave. **Izquierda**: El paciente tiene una ptosis derecha significativa y una marcada retracción palpebral superior izquierda. **Centro**: Tras una inyección intravenosa de cloruro de edrofonio, el párpado derecho se eleva y la retracción palpebral izquierda desaparece. **Derecha**: Diez minutos después de la inyección, los párpados vuelven a su estado anterior a la misma.

ipsolateral al ojo dominante. No reconocer este fenómeno puede conducir a un diagnóstico erróneo de orbitopatía distiroidea.

Retracción palpebral por hiperfunción simpática. Los pacientes con traumatismo cervical pueden desarrollar irritación o hiperactividad simpática que produce cefalea pulsátil recurrente e hiperactividad oculosimpática caracterizada por retracción palpebral ipsolateral, hiperhidrosis y midriasis: el **síndrome de Pourfour du Petit**. Durante el intervalo sin cefalea, algunos de estos pacientes presentan síndrome de Horner.

Se cree que la hiperactividad simpática es responsable de algunos casos de retracción palpebral observados en pacientes con orbitopatía distiroidea. De hecho, las soluciones diluidas de estimulantes adrenérgicos directos e indirectos (p. ej., cocaína, hidroxianfetamina, fenilefrina, apraclonidina, nafazolina) ensancharán la fisura palpebral en estos pacientes.

Retracción palpebral neuromuscular

La retracción palpebral transitoria y espontánea puede darse en pacientes con **miastenia grave** sin evidencia de disfunción tiroidea. Este fenómeno, que suele producirse cuando los ojos vuelven de la mirada hacia arriba a la posición primaria, parece deberse a la «facilitación postestática» del músculo elevador. Al igual que la retracción palpebral de la enfermedad del mesencéfalo (es decir, el signo de Collier), la retracción palpebral neuromuscular puede ser bilateral y simétrica, bilateral pero asimétrica, o completamente unilateral. Sin embargo, a diferencia de la retracción palpebral que se da en el síndrome de la porción dorsal del mesencéfalo, en los pacientes con retracción palpebral neuromuscular el elevador no suele «relajarse» suave y completamente, y el pliegue del párpado no se suaviza cuando los ojos se mueven hacia abajo. La retracción palpebral momentánea también puede observarse en un paciente con miastenia después de que este haga un movimiento sacádico hacia arriba de la mirada hacia abajo a la posición primaria (signo de Cogan de tic en el párpado) (**video 23-1**). Finalmente, los pacientes con miastenia pueden desarrollar retracción palpebral secundaria a la ptosis del párpado contralateral (fig. 23-20).

La retracción palpebral puede ser consecuencia de la administración tópica o sistémica de fármacos que afectan la unión neuromuscular. Los anticolinesterásicos cloruro de edrofonio y metilsulfato de neostigmina producen retracción palpebral en algunos pacientes con miastenia grave. Además, las dosis subparalíticas de succinilcolina pueden producir un acortamiento de las fibras del músculo elevador asociado al efecto de despolarización del fármaco, lo que provoca retracción palpebral.

Retracción palpebral miopática

La retracción palpebral congénita puede ser unilateral o bilateral y puede estar asociada a estrabismo inespecífico, hipofunción del recto superior en el lado de la retracción o retracción palpebral inferior. La afección también puede asociarse a otras anomalías del desarrollo, como hipoplasia de la papila óptica, craneosinostosis y síndrome de Down. En estos casos, el desplazamiento del elevador es normal y con frecuencia hay lagoftalmos en la mirada hacia abajo, lo que indica el fallo de la inhibición adecuada del tono del elevador o la disminución de la elasticidad de este o de sus ligamentos suspensorios.

La orbitopatía distiroidea es la causa más común de retracción palpebral unilateral y bilateral adquirida, tanto en niños como en adultos. El tratamiento de la retracción palpebral en estos pacientes es principalmente quirúrgico y consiste en varios procedimientos de alargamiento de los elevadores.

La retracción palpebral es más frecuente en los pacientes con hepatopatía grave (signo de Summerskill). La apariencia es similar a la observada en pacientes con orbitopatía distiroidea.

La retracción palpebral miotónica, el retraso palpebral, o ambos, pueden observarse en pacientes con parálisis periódica familiar (fig. 23-21). Puede producirse una retracción palpebral miotónica similar en pacientes con distrofia miotónica y con miotonía congénita (v. cap. 21).

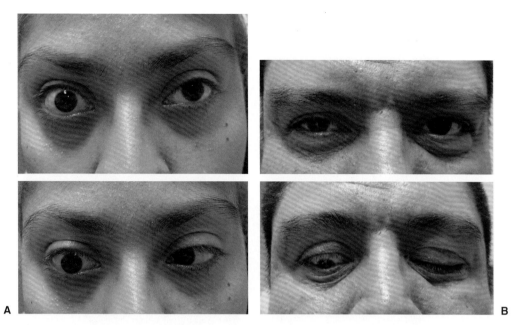

Figura 23-21 Retracción palpebral acentuada en la mirada hacia abajo. **A, arriba:** Este paciente con enfermedad ocular tiroidea tiene retracción palpebral superior e inferior derecha en la mirada primaria. Observese la prominencia característica de la retracción a lo largo de la caralateral de la fisura palpebral. **Abajo:** La retracción palpebral superior también está presente en la mirada hacia abajo (en contraste con el síndrome de la porción dorsal del mesencéfalo). **B, arriba:** Paciente con parálisis congénita del nervio oculomotor derecho con ptosis leve y exotropía leve en posición primaria. **Abajo:** El párpado superior derecho con ptosis se retrae en la mirada hacia abajo, lo que evidencia un error de conexión aberrante entre el recto inferior y el elevador del párpado superior (signo de seudo-von Graefe).

Anomalías del cierre de los párpados

Al igual que con la apertura de los párpados, las anomalías del cierre de los párpados pueden producirse por trastornos que afectan cualquier parte de la vía de contracción del orbicular, desde la corteza cerebral hasta el músculo propiamente dicho. Estos trastornos pueden ser congénitos o adquiridos y pueden deberse a la hipofunción o la hiperfunción del músculo orbicular y, en menor medida, a los músculos que ayudan al orbicular en el cierre del párpado (es decir, el frontal, el prócer y el corrugador superciliar).

Falta de cierre de los párpados

Al igual que ocurre con la apertura de los párpados, la falta de su cierre puede tener un origen neuropático, neuromuscular o miopático/mecánico. Por tanto, alcanzar el diagnóstico correcto requiere una anamnesis cuidadosa y una exploración completa, a veces seguidas de estudios adicionales adecuados.

Falta de cierre de los párpados de origen neuropático

Las causas neuropáticas de la falta de cierre de los párpados pueden ser supranucleares, nucleares o infranucleares. En algunos casos, la causa es claramente neuropática, pero el mecanismo preciso es desconocido o multifactorial.

Falta de cierre de los párpados de origen supranuclear. El cierre voluntario de los párpados está mediado por el sistema piramidal. Los pacientes con lesiones capsulares subcorticales localizadas suelen poder cerrar ambos ojos, aunque hay una disminución de la fuerza de cierre es, y la capacidad de guiñar el ojo puede perderse en el lado parético contralateral (signo de Revilliod). En algunos casos, la paresia es profunda y, sin embargo, los movimientos involuntarios o emocionales espontáneos de los músculos facial y orbicular permanecen inalterados (disociación automática-voluntaria) (fig. 23-22).

La falta de cierre voluntario de los párpados bilateral puede ser el resultado de una lesión unilateral, normalmente en el lóbulo frontal no dominante, pero es más frecuente que se desarrolle con lesiones bilaterales del lóbulo frontal. Este fenómeno se denomina **parálisis supranuclear del cierre voluntario de los párpados** o apertura compulsiva de los ojos. Los pacientes con este síndrome no pueden iniciar el cierre voluntario de cualquiera de los párpados, aunque conserven su capacidad de comprensión de la tarea y tengan intacto el cierre reflejo de los párpados (fig. 23-23). La parálisis supranuclear del cierre de los párpados puede darse en pacientes con infartos, tumores unilaterales o bilaterales en

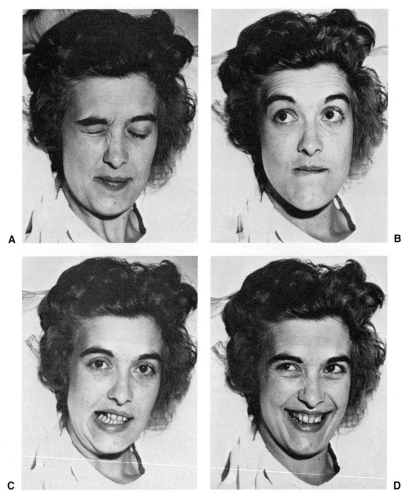

Figura 23-22 Parálisis volitiva central (supranuclear) del orbicular de los ojos tras un hematoma subcortical que causó hemiplejía izquierda y paresia del nervio facial izquierdo. **A:** Cuando se solicita a la paciente que cierre los ojos con fuerza, el orbicular izquierdo, el músculo corrugador izquierdo y los demás músculos de la parte inferior izquierda de la cara no responden. **B:** El control volitivo de la frente es normal. **C:** La debilidad facial inferior izquierda es evidente cuando la paciente intenta mostrar sus dientes. **D:** La sonrisa espontánea (inervación emocional-extrapiramidal-facial) evoca una contracción simétrica de todos los músculos faciales, incluido el orbicular, lo que indica que las vías nucleares e infranucleares están intactas.

el lóbulo frontal, enfermedad de Creutzfeldt-Jakob, parálisis supranuclear progresiva y enfermedad de la motoneurona.

La **impersistencia** motora del cierre de los párpados también se produce en pacientes con lesiones hemisféricas bilaterales o unilaterales. Cuando se indica a estos pacientes que cierren los párpados y los mantengan cerrados, son incapaces de obedecer. Los párpados se cierran, con frecuencia desarrollan un fino temblor, y luego vuelven a abrirse casi inmediatamente. Este fenómeno se observa con mayor frecuencia en pacientes con un accidente cerebrovascular en el hemisferio no dominante y es más evidente durante la primera semana después de este. En ocasiones, la afección es unilateral.

Falta de cierre de los párpados de orígenes nuclear y fascicular. La debilidad unilateral del cierre de los párpados y de los movimientos faciales puede ser el resultado de una lesión unilateral del núcleo o del fascículo del nervio facial. En estos casos, casi siempre hay otros indicios de enfermedad del tronco del encéfalo, como reducción de la sensibilidad corneal, paresia del nervio abducens ipsolateral o parálisis de la mirada horizontal, y ataxia cerebelosa ipsolateral.

La debilidad bilateral del cierre de los párpados forma parte de una diplejía facial causada por lesiones del tegmento pontino. Estas lesiones pueden ser congénitas o adquiridas. Los procesos adquiridos incluyen isquemia, inflamación, infiltración y compresión (**video 23-5**). Cuando la falta de cierre de los párpados es consecuencia de una lesión del fascículo del nervio facial dentro del tronco del encéfalo, suele haber una parálisis facial completa asociada a otros signos de disfunción del tronco, como parálisis de la mirada horizontal ipsolateral por daño al núcleo del abducens ipsolateral o a la formación reticular pontina paramediana, por debilidad de abducción ipsolateral debida al daño al fascículo del nervio abducens ipsolateral, y por hemiparesia contralateral debida al daño del tracto piramidal ipsolateral (síndrome de Millard-Gubler).

Falta de cierre de los párpados por parálisis del nervio facial periférico. La debilidad del cierre de los párpados asociada a lesiones del nervio facial suele estar relacionada a la debilidad de otros músculos faciales irrigados por dicho nervio. El diagnóstico topográfico de la parálisis del nervio facial puede verse facilitado por la relación del nervio facial con las estructuras circundantes y por el hecho de que, a lo largo de su recorrido, el nervio emite varios ramos que cumplen funciones específicas. El nervio facial, además de inervar la musculatura facial, también es responsable del lagrimeo reflejo (a través del nervio petroso superficial mayor), de la audición (a través del nervio del músculo estapedio), del gusto en los dos tercios anteriores de la lengua (a través de la cuerda timpánica) y de la salivación (a través de los ramos nerviosos de las glándulas sublinguales y submandibulares) (fig. 23-24). Por tanto, al comprobar el lagrimeo reflejo, la audición, el gusto y la capacidad de un individuo con debilidad facial periférica para producir saliva, con frecuencia puede determinarse la localización de la lesión responsable. Además, varias pruebas electrodiagnósticas, como la excitabilidad nerviosa, la EMG, el reflejo de parpadeo y la electroneurografía, ayudan a determinar el grado de disfunción y el pronóstico de recuperación del nervio facial.

Las lesiones del ángulo pontinocerebeloso (APC) que producen paresia unilateral del nervio facial suelen producir también signos y síntomas relacionados con la disfunción de los nervios vestibulococlear y trigémino. Así, las manifestaciones más comunes son pérdida de audición neurosensorial unilateral, acúfenos, vértigo, dolor y entumecimiento facial, hipoestesia corneal e inestabilidad de la marcha. Puede haber afectación de todos los componentes del nervio facial. Manifestaciones menos comunes incluyen espasmo hemifacial, nistagmo, evidencia de disfunción cerebelosa (p. ej., ataxia y temblor) e hidrocefalia. No obstante, aunque la mayoría de los pacientes con lesiones en el APC presentan múltiples hallazgos neurológicos, la parálisis del nervio facial puede ser la única manifestación, especialmente en la infancia.

Las lesiones del APC que pueden causar paresia del nervio facial son los schwannomas vestibulares y trigeminales, los meningiomas, los tumores epidermoides,

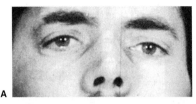

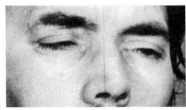

Figura 23-23 Parálisis supranuclear del cierre voluntario de los párpados (apertura compulsiva de los párpados) en un paciente con enfermedad de Creutzfeldt-Jakob. **A:** El paciente no muestra movimiento alguno de los párpados cuando se le solicita que cierre los ojos, aunque entiende lo que se le dice y lo intenta. **B:** El paciente muestra cierta capacidad para el parpadeo ante una amenaza visual. (De Russell RW. Supranuclear palsy of eyelid closure. *Brain* 1980;103(1):71-82. Copyright © 1980 Oxford University Press; con permiso de Oxford University Press.)

los lipomas, los quistes aracnoideos, los aneurismas, las lesiones metastásicas y los tumores del cuerpo yugular (fig. 23-25). Los granulomas asociados a tuberculosis, el sarcoide, la sífilis o ciertas infecciones fúngicas también pueden dañar el nervio facial en el APC.

Una lesión del nervio facial situada dentro del canal facial entre el meato auditivo interno y el ganglio geniculado produce muchos de los mismos signos que los encontrados con las lesiones en el APC, excepto que los signos del tronco del encéfalo están ausentes y no hay evidencia de disfunción del nervio trigémino. Las lesiones entre el ganglio geniculado y la rama del músculo estapedio producen manifestaciones similares, salvo que el lagrimeo reflejo se conserva porque la lesión es distal al nervio petroso superficial. La lesión del nervio facial entre la rama del músculo estapedio y la cuerda del tímpano produce parálisis facial, pérdida del gusto en los dos tercios anteriores de la lengua y disminución de la secreción salival.

Las lesiones del nervio facial distales al nacimiento de la cuerda del tímpano solo producen parálisis facial motora. Las neuropatías faciales que se localizan en la porción intratemporal del nervio facial pueden deberse a fracturas del hueso temporal, herpes zóster (síndrome de Ramsey Hunt), otitis media y neoplasias. La afección denominada «parálisis de Bell» pertenece a esta categoría. Las lesiones distales al foramen estilomastoideo pueden afectar uno o más ramos periféricos del nervio facial y suelen estar causadas por traumatismo facial, cirugía facial o enfermedad de la glándula parótida.

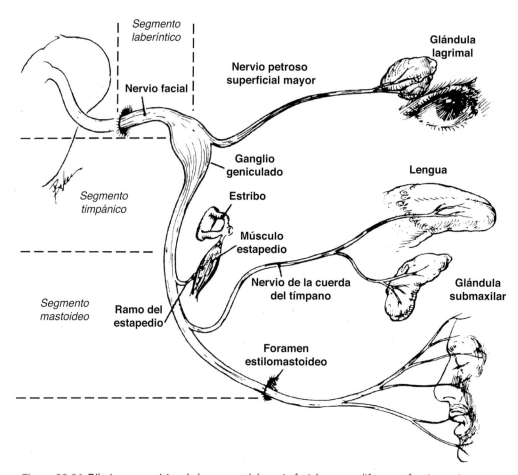

Figura 23-24 Dibujo esquemático de los ramos del nervio facial con sus diferentes funciones. Los ramos y sus funciones incluyen el nervio petroso superficial mayor (reflejo lagrimal), el nervio del músculo estapedio (reflejo del estapedio), el nervio cordal timpánico (gusto en los dos tercios anteriores de la lengua y secreción de la glándula submaxilar) y los ramos motores periféricos de los músculos faciales. (De Alford BR, Jerger JF, Coats AC, et al. Neurophysiology of facial nerve testing. *Arch Otolaryngol* 1973;97:214-219. Copyright © 1973 American Medical Association. Todos los derechos reservados.)

La mayoría de las parálisis aisladas del nervio facial son idiopáticas y se denominan parálisis de Bell. El diagnóstico se basa en un conjunto de hallazgos y en la exclusión de otras causas conocidas. La afección suele ser unilateral. Alrededor del 60% de los pacientes con parálisis de Bell tienen antecedentes de pródromos víricos. El inicio de la debilidad facial motora es agudo y suele ir acompañado de dolor o adormecimiento de la cara, el cuello o la lengua. El dolor suele ubicarse en la región retroauricular. La hipoestesia o disestesia en la distribución del nervio trigémino o glosofaríngeo se produce en el 25 al 35% de los pacientes. Los hallazgos sensoriales pueden preceder a la aparición de la paresia facial y no suelen alargarse más allá de 7 a 10 días. La disgeusia y la disacusia son acompañantes bastante comunes. Puede haber signos subjetivos y objetivos de sequedad ocular, y es frecuente que se produzca epífora por exposición, ectropión paralítico o ambos. Se ha propuesto como causa tanto una neuropatología vírica

directa (probablemente del herpes simple) como una inflamación del nervio dentro del canal facial.

En general, alrededor del 85% de los pacientes con parálisis de Bell acaban recuperándose por completo o solo quedan con leves déficits residuales. El resto presenta déficits permanentes que consisten en debilidad residual, contractura tónica, sincinesia, espasmos o lagrimeo gustativo («lágrimas de cocodrilo»). Los factores clínicos que afectan negativamente la recuperación son edad avanzada (más de 60 años), diabetes mellitus, parálisis completa, disminución del lagrimeo, hiperacusia y retraso en el inicio de la recuperación. La administración de corticosteroides durante la fase aguda de la enfermedad aumenta significativamente la probabilidad de recuperación. La terapia antivírica sigue ofreciendo un beneficio incierto.

Es importante señalar que en una serie de trastornos sistémicos puede producirse una parálisis aislada del nervio facial que puede simular parálisis de Bell. Entre

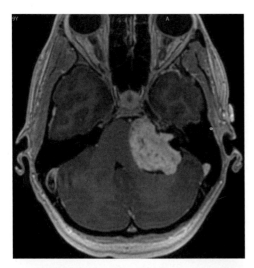

Figura 23-25 Schwannoma vestibular de gran tamaño observado en imágenes de resonancia magnética (RM) ponderadas en T1 reforzadas con gadolinio, en una paciente que tenía pérdida de audición preoperatoria, pero no debilidad facial. Tenía diplopía postoperatoria por una parálisis del sexto nervio craneal (abducens) izquierdo, así como parálisis completa del nervio facial periférico izquierdo.

estos trastornos se encuentran infecciones e inflamaciones (herpes zóster ótico, síndrome de inmunodeficiencia adquirida, otitis media, mastoiditis, enfermedad de Lyme, sífilis, sarcoidosis, tétanos), isquemia (diabetes mellitus, hipertensión) y enfermedades inflamatorias inmunomediadas (periarteritis, SGB, desmielinización posvacunal, EM). Las causas neoplásicas de parálisis facial periférica aislada incluyen schwannomas vestibulares y del nervio facial, meningiomas, tumores del cuerpo yugular, lipomas, quistes dermoides, tumores epidermoides, tumores parotídeos, meningitis carcinomatosa, colesteatomas, tumores metastásicos y lesiones linfoides. Otras causas incluyen tóxicos (talidomida, etilenglicol, intoxicación por organofosfatos), traumatismos (fracturas del hueso temporal, lesiones faciales, barotrauma por buceo), lesiones yatrógenas (por bloqueos anestésicos locales y cirugía facial), amiloidosis, enfermedad de Paget y seudotumor cerebral.

Dado que son muchas las afecciones que pueden causar paresia aguda del nervio facial, es fundamental asegurarse de que la afección es realmente aislada antes de hacer un diagnóstico de «parálisis de Bell». Además, la progresión de una parálisis facial durante más de 3 semanas, la falta de recuperación después de 3 a 6 meses, el desarrollo de espasmo hemifacial, la otalgia o el dolor facial prolongados, o la reaparición de la parálisis después de la recuperación, justificación una investigación más a fondo de una posible «parálisis de Bell» para descartar una etiología inflamatoria o infecciosa sistémica subyacente o una neoplasia.

En los pacientes con paresia congénita o del desarrollo del nervio facial puede haber otros indicios de desarrollo incompleto (es decir, hipoplasia) o agenesia del nervio facial. Estos pacientes pueden presentar un síndrome de Möbius, parálisis congénita unilateral del labio inferior (CULLP, *congenital unilateral lower lip paralysis*), microsomía hemifacial u otros defectos del desarrollo asociados, como atresia aural y microtia. Entre las causas prenatales adquiridas se encuentran los traumatismos de nacimiento y la exposición a talidomida o al virus de la rubéola.

Menos del 1 % de las parálisis del nervio facial son bilaterales y simultáneas. Estos casos suelen ser idiopáticos (es decir, parálisis de Bell) o causados por enfermedad de Lyme, sarcoidosis, SGB, síndrome de Fisher, encefalitis del tronco del encéfalo o neoplasia (p. ej., meningitis carcinomatosa, glioma). Otras causas menos comunes son meningitis (p. ej., por sífilis, tuberculosis, Cryptococcus), diabetes mellitus, traumatismos craneales, hemorragia pontina, lupus eritematoso sistémico, ingestión de etilenglicol y síndrome de Wernicke-Korsakoff.

La rehabilitación y el tratamiento de sporte de los pacientes con parálisis del nervio facial dependen del estadio y la gravedad de la debilidad facial. Evitar la exposición de la córnea es el objetivo principal del tratamiento en la fase aguda. La mejor manera de conseguirlo es mediante lubricación ocular abundante. También puede ser necesario el uso de una barrera contra la humedad.

Una exposición más grave requiere una tarsorrafia temporal o permanente y/o la colocación de pesos en el párpado. Si la recuperación es incompleta, una intervención quirúrgica posterior puede ayudar a restablecer la posición de los párpados superiores e inferiores. El injerto de nervio también puede mejorar la función facial general.

Cierre anómalo del párpado asociado a regeneración aberrante del nervio facial. La regeneración aberrante del nervio facial puede darse después del daño al nervio, particularmente después de una compresión, un traumatismo o una parálisis de Bell. El lado de la cara previamente paralizado es siempre débil y puede aparecer contraído (fig. 23-26). Típicamente, cada cierre del ojo se produce simultáneamente con una contracción de la comisura de la boca que también puede ir acompañada de hoyuelo en el mentón y contracción del platisma (**video 23-6**). Durante el cierre forzado del párpado, se produce una exceso de contracción de todos los músculos faciales del lado del nervio facial previamente parético (**video 23-7**). A la inversa, los movimientos voluntarios e involuntarios de los labios o de la comisura de la boca precipitan una cocontracción del orbicular del lado afectado que puede parecerse superficialmente al espasmo hemifacial o al fenómeno de parpadeo mandibular de Marcus Gunn inverso. Sin embargo, a diferencia del espasmo hemifacial, que se produce de forma espontánea, los espasmos palpebrales y faciales que se producen en pacientes con regeneración aberrante del nervio facial

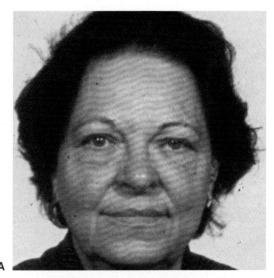
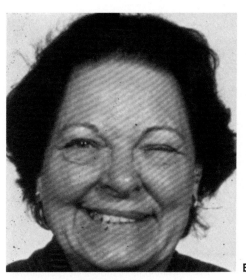

A

B

Figura 23-26 Regeneración aberrante del nervio facial izquierdo tras una paresia aguda del nervio facial periférico (parálisis de Bell) que produce contractura facial y cierre parcial del párpado izquierdo asociado a ciertos movimientos de la boca. **A:** El paciente presenta una fisura interpalpebral izquierda estrecha y un surco nasolabial izquierdo que se ha profundizado. **B:** Cualquier movimiento espontáneo o voluntario de la parte inferior de la cara, como intentar sonreír, produce comovimientos de todos los músculos del lado izquierdo de la cara, lo que provoca el cierre del párpado (**video 23-5**).

son inducidos por movimientos voluntarios o involuntarios del párpado o la boca. Del mismo modo, a diferencia del fenómeno de Marcus Gunn inverso, en el que el cierre del párpado se debe a la inhibición del elevador, el estrechamiento de la fisura palpebral en la regeneración aberrante del nervio facial está causado por la contracción inadecuada del músculo orbicular.

Falta de del cierre de los párpados de origen neuromuscular

El orbicular suele ser débil en las enfermedades que afectan a la unión neuromuscular. La miastenia grave produce característicamente una debilidad en el cierre de los párpados, normalmente combinada con ptosis. Esta debilidad de la función del orbicular es responsable del «fenómeno de la mirada», en el que un paciente con miastenia grave es capaz inicialmente de cerrar los párpados, pero al intentar mantener el cierre, el orbicular se fatiga y los párpados se separan, exponiendo el globo. La debilidad del orbicular en pacientes con enfermedades neuromusculares también puede caracterizarse por la retracción palpebral inferior. El botulismo también puede causar debilidad de los músculos faciales, incluidos los párpados, al igual que ciertas intoxicaciones (p. ej., las mordeduras de serpientes y arañas) que afectan a la unión neuromuscular. El diagnóstico de una enfermedad neuromuscular, en particular la miastenia grave, debe considerarse en cualquier paciente con debilidad en el cierre de los párpados asociada a ptosis, oftalmoparesia o ambas. La miastenia grave se discute en detalle en el Capítulo 20.

Falta de del cierre de los párpados de origen miopático

El músculo orbicular se ve afectado con frecuencia en la mayoría de los trastornos que debilitan la musculatura facial. La debilidad del músculo orbicular puede caracterizarse no solo por la debilidad del cierre espontáneo o forzado del párpado, sino también por falta de expresión facial superior, desgaste del tejido del párpado y fatiga de los párpados durante el intento de cierre sostenido. Además, puede haber retracción palpebral inferior o ectropión paralítico (fig. 23-27). La debilidad miogénica del orbicular suele ser bilateral. Dado que el drenaje lagrimal depende en parte de la acción muscular normal del párpado inferior, puede producirse epífora. Las causas más comunes de falta de cierre por causa miopática son distrofia muscular congénita, distrofia miotónica y citopatías mitocondriales asociadas a OEP crónica (fig. 23-28).

Cierre excesivo o anómalo de los párpados

A diferencia de la falta de cierre de los párpados, que puede deberse a causas neurológicas, neuromusculares o miopáticas, el cierre excesivo o inadecuado de los párpados suele ser de origen neurológico.

Blefaroespasmo esencial y síndrome de distonía bucomandibular y blefaroespasmo (síndrome de Meige; síndrome de Brueghel)

El blefaroespasmo es un cierre involuntario de los párpados evocado por la contracción del orbicular. Cuando se produce de forma aislada, sin otros indicios de en-

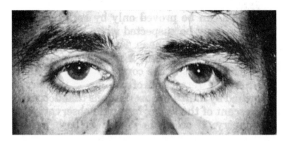

Figura 23-27 Retracción bilateral y simétrica del párpado inferior en un paciente con distrofia miotónica y debilidad facial generalizada. (Reproducido con permiso de Cohen MM, Lessell S. Retraction of the lower eyelid. *Neurología* 1979; 29(3):386-389.)

fermedad neurológica u ocular, la afección se denomina blefaroespasmo esencial (fig. 23-29, **video 23-8**). Cuando estos movimientos distónicos focales del párpado se extienden a otros músculos craneales, el síndrome se denomina distonía bucomandibular y blefaroespasmo o síndrome de Meige (**video 23-9**). Este trastorno es más frecuente en mujeres de más de 50 años. Inicialmente, hay un aumento de la frecuencia del parpadeo, especialmente en respuesta a la luz solar, viento, ruido, movimiento o el estrés. Este parpadeo evoluciona hacia espasmos involuntarios, inicialmente en un lado, pero inevitablemente en ambos. Ciertas maniobras, como tocarse el párpado, toser, vocalizar o masticar chicle pueden aliviar los espasmos, que aumentan en frecuencia y gravedad a medida que la enfermedad avanza.

Los pacientes con síndrome de Meige pueden experimentar movimientos involuntarios de masticación, fruncimiento de los labios, trismo, apertura amplia de la boca, desviaciones espasmódicas de la mandíbula,

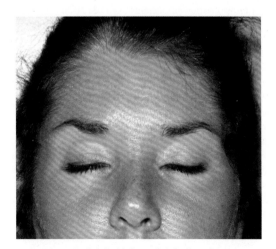

Figura 23-28 Debilidad bilateral del orbicular en una mujer joven con la variante del síndrome de Kearns-Sayre de la oftalmoplejía externa progresiva (OEP) crónica. La paciente intenta cerrar los párpados lo más posible. Obsérvese la falta de pliegues en los párpados superiores y la incapacidad de enterrar las pestañas.

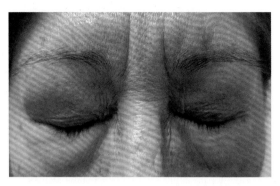

Figura 23-29 Blefaroespasmo esencial. La paciente notó por primera vez espasmos intermitentes del cierre del párpado varios años antes. En el momento en que fue examinada, experimentaba espasmos bilaterales simétricos casi continuos de los músculos orbiculares.

movimientos anómalos de la lengua (protrusión, retracción y retorcimiento), disfonía espasmódica y, raramente, dificultad para tragar. Además de los espasmos bucofaciales, estos pacientes pueden presentar crisis oculógiras, contracciones del platisma, tortícolis, retrocolis u otras formas de distonía focal. Sin embargo, la distonía generalizada es muy poco frecuente.

Muchos pacientes con blefaroespasmo esencial y síndrome de Meige dejan de leer, ver la televisión y conducir. Otros muchos se deprimen, quedan incapacitados laboralmente y, en algunos casos, son funcionalmente ciegos. El trastorno puede estancarse en cualquier punto de su evolución. La remisión se produce en aproximadamente el 11 % de los pacientes, casi siempre en los 5 años siguientes a la aparición de los síntomas.

La mayoría de los casos de blefaroespasmo esencial y síndrome de Meige son esporádicos, aunque hay casos familiares. Además, los pacientes suelen tener antecedentes familiares de otros trastornos del movimiento, o pueden presentar antecedentes de tics o parpadeo excesivo, que a veces se remontan a la infancia. Así pues, el blefaroespasmo familiar y la distonía craneocervical pueden ser fenotípicamente heterogéneos y heredarse de forma autosómica dominante con penetrancia incompleta.

Muchos pacientes con blefaroespasmo, ya sea de la variedad esencial o como parte del síndrome de Meige, refieren sequedad, arenilla, irritación o fotofobia. Algunos de estos pacientes presentan evidencia de sequedad ocular o de enfermedad de la superficie ocular mediante biomicroscopía con lámpara de hendidura o prueba de Schirmer, mientras que en otros no hay ninguna razón aparente para sus síntomas. El clínico debe asegurarse de que el blefaroespasmo no se produce como un fenómeno secundario (**blefaroespasmo reflejo**). Si la instilación de anestésicos tópicos suprime el parpadeo excesivo, la sequedad de la superficie ocular debe tratarse antes de considerar el tratamiento del blefaroespasmo.

Se desconoce la causa del blefaroespasmo esencial y del síndrome de Meige, pero existen abundantes datos clínicos y neurofisiológicos de que son **distonías focales**, en las que los espasmos de los párpados están relacionados con una combinación de hiperexcitabilidad del circuito del reflejo del parpadeo del trigémino para producir el reflejo del parpadeo más fácilmente y una disfunción de los ganglios basales.

La toxina botulínica de tipo A es la principal forma de tratamiento para los pacientes con blefaroespasmo. Su efecto suele durar de 2 a 4 meses. Otros fármacos, como el clonazepam, el trihexifenidilo y la tetrabenazina, también pueden utilizarse, pero son menos eficaces. Algunos pacientes pueden beneficiarse del uso de gafas con un tinte específico (Corning FL-41). El blefaroespasmo esencial también puede tratarse quirúrgicamente mediante la extirpación total o parcial del músculo orbicular. Sin embargo, las complicaciones, la eficacia variable y la frecuente recurrencia son las principales limitaciones de este abordaje. Por tanto, creemos que la cirugía debe reservarse para los pacientes con blefaroespasmo incapacitante que no responden a la toxina botulínica, medicamentos orales o una combinación de ambos tratamientos, o para aquellos pacientes que no pueden tolerar estos tratamientos.

Los pacientes con blefaroespasmo esencial suelen tener dermatocalasia asociada, ptosis o ambas. Estas pueden tratarse con blefaroplastia y cirugía de ptosis, que también pueden reducir la gravedad del blefaroespasmo. Sin embargo, estos procedimientos son meramente complementarios al tratamiento del blefaroespasmo y no deben considerarse como tratamientos principales para la afección.

Blefaroespasmo asociado a lesiones del tronco del encéfalo y de los ganglios basales

Aunque la mayoría de los casos de blefaroespasmo son idiopáticos, algunos se deben a lesiones y trastornos de los ganglios basales y la región mesodiencefálica. Entre ellos se pueden encontrar accidentes cerebrovasculares, esclerosis múltiple, parálisis supranuclear progresiva, enfermedad de Parkinson, enfermedad de Huntington, enfermedad de Wilson, síndrome de Lytico-Bodig, síndrome de Hallervorden-Spatz, atrofia olivopontocerebelosa, hidrocefalia comunicante y encefalitis letárgica.

Blefaroclono

El blefaroespasmo típico se caracteriza por episodios repetitivos de contracciones tónicas del orbicular de los ojos, y los estudios EMG muestran que las contracciones del orbicular en muchos de estos pacientes consisten en ráfagas fásicas rítmicas con una frecuencia de 3 a 6 Hz. Cuando estas contracciones dan lugar a sacudidas repetitivas y visibles de los párpados hacia arriba, se utiliza el término **blefaroclono**. Este se produce en pacientes con síndromes del tronco del encéfalo causados por accidente cerebrovascular o traumatismo, hidrocefalia por estenosis del acueducto en el contexto del parkinsonismo, y EM.

Blefaroespasmo asociado a discinesia tardía inducida por fármacos

Los pacientes con discinesia tardía presentan blefaroespasmos y tics faciales similares a los observados en los pacientes con síndrome de Meige. Sin embargo, los pacientes con discinesia tardía presentan movimientos coreicos de las extremidades, a diferencia de los movimientos distónicos más sostenidos observados en los pacientes con síndrome de Meige. Sin embargo, la característica más importante de la discinesia tardía es que siempre está inducida por fármacos, y suele aparecer entre 1 y 2 años después del inicio de la medicación. En la mayoría de los casos, los responsables son fármacos antipsicóticos o neurolépticos, como los bloqueadores o estimulantes de la dopamina. La discinesia inducida por fármacos también puede producirse tras el uso de antieméticos, anorexígenos o descongestionantes nasales que contienen simpaticomiméticos y antihistamínicos.

El blefaroespasmo y los tics faciales de la discinesia tardía pueden mejorar si se identifica y suspende el fármaco responsable. Si los síntomas persisten, o si el fármaco no puede suspenderse por razones médicas, puede utilizarse la toxina botulínica para controlar los espasmos.

Tics faciales y síndrome de Tourette

En contraste con los movimientos sostenidos y distónicos típicos del blefaroespasmo, los tics faciales suelen ser breves, clónicos y espasmódicos. Suelen ser estereotipados y repetitivos. Pueden variar en frecuencia, y aumentar cuando el paciente está aburrido, cansado o ansioso. Los tics del parpadeo son más frecuentes en la infancia, tienden a ser unilaterales y afectan más a los niños que a las niñas. Se resuelven espontáneamente después de meses o años.

Cuando los tics faciales comienzan entre los 2 y los 15 años, duran más de 1 año, fluctúan en gravedad y se asocian con tics en otras localizaciones corporales múltiples, vocalizaciones (p. ej., gruñidos, olfateos, ladridos, carraspeos, pronunciación de obscenidades), gestos obscenos y otras aberraciones del comportamiento, el diagnóstico probable es síndrome de Tourette (también llamado síndrome de Gilles de la Tourette; **video 23-10**). Las manifestaciones oculares son comunes en esta afección e incluyen aumento del parpadeo, blefaroespasmo, mirada forzada y desviación involuntaria de la mirada.

Blefaroespasmo no orgánico

El blefaroespasmo no orgánico suele tener aparecer de forma repentina y estar precedido por un acontecimiento emocionalmente traumático. Aunque es bastante raro, se da con mayor frecuencia en niños y adultos jóvenes con problemas psicológicos graves. El blefaroespasmo suele ser bilateral y puede durar horas, semanas o incluso meses, momento en el que puede resolverse espontáneamente. Los párpados se cierran a veces con suavidad y a veces con fuerza. En algunos pacientes, pueden ser de ayuda la psicoterapia, la terapia conductual, la hipnosis o la biorretroalimentación. En otros, una sola inyección de toxina botulínica es suficiente para eliminar los espasmos de forma permanente.

Convulsiones focales

Varios fenómenos de los párpados están asociados a las convulsiones. Una convulsión adversa (jacksoniana) de un foco irritativo en los campos oculares frontales puede evocar el cierre espasmódico de los párpados contralaterales, las sacudidas de la cara y la mirada lateral «espástica». El parpadeo o aleteo de los párpados también puede observarse en las crisis psicomotoras o de ausencia. El parpadeo suele ser bilateral y simétrico, aunque se ha descrito el parpadeo unilateral ipsolateral al foco convulsivo.

Sincinesias desencadenadas por los párpados

En ocasiones, el cierre de los párpados desencadena movimientos de músculos que no están inervados por el nervio facial, presumiblemente por una alteración central o supranuclear. En algunos pacientes con estas discinesias desencadenadas por los párpados, la estimulación externa firme de la córnea provoca un movimiento anterolateral enérgico de la mandíbula hacia el lado opuesto al estímulo asociado al cierre del párpado: **reflejo corneomandibular**. En otros pacientes, existe una **sincinesia palpebromandibular** adquirida, que es similar al reflejo corneomandibular, salvo que los movimientos mandibulares que acompañan regularmente al parpadeo espontáneo pueden producirse sin un estímulo corneal externo. El reflejo palpebromandibular suele estar asociado a una enfermedad bihemisférica o del tronco del encéfalo superior.

Mioquimia facial (con y sin contracción facial parética espástica)

El término mioquimia facial se refiere a contracciones, habitualmente unilaterales, involuntarias, finas, continuas y ondulantes que se extienden por los músculos faciales. Desde el punto de vista electrofisiológico, los músculos afectados muestran breves ráfagas tetánicas de potenciales de unidades motoras que se repiten de forma rítmica o semirrítmica varias veces por segundo de forma solitaria, en dobletes o en grupos. Estas ráfagas se repiten a una frecuencia de 3 a 8 Hz.

El tipo más común de mioquimia facial se produce en personas por lo demás normales y afecta solo al orbicular del párpado inferior (o, en ocasiones, al superior) de un lado (**video 23-11**). Esta **mioquimia del párpado** suele comenzar en momentos de fatiga excesiva

o estrés. Suele aparecer de forma intermitente durante varios días, pero puede persistir durante algunas semanas e incluso varios meses. Los pacientes con esta afección pueden alarmarse, sobre todo porque pueden sentir las fasciculaciones del párpado. Con frecuencia creen que su ojo está «saltando», y algunos pacientes experimentan realmente oscilopsia por los efectos del párpado mioquímico contra el globo ocular. Sin embargo, este tipo de mioquimia palpebral transitoria casi siempre es benigna. La mioquimia aislada del párpado inferior no justifica un estudio adicional.

Muchos trastornos caracterizados por movimientos involuntarios de los músculos faciales pueden comenzar con una mioquimia de los párpados, como el blefaroespasmo esencial, síndrome de Meige, espasmo hemifacial y la **contractura facial espástica-parética**. Este último trastorno se caracteriza por mioquimia que comienza en el músculo orbicular de los ojos y se extiende gradualmente a la mayoría de los músculos de un lado de la cara. Al mismo tiempo, se hace evidente la contracción tónica asociada de los músculos afectados. Durante un período de semanas o meses, el surco nasolabial se profundiza lentamente, la comisura de la boca se perfila lateralmente, la fisura palpebral se estrecha y todos los músculos faciales se debilitan. A medida que la contractura se hace más pronunciada, los movimientos faciales voluntarios del lado afectado disminuyen (fig. 23-30). La contractura facial espástica-parética es un signo de disfunción pontina en la región del núcleo del nervio facial. Puede producirse por esclerosis múltiple, neoplasias intrínsecas del tronco del encéfalo (sobre todo gliomas, pero también tumores metastásicos), neoplasias extraaxiales que compriman el tronco del encéfalo (p. ej, cordomas), siringobulbia, lesiones vasculares del tronco del encéfalo, SGB, hidrocefalia obstructiva, hemorragia subaracnoidea, invaginación basilar, enfermedad de Machado-Joseph, tuberculoma del tronco del encéfalo, cisticercosis y degeneración estriatonigral autosómica dominante. En la mayoría de los casos, el fenómeno y la enfermedad que la causan son unilaterales, pero la mioquimia facial bilateral por enfermedad pontina puede darse en pacientes con SGB, tras una parada cardiopulmonar, durante el curso de una meningorradiculitis linfocítica y tras la exposición a diversas toxinas.

Se desconoce la fisiopatología de la mioquimia facial transitoria. Sin embargo, las imágenes de resonancia magnética (RM) en pacientes con EM que presentan mioquimia facial continua suelen mostrar cambios consistentes con la desmielinización de la porción del fascículo del nervio facial situada dentro del tegmento pontino dorsolateral. En todos los casos de autopsia en los que un tumor del tronco del encéfalo es el responsable de la afección, el tumor infiltra el tegmento pontino, la base del puente o ambos, y preserva el núcleo del nervio facial y sus neuronas. Por tanto, se ha sugerido que la falta de daño directo al núcleo del nervio facial

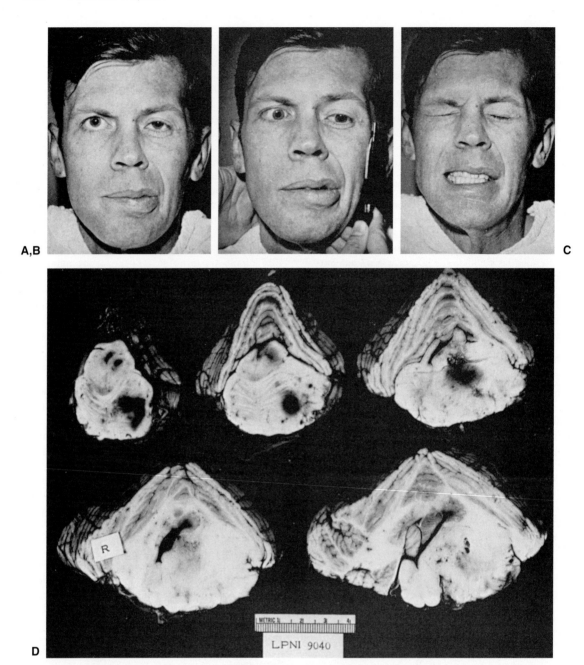

A,B

C

D

Figura 23-30 Contracción facial parética espástica asociada a un astrocitoma pontino. **A:** La cara del paciente está en reposo. Obsérvese el surco nasolabial profundizado y el estrechamiento de la fisura palpebral a la izquierda. **B:** En el intento de mirada hacia la izquierda, se observa parálisis de la mirada horizontal. **C:** El cierre forzado voluntario de los párpados expone la paresia del orbicular izquierdo y del lado izquierdo de la cara. El paciente falleció posteriormente y se realizó una autopsia. **D:** Las secciones seriadas a través del tronco del encéfalo del paciente muestran un astrocitoma del lado izquierdo. (Reproducido con permiso de Sogg RL, Hoyt WF, Boldrey E. Spastic paretic facial contracture: A rare sign of brain stem tumor. *Neurology* 1963;13:607-612.)

ipsolateral en presencia de lesiones más rostrales produce una desaferenciación funcional, posiblemente de las neuronas del circuito local. Esto, a su vez, da lugar a una hiperexcitabilidad de las neuronas del nervio facial, lo que provoca mioquimia o contractura facial espástica-parética. Cuando el propio núcleo del nervio facial está dañado por el proceso patológico, el espasmo facial se resuelve, y quedan solo la parálisis y la contractura facial.

Espasmo hemifacial

El espasmo hemifacial se caracteriza por estallidos paroxísticos involuntarios de contracciones tónicas o clónicas indoloras y unilaterales de los músculos inervados por el nervio facial (**videos 23-12A** y **23-12B**). Se produce con mayor frecuencia en adultos de mediana edad, pero puede desarrollarse a cualquier edad. La afección es casi siempre esporádica, pero hay casos familiares. Se dan casos bilaterales, pero son excepcionalmente raros, y la mayoría de los casos notificados sean probablemente ejemplos de blefaroespasmo esencial o síndrome de Meige.

El espasmo hemifacial suele aparecer primero como espasmos del orbicular y luego se extiende lentamente, durante meses o años, a los músculos faciales inferiores. Los espasmos pueden producirse de forma espontánea o desencadenarse por movimientos faciales voluntarios o cambios de posición, y pueden empeorar con la fatiga, el estrés o la ansiedad. El espasmo hemifacial de larga duración casi siempre se asocia a debilidad facial inferior ipsolateral, aunque puede ser difícil de detectar, ya sea porque suele ser bastante leve o por los constantes espasmos. Además, muchos pacientes muestran hallazgos clínicos, de EMG, o ambos, de sincinesia entre los músculos orbicular de los ojos y orbicular de la boca.

Se cree que la mayoría de los casos de espasmo hemifacial se deben a la compresión pulsátil de la región proximal del nervio facial en la región de entrada de la raíz (la zona de transición entre la mielina central y la periférica) por vasos normales en una localización aberrante o por vasos dolicectásicos. Los vasos sanguíneos más comúnmente responsables de la compresión son la arteria cerebelosa inferior anterior, la arteria cerebelosa inferior posterior y la arteria vertebral. Otras responsables menos frecuentes son una o más venas que acompañan a estos vasos. Diversas técnicas de imagen, como la tomografía computarizada (TC), la RM, la angiografía por RM y la angiografía por TC, pueden mostrar el desplazamiento ipsolateral, la tortuosidad o el agrandamiento de las arterias basilares o vertebrales (fig. 23-31).

Aunque el espasmo hemifacial parece deberse a la compresión vascular causada por arterias o venas por lo demás normales en más del 99 % de los casos, una variedad de otras estructuras también pueden comprimir el nervio facial en la región de entrada de la raíz, lo que produce la afección. Estas lesiones incluyen aneurismas, malformaciones arteriovenosas, hemangiomas infratemporales y disecciones arteriales, así como tumores extraaxiales localizados en el ACP como tumores epidermoides, schwannomas vestibulares (neuromas acústicos), meningiomas, colesteatomas y lipomas. En ocasiones, el espasmo hemifacial es producido por lesiones intraparenquimatosas del tronco del encéfalo, incluidos tumores y granulomas. Otras causas poco frecuentes son quistes aracnoideos, esclerosis múltiple, infarto pontino, hemosiderosis, aracnoiditis y lesiones o anomalías estructurales del hueso de la base del cráneo. En algunos casos, el espasmo hemifacial se asocia con hallazgos de hiperactividad de otros nervios craneales. La asociación más común es con la neuralgia del trigémino.

La única forma de curar la mayoría de los casos de espasmo hemifacial es descomprimir el nervio facial en la región de entrada de la raíz moviendo el vaso o los vasos dañinos. Aunque este procedimiento tiene una mortalidad potencial y una morbilidad bien definida, que incluye pérdida permanente de la audición ipsolateral, debilidad facial o ambas, los resultados suelen ser

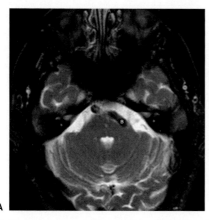
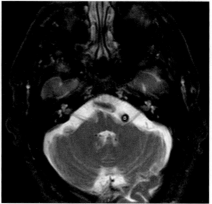

Figura 23-31 Resonancia magnética (RM) ponderada en T2 en un paciente con espasmo hemifacial izquierdo que muestra la compresión de las regiones de salida de la raíz del (**A**) nervio facial y el (**B**) nervio vestibulococlear por una arteria basilar marcadamente dolicectásica (etiquetada como «B»).

excelentes. Cuando la realiza un cirujano experimentado, la tasa de curación global es del 90% o más. En la mayoría de los pacientes que se curan, los espasmos se resuelven entre 3 y 10 días después de la cirugía, aunque en un grupo más pequeño la resolución puede tardar de semanas a meses. Entre los pacientes cuyos espasmos faciales persisten o reaparecen después de una intervención quirúrgica anatómicamente satisfactoria (es decir, se identifica y desplaza el vaso que comprime el nervio), la mayoría se curan con una segunda intervención.

Los resultados del tratamiento médico del espasmo hemifacial son decepcionantes. Los fármacos más utilizados son la carbamazepina, la difenilhidantoína y el dimetilaminoetanol. La gabapentina también se ha notificado como valiosa en pacientes seleccionados.

Las inyecciones intramusculares de toxina botulínica pueden utilizarse para controlar, pero no curar, el espasmo hemifacial. En nuestra opinión, este modo de tratamiento es la mejor alternativa para los pacientes que no quieren o no pueden someterse a descompresión microvascular del nervio facial en la fosa posterior. Se están investigando otros fármacos inyectables.

Cierre excesivo de los párpados de origen neuromuscular

La hiperexcitabilidad neuromuscular del orbicular suele formar parte de un trastorno generalizado. La excitabilidad puede ser latente, espasmódica o constante. En el hipoparatiroidismo o durante la hiperventilación, un golpe sobre el borde orbitario lateral produce la contracción de los músculos orbiculares ipsolaterales y de los músculos faciales circundantes (hiperexcitabilidad latente). La intoxicación por estricnina provoca hiperexcitabilidad espasmódica, y el tétanos causa hiperexcitabilidad neuromuscular constante o sostenida que se manifiesta en los músculos faciales como **risa sardónica** (fig. 23-32).

Cierre excesivo de los párpados de origen miopático

La miotonía de los párpados puede estar asociada a varios trastornos. Por ejemplo, los pacientes pueden desarrollar miotonía del párpado en asociación con hipotiroidismo primario. La miotonía suele desaparecer

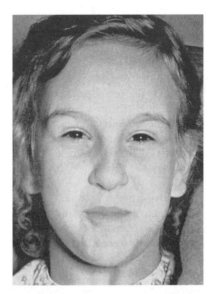

Figura 23-32 Risa sardónica en un niño con tétanos. Se evidencia el aumento del tono de todos los músculos faciales. Obsérvese que el niño parece estar sonriendo. Su aparente ptosis bilateral se debe a la miotonía de los músculos orbiculares. (De Ford FR. *Diseases of the Nervous System in Infancy, Childhood and Adolescence*, 5th ed. Springfield, IL: CC Thomas; 1966:621. Cortesía de Charles C. Thomas Publisher, Ltd., Springfield, Illinois.)

después de que estos pacientes sean tratados con medicación tiroidea de sustitución.

Los pacientes con las formas congénitas y adultas de distrofia miotónica pueden mostrar miotonía del orbicular. En los adultos con distrofia miotónica, los estudios de EMG muestran evidencias de contracción prolongada en el orbicular de los ojos tras un parpadeo (v. cap. 21).

La miotonía del orbicular puede darse en pacientes con parálisis periódica familiar hipercalémica. Puede producirse en enlentecimiento de la apertura de los párpados o un estrechamiento temporal de la fisura palpebral tras el cierre sostenido de los párpados, la aplicación de hielo sobre estos o la administración de sales de potasio. La miotonía de los párpados también puede darse en pacientes con miotonía condrodistrófica (síndrome de Schwartz-Jampel) (v. cap. 21).

Manifestaciones neurooftalmológicas de enfermedades no orgánicas

Consideraciones generales
Terminología
Simulación de enfermedad
Síndrome de Münchausen
Alteración psicógena

Trastornos neurooftalmológicos específicos no orgánicos
Enfermedades no orgánicas que afectan la vía visual aferente
Enfermedades no orgánicas que afectan la fijación, la motilidad y la alineación ocular
Trastornos no orgánicos del tamaño y la reactividad de las pupilas
Alteraciones no orgánicas de la acomodación
Alteraciones no orgánicas de la función de los párpados
Alteraciones no orgánicas de la sensibilidad ocular y facial
Alteraciones no orgánicas de la secreción de lágrimas

Los pacientes que presentan signos y síntomas físicos para los que no puede encontrarse una causa orgánica adecuada pueden recibir cualquiera de una amplia variedad de etiquetas diagnósticas, como enfermedad funcional, superposición funcional, trastorno disociativo, superposición psicógena, reacción de conversión, reacción psicofisiológica, reacción de somatización, hipocondría, reacción de invalidez, neurastenia, reacción psicógena, enfermedad psicosomática, simulación de enfermedad (*malingering*) y síndrome de Münchausen. Esta plétora de etiquetas diagnósticas pone de manifiesto la confusión que se produce cuando se intenta encajar, en una clasificación formal, a los pacientes con enfermedades no orgánicas.

Consideraciones generales

La **naturaleza del síntoma** y la forma de comunicarlo son cruciales para entender un trastorno no orgánico. El paciente puede ser estoico y comedido, o histriónico y dramático. El síntoma puede adoptar la forma de una disfunción física (p. ej., estrabismo) que se muestra con

un mínimo de descripción verbal, o el síntoma puede describirse verbalmente durante la exploración. Por tanto, también hay que determinar la **naturaleza de la disfunción física** y el grado de discapacidad. Es importante determinar por qué los síntomas se han centrado en un área concreta (p. ej., el sistema visual).

Otra consideración es la cantidad de tiempo que el paciente pasa pensando en sus síntomas y la naturaleza precisa de los pensamientos en términos fenomenológicos. Este concepto se denomina **ideación**.

El **afecto** de un paciente puede decir mucho al médico sobre sus síntomas. Algunos pacientes están claramente deprimidos, mientras que otros se muestran realmente indiferentes y otros están ansiosos. Es especialmente interesante la **actitud del paciente hacia las personas que participan en el diagnóstico y el tratamiento de su enfermedad**. Se trata de pacientes de los que se espera que cooperen en el intento de mejorar, pero que no lo hacen. ¿Es el paciente hostil, desconfiado, temeroso, coqueto, suplicante, distante o excesivamente cooperativo y agradable?

Comprender la **motivación** o el incentivo de un paciente para alcanzar el «rol de enfermo» y el grado en que es consciente de ello, puede ser la parte más difícil del proceso de diagnóstico, pero puede ser la más crucial. La naturaleza de la motivación puede variar desde la búsqueda inconsciente de los aspectos de gratificación de la dependencia y de alivio de culpa del «rol de enfermo» hasta el intento abiertamente consciente de obtener atención, simpatía, beneficios materiales o una combinación de estos. Por tanto, la presentación debe contextualizarse en el estado y las circunstancias generales del paciente.

La mera observación del paciente en la sala de espera o el consultorio puede ser muy valiosa. Por ejemplo, las personas que afirman tener una pérdida visual profunda pueden ver limitada su capacidad para orientarse, utilizar su teléfono móvil o realizar tareas detalladas. Sin embargo, muchos pacientes con enfermedades no orgánicas se desenvuelven bien en este tipo de tareas casi habituales, sin darse cuenta de la inconsistencia. También es importante recordar que la enfermedad «real» suele acompañar al componente no orgánico, al menos en cierta medida. Por tanto, el examinador debe ser minucioso y no asumir que un paciente que presenta una pérdida visual no orgánica debe tener una visión «normal».

Terminología

La mayoría de las alteraciones no orgánicas se clasifican en tres tipos: (*a*) simulación de enfermedad (*malingering*), (*b*) síndrome de Münchausen y (*c*) psicógena.

Simulación de enfermedad

Se dice que los pacientes cuyos síntomas se producen de forma consciente y voluntaria son **simuladores**. La simulación de enfermedad puede dividirse en varias categorías diferentes: la simulación de una enfermedad inexistente, la elaboración de una enfermedad preexistente y la atribución de una discapacidad a una causa diferente. Los contextos más comunes en los que se produce la simulación de enfermedad son la posible compensación tras una lesión real o fingida, la evitación de una tarea concreta, como el servicio militar o un simple examen escolar para el que el paciente no está preparado, o un intento de buscar atención especial por parte de la familia o los amigos.

Síndrome de Münchausen

La simulación de enfermedad debe diferenciarse del **trastorno facticio con síntomas físicos**, también denominado **síndrome de Münchausen**. Los pacientes con este trastorno producen intencionadamente síntomas y signos físicos, algunos de los cuales pueden ser oculares. Las manifestaciones pueden incluir hinchazón y enrojecimiento de la conjuntiva, con la que se simula una celulitis orbitaria, cicatrices en los párpados y en la conjuntiva, e incluso cicatrices coriorretinianas, todo lo cual se presenta a los miembros de la profesión médica. Se cree que los pacientes con síndrome de Münchausen albergan una necesidad psicológica interna de adoptar el papel de enfermos.

Alteración psicógena

Se dice que los pacientes cuyos síntomas parecen realmente independientes de la voluntad tienen un trastorno somatomorfo o una **alteración psicógena**. Algunos ejemplos de trastornos psicógenos son el trastorno dismórfico corporal, el trastorno de conversión (reacción de conversión), la hipocondría y el trastorno de somatización.

El **trastorno dismórfico corporal** se caracteriza por la percepción por parte del paciente de un único defecto físico, casi siempre en la región facial, incluido el ojo. El paciente se preocupa por este signo, aunque sea mínimo (p. ej., una leve ptosis o anisocoria) o no esté presente en absoluto.

Se diagnostica un **trastorno de conversión** si se presenta una alteración o pérdida del funcionamiento físico que parece expresar un conflicto o una necesidad psicológica, en lugar de indicar una enfermedad orgánica. Este trastorno comprende los síndromes clínicos que históricamente se clasificaban como «histeria» o «neurosis de conversión». Los pacientes en los que se producen estos trastornos pueden obtener inconscientemente tanto una ganancia primaria (p. ej., protección contra el trauma o reducción del estrés) como una ganancia secundaria (p. ej., mayor atención).

La **hipocondría** es el miedo o la fuerte creencia de padecer determinadas afecciones físicas graves, acompañada de una autoobservación excesiva y de la notificación de numerosos signos y síntomas físicos. Se diferencia del trastorno dismórfico corporal en que incluye tanto síntomas como signos de múltiples sistemas orgánicos de todo el cuerpo.

Un **trastorno de somatización** presenta síntomas somáticos recurrentes y múltiples. Al igual que en la hipocondría, pueden mencionarse múltiples sistemas orgánicos, pero las descripciones del paciente son vagas y suele haber ansiedad o depresión.

Por desgracia, sigue habiendo un gran grupo de pacientes en los que no puede distinguirse claramente entre simulación de enfermedad, síndrome de Münchausen y alteraciones psicógenas o somatomorfas. En estos casos, debe reconocerse clínicamente que los síntomas y signos del paciente no tienen una base orgánica y tratarle en consecuencia.

Trastornos neurooftalmológicos específicos no orgánicos

Desde el punto de vista neurooftalmológico, cinco son las áreas que pueden afectarse por una enfermedad no orgánica:

1 Visión, incluida la agudeza visual y el campo visual
2 Motilidad y alineación ocular
3 Tamaño y reactividad de las pupilas
4 Posición y función de los párpados
5 Sensación corneal y facial

El médico que se enfrenta a un paciente que refiere una disminución de la visión o alguna otra alteración relacionada con los sistemas visuales **aferente** o **eferente** para la que no hay una explicación biológica aparente tiene dos responsabilidades. En primer lugar, debe cerciorarse de que no existe un trastorno orgánico. En segundo lugar, debe determinar si el paciente puede ver o hacer algo que no sería posible si la afección fuera de naturaleza orgánica. Para lograr estos objetivos, debe adoptar una actitud **empática** hacia el paciente, con independencia de sus antecedentes, de su actitud hacia el médico o la enfermedad, o de los resultados clínicos. Un médico que mantiene una mente abierta es menos probable que pase por alto o ignore algo importante y posiblemente obtenga más cooperación del paciente que si adopta un tono de confrontación o desprecio.

Enfermedades no orgánicas que afectan la vía visual aferente

La enfermedad no orgánica que afecta el sistema visual **aferente** es extremadamente común. Puede presentarse como una disminución de la agudeza visual monocular o binocular, campos visuales anómalos o ambos. La visión del color es a menudo anómala en tales pacientes (en función de la forma en que se evalúa), pero es raramente un síntoma primario.

Disminución de la agudeza visual

La disminución de la agudeza visual es probablemente la alteración no orgánica más común en oftalmología. Se produce con mayor frecuencia en niños y adultos jóvenes, pero puede observarse en pacientes de 60 años o más. Puede ser psicógena o deberse a una simulación. La pérdida visual no orgánica que es psicógena parece ser más común en los niños, y las mujeres se ven afectadas más frecuentemente que los hombres. Los hombres adultos son los más afectados, quizá porque sufren más accidentes de tráfico y laborales que las mujeres.

Los pacientes con pérdida de agudeza visual no orgánica refieren pérdida de visión variable en uno o ambos ojos que no se acompaña de un error de refracción, alteración de los medios oculares u otra evidencia de disfunción de la retina o del nervio óptico. La pérdida visual puede ir acompañada de percepción anómala de los colores, campo visual anómalo o ambos.

En muchos casos, puede sospecharse que la pérdida visual del paciente no es orgánica durante la elaboración de la anamnesis, que, como se ha señalado anteriormente, es quizá el aspecto más crucial de la evaluación. Además, la forma en que el paciente actúa durante la elaboración de la anamnesis puede ser útil. Los pacientes que son realmente ciegos de ambos ojos tienden a mirar directamente a la persona con quien están hablando, mientras que los pacientes con ceguera no orgánica, especialmente los pacientes que están fingiendo, suelen mirar en otra dirección. Del mismo modo, los pacientes que afirman tener una ceguera

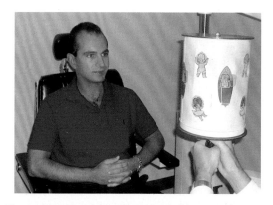

Figura 24-1 Uso del tambor optocinético para detectar ceguera bilateral no orgánica. Se solicita al paciente que mire al frente con ambos ojos abiertos mientras se gira el tambor, primero en una dirección y luego en la otra.

completa o casi completa suelen llevar gafas de sol, aunque no tengan fotofobia y la apariencia externa de los ojos sea perfectamente normal. En cualquier caso, el médico que sospecha que se trata de un proceso visual no orgánico puede orientar el examen de forma que ponga de manifiesto la naturaleza no orgánica de la alteración visual.

Si el paciente afirma que no percibe la luz, que solo percibe la luz o que percibe los movimientos de la mano en uno o ambos ojos, puede utilizarse un tambor optocinético giratorio o una cinta que se mueva horizontalmente para producir un nistagmo de sacudida horizontal que indique una visión intacta de al menos 20/400 (fig. 24-1). En este sentido, es importante que las imágenes de la cinta o del tambor sean lo suficientemente grandes como para que el paciente no pueda mirar a su alrededor. Cuando se examina a un paciente que afirma haber perdido completamente la visión en un solo ojo, la prueba se inicia girando el tambor o moviendo la cinta frente al paciente, que tiene **ambos** ojos abiertos. Una vez obtenido un buen nistagmo optocinético, el examinador ocluye repentinamente el ojo no afectado con la

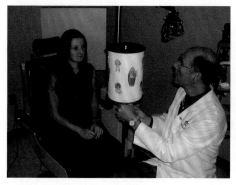

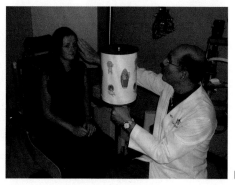

A   **B**

Figura 24-2 Uso del tambor optocinético para detectar ceguera unilateral no orgánica. **A:** En un paciente que refiere ceguera unilateral, primero se hace girar el tambor mientras se indica al paciente que mire al frente con ambos ojos abiertos. **B:** Una vez que se produce el nistagmo, se sigue girando el tambor y, de repente, se ocluye el ojo no afectado con la palma de la mano y se observa el ojo «ciego» para ver si el nistagmo continúa.

palma de su mano o con un oclusor manual (fig. 24-2). Los pacientes con pérdida de visión no orgánica en un ojo seguirán mostrando un nistagmo espasmódico.

Una segunda prueba que resulta útil para detectar la función visual en un ojo u ojos que se dice que no perciben la luz o que solo perciben la luz es la «prueba del espejo» (**video 24-1**). Se coloca un espejo grande frente a la cara del paciente y se le pide que mire directamente hacia adelante. A continuación, se gira el espejo y se rota hacia adelante y hacia atrás, lo que hace que las imágenes del espejo se muevan. Los pacientes con una visión mejor que la percepción de la luz mostrarán un movimiento nistagmoideo de los ojos porque no pueden evitar seguir el reflejo en movimiento del espejo.

Una forma excelente para detectar la pérdida visual no orgánica en un paciente que afirma no poder ver formas u objetos en uno o ambos ojos es solicitarle que se toque las puntas de los primeros dedos de ambas manos. Si el paciente afirma haber perdido la visión en un solo ojo, se ocluye el ojo opuesto con un parche antes de realizar la prueba. La capacidad de tocar las puntas de los dedos de las dos manos juntas se basa en la propiocepción, no en la visión.

Por tanto, los pacientes con ceguera orgánica pueden juntar fácilmente las puntas de los primeros dedos de ambas manos, mientras que los pacientes con ceguera no orgánica, en particular los que están fingiendo, a menudo demostrarán su incapacidad para hacerlo (fig. 24-3; **video 24-2**). Del mismo modo, un paciente con ceguera orgánica debería ser capaz de escribir su firma sin dificultad, mientras que los pacientes con ceguera simulada pueden producir una firma extremadamente extraña que a menudo se sale de la página o está en letra muy grande.

En los pacientes que afirman tener una visión entre 20/40 y movimientos de la mano en uno o ambos ojos, pueden realizarse diversas pruebas. Ninguna es siempre fiable, pero una o varias suelen ser suficientes para proporcionar evidencia convincente de que la pérdida de agudeza visual es inexistente o de que no es tan grave como afirma el paciente. La agudeza visual puede comprobarse no empezando por las letras o números más grandes y pasando progresivamente a los más pequeños, sino empezando por la línea **más pequeña** («agudeza de abajo arriba»). Suponiendo que el paciente no pueda ver esta primera línea después de que se le permita concentrarse durante varios minutos, el médico le dice al paciente que ahora se va a «duplicar» el tamaño de la letra, y se le muestra la siguiente línea, más grande, y se le dan varios minutos para que la lea. Este proceso continúa hasta que el paciente es capaz de leer la línea. Este método de prueba suele producir una agudeza visual mejor que la declarada inicialmente por el paciente, sobre todo cuando este es un niño. Además, algunas diapositivas del proyector tienen varias líneas 20/20, y estas pueden mostrarse en sucesión mientras el examinador le dice al paciente que el tamaño de las letras está aumentando. La clave es animarle a que cada línea posterior presentada sea «mucho más fácil» de ver.

La exploración de la visión de cerca también es importante en los pacientes que afirman tener una disminución de la agudeza. Una discrepancia en las agudezas visuales de lejos y de cerca que no sea atribuible a

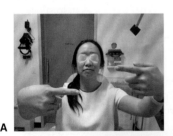
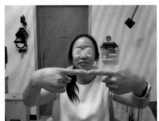
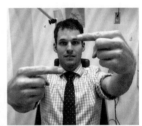
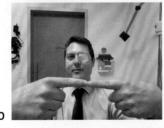
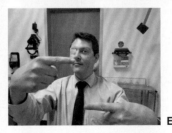

Figura 24-3 Evaluación de la pérdida visual no orgánica solicitando a los pacientes, que afirman tener ceguera monocular o binocular, que se toquen las puntas de los primeros dedos de cada mano. Una persona realmente ciega puede tocar fácilmente las puntas de los dedos juntas, por medio de la propiocepción, como lo hace la persona de estas fotografías a pesar de tener ambos ojos ocluidos (**A, B**). Un hombre con pérdida de visión no orgánica en ambos ojos es incapaz de tocar las puntas de los dedos juntas, aunque debería poder hacerlo (**C**). Una persona con pérdida visual monocular no orgánica puede tocar las puntas de los dedos juntas cuando mira con el ojo no afectado (**D**), pero puede afirmar que no puede hacerlo cuando mira con el ojo «ciego» (**E**).

un error de refracción o a una alteración de los medios, como una catarata en gota de aceite, suele ser una prueba de una alteración no orgánica.

Los pacientes que refieren una disminución de la visión en un solo ojo pueden someterse a una «refracción» en la que el ojo no afectado se empaña con una lente de alta potencia (p. ej., una esfera de + 5.00 o superior), y se coloca una lente de mínima potencia (p. ej., una esfera o cilindro de ± 0.50) delante del peor ojo. A continuación, se le dice al paciente que lea la tabla con «ambos ojos». Una variación de esta prueba es el uso de cilindros emparejados. Un cilindro positivo y otro negativo de la misma potencia (normalmente de 2 a 6 dioptrías) se colocan en ejes paralelos delante del ojo «normal» en un marco de prueba. La corrección normal del paciente se coloca delante del ojo afectado. Se solicita al paciente que lea, con los dos ojos abiertos, una línea que previamente se ha leído con el ojo no afectado, pero no con el ojo afectado. Cuando el paciente empieza a leer, el eje de uno de los cilindros se gira entre 10° y 15°. De este modo, los ejes de los dos cilindros dejan de ser paralelos, con lo que la visión en el ojo no afectado es borrosa. Si el paciente sigue leyendo la línea, o puede volver a leerla cuando se le solicita que lo haga, debe estar utilizando el ojo afectado.

Las gafas rojo-verde utilizadas con una lámina duocromática roja y verde superpuesta a la cartilla de visión normal pueden utilizarse para inducir a un paciente a leer con un ojo que supuestamente no ve (o no ve bien) haciéndole creer que está utilizando ambos ojos. En esta prueba, el ojo que está detrás de la lente roja verá las letras de ambos lados de la tabla, mientras que el ojo que está detrás de la lente verde solo verá las letras del lado verde de la cartilla. Las lentes se colocan de forma que la lente roja esté sobre el ojo con visión reducida y se solicita al paciente que lea la cartilla con ambos ojos abiertos. Si el paciente lee toda la línea, es obvio que el ojo anómalo debe estar funcionando mejor de lo que el paciente afirma. La refracción con empañamiento y la prueba de duocromía son métodos muy eficaces para «engañar» al paciente a fin de que utilice el ojo afectado para ver lo que admite ver con el ojo no afectado. Sin embargo, la realización de estas pruebas por parte del médico debe ser fluida y deliberada. Si el paciente comienza a cerrar alternativamente los ojos tras el foróptero o las gafas rojo-verde, el médico debe saber que el paciente sospecha del motivo de la prueba.

Una variante de la prueba de gafas rojo-verde/cartilla monocromática emplea las gafas rojo-verde y las láminas de color de Ishihara. Se realiza en pacientes con presunta pérdida visual monocular no orgánica que es peor que 20/400. En primer lugar, el paciente debe someterse a una prueba de visión cromática «congénita», como se describe a continuación. Una vez establecido que la visión de los colores es normal, se solicita al paciente que mire las láminas de color de Ishihara mientras lleva unas gafas rojo-verde con la lente roja sobre

el ojo afectado. A excepción de las láminas 1 y 36, los números y las líneas de las láminas de Ishihara no pueden ser vistos por el ojo sobre el que se coloca el filtro verde. Sin embargo, incluso con una agudeza visual de 20/400, todas las láminas de color pueden verse a través de un filtro rojo. Así pues, un paciente que tenga una visión normal de los colores al menos en el ojo no afectado, que vea las láminas a través de unas gafas rojo-verde con la lente roja delante del ojo afectado, y que identifique correctamente las cifras de las láminas, debe tener una agudeza visual de 20/400 o superior en el ojo afectado.

Las lentes polarizadoras pueden utilizarse de varias maneras para detectar la pérdida visual no orgánica en un paciente con disminución de la visión en un solo ojo. En la prueba de polarización de American Optical, el paciente lleva unas gafas polarizadoras y el objeto de la prueba, una diapositiva Project-O-Chart®, proyecta letras alternativamente, de modo que una letra es visualizada por ambos ojos, la siguiente por el ojo derecho, la siguiente por el ojo izquierdo, y así sucesivamente. Para otra prueba se utiliza una lente polarizadora colocada delante de un proyector. Se solicita al paciente que lea la cartilla mientras lleva puestas las lentes polarizadoras, pudiendo ver un ojo u otro toda la imagen proyectada a la vez.

Puede utilizarse un prisma de 4 dioptrías para detectar la visión en un ojo que se dice que tiene una visión reducida o nula. Se solicita al paciente que mire la cartilla de visión con ambos ojos. A continuación, se coloca un prisma suelto de 4 dioptrías prismáticas (DP), con la base hacia fuera, sobre el «ojo afectado». Un paciente con visión binocular normal mostrará un movimiento de ambos ojos hacia la dirección del vértice del prisma, seguido de un desplazamiento del otro ojo hacia el centro. Un paciente con visión realmente disminuida o ausente en el ojo sobre el que se coloca el prisma no mostrará ningún movimiento ocular conjugado. Del mismo modo, cuando se coloca el prisma sobre el «mejor ojo» de un paciente cuyo otro ojo es realmente ciego o tiene una visión extremadamente reducida, solo se producirá el primer desplazamiento binocular conjugado. No habrá ningún movimiento compensatorio del otro ojo hacia el centro.

Pueden utilizarse varias **pruebas de disociación con prisma** para detectar grados leves de pérdida visual monocular no orgánica. En esta prueba, primero se pregunta al paciente si ha experimentado visión doble, además de la pérdida de visión, en el ojo afectado. Si la respuesta es negativa, se le dice al paciente que el examinador comprobará la alineación de ambos ojos y que la prueba debe producir una visión doble vertical. A continuación, se coloca un prisma suelto de 4-DP con la base hacia abajo delante del ojo no afectado, al mismo tiempo que se coloca un prisma de 1/2-DP con la base en cualquier dirección sobre el ojo con visión disminuida. De este modo, el paciente no sospecha que

Tabla 24-1 Relación entre la agudeza visual y la estereopsis

Agudeza visual	Estereopsis media[a]
20/20	40
20/25	43
20/30	52
20/40	61
20/50	78
20/70	94
20/100	124
20/200	160

[a]Medido en segundos de disparidad de imagen.
Modificado de Levy NS, Glick EB. Stereoscopic perception and Snellen visual acuity. *Am J Ophthalmol* 1974;78(4):722-724.
Copyright © 1974 Elsevier. Con permiso.

el examinador está prestando atención específica a un ojo o al otro. A continuación, se proyecta una cartilla de Snellen de 20/20 o superior en la distancia y se pregunta al paciente si tiene visión doble. Si el paciente admite que tiene diplopía, se le pregunta si las dos letras son de igual calidad o nitidez, y entonces puede hacerse una evaluación de la agudeza visual.

La prueba de estereopsis puede ser valiosa para detectar una pérdida visual no orgánica. Existe una correlación entre la agudeza visual binocular y la estereopsis (Tabla 24-1). Por ejemplo, un paciente con visión de 20/20 en un ojo y pérdida visual orgánica que produce una agudeza visual de 20/200 en el otro ojo tiene una agudeza estereoscópica de unos 180 s de arco, mientras que un paciente con una agudeza visual de 20/20 en ambos ojos tiene una agudeza estereoscópica de 40 s de arco. Existen diversas pruebas para la valoración de la agudeza estereoscópica, todas con ventajas e inconvenientes. Antes de realizar esta prueba, el examinador debe decir al paciente que la prueba se realiza «para asegurarse de que el ojo bueno ve bien». La exploración de las respuestas pupilares puede ser útil para diagnosticar una pérdida visual no orgánica. Los pacientes que refieren ceguera completa en ambos ojos deben tener pupilas que no reaccionan a la estimulación de la luz, a menos que el proceso afecte las vías visuales posgeniculares. Así, las pupilas de un paciente que no puede percibir la luz con ninguno de los dos ojos debido a lesiones bilaterales de la retina, del nervio óptico o del tracto óptico, o por daños en el quiasma óptico, no reaccionan a la estimulación lumínica, mientras que las pupilas de un paciente ciego por lesiones bilaterales de las radiaciones ópticas o de la corteza estriada reaccionarán con relativa normalidad a la luz.

Las pupilas que reaccionan enérgicamente a la estimulación de la luz en un paciente que afirma haber perdido completamente la visión en ambos ojos indican que el paciente presenta ceguera cerebral (normalmente por daños en la corteza estriada; es decir, ceguera

cortical) o que el paciente tiene una pérdida de visión no orgánica.

Los pacientes con neuropatía óptica unilateral o asimétrica tienen siempre un defecto pupilar aferente relativo (DPAR) que puede detectarse fácilmente realizando una prueba de luz oscilante (v. caps. 15 y 16). La ausencia de un DPAR en un paciente con pérdida visual monocular indica que, o bien el paciente no tiene una neuropatía óptica unilateral (y, por tanto, puede apoyar el diagnóstico de pérdida visual no orgánica), o bien presenta una neuropatía óptica **bilateral** que es clínicamente asimétrica, pero anatómicamente simétrica. Por tanto, si no hay indicios de enfermedad no orgánica en un paciente con pérdida visual unilateral inexplicable sin DPAR obvio, el paciente debe someterse a pruebas electrofisiológicas, en concreto a una electrorretinografía (ERG) de campo completo y multifocal y a potenciales visuales evocados (PVE) por *flash* y de patrón inverso, o ambos. Sin embargo, hay que destacar que, aunque la ERG y los PVE son pruebas objetivas de la integridad de la vía sensorial visual, los resultados de ambos estudios pueden ser manipulados por pacientes con pérdida visual no orgánica. Por ejemplo, el desenfoque deliberado durante los estudios de PVE puede provocar a menudo una reducción de la amplitud (pero no una latencia prolongada) de la forma de onda. No obstante, los estudios electrofisiológicos pueden ser muy útiles para diferenciar la pérdida de visión fingida de la real y para identificar el lugar del daño (p. ej., la retina, el nervio óptico) en pacientes con pérdida visual orgánica.

El tratamiento de los pacientes con pérdida no orgánica de la agudeza visual es problemático y a menudo depende de si el paciente es un niño o un adulto y de si se piensa que la afección es psicógena o causada por simulación. La pérdida visual no orgánica en los niños suele producirse como un fenómeno situacional causado por una amplia variedad de dificultades académicas, sociales o familiares. Una vez que se tiene la certeza de que la afección es inorgánica, puede intentarse primero «curar» la pérdida visual informando al niño de que el único problema es un ligero error de refracción. A continuación, se coloca una corrección mínima en una montura de prueba o foróptero, y se le dice que «debería ver normalmente» con este juego de gafas. Si esto tiene éxito, se le dice que no se preocupe por el proceso visual y que el error de refracción es tan mínimo que probablemente no sea necesario llevar gafas. Si este abordaje no tiene éxito, puede informarse a los padres y madres de los resultados en privado, para que no sigan preocupados por un proceso orgánico. Entonces se le dice al niño que, por fortuna, **no hay daños irreversibles en los ojos** y que la visión mejorará espontáneamente con el tiempo. No se indica ningún plazo concreto durante el cual esto ocurrirá, y se anima al niño a «hacerlo tan bien como pueda» en la escuela, en casa, etc., hasta que la visión mejore. Este abordaje suele ser suficiente para resolver el problema en la mayoría de los casos. Sin embargo, tratar con niños cuya pérdida visual está asociada a relaciones interpersonales complejas dentro de la familia, como el abuso sexual u otras dificultades sociales, es mucho más difícil y puede requerir los servicios de un psicoterapeuta, un psiquiatra infantil u otro especialista. Los padres y madres suelen ser reacios a aceptar un diagnóstico de trastorno visual no orgánico para su hijo. Esta discusión es un asunto delicado y debe ser presentada cuidadosamente. Si se produce un problema en la comunicación, ofrecer a los padres y madres una segunda opinión es adecuado y puede servir de apoyo tanto a ellos como al médico.

El tratamiento de los adultos con pérdida de agudeza visual no orgánica es más complicado que el de los niños, sobre todo cuando hay indicios de simulación, y el resultado suele ser mucho menos satisfactorio. Mientras exista una motivación de ganancia material secundaria, puede ser imposible «tratar» a un paciente de este tipo por su pérdida visual. En muchos casos, el médico debe conformarse con que la pérdida de visión no es orgánica y registrar este hecho en la ficha del paciente. No tiene sentido confrontar al paciente con la creencia de que la pérdida visual no es orgánica, a menos que pueda convencérsele de que no le conviene seguir con la farsa porque hay pruebas objetivas de la naturaleza

no orgánica de su pérdida visual, y que estas acabarán costándole tiempo, dinero o incluso la libertad.

Defectos del campo visual

Los defectos no orgánicos del campo visual pueden ser de varios tipos. El más común es un campo visual estrecho de naturaleza inespecífica. Cuando el campo se comprueba cinéticamente, utilizando un perímetro de Goldmann o una pantalla tangente, el campo puede tener una naturaleza espiral, y hacerse cada vez más pequeño a medida que el objeto de prueba se mueve alrededor del campo (fig. 24-4). De forma alternativa, el campo puede permanecer con el mismo tamaño (campo túnel) o casi el mismo tamaño con independencia del tamaño o brillo del estímulo de prueba, o puede ser inconsistente cuando se prueba repetidamente en uno o más meridianos. Sin embargo, otros defectos no orgánicos del campo visual incluyen escotomas centrales unilaterales o bilaterales, hemianopsia unilateral, hemianopsia bitemporal, hemianopsia binasal e incluso hemianopsia homónima.

Un campo visual reducido por causa no orgánica puede diagnosticarse de diversas maneras. En algunos casos, puede engañarse al paciente para que amplíe el campo. Una vez terminada la perimetría, se le dice que

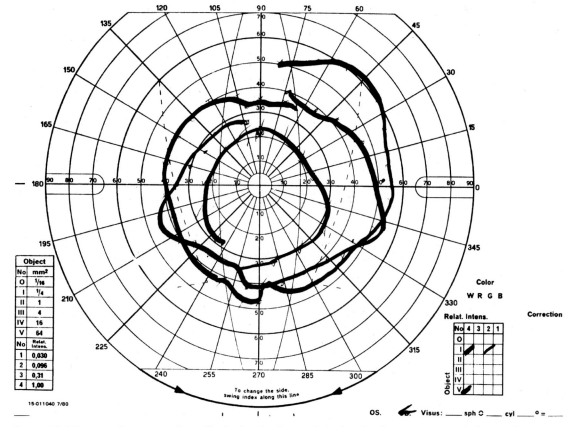

Figura 24-4 En un paciente que refiere dificultades visuales en el ojo derecho, hay un campo espiral no orgánico cuando se evalúa el ojo cinéticamente utilizando un perímetro de Goldmann.

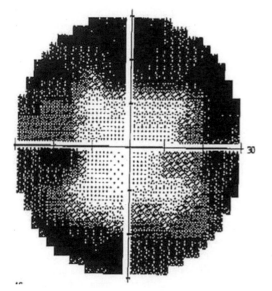

Figura 24-5 Defectos no orgánicos del campo visual. «Patrón en forma de hoja de trébol». Este tipo de campo visual constreñido se produce porque el programa automatizado del analizador de campo visual Humphrey está diseñado para que se comprueben inicialmente cuatro puntos en círculo, y las pruebas en cada cuadrante proceden hacia fuera desde estos puntos. Si el paciente deja de responder después de que se hayan comprobado solo unos pocos puntos, el resultado es una variación del campo visual en forma de hoja de trébol.

lo ha hecho bien, pero que para el examinador estaba claro que el paciente solo respondía cuando estaba «absolutamente seguro» de que veía el objeto de la prueba. A continuación, el examinador explica que la prueba debe repetirse y anima al paciente a responder en una fase anterior, cuando apenas detecta el estímulo.

La constricción del campo visual no orgánica también puede detectarse probando el campo mediante una pantalla tangente con el paciente a dos distancias diferentes de la pantalla (normalmente 1 m y 2 m). El tamaño del objeto de prueba se varía de manera que la relación entre el tamaño del objeto y la distancia del paciente a la pantalla permanezca constante, es decir, se utiliza un objeto de prueba blanco de 9 mm de diámetro cuando el paciente está a 1 m de la pantalla, y un objeto de prueba blanco de 18 mm de diámetro cuando la distancia es de 2 m. De este modo se garantiza que el objetivo subtienda el mismo grado de arco en la retina del paciente a ambas distancias. Los pacientes con un campo visual con constricción orgánica (p. ej., los pacientes con retinosis pigmentaria) mostrarán un aumento del tamaño absoluto del campo visual en estas condiciones cuando se les desplace de 1 m a 2 m de la pantalla, mientras que los pacientes con constricción no orgánica mantendrán el mismo tamaño absoluto de la constricción del campo. Aunque los índices de fiabilidad son útiles para determinar si los resultados de las pruebas del campo visual son precisos,

no son suficientes para eliminar la posibilidad de que un defecto del campo visual sea de naturaleza no orgánica. Tanto los pacientes como los sujetos por lo demás sanos pueden «engañar» al perímetro automatizado, y producir una variedad de campos anómalos a pesar de mantener índices de fiabilidad que están dentro de los límites normales (fig. 24-5).

Las hemianopsias y los escotomas monoculares no orgánicos, así como los defectos hemianópsicos binasales y bitemporales, suelen diagnosticarse primero con una prueba de campo visual monocular y luego binocular (fig. 24-6). Si el defecto del campo está presente en un solo ojo cuando se examinan los ojos por separado, pero sigue estando presente cuando se realiza una prueba de campo simultánea binocular, puede suponerse que el defecto no es orgánico. Este método no puede distinguir entre defectos hemianópsicos homónimos orgánicos y no orgánicos o escotomas centrales bilaterales.

Un método rápido y sencillo para detectar pérdidas de campo visual no orgánicas de todo tipo es evaluar los movimientos oculares sacádicos en la parte del campo supuestamente ausente. El paciente asume que se están evaluando los movimientos oculares y no los campos visuales. Esta suposición se refuerza preguntando primero al paciente si le duele mover los ojos. Con independencia de su respuesta (que, curiosamente, suele ser afirmativa), se le dice que van a examinarse los movimientos oculares y se le solicita que haga el seguimiento con los ojos de un objeto en varias direcciones. A continuación, se le pide que mire desde la posición de frente a un lugar excéntrico donde el examinador sostiene un objeto. A continuación, se mueve el objeto de un lugar a otro y se le solicita que mire cada vez desde el centro hacia el objeto. Si el paciente se queja de que «no puede ver» tan lejos hacia la periferia, el examinador le explica que lo entiende y que por eso debe mirar **directamente** al objeto, en lugar de intentar verlo desde la visión periférica.

Hay que tener en cuenta que los pacientes pueden crear defectos reproducibles del campo visual no orgánico no solo cuando se les hace la prueba de perimetría cinética, sino también cuando se les hace la prueba de perimetría estática automatizada (fig. 24-7). Tales defectos pueden respetar el meridiano vertical u horizontal, lo que sugiere una disfunción orgánica verdadera. Aún más confuso es que los pacientes con defectos del campo visual no orgánicos no tienen por qué mostrar un mayor número de pérdidas de fijación o errores falsos positivos o falsos negativos durante la perimetría estática.

El tratamiento de los pacientes con constricción no orgánica del campo visual es similar al de los pacientes con pérdida visual no orgánica. A los niños y adultos que no parecen estar fingiendo se les dice que acabarán mejorando, y así suele ser. Curiosamente, la mayoría de los pacientes con pérdida de campo visual no orgánica niegan que su alteración del campo visual limite

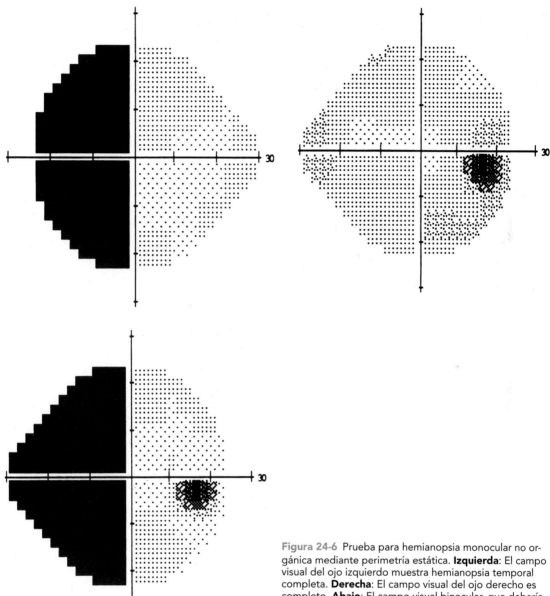

Figura 24-6 Prueba para hemianopsia monocular no orgánica mediante perimetría estática. **Izquierda**: El campo visual del ojo izquierdo muestra hemianopsia temporal completa. **Derecha**: El campo visual del ojo derecho es completo. **Abajo**: El campo visual binocular, que debería ser completo, muestra hemianopsia izquierda persistente y un punto ciego.

significativamente sus actividades diarias o afirman que, a pesar de sus dificultades, son capaces de mantener un estilo de vida normal. Por tanto, estos pacientes rara vez requieren asesoramiento psiquiátrico o psicológico.

Diplopía monocular

La mayoría de los pacientes que refieren visión doble sufren una mala alineación de los ejes visuales. En estos casos, la diplopía se resuelve inmediatamente en cuanto se ocluye un ojo. Cuando la diplopía permanece a pesar de la oclusión de un ojo se habla de **diplopía monocular**. Esta afección suele deberse a un error de

refracción, en particular astigmatismo no corregido o mal corregido; gafas mal ajustadas; o alguna irregularidad de la córnea o el cristalino. La mayoría de los pacientes con este tipo de diplopía monocular orgánica reconocerán una diferencia en la intensidad de las dos imágenes que ven. Una imagen será bastante clara, pero la segunda se percibirá como «borrosa» y es posible que pueda describirse como una «imagen fantasma» superpuesta a la imagen clara. En estos casos, la «diplopía» suele resolverse con un agujero estenopeico, una mejor refracción o adaptación de las gafas, o una lente de contacto. De hecho, este es uno de los casos en los que resulta muy útil comprobar la visión del paciente con

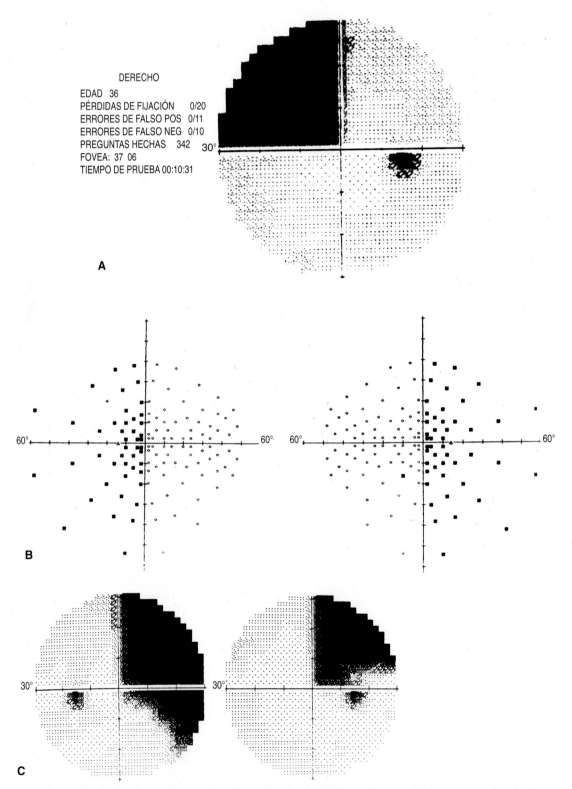

DERECHO

EDAD 36
PÉRDIDAS DE FIJACIÓN   0/20
ERRORES DE FALSO POS 0/11
ERRORES DE FALSO NEG 0/10
PREGUNTAS HECHAS   342
FOVEA: 37 06
TIEMPO DE PRUEBA 00:10:31

Figura 24-7 Defectos de campo visual producidos. **A:** Cuadrantanopsia producida artificialmente con el analizador de campo Humphrey, con un programa 24-2. Obsérvese la excelente fiabilidad. **B:** Hemianopsia bitemporal producida utilizando la prueba de detección de campo completo de Humphrey de 120 puntos (izquierda y derecha). **C:** Hemianopsia incongruente derecha utilizando utilizando la prueba de umbral Humphrey Central 30-2.

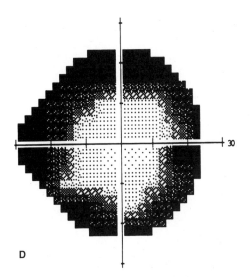

D

Figura 24-7 (*continuación*) D: Campo visual constreñido producido en un paciente sin evidencia clínica o electrofisiológica de retinopatía o neuropatía óptica. Obsérvese la «cuadratura» del defecto del campo, un fenómeno común a la constricción del campo visual no orgánica registrado por la perimetría automatizada. (**A:** Reimpreso de Glovinsky Y, Quigley HA, Bissett RA, et al. Artificially produced quadrantanopsia in computed visual field testing. *Am J Ophthalmol* 1990; 110(1):90-91. Copyright © 1990 Elsevier. Con permiso. **B,C:** De MacLeod JDA, Manners RM, Heaven CJ, et al. Visual field defects. *Neuroophthalmology* 1994;14(3): 185-188. Con permiso.)

un estenopeico, aunque el paciente vea 20/20 o incluso 20/15, ya que los pacientes con diplopía monocular orgánica casi siempre notan que la «imagen fantasma» desaparece cuando se coloca el estenopeico sobre el ojo que ve la imagen doble.

La diplopía monocular verdadera (es decir, dos imágenes separadas e iguales de un objeto que se ven con un solo ojo) casi nunca se debe a una enfermedad orgánica, aunque puede producirse durante un ataque de migraña. El escenario más común de la diplopía monocular no orgánica es el de los niños que se han encontrado en una situación académica, social o familiar estresante. Una vez que se tranquiliza al niño y a los padres y madres sobre la naturaleza benigna de la afección, esta suele resolverse en poco tiempo.

Enfermedades no orgánicas que afectan la fijación, la motilidad y la alineación ocular

Las alteraciones no orgánicas de la función oculomotora incluyen alteraciones de la fijación, la motilidad ocular y la alineación.

Alteraciones de la fijación: nistagmo voluntario y oscilaciones sacádicas voluntarias

Las oscilaciones sacádicas en la mayoría de los pacientes constituyen movimientos oculares involuntarios causados por una enfermedad neurológica que afecta el tronco del encéfalo, el cerebelo o ambos. Sin embargo, algunas personas pueden producir oscilaciones sacádicas similares al nistagmo, el aleteo ocular o el opsoclono.

El nistagmo voluntario se caracteriza por un movimiento rápido de ida y vuelta de los ojos que se inicia voluntariamente (**video 24-3**). Puede producirse en el 5 % al 8 % de la población y puede presentarse como un rasgo familiar. El nistagmo voluntario consiste en sacudidas que se alternan rápidamente, con frecuencias que van de 3 Hz a 42 Hz y amplitudes que van de 0.5 a 35 y que pueden mantenerse solo durante unos segundos. El nistagmo voluntario suele ser horizontal, si bien en raras ocasiones puede ser vertical o rotacional (de torsión), y puede producirse en la luz o en la oscuridad y con los párpados abiertos o cerrados. Suele ser binocular y conjugado, pero se ha descrito como un fenómeno monocular.

Los pacientes con nistagmo voluntario suelen referir oscilopsia y reducción de la visión. Estos pacientes suelen presentar aleteo de los párpados y una expresión facial tensa durante los episodios de nistagmo. Además, los ojos tienden a converger durante el nistagmo.

El nistagmo voluntario no tiene importancia patológica. Sin embargo, puede confundirse con ciertos padecimientos que afectan la fijación, como el nistagmo adquirido y las intrusiones sacádicas. En raras ocasiones, los pacientes parecen ser capaces de producir movimientos oculares rápidos de gran amplitud y de ida y vuelta. Estas **oscilaciones sacádicas voluntarias** son en realidad ráfagas de sacudidas conjugadas en direcciones opuestas, sin intervalo entre las sacudidas. A diferencia de las sacudidas del nistagmo voluntario, son multidireccionales (horizontales, verticales u oblicuas), tienen amplitudes de hasta 40° y a veces tienen trayectorias curvilíneas. Estas características son similares a las del aleteo ocular y el opsoclono. Sin embargo, los pacientes con aleteo ocular u opsoclono verdaderos suelen tener otras manifestaciones neurológicas. Por tanto, cuando las oscilaciones sacádicas que parecen ser aleteo ocular u opsoclono están presentes en pacientes sin otros signos o síntomas neurológicos, debe considerarse la posibilidad de una causa no orgánica. Además, el opsoclono y el aleteo verdaderos son sostenidos e implacables, mientras que los movimientos oculares no orgánicos no pueden mantenerse indefinidamente.

Trastornos de la motilidad y la alineación ocular

Pueden observarse varios trastornos no orgánicos de la motilidad y la alineación ocular en pacientes con y sin síntomas visuales. Estos trastornos incluyen insuficiencia o la parálisis de convergencia, espasmo del reflejo de proximidad, paresia horizontal y vertical supranuclear de la mirada y desviación forzada de los ojos hacia abajo. Los pacientes con trastornos neurológicos no orgánicos tienden a demostrar un aumento de los

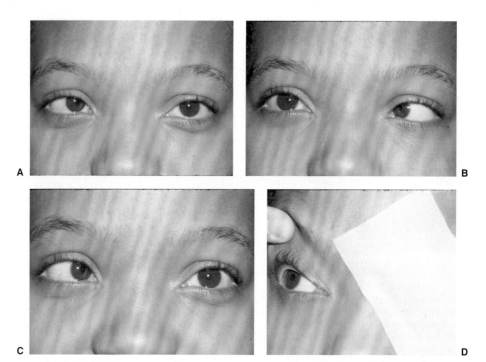

Figura 24-8 Espasmo del reflejo de proximidad. La paciente es una chica sana de 15 años. **A:** En posición primaria, los ojos son esotrópicos y las pupilas están contraídas. **B:** Al intentar mirar hacia la derecha, el ojo derecho no se abduce, ni siquiera hacia la línea media, y las pupilas se contraen adicionalmente. **C:** Al intentar la mirada izquierda, el ojo izquierdo no se abduce más allá de la línea media, y las pupilas se constriñen adicionalmente. **D:** Cuando el ojo izquierdo está ocluido con parche y se solicita al paciente que haga el seguimiento de un objetivo hacia la derecha o se le solicita que fije un objetivo estable mientras la cabeza gira hacia la izquierda, el ojo derecho se abduce completamente y la pupila se vuelve menos constreñida.

movimientos anómalos de los ojos y la cabeza cuando se les examina directamente (46%) en comparación con la «observación casual» (16%). La observación de una exacerbación de dichos movimientos (muecas, exceso de convergencia, desviación tónica de la mirada) específicamente durante el examen de los movimientos oculares puede ser una pista útil cuando se explora a pacientes con síntomas neurológicos u oftalmológicos que se sospecha que son de naturaleza no orgánica.

Insuficiencia o parálisis de convergencia. La insuficiencia o la parálisis de convergencia pueden ser de naturaleza no orgánica. Se han observado varios casos, generalmente en adolescentes, pero también en adultos. Los pacientes con aparente debilidad de la convergencia pueden, sin embargo, mostrar una convergencia normal cuando se les pide que lean un párrafo largo durante el cual se ocluyen los ojos alternativamente. Solicitar al paciente que realice otras tareas con la visión cercana, como decir la hora mirando el reloj de pulsera o el teléfono móvil, también puede asociarse a una convergencia normal.

Espasmo del reflejo de proximidad. La alteración no orgánica más común de la motilidad y la alineación ocular es el espasmo del reflejo de proximidad (fig. 24-8;

video 24-4). El síndrome se caracteriza por episodios de convergencia intermitente, aumento de la acomodación y miosis. El grado de convergencia es variable. Algunos pacientes muestran una marcada convergencia de ambos ojos, lo que da lugar a esotropía importante. Otros muestran un grado menor de convergencia, de manera que un ojo permanece relativamente recto mientras el otro converge. En todos los casos, sin embargo, el paciente parece tener una limitación unilateral o, más a menudo, bilateral de la abducción durante la prueba de versiones, aunque no necesariamente durante la prueba de ducciones. El grado de espasmo acomodativo también es variable. Algunos pacientes producen solo unas pocas dioptrías de miopía, mientras que otros producen de 8 a 10 dioptrías. La miosis es siempre significativa en los pacientes que presentan espasmo del reflejo de proximidad, con independencia del grado de espasmo de acomodación y convergencia.

El espasmo del reflejo de proximidad puede confundirse con paresia unilateral o bilateral del nervio abducens, parálisis de divergencia, paresia de la mirada horizontal o incluso miastenia grave. Sin embargo, la ausencia de otros déficits neurológicos, la variabilidad de los movimientos oculares y la aparición constante de miosis asociada a los movimientos oculares de aducción permiten, por lo general, realizar el diagnóstico correcto. Además, a pesar de la aparente debilidad de abducción unilateral o bilateral durante la prueba de versiones (con ambos ojos abiertos), cuando las ducciones se evalúan directamente con un ojo ocluido, o indirectamente utilizando la prueba oculocefálica, ambos ojos siempre tienen una abducción completa, y la miosis que está presente cuando los ojos están en posición esotrópica se resuelve inmediatamente. Ocluir un ojo durante un espasmo típico también puede causar una inversión muy significativa de la miosis. Por último, la refracción con y sin cicloplejía durante un período de espasmo establece la presencia de seudomiopía.

Varias afecciones orgánicas, además de la paresia del nervio abducens y de la mirada horizontal, pueden simular el espasmo del reflejo de proximidad. La esotropía pretectal, también denominada seudoparesia del abducens o seudoparálisis del sexto nervio craneal, es un trastorno de la cocontracción de los músculos extraoculares y no está relacionado con el reflejo de proximidad. Se observa con mayor frecuencia en pacientes con síndrome de la porción dorsal del mesencéfalo (v. cap. 18). El nistagmo de convergencia-retracción que suele presentarse en este contexto no se acompaña de miosis. La sustitución de la convergencia se produce a veces cuando los pacientes con paresia supranuclear de la mirada horizontal utilizan la convergencia para mover el ojo aductor hacia el campo limitado de la mirada.

El movimiento ocular resultante puede sugerir un espasmo del reflejo de proximidad. La neuromiotonía ocular que afecta el nervio oculomotor también puede dar lugar a movimientos de aducción involuntarios paroxísticos y limitación de la abducción (por hiperfunción del músculo recto medial), seguidos de un retorno a los movimientos oculares normales (v. cap. 19), pero la alternancia entre movimientos oculares anómalos y normales es constante y la mayoría de los pacientes con neuromiotonía ocular que afecta el nervio oculomotor tienen otras pruebas de hiperfunción de este nervio oculomotor (p. ej., retracción del párpado).

El espasmo de convergencia verdadero puede deberse a veces a lesiones orgánicas, como lesiones intrínsecas del mesencéfalo o lesiones extrínsecas que compriman la porción dorsal del mesencéfalo. Por tanto, el examinador que no esté seguro de si el espasmo del reflejo de proximidad es orgánico o no, debe estar preparado para dar al paciente el beneficio de la duda y realizar estudios de neuroimagen adecuados.

El tratamiento de las personas con espasmo no orgánico del reflejo cercano puede consistir únicamente en tranquilizarlas. En otros casos el asesoramiento psiquiátrico puede ser apropiado. En algunos pacientes, puede producirse un alivio sintomático con un fármaco ciclopléjico combinado con gafas bifocales, gafas de lectura o incluso gafas con un tercio interior opaco de la lente de forma que ocluyan la visión cuando los ojos son esotrópicos. El espasmo del reflejo de proximidad no debe tratarse nunca con cirugía de estrabismo, ya que no eliminará la esotropía presente durante los espasmos y producirá exotropía entre espasmos.

Parálisis de la mirada horizontal y vertical. Los pacientes con parálisis no orgánica de los movimientos oculares horizontales y verticales no realizarán sacudidas voluntarias horizontales o verticales ni movimientos de seguimiento y no fijarán en un objeto distante que permitan la realización de pruebas oculocefálicas. Sin embargo, cuando se observa a estos pacientes a través de un espejo unidireccional o cuando no son conscientes de que se les está observando, puede verse que realizan movimientos oculares de seguimiento y sacádicos absolutamente normales. Además, las mediciones de los movimientos oculares durante la rotación de la silla en la luz y en la oscuridad indican que los sistemas de seguimiento y sacádicos son normales.

Desviación forzada de los ojos hacia abajo en el coma no orgánico y las convulsiones

La respuesta típica de un paciente con coma orgánico es la ausencia de movimiento de los ojos, como ocurre en los pacientes con enfermedades del tronco del encéfalo o con coma inducido por fármacos, o un movimiento lento de los ojos en la dirección **opuesta** al giro de la cabeza. Sin embargo, los ojos de un paciente que finge un estado comatoso suelen desviarse tímidamente hacia el suelo, como para evitar mirar al observador. A menudo hay una convergencia asociada a fin de «mantener» los ojos en la dirección tonalmente desviada. Al mover la cabeza hacia el lado opuesto, los ojos harán una sacudida directamente hacia el lado que mira al suelo (es decir, en la **misma** dirección que el giro de la cabeza) o, en ocasiones, irán de un lado a otro antes de detenerse. Aunque un foco de convulsión verdadero puede producir ciertamente una desviación de los ojos hacia un lado, el giro de la cabeza de lado a lado en tal situación no afectará esta desviación.

Trastornos no orgánicos del tamaño y la reactividad de las pupilas

Se han descrito varios fenómenos pupilares en pacientes con diversos tipos de enfermedades psiquiátricas y psicógenas. Por ejemplo, los pacientes con ansiedad presentan a veces pupilas muy dilatadas y poco reactivas que no se dilatan adicionalmente ante un estímulo psicosensorial porque ya están dilatadas al máximo. Las pupilas de los pacientes esquizofrénicos a veces muestran dilatación y no son reactivas, y algunos pacientes desarrollan pupilas muy dilatadas durante ataques agudos de pánico y que se asocian con alteraciones autónomas generalizadas consistentes con hiperfunción simpática, incluidos sudoración profusa, temblores, taquicardia y taquipnea. Las pupilas de estos pacientes parecen normales entre ataques y se contraen ante estímulos luminosos y cercanos.

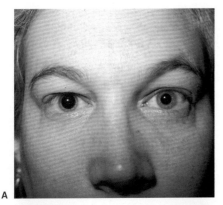

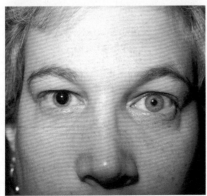

Figura 24-9 Diagnóstico de la dilatación pupilar unilateral causada por el uso voluntario de un parasimpaticolítico tópico con pilocarpina al 1%. **A:** Antes de la instilación de pilocarpina, la pupila derecha está significativamente dilatada y es muy uniforme (mucho más que en una parálisis del nervio oculomotor o una pupila tónica de Adie). El tamaño de la pupila izquierda es normal. La pupila derecha no reacciona ni a la estimulación luminosa directa ni a la consensuada. **B:** Tras 45 min de la instilación de pilocarpina al 1% en ambos fondos de saco inferiores, la pupila derecha sigue significativamente dilatada, pero la izquierda está significativamente contraída.

Quizá la alteración pupilar inducida más común que se observa en la práctica oftalmológica es una pupila dilatada y fija unilateral (y a veces bilateral) causada por la administración tópica intencionada de un midriático (fig. 24-9A). Las pupilas dilatadas farmacológicamente son extremadamente grandes (más grandes que las pupilas dilatadas asociadas a parálisis del nervio oculomotor), normalmente muy dilatadas uniformemente y completamente no reactivas a la luz o a la estimulación cercana. No se asocian a ptosis, diplopía o estrabismo, a menos que exista una alteración preexistente de la función de los párpados o de la motilidad ocular. El diagnóstico de una pupila farmacológicamente dilatada se realiza colocando de 1 a 2 gotas de pilocarpina al 1% en cada fondo de saco inferior. Una pupila dilatada neurológicamente (es decir, paresia del nervio oculomotor,

pupila tónica) se contraerá al máximo en 30 min. Sin embargo, una pupila dilatada farmacológicamente no se ve afectada y permanece ampliamente dilatada (fig. 24-9B) o se contrae mínimamente. La falta de respuesta, o incluso la respuesta parcial, de una pupila dilatada y fija a una solución de pilocarpina de potencia suficiente para contraer la pupila opuesta, que reacciona normalmente, es una prueba absoluta de bloqueo farmacológico.

Alteraciones no orgánicas de la acomodación

El papel del espasmo acomodativo en la afección denominada espasmo del reflejo de proximidad se ha analizado anteriormente. Sin embargo, también puede producirse una **debilidad o parálisis no orgánica de la acomodación**, principalmente en niños y adultos jóvenes. Estos pacientes son incapaces de leer a menos que se les proporcione una lente adicional adecuada, e incluso entonces pueden alegar una incapacidad para leer con claridad. De hecho, es el fallo de un paciente con visión de lejos normal e incapacidad para leer a pesar de una ayuda para la lectura adecuada lo que debería alertar al médico sobre la posibilidad de que la afección sea no orgánica.

Alteraciones no orgánicas de la función de los párpados

La **ptosis** no orgánica (seudoptosis) es rara. En la mayoría de los casos, puede verse o sentir un fino espasmo del párpado supuestamente ptósico. También suele haber elevación del párpado inferior y relajación variable de los elevadores de la ceja ipsolateral, lo que produce una leve ptosis de la ceja. El **blefaroespasmo** puede ser raramente de naturaleza psicógena. La mayoría de los casos de blefaroespasmo psicógeno se dan en niños y adultos jóvenes, parecen ser desencadenados por un acontecimiento emocional traumático en particular, y suelen resolverse espontáneamente con el tiempo.

Alteraciones no orgánicas de la sensibilidad ocular y facial

La anestesia de la piel de los párpados y de una o ambas córneas puede ser no orgánica, al igual que la hipersensibilidad, asociada a lagrimeo, blefaroespasmo, fotofobia o una combinación de estos. Los puntos sensibles a lo largo de los bordes orbitarios superiores o inferiores son comunes en pacientes con tales síntomas.

Alteraciones no orgánicas de la secreción de lágrimas

La secreción excesiva de lágrimas puede ser no orgánica y puede estar asociada a un blefaroespasmo no orgánico. Las **lágrimas sanguinolentas** pueden producirse por el depósito de sangre de hemorragias nasales autoinducidas en los sacos conjuntivales.

Lista de videos

Los videos que acompañan a este texto, enumerados a continuación con sus respectivos capítulos, están disponibles en Solution Site.

Capítulo 13: Diagnóstico tópico del daño en las vías visuales quiasmática y posquiasmática

Video 13-1. Nistagmo en sube y baja en un paciente con síndrome quiasmático. (Cortesía del Dr. Eric Eggenberger.)

Video 13-2. Nistagmo optocinético asimétrico en un hombre con un accidente cerebrovascular en el lóbulo parietal izquierdo. Obsérvese que el paciente tiene respuestas normales cuando el tambor optocinético se gira hacia su lado derecho, pero respuestas disminuidas cuando el tambor se gira hacia su lado izquierdo (el lado de la lesión). (Cortesía de los Dres. David L. Knox y Megan Collins.)

Capítulo 15: Exploración de las pupilas y de la acomodación

Video 15-1. La evaluación pupilar en un paciente con iris oscuro demuestra la mejor visualización de la pupila con la mirada hacia arriba.

Video 15-2. Defecto pupilar aferente relativo derecho en posición primaria y en mirada ascendente en una paciente con pupilas pequeñas e iris oscuro. El defecto es más fácil de apreciar en posición vertical.

Video 15-3. Síndrome de Horner izquierdo con retraso de la dilatación demostrado por pupilografía infrarroja; la pupila derecha se abre «de golpe» cuando se retira el estímulo luminoso, mientras que la pupila izquierda se expande mucho más lentamente. (Cortesía de Randy H. Kardon, MD, PhD.)

Capítulo 16: Trastornos de la función pupilar y de la acomodación

Video 16-1. Pupilografía infrarroja en un paciente con síndrome de Horner izquierdo. Comenzando en la oscuridad, hay anisocoria, pero es de pequeña magnitud. Con luz, ambas pupilas muestran una constricción intensa, y la anisocoria se acentúa cuando se apaga la luz debido al retraso en la dilatación del ojo afectado. (Cortesía de Randy H. Kardon, MD, PhD.)

Video 16-2. Disociación luz-proximidad en un paciente con pupilas de Argyll Robertson por infección sifilítica. Las pupilas son bilateralmente pequeñas y no muestran casi reacción alguna a un estímulo de luz brillante, pero sí una rápida constricción bilateral ante un objetivo cercano.

Video 16-3. **A:** Falta de respuesta pupilar a la luz en un paciente con compresión de la región dorsal del mesencéfalo. Obsérvese que las pupilas son más grandes que en el video 16-2. **B:** Constricción pupilar significativa con un estímulo cercano.

Capítulo 17: Exploración de la motilidad y la alineación ocular

Video 17-1. Abordaje general de la evaluación del sistema oculomotor. Los movimientos oculares sacádicos y de seguimiento lento, las ducciones y las versiones pueden evaluarse de forma rápida e informativa. Prestar atención a la latencia, la velocidad y la precisión de los movimientos oculares puede proporcionar información valiosa sobre la integridad de los sistemas subyacentes y ayudar a dirigir las exploraciones clínicas y adicionales posteriores.

Video 17-2. Demostración de cómo realizar e interpretar la prueba de la varilla de Maddox. La determinación de la dirección (inciclotorsión frente a exciclotorsión) y de la cantidad de torsión puede lograrse fácilmente con el uso de esta prueba subjetiva, pero cuantificable.

Capítulo 18: Trastornos oculomotores supranucleares e internucleares

Video 18-1. Hombre de 54 años con movimientos ondulantes y rítmicos del paladar blando asociados a nistagmo pendular vertical, consistente con temblor oculopalatino. Ocho meses antes, había sufrido una hemorragia por cavernoma pontino.

Video 18-2. Mujer de 32 años que inicialmente presentaba una parálisis del nervio abducens derecho debido a la rotura de un cavernoma pontino. Nueve meses después, desarrolló este nistagmo pendular desconjugado vertical, y movimientos palatinos leves y sincrónicos. Respondió bien a 1 800 mg/día de gabapentina, ajustada a esta dosis durante 3 meses.

Video 18-3. Un hombre de 51 años se presenta para la evaluación de ciertos movimientos oculares anómalos. Tres años antes había sufrido una lesión axónica difusa al ser golpeado por un vehículo en dirección contraria cuando iba en bicicleta (con casco). En la evaluación, presentaba oscilaciones macroscádicas en todo el campo de la mirada y se observaron movimientos rítmicos del cartílago cricoides en la inspección externa. Se observaron ondulaciones del paladar blando, simultáneos a los movimientos oculares alterados.

Video 18-4. Un hombre de 36 años con un gran quiste aracnoideo retrocerebeloso (mostrado en la fig. 18-11) presentaba anomalías oculomotoras de larga duración, incluyendo movimientos oculares sacádicos y de seguimiento lento horizontales y verticales, sacudidas horizontales hipométricas bidireccionales y nistagmo lateral. Estas anomalías se localizan en la compresión del vermis dorsal y las fibras de Purkinje floculares.

Video 18-5. Mujer de 26 años con nistagmo descendente de gran amplitud, que se intensifica en los campos descendente y lateral, debido a una malformación de Arnold-Chiari (tipo 1). Fue sometida a descompresión suboccipital para intentar mejorar su importante oscilopsia (v. video 18-6).

Video 18-6. Movimientos oculares de la paciente mostrado en el video 18-5, 2 meses después de la descompresión suboccipital. Obsérvese la notable mejora del nistagmo descendente en posición primaria (solo residual, de pequeña amplitud y baja frecuencia), con cierta persistencia en los campos laterales, aunque muy mejorada con respecto al estado preoperatorio.

Video 18-7. Mujer de 56 años con degeneración cerebelosa autoinmunitaria/paraneoplásica debida a un síndrome con positividad de anticuerpos contra la glutamato descarboxilasa (GAD). El seguimiento de 7 años con repetición de la tomografía por emisión de positrones y las imágenes de resonancia magnética (RM) de cuerpo entero no ha revelado una neoplasia subyacente. Obsérvese el nistagmo evocado por la mirada en todos los campos de la mirada, lo que sugiere una afectación flocular, y las sacudidas hipermétricas (verticales, horizontales), que indican una hiperactividad de los núcleos del fastigio bilaterales debido a la falta de inhibición por parte de las células de Purkinje (CP) suprayacentes. Los anticuerpos GAD atacan preferentemente a las CP.

Video 18-8. Un hombre de 41 años con esclerosis múltiple diagnosticada 14 años antes presenta limitaciones y enlentecimiento de la aducción bilateral, asociado a nistagmo de abducción en el otro ojo, debido a la afectación del fascículo longitudinal medial (FLM) bilateral. Esto se acompaña de nistagmo ascendente, más prominente en la mirada ascendente, resultante de la interrupción del tracto tegmentario ventral (TTV), que discurre longitudinalmente a través de la región paramediana del puente y el mesencéfalo, inmediatamente adyacente a las fibras del FLM. El TTV transporta señales vestibulares (de fase lenta) a los subnúcleos oblicuo inferior (OI) y recto superior (RS) desde los núcleos vestibulares superiores (NVS), lo que permite movimientos oculares lentos ascendentes. Por el contrario, la interrupción de las fibras del TTV provoca una desviación lenta tónica y descendente de los ojos, seguida de sacudidas compensatorias ascendentes (fase rápida), lo que da lugar a un nistagmo ascendente.

Video 18-9. Chico joven con características del síndrome de Parinaud. Obsérvese un leve déficit de abducción bilateral (parálisis seudoabducens), presumiblemente debido a un aumento del tono de convergencia, así como una limitación simétrica de la mirada hacia arriba. Al intentar mirar hacia arriba, se aprecia un marcado nistagmo de convergencia-retracción.

Video 18-10. Bamboleo ocular. Obsérvense los movimientos oculares conjugados, relativamente rápidos, hacia abajo, seguidos de un desplazamiento más lento hacia el centro. Estos pacientes casi siempre presentan lesiones pontinas bilaterales. (Cortesía de David Zee, MD. Reproducido con permiso de Oxford University Press, Estados Unidos.)

Video 18-11. Un hombre de 22 años sometido a quimioterapia para una leucemia mielocítica aguda (LMA) presentó disminución de la visión, oscilopsia y movimientos oculares anómalos que se desarrollaron durante varios días. Había estado vomitando en exceso, lo que se consideró asociado a su régimen quimioterapéutico. Se observa un nistagmo horizontal evocado por la mirada mayor que el vertical, consistente con una afectación significativa del núcleo prepósito hipogloso bilateral (fig. 18-32), que afecta las funciones de mantenimiento de la mirada. Las concentraciones de tiamina eran muy bajas. Tras la sustitución parenteral, su visión, las anomalías oculomotoras y los resultados de las pruebas de neuroimagen mejoraron notablemente.

Video 18-12. Oftalmología internuclear bilateral con nistagmo de abducción asociado en una paciente con toxicidad por tolueno, adquirida por años de inhalación de pegamento. Obsérvese la disminución de la velocidad de aducción bilateral y el nistagmo ascendente constante y de alta frecuencia.

Capítulo 19: Trastornos nucleares e infranucleares de la motilidad ocular

Video 19-1. Paciente con paresia oculomotora con espasmos cíclicos (POMC) en el ojo izquierdo. Puede observarse la alternancia recurrente entre las fases parética y espástica de la función nerviosa oculomotora. Durante la fase parética, se observa ptosis, déficit de aducción, elevación, depresión y midriasis relativa de la pupila izquierda. Esto da paso a un período de contracción espástica, que produce retracción del párpado superior, esotropía y miosis.

Video 19-2. Una paciente con parálisis oculomotora completa y aislada muestra inciclotorsión en la mirada hacia abajo, lo que indica una preservación relativa del nervio troclear ipsolateral. La inciclotorsión se observa mejor si se solicita a la paciente que abduzca el ojo y que luego intente la infraducción (aislando así el recto inferior parético [RI]). Dada la falta de función del RI, el oblicuo superior toma el relevo como único depresor disponible, y produce la inciclotorsión del ojo, ya que esta es su acción principal. La observación de un vaso conjuntival orientado radialmente permite apreciar más fácilmente la ciclotorsión. La falta de inciclotorsión observada en este escenario debe hacer sospechar la afectación del nervio craneal IV, además de la parálisis oculomotora.

Video 19-3. Un paciente con neuromiotonía ocular (NMO) muestra contracción tónica del recto inferior izquierdo tras una mirada descendente sostenida. Esto es el resultado de un retraso en la relajación del recto inferior, incluso después de que se haya consumado el estímulo voluntario de infraducción.

Video 19-4. Mioquimia del músculo oblicuo superior en el ojo derecho. Este paciente presenta oscilopsia vertical y torsional monocular intermitente (solo el ojo derecho). Obsérvese la frecuente torsión, con ligeros movimientos verticales del ojo derecho, que carecen de un patrón regular. En ocasiones, los pacientes pueden experimentar una mala alineación vertical durante los ataques, debido a la hiperactuación o la infraactuación del oblicuo superior afectado. Estos movimientos monoculares e involuntarios pueden observarse bien en la lámpara de hendidura con aumento. También puede ser útil observar un punto de referencia conjuntival, como un vaso orientado radialmente o, como en este caso, una pingüécula.

Capítulo 20: Trastornos de la transmisión neuromuscular

Video 20-1. Aumento de la ptosis en un hombre de 64 años con miastenia grave. Obsérvese el aumento significativo de la ptosis a la izquierda cuando se levanta el párpado superior derecho. El aumento de la ptosis derecha es mínimo cuando se levanta el párpado superior izquierdo.

Video 20-2. Tic del párpado de Cogan en el hombre de 64 años con miastenia grave que aparece en el video 20-1. Obsérvese que, tras unos 10 s de mirada hacia abajo, seguidos de un movimiento ocular sacádico de retorno a la posición primaria, el párpado superior derecho se eleva con normalidad, pero luego baja inmediatamente. El párpado superior izquierdo muestra un fenómeno similar, pero menos impresionante.

Video 20-3. Niña de 8 años que desarrolló botulismo por herida tras caerse de un caballo y sufrir una fractura abierta del húmero izquierdo. Obsérvese no solo la ptosis bilateral y la oftalmoplejía, sino también las pupilas dilatadas y no reactivas. La paciente tenía cuadriparesia, pero sin déficits sensitivos, y estaba consciente y despierta. Fue tratada con cuidados de apoyo y finalmente se recuperó completamente.

Capítulo 22: Nistagmo y trastornos de la motilidad ocular relacionados

Video 22-1. Fenómeno de Heimann Bielschowsky en un paciente con mala visión en el ojo derecho por afaquia traumática. Obsérvese que el nistagmo evocado por la mirada es independiente de este fenómeno. (De Nguyen y Borruat. Video NeuroImages: Heimann-Bielschowsky phenomenon. *Neurology* 2018; 90:e731.)

Video 22-2. Nistagmo pendular adquirido en una paciente con esclerosis múltiple. Obsérvese la amortiguación del nistagmo con miradas laterales extremas. La paciente también presenta una desviación de la inclinación debido a su enfermedad desmielinizante.

Video 22-3. Miorritmia oculomasticatoria en un hombre con enfermedad de Whipple. El nistagmo convergente-divergente no se asocia a la retracción del globo, a diferencia del nistagmo del síndrome de Parinaud, y se produce en todas las posiciones horizontales de la mirada con una masticación rítmica acompañante. El último segmento (en color) muestra al mismo paciente después del tratamiento. (Cortesía de John B. Selhorst, MD.)

Video 22-4. Nistagmo descendente en una paciente con enfermedad idiopática de varios meses de duración. La amplitud aumenta con la mirada hacia abajo (ley de Alexander) y también con la mirada lateral.

Video 22-5. Nistagmo ascendente en un paciente con vértigo nuevo 3 meses antes de desarrollar oscilopsia. Aunque tenía un diagnóstico de sarcoidosis pulmonar, los estudios de neuroimagen no confirmaron el diagnóstico, y la causa subyacente no pudo ser identificada con certeza. (Cortesía de Dan Gold, DO.)

Video 22-6. A una paciente con oscilopsia de torsión se le diagnosticó inicialmente una mioquimia del músculo oblicuo superior, pero la oscilación estaba presente en ambos ojos. Se observó una inversión periódica de la dirección del nistagmo, lo que indica un nistagmo periódico alternante de torsión.

Video 22-7. Nistagmo periódico alternante en una paciente con esclerosis múltiple. Un nistagmo pulsátil inicialmente izquierdo casi se detiene y luego pasa a ser un nistagmo pulsátil derecho.

Video 22-8. Nistagmo en sube y baja, que en este caso se aprecia mejor en la mirada izquierda, en una paciente con una masa supraselar que comprime el suelo del tercer ventrículo.

Video 22-9. Nistagmo evocado por la mirada en miradas laterales en una paciente con vértigo y disfunción vestibular.

Video 22-10. Oftalmoplejía internuclear bilateral en un paciente con accidente cerebrovascular agudo. Durante el intento de mirada lateral en cualquier dirección, se observa nistagmo del ojo en abducción.

Video 22-11. Síndrome de la región dorsal del mesencéfalo en una niña de 14 años con un tumor pineal que muestra un nistagmo de convergencia-retracción durante el intento de mirar hacia arriba. También presentaba disociación de seguimiento-sacudida (no se muestra aquí).

Video 22-12. Espasmo de cabeceo en un niño de 2 años y en un lactante. El primer niño presenta la tríada clásica de nistagmo, cabeceo y posición anómala de la cabeza. El nistagmo es esencialmente monocular en este niño, mientras que en el lactante es asimétrico. Ambos niños fueron examinados antes de la disponibilidad rutinaria de los estudios de neuroimagen, y los hallazgos se resolvieron a la edad de 5 años.

Video 22-13. Presentación clínica similar al espasmo de cabeceo en un paciente con un glioma de la vía visual anterior detectado por resonancia magnética. Los hallazgos clínicos son indistinguibles de los del paciente anterior, lo que subraya la necesidad de realizar pruebas de imagen en todos los pacientes con espasmo de cabeceo.

Video 22-14. Intrusiones sacádicas (sacudidas de onda cuadrada) en el ojo derecho de una paciente asintomática con enfermedad de Parkinson.

Video 22-15. Oscilaciones macroscópicas en una mujer de 55 años con dificultad para leer. No tenía otros síntomas o hallazgos neurológicos, y no se encontró una causa subyacente para su afección a pesar de un extenso estudio radiográfico y serológico.

Video 22-16. Mioquimia del músculo oblicuo superior en el ojo derecho de una paciente con visión borrosa intermitente. (Cortesía de David Newman-Toker, MD, PhD.)

Video 22-17. Neuromiotonía ocular en una paciente con diplopía intermitente tras el mantenimiento de la mirada hacia la izquierda. Al inicio, tiene una parálisis parcial leve del nervio craneal III derecho, con ptosis y exotropía leve. Con el mantenimiento de la mirada hacia la izquierda, se produce una elevación progresiva del párpado superior derecho y una aducción del ojo derecho, de manera que, cuando vuelve a la posición primaria, tiene una esotropía manifiesta. Sufría una compresión crónica del nervio craneal III derecho por la arteria comunicante posterior. (De Cruz et al. Partial Third Nerve Palsy and Ocular Neuromyotonia From Displacement of Posterior Communicating Artery Detected by High-Resolution MRI. J Neuroophthalmol 2013;33:263-265.)

Capítulo 23: Función normal y anómala de los párpados

Video 23-1. Signo de contracción palpebral de Cogan en un paciente con miastenia grave. Después de mirar hacia abajo durante 15 s, se solicita al paciente que mire al frente. El párpado superior derecho en particular, con más ptosis, muestra sobreelevación antes de establecerse en la posición primaria.

Video 23-2. Aumento de la ptosis en un paciente con miastenia grave (el mismo paciente del video 22-1). Tiene ptosis bilateral, y la elevación de uno de los párpados provoca un aumento de la ptosis en el lado opuesto.

Video 23-3. Retracción del párpado asociada al síndrome de retracción de Duane bilateral de tipo 2. Con el intento de abducción de cualquiera de los ojos, se produce una elevación del párpado.

Video 23-4. Mujer de 65 años con paresia cíclica del nervio oculomotor y espasmos cíclicos. Obsérvese que la paciente pasa de una fase parética a una fase espástica.

Video 23-5. Parálisis de la mirada horizontal bilateral y parálisis del nervio facial bilateral en una mujer joven después de la resección de un tumor neuroglial de bajo grado en el suelo del cuarto ventrículo. Los intentos de parpadeo revelan debilidad facial. Obsérvese la conservación de la mirada vertical y la convergencia.

Video 23-6. Regeneración aberrante del nervio facial izquierdo en una mujer de 51 años tras una parálisis aguda del nervio periférico izquierdo en el contexto de una sarcoidosis. Obsérvese la debilidad del lado izquierdo de la cara asociada a la sincinesia entre los músculos orbiculares del ojo y de la boca. Es decir, cuando la paciente cierra suavemente el ojo izquierdo, la comisura izquierda de la boca y el lado izquierdo de la cara se tensan, mientras que, cuando la paciente mueve el lado izquierdo de la boca, el párpado izquierdo se cierra.

Video 23-7. Esta paciente sufrió una lesión del nervio facial derecho un año antes de la presentación actual. Muestra contracciones involuntarias intermitentes del músculo orbicular pretarsal, lo que le dificulta mantener abierto el ojo derecho. Las inyecciones locales de pequeñas dosis de toxina botulínica en el músculo orbicular pretarsal superior fueron beneficiosas.

Video 23-8. Mujer de 62 años con blefaroespasmo esencial grave. Obsérvese el aumento bilateral y simétrico del parpadeo con espasmos intermitentes de los párpados.

Video 23-9. Blefaroespasmo (síndrome de Meige) en un hombre de 76 años. Obsérvese no solo el blefaroespasmo, sino también los movimientos involuntarios de la parte media e inferior de la cara en ambos lados.

Video 23-10. Síndrome de Tourette. Este paciente fue remitido para su evaluación debido a comportamientos episódicos de parpadeo. Aunque parpadea de forma anómala, el chasquido de labios adicional, la contracción facial del lado izquierdo y los movimientos bruscos de la cabeza son característicos de un tic motor, no de un blefaroespasmo esencial benigno.

Video 23-11. Mioquimia del párpado izquierdo en una mujer de 41 años con antecedentes de 2 semanas de «aleteo» del párpado inferior izquierdo. La afección se resolvió 3 semanas después de que redujera su consumo de cafeína.

Video 23-12A. Espasmo hemifacial derecho en un paciente que se presenta para la inyección de toxina botulínica. Obsérvese la afectación de la frente, los párpados, las mejillas y los labios derechos.

Video 23-12B. Mujer de 53 años con espasmo hemifacial izquierdo. La resonancia magnética (RM) reveló una compresión vascular de la porción subaracnoidea del nervio facial izquierdo.

Capítulo 24: Manifestaciones neurooftalmológicas de enfermedades no orgánicas

Video 24-1. Prueba del espejo en una mujer que afirma haber perdido la visión en ambos ojos. Se coloca un espejo delante de los ojos (si afirma que no ve, o ve poco, en ambos) o delante del ojo que supuestamente no ve. En seguida, se gira de un lado a otro. Los pacientes con una agudeza visual de 20/400 o superior serán incapaces de mantener los ojos fijos porque el entorno visual que tienen delante se mueve.

Video 24-2. Prueba de la capacidad de una persona «ciega» para tocar los dedos de ambas manos. Dado que esta capacidad depende de la propiocepción, no de la visión, los pacientes con ceguera verdadera deberían ser capaces de realizar esta tarea.

Video 24-3. Nistagmo voluntario en una mujer. Obsérvese la alternancia rápida y no sostenida de movimientos sacádicos de alta frecuencia.

Video 24-4. La exploración de los movimientos oculares en una paciente con limitación bilateral de la abducción evidencia que tiene una dificultad variable para realizar el movimiento lateral de cualquiera de los ojos. Obsérvese que el movimiento de abducción se inicia bien. Sin embargo, parcialmente a través de la trayectoria de la mirada conjugada, dicha mirada pasa a ser no conjugada, debido a un movimiento de convergencia que supera la abducción. Durante la convergencia, obsérvese la miosis pupilar, que es un signo revelador del exceso de convergencia. Esta anomalía del movimiento ocular, cuando se produce de forma aislada (p. ej., sin otras características del síndrome de Parinaud o lesiones que afecten la región talamomesencefálica), se considera de naturaleza no orgánica.

ÍNDICE ALFABÉTICO DE MATERIAS

Nota: Los números de página seguidos de *f* y *t* indican las figuras y las tablas, respectivamente.